Gastroenterological Endoscopy

消化内镜学

原著第 3 版

主　编　　〔美〕Michael B. Wallace
　　　　　〔荷〕Paul Fockens
　　　　　〔中〕Joseph Jao-Yiu Sung

主　译　　王进海　　李　路

世界图书出版公司

西安　北京　上海　广州

图书在版编目（CIP）数据

消化内镜学：原著第 3 版 /（美）迈克尔·B. 华莱士（Michael B. Wallace），（荷）保罗·福根斯（Paul Fockens），沈祖尧主编；王进海，李路主译 .—西安：世界图书出版西安有限公司，2022.4

书名原文：Gastroenterological Endoscopy

ISBN 978-7-5192-8490-9

Ⅰ.①消… Ⅱ.①迈… ②保… ③沈… ④王… ⑤李… Ⅲ.①消化系统疾病-内窥镜检 Ⅳ.① R570.4

中国版本图书馆 CIP 数据核字（2022）第 036938 号

封面图片引自原著第 12 章（P_{82}，P_{86}），第 18 章（P_{130}），第 39 章（P_{337}）

书　　名	消化内镜学（原著第 3 版） XIAOHUA NEIJINGXUE
主　　编	［美］Michael B. Wallace　　［荷］Paul Fockens ［中］Joseph Jao-Yiu Sung
主　　译	王进海　李　路
责任编辑	李　娟
装帧设计	新纪元文化传播
出版发行	世界图书出版西安有限公司
地　　址	西安市锦业路 1 号都市之门 C 座
邮　　编	710065
电　　话	029-87214941　029-87233647（市场营销部） 029-87234767（总编室）
网　　址	http://www.wpcxa.com
邮　　箱	xast@wpcxa.com
经　　销	新华书店
印　　刷	西安雁展印务有限公司
开　　本	889mm×1194mm　　1/16
印　　张	31.5
字　　数	735 千字
版次印次	2022 年 4 月第 1 版　2022 年 4 月第 1 次印刷
版权登记	25-2018-170
国际书号	ISBN 978-7-5192-8490-9
定　　价	388.00 元

医学投稿　xastyx@163.com　‖　029-87279745　029-87279675

☆如有印装错误，请寄回本公司更换☆

本书的副主编 Lauren Battat Gerson 博士不幸于 2017 年 7 月 21 日英年早逝。我们深切悼念她！她在消化内镜学领域做出了不朽贡献，她将被她所温暖的所有生命以及她所关心的患者们铭记于心。我们作文*以寄托深深的思念！

★Gastrointestinal Endoscopy, 86（4）：579 - 580

主　编

Michael B. Wallace, MD
Professor of Medicine
Division of Gastroenterology and Hepatology
Mayo Clinic
Jacksonville, FL, USA

Paul Fockens, MD
Professor and Chair
Department of Gastroenterology and Hepatology
Academic Medical Center
University of Amsterdam
Amsterdam, The Netherlands

Joseph Jao-Yiu Sung, MD, PhD
Mok Hing Yiu Professor of Medicine and Director
Institute of Digestive Diseases
The Chinese University of Hong Kong
Shatin, New Territories, Hong Kong, China

副主编

Todd H. Baron, Nicholas J. Shaheen, Michael John Bourke, D. Nageshwar Reddy, Lauren B. Gerson

贡献者

Jürgen Hochberger, Juergen Maiss, Jonathan Cohen, Peter D. Siersema, Anthony T. R. Axon, Andrew Axon, Till Wehrmann, Hans-Dieter Allescher, Bret Petersen, Louis M. Wong Kee Song, Mouen Khashab, Matthew D. Rutter, Daniel Blero, Jacques Devière, Eduardo Rodrigues-Pinto, Philip Chiu, Rajvinder Singh, Yamamoto, Jamie Barkin, Jodie Barkin, John Chi To Wong, Christine Boumitri, Nikhil A. Kumta, Michel Kahaleh, David Lee, Juliana Yang, Ali A. Siddiqui, Ralf Kiesslich, Michael Vieth, Vanbiervliet, Rob Hawes, Hye Yeon Jhun, Prateek Sharma, Maximilien Barret, Roos E Pouw, Kamar Belghazi, Jacques JGM Bergman, David E. Fleischer, Hassan Siddiki, Albert J Bredenoord, Froukje van Hoeij, Douglas G. Adler, Moe Kyaw, James Lau, Takuji Gotoda, Chris Thompson, Andrew Storm, Steven A. Edmundowicz, Jonathan Leighton, Lucinda Harris, Greg Haber, Prashant Mudireddy, Joseph Murray, Alberto Rubio Tapia, Ibrahim Mostafa Ibrahim, Mostafa Ibrahim, Nancy N. Fanous, Doug Rex, David Tate, Evelien Dekker, Frank G.J. Kallenberg, Joep E.G. IJspeert, Barbara A.J. Bastiaansen, Geert D'Haens, Marjolijn Duijvestein, Helmut Messmann, Alexander Meier, Disaya Chavalitdhamrong, Rome Jutabha, Guido Costamagna, Pietro Familiari, Cristiano Spada, Marianna Arvanitakis, Omer Basar, William R. Brugge, Stavros Stavropoulos, Jennifer L. Maranki, Gregory G. Ginsberg, James H. Tabibian

副主编

Todd H. Baron, MD
Professor
Director of Advanced Therapeutic
Endoscopy
University of North Carolina
North Carolina, USA

Nicholas J. Shaheen, MD, MPH
Professor, Medicine and Epidemiology
Chief, Division of Gastroenterology and
Hepatology
University of North Carolina School of
Medicine
North Carolina, USA

Michael John Bourke, FRACP
Professor
Department of Gastroenterology and

Hepatology
Westmead Hospital
Sydney, Australia

D. Nageshwar Reddy, MD, DM, DSc,
FAMS, FRCP, FASGE, FACG, MWGO
Chairman and Chief of Gastroenterology
Asian Institute of Gastroenterology
Hyderabad, India

Lauren B. Gerson, MD, MSc
Associate Clinical Professor
University of California San Francisco
Director of Clinical Research
Gastroenterology Fellowship Program
California Pacific Medical Center
California, USA

编写者

Douglas G. Adler MD, FACG, AGAF,
FASGE
Professor
Director of Therapeutic Endoscopy
Director
GI Fellowship Program
Gastroenterology and Hepatology
University of Utah School of Medicine
Huntsman Cancer Center
Utah, USA

Hans-Dieter Allescher, MD, PhD
Professor
Center for Internal Medicine

Klinikum Garmisch-Partenkirchen
Garmisch-Partenkirchen, Germany

Marianna Arvanitakis, MD, PhD
Department of Gastroenterology
Erasme University Hospital ULB
Brussels, Belgium

Andrew Eliot Axon, BA (Hons), MA (Cantab)
Head
Parklane Plowden Barristers Chambers
Leeds and Newcastle, UK

Anthony T. R. Axon, MD, FRCP
Professor
University of Leeds
Leeds, UK

Jamie S. Barkin, MD, MACP, MACG, AGAF, FASGE
Professor of Medicine
Miller School of Medicine
University of Miami
Florida, USA

Jodie A. Barkin, MD
Gastroenterology Fellow
Department of Medicine, Division of Gastroenterology
Leonard M. Miller School of Medicine
University of Miami
Florida, USA

Maximilien Barret, MD
Department of Gastroenterology and Hepatology
Academic Medical Center
Amsterdam, The Netherlands

Omer Basar, MD
Research Fellow
Pancreas Biliary Center
Gastrointestinal Unit
Massachusetts General Hospital
Boston, Massachusetts, USA
Professor
Hacettepe Medical School
Department of Gastroenterology
Ankara, Turkey

Barbara A.J. Bastiaansen, MD
Department of Gastroenterology and Hepatology
Academical Medical Center
University of Amsterdam
Amsterdam, The Netherlands

Kamar Belghazi, MD
Department of Gastroenterology and Hepatology

Academic Medical Center
Amsterdam, The Netherlands

J. J. G. H. M. Bergman, MD, PhD
Professor
Department of Gastroenterology & Hepatology
Academic Medical Center
Amsterdam, The Netherlands

Daniel Blero, MD
Professor
Department of Gastroenterology Hepatopancreatology, and Digestive Oncology, Université Libre de Bruxelles
Hôpital Erasme
Brussels, Belgium

Christine Boumitri, MD
Gastroenterology Fellow
Department of Gastroenterology and Hepatology
University of Missouri
Missouri, USA

Albert J. Bredenoord, MD
Department of Gastroenterology and Hepatology
Academic Medical Centre
Amsterdam, The Netherlands

William R. Brugge, MD
Director, Pancreas-Biliary Center
Professor
Massachusetts General Hospital
Harvard Medical School
Massachusetts, USA

Disaya Chavalitdhamrong, MD
Division of Gastroenterology
Harbor-UCLA Medical Center
California, USA

Philip Wai Yan Chiu, MD (CUHK), MBChB (CUHK), FRCSEd, FCSHK, FHKAM(Surgery)
Professor

Department of Surgery, Institute of
Digestive Disease
The Chinese University of Hong Kong
New Territories, Hong Kong, China

Jonathan Cohen, MD, FASGE, FACG
Clinical Professor
New York University School of Medicine
New York, USA

Guido Costamagna, MD, FACG
Professor
Head of Department of Digestive and
Endocrine-Metabolic Diseases
Director of Digestive Endoscopy Unit
Catholic University of Rome
Rome, Italy
Chair of Excellence in Digestive Endoscopy
University of Strasbourg
Strasbourg, France

Geert R.A.M. D' Haens, MD, PhD
Professor
Department of Gastroenterology and
Hepatology
Academic Medical Center
Amsterdam, The Netherlands

Evelien Dekker, MD, PhD
Department of Gastroenterology &
Hepatology
Academic Medical Center
Amsterdam, The Netherlands

Jacques Deviere, MD, PhD
Professor
Director
Division of Gastroenterology
Hepatopancreatology and Digestive oncology
Erasme Hospital, ULB
Brussels, Belgium

Marjolijn Duijvestein, MD, PhD
Department of Gastroenterology and
Hepatology
Academic Medical Center
Amsterdam, The Netherlands

Steven A. Edmundowicz, MD, FASGE
Professor
Medical Director, Digestive Health Center
University of Colorado Anschutz Medical
Campus
University of Colorado Hospital
Colorado, USA

Pietro Familiari MD, PhD
Digestive Endoscopy Unit
Fondazione Policlinico Universitario A.
Gemelli
Rome, Italy

Nancy N. Fanous, MSc., MD
Consultant Gastroenterologist and
Hepatologist
Police Hospital
General Administration of Medical Services
at Ministry of Interior
Department of Gastroenterology,
Hepatology and Endoscopy
Cairo, Egypt

David E. Fleischer, MD
Professor
Mayo College of Medicine
Staff Physician
Mayo Clinic
Arizona, USA

Gregory G. Ginsberg, MD
Professor
University of Pennsylvania Perelman School
of Medicine
Penn Medicine
Abramson Cancer Center
Gastroenterology Division
Director of Endoscopic Services
Perelman Center for Advanced Medicine
Pennsylvania, USA

Takuji Gotoda, MD, PhD, FASGE, FACG,
FRCP
Professor
Division of Gastroenterology and Hepatology
Department of Medicine

Nihon University School of Medicine
Tokyo, Japan

Gregory B. Haber, MD
Chief
Division of Gastroenterology
Lenox Hill Hospital
Northwell Health System
New York, USA

Lucinda A. Harris, MD
Associate Professor
Division of Gastroenterology and Hepatology
Mayo Clinic College of Medicine
Arizona, USA

Robert H. Hawes, MD
Professor
University of Central Florida College of
Medicine
Medical Director
Florida Hospital Institute for Minimally
Invasive Therapy
Florida, USA

Juergen Hochberger, MD, PhD, FASGE
Chairman
Department of Gastroenterology
Vivantes Friedrichshain Hospital
Teaching Hospital of Humboldt University
Charité
Berlin, Germany

Froukje B. van Hoeij, MD
Research fellow
Department of Gastroenterology and
Hepatology
Academic Medical Center
Amsterdam, The Netherlands

Mostafa Ibrahim, MD
Department of Gastroenterology,
Hepatopancreatology and Digestive Oncology
Erasme Hospital
Université libre de Bruxelles
Brussels, Belgium

Ibrahim Mostafa Ibrahim, MD, PhD,
FACG, MWGO, FRCP (Glasg.)
Professor of Gastroenterology, Hepatology
and Liver Transplantation
Theodor Bilharz Research Institute, Ministry
of Scientific Research
Chair, Education Committee World Endoscopy
Organization
Vice President, Pan Arab Association of
Gastroenterology
Giza Governorate, Egypt

Joep Evert Godfried IJspeert, MD
Epidemiologist
Department of Gastroenterology and
Hepatology
Academic Medical Centre
University of Amsterdam
Amsterdam, The Netherlands

Hye Yeon Jhun, MD
Gastroenterology Fellow
University of Kansas Medical Center
Kansas, USA

Rome Jutabha, MD
Professor
Division of Digestive Diseases
David Geffen School of Medicine at UCLA
Director, UCLA Center for Small Bowel
Diseases
Ronald Reagan UCLA Medical Center
Advisory Board, UCLA Center for World
Health
California, USA

Michel Kahaleh, M.D, AGAF, FACG,
FASGE
Professor
Medical Director Pancreas Program
Division of Gastroenterology and
Hepatology
Department of Medicine
Weill Cornell Medicine
New York, USA

Frank G.J. Kallenberg, MD
Department of Gastroenterology and
Hepatology
Academic Medical Center
University of Amsterdam
Amsterdam, The Netherlands

Mouen A. Khashab, MD
Associate Professor
Director
Therapeutic Endoscopy
Division
Gastroenterology and Hepatology
Johns Hopkins Hospital
Maryland, USA

Ralf Kiesslich, MD
Professor
Department of Gastroenterology and
Hepatology
Helios HSK Wiesbaden

Nikhil A. Kumta, MD, MS
Assistant Professor
Department of Medicine
Dr. Henry D. Janowitz Division of
Gastroenterology
Mount Sinai Hospital
New York, USA

Moe Kyaw, MRCP, MSc, MBA
Institute of Digestive Diseases
The Chinese University of Hong Kong
Prince of Wales Hospital
New Territories, Hong Kong, China

James YW Lau, FRCS
Department of Surgery
Prince of Wales Hospital
The Chinese University of Hong Kong
New Territories, Hong Kong, China

David Lee, MD
Gastroenterology Fellow
H.H. Chao Comprehensive Digestive Disease
Center
Division of Gastroenterology and

Hepatology
University of California Irvine Medical
Center
California, USA

Jonathan A. Leighton, MD, FACG, AGAF,
FASGE, FACP
Professor
Mayo Clinic
Arizona, USA

Juergen Maiss, MD, PhD
Kerzel and Maiss Gastroenterology
Associates
Forchheim, Germany

Jennifer L. Maranki, MD, MSc
Assistant Professor
Section of Gastroenterology and Hepatology
Temple University School of Medicine
Pennsylvania, USA

Alexander Meier, MD
III. Medical Clinic
Klinikum Augsburg
Augsburg, Germany

Helmut Messmann, MD
Professor
Director III. Med. Department
Klinikum, Augsburg

Prashant R. Mudireddy, MD
GI Fellow
Department of Gastroenterology
Lenox Hill Hospital
Northwell Health System
New York, USA

Joseph A. Murray, MD
Professor
Consultant
Department of Immunology
Division of Gastroenterology and
Hepatology
Mayo Clinic
Minnesota, USA

Bret T. Petersen, MD
Professor
Division of Gastroenterology
Mayo Clinic
Rochester, Minnesota, USA

Roos Elisabeth Pouw, MD, PhD
Department of Gastroenterology and
Hepatology
Academic Medical Center
Amsterdam, The Netherlands

Douglas Kevin Rex, MD
Distinguished Professor
Indiana University School of Medicine
Chancellor' s Professor, Indiana University-
Purdue University Indianapolis
Director of Endoscopy, Indiana University
Hospital
Division of Gastroenterology/Hepatology
Indiana University Health
Indiana, USA

Eduardo Rodrigues-Pinto, MD
Department of Gastroenterology
Centro Hospitalar São João
Porto, Portugal

Alberto Rubio-Tapia, MD
Assistant Professor
Division of Gastroenterology and
Hepatology
Mayo Clinic
Minnesota, USA

Matthew D. Rutter, MD, FRCP
Professor
University Hospital of North Tees
Queen' s Medical Campus, Durham
University
Cleveland, UK

Prateek Sharma, MD
Professor
University of Kansas School of Medicine
Department of Veterans Affairs Medical

Center
Missouri, USA

Hassan Siddiki, MD, MS
Clinical Fellow
Department of Gastroenterology and
Hepatology
Mayo Clinic
Arizona, USA

Ali Ahmed Siddiqui, MD
Professor
Division of Gastroenterology
Thomas Jefferson University Hospital
Pennsylvania, USA

Peter D. Siersema, MD, PhD, FASGE
Professor
Department of Gastroenterology and
Hepatology
Radboud University Medical Center
Nijmegen, The Netherlands

Rajvinder Singh, FRCP FRACP
Professor of Medicine and Director of
Gastroenterology
Department of Gastroenterology
Division of Medicine
University of Adelaide & the Lyell McEwin
Hospital
Adelaide, Australia

Louis M. Wong Kee Song, MD
Professor
Division of Gastroenterology and Hepatology
Mayo Clinic
Minnesota, USA

Cristiano Spada, MD, PhD
Digestive Endoscopy Unit
Fondazione Policlinico Universitario A.
Gemelli
Rome, Italy

Stavros N. Stavropoulos, MD, FASGE
Chief, GI Endoscopy

Director, Program in Advanced GI Endoscopy
Winthrop University Hospital
Mineola, New York, USA
Adjunct Professor
Columbia University
New York, New York, USA
Adjunct Clinical Professor of Medicine
Temple University
Pennsylvania, USA

Andrew C. Storm, MD
Therapeutic Endoscopy Fellow
Division of Gastroenterology and
Hepatology
Mayo Clinic
Minnesota, USA

James H. Tabibian, MD, PhD
Instructor
Division of Gastroenterology
Advanced Endoscopy Training Program
Hospital of the University of Pennsylvania
Pennsylvania, USA

David James Tate, MA (Cantab), MRCP
Department of Gastroenterology and
Hepatology
Westmead Hospital
Sydney, Australia

Christopher C. Thompson, MD, MSc,
FACG, FASGE
Director of Therapeutic Endoscopy
Associate Professor
Division of Gastroenterology, Hepatology
and Endoscopy
Brigham and Women' s Hospital
Harvard Medical School
Massachusetts, USA

Geoffroy Vanbiervliet, MD, MSc
Hospital Practitioner
Endoscopie Digestive
Hôpital L' Archet, CHU Nice
Nice, France

Michael Vieth, MD
Klinikum Bayreuth
Institute of Pathology
Bayreuth, Germany

Till Wehrmann, MD, PhD
Head
Department of Gastroenterology
DKD Helios Klinik Wiesbaden
Wiesbaden, Germany

John Chi To Wong, MD, FRCPC, DABIM
Clinical Professional Consultant
Institute of Digestive Disease
The Chinese University of Hong Kong
Prince of Wales Hospital
New Territories, Hong Kong, China

Hironori Yamamoto, MD, PhD
Professor
Department of Medicine
Division of Gastroenterology
Jichi Medical University
Tochigi, Japan

Juliana Yang, MD
Gastroenterology Fellow
Division of Digestive and Liver Diseases
University of Texas Southwestern Medical
Center
Texas, USA

王进海 医学博士，博士研究生导师，主任医师。

现任西安交通大学第二附属医院消化内科主任，年内镜下微创手术量约 300 例次，年门诊量约 4 000 人次，对复杂性慢性胃炎、难治性胃食管病、炎性肠病、慢性腹泻与顽固性便秘及消化道肿瘤等疾病的诊断与治疗有丰富经验。

担任多项国家级和省市级学术职务，为中华医学会消化内镜分会洗消学组委员、中国医师协会内镜医师分会内镜感染控制与管理专业委员会委员、陕西省预防医学会消化病预防专业委员会主任委员、陕西省医学会消化内镜分会副主任委员、陕西省消化疾病质量控制中心专家组成员。

承担或参与了多项国家级与陕西省重大科研项目课题，培养研究生 30 余名，发表相关论文 80 篇，主编或参编专著或教材 8 部，获省部级科研成果奖 4 项，获国家专利 1 项。

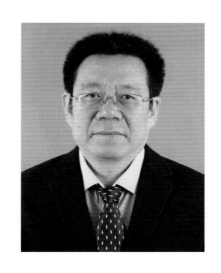

李路 医学博士，副主任医师，副教授。

现任西安交通大学第二附属医院消化内科副主任、中华医学会消化内镜学分会小肠镜和胶囊镜学组委员、中华医学会消化病学分会消化疑难重症诊治与临床思维协作组委员、中国医师协会消化医师分会小肠疾病专委会委员、科普专委会委员、陕西省医师协会消化医师分会常委、陕西省医学会消化内镜专业委员会小肠疾病学组副组长、陕西省中西医结合学会消化专业委员会副主任委员。

曾于德国汉堡大学医学院、日本医科大学附属病院访问学习。率先在我国西北地区开展双气囊小肠镜诊疗工作，研究方向主要为小肠系统疾病。主持和参与西安交通大学重点实验室青年学术骨干培植项目及多项省部级科研项目，主编或参编专著、译著 7 部，获陕西科学技术三等奖 1 次，发表学术论文 20 余篇。

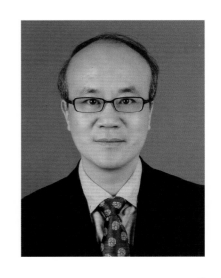

译者名单

Translators

主　译

王进海　西安交通大学第二附属医院消化内科
李　路　西安交通大学第二附属医院消化内科

译　者（按姓氏笔画排序）

万晓龙　西安交通大学第二附属医院消化内科
马师洋　西安交通大学第二附属医院消化内科
王　燕　西安交通大学第二附属医院消化内科
王深皓　西安交通大学第二附属医院消化内科
史海涛　西安交通大学第二附属医院消化内科
乔　璐　西安交通大学第二附属医院消化内科
全晓静　西安交通大学第二附属医院消化内科
刘　欣　西安交通大学第二附属医院消化内科
刘　娜　西安交通大学第二附属医院消化内科
李　永　西安交通大学第二附属医院消化内科
李　红　西安交通大学第二附属医院消化内科
邹百仓　西安交通大学第二附属医院消化内科
沙素梅　西安交通大学第二附属医院消化内科
张　军　西安交通大学第二附属医院消化内科
陈芬荣　西安交通大学第二附属医院消化内科
赵　平　西安交通大学第二附属医院消化内科
赵　刚　西安交通大学第二附属医院消化内科
赵菊辉　西安交通大学第二附属医院消化内科
姜　炅　西安交通大学第二附属医院消化内科
秦　斌　西安交通大学第二附属医院消化内科
袁　佳　西安交通大学第二附属医院消化内科
郭晓燕　西安交通大学第二附属医院消化内科
董　蕾　西安交通大学第二附属医院消化内科
程　妍　西安交通大学第二附属医院消化内科
戴　菲　西安交通大学第二附属医院消化内科
戴社教　西安交通大学第二附属医院消化内科

译 序

Preface

　　Gastroenterological Endoscopy 自第 1 版和第 2 版问世以来，深受临床医生的喜爱与好评，在此基础上，由 Michael B. Wallace、Paul Fockens 和 Joseph Jao-Yiu Sung 三位教授共同主编的第 3 版 *Gastroenterological Endoscopy* 应运而生。消化内镜技术随着人类工业化、信息化的发展已进入一个精细化、智能化及微创化的时代。这本书 3 个版本的更迭恰好反映了这种趋势。该书系统总结了消化内镜学发展的完整体系，全面阐述了内镜技术在消化疾病的各个领域的应用和新进展，其中包括内镜的介绍，患者与内镜检查，一般诊治措施与技术，上消化道及下消化道疾病，胆、胰、肝、腹膜疾病 6 大部分，还包含内镜技术的教育和培训、内镜临床研究的探讨，以及内镜套间设计等更为细致，并为我们内镜医生广泛关注的内容。本书附有大量表格、图片和视频，内容丰富、直观实用，有助于读者更直观地了解和掌握相关疾病的知识和内镜的操作技术。

　　我们有幸接到世界图书出版西安公司交付的第 3 版 *Gastroenterological Endoscopy* 翻译任务。幸得我们科室各位同事同心同德、齐心协力，历时 1 年有余，从初稿到终稿反复校对 4 次之多，力求做到忠于原著，内容准确，将一部消化内镜学的精品书籍呈现给广大同行。希望这本书能够成为临床医生日常工作中的良师益友。然而，因水平有限，译文中仍可能存在不妥之处，敬请各位读者多多批评指正。

王进海

李 路

2022.2.10

原　序

　　我们自豪地在第 1 版出版的 15 年后、第 2 版出版的 8 年后，推出第 3 版 *Gastroenterological Endoscopy*（《消化内镜学》）。这本书第 1 版由 Classen、Tytgat 和 Lightdale 教授主编，现在交给第二代主编。本书第 3 版仍然继承了第一代编辑在学术上卓越且具有深度和广度的优良传统。我们致力于继续出版消化内镜学领域最前沿的书籍。Fockens、Sung 和 Wallace 教授召集了一支杰出的副主编团队：Todd Baron、Michael Bourke、Nicholas Shaheen、Nageshwar（Nagy）Reddy 和 Lauren Gerson。然而，在本书写作完成之后，即将出版之前，Gerson 博士突然去世，我们对此感到非常难过，她对这本书的贡献仍在继续。在本书的开篇，我们诚挚地悼念了 Gerson 博士。

　　作者名单涵盖了所有对本书有贡献的内镜学专家。我们很幸运，参与本书撰写的作者既有资深医学专家，也有年轻的创新型力量。在第 2 版的序言中，当时的"新"发展是经自然腔道内镜手术（NOTES）、内镜下黏膜剥离术和先进的成像技术。自 2010 年以来，内镜技术发展很快，NOTES 术的使用已经大大减少，但它将内镜引入了"第三空间"，即内腔和外部（腹腔内）之间的黏膜下层。黏膜下内镜技术，例如，经口内镜下肌切开术（POEM）可用于治疗贲门失弛缓症，胃部 POEM 可用于治疗胃轻瘫，经黏膜下隧道内镜肿瘤切除术（STER）可用于治疗上皮下的肿瘤。新的设备，如全层缝合夹，可以安全夹闭消化道全层缺损。最初，这些技术应用于意外穿孔和出血，但随着我们对闭合越来越有信心，它们使有计划的肿瘤全层切除，甚至胃肠神经系统的组织取样成为可能，这进一步开辟了新的研究和治疗方法。内镜切除术（内镜下黏膜剥离术和内镜下黏膜切除术）在世界范围内得到了广泛应用，其设备和技术得到了改进，使其在保持疗效的同时更容易、更安全。内镜技术的一个重要进展是研制了腔贴壁金属支架（LAMS），其最初应用于胰液引流。和 NOTES 一样，LAMS 为内镜医生开辟了一个新的领域，例如，超声内镜引导的直接从内腔到胆管的胆管引流（而不是通过乳头逆行引流）。腔对腔吻合为十二指肠梗阻的胃肠分流（或胰头肿瘤胆十二指肠双梗阻分流）开辟了道路。在患者需求的驱动下，内镜医生通过各种腔内路径，创造性地开发了进入手术改变解剖结构的患者胆道的方法。新技术（LAMS、全层缝合夹）和 POEM、NOTE 技术的新应用都是值得关注的。这些都是颠覆性创举，在第 3 版 *Gastroenterological Endoscopy* 中都进行了介绍。除了编辑和作者之外，我们还要感谢 Thieme 公司杰出的工作人员，感谢他们在出版这本书的过程中提供的帮助。我们希望全世界的内镜医生都能应用这些新技术，尤其是将这些技术应用于消化道和其他相关疾病的诊治中。

Michael B. Wallace

Paul Fockens

Joseph Jao·Yiu Sung

AER	自动内镜再处理器		EUS	超声内镜
APC	氩等离子体凝固		FNA	细针吸取
ASGE	美国消化内镜学会		GAVE	胃窦血管扩张
ATP	腺苷三磷酸		HLD	高水平消毒
CMOS	辅助金属氧化物光导体		IFU	使用说明
CRE	耐碳青霉烯类肠杆菌		JGES	日本胃肠内镜学会
DAPT	双重抗血小板治疗		LCG	液体化学杀菌剂
EGD	食管胃十二指肠镜检查		MDRO	多重耐药菌
EMR	内镜下黏膜切除术		PCR	聚合酶链反应
ERCP	经内镜逆行胆胰管成像		PEG	经皮内镜下胃造口术
ESD	内镜下黏膜剥离术		PEJ	经皮内镜下空肠造口术
ESGE	欧洲消化内镜学会			

郑重声明

  由于医学是不断更新并拓展的领域，因此相关实践操作、治疗方法及药物都有可能会改变，希望读者可审查书中提及的器械制造商所提供的信息资料及相关手术的适应证和禁忌证。作者、编辑、出版者或经销商不对书中的错误或疏漏以及应用其中信息产生的任何后果负责，关于出版物的内容不作任何明确或暗示的保证。作者、编辑、出版者和经销商不就由本出版物所造成的人身或财产损害承担任何责任。

目　录
Contents

■ 视 频

I

第 I 部分

内镜的介绍

第 1 章　内镜检查的教育和培训

Jürgen Hochberger, Jürgen Maiss, Jonathan Cohen

1.1　概　述

为患者提供最佳的医疗帮助在临床医学中变得越来越重要。专科医学协会已制定了内镜基本操作技术相关指南和建议（表 1.1）[1]。然而在多数指南中，一些术语例如"独立操作"和"在监督下"尚未明确定义。内镜培训的最佳方法、持续时间和合适的结束时间点仍然是有争议性的话题[2]。目前，学术界不再强调内镜操作的例数或过程，而是强调在内镜专家的示范下操作或独立操作，这已逐渐成为一种趋势[3]。

近来，在培训基本操作技能时，是否剔除患者只提供内镜模拟器会更好，这一话题重新引发争论[4-8]。尽管培训模式逐渐多样化，但内镜操作技能的培训按惯例仍需要在高级内镜医生的监督下进行实际操作。本章将对内镜培训和模拟器在内镜培训中的作用进行概述。

1.2　临床教育

一些常规原则可应用于内镜培训的整个领域。

• 培训的目的是获得在没有监督的情况下完成检查的能力，达到与社区内镜医生相当的水平。

• 尽管某些常规内镜基本技能在内镜操作的很多步骤中至关重要，但内镜培训步骤仍具有特殊性。拥有一项技能并不能保证可以熟悉另外一项技能。

• 内镜检查的开展不仅可用于内镜下诊断，还可用于组织取样或内镜下治疗。

1.2.1　食管胃十二指肠镜检查和结肠镜检查的临床培训：研究、指南和评价

自 20 世纪 80 年代初，内镜培训要求学员记录内镜操作的所有步骤[1]，特别是结肠镜检查。评价结肠镜检查最常用的标准是内镜到达盲肠[9]。早期研究数据显示学习曲线具有变异性，因此内镜培训提出"所需步骤的最小数"这一概念[1]。Sedlack 等于 2011 年提出一种新的评价方法，即 Mayo 结肠镜检查技能评估工具（MCSAT），用于描述结肠镜检查的学习曲线[10]。他们评估了 41 例消化科学员完成的 6 635 例结肠镜检查，结果显示独立盲肠插镜成功率为 85%，275 例盲肠插镜时间平均为 16min 或更短，超过之前消化科培训中所推荐的需求。

2014 年，美国消化内镜学会（ASGE）培训委员会提出"内镜检查能力评估"（ACE），将其作为 MCSAT 的一种改进[9]。ACE 增加了重要的质量参数，例如镜头控制的度量评估和息肉检出率。2016 年，一项前瞻性多中心临床研究发布了对美国 10 个机构包括 93 名消化科学员进行 ACE 评估的结果[11]。共有 184 名高级内镜医生采用 4 分制评分对 1 061 例结肠镜检查进行评估，评估标准包括 6 项动作技能和 6 项认知技能。普通学员至少需要做 250 例内镜检查才能达到所要求的动作技能和认知技能，超过 90% 的学员需要做 300 例才能达到[11]。随着经验的增加，操作例数、息肉检出率、息肉漏检率如图 1.1 和图 1.2 所示。

表 1.1　内镜操作技术能力评估所需的最小操作例数建议 *

组织机构	食管胃十二指肠镜检查（例）	结肠镜检查（例）	经内镜逆行胆胰管成像（例）
美国消化内镜学会	100	100	100
英国胃肠病学会	300	100	150
消化内镜检查培训认证联合委员会（澳大利亚）	200	100	200
欧洲胃肠病学学历认证组织	300	100	150

* 数据目前尚存在争议。引自 Hochberger 等，2010 [1]

Barton 等[12]于 2012 年介绍了操作技能的直接观测评估（DOPS）的价值。该评估方法由英国结肠镜医生专家组和临床培训者共同制定，对希望参加英国国民健康服务国家肠癌筛查计划（BCSP）的结肠镜医生进行评估，并分析 147 名候选人和 28 名评估员的评价。候选人至少必须完成 500 例结肠镜检查，且盲肠插镜率 ≥ 90%，息肉检出率 ≥ 20%。该评估采用概化理论 G（G = 0.81），可靠性高，并且与全球专家评估密切相关。候选人和评估员都认为 DOPS 是评估内镜检查能力的有效方法。

Anderson[13]最近介绍了 DOPS 如何成功地将内镜培训学员和独立的内镜医生纳入英国 BCSP 计划中。联合咨询小组（JAG）制定了内镜检查培训的标准和内镜操作基础培训单位的认证标准[14-15]。基于网络系统的全球评定量表可用于内镜操作的持续评估，并定期应用 DOPS 以持续监控每个内镜医生的操作。国家数据库系统是资格认证的基础，可通过该系统给每位内镜医生建立网络个人日志和电子档案。对个人的数据反馈有助于测试和确定那些内镜操作欠佳、需要进行额外培训和密切审核的人员。该数据系统已扩展应用于上消化道内镜检查和其他技术中[16]。

1.2.2　经内镜逆行胆胰管成像的培训

经内镜逆行胆胰管成像（ERCP）术的熟练程度需要数年的实践培训，而且需要不断完善专业知识和技能[8]。随着磁共振胆胰管成像（MRCP）和超声内镜（EUS）检查等非侵入性检查的出现，ERCP 几乎已成为一种纯粹的治疗方法。由于 ERCP 技术逐渐变复杂，且主要集中在大型或中型的内镜中心，这为年轻内镜医生的培训带来了新的挑战[17-18]。

在大多数联合培训计划中，传统的 ERCP 培训通常在诊断性胃镜检查和结肠镜检查的培训之后，并且内镜学员在接受 ERCP 培训时通常已了解息肉切除术、止血术或 EUS 培训，EUS 培训是"学习金字塔"的一部分（图 1.3）[1]。

Jowell 等[19]发现内镜学员需至少完成 180~200 例 ERCP 手术才能保持操作技能[19]（图 1.4）。每位内镜医生每年要完成 80~100 例 ERCP 手术才能确保有足够的资格开展胆道手术，完成 250 例 ERCP 手术才能开展复杂胰腺治疗手术[20]。ERCP 手术量会影响其并发症发生率。不同的研究表明，每年至少进行 40~50 例内镜下乳头括约肌切开术的医生与手术频率较低的医生相比，术后并发症的发生率较低[8,21]。Rabenstein 等[22]的研究显示前期手术经验和 ERCP 手术量会影响手术成功率和并发症发生率。

目前大多数 ERCP 术的开展以治疗为目的。目前对于能操作十二指肠镜并顺利到达乳头的内

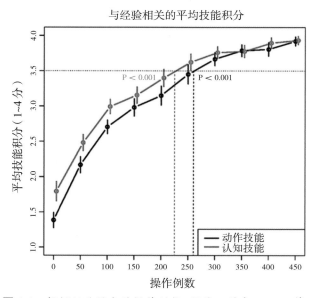

图 1.1　根据经验设定的操作例数。经许可引自 Sedlack 等，2016[11]

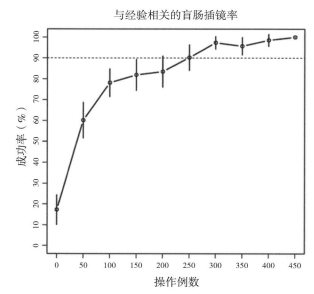

图 1.2　根据经验确定的息肉检出率和漏诊率。经许可引自 Sedlack 等，2016[11]

镜学员是否需要进一步掌握插管技术仍有争议。例如，众所周知，掌握乳头括约肌切开术后常规支架植入术所需的操作例数（*n*=60）比天然乳头插管所需掌握的手术例数少（*n*=180~200），而且支架植入的风险比插管的风险低。对良性胆道狭窄、慢性梗阻性胰腺炎和复发的胆管结石患者在培训中行乳头括约肌切开术可降低手术风险。

ASGE 于 2016 年发布了最新的 ERCP 培训核心课程 [8,23]。对于选择开展 ERCP 术的内镜学员至少应该完成 18 个月标准的消化病学培训，然后至少进行 12 个月的 ERCP 培训。

Schutz 和 Abbott[24] 根据手术难度开发了一种 ERCP 手术评分量表，应用插管率等指标评估手术操作水平，这个评分被 ASGE 改进并被纳入质量评估文件。若 ERCP 手术部分过程由其他内镜医生完成，则不能完全真实地反映术者的操作水平[25]。若条件允许，学员应在日志中详细说明由其他内镜医生完成的操作技术（插管、乳头括约肌切开术、支架植入、组织取样），而且应该说明学员在无他人指导下完成手术的情况。ASGE 指南指出在评价内镜学员 ERCP 手术操作水平之前要求至少完成 180 例 ERCP 手术，且至少一半是治疗性手术[8]。

尽管培训结束后不是所有的学员都会开展 ERCP 术，但所有学员至少应该了解 ERCP 术的诊断和治疗作用，包括适应证、禁忌证和可能的并发症[26]。

项目主任可以决定每年培训一名或多名学员以胜任 ERCP 手术，但该决定从某种程度上主要取决于该机构 ERCP 手术量和 ERCP 医生的能力（图 1.4）[19]。例如，每年有 400 例 ERCP 手术，3 名内镜医生，其中 1 名医生完成 300 例甚至更多的 ERCP 手术，并为其他 2 位同事提供更多接触 ERCP 的机会，这是合理的。而不是 3 名医生每人完成 100 例，因为每个人都能胜任 ERCP 术的可能性是比较低的。

1.2.3 线上学习和视频课程互补

内镜操作直播课程、互动式教学模式和视频教材可以帮助学员更好地掌握病理学知识，理解治疗技术的适应证[27]。但这种被动学习不能取代实践操作。

1.3 结合模拟器训练

消化病学核心课程，2007 年 5 月第 3 版 IV.A.6.(b) 节中指出：内镜学员参加培训必须使用模拟器[23]。到目前为止，单独使用模拟器不能取代在患者身体上的实际操作。为指导模拟器在内

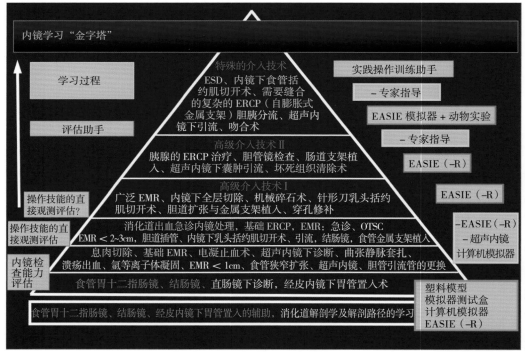

图 1.3　内镜介入治疗临床培训的步骤，以"学习金字塔"为例。ERCP：经内镜逆行胆胰管成像；DOPS：操作技能的直接观测评估；ESD：内镜下黏膜剥离术；EMR：内镜下黏膜切除术；OTSC：全层缝合夹。引自 Hochberger 等，2010[1]

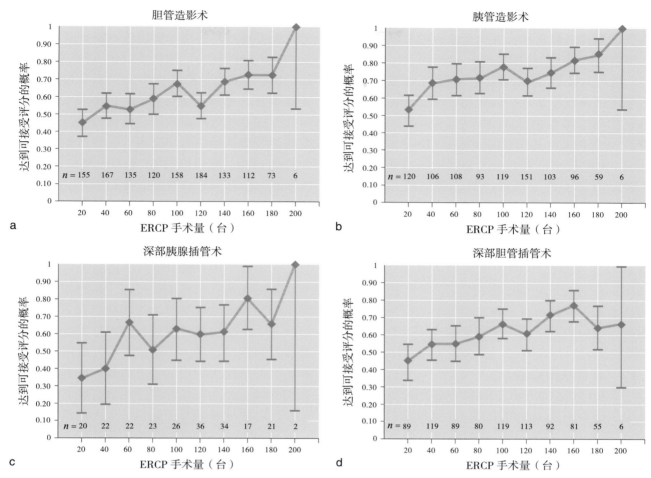

图 1.4　Jowell 等[19] 报道了 17 名消化内镜学员在 ERCP 培训时完成的 1 450 台 ERCP 手术中胆管造影术（a）、胰管造影术（b）、深部胰腺插管术（c）和深部胆管插管术（d）达到可接受的评分的概率（95% 置信区间）。ERCP：经内镜逆行胆胰管成像

镜培训和技能评估中的应用，ASGE 于 2011 年启动了保护和纳入有价值的内镜创新（PIVI）任务小组[28]，该小组设立了两个门槛来详细解释如何使用模拟器。

　　纳入培训的门槛：为将内镜模拟器整合到内镜操作的标准程序中，培训学员达到最低操作水平所需的病例中位数必须减少 25% 甚至更多。

　　评估操作技能的门槛：不同的内镜操作应对应基于模拟器的不同的评估方法，而且评估方法对独立定义实际内镜操作的最低参数水平具有预测性，其中高风险评估的 kappa 值至少为 0.70[28]。模拟器的物流和成本问题也需要考虑。例如，一台高成本的计算机模拟器可降低 25% 的学习曲线，将该模拟器应用到已经有足够操作经验的培训学员中以提高他们的操作水平，这一计划是没有意

义的。相比之下，将低成本的模拟器应用到没有足够操作经验的学员培训中更值得投资。

1.4　内镜模拟器和培训模型

1.4.1　塑料模型和其他静态模型

　　最初用于内镜培训的实验模型是由塑料和纺织品制成[1]。1974 年，Classen 和 Ruppin[29] 在埃尔朗根展示了一种解剖学形状的塑料模型，可用于上消化道内镜检查。Christopher Williams 和他伦敦的团队成员已开始研发第一个半刚性结肠镜模型。Kyoto Kagaku 结肠镜检查训练模型是内镜模型飞跃式发展的代表，该模型不仅增加了插镜至盲肠的难度，而且能减少结肠镜在进镜过程中形成袢圈的情况（图 1.6）[29]。在德国图宾根大学，Grund 和他的同事针对不同的培训目的共同研发了一系列先进的静态内镜模型[32-33]，包括电外科

干涉的人造组织和特殊的 ERCP 术。遗憾的是，这些模型尚未商业化且无公开发表的数据证实它们在内镜培训中的作用。

此外，还有一些设备生产商为了促进他们的内镜附件在操作培训中的应用，已生产出自己的内镜模型。最近由 Cook Medical 公司 Costamagna 等[34] 研发的 ERCP 模型能够练习 ERCP 插管和不同的 ERCP 技术，但因壶腹部解剖结构变异、乳头开口方向不同及插镜困难，该模型不能用于经塑料乳头支架行十二指肠乳头括约肌切开术的培训。

另一个有前景的模拟器是 "T.E.S.T 模拟器培训盒"（图 1.5）[35]。该模拟器由 Christopher Thompson 设计，它能区别初学者和介入内镜专家的技术水平。目前所有静态模拟器的局限性在于图像识别的病理学培训和新发现应用于处理措施的决策。

1.4.2 计算机模拟器

自 20 世纪 80 年代初以来，各种计算机模拟系统层出不穷[1]。21 世纪初，计算机模拟系统随着计算机技术和电子产品的迅速发展逐渐商业化。第一个人体躯干模拟系统是 Simbionix 公司研发的 GI Mentor 模拟器（3D Systems Healthcare, Littleton, CO, United States; 前身为 Simbionix Corporation）[34]。该模拟器可创造出相对逼真的虚拟内镜环境，并模拟不同水平的诊断或介入操作。在培训期间，培训学员可自行安排解剖学和病理学的教学模块（图 1.7）。初学者可在 "消化道基础技能" 模块中练习自己操作的灵活性，包括对内镜方向的把握、定位、翻转、减少内镜打袢，或者通过 "网络" 模块进一步提高手眼协调能力。不同的模块，例如上消化道模块、下消化道模块、乙状结肠模块、EUS 模块、ERCP 模块和止血模块，都可供学员培训。EUS 和 ERCP 模块可同时观察放射模拟和内镜模拟。学员还可通过模块学习虚拟括约肌切开术、取石术和其他的内镜操作技能。除目前的 GI Mentor 模拟器（3D 系统保健）之外，EndoVR 虚拟现实内镜模拟器（CAE Healthcare, Montreal, Canada; 前身为 "Accutouch", Immersion Medical, Inc., Gaithersburg, MD, United States），已应用于多项研究（见后文）。最近，又出现了另一模拟系统，被称为 "Endo X"（Medical-X BV, EM Rotterdam, the Netherlands; 图 1.8）。该系统主要针对上消化道和下消化道内镜技术，但也包括分析工具，如打气性能模拟和操作过程视频记录。所有设备可针对用户进行课程培训并反映出用户的学习曲线。所有模块均由虚拟导师监控，而且可通过网络与现实中的导师连接，以便导师额外了解学员个人反馈情况，观

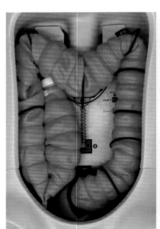
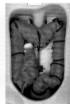
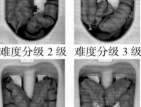
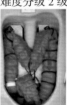

难度分级 1 级　　难度分级 4 级　难度分级 6 级

难度分级 2 级　难度分级 3 级

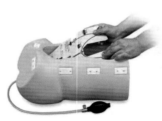
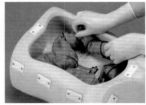

对摆放的结肠模型进行调整

图 1.6　Kyoto Kagaku 结肠镜检查训练模型能够使结肠镜通过乙状结肠的难度改变（难度分级 1~6 级）。经许可引自 Kyoto Kagaku, Kyoto, Japan

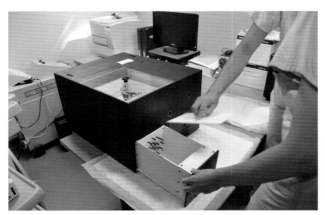

图 1.5　Thompson 内镜部分任务模拟器培训盒（T.E.S.T.）包含 5 个不同的培训模块[33]

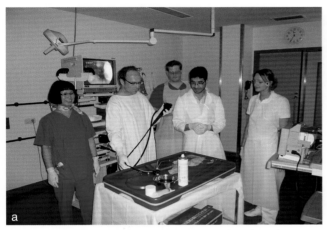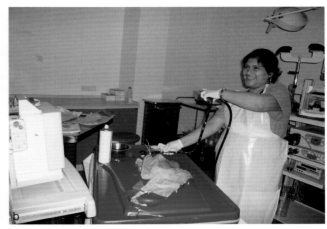

图 1.7　使用 compact EASIE 模拟器进行手把手操作培训。a. 每组包括 3~4 名学员、1 名教师，配备 1 个模拟器并接受指令。b. 个人实践，如基本胃镜检查 [1]

察学员的学习曲线（图 1.9）。很多研究已报道了计算机模拟器联合结肠镜检查在内镜培训中的优点 [1,28]。

　　在梅奥诊所开展的一项前瞻性模拟研究中，参加 6h 模拟器培训的学员与另外 4 名未参加模拟器培训的学员相比，他们在完成 15~30 例结肠镜检查时的操作表现明显优于未接受培训组的学员，除外乳头插管时间（$P<0.05$）。当完成结肠镜检查的例数达到 30 例时，两组之间内镜操作水平无显著差异（证据等级 B）。

　　来自纽约的一项随机对照多中心研究将纳入的 45 名入职 1 年的消化科医生随机分为模拟器培训组和非模拟器培训组，其中模拟器培训组需接受 10h Simbionix GI Mentor Ⅱ 模拟器培训，随后两组学员在监督下进行结肠镜检查。结果显示模拟器培训组学员在前 20~80 例结肠镜检查中的操作技术、认知水平均高于对照组，但两组达到培训目标所需的时间和患者主观不适感评估无显著差异。上述研究说明在实际操作之前开展虚拟现实模拟器培训有助于加快早期内镜操作的学习，但最终是否提高学员内镜操作水平目前尚未明确。目前也无研究报道计算机模拟培训技能测试与实际内镜操作水平有关。

1.4.3　活体动物培训课程

　　动物模型在内镜培训中能为学员提供一种真实的学习环境，但动物模型需要大量的组织、技术和财力支持，受伦理、动物保护、卫生及动物模型的专用内镜等诸多问题限制，耗费大量的人

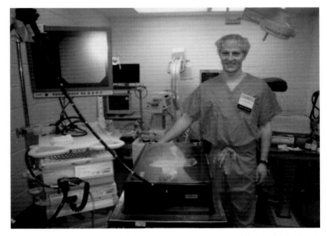

图 1.8　Kai Matthes 基于 compact EASIE 模拟器设计的 EASIE-R 模型 [1]

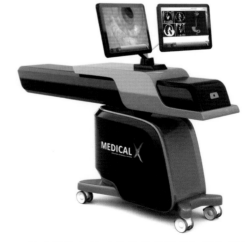

图 1.9　针对胃镜和结肠镜技能的计算机模拟器模型。经许可引自 Medical-X BV, EM Rotterdam, the Netherlands

力和财力。目前，活体动物模型已应用于很多内镜操作技术的培训，包括内镜下黏膜剥离术、经口内镜下食管括约肌切开术[36-37]。

1.4.4 离体猪组织模型（EASIE、Erlanger Endo-Trainer、EASIE-R）

清洁的猪胃作为专用模具，在诊断性胃镜检查的培训中已应用多年[1]。Szinicz 等[40] 报道的动脉灌注模拟器，是一种滚轴样的泵，可模拟胃肠空腔脏器喷射动脉血。

"compact EASIE"是原始生物模拟模型的简化版，开发于 1998 年（图 1.10），用于 ERCP 介入治疗，包括括约肌切开术、胆道支架植入、肝外胆管和胆囊切除后与胃十二指肠吻合术。胆管结石可通过塑料支架插入胆道来模拟。Matthes 和 Cohen 报道了一个有趣的模型，这个模型被命名为"Neopapilla"[41]。

目前 compact EASIE 模拟器可以提供 30 余种介入内镜技术的培训（表 1.2）。通常建议采用动物专用内镜通过离体猪脏器进行内镜培训。Sedlack 等[42] 对用于 ERCP 培训的计算机模拟器、离体猪器官和活体麻醉猪进行比较，结果发现不管是初级还是高级 ERCP 操作培训，离体猪器官都是最逼真的模型。

1.4.5 培训课程

◆ 实现教学材料、内镜演示、内镜实践操作、反馈和评估一体化的方法

自 1997 年开始，普通培训班已开始采用 compact EASIE 模拟器用于内镜下止血的培训。EASIE 团队采用该模型对不同介入内镜技术中的

医生和护士进行同步培训，并于 2001 年首次进行了详细报道[1]。

评估基础技能。为评估个人脑 – 手协调能力，培训机构又发明了一种实用的测试动手能力的模拟器。为提高学员手眼灵活性，在参加操作培训之前，采用热装置在离体猪模型的胃前壁设置 4 个 2~3mm 的点，这 4 个点以正方形的方式排列在一角，对角线长度为 2cm。通过要求学员采用探针以顺时针方向接触每个标记点，可以测试脑 – 手协调操作的精确度。完成操作的时间也被纳入测试标准。在这项练习中，操作的精确度比速度更重要。

◆ 体外模拟器（如 compact EASIE）应用于内镜培训和 EASIE 团队培训方法的研究

自引进 EASIE 模拟器以来，人们对评估 EASIE 模拟器在内镜止血模拟培训中的价值已付出巨大的努力。近年来，多项前瞻性研究为模拟器培训给学员带来的益处提供了客观证据。一项与纽约消化内镜学会（NSYGE）合作的前瞻性随机研究已开展[6]。该项研究结果率先为模拟器培训在上消化道出血治疗方面的获益提供证据。在这项前瞻性培训项目中，首先应用 compactEASIE 模拟器对来自纽约的 9 所医院共计 37 名接受内镜培训学员进行了 5 项内镜操作技能的评估。这 5 项操作包括手动操作技能、溃疡内镜注射止血法、凝血探头和夹闭，以及曲张静脉套扎等。然后将 28 名操作水平相当的学员随机分为强化培训组和对照组，其中强化培训组需参加 7 个月的模拟器培训，包括 3 次为期 1d 的手把手教学模拟器讲习班，而对照组则在各自医院接受传统的内镜操作

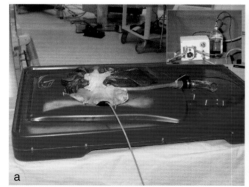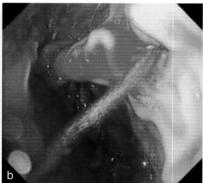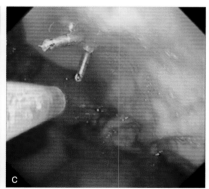

图 1.10　a. 使用特制猪器官进行实际操作训练的 compact EASIE 模型。b. 滚轴泵驱动人工血液进入已缝合入猪胃的血管，以模拟实际情况，提供内镜下止血技能的培训。c. 采用 compact EASIE 模拟器练习止血

表 1.2　使用 compact EASIE 模拟器进行内镜干预治疗培训的选择

培训目标	技术
溃疡止血	・注射技术 ・热探头 ・架子夹闭 ・全层缝合夹（OTSC） ・其他
静脉曲张的治疗	・多点套扎 ・氰基丙烯酸酯胶注射 ・硬化剂注射
组织切除术	・圈套式息肉切除术、线圈的应用 ・生理盐水辅助息肉切除术、内镜下黏膜切除术、包括内镜 　分片黏膜切除术、透明帽辅助内镜黏膜切除术、皮圈圈套技术 ・内镜下黏膜剥离术 ・内镜下全层切除术 ・组织旋转切除术
组织电凝与冷冻消融	・氩等离子体凝固 ・射频消融术 ・冷冻消融等
狭窄的处理和支架植入	・球囊扩张、探条扩张 ・支架植入：食管、胃十二指肠、小肠内、结肠
经内镜逆行胆胰管成像	・插管技术、括约肌切开术和预切开术 ・导丝交换技术（长线和短线或快速交换） ・取石术（球囊、网）、机械碎石术 ・球囊扩张和探条扩张 ・支架：塑料和自膨胀式金属支架 ・复杂支架植入技术（多通道或双通道支架） ・细口径胆管镜检查
并发症的处理	・出血、穿孔的闭合

临床培训（图 1.11）。经过 7 个月的培训，接受模拟器培训的学员内镜下止血水平显著高于只接受传统内镜培训的医生。特别是培训结束后，对两组学员的临床病例进行评价，结果发现模拟器组初始止血率高，并发症发生率较低，尽管两组之间并发症的发生率无显著差异。1 年后法国开展的一项关于内镜下止血的国家培训项目采用类似的研究设计证实了模拟器培训的上述优点[43]。EASIE 模拟器的效果在另一项包括内镜初学者在内的研究中也得到证实，该研究显示每 2 周 1 次的强化模拟器培训显著提高了内镜下止血技术[7]。

1.4.6　将模拟器培训纳入教学计划并保持复杂内镜操作技术水平

模拟器培训为学习内镜介入技术的学员提供了很好的机会，这些学员在没有时间限制和患者风险的情况下可以学到更多的 ERCP 操作经验。在纽约开展的一项关于内镜止血中采用 EASIE 模拟器培训的研究显示，仅参加 3 次模拟器讲习班，学员的多种操作技能便得到显著的提升[44]。模拟器培训结构化教育和临床操作以及 DOPS 评估可能会提高所有内镜介入技术的教学效果。这一结论被纽约开展的关于内镜止血的研究结果所证实[40]。一项类似的法国培训项目也证实，相对于简单的内镜技术（如套扎治疗），复杂的内镜操作技术（如切除术或双极电止血导管技术）需要反复培训才能使学员掌握并胜任[39]。

模拟器训练在新技术和新设备培训中的作用尚未明确。但是对于缝合、封闭和切除类的新设备，制造商会对医护人员进行认证培训，并指导设备在早期临床治疗中的应用。

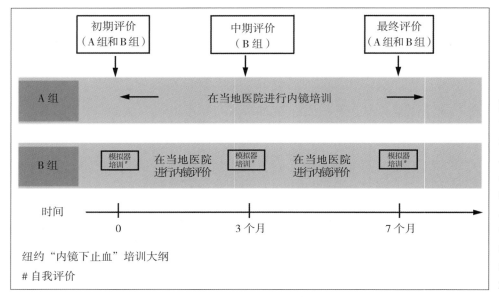

图 1.11　纽约开展的一项关于内镜培训的前瞻性随机研究，比较了接受传统内镜下止血培训的 14 名学员与参加 3 次为期 1d 的讲习班并应用模拟器进行额外实践培训的 14 名学员。7 个月后强化培训组学员各方面技能明显提升，而对照组学员仅静脉曲张套扎术有进步。引自 Hochberger 等，2005[6]

　　毫无疑问，已掌握的知识和技能可能随时间的推移而退化。除了括约肌切开术的临床操作数量外，我们对操作不足引起的技能退化知之甚少。英国学员和内镜医生的网络培训经验表明，临床操作的集中监控未来可能会在这一领域发挥作用。

（全晓静　译，李路　审）

参考文献

[1] Hochberger J, Maiss J, Matthes K, et al. Training and Education in Endoscopy//Classen M, Tytgat GNJ, Lightdale C. Gastroenterological Endoscopy. Stuttgart:Georg Thieme Verlag, 2010:92–105.

[2] Barrison IG, Jacques JP. Gastroenterology training in Europe-unmet educational needs beyond the machines: response from the European Section and Board of Gastroenterology. Gut, 2016, 65(1):187.

[3] Forbes N, Mohamed R, Raman M. Learning curve for endoscopy training: is it all about numbers? Best Pract Res Clin Gastroenterol, 2016, 30(3):349–356.

[4] Grover SC, Scaffidi MA, Khan R, et al. Progressive learning in endoscopy simulation training improves clinical performance: a blinded randomized trial. Gastrointest Endosc, 2017, 86(5):881–889.

[5] Ekkelenkamp VE, Koch AD, de Man RA, et al. Training and competence assessment in GI endoscopy: a systematic review. Gut, 2016, 65(4):607–615.

[6] Hochberger J, Matthes K, Maiss J, et al. Training with the compactEASIE biologic endoscopy simulator significantly improves hemostatic technical skill of gastroenterology fellows: a randomized controlled comparison with clinical endoscopy training alone. Gastrointest Endosc, 2005, 61(2):204–215.

[7] Maiss J, Millermann L, Heinemann K, et al. The compactEASIE is a feasible training model for endoscopic novices: a prospective randomised trial. Dig Liver Dis, 2007, 39(1):70–78, discussion 79–80.

[8] Jorgensen J, Kubiliun N, Law JK, et al. ASGE Training Committee. Endoscopic retrograde cholangiopancreatography (ERCP): core curriculum. Gastrointest Endosc, 2016, 83(2):279–289.

[9] Sedlack RE, Coyle WJ, Obstein KL, et al. ASGE Training Committee. ASGE's assessment of competency in endoscopy evaluation tools for colonoscopy and EGD. Gastrointest Endosc, 2014, 79(1):1–7.

[10] Sedlack RE. Training to competency in colonoscopy: assessing and defining competency standards. Gastrointest Endosc, 2011, 74(2):355–366.e1, 2.

[11] Sedlack RE, Coyle WJ. ACE Research Group. Assessment of competency in endoscopy: establishing and validating generalizable competency benchmarks for colonoscopy. Gastrointest Endosc, 2016, 83(3):516–523.e1.

[12] Barton JR, Corbett S, van der Vleuten CP. English Bowel Cancer Screening Programme. UK Joint Advisory Group for Gastrointestinal Endoscopy. The validity and reliability of a direct observation of procedural skills assessment tool: assessing colonoscopic skills of senior endoscopists. Gastrointest Endosc, 2012,75(3):591–597.

[13] Anderson JT. Assessments and skills improvement for endoscopists. Best Pract Res Clin Gastroenterol, 2016, 30(3):453–471.

[14] Gavin DR, Valori RM, Anderson JT, et al. The national colonoscopy audit: a nationwide assessment of the quality and safety of colonoscopy in the UK. Gut, 2013, 62(2):242–249.

[15] Rees CJ, Thomas Gibson S, Rutter MD, et al. On behalf of: the British Society of Gastroenterology, the Joint Advisory Group on GI Endoscopy, the Association of Coloproctology of Great Britain and Ireland. UK key performance indicators and quality assurance standards for colonoscopy. Gut, 2016, 65(12):1923–1929.

[16] Ward ST, Hancox A, Mohammed MA, et al. The learning curve to achieve satisfactory completion rates in upper GI endoscopy: an analysis of a national training database. Gut, 2017, 66(6):1022–1033.

[17] Shahidi N, Ou G, Telford J, et al. When trainees reach

competency in performing ERCP: a systematic review. Gastrointest Endosc, 2015, 81(6):1337–1342.

[18] Hochberger J, Menke D, Maiss J. ERCP training//Baron TH, Kozarek R, Carr-Locke DL. ERCP. Philadelphia: Saunders - Elsevier, 2008:61–72.

[19] Jowell PS, Baillie J, Branch MS, et al. Quantitative assessment of procedural competence. A prospective study of training in endoscopic retrograde cholangiopancreatography. Ann Intern Med, 1996, 125(12):983–989.

[20] Freeman ML. Adverse outcomes of endoscopic retrograde cholangiopancreatography: avoidance and management. Gastrointest Endosc Clin N Am, 2003,13(4):775–798, xi.

[21] Freeman ML, Nelson DB, Sherman S, et al. Complications of endoscopic biliary sphincterotomy. N Engl J Med, 1996, 335(13):909–918.

[22] Rabenstein T, Hahn EG. Post-ERCP pancreatitis: is the endoscopist's experience the major risk factor? JOP, 2002, 3(6):177–187.

[23] American Association for the Study of Liver Diseases, American College of Gastroenterology, American Gastroenterological Association (AGA) Instutute, and American Society for Gastrointestinal Endoscopy (2007): The Gastroenterology Core Curriculum, 3th ed. Gastroenterology, 132(5): 2012-2018.

[24] Schutz SM, Abbott RM. Grading ERCPs by degree of difficulty: a new concept to produce more meaningful outcome data. Gastrointest Endosc, 2000, 51(5):535–539.

[25] Wani S, Hall M, Wang AY, et al. Variation in learning curves and competence for ERCP among advanced endoscopy trainees by using cumulative sum analysis. Gastrointest Endosc, 2016, 83(4):711–719.e11.

[26] Kowalski T, Kanchana T, Pungpapong S. Perceptions of gastroenterology fellows regarding ERCP competency and training. Gastrointest Endosc, 2003, 58(3):345–349.

[27] Baumgart DC, Wende I, Grittner U. Tablet computer-based multimedia enhanced medical training improves performance in gastroenterology and endoscopy board style exam compared with traditional medical education. Gut, 2016,65(3):535–536.

[28] Cohen J, Bosworth BP, Chak A, et al. Preservation and Incorporation of Valuable Endoscopic Innovations (PIVI) on the use of endoscopy simulators for training and assessing skill. Gastrointest Endosc, 2012, 76(3):471–475.

[29] Classen M. [Endoscopy of the digestive tract in the continuing education of internists and gastroenterologist]. Internist (Berl), 1982,23:243–244.

[30] Williams CB. Fiberoptic colonoscopy: teaching. Dis Colon Rectum, 1976,19:395–399.

[31] Plooy AM, Hill A, Horswill MS, et al. Construct validation of a physical model colonoscopy simulator. Gastrointest Endosc, 2012, 76(1):144–150.

[32] Grund KE, Schumpelick V. Competence: the way to surgical endoscopy Chirurg. 2002; 73(1):32–37.

[33] Lange V, Grund KE. Chirurg, 2001, 72:164–165.

[34] Costamagna G. Experience Cook Medical's collaborative approach to learning. https://www.cookmedical.eu/endoscopy/experience-cook-medicals-collaborative-approach-to-learning/.

[35] Thompson CC, Jirapinyo P, Kumar N, et al. Development and initial validation of an endoscopic part-task training box. Endoscopy, 2014, 46(9):735–744.

[36] Bar-Meir S. A new endoscopic simulator. Endoscopy, 2000, 32(11):898–900.

[37] Sedlack RE. The state of simulation in endoscopy education: continuing to advance toward our goals. Gastroenterology, 2013, 144(1):9–12.

[38] Berr F, Ponchon T, Neureiter D, et al. Experimental endoscopic submucosal dissection training in a porcine model: learning experience of skilled Western endoscopists. Dig Endosc, 2011, 23(4):281–289.

[39] Hochberger J, Kruse E, Wedi E, et al. Training in endoscopic mucosal resection and endoscopic submucosal dissection. In: Cohen J, ed. Successful Gastrointestinal Endoscopy. Oxford, UK: Wiley-Blackwell, 2011:204–237.

[40] Szinicz G, Beller S, Bodner W, et al. Simulated operations by pulsatile organ-perfusion in minimally invasive surgery. Surg Laparosc Endosc, 1993,3:315–317.

[41] Matthes K, Cohen J. The Neo-Papilla: a new modification of porcine ex vivo simulators for ERCP training (with videos). Gastrointest Endosc, 2006,64:570–576.

[42] Sedlack R, Petersen B, Binmoeller K, et al. A direct comparison of ERCP teaching models. Gastrointest Endosc, 2003, 57(7):886–890.

[43] Maiss J, Prat F, Wiesnet J, et al. The complementary Erlangen active simulator for interventional endoscopy training is superior to solely clinical education in endoscopic hemostasis: the French training project: a prospective trial. Eur J Gastroenterol Hepatol, 2006,18(11):1217–1225.

[44] Matthes K, Cohen J, Kochman ML, et al. Efficacy and costs of a one-day handson EASIE endoscopy simulator train-the-trainer workshop. Gastrointest Endosc,2005, 62(6):921–927.

第 2 章　临床研究的价值

Michael B. Wallace，*Peter D. Siersema*

2.1　概　述

本章涵盖了与临床研究实施和交流相关的主要议题，包括临床护理的价值、开展研究的关键，以及如何在机构内和机构间成功建立研究团队等关键问题。我们将为读者提供有关如何设计临床试验、产生研究思路、争取科研经费和开展常规临床研究操作的基本概况。本章还将提供如何参加国内及国际会议，以及如何撰写和发表文章的宝贵信息。最后，我们还会涉及伦理和科技出版物的未来发展与展望等议题。

临床研究的价值在指导医生和其他护理人员选择最佳的诊断和治疗方法中得到体现。它与基础研究有着本质上的区别，基础研究侧重于疾病的机制及正常和异常的生物学过程，而临床研究格外关注患者。在日常实践中，我们要努力对关乎患者的所有决定做出正确的抉择，包括实施哪些诊断性检查，最佳的治疗措施是什么，以及如何处理诊断和治疗的成本及不良反应。高质量的临床研究应包括以下几个关键要素。

- 选择与临床相关的干预措施，与当前的治疗标准进行比较。
- 纳入相关且多样化的人群。
- 收集对患者、医生和申办者而言重要的且与健康有关的数据。

所有临床试验应以严谨的、科学的方式进行，坚持几个关键原则，以提供准确和可靠的信息[1]。在精心选择的一组患者中进行的研究，与我们对基础患者的常规医治有本质上的不同，因为没能提供可靠的指导。临床试验的价值仅相当于将这些结果传达给患者、研究者和申办者。长期以来，出版科技出版物一直是我们交流这些成果的方法，尽管有越来越多其他可供选择的共享数据的途径，例如，科学会议、互联网和社交媒体。

2.2　成功的关键

临床研究既能带来巨大的回报，又是巨大的挑战。在多年的研究中，我们定义了临床研究成功的 4 个关键要素。

- 不屈不挠的决心。
- 团队的形式。
- 注意细节和有争议的方法。
- 有长期目标和短期目标。

2.2.1　不屈不挠的决心

即使是最成功的临床研究者在进行研究和发表临床研究结果时也会面临许多阻碍。大多数有竞争力的医学期刊稿件采用率都在 20% 以下。申请大额政府经费的竞争更激烈，现在的资助率不足 10%。因此，即使是优秀的研究提案或论文也可能被拒绝资助和发表。为了最终取得成功，临床研究人员必须愿意接受短期的失败，并能够坚持进行且发表他们所相信的研究。

2.2.2　建设团队

团队的建设使团队中的每个成员都能为研究项目贡献独特的才能和想法。许多顶级研究项目发生在不同专业领域之间的交叉地带，这方面的典型例子是超声内镜在肺癌中的作用的研究[2-3]。超声内镜医生和肺癌医生虽然是不同领域的医生，但是通过合作每个团队都做出了卓越的贡献。除了医生以外，一个成功的团队还应该包括资深导师、初级研究员、统计学家、临床试验设计专家、研究协调员和助理编辑。

研究员是团队中最重要的角色之一。对于研究员来说，目标是进行研究并且学习这个过程。实现这个目标唯一的方法就是练习。大多数学术医疗中心将科研活动作为其核心课程的一部分。除了花一部分时间做研究的临床研究员，许多临床研究项目还有专门的临床研究奖学金。这些项目通常包括专门的研究方法和高等学位培训，如硕士或博士学位。这种教学训练已被证明可以增加长期研究成功的可能性[4]。

无论是在一个感兴趣的领域还是跨学科领域，

研究协作都能促进长期的学术生产力发展。此外，与国内或国际其他中心研究人员合作，常会增加临床观察的价值。制定一个与其他同事长期合作的计划至关重要。其中的要素是共同作者和共同承担责任，这两个要素在研究开始时最好就提出来。对许多大型团队而言，一个具有挑战性的问题是稿件的作者身份。总的来说，如果每个成员的资质都符合研究指南的规定，那么最好通过作者署名或致谢来承认他们的贡献。没有必要在每一份研究论文的手稿中都注明分部负责人，这一点也很重要。国际医学期刊编辑委员会（ICMJE）提出了一个公认的关于作者身份的定义[5]。

研究协调员负责临床试验的大部分日常工作。临床试验应根据每项试验所需的技能选择临床协调员。在某些情况下，当需要做出重要的临床决定时，需要 1 名研究护士。在其他情况下，研究协调员可以用可靠、有效的方式来收集临床试验的信息。协调员应该受到参与该项研究计划讨论的团队成员的重视，并在研究成果的论文稿件中得到认可。

统计学家在研究的设计和分析中起着关键作用。一个常见的错误是只在研究结束需要分析时才让统计学家参与。更有效的策略是在研究设计阶段就让统计学家参与进来，这样，可以以优化数据分析的方式仔细定义和选择变量，统计学家也可以有效地完善整体研究设计。例如，研究设计中的简单变化可以大幅度地改变所需的样本量[6]。

对于一些调查研究来说，与助理编辑进行合作，可能会非常有价值。撰写研究论文的技巧与进行研究操作有很大的不同。许多大型学术中心都有医学编辑，他们可以帮助我们更广泛地交流我们的科学发现。

2.3 设计临床试验

在过去 20~30 年里，内镜领域的技术已经基本成熟。最初的期刊，简单描述我们的观察和经验就足以发表文章，而如今具有竞争性的期刊通常只发表典型的、设计良好的临床对照试验和队列研究。为了能够发表文章，我们应该认真设计高质量的临床研究，以达到我们寻求科学真理的主要目标。设计临床试验要遵循一个总体的模式，即从产生思路到研究设计，再到争取科研经费，直至最后完成研究。对此，我们将进一步进行分述。

2.3.1 产生思路

在所有的研究中，产生思路应该是最容易的。所有参与患者治疗的医护人员都知道，我们在诊断和治疗中做出的许多决策都只有有限的科学证据。因此，几乎在每一位就诊的患者中，我们都可以找到研究的机会。

2.3.2 完善思路

许多研究可能需要数月甚至数年才能完成，因此需要根据以下几个关键因素从很长一列可能的研究选题中提炼出一个主题。

• 研究者是否对这个主题非常感兴趣。

• 对于研究者来说，是否能够获得研究该问题的资源，包括足够数量的患者、访问大型数据库、具有足够专业知识的专家指导和资金来源。

在对现有文献进行非常详细的回顾的基础上，研究者应进一步界定研究问题。归根结底，研究的目的是扩大知识面，使之超越目前的已知范围。许多资源（PubMed、Google Scholar、Medline 等）可用于判断当前的认知及差距，包括对已发表研究的回顾和对其他专家的咨询。几乎所有已发表的研究都以"有必要进行进一步的研究以确认或明确……"这样的陈述作为结束，这些陈述为如何进一步完善一个具体的研究问题提供了极好的线索。此外，有些研究结果需要确认甚至排除，因为它们可能在临床上不具合理性。

2.3.3 临床试验设计

临床试验设计平衡了特定研究问题的资源可用性的精度和准确性。设计试验必须考虑理论和实际操作的问题。对于治疗性试验，随机对照试验设计往往不可行，这样会违背成本效益，甚至违背伦理。

新诊断技术的研究在内镜检查领域中非常常见，通常从评估新设备（如新的内镜成像技术）的安全性和有效性的初步研究开始。最初应将其与历史对照进行比较。如果结果可行，应在对照组或随机研究中将新方法与现行标准对比，进行进一步的研究。许多诊断性试验遵循交叉设计原则，每个患者都要接受两种方法，要么背靠背，要么是序贯交叉设计。与简单的随机设计相比，这种方法可以减少所需患者数量的 10~20 倍，因为每个患者都是自己的对照，从而将变异性降至最低[6]。然而，典型的背靠背研究，如果进行得不好很容易产生偏倚，例如，当同一个研究者对同一研究对象实施两种方法时。

治疗研究最初通常也从安全性研究开始。理想情况下，应将其与历史对照组进行比较，如果数据可行，则应进行前瞻性随机对照试验。经典的随机对照试验非常适合这一领域，并且可以有效地进行，特别是当与现有技术相比，新技术有显著的改进时。这些研究成果可汇集成为重要的里程碑式的出版物，并为内镜检查制定新的标准[7]。

因果关系和关联性试验，如幽门螺杆菌与胃溃疡和胃淋巴瘤之间的联系[8]，常常不能通过前瞻性临床试验来解决。在这些情况下，大型队列或病例对照研究可能更适合。在一般情况下队列研究是有效的，如非甾体抗炎药的使用与消化性溃疡之间的关联。然而，对于更罕见的情况，病例对照研究设计更有效，如胃食管反流病（GERD）与食管腺癌之间的关系的研究[9]。

2.3.4 争取研究经费

基金或研究经费申请写作技巧与发表临床试验的写作技巧相似。一个写得很好的申请书必须取得资助机构的信任。

- 研究的问题有重要意义。
- 您的方法非常适合。
- 问题和解决方法有创新性。
- 您的团队是解答质疑的最佳团队。

大多数成功的研究团队都会在专业领域进行长期成功的研究。由于保存了既往的研究记录，他们可以实现上述每一个要素，并在推动前沿知识的道路上继续前行。这也意味着研究道路上的第一步通常并不容易！

2.3.5 进行临床试验

一旦研究被设计好并得到资助，研究的日常工作通常会被分配给研究协调员，由主要研究者进行监督。如果研究思路形成并已完善，试验经过精心设计，合作者团队选择得当，进行临床试验通常毫无困难。然而，即使在这种情况下，定期开展会议，审查入组情况并确定研究数据收集方面的问题是非常重要的。在一些研究中，如果对结果非常没有把握，则应考虑进行中期分析，以便进行适当调整。

2.3.6 报告和全国性会议

一旦研究完成，或在计划的中期分析期间，研究结果的交流通常以多种方式进行，包括在全国会议上做报告。这通常是第一次有机会向同行传达重要的结果并获得反馈。就其性质而言，全国会议上的报告相对于完整的出版物来说非常简短。大多数大型会议可以选择口头报告或壁报展示。口头报告通常包括对研究目的和假设的幻灯片回顾，以及对背景的简短回顾，然后是方法、结果和结论。这些内容必须在短时间内进行交流，通常为8~12min。信息应该相对简明，传达2~3个要点。与文字非常密集的幻灯片和快速演讲相比，措辞更仔细、页数更少的幻灯片交流的信息更多。演讲者应始终高度重视自己演讲时的时间分配，以便留出时间进行问答环节。

2.3.7 稿件的写作

许多研究人员在科学研究过程的最后阶段都达不到标准。一些传统的作者会出现写作障碍使许多优秀的研究无法全面发表。每个研究者都有自己的写作风格并且要克服写作障碍。最有价值的方法之一是提醒自己，初稿并不一定要完美。校订稿件往往比撰写稿件容易。因此，简单地将想法写在纸上就可以克服最具挑战性的障碍。利用当前的语音识别技术，就可以通过口述来实现手稿写作。首先要汇编研究的所有关键要素，如表格、数字和以前提交的内容。稿件的基本框架可能是以前写过的，例如基金的背景部分，除了及时更新最新的文献外，应该不会有什么变化。方法部分应与最初的基金申请中的方法大体相同。结果应在很大程度上反映关键的数据，包括图表。讨论也许是最难写的。讨论部分通常应遵循以下顺序。

- 总结主要发现。
- 讨论如何比较您的发现与支持您研究结果的文献。
- 讨论与其他研究相比，您的发现是如何拓展现有认知的。
- 讨论您的发现如何与其他已发表的研究结果相冲突，并解释为什么存在这些差异。

- 讨论研究的优势和局限性。
- 讨论研究的意义和结论。
- 讨论未来应该做什么研究。

2.4　伦　理

科学探索，特别是涉及商业产品的研究都有潜在的利益冲突。当我们忽视了我们的主要目标是发现新的知识，而把注意力放在个人利益上时，就会发生科学上的不当行为。我们最近发表了一篇关于科技出版物中出现的主要伦理问题，以及如何预防这些问题的文章[10-11]。常见的伦理问题如下所述。

2.4.1　利益冲突

即使作者认为可能没有直接的利益冲突，稳妥起见也应明确声明利益冲突。最好让读者确定是否存在利益冲突，以及它可能如何影响科学研究。例如，咨询费或与研究相关的商业产品或公司的股权。

2.4.2　临床试验注册和阴性试验漏报

许多期刊遵循的 ICMJE 指南要求在研究开始时注册临床试验[12]。根据 ICMJE 指南，临床试验的定义为"以人或者人群为研究对象的前瞻性研究，为受试者分配一个或多个健康干预措施，以评估健康干预措施对健康结局的影响"[12]。某些研究不需要登记，如回顾性图表综述。所有符合上述定义的研究都应选择一个公认的网站进行登记，例如：

- www.anzctr.org.au
- www.clinicaltrials.gov
- www.ISRCTN.org
- www.umin.ac.jp/ctr/index/htm
- www.trialregister.nl
- https://eudract.ema.europa.eu/

2.4.3　伪造数据

尽管伪造数据是所有伦理问题中最危险的，但通常很难被发现。大多数数据伪造问题都是合作者发现的，他们对数据的真实性有疑问，并将这些问题提交给研究机构的领导或期刊编辑。

2.4.4　剽　窃

文本材料的复制和粘贴，以及万维网中内容的广泛可用性使抄袭越来越普遍。而软件工具可以搜索任何稿件中的文本，并将其与其他已发表的作品进行比较，从而很容易发现抄袭行为[10-11]。

一个更具挑战性的问题是同一作者对文本的再利用，即所谓的"文本回收"。作者必须记住，已发表的稿件的版权属于期刊，不能一字不差地重复使用。直接重复使用应该在获得原始来源许可的情况下引用或参考，或者最好用新词重写。

2.5　投稿和审稿过程

大多数医学期刊都遵循投稿和审稿的标准流程，尽管新的在线开放获取期刊正在改变这一流程。对于大多数期刊来说，投稿流程是通过网站提交 1 份稿件。杂志的总编辑和主编通常会对稿件进行筛选，以确定哪些稿件应该送审稿人进行全面审稿。对于某些稿件，许多有竞争力的期刊可能不会将稿件送去外审。

一旦一篇文章通过了最初的筛选，它通常会被发送给一个领域的两个或更多的独立专家进行审查。他们对稿件进行批判性的审查，并经常就稿件是否能够发表以及应做出哪些改进提出建议。是否发表稿件最终由编辑小组和总编辑决定。大多数期刊都优选有创新性、精心设计、写得好且适合该杂志读者的研究稿件。因此，作者应仔细选择最合适的期刊。仅仅根据影响因子来选择期刊是一个常见的错误。最终，出版稿件的目的是将新知识传达给最有可能受益的读者，而不是被广泛阅读或被期刊引用。

2.5.1　扩大范围

现在，除了印刷本以外，许多期刊还扩展了在线出版，甚至仅有在线出版。Facebook、Twitter、WeChat、ResearchGate、Doximity 和 LinkedIn 等专业和公共社交媒体网站实现了对等的文章共享和在线讨论，可能会继续发展并获得更多的人气。

2.5.2　科技出版物的未来

以月刊形式向个人和图书馆发行纸质期刊已成为一个多世纪以来科学出版物的首选发行方法。科技出版物正在迅速发展，包括开放获取期刊，无论是否有同行评审。尽管一些备受推崇的开放获取式期刊（如 F1000、PLoS）能够发表高质量的科学文章[13-14]，但也有一些期刊给予设计不当甚至存在剽窃的文章发表的机会。

编辑评审的机制正在向更开放、更对等的交流转变。尽管任何人都可以在网上发表他们的科学发现，但期刊和编辑仍然是有价值的。对于许多忙碌的科学家和医生来说，让一位专家级的编辑在大量正在进行和已发表的研究中找出他们需要的最重要的新研究仍然是有价值的。这本杂志本身很可能演变成一个精确的信息门户，将每项研究与最能应用这一新知识的医生和科学家联系起来。尽管这些变化非常迅速并且不确定，但毫无疑问，临床研究和交流对于医生、科学家和患者都是有价值的，编辑的作用是确保知识得到有效和准确的传达。

（沙素梅　译，李路　审）

参考文献

[1] Tunis SR, Stryer DB, Clancy CM. Practical clinical trials: increasing the value of clinical research for decision making in clinical and health policy. JAMA, 2003, 290(12):1624–1632.

[2] Wallace MB, Pascual JM, Raimondo M, et al. Minimally invasive endoscopic staging of suspected lung cancer. JAMA, 2008, 299(5):540–546.

[3] Wallace MB. Endoscopic ultrasound staging of lung cancer. Am J Respir Crit Care Med, 2005, 172(3):400–401, author reply 401.

[4] Kapoor K, Wu BU, Banks PA. The value of formal clinical research training in initiating a career as a clinical investigator. Gastroenterol Hepatol (N Y), 2011, 7(12):810–813.

[5] ICMJE. Defining the role of authors and contributors. [2016-02-16]. http://www.icmje.org/recommendations/browse/roles-and-responsibilities/defining-the-role-of-authors-and-contributors.html.

[6] van den Broek FJ, Kuiper T, Dekker E, et al. Study designs to compare new colonoscopic techniques: clinical considerations, data analysis, and sample size calculations. Endoscopy, 2013, 45(11):922–927.

[7] Lau JY, Leung WK, Wu JCY, et al. Omeprazole before endoscopy in patients with gastrointestinal bleeding. N Engl J Med, 2007, 356(16):1631–1640.

[8] Parsonnet J, Hansen S, Rodriguez L, et al. Helicobacter pylori infection and gastric lymphoma. N Engl J Med, 1994. 330(18):1267–1271.

[9] Lagergren J, Bergström R, Lindgren A, et al. Symptomatic gastroesophageal reflux as a risk factor for esophageal adenocarcinoma. N Engl J Med, 1999, 340(11):825–831.

[10] Wallace MB, Siersema PD. Ethics in publication. Gastrointest Endosc, 2015, 82(3):439–442.

[11] Wallace MB, Siersema PD. Ethics in publication. Endoscopy, 2015, 47(7):575–578.

[12] ICMJE. Clinical trials registration. [2015-04-03]. http://www.icmje.org/about-icmje/faqs/clinical-trials-registration/.

[13] Björk B-C, Solomon D. Open access versus subscription journals: a comparison of scientific impact. BMC Med, 2012, 10(1):73.

[14] Gargouri Y, Hajjem C, Larivière V, et al. Self-selected or mandated, open access increases citation impact for higher quality research. PLoS One, 2010, 5(10): e13636.

II

第 II 部分

患者与内镜检查

第3章　消化内镜诊疗中的知情同意

Andrew E. Axon，*Anthony T. R. Axon*

3.1　概　述

知情同意是高质量消化内镜诊疗过程中的重要组成部分。它赋予患者在充分了解自己病情及面对潜在的风险、获益和替代方案时做出正确选择的权力。它还保护内镜医生和临床机构，使其不因无法控制的并发症而承担相关责任。因此，知情同意能让各方均受益。本章讨论了消化内镜检查中知情同意的基本原则。它在提请患者重视知情同意权的时候，还讨论了何时、如何及由谁行使同意权。它规定了应该告知患者哪些信息，并提到哪些知情同意是不需要的。特别的是，本章还讨论了21世纪，随着医疗管理诉讼负担日益增加而出现的法医学问题。

从历史的角度来看，医学界一直采用一种家长式的方法来管理患者。希波克拉底说过："……有时你不得不通过隐瞒病情进展来巧妙地安慰'你的患者'，因为当他们发现自己疾病状况及进展时，他们的状况有可能急转直下……"[1]。早在14世纪，知情同意的雏形就已开始出现，但在当时它更多的是用于保护医生而不是让患者行使自主权[2]。从20世纪初开始，如果医生术前忽略了对患者的告知，患者就能成功起诉他们的外科医生。然而，直到20世纪的晚期，"知情同意"才成为正式的要求[2]。在纽伦堡审判之后，与医学研究相关的伦理问题受到了严格审查，但这并未对英国的医疗试验产生重大影响。1967年，Pappworth发表了有争议的"人类受试者——一段历史"[3-4]。这最终促使当地伦理委员会的设立，并要求对所招募的患者进行知情同意。

1994年，世界卫生组织发表了一份关于欧洲患者权利的声明[5]，内容是：患者有权充分了解自己的健康状况，包括有关病情的医疗事实；关于治疗计划及每个治疗计划潜在的风险和益处；关于治疗计划的替代方案，包括不进行医疗干预的影响，以及疾病的诊断、预后和进展。患者的知情同意是一切医疗干预的先决条件。患者有权拒绝或停止某项医疗干预，但是医生必须向患者仔细解释拒绝或停止这种干预产生的影响。

以上这些是现代知情同意概念的基本原则，但它们的应用却因个别国家的立法而有所不同。尽管人们普遍认为内镜检查中的知情同意相当重要，但研究表明，这一点通常做得并不好，有时甚至完全被忽视[6-7]。本章内容基于美国内镜学会最新指南[8-9]及判例法而编写。

3.2　什么是"知情同意"？

知情同意在法律上的定义如下。

……一个心智健全的成年人有权决定其接受哪种治疗形式（如果有），并且在治疗影响本人的身体完整性之前必须征得他/她的同意。因此，医生有责任采取合理谨慎的措施，以确保患者了解所有治疗中涉及的重大风险，以及所有合理的替代治疗或转换治疗……[10]

知情同意的概念要求医生和患者之间应充分共享信息以保护患者的自主权。是否履行这项义务将取决于：提供什么信息、如何提供及何时何地提供。

3.3　临床医生和患者的关系

临床治疗的提供者和接受者之间的关系是理解现代知情同意概念的核心。首先要认识到医生与患者之间是一种伙伴关系，需要相互理解医疗结果的不确定性及可能涉及的风险。在此基础上，患者才能够做出有关其治疗的决定，并愿意承担这些风险和后果。

从历史上看，各个时期的医患关系都具有非常不同的特征，其中之一就是"医生知道的最多"，患者是被动接受医疗服务的，且这种接受可能并不是患者所愿。这是20世纪60年代英国的默认的医患关系，当医生告诉患者他或她患有癌症时，这通常相当于宣判了患者死刑。因此，当时的医学生被要求不能使用字母 "C"。在当时，大多数治疗是无效的，公众对于医疗内容的了解也有限。这种剥夺了患者的所有希望的行为被认为违反了 "希波克拉底誓言" 第一条原则：不要伤害。此外，很多患者也只是希望医生能够尽其所能，而并不是想要知道更多细节。直到 20 世纪后期，普通法才接受了这样一个理念，医生向患者提供信息的性质和范围主要基于其临床判断：精心计算信息暴露的程度，以帮助特定患者做出是否进行特定治疗的选择，必须基于医生的临床判断[11]。

现如今，这种家长式的医患处理方法发生了根本转变。今天，互联网使用者们对医疗问题进行了充分的学习，并意识到大多数情况下都可以进行有效的治疗。他们知道的医学问题已经更为专业化，甚至了解哪些医院或者哪些医生更为权威。患者及其亲属也意识到，如果给出的建议不合适或者治疗出错，他们可以诉诸法院要求赔偿。

3.4　需要什么信息？

从上述原因来看，这不仅仅是一个通过风险与受益来衡量的简单临床问题。它包括评估患者可能重视的信息、并发症的风险、替代治疗或不提供治疗的后果。告知患者（相对于临床医生）预期风险的意义除了其重要性之外，还因个体因素的不同而不同：例如，个体因素的性质，患者对健康和幸福的态度，以及患者对治疗获益的重视程度。所提供的信息应使患者能够根据他们自身的需求做出决定，这与预期手术的获益或其他方面的临床判断不同。

在内镜检查中，将建议知情同意用于建立或排除特异性诊断、提供某种治疗、预防疾病发生或进行研究，或者可能是以上这些的组合。对于筛选或研究，患者通常已经收到解释性邀请；对于诊断、治疗或监测，相关临床医生应该给出解释。无论如何，内镜医生都有责任确保患者了解他或她的临床状况、内镜检查的原因、潜在的并发症及可选择的任何其他方案。医生必须提供信息说明具体的操作将需要准备什么，包括手术前所需的所有准备、饮食措施或在操作之前需要的药物调整。除此之外，还应该包括是否使用镇静剂及其优缺点。必须根据当地疾病数据明确阐明并发症的风险。书面内容应列出手术后可能出现的副

作用，并说明手术后活动或用药的相关限制。

根据当地的习俗和法律，知情同意书应说明进行内镜检查的医生有哪些，是否有培训人员参与，检查费用，是否储存活体组织检查（简称活检）标本及用于何种目的，包括是否可用于研究等。如果要制作图像或其他录音，则应说明它们是否可用于教学或出版。

如果患者正在进行临床试验，则知情同意书必须经过相应的伦理委员会批准。如果内镜检查是实时教学演示的一部分，它应遵循国家或国际内镜组织发布的指南或者建议[12]。

知情同意书应由患者填写并签字。签署知情同意则表明上述问题患者已知晓并且已经同意。

3.5　信息应该如何提供？

只有在所提供的信息易于理解的情况下，才能充分获得知情同意。通过专业信息轰炸患者而使其无法理解预期可能出现的情况，这样的责任患者可以不用负担。如果可能，应以外行人的语言向患者提供书面信息，并应确认患者已阅读并理解该信息。这个过程可能交由其他专业人员如实习内镜医生或护理人员来进行，但原则应保持不变。参与知情同意程序的人员需要充分了解患者的身体状况、操作步骤、治疗相关的获益及风险。这是因为可能会被问及需要准确和完整回复的问题。重要的是，所有参与知情同意过程的人都应接受过培训，并了解医疗和法律相关的内容。

3.6　在哪里、什么时候进行知情同意？

除非紧急情况，患者应该有充分的时间考虑内镜操作的影响，以便他们可以与他们的保健医生、朋友或亲属进行讨论以决定是否可以选择这样做。因此，书面信息是最重要的。患者的意愿不应该被强迫，因此绝不能在让患者检查前在检查室才做出决定。在某些情况下，例如开放式消化内镜检查或结肠镜筛查，邮寄知情同意书可能比较适合部分患者，并且在解决该问题的文献中可以找的具体方案[13]。即使这样，也应该向患者提供进一步讨论的机会，并且必须在操作开始之前签署知情同意书。

3.7　撤回知情同意书

在内镜检查期间撤回知情同意并不少见[8-9,14]。

这到底是镇静剂使用后患者意识不清所做出的决定还是患者真正想撤回知情同意，两者经常不易分辨。如果明确知情同意书已经被撤回，则应立即放弃内镜检查。但是，如果这是镇静剂引起的患者思维混乱，那么，安抚患者后重新开始检查是合理的。但如果在停止操作后存在严重风险，例如在息肉切除术期间发生大出血，则必须根据临床判断采取措施。所有内镜检查单位都应准备书面协议，该协议由护理人员提供，这里所说的护理人员是指该过程中主要负责使患者舒适和辅助患者的专业人员。如果撤回知情同意书，则应遵循此协议。

3.8 知情同意的例外情况

首先，如果在合理的医学判断中，医生不需要向患者披露他/她认为对患者的健康有害的信息。这就是所谓的"治疗例外"。然而，这种例外一般是有限的、基于一定原则的，不应被用来让医生阻止患者作出知情选择，即使医生认为该选择与患者的最佳利益相悖。这会破坏知情同意一直试图保护的患者的自主权。

其次，可能出现这样的情况：患者宁愿相信医生为他们做出的治疗选择，并且也要求医生不要告知所推荐的操作可能引起的风险。在这种情况下，医生没有责任提供获得知情同意所需的信息。应该强调的是，患者是否属于这一类别应谨慎判断。

再次，在必要的情况下，医生可以不与患者商量，例如，患者需要紧急治疗，但患者失去知觉或无法做出决定。临床工作人员经常面对可能缺乏决策能力的患者。在那些没有事先得到患者同意的情况下，尽管参与决定治疗过程的个人可能有所不同，但无论是被授权的亲属还是法院指定的代表，知情同意的方法仍然相同。

（袁佳 译，李路 审）

参考文献

[1] Dunkas N. Works of Hippocrates. Paper presented at: Second European Symposium on Ethics in Gastroenterology and Digestive Endoscopy, 2006, Kos Greece.

[2] Leclercq WK, Keulers BJ, Scheltinga MR, et al. A review of surgical informed consent: past, present, and future. A quest to help patients make better decisions. World J Surg, 2010, 34(7):1406–1415.

[3] Pappworth MH. "Human guinea pigs"—a history. BMJ, 1990, 301(6766):1456–1460.

[4] Pappworth MH. Human Guinea Pigs: Experimentation on Man. London: Routledge,1967.

[5] World Health Organization. A Declaration on the Promotion of Patients' rights in Europe: European Consultation on the Rights of Patients Amsterdam. Copenhagen: World Health Organization, 1994: 28–30.

[6] Triantafyllou K, Stanciu C, Kruse A, et al. European Society of Gastrointestinal Endoscopy. Informed consent for gastrointestinal endoscopy: a 2002 ESGE survey. Dig Dis, 2002, 20(3–4):280–283.

[7] Kopacova M, Bures J. Informed consent for digestive endoscopy. World J Gastrointest Endosc, 2012, 4(6):227–230.

[8] Everett SM, Griffiths H, Nandasoma U, et al. Guideline for obtaining valid consent for gastrointestinal endoscopy procedures. British Society of Gastroenterology Gut, 2016, 65(10):1585-1601.

[9] Zuckerman MJ, Shen B, Harrison ME, et al. Standards of Practice Committee. Informed consent for GI endoscopy. Gastrointest Endosc, 2007, 66(2):213–218.

[10] Montgomery v Lanarkshire Health Board. UKSC 11, 2015.

[11] Sidaway v Board of Governors of the Bethlem Royal Hospital and Maudsley Hospital. AC 871, 1985.

[12] Dinis-Ribeiro M, Hassan C, Meining A, et al. European Society of Gastrointestinal Endoscopy. Live endoscopy events (LEEs): European Society of Gastrointestinal Endoscopy Position Statement - Update 2014. Endoscopy. 2015, 47(1):80–86.

[13] Shepherd H, Hewitt D. Guidelines for Postal Consenting for Outpatient Endoscopic Procedures. British Society of Gastroenterology, 2009.

[14] Ward B, Shah S, Kirwan P, et al. Issues of consent in colonoscopy: if a patient says 'stop' should we continue? J R Soc Med, 1999, 92(3):132–133.

第4章 内镜检查的患者准备及镇静

T. Wehrmann

4.1 概 述

内镜检查中的镇静作用是指药物引起的患者意识下降。目的在于增加内镜检查及治疗过程中患者的舒适度并提高内镜操作的满意度。传统的消化内镜检查最常用的清醒镇静方案是苯二氮䓬类药物和阿片类药物联合应用。然而，在过去的20年里，丙泊酚的使用量有了很大程度的增加。一些研究证实，相对于传统治疗方案，丙泊酚苏醒更快。但是，我们必须意识到使用丙泊酚镇静可能会增加内镜操作并发症的发生率。因此，内镜操作前的风险评估及内镜操作中的监护至关重要。此外，操作者的培训及急救设备也是必不可少的。镇静可由麻醉医生、非麻醉专业的医生（如胃肠病学专家、外科医生）或经过培训的护理人员来完成，这些都取决于制度和地域的限制。在某些欧洲国家，护理人员可以完成低风险内镜操作和低风险患者的镇静。理想情况下，应当在评估临床风险、患者的焦虑程度及内镜操作的复杂性之后来制定个体化的镇静方案。

镇痛是通过镇痛药来消除疼痛。镇痛和镇静的联合使用有利于提高患者在内镜检查和治疗中的耐受性。反过来说，患者的耐受性对于成功且安全地完成操作也非常重要，因为这样患者的依从性更高，能够更好地完成后续的内镜操作[1]。程序性镇静可以提高医生和患者的满意度及内镜检查的质量[2-3]。对于部分患者在常规内镜检查中可以不进行镇静，但对于复杂的内镜手术需要镇静[4-6]。在过去的20年里，内镜手术的镇静使用率显著上升[7-10]。因此，目前已制定了一系列关于内镜检查的镇静指南[4-6,11-17]。

4.2 镇静前评估

在镇静开始之前，必须进行适当的风险评估。应仔细评估每位患者在内镜检查过程中可能出现的心肺功能障碍。要详细地进行病史询问和体格检查。内容至少应包括生命体征和体重测量、心肺听诊、血压测量，并且使用 Mallampati 分级来进行气道评估（表4.1）。

使用美国麻醉医师协会（ASA）的标准对患者进行分级（表4.2），同时记录相应的 ASA 分数。ASA 分级 ≥ Ⅲ 级的患者会增加镇静相关并发症的风险[18]。可能会出现使气道管理更加困难的形态学特征，例如张嘴的能力降低（Mallampati Ⅲ级或Ⅳ级）[19]，短颈（下巴 - 舌骨距离 < 4cm），以及有既往气管插管困难病史。需要注意的其他危险因素包括睡眠呼吸暂停、酒精或药物滥用史、镇静的不良反应，以及预期手术时间持续较长。这些患者不适合由护士进行镇静操作，镇静必须由另一位不直接参与内镜手术的医生来完成。否则，就需要麻醉医生协助完成[1,3-6]。

对可能怀孕的育龄妇女，建议进行妊娠试验。一般来说，怀孕期间除非有明显适应证，否则不建议进行内镜检查，如果可能，至少应该推迟到妊娠中期[20]。

表 4.1 根据可视喉镜下插管的难度进行 Mallampati 分级

Ⅰ级	Ⅱ级	Ⅲ级	Ⅳ级
可看到软腭、悬雍垂和咽喉柱	可看到软腭和悬雍垂的底部	只能看到软腭	只能看到硬腭

表 4.2 ASA 身体状况分级系统

ASA 分级	定义
Ⅰ	健康，无风险
Ⅱ	轻度至中度全身性疾病，无功能受限；低风险
Ⅲ	严重的全身性疾病，但不致残；中风险
Ⅳ	严重致残疾病，持续威胁生命；高风险
Ⅴ	无论手术与否，患者存活时间都难以超过24h；风险极高

引自 ASA 专家小组[13]。ASA：美国麻醉医师协会

术前访视对于评估可能的风险因素和制定个体化镇静方案非常重要。此外，内镜操作和镇静都需要签署知情同意书，内容应当包括可能发生的不良事件。关于术前禁食时间的推荐各不相同。按照 ASA 的推荐，患者至少应在术前完全禁食2h，术后6h进流食[21]。

内镜诊疗的镇静需要由训练有素的人员来完成，同时还应备有气道管理和心脏支持的设备。维持内镜诊疗团队的资质需要反复参加专门的培训课程[4-6]。

4.3 镇静中监测

4.3.1 简 介

内镜诊疗的镇静过程中，患者的意识水平持续变化。尽管大多数内镜（诊断）操作是在适度镇静中进行的，但患者对镇静的反应并非总是可以预测的，有些患者可能会由适度镇静进入深度镇静[3]。因此，临床监测患者的意识水平非常重要，尤其是计划深度镇静时，需要由那些没有参与内镜操作的有资质的工作人员来完成（包括有心脏生命支持认证的医生或护士）。

在昏暗的操作室进行内镜操作期间，难以评估患者意识、对手术的反应、对疼痛的反应和反射状态。因此，必须对心肺参数进行充分监测，以便早期发现患者的不适；临床评估应通过技术监测得到的客观数据来支持。

4.3.2 血流动力学监测

在镇静开始前应测量心率和血压，根据临床要求，尤其是在丙泊酚给药期间，应每隔 3~5min 检测一次心率和血压[4-6,11-17]。血流动力学参数可能不仅受到镇静剂的影响，还受到内镜手术的影响。例如，心动过速和高血压可能表明镇静深度不足，而心动过缓和低血压可能是由于镇静过度引起的。

◆ 心电图

心电图（ECG）仅推荐用于有重大心血管疾病的患者，以检测和分析内镜检查期间的心律失常[4-6]。低风险患者（ASA Ⅰ级或Ⅱ级）不需要进行心电图检查[4-6]。老年患者和预期手术时间较长的患者应进行心电监测，但目前尚不能确定这些患者心电监测的准确价值。

◆ 脉搏血氧仪

无论患者采用何种镇静方案或何种方式的内镜手术，均推荐使用脉搏血氧仪这种用于监测氧合血红蛋白的非侵入性方法[3-6,11-17]。这项检查可以很容易地发现氧饱和度降低，但它对于检测通气不足不敏感，因为氧饱和度降低通常是通气不畅的晚期症状。通常，低氧血症发生在给药或内镜插管后的 5min 内[22]。基线血氧饱和度低于95%的患者在镇静期间有呼吸并发症的风险，需要密切监测[22]。脉搏血氧仪的局限性在于当体温过低、心输出量低或存在运动伪影时，无法检测到足够的信号。

◆ 呼气末 CO_2 监测

呼气时 CO_2 的无创监测在检测通气不足方面比直接目测或脉搏血氧仪更敏感[23]。当发生呼吸暂停时，脉搏血氧仪灵敏度较低，因为在 60~120s 之后可能才会出现动脉血氧饱和度下降。两项随机对照研究的数据显示，与脉搏血氧仪相比，使用呼气末 CO_2 监测可以更容易地监测到呼吸暂停或呼吸紊乱的发作，但临床结果没有显著差异[24-25]。因此，大多数指南不建议在内镜镇静期间常规使用呼气末 CO_2 监测法进行监测[4-6]。但对于呼吸抑制风险高的患者，可以使用呼气末 CO_2 监测[6]。

◆ 镇静操作的记录和吸氧管理

大多数指南建议应该按时记录监测数据（临床和技术参数）及药物使用情况[4-6,11-17]。

已经证实吸氧可以显著降低严重低氧血症的发生率[26-27]。然而，吸氧可以减少由于慢性阻塞性肺病引起的高碳酸血症患者的明显呼吸驱动。此外，预防性吸氧可能会延迟通气不足的发生[28]。故大多数指南推荐在内镜诊疗的镇静期间吸氧[3-6]。

4.4 镇静药理学

4.4.1 简 介

消化内镜检查中最常用的镇静药物是苯二氮䓬类药物、阿片类药物和丙泊酚。在过去10年中，丙泊酚的使用量有了很大的提高，因为有研究表明其优于传统的苯二氮䓬类药物与阿片类药物联合使用，其优点包括苏醒更快，并且在安全性方面没有显著差异[29-31]。内镜诊疗中镇静常用药物的药理学特征见表 4.3。

4.4.2　苯二氮䓬类药物

苯二氮䓬类药物可增强神经递质 γ - 氨基丁酸（GABA）的作用，从而产生镇静、催眠、抗焦虑、抗惊厥和遗忘作用[32]。苯二氮䓬类药物地西泮和咪达唑仑是消化内镜检查中最常用的镇静剂，具有相似的疗效和安全性[32-33]。由于苯二氮䓬类药物没有镇痛作用，因此通常需要合用阿片类药物。咪达唑仑为内镜诊疗中镇静的首选药物，是因为其起效快，作用持续时间短，镇静作用强度比地西泮高 1.5~3.5 倍，相关性静脉炎少见[34]。此外，与地西泮相比，咪达唑仑呼吸抑制较少，患者的满意度更高[34-35]。但是，60 岁以上的患者增加咪达唑仑的剂量会使呼吸抑制的可能性增加。因此，此类患者应当减少咪达唑仑的剂量，延长给药间隔时间[35]。

苯二氮䓬类药物的一个优点是可以使用氟马西尼（0.1~0.3mg 静脉注射）来拮抗其作用的。因为氟马西尼的半衰期短于咪达唑仑和地西泮，所以在氟马西尼逆转后可能会再次起效[3]。

4.4.3　阿片类药物

◆ 简　介

除了温和的镇静作用外，阿片类药物还具有很强的镇痛作用。用于消化内镜检查的两种最常用的阿片类药物是哌替啶和芬太尼[9-10]。它们通常在内镜检查过程中与苯二氮䓬类药物联合使用来增强镇静作用。但由于中枢神经系统抑制作用的增强，当其联合使用时，应减少阿片类药物的剂量，尤其是老年人和肝肾功能不全的患者。使用苯二氮䓬类药物联合阿片类药物进行适度镇静可以提高医生和患者的满意度，且发生严重不良事件的风险较低[3,29]。

◆ 盐酸哌替啶

盐酸哌替啶（哌替啶）主要用于持续时间超过 30min 的操作，因其半衰期为 3~4h。它在肝脏中代谢为去甲哌替啶，这是一种活性代谢物，半衰期为 15~20h。因此，肝肾功能不全患者的哌替啶清除率可能会显著延长[3]。此外，由于存在危

表 4.3　用于内镜诊疗中镇静和镇痛的静脉注射药物的药理学特征

药物	作用	剂量	起效	持续时间	副作用
地西泮	镇静、抗焦虑、遗忘	2~3min 给药 0.03~0.1mg/kg（最多 2~10mg）	1~5min	15~60min 半衰期：20~100h（主要活性代谢物 36~200h）	心肺功能抑制，老年人、肥胖或肝功能受损者可延长清除半衰期或苏醒时间
咪达唑仑	镇静、抗焦虑、遗忘、非镇痛	2~3min 给药 0.015~0.03mg/kg（1~2mg），可在 2~5min 后重复，最多 0.1mg/kg（老年患者，初始剂量 1~1.5mg，最多可减至 0.07mg/kg）	1~2min	15~30min 半衰期：1.8~3h（活性代谢物最长 21h）	心肺功能抑制，老年人、肥胖或肝功能受损者可延长清除半衰期，与其他药物联用时减少剂量
哌替啶	镇痛、镇静、非遗忘	3~5min 给药 25~50mg，5~10min 后可重复	3~5min	60~150min 半衰期：3~8h	低血压，可延长药物作用持续时间和苏醒时间，与单胺氧化酶抑制剂存在相互作用
芬太尼	镇痛、镇静、非遗忘	在 3min 或更长时间内给予 0.5~1μg/kg，5~10min 后可追加剂量（最大剂量 50~100μg）	2~3min	20~30min 半衰期：25~100min	呼吸抑制，与苯二氮䓬类药物联合使用可减少剂量
氯胺酮	解离、镇静、镇痛、致幻	1~2min 给药 0.5~1mg/kg（25~50mg）	30~50s	5~20min 半衰期：2~4h	对心肺功能抑制作用较小，保留了保护性反射
丙泊酚	镇静、遗忘、非镇痛	0.5~1mg/kg（体重＜70kg，初始剂量为 40mg；体重＞70kg，初始剂量为 60mg；老年患者剂量按 20% 递减），之后每 2~5min，追加剂量 10~20mg	30~45s	7~8min	呼吸抑制、低血压、心动过缓（少见）、注射疼痛

及生命的并发症，禁止哌替啶与单胺氧化酶抑制剂合用[36]。

◆ **芬太尼**

由于高度的脂肪溶解性，芬太尼具有起效快和作用持续时间短的特点。此外，与哌替啶相比，它降低了恶心的发生率，比吗啡的镇痛作用强100倍，对心血管系统的影响较小。由于苏醒快，芬太尼用于操作时间较短的胃镜和肠镜操作。

建议老年患者剂量减少50%或更多[3]。芬太尼适应证范围小，呼吸抑制风险高，持续时间长于镇痛起效时间[3]。此外，必须缓慢注射，避免出现快速给药引起胸壁肌肉强直[3]。

阿片类药物的中枢神经系统副作用可以通过静脉内给予纳洛酮进行拮抗。起效仅1~2min，但其半衰期为30~45min，接受纳洛酮治疗的患者应至少监测2h[3]。

4.4.4 丙泊酚

◆ **药理作用**

丙泊酚是一种酚类衍生物，是一种短效催眠药。与其他药物相比，它具有快速起效和快速消除的作用，可显著加快镇静作用并缩短恢复时间[3,29,37]。丙泊酚比咪达唑仑和哌替啶联合用于内镜诊疗的镇静效果更好[31,37-38]。

丙泊酚比咪达唑仑的遗忘效应更弱，并且几乎没有镇痛作用。但是当达到深度的镇静时，可以补偿镇痛作用的缺乏。中度严重肝病或肾功能衰竭患者不需要减量，而心脏功能不全的患者和老年患者必须减量[3]。对于介入性内镜手术，丙泊酚已被证实即使用于80多岁的高危患者，也与咪达唑仑/哌替啶一样安全[39]。此外，之前发表的随机对照研究表明，丙泊酚不会导致肝硬化患者的轻度脑病急性或短暂恶化，还可以促进患者的意识恢复[40-42]。因此，在肝硬化患者的镇静中，丙泊酚优于咪达唑仑[3-6]。

虽然丙泊酚可以用于诱导和维持从轻度镇静到全身麻醉的所有水平的镇静，但它的治疗窗窄，镇静可能会比预期更深，并且存在逆转剂[3]。然而，世界范围内的安全性数据表明，在646 080例接受丙泊酚镇静的患者中，死亡率为1/161 515，低于使用标准镇静剂（阿片类药物和苯二氮草类药物）的死亡率（1/10 000）[43-44]，与麻醉医生给出

的全身麻醉的数据相当（1/10 000~1/50 000）[44-45]。最常见的严重并发症是剂量依赖性低血压，特别是衰竭的患者，以及使用诱导剂量的患者会出现短暂性呼吸暂停。

使用丙泊酚时，应考虑患者对其反应的差异性。在一些患者中，仅仅是小剂量的丙泊酚就可以引起深度镇静甚至麻醉。因为它是亲脂性的，所以应该以无菌方式处理，并且应该采取措施尽量减少细菌污染的风险。丙泊酚含有大豆和卵磷脂，因此对鸡蛋或大豆过敏的患者禁用[3]。

◆ **管理技术**

丙泊酚可以通过重复静脉注射、持续静脉滴注或者二者结合的方式来给药。对于消化内镜检查的镇静操作，常常依据患者的体重、年龄和合并症，初始静脉注射丙泊酚，然后重复注射（10~20mg），或依据所需镇静方式和患者状况持续静脉输注。麻醉医生常使用后一种持续输注技术，而当非麻醉专业的医生使用丙泊酚镇静（NAAP）时，常使用静脉注射。丙泊酚给药的另一种方式是平衡丙泊酚镇静（BPS）。即先给予小剂量的苯二氮草类和（或）阿片类药物，然后再给予小剂量丙泊酚。BPS能在丙泊酚镇静时降低剂量相关不良反应的风险[13,46,47]。但是，大多数指南推荐使用丙泊酚单药来镇静[4-6,11-17]。

4.4.5 谁能够完成内镜诊疗中的镇静？

这个问题在医学界仍然存在争议[3,47]。一些麻醉医生认为，只有接受过全身麻醉管理培训的医生才能够使用丙泊酚，非麻醉医生使用丙泊酚是不安全的。虽然丙泊酚的说明书仅限制将其用于麻醉医生，但这是在20世纪80年代后期提出的，之后有证据表明非麻醉医生也可以在内镜操作中安全地使用丙泊酚。当然，内镜医生和护理人员必须能够处理丙泊酚的典型不良反应，并接受过生命支持技术培训[3,47]。目前所有正在使用的指南都规定不允许内镜医生使用丙泊酚和监测患者。这个任务必须由另外一名医生来完成，这名医生全权负责管理镇静剂且监测患者[4-6,11-17]。这名医生可以是麻醉监控镇静（MAC）的麻醉医生、受过专门训练可进行NAAP的非麻醉科医生或专职进行丙泊酚镇静的护士（NAPS）。在大多数国家，丙泊酚的应用方式受法律管制，例如，

在美国和法国的大多数州，丙泊酚仅限于麻醉医生使用；因此，在这些国家丙泊酚镇静的唯一方式是 MAC。但接受常规内镜手术的低风险患者（ASA Ⅰ~Ⅱ级）通过 MAC 的临床获益尚未证实，建议应将 MAC 应用于镇静相关并发症风险增加的患者 [6,47]。最新的研究表明 NAAP 对阻塞性睡眠呼吸暂停的患者是安全的，ASA Ⅰ级和Ⅱ级的患者在胃肠镜检查时使用 MAC 是不符合成本效益的 [48]。对于风险较低的患者（不包括 ASA Ⅳ~Ⅴ级和预期插管困难者），大多数国际指南建议采用 NAAP 甚至 NAPS[3-6]。NAAP 和 NAPS 应当在有专业人员，并且能提供监测和气道管理（包括吸氧和用于高级生命支持的设备）的场所进行。为了患者的安全，许多指南建议应定期参与 NAAP 和 NAPS 的结构化教育课程 [4-6]。

4.5　术后护理

4.5.1　苏醒期监测

手术结束后，手术刺激消失的时候，镇静或麻醉药物尚未完全代谢，患者仍有心肺并发症的风险。因此，必须由专业人员对心肺系统进行术后监测。这种监测应在一个单独的恢复室或区域内进行，并配备专业的心肺监测设备和复苏设备 [3]。目前没有关于术后监测的明确建议。由于镇静的大部分严重不良反应发生在最后一次使用苯二氮䓬类药物和阿片类药物后 30min 内 [49]，患者应在复苏室至少监测 30min。此外，阻塞性睡眠呼吸暂停的患者和接受过拮抗剂的患者需要根据 ASA 指南进行特殊的镇静后管理，因为这些患者可能会需要较长的恢复时间或出现病情反复 [3]。

4.5.2　出　院

医学界对术后监测的持续时间没有共识，因为患者个体差异、镇静类型和所进行的操作有很大差异。一些学者建议，如果没有出现不良反应，患者可以在最后一次使用镇静剂、镇痛剂或麻醉剂后约 30min 安全出院 [49]。或者患者生命体征稳定并且意识水平恢复，也可以出院 [17]。因此，明确出院标准可能是有指导意义的。在各种评分系统中，Aldrete 评分是最常用的评分系统 [50]。它可评估呼吸、血氧饱和度、血压、意识和活动。无论使用哪种评分系统，都建议使用出院评估标准（最低标准见表 4.4）。患者在被允许离开内镜检查

表 4.4　内镜诊疗中镇静后的出院标准

- 生命体征稳定至少 1h
- 能够毫无困难地穿着、走路和排尿
- 无过度疼痛或恶心
- 毫无困难地摄入口服液
- 有成人陪同护送
- 可在家中进行后期护理
- 能够写出和说出可能的并发症
- 紧急情况下能够拨打电话

室之前，应该由医生记录结果并需要成人陪同 [3-6]。一般来说，患者应该能够独立行走、喝水、自己穿衣。强烈建议患者不要驾驶车辆或操作机器，直到完全恢复。患者能够重新驾驶或工作的确切时间取决于所使用药物的半衰期、患者的合并症和将要进行的活动（例如，作为驾驶员、重型设备操作员等）。与咪达唑仑单药治疗或咪达唑仑/阿片类药物镇静相比，丙泊酚单药镇静后，患者精神运动测试完全恢复的时间明显减少 [3]。在最后一次丙泊酚给药后 2h 内，驾驶技术就可以恢复到基线水平 [51-53]。然而，在丙泊酚单药治疗后是否允许患者驾驶仍不确定 [3]。通常术后第 2 天患者就应该能够驾驶、工作并参与具有法律效力的决策（目前欧洲的指南建议间隔 6~12h）[4-6]。此外，由于镇静具有遗忘效应，应提前向患者书面说明 [4-6]。

（陈芬荣　译，王进海　审）

参考文献

[1] Cohen LB, Ladas SD, Vargo JJ, et al. Sedation in digestive endoscopy: the Athens international position statements. Aliment Pharmacol Ther, 2010, 32(3):425–442.

[2] Abraham NS, Fallone CA, Mayrand S, et al. Sedation versus no sedation in the performance of diagnostic upper gastrointestinal endoscopy: a Canadian randomized controlled cost-outcome study. Am J Gastroenterol, 2004, 99(9):1692–1699.

[3] Müller M, Wehrmann T. How best to approach endoscopic sedation? Nat Rev Gastroenterol Hepatol, 2011, 8(9):481–490.

[4] Riphaus A, Wehrmann T, Weber B, et al. S3 Guideline: sedation for gastrointestinal endoscopy. Endoscopy, 2009, 41:787–815.

[5] Riphaus A, Wehrmann T, Hausmann J, et al. German Society of General and Visceral Surgery. German Crohn's disease/ulcerative colitis Association e. V. German Society of Anaesthesiology and Intensive Care Medicine e. V. (DGAI). Gesellschaft Politics and Law in Health Care (GPRG). S3-

guidelines "sedation in gastrointestinal endoscopy" 2014 (AWMF register no. 021/014) [in German] Z Gastroenterol, 2015, 53(8):802–842.

[6] Dumonceau JM, Riphaus A, Aparicio JR, et al. NAAP Task Force Members. European Society of Gastrointestinal Endoscopy, European Society of Gastroenterology and Endoscopy Nurses and Associates, and the European Society of Anaesthesiology Guideline: Non-anesthesiologist administration of propofol for GI endoscopy. Endoscopy, 2010, 42(11): 960–974.

[7] Ladas SD, Aabakken L, Rey JF, et al. European Society of Gastrointestinal Endoscopy Survey of National Endoscopy Society Members. Use of sedation for routine diagnostic upper gastrointestinal endoscopy: a European Society of Gastrointestinal Endoscopy Survey of National Endoscopy Society Members. Digestion, 2006,74(2):69–77.

[8] Baudet JS, Borque P, Borja E, et al. Use of sedation in gastrointestinal endoscopy: a nationwide survey in Spain. Eur J Gastroenterol Hepatol, 2009, 21(8):882–888.

[9] Riphaus A, Rabofski M, Wehrmann T. Endoscopic sedation and monitoring practice in Germany: results from the first nationwide survey. Z Gastroenterol, 2010,48(3):392–397.

[10] Riphaus A, Geist F, Wehrmann T. Endoscopic sedation and monitoring practice in Germany: re-evaluation from the first nationwide survey 3 years after the implementation of an evidence and consent based national guideline. Z Gastroenterol, 2013, 51(9):1082–1088.

[11] Byrne MF, Chiba N, Singh H, et al. Clinical Affairs Committee of the Canadian Association of Gastroenterology. Propofol use for sedation during endoscopy in adults: a Canadian Association of Gastroenterology position statement. Can J Gastroenterol, 2008, 22(5):457–459.

[12] Cohen LB, Delegge MH, Aisenberg J, et al. AGA Institute. AGA Institute review of endoscopic sedation. Gastroenterology, 2007, 133(2):675–701.

[13] American Society of Anesthesiologists Task Force on Sedation and Analgesia byNon-Anesthesiologists. Practice guidelines for sedation and analgesia by non-anesthesiologists. Anesthesiology, 2002, 96(4):1004–1017.

[14] Heneghan S, Myers J, Fanelli R, et al. Society of American Gastrointestinal Endoscopic Surgeons. Society of American Gastrointestinal Endoscopic Surgeons (SAGES) guidelines for office endoscopic services. Surg Endosc, 2009, 23(5):1125–1129.

[15] Lichtenstein DR, Jagannath S, Baron TH, et al. Standards of Practice Committee of the American Society for Gastrointestinal Endoscopy. Sedation and anesthesia in GI endoscopy. Gastrointest Endosc, 2008, 68(5):815–826.

[16] López Rosés L. Subcomité de Protocolos Of The Spanish Society Of Gastrointestinal Endoscopy Seed. Sedation/analgesia guidelines for endoscopy. Rev Esp Enferm Dig. 2006, 98(9):685–692.

[17] Waring JP, Baron TH, Hirota WK, et al. American Society for Gastrointestinal Endoscopy, Standards of Practice Committee. Guidelines for conscious sedation and monitoring during gastrointestinal endoscopy. Gastrointest Endosc, 2003, 58(3):317–322.

[18] Miller MA, Levy P, Patel MM. Procedural sedation and analgesia in the emergency department: what are the risks? Emerg Med Clin North Am, 2005,23(2):551–572.

[19] Mallampati SR, Gatt SP, Gugino LD, et al. A clinical sign to predict difficult tracheal intubation: a prospective study. Can Anaesth Soc J. 1985,32(4):429–434.

[20] Qureshi WA, Rajan E, Adler DG, et al. American Society for Gastrointestinal Endoscopy. ASGE Guideline: Guidelines for endoscopy in pregnant and lactating women. Gastrointest Endosc, 2005, 61(3):357–362.

[21] American Society of Anesthesiologists committee. Practice guidelines for preoperative fasting and the use of pharmacologic agents to reduce the risk of pulmonary aspiration: application to healthy patients undergoing elective procedures: a report by the American Society of Anesthesiologist Task Force on PreoperativeFasting. Anesthesiology,1999, 90(3):896–905.

[22] Qadeer MA, Lopez AR, Dumot JA, et al. Hypoxemia during moderate sedation for gastrointestinal endoscopy: causes and associations. Digestion, 2011, 84(1):37–45.

[23] Vargo JJ, Zuccaro G Jr, Dumot JA, et al. Automated graphic assessment of respiratory activity is superior to pulse oximetry and visual assessment for the detection of early respiratory depression during therapeutic upper endoscopy. Gastrointest Endosc, 2002, 55(7):826–831.

[24] Qadeer MA, Vargo JJ, Dumont JA, et al. Capnographic monitoring of respiratory activity improves safety of sedation for endoscopic cholangiopancreatography and ultrasonography. Gastroenterology, 2009, 136:1568–1576.

[25] Beitz A, Riphaus A, Meining A, et al. Capnographic monitoring reduces the incidence of arterial oxygen desaturation and hypoxemia during propofol sedation for colonoscopy: a randomized, controlled study (ColoCap Study). Am J Gastroenterol, 2012, 107(8):1205–1212.

[26] Wang CY, Ling LC, Cardosa MS, et al. Hypoxia during upper gastrointestinal endoscopy with and without sedation and the effect of pre-oxygenation on oxygen saturation. Anaesthesia, 2000, 55(7):654–658.

[27] Bell GD, Bown S, Morden A, et al. Prevention of hypoxaemia during upper-gastrointestinal endoscopy by means of oxygen via nasal cannulae. Lancet, 1987, 1(8540):1022–1024.

[28] Fu ES, Downs JB, Schweiger JW, et al. Supplemental oxygen impairs detection of hypoventilation by pulse oximetry. Chest, 2004, 126(5):1552–1558.

[29] McQuaid KR, Laine L. A systematic review and meta-analysis of randomized, controlled trials of moderate sedation for routine endoscopic procedures. Gastrointest Endosc, 2008, 67(6):910–923.

[30] Koshy G, Nair S, Norkus EP, et al. Propofol versus midazolam and meperidine for conscious sedation in GI endoscopy. Am J Gastroenterol, 2000, 95(6):1476–1479.

[31] Wehrmann T, Kokabpick S, Lembcke B, et al. Efficacy and safety of intravenous propofol sedation during routine ERCP: a prospective, controlled study. Gastrointest Endosc, 1999, 49(6):677–683.

[32] Horn E, Nesbit SA. Pharmacology and pharmacokinetics of sedatives and analgesics. Gastrointest Endosc Clin N Am, 2004, 14(2):247–268.

[33] Zakko SF, Seifert HA, Gross JB. A comparison of midazolam and diazepam for conscious sedation during colonoscopy in a prospective double-blind study. Gastrointest Endosc, 1999, 49(6):684–689.

[34] Cole SG, Brozinsky S, Isenberg JI. Midazolam, a new more potent benzodiazepine, compared with diazepam: a randomized, double-blind study of preendoscopic sedatives. Gastrointest Endosc, 1983, 29(3):219–222.

[35] Christe C, Janssens JP, Armenian B, et al. Midazolam sedation for upper gastrointestinal endoscopy in older persons: a randomized, double-blind, placebo-controlled study. J Am Geriatr Soc, 2000, 48(11):1398–1403.

[36] Stack CG, Rogers P, Linter SP. Monoamine oxidase inhibitors and anaesthesia. A review. Br J Anaesth, 1988, 60(2):222–227.

[37] Singh H, Poluha W, Cheung M, et al. Propofol for sedation during colonoscopy. Cochrane Database Syst Rev, 2008(4):CD006268.

[38] Jung M, Hofmann C, Kiesslich R, et al. Improved sedation in diagnostic and therapeutic ERCP: propofol is an alternative to midazolam. Endoscopy, 2000, 32(3):233–238.

[39] Riphaus A, Stergiou N, Wehrmann T. Sedation with propofol for routine ERCP in high-risk octogenarians: a randomized, controlled study. Am J Gastroenterol, 2005, 100(9):1957–1963.

[40] Amorós A, Aparicio JR, Garmendia M, et al. Deep sedation with propofol does not precipitate hepatic encephalopathy during elective upper endoscopy. Gastrointest Endosc,2009, 70(2):262–268.

[41] Riphaus A, Lechowicz I, Frenz MB, et al. Propofol sedation for upper gastrointestinal endoscopy in patients with liver cirrhosis as an alternative to midazolam to avoid acute deterioration of minimal encephalopathy: a randomized, controlled study. Scand J Gastroenterol,2009, 44(10):1244–1251.

[42] Bamji N, Cohen LB. Endoscopic sedation of patients with chronic liver disease. Clin Liver Dis, 2010, 14(2):185–194.

[43] Sharma VK, Nguyen CC, Crowell MD. A national study of cardiopulmonary unplanned events after GI endoscopy. Gastrointest Endosc, 2007,66(1):27–34.

[44] Rex DK, Deenadayalu VP, Eid E, et al. Endoscopist-directed administration of propofol: a worldwide safety experience. Gastroenterology, 2009, 137(4):1229– 1237, quiz 1518–1519.

[45] Lagasse RS. Anesthesia safety: model or myth? A review of the published literature and analysis of current original data. Anesthesiology,2002, 97(6):1609–1617.

[46] Lee CK, Lee SH, Chung IK, et al. Balanced propofol sedation for therapeutic GI endoscopic procedures: a prospective, randomized study. Gastrointest Endosc, 2011,73(2):206–214.

[47] Vargo JJ, Cohen LB, Rex DK, et al. Position statement: nonanesthesiologist administration of propofol for GI endoscopy. Gastrointest Endosc, 2009, 70(6):1053–1059.

[48] Vargo JJ. Procedural sedation. Curr Opin Gastroenterol, 2010, 26(5):421–424.

[49] Newman DH, Azer MM, Pitetti RD, et al. When is a patient safe for discharge after procedural sedation?The timing of adverse effect events in 1367 pediatric procedural sedations. Ann Emerg Med, 2003, 42(5):627–635.

[50] Aldrete JA. Modifications to the postanesthesia score for use in ambulatory surgery. J Perianesth Nurs, 1998, 13(3):148–155.

[51] Horiuchi A, Nakayama Y, Katsuyama Y. Safety and driving ability following lowdose propofol sedation. Digestion, 2008,78(4):190–194.

[52] Riphaus A, Gstettenbauer T, Frenz MB, et al. Quality of psychomotor recovery after propofol sedation for routine endoscopy: a randomized and controlled study. Endoscopy, 2006,38(7):677–683.

[53] Vargo JJ. Doc, can I drive home? Am J Gastroenterol, 2009, 104(7):1656–1657.

第 5 章   内镜检查室的设计

Hans-Dieter Allescher

5.1   概　述

　　内镜技术持续快速发展，其他多种诊断成像模式已经变得越来越重要且与临床息息相关。在规划和设计新的内镜检查室时，必须考虑这些不断变化的技术设备和信息技术需求。以前的指南并不能够完全适应这些新变化。必须对成像、灵活性和连接性制定新的要求。一般而言，内镜检查室所需的空间和设施取决于操作过程中所需要的光谱和数量及可用的工作人员。另外，预先确定要采用或随后引进哪种内镜技术是非常重要的。当需要时，这些设施应具有足够的通用性和灵活性，以便在不影响日常程序的情况下处理紧急情况。

　　在规划和建造内镜检查室之前，应在清单中列出一些一般性问题和注意事项并做出回答。

5.2   一般问题和注意事项

　　1. 内镜检查室的用途是什么？

　　•是否只针对择期手术和计划中的手术？

　　•只针对门诊患者还是包括住院患者？

　　•预估每天或每周的手术数量和类型。

　　•复杂手术的数量和频率 [例如：内镜下黏膜剥离术（ESD）、经口内镜下肌切开术（POEM）、双气囊内镜检查、胆管镜检查]。

　　•采取何种类型的治疗性和侵入性手术？

　　•特殊患者群体是否得到治疗（例如：儿科患者、肥胖患者）？

　　2. 可操作哪些类型的复杂手术？

　　• X 线和放射学检查的频率。

　　•导航系统或手术的需求。

　　•联合成像的需求 [例如：超声内镜（EUS）和放射检查]。

　　•是否计划进行经自然腔道内镜手术（NOTES）操作 [POEM、经口内镜下肿瘤切除术（POET）、ESD]？

　　•是否在内镜检查室进行其他程序和测试（测

压、胶囊内镜检查、功能测试）？

　　3. 材料、患者、医生、护士的流向如何？

　　•对于患者来说，从入院到康复最有效的方式是什么？

　　•哪条途径对内镜工作人员和护士最有效？

　　•如何优化医生的时间和效率？

　　•如何最有效地使用内镜设备？

　　•应该在何时向患者提供并解释内镜报告？

　　4. 计划采用哪种再处理理念？

　　•是否在内镜检查室或设备服务中心处理内镜？

　　•材料再处理还是专用？

　　•对内镜进行再处理的理念是什么（非洁净区和洁净区分开）？将使用哪种类型的再处理机器？

　　•如何规划内镜室空间（吊顶供应或推车）？

　　5. 如何在内镜检查室中进行镇静？

　　•镇静手术的比率。

　　•使用何种类型的镇静剂？在手术过程中和手术后监测患者的过程是怎么样的？

　　•全身麻醉的需要和频率。

　　•全身麻醉是如何进行的？

　　•内镜检查室是否考虑了为所有年龄段的儿童需求？

5.3   规划内镜检查室的指南

　　内镜检查室的空间设计理念受多种因素的影响。如果内镜检查室是重新设计或在新的建筑中进行规划，则可以实现理想的空间设计理念。但是，如果将内镜检查室建在现有建筑中，则空间需求和技术可行性之间始终存在妥协。内镜检查室内的内镜数量取决于若干因素，例如，内镜检查的预估数量及类型、复杂性、透视或 X 线检查的需求。应该为内镜检查室的设计提供更新后的精确数据和未来几年的发展计划，因为这些统计数据往往已经过时 [1]。

　　此外，手术室外的患者的转运、等待时间及管理也是相关的。必须对服用镇静剂的患者进行明确的、有组织的监测，这就需要考虑有足够的空间、监测器和专门的工作人员。一些单位在检查前为每位患者设有单独的房间，以便在患者在出院前进行评估、更衣、恢复、穿衣和复查。在一些国家，对于术后恢复的要求有明确规定，需要在规划检查室前加以考虑[2]。当恢复区域有限且多个患者共用一个房间时，应该有一个或两个可用的咨询室，用于术后咨询（图 5.1，图 5.2）。

5.4　患者、员工和设备的通道

在对新的内镜检查室进行规划时，建议首先规划患者（住院患者和门诊患者）、内镜、医生和护理人员的通道。需要解决的问题包括患者（门诊或住院）进入内镜检查室的通道，术前准备、更衣和术前评估的地方，患者离开内镜检查室的方式和通道。如果可能，患者的准备和恢复应在处置间外完成，因为这样可以提高内镜检查室的机动性与利用率。另外，独立的恢复区域需要更多的工作人员和空间。此外，建议将等待手术的患者与恢复的患者分开。还需要预估在没有镇静的情况下进行的门诊手术的例数和时间，因为这些患者需要较少的基础设施和就近的更衣室，便于可以直接进入手术室。

对于内镜医生来说，预先安排内镜检查室工作流程非常重要。谁进行镇静 [专业人员、进行丙泊酚镇静的护士（NAPS）、麻醉医生、助理医生]？何时及如何生成内镜报告？是在患者离开内镜检查室前向其提供报告，还是在患者离开后

再提供报告？应根据这些问题的答案来设计通道（要考虑计算机的报告生成位置、打印输出和签名）。应为内镜检查人员的设备和材料（包括内镜、工作或休息区域）设计类似的通道。手术室与清洁和消毒区域距离应该是很近的。在这种情况下，重要的是确定如何将污染的内镜运回清洁设施的非清洁区域，以及如何将清洁后的内镜运回到手术室。许多现代化内镜检查室使用专用的闭合式转运车来实现此目的。

5.5　内镜检查室的位置

内镜检查室的位置至关重要，应该以住院和（或）门诊手术的数量为依据。如果大多数内镜检查患者来自门诊，则应选在靠近门诊部或日间医疗中心的位置（图 5.1，图 5.2），除非日间设施只是为了自身使用[1,3]。在许多内镜检查室，大多数患者都是行走自如的，仅仅有一小部分患者需要借助轮椅或手推车，甚至是医院病床。内镜检查室需要一个合适的接待区，以及患者在手推车上等待内镜检查的区域，在那里他们将被直接运送到内镜检查室。必须在等待区域内或附近为患者提供更衣设施。等待区域也可以作为内镜检查后患者返回的恢复区域，但建议将等待区和恢复区分开。等待区和恢复区必须配备卫生间。完全康复后，门诊患者应在接待区域等待办理出院手续，此区域也可供其亲戚和朋友使用。可以按照每个内镜检查室配备 8 把椅子的标准来计算候诊室空间。应为候诊患者和家属准备 2~3 个座位，

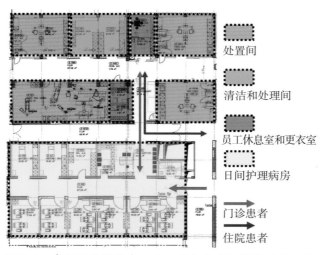

处置间

清洁和处理间

员工休息室和更衣室

日间护理病房

门诊患者

住院患者

图 5.1　靠近日间护理中心的内镜检查室的设计示例。患者、医生和员工的可视化通道能够优化工作流程

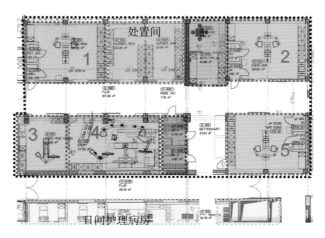

图 5.2　内镜检查室的细节图，包括手术室（红色）、内镜清洁和处理区域（绿色）、工作人员休息区域和更衣室（蓝色）

并为 2 名恢复中的患者的家属及正在接受检查的患者家属分别准备 2 个座位。

如果检查对象包括门诊及住院患者，则应设立同步但独立的患者通道（图 5.1）。应该设置 1 个咨询室，可以适当地与患者或其亲属私下讨论内镜检查前的操作细节和内镜检查结果及其他安排。

5.6 检查室的数量

通常胃镜与肠镜检查是分开的，因此即使是小的医疗机构，也应该至少有 2 个内镜检查室。对于较大的医疗机构，大约 1 个内镜检查室每年要做 1 000 例检查（诊断和低规模治疗），这是粗略估计。英国胃肠病学会建议应该至少有 2+1 个内镜检查室，每年大约可以进行 3 000 例内镜检查手术[3-4]。

在较大的医疗机构中，还应该考虑放射室和多功能室，用于激光治疗、EUS 和急诊病例等各种手术[5]。急诊患者的治疗必须标准化，并且需要将适合在内镜检查室治疗的患者与适合在重症监护室或者手术室治疗的患者区分开。如果急诊或者非预期的情况较多，那么至少还应该有一个额外的房间，以保证内镜检查室的正常运行不受影响[3]。

如果计划视频胶囊内镜检查和功能性消化道测试（测压、呼气测试、吸收测试）等其他技术由同一批工作人员来完成，还应该额外规划用于这些测试和胶囊内镜检查的房间。在每年进行 6 000 例内镜检查（4 + 2 室模式）的大型医疗结构或专科中心，还应该有专门用于 EUS、激光治疗和光动力学治疗的治疗室[6-16]。

治疗性内镜手术越来越耗时，导致每个检查室的工作效率降低。对于诸如 ESD、POEM 和双气囊小肠镜检查等更为耗时的介入技术，应该对工作流程进行考虑。最近有关各种内镜手术时间需求的评论及发表的综述都证实了这一点[8-9,17]。

内镜检查室内的教学对于手术操作时间具有显著的影响，大约会多耗费 30% 的操作时间。

此外，必须考虑报告的生成（见下文）。如果报告是在计算机文档系统的基础上立即生成，则可以将节约的时间用于患者和检查室的周转。因此，每个内镜医生可以在一个房间内连续工作。但是，通常会由于操作种类的不同而发生房间的转换。这样有助于提高每个内镜操作医生的工作效率，但报告的撰写与记录就可能变得不太准确。

容量的规划很重要，检查室容量的计算必须将下一台手术的清洁时间与准备设备的实际时间（例如 10~15min）考虑进去[6-16]。但是，容量和效率受局部因素（等待时间、内部运输、恢复设施）的影响很大。检查室的工作效率是医疗机构考量的重要标准。然而，检查室的工作效率也受到器械的实用性（内镜）和清洁准备周期的影响。

5.7 X 线要求

除了依赖于最佳 X 线成像的经内镜逆行胆胰管成像（ERCP）和经皮经肝穿刺术之外，一些治疗性内镜介入术，例如扩张、支架和探头的放置及双气囊小肠镜检查也需要 X 线的引导。如果一个医疗机构每年需要进行 200~500 次以上 X 线成像检查，那么建议使用专门的 X 线成像室。在这种情况下，2+1 模型中的第 3 个检查室或者额外的独立检查室内应该具有这样的设施，即可以与其他部门共享 X 线设备，但是有效的操作时间会大大减少。介入治疗 ERCP 的成功很大程度上取决于技术要求和操作间的最佳条件。应尽量减少内镜检查设备向放射室搬动，并且需要采取预防措施，使设备移动时不会对安全性和性能产生不利影响。

大多数现代医院可以使用图片存档和中央存储系统（PACS），它允许数字存档和 X 线存储。由于 PACS 可提供数字 X 线，因此需要高质量的监视器来显示各种手术室中的数字图像。

5.8 内镜检查室

5.8.1 房间的大小

内镜检查室的最小面积是一个持续性讨论的焦点。主要用于消化内镜检查的普通或多功能内镜检查室的面积应该不小于 $30m^2$。对于配备 X 线机的检查室，建议最小面积为 $36m^2$（图 5.3）[17]。过去几年，内镜检查室面积的要求发生了变化。根据英国胃肠病学会的资料，从 1990 年开始，如果在室外有足够的可用于储存内镜和其他设备的空间，1 个 $25~30m^2$ 的检查室是足够的[4]。相应地，美国建议的内镜检查室面积大约为 $6.25m \times 4.75m$ 或 $30m^2$[7]，视情况而定。在 2015 年德国消化学会的共识中，建议内镜检查室最小面积为 $30m^2$。对于有 X 线机的检查室，最小面积为 $36m^2$。

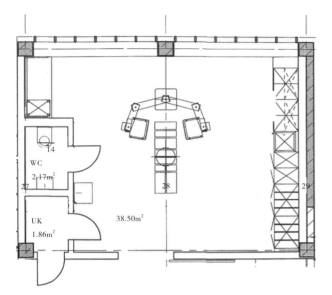

图 5.3 内镜检查室细节图。 一层面积为 $38.5m^2$。除了带有两个监视器系统的吊顶供应集成装置，橱柜（右侧）、计算机文档区域（左上角）、更衣室（UK）和厕所（WC）被整合在一起

除了检查室的大小，还应该考虑其他基本要求。入口和走廊的宽度应足以容纳床、担架和轮椅的运输。必须可以在走廊里转动床铺。标准门宽应为 1.28m，入口处应有滑动门。内镜检查室的入口门上适当的位置应该有"占用"或"使用中"标志以及"激光"或"X线"的标志。手术室中的地板材料必须是耐流体的并且易于清洁，必须符合麻醉和高频电气要求（如不导电）。

5.8.2 设 备

内镜检查室应包含可调节高度和位置的移动检查台、桌椅、放射线观察空间，带水槽和橱柜的工作台面及存放各种废物的废物箱。应有适当的手部消毒设施和存放防护服和设备的设施。内镜检查室或者附近的存储区域应提供配件的存储空间 [14]。

应配备内镜和辅助设备的橱柜，以及工作人员和设备的清洗设施。手术室应配备高质量的视频屏幕，以观看数字图像。

氧气管道和抽吸设施及压缩空气必不可少。使用 CO_2 进行充气是介入内镜手术的常规方法，并且在常规内镜检查中的使用也越来越频繁。因此，CO_2 出口位置应该靠近内镜处理器，以避免通过气瓶供应 CO_2。必须充分考虑氧气和吸引器的放置，因为患者或内镜的连接线不应穿过工作

区域或地板。因此吸引器应靠近内镜处理器，氧气应靠近患者的头部。

手术室需要足够的电源插座，以确保空间布局的灵活性，从而可以安全地使用辅助设备。电源插座可以安装在墙上或安装在天花板供电单元上。电源插座应该能够连接各种电路。一些电源插座也应该可以连接到医院的应急供电设备。用于内镜光源和视频处理器及监视器的插座应具有不间断的应急电源。压缩空气供应、输液架、抽吸管和闭路电视的连接应优选固定在天花板上，避免电缆穿过地板。

在内镜检查室内，空调和温度控制必须是最佳的。如果有外窗，则需要百叶窗或遮光设施。天花板照明应该是明亮的，但很容易变暗。对于手术室来说，有一种新的趋势是使用蓝色或绿色光这样的校准灯，因为蓝光增加了对比度，便于观察显示器图像，同时周围仍然有足够的光线来处理和管理患者。内镜手术室的各种功能（室内灯、视频记录、图片文档、视频切换和视频流、用于监视器的视频源、通信）可以通过触摸屏设备来实现。有几种商业系统提供完整的功能服务包（例如，Olympus 公司的 Endo-Alpha、Stor2 公司的 OR1）等功能。其他可选功能，如报告生成系统的书写屏和语音操作功能（请参阅文档）。

对于接受过乙状结肠镜检查或结肠镜检查的患者，可以使用小隔间，或者至少是带隔离的隔板和洗涤设施。

5.8.3 监测系统和麻醉

每个手术室都必须配备监控显示器，以便更好地保证患者在手术过程中及恢复期间的安全。显示器应当放置在易于查看和操作的位置。监护仪系统应包括无创血压测量、脉搏血氧仪和心电图。关于在内镜检查过程中是否应进行 CO_2 监测存在争议 [17]。由于现有系统的伪影率较高，因此无法给出使用 CO_2 监测的具体建议。监视器的位置还应考虑到与患者相连的电缆和线路，它们不应穿过内镜医生的工作区域。在内镜医生的对面放置监视器系统与视频监视器是一种可能的解决方案，可以避免这些问题（图 5.4）。抽吸设备可以是独立式的，也可以放在手推车上，还可以安装在吊顶供应集成装置上（图 5.4）。与大多数手术室一样，重要参数

的记录（呼吸频率、心率、血压、药物管理）越来越多地通过相应参数的数据进行在线记录。必须考虑使用基于信息技术的监测数据文件，并且必须为麻醉医生或执行镇静和监测的人员在靠近患者的手术室中安排独立的计算机工作场所。

此外，该操作间内应该有一个复苏设备。复苏抢救车应该放置在内镜检查室或容易获得的地方。在某些单位中，地板上设置放置标识是很方便的，以便正确放置移动设备。

由于全身麻醉主要采用静脉注射剂，因此对于全身麻醉的装置要求已经降低。但是，在初步规划期间应考虑麻醉医生的需求。应该有麻醉手推车或麻醉设备和基础设施（压力空气、氧气插座和信息技术设备的连接），以满足麻醉医生的需求。X线室应优先配备这样的设施。

5.8.4 视频集成和基于计算机的文档

现代的消化内镜检查几乎完全使用数字视频内镜检查。虽然模拟视频信号（SVHS、RGB）仍然可用，但大多数新设计的内镜检查室使用的是数字高清视频技术。视频是集中存储还是存储在本地内镜文档系统中取决于医疗机构或医院的理念。越来越多的医学数字成像和通信标准用于在PACS中存储内镜图像。这种方法具有以下优点：所有图像与相应的患者病历一起存储在通常可访问的中央系统中。然而相应的视频标准尚未制定。

由于基于信息技术的内镜手术文件是标准的，因此必须在手术室内规划专门的文件区域。该区域应位于无菌区域之外或污染的操作区域之外，但应足够接近手动记录信息或计算机记录信息的

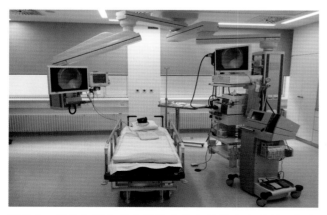

图 5.4 用于上消化道内镜检查的内镜检查室示例，视频监视器和监控监视器的的位置达到最优

位置 [临床信息系统（KIS）或医学影像系统信息]。在放射室中，该文件区域必须位于辐射区域之外。

可以使用具有生成集成报告功能的各种商业性内镜文档系统。由于内镜术语已被广泛标准化，因此可以使用这些系统生成报告。集成系统还允许视频传输和视频切换。为了附加设备系统集成，必须规划和安装额外的视频输入和视频线路。建议单独为新设备提供视频规划。在大多数较大的医疗机构中，建议将视频信息集中到中央视频交换机，以允许中央视频传输或存储。大多数集成系统（EndoAlpha、OR-1）都基于这样的概念。

如前所述，电子文档的安装和程序参数的记录是标准化的（使用的内镜、设备和耗材）。因此，除了内镜医生的计算机工作场所外，还必须为麻醉医生和护理人员规划额外工作区域。最近，已经有人尝试将文档处理切换到手持设备，这将减少对空间的需求。然而，这就要求内镜检查室中拥有较快的无线局域网连接速度。

5.8.5 内镜和内镜设备

内镜检查室内必须有足够的内镜，以保证内镜手术的顺利进行，并为内镜医生和内镜工作人员拥有最佳的工作效率提供保证。

内镜所需数量取决于内镜再处理周期、操作数量、检查室的数量，以及使用专用内镜、设备进行特殊操作的手术数量（例如，治疗性内镜手术、大型手术、儿科内镜手术）。

除了手术室内的设备外，运载所有必备器械和内镜处理器的移动内镜手推车应始终处于待命状态，因为有时必须在医院的其他科室进行内镜检查，例如，重症监护病房、外科或放射科。

5.9 超声内镜和激光治疗室、放射室

大型内镜检查室，即"4+2室"模式及更大的检查室，应该有一个专用于 EUS、激光或光动力学疗法的房间。由于这些程序往往耗费时间，因此应仔细安排和计划，以免对一般的常规内镜手术产生影响。在进行 ERCP、扩张治疗、支架植入等操作时，往往需要影像学设备的辅助。这些设施避免了将患者和易碎设备运送到放射科和从放射科搬运过程中的不便和费时的问题。较小的内镜检查室可以选择影像科中的一个房间作为内镜检查室。

放射系统的选择应考虑内镜医生的特殊需求。

在大多数现代化的单位中，通常使用具有柔性 X 线平面的 C 形臂系统。数字 X 线具有较高的图像质量和低辐射照射，因此，优先选择具有脉冲射线束的数字 X 线。固相 X 线探测器是一种新的 X 线标准，它具有较少的呼吸和运动伪像，这对于 ERCP 和经皮介入尤其有用（图 5.5）。新技术促进了三维成像和超声技术与医学数字成像和通信技术 CT 和 MR 数据的融合。该技术涉及磁场跟踪，这些过程可以作为在新的手术室规划中的先决条件。

放射室通常需要与其他影像一起使用，例如内镜检查和胆管造影。因此，这个房间的监视器必须是通用的（见后文）。建议使用"2 加 2"型或"3 加 2"型监视器系统，因为可以灵活地接入各种监视器，例如，应用特殊的转换装置。X 线摄影监视器和视频内镜监视器应安装在一起，并使内镜操作医生和助理人员具有直接、无障碍的视野。最好是主监视器系统由 1 个射线监视器和 1 个内镜监视器组成，而第 3 个监视器应用于显示 X 线或其他影像（EUS、胆管造影、母婴内镜检查）（图 5.5）。辅助人员的第 2 监视器系统应由 1 个 X 线监视器和 1 个内镜监视器组成。射线照相室应有足够的空间用于 X 线防护和屏蔽，并且应该特别配备适合全身麻醉手术的设备。

5.10　准备和恢复室

准备和恢复室应靠近内镜检查室。一般来说，每个内镜检查室需要 3 张床[7,10]。每张床 7m² 是标准配置。在上消化道及下消化道检查中使用镇静

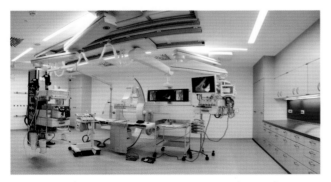

图 5.5　具有 X 线和手术卫生标准的现代多功能介入室。技术装置（例如 X 线 Siemaens artis Zee 固体探测器）位于一个单独的房间内，为麻醉和其他设备留出空间。现代视频切换（带切换工具的 Olympus Exera Ⅲ）允许在各种程序的监视器上进行多种视频源组合和拆分。吊顶供应装置（Trumpf Medical）可提供最佳的卫生标准，并且具有灵活性

剂如咪达唑仑和（或）丙泊酚需要恢复设施（护理），因为这些患者可能 1h 之后才能够离开内镜检查室。除脉搏血氧仪、心电图监测和复苏设备外，吸氧装置也是必不可少的。

5.11　清洁和消毒区

消毒是内镜检查室的核心问题。因此，内镜的清洁和再处理至关重要，应由当地的专业消毒人员进行处理。内镜的处理可以在医院的集中区域内完成，但需要精心规划后勤运输。更常见的是，消毒和再处理区域位于内镜检查室内。在规划新的内镜检查室时，清洁区域有两种不同的概念。一种是清洁区域可直接从手术室进入。这仅适用于手术室较少的较小的医疗机构。在具有 3 个以上手术室的较大医疗机构中，清洁区域最好位于中央位置。为了保证内镜检查室的清洁，必须建立用于内镜运输和处理的单向系统。清洁和再处理区域必须分为独立的清洁区域和非清洁区域。这两个区域应该通过隔离板完全分开，最好是双面隔离板或通过洗涤和再处理器将两个空间分隔[17-18]。这完全避免了使用过的和未使用过的内镜的混合，并消除了内镜污染的可能性。内镜的清洁应由专业人员使用全自动清洗和消毒机进行。非清洁区域应包括不锈钢工作台面，用于初步清洁的双水槽和超声波浴槽。水槽两侧应预留 1.5m，便于内镜的定位。应有足够的空间用于刷洗、超声波清洁、密封控制及机械清洁的压缩空气系统。在对内镜进行清洁和消毒后，应将它们存放在封闭的储存柜或专门设计的通风柜中。市场上有各种通风柜出售。

整个清洁过程应通过射频识别芯片或条形码调节控制内镜、处理器和通风柜。这样，可以生成内镜的"历史"，其中来自内镜的所有相关数据都被收集在中央数据文件中。这些数据包括患者使用内镜的时间和使用情况、清洁和处理内镜的时间和负责人、处理方案、消毒完成的时间，以及内镜运送到通风柜的时间。使用此日志文件，可以对内镜的使用及清洁和处理的情况进行持续监控。这些数据可用于确定内镜使用了多久，评估内镜性能及内镜消毒制度和其他强制性规定是否被认真执行。

一个内镜检查室的消毒设备和洗涤机的容量取决于内镜检查次数，每次检查计划的时间及清洁、消毒和干燥（清洁周期）内镜所需的时间。由于需

要从室内清除消毒剂中的有害气体，因此必须在清洁和加工区域安装强大的通风系统，以排除吸入有毒或致敏性气体的可能性。应该有单独的容器用于盛放废物、脏衣物等。应该至少有 1 个脏水槽。

5.12　人员配置

对于经过全面培训的专业护士和技术人员来说，为消化内镜检查提供帮助是一项任务[12-13,19]。护理人员对患者安全负有重大责任。在一些国家，护理人员可以接受培训，专门用于在内镜手术期间对患者进行镇静和监测（NAPS）[2]。在其他国家，例如法国，镇静剂和镇静剂的使用是需要由麻醉医生进行的[20]。

根据欧洲准则，每个手术室必须有 1 名经过培训的助理护士，对于任何复杂的内镜检查，如 ERCP 和复杂治疗，必须有 2 名助理护士。1 名护士长应负责当天的检查室，另 1 名负责管理恢复区。可以培训下级人员进行有效的清洁和消毒，并协助恢复区工作。不管怎样，与手术相关的护士应该具有处理这些工作的技能，可能偶尔会在这些区域内进行轮换。由于在常规时间以外进行的急诊操作通常是最困难和最危险的，因此消化科护理人员必须保证在 24h 以内随叫随到。这也确保了使用更加一致的方法来清洁和消毒内镜设备以确保患者安全。护士长参与实际操作的程度取决于内镜检查室的大小。在有 4~5 个手术室的科室，护士长应至少将其一半的时间用于办公室和管理工作。科室秘书协助的程度将取决于用于日程安排和报告的方法。如果使用 X 线摄影设备，必须有合适的技术人员，他们不仅要协助操作，还要协助进行辐射监测。

（李永　译，李路　审）

参考文献

[1] Mulder CJJ. The endoscopy unit//Tytgat GNJ, Mulder CJJ. Procedures in Hepatogastroenterology. 2nd ed. Dordrecht: Kluwer Academic,1997:345–353.

[2] Riphaus A, Wehrmann T, Weber B, et al. Sektion Enoskopie im Auftrag der Deutschen Gesellschaft für Verdauungs-und Stoffwechselerkrankungen e.V. (DGVS). Bundesverband Niedergelassener Gastroenterologen Deuschlands e. V. (Bng). Chirurgische Arbeitsgemeinschaft für Endoskopie und Sonographie der Deutschen Gesellschaft für Allgemein- und Viszeralchirurgie (DGAV). Deutsche Morbus Crohn/Colitis ulcerosa Vereinigung e. V. (DCCV). Deutsche Gesellschaft für Endoskopie-Assistenzpersonal (DEGEA). Deutsche Gesellschaft für Anästhesie und Intensivmedizin (DGAI). Gesellschaft für Recht und Politik im Gesundheitswesen(GPRG). S3-Guidelines–Sedation in endoscopy. Z Gastroenterol, 2008,46(11):1298–1330.

[3] Working Party of the Clinical Services Committee of the British Society of Gastroenterology. Provision of gastrointestinal endoscopy and related services for a district general hospital. Gut, 1991, 32(1):95–105.

[4] Lennard-Jones JE, Williams CB, Axon A. Provision of Gastrointestinal Endoscopy and Related Services for a District General Hospital: Report of the British Society of G astroenterology. London: British Society of Gastroenterology,1990.

[5] Mulder CJJ, Tan AC, Huibregeste K. Guidelines for designing an endoscopy unit: report of the Dutch Society of Gastroenterologists. Endoscopy, 1997,29(1):I–VI.

[6] Phillip J, Allescher HD. Hohner R. Endoskopie: Struktur und Ökonomie. Bad Homburg, Eaglewood, NJ: Normed Verlag, International Medical Publishers, 1998.

[7] Waye JD, Rich ME. Planning an Endoscopy Suite for Office and Hospital. Tokyo: Igaku-Shoin Medical, 1990.

[8] Staritz M, Alkier R, Krzoska B. et al. Zeitbedarf für endoskopische diagnostik und therapie: ergebnisse einer multicenterstudie. Z Gastroenterol,1992,30(8):509–518.

[9] Phillip J, Sahl RJ, Ruus P. Zeitaufwand für endoskopische Untersuchungen. Z Gastroenterol, 1990, 28(1):1–9.

[10] Burton D, Ott BJ, Gostout CJ, et al. Approach to designing a gastrointestinal endoscopy unit. Gastrointest Endosc Clin N Am, 1993, 3:525–540.

[11] Sivak MV, Senick JM. The endoscopy unit//Sivak MV. Gastroenterologic Endoscopy. Philadelphia: Saunders, 1987:42–66.

[12] Axon ATR. Staffing of endoscopy units. Acta Endosc, 1989, 19:213–216.

[13] Lennard-Jones JE, Slade GE. Report of a working party on the staffing of endoscopy units. Gut, 1987, 28(12):1682–1685.

[14] Marmarinou J. The autonomous endoscopy unit. Designing it for maximum efficiency. AORN J, 1990, 51(3):764–773, 766, 768–769.

[15] Marasco JA, Marasco RF. Designing the ambulatory endoscopy center. Gastrointest Endosc Clin N Am, 2002, 12(2):185–204.

[16] Seifert E, Weismüller J. How to run an endoscopy unit? Experience in the Federal Republic of Germany. Results of a survey of 31 centers. Endoscopy, 1986, 18(1):20–24.

[17] Denzer U, Beilenhoff U, Eickhoff A, et al. Deutsche Gesellschaft für Gastroenterologie, Verdauungs-und Stoffwechselkrankheiten. S2k guideline: quality requirements for gastrointestinal endoscopy, AWMF registry no. 021–022 [in German] Z Gastroenterol, 2015, 53(12):1496–1530.

[18] Beilenhoff U, Neumann CS, Rey JF, et al. ESGE Guidelines Committee. European Society of Gastrointestinal Endoscopy. European Society of Gastroenterology and Endoscopy Nurses and Associates. ESGE-ESGENA Guideline: cleaning and disinfection in gastrointestinal endoscopy. Endoscopy. 2008,40(11):939–957.

[19] Neumann CS, the members of the ESGENA Education. Working Group ESGENA Statement: Staffing in endoscopy. 2008. www.esgena.org/ statements-curricula.

[20] Dumonceau JM, Riphaus A, Aparicio JR, et al. ESGE-ESGEGA-ESA guideline: non-anesthesiologist administration or propofol for GI endoscopy. Endoscopy, 2010, 42:960–974.

第6章　内镜的清洗与消毒

Bret T. Petersen

6.1　概　述

内镜清洗与消毒是每个内镜中心必须关注的重要安全和质量问题。内镜的使用过程产生了大量的微生物菌落,使得内镜处于一个相对污染的环境,必须通过清洗和消毒才能反复使用。内镜设计的复杂化对通过清洗和消毒以达到仪器无微生物的工作是一个新的挑战,然而我们在再处理的具体要求和采用标准化的再处理程序等方面的认识进展缓慢[1]。根据斯伯尔丁分类法,内镜使用过程中一旦接触到完整但污染的黏膜,再处理时至少要达到高水平消毒(HLD),除非污染严重,这种再处理程度几乎可以杀灭所有细菌、病毒和大多数孢子。目前国际上 HLD 的指南推荐进行逐步清洗的流程,包括床边进行预清洗、彻底浸泡和手工清洗、在特定参数下暴露于经批准的液体化学杀菌剂(LCG)进行标准化消毒,然后进行冲洗、干燥和适当储存。尽管进行了适当再处理,最近仍然有关于经内镜逆行胆胰管成像(ERCP)术后暴发感染的报道原因归根于内镜抬钳器的持续污染。为了避免再处理环节的疏漏,建议对清洁人员进行良好的培训和监督同时强化 HLD 所有标准化步骤,必要时采用两个再处理循环,并且在每个程序结束后使用环氧乙烷灭菌,腺苷三磷酸(ATP)检测评估清洁是否充分,以及每次 HLD 程序结束后或者定期进行内镜残留微生物的培养。

反复出现的聚集性感染,主要与标准再处理步骤中的疏忽有关,已经多次引起医学界、相关管理部门及广大患者的关注,一些医疗技术的专业机构也相应制定了一系列关于再处理的国家或者国际标准和指南,这些标准和指南尽管在细节上有差异,但在对再处理的要求上达到了高度统一[2-7]。

6.2　消毒原则

6.2.1　定　义

我们对于再处理的定义使用了很多专业术语,这些术语都具有不同的规范性和科学起源。"再处理"过程可以使那些被使用过的和被污染的医疗器械适合用于后续的重复使用[8]。该过程通常包括通过清洗去除污垢,通过消毒或灭菌以灭活微生物。"清洗"是物理去除污垢和污染物,以尽量减少病原菌从一名患者转移到另一名患者,或同一名患者两次使用之间的转移。通过清洗才能够对设备进行有效的消毒和灭菌,确保设备在使用期限内不会积聚残留物质[9]。"消毒"是利用物理或化学方法消灭无生命物体(如医疗器械)中存在的致病性和非致病性微生物的过程。因此,"消毒剂"是用于灭活微生物的化学试剂。根据灭活的微生物种类,可将其分为杀菌剂、杀真菌剂、杀孢子剂等。而"抗菌剂"是指能够抑制或消灭皮肤、活体组织上微生物的制剂。

消毒按清除微生物的程度通常分为以下 3 级:HLD 指杀灭所有的细菌、病毒及大多数的孢子,中效消毒指杀灭除细菌芽孢以外的所有细菌、分枝杆菌及大多数病毒,低效消毒指杀灭大多数细菌、病毒和真菌孢子,但一些分枝杆菌、非脂质病毒和细菌孢子仍能存活。

"灭菌"是指 100% 清除所有形式的生命体或者传染性病原体,绝对无菌既无法精确地实现也无法用实验来证实。因此,已灭菌物品的无菌标准一般以物品灭菌后微生物存活的概率 $< 10^{-6}$(即 $< 1/10^6$ 或 $< 1/100\ 0000$)来表示。美国食品药品监督管理局(FDA)要求注射药物和医疗器械必须达到上述无菌保证水平(SAL)[10]。除外一些难以杀灭的抵抗力强的细菌孢子,HLD 同样要求无菌水平必须要满足微生物载量低于 10^{-6} 的 SAL 要求。

所有医疗器械再处理的程度均基于斯伯尔丁医疗器械分类杀菌标准,该标准规定消毒或灭菌的程度与器械接触患者的不同部位导致的潜在传播风险有关(表 6.1)[11]。进入到血液和无菌环境的医疗器械在使用前后均需要进行消毒，接触完整黏膜和不进入无菌组织的器械需要达到 HLD，而接触皮肤的器械仅要求达到低水平消毒即可。

6.2.2 消化内镜的应用

根据斯伯尔丁分类法，消化内镜的消毒需要达到 HLD，这与内镜日常接触非无菌的黏膜有关。在无菌环境中使用的内镜或设备，如在手术中使用的腹腔镜或切开剖腹术使用的内镜则需要灭菌。对于注射针、活检钳及进入胆道系统和胰管等无菌系统的破坏黏膜表面的装置，也必须进行灭菌。

许多内镜中心为了避免对一些相对低廉的内镜附件进行消毒所带来的不必要的费用及烦琐流程，也会选择一次性无菌附件，例如活检钳、括约肌切开刀、胆道导丝等。

目前统一采用的内镜再处理方法推荐以下了几个标准化步骤（表 6.2）[2-7]。

• 床边预清洗（或使用点处理），使用水和清洁剂擦拭内镜镜身，并且通过吸引和送气送水通道反复冲洗或者抽吸镜身内部通道以便尽快去除肉眼可见的大块血迹或污渍，避免血迹或污渍干

表 6.1 基于暴露风险的斯伯尔丁医疗器械再处理强度标准 [11]

危险程度	定义	再处理标准	举例
高度危险	接触无菌组织，包括血管系统	灭菌	·外科器械 ·血管和泌尿系统导管 ·内镜活检钳 ·超声内镜检查穿刺针、ERCP 器械 ·手术中或经腹腔使用的内镜
中度危险	接触完整黏膜或受损皮肤	高水平消毒	·消化内镜 ·呼吸治疗和麻醉设备 ·喉镜叶片
低度危险	接触完整皮肤	低水平消毒	·床和护栏 ·床垫

ERCP：经内镜逆行胆胰管成像

表 6.2 软式内镜的再处理步骤

床旁（使用点）预清洗	·在运输至再处理室之前 ·用水和酶解液手工清洗镜身 ·通过送气、送水和活检孔道反复抽吸或冲洗洗涤直到冲洗干净	·清除可见的污渍和血迹，避免干燥后黏附在镜上 ·生物载量减少 10^3
手工清洗	·拆卸附件，进行泄漏测试 ·完全浸泡整个内镜镜身 ·用酶解液手动刷洗及冲洗内镜镜身 ·刷洗及冲洗内镜孔道 ·用水彻底清洗	·生物载量减少 10^6
高水平消毒	·自动化清洗优于手动清洗 ·多个机器和清洁试剂——需要兼容每个 IFU ·按照 IFU 设置最低浓度和最短接触时间	·生物载量至少减少 10^6 ·带有抬钳器的复杂设备存在安全隐患
酒精冲洗	·通常为一个 AER 循环 ·冲洗所有的 LCG ·酒精冲洗，便于排出水分和彻底干燥	·降低患者及人员暴露的风险 ·有助于完全清除水分
被动风干	·经过过滤的或"医用"空气 ·经常加热 ·无固定时间和温度参数	·加强灭除微生物 ·防止储存在潮湿环境下，导致残留的微生物扩散
适当储存	·直立、干燥、通风，不暴露于污浊的空气中	·在下一位患者进行内镜检查前，确保按时准备好干净的内镜

AER：自动内镜再处理器；IFU：使用说明；LCG：液体化学杀菌剂

燥后紧密黏附于镜身上，彻底清洁后，拆卸所有的阀门和零件，进行泄漏检测。

• 手动清洁，远离床边，把内镜完全浸泡在清水和洗涤剂中，擦拭内镜镜身，用清洁毛刷刷洗活检孔道及吸引器管道，使用大量的清水和洗涤剂反复冲洗和抽吸，然后彻底冲洗干净。洗涤剂有助于分解与清除碎片，但不是有效的杀菌剂。一些自动内镜再处理器（AER）在消毒开始前采用无刷的清洗技术也是被认可的。

• 所有暴露表面的 HLD 可采用经批准的适当浓度的 LCG，在合适的温度下，按照设定的时间完全浸没和灌注内镜通道。在适当的 LCG 溶液中浸泡足够长的时间可达到 HLD。然而，数据表明，基础参数设置不合理导致细菌清除不彻底将带来的更大的风险 [12]。

• 用无菌或过滤水或自来水冲洗，然后用酒精冲洗所有通道（活检、吸引管道）以排出残留的 LCG 和水，从而促使其完全干燥。这一步通常是自动化的，并且大多数是由 AER 完成的。

• 强制进行空气干燥，以确保彻底去除内镜通道中的水分。

• 直立存放在干净、干燥的橱柜中，远离周围微生物环境。直立储存理论上有助于排除所有可能残留的液体。具有过滤或加热功能一些特殊储存柜，以及一些扁平储存柜，都是为了达到这样的目的。

HLD 通过严格遵守制造商的使用说明（IFU）对内镜进行标准清洗使得残留污染物的风险极低。但是，消化内镜的充分再处理却受到了以下诸多方面的挑战，包括：① 使用过程中产生的巨大微生物负载；② 当正确执行了所有再处理步骤，所获得的安全范围相对较窄；③ 清洁步骤不充分，形成难以处理的生物膜所带来的风险；④ 在清洗步骤不彻底时，缺乏快速有效的检测指标；⑤ 对执行重复性任务的员工进行培训、支持和监督；⑥ 在繁忙的临床工作中，设备可以有效周转。

内镜在每次使用后通常存在 10^6~10^9 个微生物，在进行了预清洁和手动清洁后，负载的微生物为 10^1~10^5 个 [13-14]，随后进行 HLD，此时微生物载量进一步减少至 6 log（10^6），最终每件仪器的理论终端生物载量为 10^{-6}~10^1 个微生物 [15]，虽然这个数值通常远低于产生有害临床影响所需的生物数量，但是任何疏漏或失误都将带来设备清洁度和安全性方面的风险。初始预清洗和手动清洁步骤的失败有可能导致黏附生物膜的形成，即便重复使用标准化的 HLD 也不能达到可靠地灭菌。采用可靠、低廉、快速的生物标志物分析残留污染物来评估再处理的充分性将明显提高清洁效果。然而，通过评估残留血液、蛋白质及活组织成分等各种指标发现，对于再处理仪器的评估，这些指标似乎都不可靠 [16]。检测活细胞中普遍存在的 ATP 在食品加工和清洁行业中被广泛应用，但是从再处理的内镜获得的 ATP 结果与最终培养结果并不相符 [17]。在 HLD 之前，清洁良好和清洁不良的仪器之间的 ATP 水平差异很明显，因此它可能有助于检查清洁人员的培训效果，并对操作过程进行监督 [18]。

6.2.3　液体化学杀菌剂和自动内镜再处理器

许多 LCG 都可用于软式内镜的再处理过程（表 6.3）[19]。最初很多 LCG 被同时标记为消毒剂和灭菌剂，其差异主要取决于温度和接触时间参数。还有一些，包括目前已经在广泛应用的消毒剂，并没有得到监管许可作为灭菌剂使用 [20]。两者之间在接触时间、内镜和再处理仪器的兼容性、潜在毒性及费用上都是有所不同的。

每一次再处理过程都将降低 LCG 的效能，但许多 LCG 被标记为可重复使用，这是由自动化再处理器的使用间隔时间或使用周期来决定的。反复再处理稀释了 LCG，最终可能导致浓度低于最低有效浓度。应用特定的试剂检测条可以检测到 LCG 浓度随时间的变化而变化，应遵循制造商的 IFU 的检测频率要求进行程序化操作。

AER 的设计是为了使以前在 HLD 期间手动完成的各种任务自动化。它强化了再处理循环中许多参数（时间、体积、温度、压力、浓度等）的一致性，并且将 LCG 封装起来防止挥发从而减少清洁人员接触潜在的刺激物，其中一些 LCG 被特别标注，以便在 HLD 之前通过大量灌注清洁剂来完成清洗 [21]。FDA 和制造商建议，这种功能不能替代人工清洗十二指肠镜及超声内镜。所有 AER 都提供 HLD，通过 LCG 完全反复浸泡和有力地冲洗通道，然后进行彻底清洗。大多数 AER 可进行

表 6.3　消化内镜再处理过程中高水平消毒及灭菌过程中的常用液体化学杀菌剂

试剂	优点	缺点
戊二醛	·研究最多，使用最久 ·价格低廉 ·良好的材料兼容性	·刺激呼吸道 ·刺激性气味 ·杀菌活性缓慢 ·导致血液凝固或生物材料黏附 ·变应性接触性皮炎
过氧化氢	·无须激活 ·不会导致血液凝固或生物材料黏附——可以增强有机物的去除 ·无须处置 ·灭活隐孢子虫	·材料兼容性不佳 ·接触后严重的眼损伤
邻苯二甲醛	·快速缩短再处理周期 ·无须激活 ·无严重刺激性气味 ·材料兼容性极佳 ·不会导致血液凝固或生物材料黏附	·蛋白质染色呈灰色（皮肤、膜、衣物等） ·费用过高 ·接触时刺激眼部 ·杀灭孢子较慢 ·膀胱镜检查中膀胱癌患者对 OPA 的过敏反应
过氧乙酸	·低温液体化学灭菌	·潜在材料不兼容性
过氧乙酸——过氧化氢	·无须激活	

引自 Rutala 和 Weber 的数据[20]

自动酒精冲洗及初级的空气冲洗。许多 AER 都可以在操作过程中记录并存储内镜参数、LCG 和循环参数。应确保内镜参数、LCG 和 AER 之间的兼容性，并严格遵循 IFU，以避免 HLD 循环不足、长期设备污染和工作人员接触再处理剂的风险。

6.3　消化内镜检查导致的感染传播

2013 年，通过统计美国和欧洲 252 例进行消化内镜检查的患者发现，患者间传播导致的感染共计 47 例，其中，上消化道检查组 56 例，发生感染 19 例；下消化道检查组 6 例，发生感染 5 例；ERCP 检查组 89 例，发生感染 23 例[22]，其中，85% 或更多的感染病例都是由于内镜或水瓶的清洁和消毒不充分或者 AER 的污染造成的[15]。主要的微生物包括幽门螺杆菌、沙门氏菌、丙型肝炎病毒和铜绿假单胞菌。但是很显然，目前公开发表的报道实际上是低估了内镜检查中可能发生的疾病传播。最近，ERCP 术后发生的通过患者互相传播的多重耐药菌（MDRO）的报道已很多，随后会详细说明。

6.3.1　十二指肠镜抬钳器相关的感染传播

已有许多关于 ERCP 术后并发铜绿假单胞菌性胆管炎的病例报道[23]，这是由于 ERCP 检查结束后内镜干燥不充分所致，通过酒精冲洗和强制

风干基本可以消除这种现象。在 2013—2015 年期间，另有研究报道了经十二指肠镜传播的耐碳青霉烯类肠杆菌（CRE）和其他 MDRO 感染的病例，多数病例都发生在近 5 年[24-29]。截至 2016 年初，约有 25 起感染事件，至少导致 250 例患者感染及 20 例患者死亡[30]。大多数内镜中心都严格遵循了 HLD 要求，操作过程及所使用设备并没有出现问题。但经过研究发现，可能的原因是十二指肠镜抬钳器与其控制管道周围的狭小缝隙导致清洗和消毒困难，加之日常使用导致器械磨损与老化都进一步增加了感染暴发的风险[29-31]。美国食品药品监督管理局（FDA）和其他机构已经提供了一系列强制性、可行的干预措施以防止未来发生此类事件（表 6.4）[15,23,32-33]，但日常维护的时间和程序设置目前仍然未知。有限的病例报道和培养结果表明，超声内镜再处理后也会发生类似持续污染的风险[34-35]。

6.3.2　再处理中的违规和失败

内镜中心的工作人员会发现不恰当和不完整的内镜再处理环节时有发生，再处理过程中的漏洞并不少见，然而传染源的传播远不如此，由于特定生物的流行率和传染性的变化，肠道的免疫清除率及再处理过程中的失误降低了病原体的清

除率，这些都增加了感染暴发的风险。解决再处理过程发生的不足有以下几个有效步骤，包括调查患者的风险，与当地的监管机构沟通，并对可能存在暴露的患者进行通知和电话回访等。目前已经有一些研究在关注这个问题[36-37]。再处理违规的范围和违规性质的细微差别都可能影响医疗机构是否采取及时通知患者的决定。当今，大多数指导建议告知患者应基于已知的风险而进行必要的血清学或微生物培养检测。

6.3.3　异常微生物

使用标准清洗方法（通过机械作用和清洁剂）和适当杀菌剂的 HLD，几乎可以有效根除所有污染微生物。但是朊病毒是一种传染性病原体，对常用的 HLD 和灭菌方法具有高度抵抗力。它们是多种极其罕见且致命的海绵状脑病的病因，这种脑病主要感染中枢神经系统的组织，如克雅氏病（CJD）、库鲁病等。虽然朊病毒可以通过使用强效非标准清洁剂和灭菌剂来灭活，但是许多指南仍然建议不要反复使用暴露于 CJD 患者神经系统组织中的医疗设备[38]。

6.4　再处理设施的设计和监督

尽管严格遵守了现行的再处理准则，但最近由于持续污染而引起的一系列感染暴发事件促使人们重新重视再处理设施的设计、监管部门的管理及对再处理人员的培训和监督。所有这些问题都应在认证评估期间进行评估。设施设计应比过去更加规范，这些设计通常包括足够的空气交换以避免工作人员接触到再处理的烟雾和化学品，仔细评估仪器从污染区到清洁区流动的平面布置图，避免污染和清洁区域的交叉。

表 6.4　降低复杂设备感染风险的措施

确保内镜再处理的质量

· 优化现有培训、监督和能力评估程序

· HLD 后进行内镜微生物培养，隔离直到得到阴性培养结果

· MDRO（+）患者使用后进行选择性内镜微生物培养，隔离直到得到阴性培养结果

· 间歇性进行内镜微生物培养，以确保 HLD 质量

· 生物负载的常规或间歇性监测测试（如 ATP）用于 HLD 前清洗过程的质量保证

再处理的强化或替代方法

· 按照程序常规进行 HLD 后的 ETO 灭菌

· 怀疑有生物膜（培养阳性）或在携带 MDRO 的患者中使用时进行选择性或间歇性 ETO 灭菌

· 每次操作后常规进行两次洗涤 +HLD（清洗→ HLD →清洗→ HLD）

· 使用过乙酸进行"液体消毒"

识别高危患者，有选择性地使用内镜再处理程序

· 在所有接受 ERCP 的患者中，通过肛拭子对 CRE 和（或）其他 MDRO 进行常规监测（通过 PCR 或微生物培养或敏感性检测）；如果结果为阳性，随后进行强化或替代再处理

潜在新技术

· 带有抬钳器或其他复杂功能的内镜的替代设计

· 加强清洗的方法——可移动的小窍门

· 耐高温高压灭菌

· 一次性使用组件

· 预清洗和（或）清洗的新方式

· 新型低温灭菌技术

ATP：腺苷三磷酸；CRE：耐碳青霉烯肠杆菌；ERCP：经内镜逆行胆胰管成像；ETO：环氧乙烷；HLD：高水平消毒；MDRO：多重耐药菌；PCR：聚合酶链反应。引自 Petersen[23]、Rutala Weber[15] 和 FDA[32-33]。

大多数情况下，再处理的质量在很大程度上取决于医疗机构的领导和行政人员的管理及预期值。最近的感染暴发促使美国 FDA 和认证机构进一步强调了这些问题。在最近的 FDA 和疾病控制与预防中心（CDC）指南中都强调了管理和操作技术中的培训、能力测试、对操作过程的反复持续监督，以及文件记录的重要性[7,39]。

（姜炅 译，王进海 审）

参考文献

[1] Petersen BT. Gaining perspective on reprocessing of GI endoscopes. Gastrointest Endosc, 1999, 50(2):287–291.

[2] Petersen BT, Chennat J, Cohen J, et al. Multisociety guideline on reprocessing flexible GI endoscopes: 2016 update. Gastrointest Endosc, 2017,85(2):282–294.

[3] Gastroenterologic Society of Australia. Clinical Update: Infection Control in Clinical Endoscopy. 3rd ed. Melbourne: Gastroenterologic Society of Australia, 2010.

[4] Beilenhoff U, Neumann CS, Rey JF, et al. ESGE Guidelines Committee. European Society of Gastrointestinal Endoscopy. European Society of Gastroenterology and Endoscopy Nurses and Associates. ESGE-ESGENA Guideline: cleaning and disinfection in gastrointestinal endoscopy. Endoscopy, 2008, 40(11):939–957.

[5] The British Society of Gastroenterology Endoscopy Committee. Guidelines for decontamination of equipment for gastrointestinal endoscopy. [2015-10-12]. http://www.bsg.org.uk/clinical-guidance/general/guidelines-for-decontamination-of-equipment-for-gastrointestinal-endoscopy.html.

[6] Rutala WA, Weber DJ. Healthcare Infection Control Practices Advisory Committee(HICPAC). Guideline for disinfection and sterilization in healthcare facilities.[2016-08-15]. http://www.cdc.gov/hicpac/Disinfection_Sterilization/3_0disinfectEquipment. html.

[7] Hospital Infection Control Professional Advisory Committee (HICPAC), Centers for Disease Control and Prevention (CDC). Essential elements of a reprocessing program for flexible endoscopes–Recommendations of the Healthcare Infection Control Practices Advisory Committee. [2017-09-01]. https://www.cdc.gov/hicpac/pdf/Flexible-Endoscope-Reprocessing.pdf.

[8] Reprocessing Medical Devices in Health Care Settings: Validation Methods and Labeling Guidance for Industry and Food and Drug Administration Staff, Appendix A - Definitions. [2017-09-01].https://www.fda.gov/ucm/groups/fdagov-public/@fdagov-meddev-gen/documents/document/ucm253010.pdf.

[9] Food and Drug Administration. Reprocessing medical devices in health care settings:validation methods and labeling—guidance for industry and food and drug administration staff. (2015-03-17) [2016-08-10]. http://www.fda.gov/downloads/MedicalDevices/DeviceRegulationandGuidance/GuidanceDocuments/UCM253010.pdf.

[10] Food and Drug Administration. Guidance for industry: sterile drug products Produced by aseptic processing—current good manufacturing practice. [2017-09-01].https://webcache.googleusercontent.com/search?q=cache:XRs-8gHSVGKYJ:https://www.fda.gov/downloads/Drugs/Guidances/ucm070342.pdf+&cd=1&hl=en&ct=clnk&gl=us.

[11] Spaulding EH. Chemical disinfection and antisepsis in the hospital. J Hosp Res, 1972, 9:5–31.

[12] Funk SE, Reaven NL. High-level endoscope disinfection processes in emerging economies: financial impact of manual process versus automated endoscope reprocessing. J Hosp Infect, 2014, 86(4):250–254.

[13] Alfa MJ, Degagne P, Olson N. Worst-case soiling levels for patient-used flexible endoscopes before and after cleaning. Am J Infect Control, 1999, 27(5):392–401.

[14] Chu NS, McAlister D, Antonoplos PA. Natural bioburden levels detected on flexible gastrointestinal endoscopes after clinical use and manual cleaning. Gastrointest Endosc, 1998, 48(2):137–142.

[15] Rutala WA, Weber DJ. ERCP scopes: what can we do to prevent infections? Infect Control Hosp Epidemiol, 2015, 36(6):643–648.

[16] Komanduri S, Abu Dayyeh BK, Bhat YM, et al. ASGE Technology Committee. Technologies for monitoring the quality of endoscope reprocessing. Gastrointest Endosc, 2014, 80(3):369–373.

[17] Visrodia K, Hanada Y, Pennington KM, et al. Duodenoscope reprocessing surveillance with adenosine triphosphate testing and terminal cultures: a clinical pilot study. Gastrointest Endosc, 2017:S0016–5107(17)31782–0.

[18] Alfa MJ, Olson N, Murray BL. Comparison of clinically relevant benchmarks and channel sampling methods used to assess manual cleaning compliance for flexiblegastrointestinal endoscopes Am J Infect Control,2014, 42(1):e1–e5.

[19] Food and Drug Administration. FDA-cleared sterilants and high level disinfectants with general claims for processing reusable medical and dental devices.[2016-08-28]. https://www.fda.gov/MedicalDevices/DeviceRegulationandGuidance/ReprocessingofReusableMedicalDevices/ucm437347.htm.

[20] Rutala WA, Weber DJ. Disinfection, sterilization, and antisepsis: an overview. Am J Infect Control. 2016; 44(5, Suppl):e1–e6.

[21] Desilets D, Kaul V, Tierney WM, et al. ASGE Technology Committee. Automated endoscope reprocessors. Gastrointest Endosc, 2010, 72(4):675–680.

[22] Kovaleva J, Peters FT, van der Mei HC, et al. Transmission of infection by flexible gastrointestinal endoscopy and bronchoscopy. Clin Microbiol Rev, 2013, 26(2):231–254.

[23] Petersen BT. Duodenoscope reprocessing: risk and options coming into view. Gastrointest Endosc, 2015, 82(3):484–487.

[24] Petersen BT, Ginsburg GG, Koch J. Infection using ERCP endoscopes. Gastroenterology, 2016,151(1):46–50.

[25] Epstein L, Hunter JC, Arwady MA, et al. New Delhi metallo-β-lactamase-producing carbapenem-resistant Escherichia coli associated with exposure to duodenoscopes. JAMA, 2014, 312(14):1447–1455.

[26] Wendorf KA, Kay M, Baliga C, et al. Endoscopic retrograde

cholangiopancreatography-associated AmpC Escherichia coli outbreak. Infect Control Hosp Epidemiol, 2015, 36(6): 634–642.

[27] Alrabaa SF, Nguyen P, Sanderson R, et al. Early identification and control of carbapenemase-producing Klebsiella pneumoniae, originating from contaminated endoscopic equipment. Am J Infect Control, 2013, 41(6):562–564.

[28] Gastmeier P, Vonberg RP. Klebsiella spp. in endoscopy-associated infections: we may only be seeing the tip of the iceberg. Infection, 2014; 42(1):15–21.

[29] Verfaillie CJ, Bruno MJ, Voor in 't Holt AF, et al. Withdrawal of a novel-design duodenoscope ends outbreak of a VIM-2-producing Pseudomonas aeruginosa. Endoscopy, 2015, 47(6):493–502.

[30] United States Senate. Preventable tragedies: superbugs and how ineffective Monitoring of medical device safety fails patients. [2016-02-16]. http://www.help.senate.gov/imo/media/doc/Duodenoscope%20Investigation%20FINAL%20Report.pdf.

[31] Ross AS, Baliga C, Verma P. A quarantine process for the resolution of duodenoscope-associated transmission of multidrug-resistant Escherichia coli. Gastrointest Endosc, 2015, 82(3):477–483.

[32] US Food and Drug Administration. Design of endoscopic retrograde cholangiopancreatography(ERCP) duodenoscopes may impede effective cleaning: FDA safety communication. [2016-08-30]. http://www.fda.gov/MedicalDevices/Safety/AlertsandNotices/ucm434871.htm.

[33] US Food and Drug Administration (FDA). Supplemental measures to enhance reprocessing:FDA safety communication. [2016-08-30]. www.fda.gov/MedicalDevices/Safety/AlertsandNotices/ucm454766.htm.

[34] Chapman CG, Siddiqui UD, Manzano M, et al. Risk of infection transmission in curvilinear array echoendoscopes: results of a prospective reprocessing and culture registry. Gastrointest Endosc, 2017,85(2):390–397.e1.

[35] Visrodia K, Petersen BT. Echoing concerns related to endoscope reprocessing. Gastrointest Endosc, 2017, 85(2):398–400.

[36] Weber DJ, Rutala WA. Assessing the risk of disease transmission to patients when there is a failure to follow recommended disinfection and sterilization guidelines. Am J Infect Control, 2013, 41(5, Suppl):S67–S71.

[37] Banerjee S, Nelson DB, Dominitz JA, et al. Standards of Practice Committee. Reprocessing failure. Gastrointest Endosc, 2007, 66(5):869–871.

[38] Rutala WA, Weber DJ. Society for Healthcare Epidemiology of America. Guideline for disinfection and sterilization of prion-contaminated medical instruments. Infect Control Hosp Epidemiol, 2010, 31(2):107–117.

[39] Hospital Infection Control Professional Advisory Committee. United States Centers for Disease Control and Prevention. Atlanta, 2016.

第7章　内镜的高频电外科原理

Louis M. Wong Kee Song，*Michael B. Wallace*

7.1　概　述

电切术是消化内镜许多治疗应用中不可或缺的一部分。电外科手术装置产生高频交流（AC），交流电连接到息肉切除器和括约肌切除器等附件，用于切割和（或）电凝[1]。电外科装置（ESU）将家用电器插座上的低频交流电输出 [北美为 60Hz，1 赫兹（Hz）=1 周期 / 秒]，转换为 > 300kHz（图7.1）。在这些较高的频率下，当电流再次传输之前，细胞没有足够的时间去极化，因此避免了不必要的神经肌肉刺激（电击）。由于在电外科手术中使用的频率是在调幅无线电广播的范围内，所以其也使用了射频电流这一术语。

射频电流通过组织在细胞水平产生的热量和速率决定了最终的结果。由电刀或电线输送的高密度电流（单位面积施加的电流量）使细胞沿切割线迅速沸腾并蒸发，完成电手术刀切割。在低密度电流下，因为细胞被加热得更慢，不需要任何切割就能干燥，所以发生组织凝固。有几个变量会影响电流密度，从而影响最终的组织结果（图7.2）。这些变量中有许多是与操作者相关的，如 ESU 设置的选择、使用附件的类型、技术和使用时间，以便能够控制切除细胞与凝固细胞的比例，以达到预期的组织效果[2-3]。了解电刀的基本特性及这些变量对最终组织预后的相互作用，对于内镜下安全有效地使用电刀至关重要。本章重点介绍了电外科手术的基本原理，以及在常见手术中，如在息肉切除、括约肌切开术和止血中使用电外科装置的实用建议。

"电灼"一词在电外科手术中经常被错误地使用[4-5]。例如，电灼装置中的热探头装置（HPU-20，Olympus Corp.，Tokyo，Japan）使用一个电热探头使组织凝固（止血），而不需要任何切割（视频 7.1）。这一过程类似于烙铁烙印，与电外科手术不同的是，这一过程没有电流通过组织。

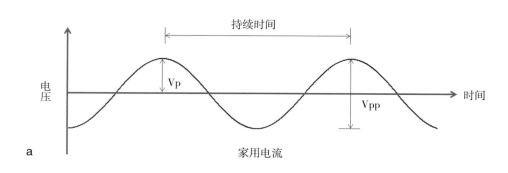

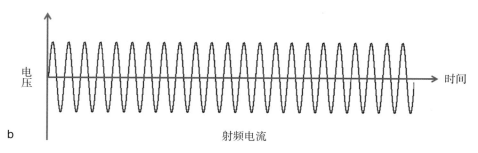

图 7.1　家庭交流电（a）对比高频（射频）交流电（b）。Vp：峰值电压；Vpp：电压峰－峰值

42

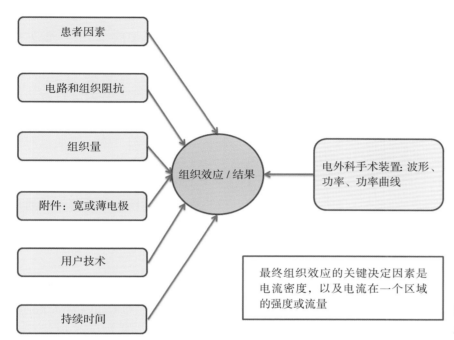

图 7.2　影响电流密度和最终组织效应的因素

7.2　电外科原理

7.2.1　电和组织变量

电流（I）、电压（V）和电阻或阻抗（R）三种相互作用的电学性质影响组织内的温度升高，并受欧姆定律支配（表 7.1）。电阻和阻抗这两个术语分别适用于直流电和交流电。

阻抗受组织中水分和电解质含量的影响。与骨和脂肪等脱水组织相比，血管等含水量高的组织对电流的阻力较小。因此，与非脂肪性息肉相比，在类似的电切术条件下，采用圈套器横切脂肪瘤性病变更为困难。纤维化和瘢痕也会增加组织阻抗，这可能需要调整功率和（或）电流波形，以达到预期的效果。在止血探头或射频消融导管尖端的碳化组织的形成阻碍了电流的流动，因此需要在有效接触凝固组织的过程中间断清洗电极。

电压是推动电流通过组织的力量。电压峰值必须高于 200Vp，才能产生足够密度的电流以便用于电切。低于 200Vp 时，无论电源设置如何，都只会发生组织凝固。持续保持电压低于 200Vp 阈值的 ESU 输出是典型的双极止血模式，以及在某些 ESU 中发现的单极软凝模式。

电流密度最终决定治疗部位的最终结果，并影响活性电极的设计或选择，以适应特定的临床用途。当射频能量延伸到较大体积的组织时，电流密度更低，从而导致加热速度较慢。因此，能量通过一个扁平止血钳的钳口（如 Coagrasper，Olympus Corp.，Tokyo，Japan）或探头（如 TouchSoft，Genii Inc.，St. Paul，MN）促进凝血，而不是沿着括约肌切开器的细丝输送高密度电流促使切割。此外，操作者可以通过控制组织与活性电极之间的接触面积来影响电流密度。

另一个与操作者相关的变量是功率设置，它反过来影响电流密度。当组织受热时，阻抗升高而电流流量降低，从而降低功率（表 7.1）。通过反馈组织传感，现代 ESU 输出的功率能够在电流激活过程中，在一定的阻抗范围内保持相对恒定。这些具有宽功率 – 阻抗曲线的功率输出在某些程序中非常有用，例如，息肉切除术在整个过程中，通过自动传感和功率调节提供足够的功率来减少圈套套取的可能性（图 7.3）。而窄功率 – 阻抗曲线是为接触式止血而设计的双极或单极输出的特点，峰值功率为 30~250 Ω（图 7.4）。在此范围内具有电阻的组织，如血管，目标是获得最大的输出功率，从而优化凝血，并且随着持续加热，可使组织阻抗增加，输出功率显著下降，因此组织不会过度干燥导致附件粘连。制造商为具体手术推荐了的功率设置，操作者也可以根据自己的偏好、技术和期望的结果进行调整。

表 7.1　电外科变量和公式

可变因素		
变量	单位	定义
电流（I）	安培（A）	每单位时间电路中电荷（电子）的流动
电压（V）	伏特（V）	电路中通过电阻推动电荷的力
电阻或阻抗（R）	欧姆（Ω）	阻碍电流流动的量
功率（P）	瓦特（W）	单位时间的功或能量
能量（Q）	焦耳（J）	做功的能力
公式		
欧姆定律	$I=V/R$　$V=I \times R$　$R=V/I$	
功率	$P=V \times I$　$P=V^2/R$　$P=I^2 \times R$	
能量	$Q=P \times t$（s）	

可完全由操作者控制的一个变量是当前应用程序的持续时间，这在很大程度上可以影响最终的效果。考虑到所输送的总能量（单位：J）等于功率（单位：W）×时间（单位：s），那么功率的沉积速度是快还是慢就变得很重要了。即使输出的总热量（100J）是相同的，但在 2s 内输出 50W 功率的结果与在 5s 内输出 20W 功率的效果是非常不同的。此外，如果应用时间和功率设置保持不变，无论是连续波形还是调制波形都将提供相同的总能量，但其结果却截然不同（参见本章"电外科装置及波形"）。

7.2.2　单极与双极电路

术语"单极"和"双极"是指电外科电流回路的方式。在单极电路中，射频电流从活性电极（如息肉切除圈套器）通过患者的身体，再通过对静止或弥散电极（电外科极板）的电阻最小的路径进行振荡，并返回到 ESU 以完成电路回路(图 7.5)。术语"弥散电极"表达了这样一种理解，即通过极板释放的能量非常不集中，在极板部位减少了患者烧伤的风险。建议在靠近靶位的位置放置弥散电极，以使电路尽可能短。

在双极电路中，活性电极和回路电极是非常接近的，如双极止血探头（如 Gold Probe Boston Scientific Inc., Natick, MA；图 7.6 ）。电流仅仅通过与探头尖端接触的少量组织从活性电极流动到回路电极。双极模式不需要电外科手术极板。除了止血外，双极模式在内镜下治疗的应用远不如单极模式广泛。

7.3　电外科装置及波形

ESU 能够使使用者从一个特定输出电流波形图的菜单中进行选择，如"切割""电凝"和"混合"。

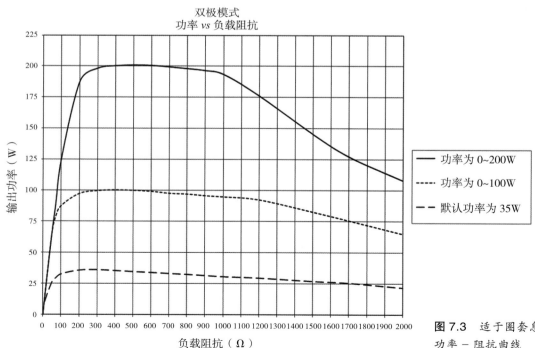

双极模式
功率 vs 负载阻抗

（图例）
—— 功率为 0~200W
- - - - 功率为 0~100W
— — 默认功率为 35W

（纵轴）输出功率（W）
（横轴）负载阻抗（Ω）

图 7.3　适于圈套息肉切除术的功率－阻抗曲线

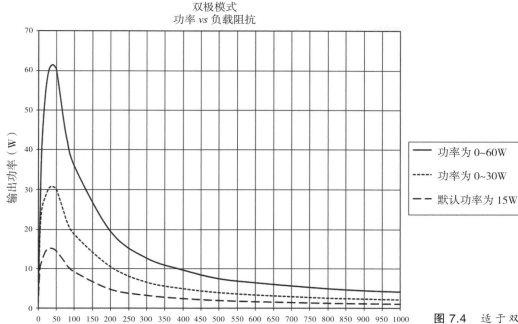

双极模式
功率 *vs* 负载阻抗

输出功率（W）

负载阻抗（Ω）

　— 功率为 0~60W

　···· 功率为 0~30W

　- - 默认功率为 15W

图 7.4　适于双极止血的窄功率 - 阻抗曲线

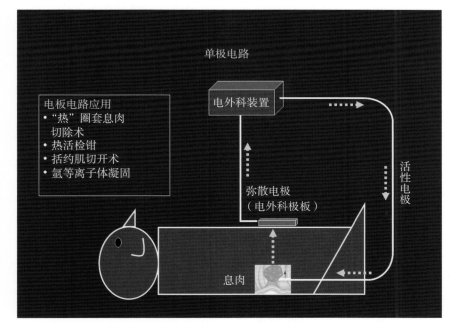

单极电路

电板电路应用
- "热"圈套息肉切除术
- 热活检钳
- 括约肌切开术
- 氩等离子体凝固

电外科装置

弥散电极
（电外科极板）

活性电极

息肉

图 7.5　单极电路原理图。电流从活动电极（如圈套）通过患者的身体流向放置在患者皮肤上的弥散电极（极板）

了解一个 ESU 波形的选择是很重要的，因为制造商对菜单中的标签是没有标准化的，可能会误导使用者（表 7.2）。例如，输出电压峰值超过 200V 的"电凝"输出标签，非常适合用于电刀切割。

ESU 产生的电流输出范围从低电压的连续正弦波到更高电压的中断（调制）波形（图 7.7）。当电压保持在 200Vp 以下时，连续的波形会使组织表面凝血而不产生电刀切割的效果。这些产生凝血效果的电流输出可通过特定的标签识别，如单极模式的"柔和电凝"或"柔触式"和双极模式的"双极电凝"或"双极"。当双极模式连续波电压为 200~600Vp 时，连续波形可以沿着活性电极快速产生高密度电流，使细胞气化（切割），从而产生最好的切割效果。离活性电极较远的细胞加热的速度不足以发生气化现象，因此它们会凝固。即使一个波形被命名为"纯切割"，

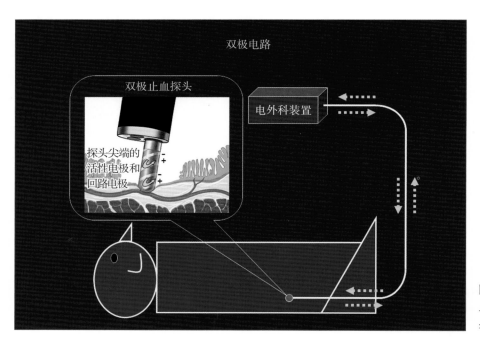

图 7.6 双极电路原理图。双极止血探头，在探头尖端有活性电极和回路电极（内嵌）

沿着切割边缘也总会有一些凝固现象。虽然较高的电压会加深切割边缘的凝固，但当电压增加到 600Vp 以上时，这些连续波引起的组织碳化就会成为一个问题。

调制或中断波形加热组织比连续波慢，用于产生不同程度的凝血、消融和止血作用。通过阻断电流流动，组织有机会冷却下来，细胞在不破裂的情况下变干的概率会增加。这些调制波形可通过特定的标签识别，例如"混合""强力电凝"和"电凝"。调制波形的峰值电压范围从 200Vp 到 4 500Vp 不等，而非接触式放电模式的峰值电压甚至更高。高压调制波形用于非接触氩等离子体凝固（APC）过程中形成氩气的电离。

我们不应该假定一个 ESU 的标签（如"混合"）与另一个 ESU 的相同标签输出的波形相同。在研究论文中描述 ESU 设置时，应根据占空比和（或）波峰系数对波形进行定量描述，以便对来自不同 ESU 的定性波形进行分类和比较（表 7.3）。占空比与激活期间电流实际接通的时间百分比有关。例如，一个 ESU 输出在一半时间内提供电流，其余时间保持关闭状态，其占空比为 50%。连续的正弦波，通常被标记为"切割"，具有 100% 的占空比，而占空比为 20%~80% 的波形常常带有"快速电凝""混合"和"混合切割"这样的标签。名为"电凝"的波形通常占空比为 6%~12%，

虽然这种波型在激活期的大部分时间内电流没有流动，但当电流流动时，电压峰值远高于 1 500Vp，因此可以产生电外科切割，尤其是在使用金属丝电极的情况下，比如息肉切除圈套。操作者使用"电凝"输出标签并通过收紧息肉组织的圈套器，利用圈套器导线的切割作用，加上电流循环中较长的静息时间和驱动组织凝固的高压峰值，明显促进了止血作用。作为占空比的替代者，波峰因数也可以用来量化波形。相对于调制波形的占空比，波峰因数考虑了平均电压和峰值电压及调制频率，成为判断凝固深度及强度的一个更好的指标。连续正弦波的峰值系数为 1.4，在这种情况下，也应该说明最大峰值电压。具有可高度调制的高压波形的典型"电凝"波（6% 占空比）的波峰因数为 5~7。一般而言，高占空比与低波峰因数相关，这些低波峰因数是为了在有限的电凝条件下产生更多的切割效果，而低占空比则与能够预测凝血和止血增加程度的高波峰因数相关（表 7.3）。

一些专用的专业微处理器输出器可在某些 ESU 中使用。例如，"内镜切割"（Erbe Electromedizin, Tubingen, Germany）模式以分量（脉冲）电流输出，在整个切割过程中提供一个可控的组织切割，并提供一个明确的及恒定的电凝区域。"内镜切割"模式由初始切开（切割）阶段、交替切割和电凝阶段组成（图 7.8），可以

表 7.2 消化内镜常用电外科装置的输出术语

ConMed BiCap® Ⅲ	ConMed Beamer™ Mate	ERBE VIO 300 D	ERBE VIO 200 S	ERBE ICC 200	ERBE VIO 100 C	Genii gi4000	Olympus ESG-100
		Soft Coag®	Soft Coag®	Soft Coag®	Soft Coag®	TouchSoft®	Soft Coag®
电凝	电凝（热活检与纯电凝）	强力电凝	强力电凝	强力电凝	强力电凝	电凝	强力电凝 1 和 2
		Swift Coag®				混合电凝	
脉冲混合						脉冲混合切割	
混合	混合切割 1 和 2	无血电切			无血电切	混合切割	
脉冲切割	脉冲切割（息肉和乳头）	Endo Cut I 或 Q®	Endo Cut I 或 Q®	Endo Cut®		脉冲切割	脉冲切割慢/快
纯切割	纯切割	Auto Cut®	Auto Cut®	Auto Cut®	Auto Cut®	切割	切割 1、2、3
双极的	BiCap 和切割	双极的	双极的	双极的	双极的	双极的	双极的
		Spray Coag*					
氩气辅助电凝*	波束增强器：氩稳定、慢、快、超级（放大光束，需要额外的装置）	APC 2 强制，脉冲 1 和 2，精密的（放大光束，需附加装置）	APC 2 强制（放大光束，需附加装置）	APC 300 强制（标准光束，需要附加装置）		ArC Smart Beam™（线性波束，包含在装置中）	

* 非接触式电凝模式

Genii 和 TouchSoft 是 Genii 公司在美国的注册商标，VIO、Erdo Cut、Swift Coag 和 Soft Coag 是 Erbe Electromedizin 的商标，BiCap 和 Beamer 是 ConMed 公司的商标。所有信息引自操作手册，表格由 Marcia Morris 女士提供，并作适当修改

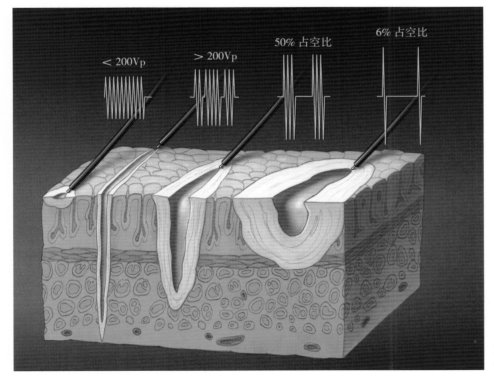

图 7.7 波形的原理图。详见正文。经许可引自 Macmillan publishers Ltd: Am J Gastroenterol, ©2009[3]

图中标注：< 200Vp　> 200Vp　50% 占空比　6% 占空比

调整切割阶段的持续时间（速度）、切割周期之间的间隔时间及电凝强度[6-7]。表 7.2 中列出的大部分 ESU 有类似的脉冲控制模式，并且可或多或少地为切割区域提供为凝血治疗。

7.4 实际应用

7.4.1 圈套息肉切除术

"热"圈套息肉切除术的最佳手术设置可以最大限度地提高切除效率，并最大限度地减少出血和透壁烧伤综合征等并发症，但目前尚未确定最佳手术设置参数。息肉切除术中电流波形的定性标签阻碍了现有研究之间的比较。不同的内镜医生采用不同的息肉切除方法和电切方法。根据美国的一项调查，大多数内镜医生在息肉切除过程中使用"纯电凝"（46%）或"混合"（46%）电流，少数医生使用"纯切割"（3%）或修改电流波形（4%）[8]。

虽然从理论上讲，由于"纯电凝"电流会促使更深层组织凝固，因此可能会增加透壁烧伤综

表 7.3　部分电外科装置的单极输出特性

峰值电压	工作周期	波峰因数	Conmed Beamer	BSC EndoStat	BSC EndoStat III	ERBE ICC 200	ERBE VIO 300	Genii gi4000	Meditron 3000B/Pentax	Olympus ESG-100	Valleylab Force 2
<200Vp	100%	1.4				柔和电凝	柔和电凝	柔触式		柔和电凝	
>200Vp	100%	1.4	纯切割,脉冲切割1、2*	切割	切割,控制切割	自动切割,内镜切割	自动切割,内镜切割 I、Q	切割,脉冲切割	切割	切割1、2、3,脉冲切割慢、快	切割
	70%	1.8	混合切割		混合						
	50%			混合				混合切割,脉冲混合切割	混合1		混合1(CF3.4)
	50%	2.5	超级混合								
	37%										混合2
	30%	2.7			电凝						
		3.0	单纯电凝				干燥切割效果1~4				
		3.2					干燥切割效果5~6				
		3.7	Hot Bx								
		3.8					干燥切割效果7~8				
电压增加	25%								混合2		混合3
	12%		电凝					混合（波峰因数6.3）	混合3		
	8%	5.0								强力1、2	
		5.4					柔和电凝				
		6.0					强力电凝	电凝			
	6%								电凝		
	4%					喷雾电凝					
		7.4					喷雾电凝				
		8.5									电凝

*ConMed Beamer 息肉脉冲切割 1、2 和乳头脉冲切割 1、2 峰值因子（CF）不可用

引自 Morris M 等[3] 和 Tokar 等[7]。其他数据由电外科手术装置制造商发布或提供：Conmed Corp.，Utica，New York，United States；EndoStat distributed by Boston Scientific Inc.，Natick，Massachusetts，United States；ERBE USA Inc.，Marietta，Georgia，United States；Genii Inc.，St. Paul，Minnesota，United States；Meditron，a division of Cooper Surgical，Trumbull，Connecticut，United States；Valleylab，Medtronic，Dublin，Ireland。并非所有列出的电外科装置目前都已经上市

合征的风险，但这种类型的电流已经以一种相对安全的方式用于切除大型结肠息肉（>2cm）[9-10]。"混合电凝"和"连续电凝"电流的比较研究表明，二者不良事件的总发生率相似，但息肉切除后出血的时间与使用的电流波形有关。所有立即或早期出血（<12h）均发生在使用混合电流时，所有迟发出血（2~8d）均发生在使用连续电流时[11]。在一项研究中，使用"纯电流"时，息肉切除后出血率相对较低，为 1.1%，尽管 12% 的息肉切除预防性采用内镜环或内镜夹将出血风险降到最低[12]。在一项大型前瞻性多中心研究中，使用"纯切割"电流而不是"混合"或"内镜切割"电流被发现是息肉切除后即刻出血的危险因素[13]。内镜领域的一些专家提倡使用专有电流输出，如"内镜切割"[14]。在动物模型中，与低功率凝固电流相比，"内镜切割"的使用显著减少了深部热溃疡、坏死和急性炎症[15]，并且与混合电流相比，可以更好地评估切除边缘和标本的组织学质量[16]。

上述研究结果与基于电切原理的预测结果一致。一般来说，"纯切割"电流会导致即刻出血增加，而过度使用"纯电凝"电流会增加息肉切除后迟发性出血和透壁烧伤综合征的风险。除电流波形外，圈套器闭合速度和圈套器类型也会影响息肉切除过程。细（单丝）圈套器比粗圈套器的电流

密度更高，可更快地横切。根据所选的圈套器，ESU 设置或操作者技术可能需要进行相应的调整。

从实用角度来看，所有类型的息肉合理切除方法都是轻轻地对息肉进行圈套收紧，开始通电，然后使用低占空比波形缓缓闭合圈套器，使切割和电凝同时进行（视频 7.2）。标准的息肉切除术，占空比为 4%~12% 的间断波形和宽功率–阻抗曲线是合适的，平均输出功率为 20W。这些波形具有高电压峰值，允许沿导线进行电切割，同时通过套取的息肉组织进行充分凝血。在电流激活之前将息肉从肠壁拉出抬高可以降低穿孔的风险，而在横切过程中来回移动被套取的息肉可以尽量减少息肉表面和肠壁之间的接触，从而降低对侧灼伤的风险（视频 7.2）。使用黏膜下液体注射可以提供一个安全垫缓冲，以防止更深的组织被灼伤，特别是在切除大的无蒂息肉时。避免过度地圈套勒死或功率设置过低时切除粗蒂息肉，以减少干燥组织圈套切除时嵌顿。如果发生嵌顿，则应松开圈套器，在横切之前暂停，并逐步调整功率或将电切波形调整为切割电流。

7.4.2　热活检

不建议使用单极热活检钳（视频 7.3），由于 15% 的息肉组织残余率、热效应对组织病理学评价的干扰，以及大口状钳子造成的深度热损伤会

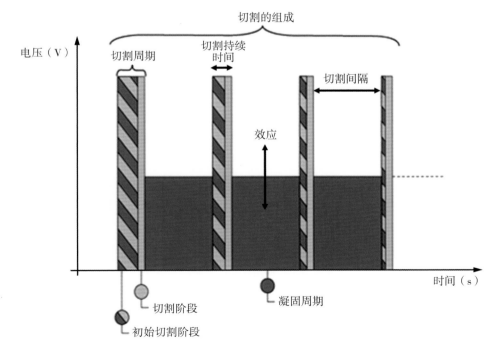

图 7.8　内镜切割模式。在最初的切口（切割）阶段，切割与电凝交替进行。切割周期的持续时间、间隔期之间的间隔时间，以及电凝周期的强度（效应）可以调整。经许可引自 ERBE Inc.，Marietta，GA

导致延迟性出血和穿孔，尤其是在薄壁右半结肠处[6]。然而，以往的经验中，热活检钳使用的主要是凝血电流。使用浅凝固或"切断"电流更合适，因为这两种波形都有较低的峰值电压，可导致较低的凝血强度和整体热损伤。此外，一项纳入20例患者的小型研究表明，使用"柔和电凝"或"内镜切割"电流的热活检钳可有效去除瘢痕、非隆起或残留的息肉组织（即热活检撕脱），且无不良事件（视频7.4）[17]。

如果使用热活检钳技术，则应将息肉切除范围限制在5mm内，将息肉从肠壁抓起并拉出，以限制对黏膜下层的热损伤。建议使用分段切割电流或低电压浅凝电流波形，设置低功率（10~15W），踏板激活1~2s。

7.4.3　括约肌切开术

影响括约肌切开术效果的因素包括所选择的波形、功率、与组织接触的导线长度及施加于组织上的括约肌切开器的力。从电外科的角度来看，只有占空比低于37%的"电凝"波形与括约肌切开术后胰腺炎的显著增加有关，原因是热扩散更广泛、局部水肿和胰液流出受限[3]。因此，实施括约肌切开术的内镜医生通常选择更能促进切割和减少电凝的波形，如低电压、100%占空比、"纯切割"输出或占空比>40%的调制波形。相对于息肉切除术设置而言，括约肌切开术功率设置也倾向于较大功率（30~60W），因为切割效率随着功率的增加而增加。有专用的微处理器控制输出，如"内镜切割I"或"脉冲切割"越来越多地被用于括约肌切开。使用这种输出可以进行"脉冲"或"分段"切割，尤其是对经验较少的内镜医生来说，有助于降低不受控制的"拉链"切割的风险[3,6]。

包含四项前瞻性随机试验（804例患者）的荟萃分析将"纯切割"和"混合"电流（包括混合电流和ENDO切割）进行了比较，结果显示，"纯切割"组的小括约肌切开术术后出血率较高，但两组之间胰腺炎或大出血的发生率没有显著差异[18]。

7.4.4　止　血

◆ 双极电凝探头

双极在消化内镜中的应用主要局限于双极电凝探头止血，因为双极在息肉切除和括约肌切开术中的应用技术复杂且昂贵。设计用于双极探头的双极输出结合了低压连续波形和窄功率－阻抗曲线。功率设定为15~20W一般足以进行内镜止血（表7.4）。对于直径较大的血管，如消化性溃疡和胃恒径动脉综合征，双极探头应使用更长的时间间隔和更强的接触压力，以促进深部组织凝血（视频7.5）。建议小肠和结肠电凝应用较短的接触时间及轻至中度压力（视频7.6）。

◆ 单极电凝探头

单极电凝探头可用于内镜下接触式单极专用止血钳（如凝血钳）和探头（如TouchSoft Coagulator），特别适用于内镜下黏膜切除术（EMR）、内镜下黏膜剥离术（ESD）等术中活动性出血和非出血血管的止血。通常设置为低压（< 200Vp），连续波形（如"柔和电凝"或"柔触式"），以优化血管凝固。制造商建议功率设置范围从50W（结肠）至80W（胃）。应用短暂（1~2s）的脉冲凝固电流，结合凝固钳钳口压迫血管闭合，可以有效地封闭血管（视频7.7）。凝固器也适用于其他非静脉曲张性出血病变，但在治疗明显的血管溃疡时，必须小心使用，因为从受损的基底抓住血管并将其拉紧，可能会导致血管撕裂和出血。

◆ 氩气辅助凝固

氩气辅助凝固或APC是一种非接触单极方式，主要用于凝固浅表血管病变，如胃窦血管扩张（视频7.8）和血管畸形，以及组织消融，如残留的巴雷特上皮细胞和息肉组织（视频7.9）。APC的工作原理是通过导电电离氩气（等离子体）将射频能量传输到目标组织。氩束外的非离子气体不能将能量传导至组织。

一些具有APC功能的ESU（如ERBE VIO/APC 2和ConMed Beamer Mate）配备了放大的功率，使得低功率设置与非放大的APC发生器相比能产生相似的效果[7]。制造商认为设置低功率是一个很好的选择，它可进行特定的指示，并增加功率输出，直到达到预期的效果。

一般情况下，功率设置为40~60W就足够进行止血和浅表组织消融，氩气流量维持在1L/min。大功率的ESU，其设置通常为非放大APC生成器的一半左右。理想情况下，APC探头应保持在距离目标位置 1~2mm 的距离，因为如果探头离组织太远，电离作用就不会开始。如果不能保持理想的距离，并且探头离组织较远，最好增大功率而不是增加氩气流量，因为增加氩气流量只会进一步稀释电离粒子。意外的探头–组织接触可能导致氩气对局部组织层造成气肿，这通常是一个良性事件。然而，APC引起的穿孔可能与探头尖端的组织接触、功率设置和持续时间有关。

7.4.5 其他

电外科手术在其他许多手术中都有显著的表现，包括 EMR、ESD、经口内镜肌切开术（POEM）和巴雷特食管的射频消融术。用于巴雷特食管的专用发电机和射频消融导管（BARRX、Covidien、Sunnyvale、CA）[19] 及用于 ESD[20] 和 POEM[21] 的各种电刀均可在市场上出售。对于后者，所选择的电

流波形和功率设置受切割和解剖刀的类型、损伤特征和位置及操作者的偏好等因素的影响。对这些技术的回顾和现有的电外科附件的介绍超出了本章的范围。

7.5 电外科的风险及安全性

7.5.1 意外烧伤

较老的接地的 ESU 装置已经过时，因为电流可以通过接地材料传导寻求电阻最小的路径，造成交替部位的热损伤。现代 ESU 具有隔离输出，因此，如果回路有任何中断或检测到过量泄漏，系统就会被禁用，从而极大地减少通过其他地面路径发生交替部位热损伤的风险。返回电极接触质量监测（RECQM）是大多数 ESU 的标准配置，并且配有双翼弥散电极（"分裂"垫）。如果在电外科极板和患者之间的界面检测到危险的电流

表 7.4 非静脉曲张出血病变的止血

热模式	上消化道病变				下消化道病变				
	消化性溃疡	胃恒径动脉综合征	贲门黏膜撕裂	胃窦血管扩张	憩室出血	息肉切除术后出血	血管扩张	灶性溃疡	肿瘤
双极电凝									
探头尺寸（10Fr 或 7Fr）	大	大	大或小	大	大 > 小	大 > 小	大 > 小	大 > 小	大 > 小
功率（W）	15~20	15~20	12~15	15	12~15	12~15	12~15	12~15	12~15
运用时间（s）	7~10	7~10	3~5	3~5	2~4	2~4	2~4	2~4	2~4
应用数量（范围）	变量（1~5）	变量（1~5）	变量（1~5）	多变量	变量（1~5）	变量（1~5）	变量（1~5）	变量（1~5）	变量（1~5）
探头–组织接触压力	牢固的	牢固的	适度的	适度的	轻中度	轻中度	轻中度	适度的	适度的
终点	出血停止，白色凝结物，空化	出血停止，白色凝结物，空化	出血停止，白色凝结物	出血停止，白色凝结物	出血停止，白色凝结物	出血停止	出血停止，白色凝结物	出血停止	出血停止
APCa									
功率（W）	不推荐	不推荐	30~45	35~60	30~45	30~45	30~45	30~45	30~45
氩气流量(L/min)			1	1	1	1	1	1	1
探头–组织距离（mm）			1~2	1~2	1~2	1~2	1~2	1~2	1~2
终点			出血停止，凝结物	白色凝结物	出血停止，白色凝结物	出血停止	出血停止，凝结物	出血停止	出血停止

APC：氩等离子体凝固
a 非放大型 APC 发生器

浓度，则 RECQM 系统单位将不会被激活。这些系统几乎消除了在极板位置发生皮肤烧伤的概率。尽管如此，正确放置电外科极板还是很重要的。在消化内镜手术中，大腿内侧或大腿上部的位置放置极板很常见，应避免使用高电阻部位，如骨突出部位、毛发、瘢痕和假体关节等。避免使用"接地极板"，其传达了一种理解，即接地的 ESU 已经过时。

电容耦合、直接耦合和绝缘缺陷等过程中的电流分流或转移会导致交替部位烧伤。电容耦合是一种现象，通过这种现象，电流似乎通过绝缘漏到第二导电结构上，从而可能无意中造成远离目标的位置热损伤。这种放电在目前的内镜技术中并不常见。活性电极与另一导电附件之间的直接连接可导致交替部位严重的烧伤，例如，由于括约肌切开器的金属丝和磨损导丝之间的电流传导可对胆道造成热损伤。当仪器的轴因磨损或操作不当而损坏时，内镜就会发生绝缘故障。小裂纹比容易检测到的裂纹更危险，因为它们可以集中电流更容易造成伤害。因此，在使用前必须仔细检查所有配件。

7.5.2　植入电磁装置

ESU 产生的电流可以干扰植入的电磁设备，包括永久性起搏器（PPM）、植入心律转复除颤器（ICD）和药物泵，并导致不良影响，如设备重新编程、起搏器停止搏动和 ICD 诱导的电击。

对于 PPM，如果患者不依赖起搏器，则不需要重新编程。如果患者依赖起搏器和电外科手术预计时间较长，则 PPM 应调整到异步模式（VOO 或 DOO）。对于应用 ICD 的患者，应咨询心脏病医生或专门管理植入式心脏设备的团队。在使用电刀之前，ICD 应重新编程以使快速心律失常得以控制。另外，如果磁体可以被固定在 ICD 的脉冲发生器上不受干扰，则可以使用磁体。手术过程中必须持续进行心肺监测，并准备好除颤设备。在可行的情况下，双极模式可以被使用于单极应用。如果需要单极输出，则弥散电极应远离植入装置的引线，并正确使用电流。之后，应重新编程 PPM 或 ICD，以恢复设备的基线功能[22-23]。

7.5.3　肠道爆炸

进行电外科手术时，准备不充分或未经准备的结肠手术可能会发生爆炸。聚乙二醇或磷酸钠清肠剂通过降低可燃气体的浓度，主要是氢、甲烷和氧气的浓度，使肠道在电外科手术中变得安全。CO_2 的注入也可以降低爆炸的风险。以甘露醇或山梨醇为基础的清肠剂是被禁用的，因为这些糖类物质会通过结肠细菌发酵产生氢气。在软式乙状结肠镜检查中，灌肠剂的使用不足以保证电外科手术的安全性。曾有文献记载，一名结肠次全切除术患者的肠道在未经肠道准备的直肠镜检查和 APC 手术中发生爆炸[24]。

7.6　结　论

ESU 和电外科设备在治疗性内镜操作中得到了广泛的应用，但对于操作者而言，无论其经验如何，它仍然是一项我们知之甚少的技术[25]。了解电外科辅助设备的基本特性，为特定的适应证和期望的组织效果选择合适的 ESU 设置和设备，可以提高常用手术的安全性和性能，如圈套息肉切除术、热活检、括约肌切开术、止血和 APC。

（李红　译，李路　审）

参考文献

[1] Tucker RD, Sievert CE, Kramolowsky EV, et al. The interaction between electrosurgical generators, endoscopic electrodes, and tissue. Gastrointest Endosc,1992,38(2):118–122.

[2] Morris ML. Electrosurgery in the gastroenterology suite: principles, practice, and safety. Gastroenterol Nurs,2006,29(2):126–132, quiz 132–134.

[3] Morris ML, Tucker RD, Baron TH, et al. Electrosurgery in gastrointestinal endoscopy: principles to practice. Am J Gastroenterol,2009, 104(6):1563–1574.

[4] Munro MG, Abbott JA, Vilos GA, et al. Radiofrequency electrical energy guidelines for authors: what's in a name? J Minim Invasive Gynecol, 2015, 22(1):1–2.

[5] Wong Kee Song LM, Gostout CJ, Tucker RD, et al. Electrosurgery in gastrointestinal endoscopy: terminology matters. Gastrointest Endosc, 2016, 83(1):271–273.

[6] Rey JF, Beilenhoff U, Neumann CS, et al. European Society of Gastrointestinal Endoscopy (ESGE). European Society of Gastrointestinal Endoscopy (ESGE) guideline: the use of electrosurgical units. Endoscopy, 2010,42(9):764–772.

[7] Tokar JL, Barth BA, Banerjee S, et al. ASGE Technology Committee. Electrosurgical generators. Gastrointest Endosc. 2013, 78(2):197–208.

[8] Singh N, Harrison M, Rex DK. A survey of colonoscopic polypectomy practices among clinical gastroenterologists. Gastrointest Endosc, 2004, 60(3):414–418.

[9] Binmoeller KF, Bohnacker S, Seifert H, et al. Endoscopic snare excision of "giant" colorectal polyps. Gastrointest Endosc, 1996, 43(3):183–188.

[10] Brooker JC, Saunders BP, Shah SG, et al. Endoscopic resection of large sessile colonic polyps by specialist and non-specialist endoscopists. Br J Surg, 2002, 89(8):1020–1024.

[11] Van Gossum A, Cozzoli A, Adler M, et al. Colonoscopic snare polypectomy: analysis of 1485 resections comparing two types of current. Gastrointest Endosc, 1992,38(4):472–475.

[12] Parra-Blanco A, Kaminaga N, Kojima T, et al. Colonoscopic polypectomy with cutting current: is it safe? Gastrointest Endosc, 2000, 51(6):676–681.

[13] Kim HS, Kim TI, Kim WH, et al. Risk factors for immediate postpolypectomy bleeding of the colon: a multicenter study. Am J Gastroenterol, 2006, 101(6):1333–1341.

[14] Burgess NG, Bahin FF, Bourke MJ. Colonic polypectomy (with videos). Gastrointest Endosc, 2015, 81(4):813–835.

[15] Bahin FF, Burgess NG, Kabir S, et al. Comparison of the histopathological effects of two electrosurgical currents in an in vivo porcine model of esophageal endoscopic mucosal resection. Endoscopy, 2016, 48(2):117–122.

[16] Fry LC, Lazenby AJ, Mikolaenko I, et al. Diagnostic quality of: polyps resected by snare polypectomy: does the type of electrosurgical current used matter? Am J Gastroenterol, 2006, 101(9):2123–2127.

[17] Veerappan SG, Ormonde D, Yusoff IF, et al. Hot avulsion: a modification of an existing technique for management of nonlifting areas of a polyp (with video). Gastrointest Endosc, 2014, 80(5):884–888.

[18] Verma D, Kapadia A, Adler DG. Pure versus mixed electrosurgical current for endoscopic biliary sphincterotomy: a meta-analysis of adverse outcomes. Gastrointest Endosc, 2007, 66(2):283–290.

[19] American Society for Gastrointestinal Endoscopy Technology Committee. Mucosal ablation devices. Gastrointest Endosc, 2008, 68(6):1031–1042.

[20] Maple JT, Abu Dayyeh BK, Chauhan SS, et al. ASGE Technology Committee. Endoscopic submucosal dissection. Gastrointest Endosc, 2015,81(6):1311–1325.

[21] Pannala R, Abu Dayyeh BK, Aslanian HR, et al. ASGE Technology Committee. Per-oral endoscopic myotomy (with video). Gastrointest Endosc, 2016,83(6):1051–1060.

[22] Parekh PJ, Buerlein RC, Shams R, et al. An update on the management of implanted cardiac devices during electrosurgical procedures. Gastrointest Endosc, 2013,78(6): 836–841.

[23] Nelson G, Morris ML. Electrosurgery in the gastrointestinal suite: knowledge is power. Gastroenterol Nurs, 2015, 38(6):430–439.

[24] Lin OS, Biehl T, Jiranek GC, et al. Explosion from argon cautery during proctoileoscopy of a patient with a colectomy. Clin Gastroenterol Hepatol, 2012, 10(10):1176–1178.e2.

[25] Watanabe Y, Kurashima Y, Madani A, et al. Surgeons have knowledge gaps in the safe use of energy devices: a multicenter cross-sectional study. Surg Endosc, 2016, 30(2):588–592.

第8章 内镜操作中的抗生素预防

Mouen A. Khashab，*Brooks D. Cash*

8.1 概　述

抗生素预防在最大限度降低内镜相关的感染性并发症方面发挥着关键作用。尽管菌血症在诊断性和治疗性内镜操作中并不少见，但是感染性心内膜炎的发生率非常低。因此，不建议接受内镜诊疗的患者单纯为了预防感染性心内膜炎的发生而预防性使用抗生素。抗生素可能在预防由某些内镜操作和特定的临床环境引起的感染性并发症方面具有重要作用，这些情况包括胆管阻塞和不完全引流患者的经内镜逆行胆胰管成像（ERCP）肝移植患者的 ERCP 操作、囊性病变超声内镜引导细针穿刺抽吸术（EUS-FNA）、经皮内镜下胃造口术（PEG），以及对消化道出血的肝硬化患者进行内镜诊疗等。

消化道菌群可能因为内镜操作相关的创伤而导致其移位至血液中形成菌血症，但由此引发远处组织感染的风险很小。此外，内镜诊疗也可能造成典型的无菌空间或组织因相关附件或对比剂注射污染而发生局部感染。在本章中，我们将重点介绍与内镜诊疗相关的感染性并发症及围手术期预防性使用抗生素对此类并发症的作用。

8.2 内镜操作相关的菌血症

菌血症可在内镜检查后出现，它被认为是感染性心内膜炎（IE）发病风险的替代标记物。然而，因消化内镜检查而引起的严重感染并不常见，目前仅有 25 例与内镜检查相关的 IE 被报道[1-3]。此外，尚无数据证实内镜操作和 IE 之间存在因果关系。同样地，也没有数据表明在内镜操作之前进行预防性使用抗生素可以防止 IE 的发生。

8.2.1 与低风险菌血症相关的内镜操作

胃镜和结肠镜检查术后约有 4% 的患者发生菌血症，并且与感染性并发症无关[4-6]。菌血症甚至在诸如因结肠梗阻而植入结肠支架等治疗性结肠镜操作中也很少见（6.3%）[7]。

无论是否进行 FNA 操作，EUS 和上消化道内镜检查的菌血症发生率都是相近的。对接受 EUS-FNA 操作的上消化道囊性或实性病变患者所进行的前瞻性研究表明，菌血症的发生率为 4.0%~5.8%[8-11]。同样，对直肠及直肠周围实性病变进行 EUS-FNA 操作的菌血症发生率也较低，其中一项研究所报道其发生率为 2%[12]。

8.2.2 与高风险菌血症相关的内镜操作

据报道，在食管扩张治疗、食管静脉曲张硬化治疗以及对胆管梗阻患者进行 ERCP 操作时，菌血症的发生率最高。在三项前瞻性研究中，食管扩张后的菌血症发病率为 12%~22%[13-15]，并且在恶性狭窄[14] 和多个扩张器械通过狭窄部的患者中[14]，菌血症的发生率可能更高。体外培养的微生物通常与口腔微生物共生。一项研究发现，79% 的病例中可分离出草绿色链球菌[13]。与静脉曲张硬化治疗相关的菌血症发病率约为 15%[16-19]，而与内镜下静脉曲张套扎术相关的菌血症发病率约为 9%[20-22]。

无胆道梗阻患者的 ERCP 操作有关的菌血症发生率相对较低（6%），而结石或肿瘤引起的胆道梗阻患者在接受 ERCP 操作时菌血症的发病率则上升至 18%[23]。

8.3 感染性心内膜炎的抗生素预防

美国心脏协会（AHA）建议，对于接受消化内镜操作的患者，不推荐单纯为避免 IE 而预防性应用抗生素[24]。这项建议的发布是基于缺乏证明消化内镜操作与 IE 发病之间关系的数据及预防性应用抗生素可防止内镜操作术后 IE 发生的证据[24]。与此相类似，美国消化内镜学会（ASGE）也不建议为单纯预防 IE 发生而常规使用抗生素[25]。

AHA 明确认可的与 IE 所导致的不良临床结局相关的高风险心脏状况包括：①人工（机械或生物）心脏瓣膜；②既往有 IE 病史；③因心脏瓣膜病而接受心脏移植的患者；④先天性心脏病（CHD）患者，包括患有未纠正的发绀性 CHD 的患者（分为姑息性分流和转流患者），在其修复手术后 6 个月内，使用人工材料或装置，通过手术或导管完全修复 CHD 的患者，以及在修复部位或邻近修复补片或装置部位有残余缺陷的 CHD 患者 [24]。AHA 推荐对于这些特殊心脏病患者，如果确定存在消化道感染并且肠球菌有可能是其感染菌群中的组成部分（如胆管炎）时，应使用可覆盖肠球菌的抗生素 [24]。尽管感染可能是多种微生物共同作用的结果，但建议对肠球菌进行覆盖，因为只有肠球菌才可能导致 IE。

8.3.1　操作相关感染的抗生素预防（除 IE 之外）

抗生素可能在预防某些内镜操作和特定临床环境引起的感染性并发症方面具有重要作用。

◆ ERCP

急性胆管炎患者通常需要使用抗生素治疗，并通过 ERCP 进行胆管引流 [26]。不建议在常规预防中额外使用抗生素。胆管炎和脓毒症是已知的 ERCP 并发症，其发病率高达 3% [27-34]。抗生素预防已被证明可降低 ERCP 相关菌血症的发病率 [35-36]，但这并不能明确降低胆管炎的发病率。最近，Cochrane 系统的一篇综述纳入了 9 项随机临床试验和 1 573 例患者，证实预防性使用抗生素可减少菌血症的发生，并可预防选择性胆管插管患者的胆管炎和败血症的发生 [37]。然而，在非复杂性 ERCP 操作亚组患者中，抗生素的作用并不明显 [37]。一项研究表明，不完全性胆管引流操作后发生脓毒症的比率约为 91% [38]。因此，当 ERCP 引流不完全或难以实现时，如肝门部胆管癌和原发性硬化性胆管炎，抗生素治疗可能具有特殊价值 [38-40]。在为数不多的相关试验中，其中一项试验表明，胆道梗阻患者在 ERCP 治疗后继续使用抗生素数天可使患者获益 [41]。ASGE 反对对于无梗阻性胆道疾病或预期可进行完全性胆管引流的患者在 ERCP 术前预防性应用抗生素 [25]。ASGE 建议肝移植后和（或）已知或可疑的胆道梗阻患者在 ERCP 术前预防性应用抗生素，因为这些情况下的 ERCP 操作可能无法对胆道进行充分引流 [25]。当胆管引流不完全时，抗生素也应在 ERCP 操作术后继续使用。

对于与主胰管相通的胰腺囊性病变患者进行 ERCP 操作时，抗生素的预防价值目前尚无临床研究进行评估。在这种情况下，感染性并发症似乎并不常见，因为 ERCP 通常是在囊性病变（如导管内乳头状黏液瘤、假性囊肿）没有感染的情况下进行的。

胆道自膨胀式金属支架（SEMS）的植入可能导致胆囊管被堵塞，从而诱发急性胆囊炎的发生。这种情况下的急性胆囊炎发病率为 2%~12% [42]。两项荟萃分析显示，应用覆膜和非覆膜的 SEMS 时，胆囊炎的发病率是接近的 [43-44]。报告的大多数急性胆囊炎患者都是恶性胆道梗阻接受 ERCP 下胆道 SEMS 植入的患者 [42]，而肿瘤累及胆囊管开口是 SEMS 植入术后急性胆囊炎发病的独立危险因素 [45]。抗生素的预防作用尚无相关临床研究，但可能有助于预防该并发症的发生，尤其是在经常需要手术来处理这种不良事件的大背景下。

8.4　EUS-FNA

两项囊括了 672 例因各种实性病变接受 EUS-FNA 操作患者的临床研究表明，其中仅有 3 名患者被确认并发了脓毒症 [46-47]。因此，在对实性病变进行 EUS-FNA 操作时，不建议预防性使用抗生素 [25]。为预防感染，建议对囊性病变患者进行 EUS-FNA 时，应在围手术期使用抗生素治疗 [29]。这种做法的益处尚未在前瞻性随机研究中进行评估。EUS-FNA 操作术后发生囊性病变感染的报道非常少。一项回顾性对照研究纳入了 253 例患者，对胰腺囊肿进行 EUS-FNA 操作前预防性使用抗生素的效果进行评价 [48]，结果发现，感染性并发症的发生率非常低（抗生素组有 1 例囊肿发生感染，非抗生素组有 1 例患者出现发热症状），并且抗生素的使用并未起到抗感染的作用。感染和抗生素相关的并发症在接受预防性抗生素治疗的患者组别中更常见（4.4% vs 0.6%，P=0.04）[48]。纵隔囊肿患者接受 EUS-FNA 操作后的感染性并发症似乎更常见。多个个案报道和病例系列报告（病例数量有限）涉及 EUS-FNA 操作后纵隔囊肿感染和纵隔炎，部分感染甚至是在静脉应用抗生素后出现 [49-50]。尽管这种做法的益处尚未被证实，但 ASGE 仍建议对接受 EUS-FNA 的囊性病变患者预防性使用抗生素 [25]。

一项前瞻性实验对下消化道 EUS-FNA 操作后的菌血症及感染并发症的风险进行研究，该项研究对 100 例直肠及直肠周围实性病变患者接受

EUS-FNA 操作后的并发症进行了评估[12]。其中 2 例患者出现了菌血症，但没有感染的相关症状及体征。基于上述发现，ASGE 不建议对下消化道实性病变进行诊断性 EUS 或者在 EUS-FNA 操作前预防性使用抗生素[25]。

预防性抗生素在 EUS 介入治疗中的作用(例如，假性囊肿引流、胆管引流、囊肿或肿瘤细针穿刺、肿瘤基准点定位)尚无研究报道。多数接受围手术期抗生素治疗及术后接受短期抗生素治疗的患者的介入性 EUS 研究[51-56]结果显示，术后感染非常少见。

8.5　PEG 和空肠造口术

接受 PEG 管置植入的患者往往因年龄、营养摄入不足、免疫抑制和合并症等因素容易出现感染性并发症。一项评估抗生素预防性应用于 PEG 管植入的系统综述共纳入 12 项随机对照试验和 1 271 例患者[57]。该研究分析表明，预防性使用抗生素可显著降低造口周围感染的发生率 [优势比（OR）=0.36，95% 置信区间（CI）（0.26, 0.50）][57]。在 PEG 术前 30min，应静脉注射诸如头孢唑啉（1g）等可充分覆盖皮肤组织微生物的药物[25,58]。

目前尚无对经皮内镜下空肠造口术（PEJ）操作前预防性应用抗生素价值的临床研究。然而，抗生素的使用应提供类似防止 PEG 管植入术后出现造口感染的保护，特别是在局部感染等并发症似乎在 PEJ 操作术后更常见的情况下[59-60]。

8.6　肝硬化合并消化道出血

共纳入 12 项随机对照试验（包含 1 241 例患者）的 Cochrane 荟萃分析显示，在肝硬化消化道出血患者中使用抗生素可显著降低总死亡率、细菌感染死亡率和细菌感染发生率，降低再出血发生率并缩短住院时间[61]。因此，对于这一类患者应尽早使用抗生素。一项随机对照研究表明，静脉注射头孢曲松的效果优于口服诺氟沙星，这似乎是一种更佳的抗生素治疗方案[62]。

8.7　人工血管移植和其他非瓣膜性心血管装置

目前尚无与消化内镜操作相关的血管移植物感染病例的报告。在接受内镜检查的患者中，AHA

不建议在血管移植或其他非瓣膜性心血管装置（起搏器、除颤器、冠状动脉支架、外周血管支架和腔静脉过滤器等）植入术后预防性使用抗生素[63]。

8.8　骨科假体

内镜操作后出现化脓性关节炎的病例报道很少，因此，临床医生认为与内镜操作相关的假体关节感染非常罕见[64]。尽管美国矫形外科医生协会（AAOS）最初建议在可能引起菌血症的侵入性手术前，应对全关节置换的患者进行抗生素预防，但该建议因缺乏临床证据随后被撤销。

8.9　接受腹膜透析的患者

持续性非卧床腹膜透析的患者可能会由于微生物在肠壁上的移位而出现腹膜炎[65]。这类患者在内镜操作术后有可能发生腹膜炎。一项回顾性研究发现，在接受结肠镜检查的患者中，未预防性使用抗生素的患者有 6.3% 出现腹膜炎并发症，而预防性使用抗生素的患者中无人发生腹膜炎[66]。国际腹膜透析学会（ISPD）建议在内镜操作前立即静脉注射抗生素，可使用氨苄西林（1g）加单剂量的氨基糖苷，也可同时使用或不使用甲硝唑[67]。另一个可替代的策略是在内镜操作前一天晚上通过腹膜途径给予抗生素进行预防。ISPD 还建议在内镜操作前排空患者腹腔的积液[67]。

（赵刚　译，王进海　审）

参考文献

[1] Sekino Y, Fujisawa N, Suzuki K, et al. A case of recurrent infective endocarditis following colonoscopy. Endoscopy, 2010, 42(Suppl 2):E217.

[2] Yu-Hsien L, Te-Li C, Chien-Pei C, et al. Nosocomial acinetobacter genomic species 13 TU endocarditis following an endoscopic procedure. Intern Med, 2008, 47(8):799–802.

[3] Malani AN, Aronoff DM, Bradley, et al. Cardiobacterium hominis endocarditis: two cases and a review of the literature. Eur J Clin Microbiol Infect Dis, 2006, 25(9):587–595.

[4] Liebermann TR. Bacteremia and fiberoptic endoscopy. Gastrointest Endosc, 1976, 23(1):36–37.

[5] Norfleet RG, Mitchell PD, Mulholland DD, et al. Does bacteremia follow upper gastrointestinal endoscopy? Am J Gastroenterol, 1981, 76(5):420–422.

[6] O'Connor HJ, Hamilton I, Lincoln C. et al. Bacteraemia with upper gastrointestinal endoscopy–a reappraisal. Endoscopy, 1983, 15(1):21–23.

[7] Chun YJ, Yoon NR, Park JM, et al. Prospective assessment of

risk of bacteremia following colorectal stent placement. Dig Dis Sci, 2012, 57(4):1045–1049.

[8] Barawi M, Gottlieb K, Cunha B, et al. A prospective evaluation of the incidence of bacteremia associated with EUS-guided fine-needle aspiration. Gastrointest Endosc, 2001, 53(2):189–192.

[9] Levy MJ, Norton ID, Wiersema MJ, et al. Prospective risk assessment of bacteremia and other infectious complications in patients undergoing EUS-guided FNA. Gastrointest Endosc, 2003, 57(6):672–678.

[10] Janssen J, König K, Knop-Hammad V, et al. Frequency of bacteremia after linear EUS of the upper GI tract with and without FNA. Gastrointest Endosc, 2004, 59(3):339–344.

[11] Early DS, Acosta RD, Chandrasekhara V, et al. ASGE Standards of Practice Committee. Adverse events associated with EUS and EUS with FNA. Gastrointest Endosc, 2013, 77(6):839–843.

[12] Levy MJ, Norton ID, Clain JE, et al. Prospective study of bacteremia and complications With EUS FNA of rectal and perirectal lesions. Clin Gastroenterol Hepatol, 2007, 5(6):684–689.

[13] Zuccaro G Jr, Richter JE, Rice TW, et al. Viridans streptococcal bacteremia after esophageal stricture dilation. Gastrointest Endosc, 1998, 48(6):568–573.

[14] Nelson DB, Sanderson SJ, Azar MM. Bacteremia with esophageal dilation. Gastrointest Endosc, 1998, 48(6):563–567.

[15] Hirota WK, Wortmann GW, Maydonovitch CL, et al. The effect of oral decontamination with clindamycin palmitate on the incidence of bacteremia after esophageal dilation: a prospective trial. Gastrointest Endosc, 1999, 50(4):475–479.

[16] Camara DS, Gruber M, Barde CJ. et al. Transient bacteremia following endoscopic injection sclerotherapy of esophageal varices. Arch Intern Med, 1983, 143(7):1350–1352.

[17] Cohen LB, Korsten MA, Scherl EJ. et al. Bacteremia after endoscopic injection sclerosis. Gastrointest Endosc, 1983, 29(3):198–200.

[18] Brayko CM, Kozarek RA, Sanowski RA, et al. Bacteremia during esophageal variceal sclerotherapy: its cause and prevention. Gastrointest Endosc, 1985,31(1):10–12.

[19] Snady H, Korsten MA, Waye JD. The relationship of bacteremia to the length of injection needle in endoscopic variceal sclerotherapy. Gastrointest Endosc, 1985, 31(4):243–246.

[20] Lin OS, Wu SS, Chen YY, Soon MS. Bacterial peritonitis after elective endoscopic variceal ligation: a prospective study. Am J Gastroenterol, 2000, 95(1):214–217.

[21] Berner JS, Gaing AA, Sharma R, et al. Sequelae after esophageal variceal ligation and sclerotherapy: a prospective randomized study. Am J Gastroenterol, 1994, 89(6):852–858.

[22] da Silveira Rohr MR, Siqueira ES, Brant CQ, et al. Prospective study of bacteremia rate after elastic band ligation and sclerotherapy of esophageal varices in patients with hepatosplenic schistosomiasis. Gastrointest Endosc, 1997, 46(4):321–323.

[23] Nelson DB. Infectious disease complications of GI endoscopy: Part I, endogenous infections. Gastrointest Endosc, 2003, 57(4):546–556.

[24] Wilson W, Taubert KA, Gewitz M, et al. American Heart Association Rheumatic Fever, Endocarditis, and Kawasaki Disease Committee. American Heart Association Council on Cardiovascular Disease in the Young. American Heart Association Council on Clinical Cardiology. American Heart Association Council on Cardiovascular Surgery and Anesthesia. Quality of Care and Outcomes Research Interdisciplinary Working Group. Prevention of infective endocarditis: guidelines from the American Heart Association: a guideline from the American Heart Association. Rheumatic Fever, Endocarditis, and Kawasaki Disease Committee, Council on Cardiovascular Disease in the Young, and the Council on Clinical Cardiology, Council on Cardiovascular Surgery and Anesthesia, and the Quality of Care and Outcomes Research Interdisciplinary Working Group. Circulation, 2007, 116(15):1736–1754.

[25] Khashab MA, Chithadi KV, Acosta RD, et al. ASGE Standards of Practice Committee. Antibiotic prophylaxis for GI endoscopy. Gastrointest Endosc, 2015, 81(1):81–89.

[26] Khashab MA, Tariq A, Tariq U, et al. Delayed and unsuccessful endoscopic retrograde cholangiopancreatography are associated with worse outcomes in patients with acute cholangitis. Clin Gastroenterol Hepatol, 2012, 10(10):1157–1161.

[27] Kapral C, Mühlberger A, Wewalka F, et al. Working Groups Quality Assurance and Endoscopy of Austrian Society of Gastroenterology and Hepatology (OeGGH). Quality assessment of endoscopic retrograde cholangiopancreatography: results of a running nationwide Austrian benchmarking project after 5 years of implementation. Eur J Gastroenterol Hepatol, 2012, 24(12):1447–1454.

[28] Andriulli A, Loperfido S, Napolitano G, et al. Incidence rates of post-ERCP complications: a systematic survey of prospective studies. Am J Gastroenterol, 2007, 102(8):1781–1788.

[29] Barkay O, Khashab M, Al-Haddad M, et al. Minimizing complications in pancreaticobiliary endoscopy. Curr Gastroenterol Rep, 2009, 11(2):134–141.

[30] Colton JB, Curran CC. Quality indicators, including complications, of ERCP in a community setting: a prospective study. Gastrointest Endosc, 2009, 70(3):457–467.

[31] Masci E, Toti G, Mariani A, et al. Complications of diagnostic and therapeutic ERCP: a prospective multicenter study. Am J Gastroenterol, 2001, 96(2):417–423.

[32] Ismail S, Kylänpää L, Mustonen H, et al. Risk factors for complications of ERCP in primary sclerosing cholangitis. Endoscopy, 2012, 44(12):1133–1138.

[33] Loperfido S, Angelini G, Benedetti G, et al. Major early complications from diagnostic and therapeutic ERCP: a prospective multicenter study. Gastrointest Endosc, 1998, 48(1):1–10.

[34] Bilbao MK, Dotter CT, Lee TG, et al. Complications of endoscopic retrograde cholangiopancreatography (ERCP). A study of 10,000 cases. Gastroenterology, 1976, 70(3):314–320.

[35] Sauter G, Grabein B, Huber G. et al. Antibiotic prophylaxis of infectious complications with endoscopic retrograde cholangiopancreatography. A randomized controlled study. Endoscopy, 1990, 22(4):164–167.

[36] Niederau C, Pohlmann U, Lübke H. Prophylactic antibiotic treatment in therapeutic or complicated diagnostic ERCP: results of a randomized controlled clinical study. Gastrointest Endosc, 1994, 40(5):533–537.

[37] Brand M, Bizos D, O'Farrell P Jr. Antibiotic prophylaxis for patients undergoing elective endoscopic retrograde cholangiopancreatography. Cochrane Database Syst Rev,

2010(10):CD007345.

[38] Motte S, Deviere J, Dumonceau JM. et al. Risk factors for septicemia following endoscopic biliary stenting. Gastroenterology, 1991, 101(5):1374–1381.

[39] De Palma GD, Galloro G, Siciliano S. et al. Unilateral versus bilateral endoscopic hepatic duct drainage in patients with malignant hilar biliary obstruction: results of a prospective, randomized, and controlled study. Gastrointest Endosc, 2001, 53(6):547–553.

[40] Bangarulingam SY, Gossard AA, Petersen BT. et al. Complications of endoscopic retrograde cholangiopancreatography in primary sclerosing cholangitis. Am J Gastroenterol, 2009, 104(4):855–860.

[41] Byl B, Devière J, Struelens MJ, et al. Antibiotic prophylaxis for infectious complications after therapeutic endoscopic retrograde cholangiopancreatography: a randomized, double-blind, placebo-controlled study. Clin Infect Dis, 1995, 20(5):1236–1240.

[42] Saxena P, Singh VK, Lennon AM. et al. Endoscopic management of acute cholecystitis after metal stent placement in patients with malignant biliary obstruction: a case series. Gastrointest Endosc, 2013, 78(1):175–178.

[43] Saleem A, Leggett CL, Murad MH, et al. Meta-analysis of randomized trials comparing the patency of covered and uncovered self-expandable metal stents for palliation of distal malignant bile duct obstruction. Gastrointest Endosc, 2011, 74(2):321–327.e1, 3.

[44] Almadi MA, Barkun AN, Martel M. No benefit of covered vs uncovered self-expandable metal stents in patients with malignant distal biliary obstruction: a meta-analysis. Clin Gastroenterol Hepatol, 2013, 11(1):27–37.e1.

[45] Isayama H, Kawabe T, Nakai Y, et al. Cholecystitis after metallic stent placement in patients with malignant distal biliary obstruction. Clin Gastroenterol Hepatol, 2006, 4(9):1148–1153.

[46] Williams DB, Sahai AV, Aabakken L, et al. Endoscopic ultrasound guided fine needle aspiration biopsy: a large single centre experience. Gut, 1999, 44(5):720–726.

[47] Eloubeidi MA, Tamhane A, Varadarajulu S, et al. Frequency of major complications after EUS-guided FNA of solid pancreatic masses: a prospective evaluation. Gastrointest Endosc, 2006, 63(4):622–629.

[48] Guarner-Argente C, Shah P, Buchner A. et al. Use of antimicrobials for EUS-guided FNA of pancreatic cysts: a retrospective, comparative analysis. Gastrointest Endosc, 2011, 74(1):81–86.

[49] Diehl DL, Cheruvattath R, Facktor MA, et al. Infection after endoscopic ultrasound-guided aspiration of mediastinal cysts. Interact Cardiovasc Thorac Surg, 2010, 10(2):338–340.

[50] Annema JT, Veseliç M, Versteegh MI, et al. Mediastinitis caused by EUS-FNA of a bronchogenic cyst. Endoscopy, 2003, 35(9):791–793.

[51] Khashab MA, Dewitt J. EUS-guided biliary drainage: is it ready for prime time? Yes! Gastrointest Endosc, 2013,78(1):102–105.

[52] Khashab MA, Fujii LL, Baron TH, et al. EUS-guided biliary drainage for patients with malignant biliary obstruction with an indwelling duodenal stent (with videos). Gastrointest Endosc, 2012, 76(1):209–213.

[53] Khashab MA, Kim KJ, Tryggestad EJ, et al. Comparative analysis of traditional and coiled fiducials implanted during EUS for pancreatic cancer patients receiving stereotactic body radiation therapy. Gastrointest Endosc, 2012, 76(5):962–971.

[54] Shah JN, Marson F, Weilert F, et al. Single-operator, single-session EUS-guided anterograde cholangiopancreatography in failed ERCP or inaccessible papilla. Gastrointest Endosc, 2012, 75(1):56–64.

[55] Khashab MA, Valeshabad AK, Modayil R, et al. EUS-guided biliary drainage by using a standardized approach for malignant biliary obstruction: rendezvous versus direct transluminal techniques (with videos). Gastrointest Endosc, 2013, 78(5):734–741.

[56] Khashab MA, Varadarajulu S. Endoscopic ultrasonography as a therapeutic modality. Curr Opin Gastroenterol, 2012, 28(5):467–476.

[57] Lipp A, Lusardi G. Systemic antimicrobial prophylaxis for percutaneous endoscopic gastrostomy. Cochrane Database Syst Rev, 2006(4):CD005571.

[58] Jain NK, Larson DE, Schroeder KW, et al. Antibiotic prophylaxis for percutaneous endoscopic gastrostomy. A prospective, randomized, double-blind clinical trial. Ann Intern Med, 1987, 107(6):824–828.

[59] Maple JT, Petersen BT, Baron TH. et al. Direct percutaneous endoscopic jejunostomy: outcomes in 307 consecutive attempts. Am J Gastroenterol, 2005, 100(12):2681–2688.

[60] Maple JT. Direct percutaneous endoscopic jejunostomy in the obese: proceed with caution. Gastrointest Endosc, 2008, 67(2):270–272.

[61] Chavez-Tapia NC, Barrientos-Gutierrez T, Tellez-Avila F, et al. Meta-analysis: antibiotic prophylaxis for cirrhotic patients with upper gastrointestinal bleeding - anupdated Cochrane review. Aliment Pharmacol Ther, 2011, 34(5):509–518.

[62] Fernández J, Ruiz del Arbol L, Gómez C, et al. Norfloxacin vs ceftriaxone in the prophylaxis of infections in patients with advanced cirrhosis and hemorrhage. Gastroenterology, 2006, 131(4):1049–1056, quiz 1285.

[63] Baddour LM, Epstein AE, Erickson CC, et al. American Heart Association Rheumatic Fever, Endocarditis, and Kawasaki Disease Committee of the Council on Cardiovascular Disease in the Young. Council on Cardiovascular Surgery and Anesthesia. Council on Cardiovascular Nursing. Council on Clinical Cardiology. Interdisciplinary Council on Quality of Care and Outcomes Research. A summary of the update on cardiovascular implantable electronic device infections and their management: a scientific statement from the American Heart Association. J Am Dent Assoc, 2011, 142(2):159–165.

[64] Zimmerli W, Trampuz A, Ochsner PE. Prosthetic-joint infections. N Engl J Med, 2004, 351(16):1645–1654.

[65] Piraino B, Bernardini J, Brown E, et al. ISPD position statement on reducing the risks of peritoneal dialysis-related infections. Perit Dial Int, 2011, 31(6):614–630.

[66] Yip T, Tse KC, Lam MF, et al. Risks and outcomes of peritonitis after flexible colonoscopy in CAPD patients. Perit Dial Int, 2007, 27(5):560–564.

[67] Piraino B, Bernardini J, Brown E, et al. ISPD position statement on reducing the risks of peritoneal dialysis-related infections. Perit Dial Int, 2011,31(6):614–630.

第 9 章　内镜检查的质量控制

Matthew D. Rutter

9.1　质量控制的重要性

近年来，几项重要研究的发表使医疗健康服务质量的重要性成为焦点。例如，2000 年美国的一项研究表明，由于医疗失误，每年有多达 98 000 人死亡 [1]。内镜检查是消化道病理诊断和管理的重要手段，可通过有组织地引入结直肠癌筛查计划，使诊断质量得到进一步提高。而高质量的内镜检查可以提供更好的治疗效果和更好的患者体验 [2]。但人们普遍认为，不同的内镜医生和内镜检查医疗机构的质量存在显著差异 [3-7]，全世界每年进行数千万例内镜手术，内镜质量欠佳对健康的潜在影响很大。

在结肠镜检查中，服务人群和个体之间的质量差异是最好的证明。例如，英国最近的一项研究表明，各医院结肠镜检查后结直肠癌（PCCRC）的发病率最多有 4 倍差异 [8]。众所周知，大多数 PCCRC 来自漏诊的肿瘤、漏诊的癌前息肉或不完全息肉切除术 [9-10]。背靠背结肠镜检查研究表明，不同内镜医生之间的腺瘤检出率（ADR）有 3~6 倍的差异，锯齿状息肉检出率的差异更大 [11-12]。即使发现息肉，切除也可能是不完整的。CARE 研究得出结论，直径为 5~20mm 的无蒂息肉中 10% 的患者、直径为 15~20mm 的无蒂息肉中 23% 的患者和直径为 10~20mm 的锯齿状息肉中 48% 的患者未能完全切除 [13]。

内镜检查的质量差异不局限于结肠镜检查。在最复杂且高风险的常用内镜手术——经内镜逆行胆胰管成像（ERCP）中，手术完成率和并发症发生率的差异也很大 [14-21]。胃癌和癌前病变在上消化道检查中经常漏诊。研究显示，7.2% 被诊断为胃癌的患者之前 1 年内的胃镜检查结果是阴性，其中约 3/4 是由于内镜检查医生的误诊 [22]。

9.2　质量指标

只有在结果可衡量的情况下，内镜检查质量的差异才会显现出来。医生个人不太可能改进服务，也不可能提供支持，除非他们知道自己的表现并清楚如何与基准标准进行比较。这种比较可能是提升个人水平和改进服务的强大动力，能够减少内镜医生和服务之间的质量差异。人们也很清楚，通过简单地监控一项服务而提高性能是霍桑效应，它本质上是一种提高患者护理质量的免费手段。

质量指标（PM，也称为质量标准、关键绩效指标或临床质量指标）是用于评估服务或服务绩效的标准。提供高质量、以患者为中心的内镜治疗复杂且涉及多学科团队、许多详细的流程和一系列专业设备，用于检查和治疗不同年龄和不同紧急程度的患者。PM 可用于评价内镜服务的所有方面（通常称为"域"），包括术前、手术过程及术后。例如，手术的及时性、完整性、病理诊断、病理学的管理、并发症和患者体验。理想情况下，应使用少量 PM 来评估每个领域，当它们一起使用时可以为服务质量提供全局概览。这一应用的一个很好的例子是英国使用的内镜全球评分量表（GRS），该量表目前已被许多国家采用（图 9.1）。

PM 可分为结果指标、结构指标或过程指标。结果指标直接评估有临床意义的结果，通常被认为是最重要的指标，例如 ERCP 术后的胰腺炎发病率。然而，监测这些结果并不总是可行的，数据太难获取，疾病比较罕见，因此难以用统计确定性进行分析，或者获取这些数据的时间可能太长，不足以作为当前质量指标的有效衡量标准（例如，PCCRC 率真正的数据需要数年才能计算出来）。在这种情况下，可能需要替代 PM 的指标。这些指标也可能是结果指标，例如，ADR 被用作 PCCRC 发病率的替代物。令人鼓舞的是，在使用替代指标时，有令人满意的可靠证据表明这些指标与重要的健康结果之间存在相关性。越来越令人信服的证据表明，个体内镜医生的 ADR 与其 PCCRC 发病率之间存在强相关性 [23-24]。替代指标

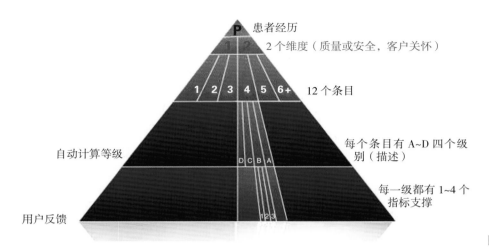

P 患者经历

1 2 2个维度（质量或安全，客户关怀）

1 2 3 4 5 6+ 12个条目

每个条目有 A~D 四个级别（描述）

自动计算等级

D C B A

每一级都有 1~4 个指标支撑

用户反馈

1 2 3

图 9.1 内镜全球评分量表

也可以是结构指标或过程指标。结构指标要考虑卫生保健基础设施的各个方面（例如，有关人员配备水平或提供者是否有电子内镜报告系统的信息），过程指标可以衡量是否正在实施具体的质量措施（例如，完成内镜术前检查清单的患者比例，图 9.2——来自外科的强有力证据表明，引入世界卫生组织内境检查清单可使并发症减少 1/3，死亡率几乎减少一半）[25-26]。

结直肠癌筛查促进了 PM 在结肠镜诊断中的应用。然而，大多数治疗性结肠镜检查和消化内镜检查的其他方面的指标要么不存在，要么在初始时期就非常多。

通常应该确定每个 PM 的最低标准和目标标准。虽然随着时间的推移，PM 将保持相对稳定，但质量提高是一个动态过程，因此，随着技术和科技的进步，这些指标中的标准通常会随着时间的推移而提高。标准也可能因具体手术而有所不同，例如，粪便隐血诊断性结肠镜检查的 ADR 最低标准将高于筛查性结肠镜检查。目前，许多 PM 还没有基于确定证据的最低标准。随着时间的推移，进一步的研究可以帮助确定合适的标准应该是什么。然而，在这期间，衡量和确定基准指标相对于其他类似的指标仍然是有用的。图 9.3 展示了一项内镜 PM 的示例。

9.3 评价的实用性

PM 应使评估人员能够发现评价中的具体缺点，解决这些缺点，从而产生更好的诊治效果。确立 PM 时应考虑几个不同的因素。

9.3.1 临床重要性

如前所述，PM 应与重要的健康结果相关。指标的确立应尽可能以证据为基础。然而，目前大多数内镜 PM（尤其是最低标准）都缺乏证据支持，需要进一步研究，但同时，专家们一致认同的观点是使用恰当的过渡性方法以确保 PM 对目标受众具有临床意义。

9.3.2 标准化

PM 定义和评价方法的标准化对于在个人和服务之间进行有意义的比较是很重要的。PM 应尽可能客观（如使用未经调整的盲肠插管率，因狭窄或肠道准备不良而未经调整），且可重复。尽管目前内镜的 PM 定义和评价方法依然描述不充分且表现不一致[27]，但通过制定国际标准来纠正这个问题的措施很受欢迎。另一个需要标准化的部分是获取并发症方法的稳定性，否则会出现相反情况，质量差的服务可能评价更好，而这仅仅是因为他们没有发现已发生的并发症。

不同的 PM 适用于不同的方法。常见事件的 PM，如 ERCP 的预期导管插管或结肠镜检查的腺瘤检测，适合于定量分析。然而，罕见事件，如癌症漏诊或内镜导致的穿孔，最好通过对每一个不良事件（根本原因分析）进行定性评估。更罕见的事件也可以由内镜检查医疗机构而不是内镜

ST MARK'S HOSPITAL

Wolfson Unit for Endoscopy

内镜检查安全清单		☑患者身份信息标记
内镜插入前	团队介绍	□是
	患者身份信息	□是
	报告软件上正确的屏幕显示	□是
	正确的步骤	□是
	适应证	□是
	知情同意	□是
	监护（静脉通道、血氧饱和度）	□是
	过敏	□是 □否
	合并症	□是 □否
	抗凝剂	□是 □否
	正确的内镜和试剂	□是
操作结束时登记	标本和标记	□是 □不适用
	精确报告	□是
	随访	□是
姓名：（医生 / 护士）................................日期 / 时间..................................签名...........................		

图 9.2 内镜检查单举例 [33]

医生进行评估，尽管这种方法有时可能忽略表现不佳的个体。

9.3.3 实用性

采集和分析数据是权衡所有 PM 的实用性手段。虽然许多高度复杂的PM在质量方面是合理的，但在繁忙的服务中执行这些措施可能是不现实或不可能的。考虑因素包括 PM 的数量、计算 PM 所需的数据源的数量（例如，ADR 需要病理学和内镜检查数据，而息肉切除率却不需要），以及数据是否以电子方式存储，而电子内镜报告系统是允许及时收集数据和生成自动标准化 PM 报告的一个重要组成部分。

9.3.4 管理体系

质量保证（QA）的实用性和客观性主要受管理设施的影响。质量保证需要政府决心和各级强有力的领导。为了使质量管理成功，需要将他们组织起来并纳入内镜检查服务的日常活动中。在当地，需要医院管理部门的支持。然而，区域性或国家当局的支持也是可取的，目前最好的质量保证体系是由结直肠癌筛查项目（图 9.4）引入。这些适度的融资方案对数据的自动（电子收集）采集和 PM 的评估采用一种集中式的质量保证方法，这确保了PM评估方法的客观性、标准化，同时，集中化的性质节省了时间和金钱。

最好的管理是质量评价过程具有强制性，且由那些有权对结果采取行动的医生进行监督。如果一个管理计划是自愿的，那么，那些表现不理想的医生可能不会参与患者的治疗，不会对患者造成持续伤害。强制参与是不可取的，但通过激励参与的手段已经取得了一定程度的成功，这种情况在英国和美国都被验证过，在这两个国家，参与者或不参与者可能会得到奖励或受到罚款[28]。

9.3.5 负面后果

PM 旨在衡量和提高质量。然而，也可能会有预料不到的结果。也许，最好的描述是“博弈论”。也就是说，内镜检查者可能不适当地调整自己的做法，仅仅是为了追求 PM 目标，或者可能调整自己的报告，使自己数据看起来比实际情况更好（例如，声称失败的结肠镜检查实际上是一种灵活的乙状结肠镜检查，这样就不会影响他们的盲肠插管率）。显然，这是一个有关诚信的问题。集中控制，使用不易受博弈论影响的稳健和客观的衡量指标，有助于降低这一风险，尽管这并不能完全消除风险。

ERCP 的质量指标摘要			
质量指标	建议等级	评价类型	绩效目标
操作前			
·按照已公布适应证的标准列表确定适应证的 ERCP 操作频率，并记录该适应证（优先级指标）	1C+	处理	>90%
·获得知情同意的频率，包括与 ERCP 相关风险的具体讨论，并有完整的文件记录	1C	处理	>98%
·对 ERCP 术的抗生素的使用频率进行管理并记录	2B	处理	>98%
·由经过充分培训并具有 ERCP 操作资格的内镜医生管理 ERCP 的频率	3	处理	>98%
·每个内镜医生记录每年进行的 ERCP 数量的频率	1C	处理	>98%
操作中			
·记录深部导管插管的频率	1C	处理	>98%
·记录未手术切开的先天性乳头状病变患者的深部导管插管频率（优先级指标）	1C	处理	>90%
·记录 X 线检查时间和辐射剂量的频率	2C	处理	>98%
·记录成功取出胆管解剖正常的患者 <1cm 的胆管结石的频率（优先级指标）	1C	后果	≥ 90%
·成功完成并记录梗阻在分叉以下的解剖正常的胆道梗阻患者的支架放置情况的频率（优先级指标）	1C	后果	≥ 90%
术后操作			
·编写详细的 ERCP 报告的频率，该报告应详细说明具体操作技术、所使用的特定附件及所有预期的结果	3	处理	>98%
·记录急性不良事件和医院转诊的频率	3	处理	>98%
·记录 ERCP 术后胰腺炎的发生率（优先级指标）	1C	后果	N/A
·穿孔类型和发生率	2C	后果	≤ 0.2%
·接受 ERCP 的患者在括约肌切开术或括约肌成形术后临床上明显出血的发生率	1C	后果	≤ 1%
·在 ERCP 术后 14d 或 14d 以上与患者联系以发现并记录 ERCP 术后延迟不良事件的频率	3	处理	>90%

图 9.3　美国消化内镜学会（ASGE）ERCP评价指标[34]。ERCP：经内镜逆行胆胰管成像

PM 的另一个潜在负面后果与数据如何发布有关。PM 无论是向更广泛的卫生保健服务领域还是向公众公开发布，都允许用户和服务专员自己评估质量。这对于激励用户以改善质量的作用是非常大的。然而，如果数据公开后被误解或被不适当地比较，也可能产生难以预料的后果。这可能会导致一种自我保护的内镜文化，在这种文化下，内镜医生不愿意接受更复杂的病例，可能导致结果更糟。解决这些问题的方法包括清楚地描述每个 PM 的局限性，调整执行过程的复杂性，在评估 PM 时仔细地定义排除项。还应考虑公开发布数据和使用署名或匿名报告的 PM 数据的利弊，特别是正在调查时，最初在一定程度上使用匿名数据可以使大家更相信该过程是可信的。

9.4　质量的提高

评价质量只是提高质量广义概念的一个组成部分。提高质量还需要在内镜服务中创建一种支持性的文化，其中包括培训、认证和对表现不佳者的管理。

近年来，内镜检查培训的特点是越来越复杂和结构化，包括虚拟现实模拟器、人体模型（尤其是治疗过程）和基于循证学的一对一培训项目，

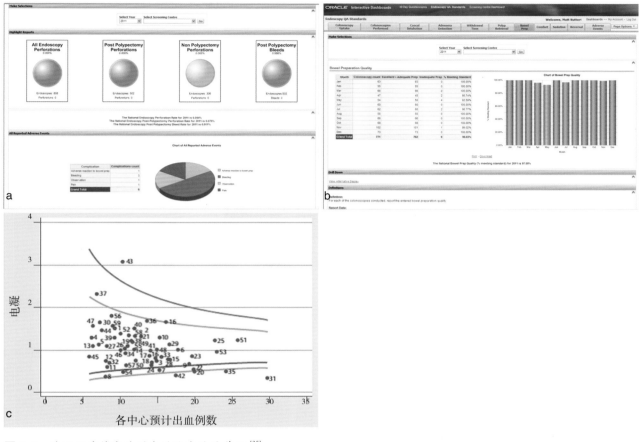

图 9.4　英国肠癌筛查计划自动输出结果举例 [35]

以及与内镜培训师一起定制课程，内容不仅涉及内镜方面，还可涉及培训方法和培训评估形式（图 9.5）。

在独立执业之前，对内镜检查受训者的正式认证越来越普遍，无疑提高了对患者的保护水平，使患者避免遇到缺乏经验和能力不足的内镜检查者。然而，它的全球推广，特别是对目前独立执业的内镜医生是有争议的。许多认证服务机构已经妥协，只为新培训的内镜医生进行认证，预计在数十年内，所有独立执业的内镜医生都将在开始时获得认证。

当通过评价 PM 发现潜在的不良表现时，以支持性和建设性的方式进一步分析和行动是很重要的。许多组织已经为管控不佳而建立了明确、开放、结构化的流程 [29]，并且如果处理得当，根据以往经验，大多数内镜医生都接受这种方式。然而，这并不是普遍存在的，有时可能会有人抵

制个人甚至机构参与此类流程。这可能是由于尴尬或担心自己的水平被证明不佳，如果有财政或服务因素促使继续保持现状，这可能会很明显。然而，对于高质量的治疗来说，克服这些障碍是很有必要的。

遗憾的是，提高内镜检查质量的举措的试验并没有取得普遍成功。例如，有证据表明，花费更多时间检查结肠黏膜的内镜医生，检测出现了更多的病理结果 [11]，然而，要求最短停药时间的举措导致产生了混杂的结果 [30-32]。我们不应将其作为放弃提高质量举措的证据，因为这些研究进一步加深了我们对支持高质量内镜检查技术的理解，允许我们改进培训方法。此外，这种直接干预只是质量改进的一个组成部分，更多的全球质量改进举措都取得了很大的成功。在英国，引入 PM 及其他措施，如结构化培训计划，可显著提

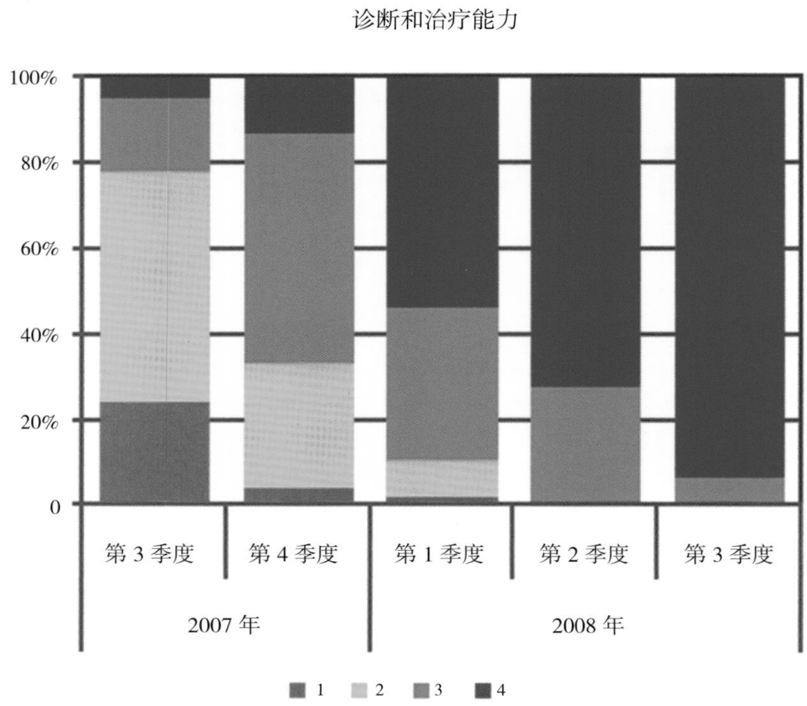

诊断和治疗能力

操作技能的直接观测评估	19	25	63	59	25

图 9.5 英国 JETS 培训计划内镜自动培训数据举例

高内镜检查的质量，从而使盲肠插管的成功率由 76.9% 提升到 92.3%[18]。

9.5 总 结

内镜检查的质量对于最大限度地提高获益和减少常见的侵入性手术中存在的潜在风险是至关重要的。提高内镜检查质量对公众健康的潜在益处是巨大的。尽管软式内镜手术问世已经半个世纪，但将 QA 和质量改进融入日常的内镜操作仍处于起步阶段。PM 正随着临床管理所涉及的各方面的要求而发展。在区域或国家层面上制定和配套客观、标准化和自动化流程，其重要性已越来越被重视。然而，对于加强质量评价和有效性质量改进措施的证据基础，目前仍需要优先进行探究。

（秦斌 译，王进海 审）

参考文献

[1] Kohn LT, Corrigan JM, Donaldson MS. To Err Is Human: building a Safer Health System. Washington: Committee on Quality of Health Care in America, Institute of Medicine, 2000.

[2] Rutter MD, Rees CJ. Quality in gastrointestinal endoscopy. Endoscopy, 2014, 46(6):526–528.

[3] Rajasekhar PT, Rutter MD, Bramble MG, et al. Achieving high quality colonoscopy: using graphical representation to measure performance and reset standards. Colorectal Dis, 2012, 14(12):1538–1545.

[4] Baillie J, Testoni PA. Are we meeting the standards set for ERCP? Gut,2007, 56(6):744–746.

[5] Cotton PB. Are low-volume ERCPists a problem in the United States? A plea to examine and improve ERCP practice-NOW. Gastrointest Endosc, 2011, 74(1):161–166.

[6] Williams EJ, Taylor S, Fairclough P, et al. Risk factors for complication following ERCP, results of a large-scale, prospective multicenter study. Endoscopy, 2007, 39(9):793–801.

[7] Williams EJ, Taylor S, Fairclough P, et al. BSG Audit of ERCP. Are we meeting the standards set for endoscopy? Results of a large-scale prospective survey of endoscopic retrograde cholangio-pancreatograph practice. Gut, 2007, 56(6):821–829.

[8] Valori R, Morris E, Rutter MD. Rates of Post Colonoscopy Colorectal Cancer (PCCRC)Are Significantly Affected by Methodology, but Are Nevertheless Declining in the NHS. UEG Week, 2014, Vienna.

[9] Pabby A, Schoen RE, Weissfeld JL, et al. Analysis of colorectal cancer occurrence during surveillance colonoscopy in the dietary Polyp Prevention Trial. Gastrointest Endosc, 2005, 61(3):385–391.

[10] Robertson DJ, Lieberman DA, Winawer SJ, et al. Colorectal cancers soon after colonoscopy: a pooled multicohort analysis.

Gut, 2014, 63(6):949–956.

[11] Barclay RL, Vicari JJ, Doughty AS. et al. Colonoscopic withdrawal times and adenoma detection during screening colonoscopy. N Engl J Med, 2006, 355(24):2533–2541.

[12] Chen SC, Rex DK. Endoscopist can be more powerful than age and male gender in predicting adenoma detection at colonoscopy. Am J Gastroenterol, 2007, 102(4):856–861.

[13] Pohl H, Srivastava A, Bensen SP, et al. Incomplete polyp resection during colonoscopy-results of the complete adenoma resection (CARE) study. Gastroenterology, 2013, 144(1):74–80.e1.

[14] Raftopoulos SC, Segarajasingam DS, Burke V. et al A cohort study of missed and new cancers after esophagogastroduodenoscopy. Am J Gastroenterol, 2010, 105(6):1292–1297.

[15] Cohen J, Safdi MA, Deal SE, et al. ASGE/ACG Taskforce on Quality in Endoscopy. Quality indicators for esophagogastroduodenoscopy. Am J Gastroenterol, 2006, 101(4):886–891.

[16] Faigel DO, Pike IM, Baron TH, et al. ASGE/ACG Taskforce on Quality in Endoscopy. Quality indicators for gastrointestinal endoscopic procedures: an introduction. Am J Gastroenterol, 2006,101(4):866–872.

[17] Park WG, Cohen J. Quality measurement and improvement in upper endoscopy. Tech Gastrointest Endosc, 2012, 14(1): 13–20.

[18] Gavin DR, Valori RM, Anderson JT, et al. The national colonoscopy audit: a nationwide assessment of the quality and safety of colonoscopy in the UK. Gut, 2013, 62(2):242–249.

[19] Enochsson L, Swahn F, Arnelo U. Nationwide, population-based data from 11,074 ERCP procedures from the Swedish Registry for Gallstone Surgery and ERCP, Gastrointest Endosc, 2010,72(6):1175–1184, 1184.e1–1184.e3.

[20] Baron TH, Petersen BT, Mergener K, et al. ASGE/ACG Taskforce on Quality in Endoscopy. Quality indicators for endoscopic retrograde cholangiopancreatography. Am J Gastroenterol, 2006, 101(4):892–897.

[21] Cotton PB, Garrow DA, Gallagher J, et al. Risk factors for complications after ERCP: a multivariate analysis of 11,497 procedures over 12 years. Gastrointest Endosc, 2009, 70(1):80–88.

[22] Yalamarthi S, Witherspoon P, McCole D, et al. Missed diagnoses in patients with upper gastrointestinal cancers. Endoscopy, 2004, 36(10):874–879.

[23] Corley DA, Jensen CD, Marks AR, et al. Adenoma detection rate and risk of colorectal cancer and death. N Engl J Med, 2014, 370(14):1298–1306.

[24] Kaminski MF, Regula J, Kraszewska E, et al. Quality indicators for colonoscopy and the risk of interval cancer. N Engl J Med, 2010, 362(19):1795–1803.

[25] Haynes AB, Weiser TG, Berry WR, et al. Safe Surgery Saves Lives Study Group. A surgical safety checklist to reduce morbidity and mortality in a global population. N Engl J Med, 2009, 360(5):491–499.

[26] de Vries EN, Prins HA, Crolla RM, et al. SURPASS Collaborative Group. Effect of a comprehensive surgical safety system on patient outcomes. N Engl J Med, 2010, 363(20):1928–1937.

[27] Rutter MD, Senore C, Bisschops R, et al. The European Society of Gastrointestinal Endoscopy Quality Improvement Initiative: developing performance measures. Endoscopy, 2016, 48(1):81–89.

[28] Calderwood AH, Jacobson BC. Colonoscopy quality: metrics and implementation. Gastroenterol Clin North Am, 2013, 42(3):599–618.

[29] Thomas-Gibson S, Barton JR, Green J, et al. Mentoring and Quality Assurance of Screening Endoscopists within the NHS Bowel Cancer Screening Programme. NHS BCSP Publication, 2013.

[30] Barclay RL, Vicari JJ, Greenlaw RL. Effect of a time-dependent colonoscopic withdrawal protocol on adenoma detection during screening colonoscopy. Clin Gastroenterol Hepatol, 2008, 6(10):1091–1098.

[31] Lin OS, Kozarek RA, Arai A, et al. The effect of periodic monitoring and feedback on screening colonoscopy withdrawal times, polyp detection rates, and patient satisfaction scores. Gastrointest Endosc, 2010, 71(7):1253–1259.

[32] Sawhney MS, Cury MS, Neeman N, et al. Effect of institution-wide policy of colonoscopy withdrawal time> or =7 minutes on polyp detection. Gastroenterology, 2008, 135(6):1892–1898.

[33] Matharoo M, Thomas-Gibson S, Haycock A, et al. Implementation of an endoscopy safety checklist. Frontline Gastroenterol, 2014, 5(4):260–265.

[34] Adler DG, Lieb JG II, Cohen J, et al. Quality indicators for ERCP. Gastrointest Endosc, 2015, 81(1):54–66.

[35] Blanks RG, Nickerson C, Patnick J, et al. Evaluation of colonoscopy performance based on post-procedure bleeding complications: application of procedure complexity- adjusted model. Endoscopy, 2015, 47(10):910–916.

第 *10* 章　内镜诊疗的并发症

Daniel Blero，Jacques Devière

10.1　概　述

内镜诊疗的并发症是指偏离最初的诊断和（或）治疗计划的不良事件，当它延长住院时间和（或）导致非计划入院时被视为严重不良事件[1]。内镜诊疗的并发症发生率可能会随着适应证和治疗程序复杂性的增加而增加。预防并发症的最佳方法是仔细把握适应证，避免不必要的侵入性检查。消化内镜检查是一个在多学科环境中迅速发展的学科，且随着替代性、无创性诊断技术的发展而逐渐发生变化，例如，磁共振胆胰管成像（MRCP）可完全代替诊断性经内镜逆行胆胰管成像（ERCP）而用于胆道成像。随着内镜操作日益复杂化，拥有大量技术知识和附加知识变得至关重要，并且很明显的是，许多操作必须集中在专门的诊治中心进行。在多学科的环境中取得经验和积累经验对于为特定适应证选择最佳操作方法和减少不良事件的发生是必要的。既然内镜治疗为开放性手术提供了更多的选择，那么传播这些操作结果的信息也很重要，这样可以避免用不适当的治疗方法来处理已知或可疑的并发症。例如，在黏膜下手术和透壁内镜治疗的术后管理过程中，影像学检查可能会发现游离气体，而这种患者可能会被采取不恰当的侵袭性手术[2]。

术前患者的教育和知情同意（第 3 章）至关重要。为了尽量减少、预防和充分管理不良事件，治疗的标准化、内镜治疗小组的组织及其培训，以及对指南的遵守也是必不可少的。本章将回顾内镜诊断和治疗的常见并发症，还将对不同的医疗模式、内镜管理模式和手术管理模式进行讨论。

10.2　总　则

10.2.1　心肺和镇静相关事件

正确进行内镜检查的基础是镇静剂的选择和监测应当与计划的内镜操作相适应。心肺不良事件占消化内镜相关危重症和死亡事件的 50%[3-4]。这些不良事件包括临床上不明显的血氧饱和度降低、临床心律失常、过度负荷、吸入性肺炎、呼吸衰竭、心肌梗死和休克。考虑到手术类型和患者状况，许多不良事件与镇静不当有关，但也可能与其他不良事件有关，如出血、败血症和穿孔。

在进行适度镇静（第 4 章）之前，必须关注患者的医疗情况手术史和基线药物，特别是抗血栓药物及药物过敏情况。美国麻醉医师协会（ASA）评分是一个有效的手术镇静风险预测指标。其他危险因素包括年龄、麻醉类型、住院情况、紧急手术和实习学生的参与。在进行高风险的出血性操作时，患者不应暂停其心血管药物治疗（抗血栓药物除外）（表 10.1）[5]。对于血栓高危患者，该决定应根据其他专家（心脏病学、神经学等）的建议进行。

当不使用或进行最低程度的镇静时，通常建议使用咽部麻醉。怀疑有胃出口梗阻或胃轻瘫的非插管患者，应谨慎使用或避免使用咽部麻醉，同样，在上消化道活动性出血的情况下也应谨慎使用，因为这会增加吸入性肺炎的风险[3]。建议对缺血性心血管疾病患者进行预氧合治疗，并在手术过程中补充氧气以避免缺血性事件。所有患者在检查前、检查中和检查后必须使用脉搏血氧测定法进行监测，并持续到完全恢复。管理和避免心肺不良事件需要具备基本生命支持能力，应了解患者的基本医疗状况，以及所使用药物及其逆转剂的药理特性。

10.2.2　感　染

感染尽管比较罕见[6]，但仍可发生。微生物可通过内镜从一名患者传播到另一名患者，或（甚至更罕见的）通过再处理设备传播。内源性消化道菌群可通过黏膜撕裂或穿孔发生移位，无菌室可被患者消化道菌群污染（例如，在 ERCP 期间，导管阻塞和引流不畅时），或微生物从患者传播到内镜检查组工作人员（反之亦然）。

所有报告的患者间传染的病例是由于未能正确遵守各学会软式内镜消毒和再处理的指南[78]，这类指南于 2003 年首次公布。然而，必须指出的是，当十二指肠镜没有针对污染物的适当消毒设计导致严重的医源性感染时，这类感染仍然具有重要意义[9]。

对于内镜下细菌易位的预防，怀疑胆管引流不全、积液或囊肿穿刺、经皮内镜下胃造口术（PEG），以及静脉曲张出血的患者，建议采用预防性抗菌方案。在某些情况下，预防需要在治疗前单剂量给药；而在其他情况下，可能需要继续给药，如胆管引流不畅或静脉曲张出血。新技术涉及透壁通路，如超声内镜（EUS）引导下的胆管引流术、经口内镜下肌切开术（POEM）和胃透壁治疗，无论是否继续治疗，都需要抗生素预防。遗憾的是，目前缺乏这些适应证的前瞻性证据。

应制定保护内镜检查人员免受患者体液感染或污染的制度，遵守机构通用的暴露教育指南和暴露后管理制度[10]。

10.3　上消化道内镜

10.3.1　诊断性上消化道内镜

诊断性上消化道内镜检查通常被认为是一种安全的操作，总的并发症和死亡率分别为 0.13% 和 0.004%[11]。在诊断内镜检查中，操作诱发的 Mallory-Weiss 撕裂发生率低于 0.5%，通常与明显出血无关[12]。在没有血小板减少症、凝血类疾病或门静脉出血的情况下，黏膜活检后出血是罕见的。血小板计数 >20 × 10^9/L 的患者可以安全地进行活检[3,13]。继发于诊断性上消化道内镜检查的穿孔非常罕见，估计发病率 <0.03%[3]。穿孔的危险因素包括内镜检查者经验不足、颈椎骨赘、Zenker 憩室、咽囊肿和食管狭窄。在诊断过程中，嗜酸粒细胞性食管炎是黏膜撕裂和穿孔的公认危险因素[14]。

10.3.2　上消化道内镜治疗

上消化道内镜治疗在过去的 10 年中显著增长，与诊断性操作相比，不良事件的发生率也高得多（大约 10 倍）[15]。

◆ 狭窄、贲门失弛缓症、扩张

食管狭窄的扩张术和贲门失弛缓症的球囊扩

表 10.1　内镜操作的出血风险

出血风险	内镜操作	继续口服阿司匹林？	继续口服氯吡格雷或普拉格雷？
低风险	· EGD、结肠镜检查和（或）活检	是	是
	· 不进行 FNA 的 EUS	是	是
	· 结肠息肉切除术（＜ 1cm）	是	否
	· 消化道狭窄扩张	是	否
	· 实质性病变的 EUS-FNA	是	否
	· 消化道支架	是	否
	· 不经内镜括约肌切开术的 ERCP 支架植入术或乳头球囊扩张术	是	是
	· 血管发育不良的 APC 治疗	是	是
高风险	· EMR、ESD 和壶腹切除术	否	否
	· 内镜下括约肌切开术	是	否
	· 内镜下括约肌切开术和（或）大乳头大球囊扩张术	否	否
	· 结肠息肉切除术（＞ 1cm）	是	否
	· 囊性病变的 EUS-FNA	否	否
	· 经皮内镜下胃造口术	是	不适用
	· 食管静脉曲张结扎术	是	否

EGD：食管胃十二指肠镜检查；EMR：内镜下黏膜切除术；ERCP：经内镜逆行胆胰管成像；ESD：内镜下黏膜剥离术；EUS：超声内镜；FNA：细针吸取；APC：氩等离子体凝固；EUS-FNA：超声内镜引导细针穿刺抽吸术。经许可引自 Reproduced with permission from Boustière C, Veitch A, Vanbiervliet G, et al. European Society of Gastrointestinal Endoscopy. Endoscopy and antiplatelet agents. European Society of Gastrointestinal Endoscopy (ESGE) Guideline. Endoscopy, 2011, 43(5):445–461

张术易引起特殊的并发症，包括穿孔、出血和支气管误吸。有合并症的患者，支气管误吸可以通过气管内插管来处理，尽管这也与特定的不良事件有关[16]。穿孔风险因手术适应证和技术的不同而不同。贲门失弛缓症的球囊扩张术风险高达4%[17]。扩张球囊直径从 30mm 开始，并且不大于 35mm 可以减少这种风险[17]。随着 POEM 术的出现，球囊扩张术的使用可能会减少[18]。食管恶性狭窄和腐蚀性狭窄发生穿孔的风险是良性（消化性）狭窄的 2 倍[19]。复杂的食管狭窄（即不对称，直径小于 12mm 或内镜无法通过）也与并发症的发生率有关[19]。另一个确定的穿孔风险因素是操作者的经验水平。在扩张操作过程中，操作者有超过 500 例上消化道内镜检查的操作经验，会使穿孔的风险降低 4 倍[3]。大多数穿孔发生在扩张的第一阶段[20]。三项独立的研究都未能证明对于良性狭窄患者，探条扩张器比球囊扩张器更安全[21]。

◆ 支架植入

自膨胀式金属支架（SEMS）植入术是治疗恶性吞咽困难和恶性气管食管瘘的一种方法[22-23]。在良性病例中，SEMS 也可用于修补上消化道瘘[24-25]，然而其并发症发生率可达 20%~40%[26]。胸部或上腹部疼痛是 SEMS 植入后常见的并发症，但通常是短暂的。急性穿孔是罕见的，需要先进行扩张者除外。晚期穿孔和出血的风险常发生于较大的支架上，尤其是当支架植入胃食管交界部时，食管壁不对称的压力易导致溃疡、穿孔和（或）出血。然而，使用较大的支架确实降低了其他不良事件的发生率，例如，支架的迁移和肿瘤的生长[26]。在胃食管交界部放置支架后，使用质子泵抑制剂（PPI）和体位预防措施是必须的。目前，有效的抗反流支架还没有建立[27]。

支架植入术的晚期并发症还包括组织增生引起的复发性狭窄（部分覆膜支架的裸露部分）和肿瘤过度生长。如果支架植入用于良性适应证，则可以通过在第一个支架内临时放置第二个全覆膜支架来治疗组织增生，这将压迫炎症组织，并允许将支架移除[24-26]。在移除 SEMS 后，可能发生近端或远端的继发性纤维狭窄，并且通常用扩张来治疗。

◆ 息肉切除术、内镜下黏膜切除术和内镜下黏膜剥离术

息肉切除术、内镜下黏膜切除术（EMR）和内镜下黏膜剥离术（ESD）通常与出血有关，尽管大部分出血是术中的、可控的内镜下出血，而与临床无关。食管切除术的穿孔发生率为 3%，胃切除术的穿孔发生率为 1%[28-30]。瘢痕狭窄是晚期并发症，主要发生在食管切除术后[31]。食管或胃 EMR/ESD 术后延迟出血是罕见的（<5%）[28,30]，为防止迟发性出血，一些作者建议在胃切除手术过程中，将所有可见的黏膜下血管进行凝血。但常规状态下，不推荐这样操作凝血和二次内镜检查[32]。在手术后通常进行 PPI 治疗。与食管、胃切除术相比，迟发性出血多发生在十二指肠黏膜切除术后，出血率为 4%~33%。一些研究者建议在切除后放置多个止血夹来夹闭黏膜[33]。

在过去的 20 年里，烧灼疗法 [如氩等离子体凝固（APC）、光动力疗法、主要是射频消融术] 已经用于癌前或早期表浅恶性病变的治疗和晚期肿瘤的姑息治疗。光敏性是与光动力疗法相关的一种特殊的并发症，用于食管病治疗时，也可能导致狭窄[34-35]。狭窄也是环形射频消融术治疗难治性混合型巴雷特食管的晚期并发症。

◆ 非静脉曲张性出血的止血

非静脉曲张性出血的止血疗法包括注射疗法和热疗法或机械疗法相结合。虽然肾上腺素注射液（0.1mg/mL）不会引起并发症，但注射硬化剂（如聚多卡醇、乙醇胺或无水乙醇）易引起不可控的出血[36]，从而导致危及生命的组织坏死[37]。采用双极电凝或加热器探头可获得凝血效果。这些设备的穿孔率为 0~2%，并且重复操作可使穿孔率增加[38-39]。单极探头穿孔率较高，基本已停止使用。

用于治疗食管静脉曲张出血的方法包括套扎术、静脉曲张闭塞和硬化治疗。内镜下套扎术和硬化治疗一样有效，几乎不引起并发症或伴随极少的严重并发症（穿孔率分别为 <0.7% vs 2%~5%，浅表溃疡率分别为 5%~15% vs 70%~90%），对总死亡率的影响很大。它已经成为急性出血及静脉曲张出血的一级和二级预防的首选治疗技术[40-42]。注射氰基丙烯酸酯黏合剂比内镜下套扎术治疗胃静脉曲张出血更有效，但也有风险，2%~5% 的病例可

能发生栓塞[43]。肺栓塞通常比较少见，并且可能出现不良临床结局。可能会出现致死性的反常栓塞（尤其是未使用镇静剂、有卵圆孔、短暂开放的患者）。

◆ 异物取出

取出异物的过程中，不良事件的发生率可达8%[44]。最常见的并发症是吸入性肺炎，可通过气管内插管预防，但有时在紧急情况下很难预防。另一个主要的并发症是黏膜撕裂，发生于经食管移除尖锐物体的过程中。可以通过在远端使用保护罩或外套管来防止撕裂。但是，外套管本身会导致食管黏膜撕裂和穿孔。使用外套管时应使患者左侧卧位，以确保在插管时颈部能够充分伸展。

10.3.3　上消化道穿孔的处理

虽然穿孔是一个可怕和众所周知的上消化道内镜并发症，但它的处理方法已经得到改善。穿孔不再被认为是一个绝对的手术指征。手术过程中出现的小穿孔（<2cm），可通过经内镜钳道（TTS）夹子夹闭。特殊穿孔需要更强大的修补装置[45-46]。SEMS（部分或全部）也已经被用来修补大穿孔，尤其是在扩张后发生的穿孔[24,26]。图 10.1 展示了一种处理上消化道穿孔的方法[27,45,47]。由于穿孔的及时识别和处理至关重要，当高风险操作结束时，如果可能，应该在透视下注射水溶性对比剂仔细检查。

当怀疑会发生迟发性食管穿孔时（其特征是持续或加重的疼痛、发热、呼吸窘迫和血流动力学不稳定），可使用水溶性对比剂检查，或者可以使用颈部和胸部的计算机断层扫描（CT）。在可能的情况下，内镜下的修补应该与所有可视化收集的液体引流一起进行[24]。

胃或十二指肠穿孔也适用同样的原则，但内镜关闭在吸取胃内容物的同时主要依靠内镜夹的使用[45]。

10.3.4　上消化道出血的处理

治疗性内镜下的出血是手术的一部分，尤其是在息肉切除术、EMR 或 ESD 手术中。即刻出血和迟发出血可以使用凝血钳（EMR 或 ESD 期间首选）或夹子来处理。食管支架植入术后发生的出血，特别是在初次手术后发生的出血，应始终通过适当的影像学来评估，因为存在食管 – 主动脉瘘的潜在风险[48]。

10.4　小肠镜检查

多种内镜技术都可用于检查小肠，包括推式肠镜、单气囊小肠镜（SBE）和双气囊小肠镜（DBE）、螺旋式小肠镜和可视胶囊内镜。研究数据中最多的是关于 DBE 和可视胶囊内镜。DBE 最常见的不良反应包括穿孔、出血、胰腺炎及与镇静有关的不良事件。与 DBE 有关的不良事件在诊断检查中的发生率为 0.4%~0.8%，在治疗过程中为 3%~4%[49-50]。

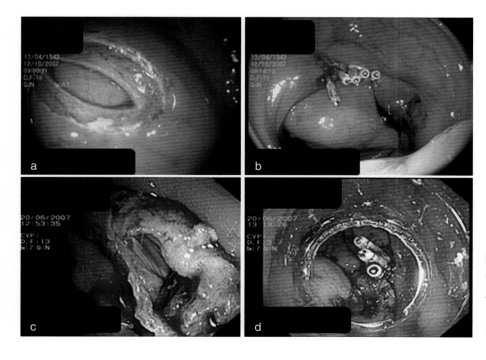

图 10.1　结肠镜检查中的穿孔可能发生在息肉切除术后（a，c），也可能是由于内镜的直接创伤造成（b，d）。当穿孔较小时，大多数患者可以立即接受内镜夹治疗

据报道，与顺行 DBE 相关的胰腺炎发生率始终维持在 0.3%。胰腺炎的发病机制尚不清楚。可以通过避免球囊在十二指肠水平部的膨胀来预防胰腺炎[51]。肠镜检查后穿孔通常需要及时进行外科治疗。

可视胶囊内镜的主要并发症是胶囊滞留（发生率为 1%~2%）[52]。胶囊滞留在狭窄患者中更常见，尤其是与克罗恩病相关的患者。小肠放射性异常，15.4% 与胶囊滞留有关，通常需要手术或 DBE 探查才能恢复[53]。

10.5 结肠镜检查

结肠镜检查是诊断结直肠癌和治疗结直肠息肉的金标准。诊断性结肠镜检查严重不良事件的发生率为 0.02%~0.07%[54]。如果用磷酸钠进行肠道准备，可能发生低血容量、高磷血症，甚至死亡。年龄、已存在的肾衰竭和非甾体抗炎药的使用都是引起这一并发症的危险因素[55]。

10.5.1 穿 孔

这种最可怕的并发症在不同文献中报道的发生率各不相同。英国一项多中心前瞻性研究显示，在 9 223 例结肠镜检查中，诊断性结肠镜检查的穿孔率为 0.11%，治疗性结肠镜检查的穿孔率为 0.21%[54]。

在内镜检查中发生结肠穿孔的三种可能的情况包括脆弱结肠壁过充气导致穿孔；压力过度造成机械穿孔；治疗性结肠镜检查后穿孔，发生于因息肉切除、EMR、ESD 和（或）凝血而变得脆弱的结肠壁。根据 183 例结肠穿孔患者的研究结果发现，最主要的穿孔部位是乙状结肠（72%），其次是升结肠和降结肠（各 8.6%）、直肠（6.9%）和横结肠（3.4%）[56]。结肠镜检查中发生穿孔的

危险因素包括治疗性结肠镜检查（息肉切除术、EMR、狭窄扩张、APC）、年龄 >75 岁、憩室病、既往腹部手术史、结肠梗阻和女性[57]。

EMR 或 ESD 过程中的穿孔（后者约占 30%）[58]能被立即识别，切除标本上的"靶征"是有用的。EMR 穿孔的危险因素包括横结肠或右结肠的位置、整体切除，以及切除的标本中存在高度异型增生或黏膜下癌[59]。在大多数情况下，腹膜结构是很明显的，但突然胀气和（或）急性疼痛则是穿孔的迹象[56]。在半数病例中，穿孔长度 <2cm，不易辨认。这就是诊断常常被延迟（从手术后 1h 到数周）的原因[56]。合并腹膜炎的明显穿孔很容易诊断，而因很小的穿孔出现局限性腹膜征象的患者的诊断往往更具有挑战性。这些腹膜征象有时会迟发，被称为"息肉切除术后综合征"或"透壁烧伤综合征"。息肉切除术后综合征可进行保守治疗[58]。在任何怀疑穿孔的病例中，腹部 CT 是鉴别结肠穿孔和息肉切除术后综合征的首选检查方法，后者的特点是缺乏弥漫性的游离气体。

10.5.2 结肠穿孔的处理

由于穿孔的多发性和穿孔类型的多样性（穿孔机制、大小和位置），结肠穿孔的合理处理仍然存在着争议（图 10.2）[60-64]。经自然腔道内镜手术（NOTES）过程中用于处理消化道穿孔的内镜技术和黏膜下层剥离术已经提高了穿孔的处理水平，并将取得进一步发展。

虽然大多数结肠穿孔患者需要手术治疗，但有些患者可以进行保守治疗，特别是内镜操作者能在镜下修补的穿孔[65-66]。就治疗目的而言，修补的疗效尚未完全确定；一项纳入 75 例病例的回顾分析研究显示，修补成功率为 69%~93%，而在

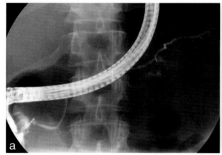
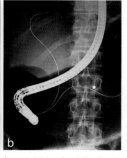
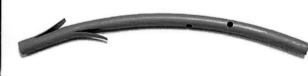

图10.2　在对完整的乳头进行任何操作前，必须经直肠给予吲哚美辛。高危患者 [腺泡化（a），对正常胰腺进行多次操作] 可能受益于胰管支架对胰腺炎的预防作用。如果将导丝插入胰腺，导丝可以留在原位，并有助于进一步的胆管插管（b）。在操作结束时，插入胰管支架（c；5Fr，无近端皮瓣）

完成内镜修补的患者中没有出现死亡病例[66]，但这些数值可能被高估。内镜修补成功的关键因素是小穿孔（<2cm）、早期识别、肠道清洁和及时彻底夹闭[67]。像 OVESCO（Ovesco Endoscopy, Germany）这样的超视距金属夹正在被使用，并取得了良好的效果。近期一项回顾所有医源性消化道穿孔的系统报告显示，使用标准夹子的患者中有 90% 成功完成了临床内镜下修补，使用超视距夹子的患者中有 88% 成功完成了临床内镜下修补[45]。虽然这可能不是一个真正的比较，但值得强调的是，至少对于结肠而言，标准 TTS 夹仍然是首选[59]。确定各种内镜修补技术的作用还需要前瞻性随机研究来探索。如果要进行穿孔的内镜下修补时，应立即进行 CO_2 注入（如果尚未使用），并特别注意与腹腔内高血压引起的心脏预负荷降低相关的低血压。通过穿刺及时进行腹腔减压。保守治疗包括禁食、静脉补液、使用广谱抗生素和密切的临床监测。成功修补穿孔的指征为最初 48h 内有临床改善。所有临床情况较好，局部有腹膜炎症状，穿孔被内镜闭合或自然封闭的患者，均可考虑采用这种保守治疗的方法[67-68]。

对于广泛性腹膜炎和（或）内镜闭合失败的患者、保守治疗后病情恶化的患者，以及最终出现需要手术治疗的结肠疾病（如结肠癌）的患者，手术治疗是标准治疗方法。在没有腹腔内粪便污染的情况下，通常可以简单地闭合穿孔。另外，也可以选择小肠切除吻合术和结肠切除术加临时结肠造口术。

需要手术的结肠穿孔患者的发病率和死亡率分别为 21%~53% 和 0~26%[57-58,68]。手术部位感染频繁，心肺并发症和多器官衰竭是主要死亡原因[57-58]。

10.5.3　出　血

出血是息肉切除后最常见的并发症（发病率为 0.3%~6.1%）[69-70]。没有证据表明阿司匹林或非甾体抗炎药的使用会增加黏膜活检或息肉切除术后出血的风险[71]。但是，读者可参考有关内镜检查期间抗凝和抗血小板药物管理的指南[5]。出血的风险取决于息肉的类型、大小和切除技术。

内镜下即刻出血（1.5%）必须与息肉切除术后数小时至 1 个月的迟发性出血（2%）鉴别。在大多数情况下，持续性活动性出血可以通过内镜

下止血工具进行处理，如将残余根部压缩、注射肾上腺素、电灼（凝血钳或圈套器顶端）、圈套器和夹子。由于肠壁较薄，使用电灼术时应谨慎。带蒂息肉即刻出血可以通过单纯凝固[72]、注射肾上腺素、夹闭或用圈套器闭合创面来预防。没有任何预防措施被证明在预防迟发性出血方面是有效的[73]。在 EMR 或 ESD 过程中发生的出血最好通过凝血进行有效的控制[74]。

10.5.4　罕见并发症

与结肠镜检查相关的非常罕见的不良事件包括戊二醛引起的结肠炎（可能是由于内镜在再处理过程中处理不当）和肠外创伤，例如，在插入困难时，因腹内压力过大而导致脾破裂和肝血肿[75-76]。

10.6　ERCP

ERCP 改变了胆胰管疾病的治疗模式，但同时也是内镜治疗中要求最高的手术之一。除了与上消化道内镜操作相关的不良事件外，与胆胰操作相关的具体的不良事件包括出血、穿孔、感染、胰腺炎[77]（表 10.2）。21 项回顾性研究分析表明，在 16 855 例患者中，ERCP 相关并发症发病

表 10.2　ERCP 并发症分类

	轻度	中度	重度
出血	血红蛋白水平下降（<30g/L），无须输血	输血 ≤ 4U，无须血管造影或手术干预	输血 ≥ 5U 或需手术、放射干预
穿孔	可能或只有非常轻微的液体或对比剂泄漏，可通过液体和抽吸治疗 3d 或更短	任何明确的穿孔需内科治疗 4~10d	10d 以上的内科治疗或介入治疗（经皮穿刺、内镜或外科手术）
感染（胆管炎）	体温 38℃ 以上，持续 24~48h	发热或感染性疾病，需要住院治疗 3d 或内镜治疗或经皮介入治疗	感染性休克或需要外科手术
ERCP 术后胰腺炎	临床诊断胰腺炎，术后 24h 后淀粉酶水平至少为正常值的 3 倍，需要住院或延长原计划住院时间	胰腺炎需要住院 4~10d	住院 >10d，或出血性胰腺炎、蜂窝织炎，或假性囊肿，或介入治疗（经皮引流或手术）

ERCP：经内镜逆行胆胰管成像。经允许引自 Cotton PB, et al. Gastrointest Endosc, 1991, 37(3): 383－393

率为 6.85%（1.67% 为严重并发症），死亡率为 0.33%[78]。这些发现在两项纳入 7 252 例患者的前瞻性研究中得到证实，总并发症发生率为 5.3%，死亡率为 0.34%[79-80]。影响并发症发生的重要因素包括 ERCP 的适应证和操作者的病例数量，这可能导致严重并发症的发病率增加 2~3 倍[81]。由于这些原因，在过去 20 年里，将这些操作集中在病例数较多的医疗机构变得越来越有必要。

10.6.1 出 血

出血通常与括约肌切开术有关，据报道 ERCP 术出血发生率为 1.3%，死亡率为 0.05%[78]。一半出血患者在手术过程中能够被发现[81-82]。大多数出血的严重程度为轻度至中度。相关危险因素包括：患者病情（如术前胆管炎），凝血障碍，肝硬化或慢性肾衰竭，解剖变异（乳头周围憩室、结石嵌塞、乳头狭窄、Billroth Ⅱ 胃切除术），所使用的技术和术者问题（医疗机构或术者病例数较少、针刀括约肌切开术、括约肌切开术的时长，以及"再切"前的括约肌切开术）[77,81-83]。

大多数患者出血可以通过内科治疗和内镜治疗来处理[77]。治疗括约肌切开术后出血包括使用肾上腺素注射液（0.1mg/mL）治疗渗出型出血[84]。另外，可以使用热方法，如括约肌切开器导丝和电热探头可用于处理可见的血管或出血点[85]。机械装置，如 TTS 夹，虽然在侧视镜下难以操作，但可以作为二线治疗来控制括约肌切开术出血，应避免将其放置在胰腺口[86]。已有在括约肌切开术的位置填塞球囊的报道，但其有效性尚未确定[87]。

内切模式（Erbe，Inc., Germany）是一种自动控制切割 / 凝血系统，已被广泛采用，可降低轻微出血的发病率[88-89]。最后，解剖改变或凝血功能障碍的患者，可以使用球囊括约肌成形术（内镜下乳头状球囊扩张术），因为它降低了出血的风险（但遗憾的是，在一个完整的乳头上施行球囊扩张术会增加胰腺炎的风险）[77]。

10.6.2 穿 孔

穿孔虽然罕见，但却是 ERCP 最令人担忧的不良事件之一，在手术中的发生率为 0.6%[77-78]。最常见的是腹膜后十二指肠穿孔，发生在括约肌切开术的部位。十二指肠或空肠的游离腹膜穿孔是罕见的，常伴有解剖结构改变（Billroth Ⅱ 胃切

除术、十二指肠狭窄或憩室周围乳头状突起）。胆管穿孔通常发生在狭窄扩张处或通过狭窄处插入导丝引起创伤[90]。大多数腹膜后游离穿孔的患者需要手术治疗，而大多数腹膜后十二指肠穿孔的患者可以通过鼻胃吸引、水化和应用广谱抗生素保守治疗。如有可能，应放置鼻胆管导管，以确保胆、胰外引流。当在手术过程中发现腹膜后穿孔时，应立即尝试引流。手术中或腹膜穿孔后是否引流应根据患者情况具体分析，据报道这一并发症死亡率约为 5%[78,81,91-92]，应予以重视。

ERCP 相关穿孔在很大程度上可以通过使用精准的括约肌切开术来预防，这种手术总是由导丝引导进行，以确保在括约肌切开术过程中切割丝的正确方向。切口应循序渐进，避免拉链切口，认识乳头的解剖结构，根据胆总管远端大小调整括约肌切开术切口的大小。在复杂病例或大结石切除术中，在一个小的或不完整的括约肌切开术后进行内镜下乳头球囊扩张是一个有效的选择[93-94]。

10.6.3 感 染

ERCP 术后感染包括胆管炎、胆囊炎和"胰腺败血症"[指严重坏死性胰腺炎和（或）假性囊肿感染]。85% 以上的胆汁不完全引流的患者可能发生胆管炎和败血症[95]。ERCP 术后急性胆囊炎的发生率 <0.5%，可能与向排空不良的胆囊内注射对比剂有关，也可能与肿瘤、结石和（或）覆膜自膨胀支架堵塞胆囊管有关[77]。

正确进行内镜消毒和使用无菌附件是预防的关键。建议对所有梗阻进行引流，严格禁止对阻塞管道进行"诊断性"造影。抗生素预防已被证明对有感染心内膜炎风险的患者、已知有胰腺假性囊肿的患者、胆汁淤积或黄疸伴胆管扩张的患者有效[96-97]。如果引流不全，应该延长这种预防措施使用时间。

10.6.4 ERCP 术后胰腺炎

ERCP 术后胰腺炎（PEP）仍然是 ERCP 术后最常见的并发症和死亡原因。尽管随着技术和适应证的改进及预防措施的实施，该病的发病率有所下降，但在大群体中仍保持 2% 以上的发病率[98-99]。PEP 主要表现为术后胰腺部位疼痛、血清淀粉酶或脂肪酶水平至少增加 3 倍[100]。PEP 的严重程度是根据额外延长的住院时间来确定的（表 10.2）。

大型前瞻性研究表明危险因素与患者病例数、手术过程本身及患者敏感性有关（框表 10.1）[78,81]。重度 PEP 占 PEP 病例 10% 以下[100]；虽然已经确定了 PEP 的危险因素，但缺乏严重程度的预测因子。预防 PEP 的唯一有效的药物是 100mg 双氯芬酸或吲哚美辛直肠内给药，这已被作为对完整乳头（或涉及胰管操作）进行 ERCP 的标准治疗方法[98,101]。

此外，新近的研究表明，这种预防应在术前进行，而不是根据手术的结果"按要求"进行[102]。在过去的 20 年里，两种主要用于预防高危患者 PEP 的技术已被开发出来：导丝引导胆管插管[103] 和预防性胰管支架（PPS）植入。4 项前瞻性随机试验的荟萃分析比较了植入 PPS 和不植入 PPS 的 PEP 发生率，结果表明，PPS 不仅降低了 PEP 发生率，而且还降低了高危患者中严重 PEP 病例的发生率[104-106]。这一发现在调查 PEP 风险的意向治疗分析研究中得到了证实，其中包括 PPS 插入失败的患者[107]。然而，PPS 放置与 4% 的不良事件发生率有关[107]，主要与导丝或支架引起的胰管损伤有关。PPS 在 ERCP 中使用非甾体抗炎药的平均风险与额外获益尚不清楚，其应用应仅限于高风险病例，主要是在操作胰管时，在预先切除或乳头切除术时，或在观察到腺泡化时。3cm 或 5cm 长、5Fr 的 PPS，没有内（近端）盲板，但有外（远端）瓣，被认为是最佳选择[108-109]。尽管存在公认的并发症，但还是强烈建议对于高危 PEP 患者行 PPS 植入（框表 10.2）[98,110-111]。当然，预防并发症的最好方法是不进行该手术，最近，最具争议的适应证之一是Ⅲ型奥迪括约肌功能障碍，其发生 PEP 的风险最高，已被证明不能通过胆管括约肌切开术治疗[112]。90% 的病例为轻度至中度的 PEP[98,100]。PEP 的治疗方法与其他病因引起的胰腺炎一样。

10.7　其他技术

在过去的 10 年里，内镜的治疗技术已经发展到器械能够通过消化道或内镜进入黏膜下空间的水平。这些技术中的大多数仍在发展中，所有这些都应该在具有丰富技术经验且病例数量较多的医疗机构完成。然而，其中一些手术已经成为大型内镜检查单位中常规医疗设备的一部分，如 EUS 引导下腹腔神经丛阻滞、神经松解术治疗难

框表 10.1　PEP 的患者手术相关危险因素

患者相关因素
·女性
·青年患者
·怀疑有奥迪括约肌功能障碍病史
·胰腺炎病史，复发或 ERCP 后胰腺炎
手术相关因素
·插管困难或多次插管
·对比剂多次注入胰管
·胰腺腺泡化
·括约肌预切开术
·内镜下乳头球囊扩张
·奥迪括约肌测压
·胆总管远端直径 ≤ 10mm
·不涉及结石取出的手术

PEP：经内镜逆行胆胰管成像术后胰腺炎。经许可引自 Woods KE, Willingham FF.World J Gastrointest Endosc, 2010, 2(5): 165–178

框表 10.2　ERCP 期间预防性植入胰管支架的适应证

明确适应证
·胰腺括约肌切开术治疗奥迪功能障碍和急性复发性胰腺炎
·壶腹切除术
强烈推荐适应证
·胆道插管困难，包括胰管内固定或注射
·胰腺括约肌切开术（大、小）
·胰腺导管的侵袭性内固定（刷取细胞，活检）
·完整胆管括约肌球囊扩张（球囊括约肌成形术）
·提前发生的 PEP
·从乳头开口开始进行括约肌切开术的预切

PEP：经内镜逆行胆胰管成像术后胰腺炎；ERCP：经内镜逆行胆胰管成像。经许可引自 Devière J. Gastrointest Endosc Clin N Am, 2011, 21(3): 499–510

治性胰腺疼痛、EUS 引导下囊肿引流术和 POEM 治疗失弛缓症。与这些技术相关的主要潜在并发症已有报道。

10.7.1　EUS 引导下腹腔神经丛阻滞、神经松解术

这种技术用于治疗与胰腺癌或慢性胰腺炎有关的疼痛，通常用于无法用常规药物治疗的病例。它包括在主动脉和腹腔干之间的分叉处注射无水乙醇或皮质激素。通常，初始注射针头是用局部

麻醉剂冲洗的。这暂时性减少了患者的剧烈疼痛（病例数高达 30%），但也证实注射发生在胃外，而不是血管内。事实上，壁内注射可能导致胃壁坏死和脓肿的形成（尤其是在进行神经松解时），而血管的损伤可能导致出血或罕见的脊髓损伤。另一种延迟并发症是腹泻，这几乎是无法预防的。这种情况发生率为 3%~5%，而且往往是短暂的且有症状的 [113-114]。

10.7.2 EUS 引导下胰腺积液引流

内镜治疗已被公认为治疗有症状的胰腺假性囊肿和急性积液的金标准 [115]。与此技术相关的并发症可能发生在术中或延迟发生。围手术期并发症包括出血和假性囊肿内容物的渗漏，其中使用线阵式超声内镜进行手术，术后出血的发生率已显著降低。如果在手术过程中发生出血，最常见的原因是血管穿孔。凝血设备（Cystotome，Cook Endoscopy，Winston-Salem，North Carolina，United States；Endoflex，Voerde，Germany）可以通过放置塑料支架或使用 SEMS 完成手术，这也会有填塞效果 [116]。然而，假性囊肿引流的 SEMS 植入尚无明确的适应证。最近开发的短型双法兰支架（Axios，Boston Scientific，Marlborough，Massachusetts，United States；Nagi stent，Taewoong，Seoul，Korea；Spaxus stent，Taewoong，Seoul，Korea）对引流假性囊肿和坏死是有效的，可促进胰腺坏死组织的直接切除，但可能引起严重的并发症（主要是血管损伤）[117]。SEMS 放置后的积液渗漏通常由于穿刺后导丝通路的丢失，或者当积液没有流入消化道时，操作不当或滑入腹腔而导致。如果发生这样的渗漏，首先要做的是重新进入残腔并进行足够的减压。

迟发性出血也可能在手术后几天内发生。在这种情况下，最常见的原因是假性动脉瘤，而首选的治疗方法应该是介入血管造影术。

另外，还有一个晚期并发症是支架摘除术后复发，最常见的原因是胰管断开 [118]。在决定移除硬膜支架之前，建议进行磁共振胰腺造影（可使用促胰液素）。如果导管断开，支架（完全是塑料的，不是 SEMS）应该一直保留在原位。

10.7.3 经口内镜下肌切开术

POEM 包括食管或幽门肌切开术及肿瘤切除在内的需要进入黏膜下空间（也称为第三空间内镜检查，以将其与腔内和腔外区分开）的介入治疗，已成为三级专科中心的标准手术。这些技术为治疗提供了新的可能性，在某些病例中可能比手术更有效。然而，它们也存在特定的并发症。在迄今为止规模最大的系列研究 [119]（1 680 例接受 POEM 治疗的患者）中，主要并发症发生在 55 例（3.3%）患者中，包括术后黏膜破裂 13 例（0.8%）、延迟出血 3 例（0.2%）、胸腔积液 8 例（0.5%）、需要胸管植入的气胸 25 例（1.5%）和其他并发症 6 例（0.4%）。4 例患者需要入住 ICU，14 例患者（0.8%）住院时间超过 10d。主要并发症的发生率随着时间的推移而下降，并在 3.5 年后达到 1% 的稳定水平。经多元分析确定经验 <1 年 [优势比（OR）=3.00，95%CI（1.12，8.06）]，空气注入 [OR=2.78，95%CI（1.03，7.52）] 及黏膜水肿 [OR=1.92，95%CI（1.05，3.49）] 为危险因素。除了需要大量病例和经验外，很明显，CO_2 注入在手术时是至关重要的。

当由经验丰富的医生操作时，这些技术是非常安全的，但必须注意偶然的影像学发现，如纵隔气肿、气胸和气腹，这在其他内镜手术中是不常见的。当手术过程中发生气腹且出现血流动力学紊乱时，必须予以缓解。只有在与临床症状相关时，才应考虑是否存在游离气体，应了解这一点，以避免不必要的干预 [120]。

10.8 结　论

治疗性内镜技术持续发展，因此需要认识到其潜在的并发症，并进行适当的预防和治疗。预防并发症需要对患者病情和手术指征充分了解。必须考虑可用的资源，评估是否有相应经验，并制定不同的策略来管理并发症。并发症的早期诊断和多学科治疗方法是至关重要的。在大多数情况下，最好的办法由当地的专家决定。随着技术的成熟，病例越来越多，这将需要更多的资源和经验，并对患者进行内镜操作风险教育。当地专家是内镜术后管理的基石。

10.9 注意事项

• 避免不必要的侵入性检查是预防不良事件的最好方法。

• 术前患者信息和知情同意至关重要。

　　• 获取和保持专业手术操作水平的经验和能力对于减少不良事件的风险至关重要。缺乏经验和（或）训练不足的内镜医生应避免进行复杂的治疗性内镜手术。

　　• 为了预防和管理不良事件，需要标准化培训并遵守指南。

　　• 评估医疗机构和操作人员导致的并发症发生率是提高质量和安全性的重要因素。

（史海涛　译，李路　审）

参考文献

[1] Cotton PB, Eisen GM, Aabakken L, et al. A lexicon for endoscopic adverse events: report of an ASGE workshop. Gastrointest Endosc, 2010, 71(3):446–454.

[2] Cai MY, Zhou PH, Yao LQ, et al. Thoracic CT after peroral endoscopic myotomy for the treatment of achalasia. Gastrointest Endosc, 2014, 80(6):1046–1055.

[3] Quine MA, Bell GD, McCloy RF, et al. Prospective audit of upper gastrointestinal endoscopy in two regions of England: safety, staffing, and sedation methods. Gut, 1995, 36(3):462–467.

[4] Vargo JJ, Niklewski PJ, Williams JL, et al. Patient safety during sedation by anesthesia professionals during routine upper endoscopy and colonoscopy: an analysis of 1.38 million procedures. Gastrointest Endosc, 2017, 85(1):101–108.

[5] Veitch AM, Vanbiervliet G, Gershlick AH, et al. Endoscopy in patients on antiplatelet or anticoagulant therapy, including direct oral anticoagulants: British Society of Gastroenterology (BSG) and European Society of Gastrointestinal Endoscopy (ESGE) guidelines. Endoscopy, 2016, 48(4):c1.

[6] Kimmey MB, Burnett DA, Carr-Locke DL, et al. Technology assessment position paper: transmission of infection by gastrointestinal endoscopy. Gastrointest Endosc, 1993, 39: 885–888.

[7] Petersen BT, Chennat J, Cohen J, et al. ASGE Quality Assurance In Endoscopy Committee. Society for Healthcare Epidemiology of America. Multisociety guideline on reprocessing flexible gastrointestinal endoscopes: 2011. Gastrointest Endosc, 2011, 73(6):1075–1084.

[8] Beilenhoff U, Neumann CS, Biering H, et al. ESGE. ESGENA. ESGE/ESGENA guideline for process validation and routine testing for reprocessing endoscopes in washer-disinfectors, according to the European Standard prEN ISO 15883 parts 1,4 and 5. Endoscopy, 2007,39(1):85–94.

[9] Rubin ZA, Murthy RK. Outbreaks associated with duodenoscopes: new challenges and controversies. Curr Opin Infect Dis, 2016, 29(4):407–414.

[10] U.S. Public Health Service. Updated U.S. Public Health Service guidelines for the management of occupational exposures to HBV, HCV and HIV and recommandations for post-exposure prophylaxis. MMWR, 2001, 50:1–42.

[11] Silvis SE, Nebel O, Rogers G, et al. Endoscopic complications. Results of the 1974 American Society for Gastrointestinal Endoscopy Survey. JAMA, 1976,235(9):928–930.

[12] Montalvo RD, Lee M. Retrospective analysis of iatrogenic Mallory-Weiss tears occurring during upper gastrointestinal endoscopy. Hepatogastroenterology, 1996,43(7):174–177.

[13] Van Os EC, Kamath PS, Gostout CJ, et al. Gastroenterological procedures among patients with disorders of hemostasis: evaluation and management recommendations. Gastrointest Endosc, 1999, 50(4):536–543.

[14] Straumann A, Bussmann C, Zuber M, et al. Eosinophilic esophagitis: analysis of food impaction and perforation in 251 adolescent and adult patients. Clin Gastroenterol Hepatol, 2008, 6(5):598–600.

[15] Green J. BSG guidelines: complications of gastrointestinal endoscopy. www.bsg.org.uk.

[16] Siddiqui N, Katznelson R, Friedman Z. Heart rate/blood pressure response and airway morbidity following tracheal intubation with direct laryngoscopy, GlideScope and Trachlight: a randomized control trial. Eur J Anaesthesiol, 2009, 26(9):740–745.

[17] Boeckxstaens GE, Annese V, des Varannes SB, et al. European Achalasia Trial Investigators. Pneumatic dilation versus laparoscopic Heller's myotomy for idiopathic achalasia. N Engl J Med, 2011, 364(19):1807–1816.

[18] Bechara R, Ikeda H, Inoue H. Peroral endoscopic myotomy: an evolving treatment for achalasia. Nat Rev Gastroenterol Hepatol, 2015, 12(7):410–426.

[19] Hernandez LV, Jacobson JW, Harris MS. Comparison among the perforation rates of Maloney, balloon, and savary dilation of esophageal strictures. Gastrointest Endosc, 2000, 51(4 Pt 1):460–462.

[20] Metman EH, Lagasse JP, d'Alteroche L, et al. Risk factors for immediate complications after progressive pneumatic dilation for achalasia. Am J Gastroenterol, 1999, 94(5):1179–1185.

[21] Saeed ZA, Winchester CB, Ferro PS, et al. Prospective randomized comparison of polyvinyl bougies and through-the-scope balloons for dilation of peptic strictures of the esophagus. Gastrointest Endosc, 1995, 41(3):189–195.

[22] Nicholson DA, Haycox A, Kay CL, et al. The cost effectiveness of metal oesophageal stenting in malignant disease compared with conventional therapy. Clin Radiol, 1999, 54(4):212–215.

[23] Dumonceau JM, Cremer M, Lalmand B, et al. Esophageal fistula sealing: choice of stent, practical management, and cost. Gastrointest Endosc, 1999, 49(1):70–78.

[24] Swinnen J, Eisendrath P, Rigaux J, et al. Self-expandable metal stents for the treatment of benign upper GI leaks and perforations. Gastrointest Endosc, 2011, 73(5):890–899.

[25] Murino A, Arvanitakis M, Le Moine O, et al. Effectiveness of Endoscopic Management Using Self-Expandable Metal Stents in a Large Cohort of Patients with Post-bariatric Leaks. Obes Surg, 2015, 25(9):1569–1576.

[26] Spaander MC, Baron TH, Siersema PD, et al. Esophageal stenting for benign and malignant disease: European Society of Gastrointestinal Endoscopy (ESGE) Clinical Guideline. Endoscopy, 2016, 48(10):939–948.

[27] Sgourakis G, Gockel I, Radtke A, et al. The use of self-expanding stents in esophageal and gastroesophageal junction cancer palliation: a meta-analysis and meta-regression analysis of outcomes. Dig Dis Sci, 2010, 55(11):3018–3030.

[28] May A, Gossner L, Behrens A, et al. A prospective randomized trial of two different endoscopic resection techniques for early stage cancer of the esophagus. Gastrointest Endosc, 2003, 58(2):167–175.

[29] Okano A, Hajiro K, Takakuwa H, et al. Predictors of bleeding after endoscopic mucosal resection of gastric tumors. Gastrointest Endosc, 2003, 57(6):687–690.

[30] Ahmad NA, Kochman ML, Long WB, et al. Efficacy, safety, and clinical outcomes of endoscopic mucosal resection: a study of 101 cases. Gastrointest Endosc, 2002, 55(3):390–396.

[31] Katada C, Muto M, Manabe T, et al. Esophageal stenosis after endoscopic mucosal resection of superficial esophageal lesions. Gastrointest Endosc, 2003, 57(2):165–169.

[32] Kim EH, Park SW, Nam E, et al. The role of second-look endoscopy and prophylactic hemostasis after gastric endoscopic submucosal dissection: A systematic review and meta-analysis. J Gastroenterol Hepatol, 2017, 32(4):756–768.

[33] Apel D, Jakobs R, Spiethoff A, et al. Follow-up after endoscopic snare resection of duodenal adenomas. Endoscopy, 2005, 37(5):444–448.

[34] Dumot JA, Greenwald BD. Argon plasma coagulation, bipolar cautery, and cryotherapy: ABC's of ablative techniques. Endoscopy, 2008, 40(12):1026–1032.

[35] Pouw RE, Sharma VK, Bergman JJ, et al. Radiofrequency ablation for total Barrett's eradication: a description of the endoscopic technique, its clinical results and future prospects. Endoscopy, 2008, 40(12):1033–1040.

[36] Marmo R, Rotondano G, Piscopo R, et al. Dual therapy versus monotherapy in the endoscopic treatment of high-risk bleeding ulcers: a meta-analysis of controlled trials. Am J Gastroenterol, 2007, 102(2):279–289, quiz 469.

[37] Lazo MD, Andrade R, Medina MC, et al. Effect of injection sclerosis with alcohol on the rebleeding rate of gastroduodenal peptic ulcers with nonbleeding visible vessels: a prospective, controlled trial. Am J Gastroenterol, 1992, 87(7):843–846.

[38] Rutgeerts P, Vantrappen G, Van Hootegem P, et al. Neodymium-YAG laser photocoagulation versus multipolar electrocoagulation for the treatment of severely bleeding ulcers: a randomized comparison. Gastrointest Endosc, 1987,33(3):199–202.

[39] Lau JYW, Sung JJ, Lam YH, et al. Endoscopic retreatment compared with surgery in patients with recurrent bleeding after initial endoscopic control of bleeding ulcers. N Engl J Med, 1999, 340(10):751–756.

[40] Lo GH, Lai KH, Cheng JS, et al. Emergency banding ligation versus sclerotherapy for the control of active bleeding from esophageal varices. Hepatology, 1997,25(5):1101–1104.

[41] Stiegmann GV, Goff JS, Michaletz-Onody PA, et al. Endoscopic sclerotherapy as compared with endoscopic ligation for bleeding esophageal varices. N Engl J Med, 1992, 326(23):1527–1532.

[42] de Franchis R. Updating consensus in portal hypertension:

report of the Baveno III Consensus Workshop on definitions, methodology and therapeutic strategies in portal hypertension. J Hepatol, 2000, 33(5):846–852.

[43] Binmoeller KF. Glue for gastric varices: some sticky issues. Gastrointest Endosc, 2000, 52(2):298–301.

[44] Ikenberry SO, Jue TL, Anderson MA, et al. ASGE Standards of Practice Committee. Management of ingested foreign bodies and food impactions. Gastrointest Endosc, 2011, 73(6):1085–1091.

[45] Verlaan T, Voermans RP, van Berge Henegouwen MI, et al. Endoscopic closure of acute perforations of the GI tract: a systematic review of the literature. Gastrointest Endosc, 2015, 82(4):618–628.e5.

[46] Voermans RP, Le Moine O, von Renteln D, et al. CLIPPER Study Group. Efficacy of endoscopic closure of acute perforations of the gastrointestinal tract. Clin Gastroenterol Hepatol, 2012, 10(6):603–608.

[47] Kowalczyk L, Forsmark CE, Ben-David K, et al. Algorithm for the management of endoscopic perforations: a quality improvement project. Am J Gastroenterol, 2011, 106(6): 1022–1027.

[48] Lindenmann J, Maier A, Fink-Neuboeck N, et al. Fatal aortic hemorrhage after OTSC and subsequent esophageal stenting for sealing of iatrogenic esophagealperforation. Endoscopy, 2015, 47:E280–E281.

[49] Mensink PB, Haringsma J, Kucharzik T, et al. Complications of double balloon enteroscopy: a multicenter survey. Endoscopy, 2007, 39(7):613–615.

[50] Möschler O, May A, Müller MK, et al. German DBE Study Group. Complications in and performance of double-balloon enteroscopy (DBE): results from a large prospective DBE database in Germany. Endoscopy, 2011, 43(6):484–489.

[51] Kopacova M, Tacheci I, Rejchrt S, et al. Double balloon enteroscopy and acute pancreatitis. World J Gastroenterol, 2010, 16(19):2331–2340.

[52] Karagiannis S, Faiss S, Mavrogiannis C. Capsule retention: a feared complication of wireless capsule endoscopy. Scand J Gastroenterol, 2009, 44(10):1158–1165.

[53] Atay O, Mahajan L, Kay M, et al. Risk of capsule endoscope retention in pediatric patients: a large single-center experience and review of the literature. J Pediatr Gastroenterol Nutr, 2009,49(2):196–201.

[54] Bowles CJ, Leicester R, Romaya C, et al. A prospective study of colonoscopy practice in the UK today: are we adequately prepared for national colorectal cancer screening tomorrow? Gut, 2004, 53(2):277–283.

[55] Thomson A, Naidoo P, Crotty B. Bowel preparation for colonoscopy: a randomized prospective trail comparing sodium phosphate and polyethylene glycol in a predominantly elderly population. J Gastroenterol Hepatol, 1996, 11(2):103–107.

[56] Garbay JR, Suc B, Rotman N, et al. Multicentre study of surgical complications of colonoscopy. Br J Surg, 1996, 83(1):42–44.

[57] Lohsiriwat V. Colonoscopic perforation: incidence, risk factors, management and outcome. World J Gastroenterol,

2010,16(4):425–430.

[58] Repici A, Tricerri R. Endoscopic polypectomy: techniques, complications and follow-up. Tech Coloproctol, 2004, 8(Suppl 2):s283–s290.

[59] Burgess NG, Bassan MS, Mc Leod D, et al. Deep mural injury and perforation after colonic endoscopic mucosal resection: a new classification and analysis of risk factors. Gut, 2016:(e-pub ahead of print).

[60] Agresta F, Michelet I, Mainente P, et al. Laparoscopic management of colonoscopic perforations. Surg Endosc, 2000, 14(6):592–593.

[61] Hansen AJ, Tessier DJ, Anderson ML, et al. Laparoscopic repair of colonoscopic perforations: indications and guidelines. J Gastrointest Surg, 2007, 11(5):655–659.

[62] Kilic A, Kavic SM. Laparoscopic colotomy repair following colonoscopic polypectomy. JSLS, 2008, 12(1):93–96.

[63] Makharia GK, Madan K, Garg PK, et al. Colonoscopic barotrauma treated by conservative management: role of high-flow oxygen inhalation. Endoscopy, 2002, 34(12):1010–1013.

[64] Donckier V, André R. Treatment of colon endoscopic perforations. Acta Chir Belg, 1993, 93(2):60–62.

[65] Avgerinos DV, Llaguna OH, Lo AY, et al. Evolving management of colonoscopic perforations. J Gastrointest Surg, 2008, 12(10):1783–1789.

[66] Parodi A, Repici A, Pedroni A, et al. Endoscopic management of GI perforations with a new over-the-scope clip device (with videos). Gastrointest Endosc, 2010, 72(4):881–886.

[67] Cobb WS, Heniford BT, Sigmon LB, et al. Colonoscopic perforations: incidence, management, and outcomes. Am Surg, 2004, 70(9):750–757, discussion 757–758.

[68] Iqbal CW, Cullinane DC, Schiller HJ, et al. Surgical management and outcomes of 165 colonoscopic perforations from a single institution. Arch Surg, 2008, 143(7):701–706, discussion 706–707.

[69] Gibbs DH, Opelka FG, Beck DE, et al. Postpolypectomy colonic hemorrhage. DisColon Rectum, 1996, 39(7):806–810.

[70] Sorbi D, Norton I, Conio M, et al. Postpolypectomy lower GI bleeding: descriptive analysis. Gastrointest Endosc, 2000, 51(6):690–696.

[71] Hui AJ, Wong RM, Ching JY, et al. Risk of colonoscopic polypectomy bleeding with anticoagulants and antiplatelet agents: analysis of 1657 cases. Gastrointest Endosc, 2004, 59(1):44–48.

[72] Van Gossum A, Cozzoli A, Adler M, et al. Colonoscopic snare polypectomy: analysis of 1485 resections comparing two types of current. Gastrointest Endosc, 1992, 38(4):472–475.

[73] Lee CK, Lee SH, Park JY, et al. Prophylactic argon plasma coagulation ablation does not decrease delayed postpolypectomy bleeding. Gastrointest Endosc, 2009, 70(2):353–361.

[74] Neuhaus H. ESD around the world: Europe. Gastrointest Endosc Clin N Am, 2014, 24(2):295–311.

[75] Ahishali E, Uygur-Bayramiçli O, Dolapçioğlu C, et al. Chemical colitis due to glutaraldehyde: case series and review of the literature. Dig Dis Sci, 2009, 54(12):2541–2545.

[76] Michetti CP, Smeltzer E, Fakhry SM. Splenic injury due to

colonoscopy: analysis of the world literature, a new case report, and recommendations for management. Am Surg, 2010, 76(11):1198–1204.

[77] Chandrasekhara V, Khashab MA, Muthusamy VR, et al. ASGE Standards of Practice Committee. Adverse events associated with ERCP. Gastrointest Endosc, 2017, 85(1):32–47.

[78] Andriulli A, Loperfido S, Napolitano G, et al. Incidence rates of post-ERCP complications: a systematic survey of prospective studies. Am J Gastroenterol, 2007, 102(8):1781–1788.

[79] Williams EJ, Taylor S, Fairclough P, et al. Risk factors for complication following ERCP; results of a large-scale, prospective multicenter study. Endoscopy, 2007, 39(9):793–801.

[80] Wang P, Li ZS, Liu F, et al. Risk factors for ERCP-related complications: a prospective multicenter study. Am J Gastroenterol, 2009, 104(1):31–40.

[81] Freeman ML, Nelson DB, Sherman S, et al. Complications of endoscopic biliary sphincterotomy. N Engl J Med, 1996, 335(13):909–918.

[82] Ferreira LE, Fatima J, Baron TH. Clinically significant delayed postsphincterotomy bleeding: a twelve year single center experience. Minerva Gastroenterol Dietol, 2007, 53(3):215–223.

[83] Vandervoort J, Soetikno RM, Tham TC, et al. Risk factors for complications after performance of ERCP. Gastrointest Endosc, 2002, 56(5):652–656.

[84] Vásconez C, Llach J, Bordas JM, et al. Injection treatment of hemorrhage induced by endoscopic sphincterotomy. Endoscopy, 1998, 30(1):37–39.

[85] Kuran S, Parlak E, Oguz D, et al. Endoscopic sphincterotomy-induced hemorrhage: treatment with heat probe. Gastrointest Endosc, 2006, 63(3):506–511.

[86] Baron TH, Norton ID, Herman L. Endoscopic hemoclip placement for post-sphincterotomy bleeding. Gastrointest Endosc, 2000, 52(5):662.

[87] Mosca S, Galasso G. Immediate and late bleeding after endoscopic sphincterotomy. Endoscopy, 1999, 31(3):278–279.

[88] Kohler A, Maier M, Benz C, et al. A new HF current generator with automatically controlled system (Endocut mode) for endoscopic sphincterotomy--preliminary experience. Endoscopy, 1998, 30(4):351–355.

[89] Norton ID, Petersen BT, Bosco J, et al. A randomized trial of endoscopic biliary sphincterotomy using pure-cut versus combined cut and coagulation waveforms. Clin Gastroenterol Hepatol, 2005, 3(10):1029–1033.

[90] Stapfer M, Selby RR, Stain SC, et al. Management of duodenal perforation after endoscopic retrograde cholangiopancreatography and sphincterotomy. Ann Surg, 2000, 232(2):191–198.

[91] Christensen M, Matzen P, Schulze S, et al. J. Complications of ERCP: a prospectivestudy. Gastrointest Endosc, 2004, 60(5):721–731.

[92] Avgerinos DV, Llaguna OH, Lo AY, et al. Management of endoscopic retrograde cholangiopancreatography: related duodenal perforations. Surg Endosc, 2009, 23(4):833–838.

[93] Liao WC, Lee CT, Chang CY, et al. Randomized trial of 1-minute versus 5-minute endoscopic balloon dilation for

extraction of bile duct stones. Gastrointest Endosc, 2010, 72(6):1154–1162.

[94] Heo JH, Kang DH, Jung HJ, et al. Endoscopic sphincterotomy plus large-balloon dilation versus endoscopic sphincterotomy for removal of bile-duct stones. Gastrointest Endosc, 2007, 66(4):720–726, quiz 768, 771.

[95] Motte S, Deviere J, Dumonceau JM, et al. Risk factors for septicemia following endoscopic biliary stenting. Gastroenterology,1991, 101(5):1374–1381.

[96] Byl B, Devière J, Struelens MJ, et al. Antibiotic prophylaxis for infectious complicationsafter therapeutic endoscopic retrograde cholangiopancreatography: a randomized, double-blind, placebo-controlled study. Clin Infect Dis, 1995, 20(5):1236–1240.

[97] Harris A, Chan AC, Torres-Viera C, et al. Meta-analysis of antibiotic prophylaxis in endoscopic retrograde cholangiopancreatography (ERCP). Endoscopy, 1999, 31(9):718–724.

[98] Dumonceau JM, Andriulli A, Elmunzer BJ, et al. European Society of Gastrointestinal Endoscopy. Prophylaxis of post-ERCP pancreatitis: European Society of Gastrointestinal Endoscopy (ESGE) Guideline - updated June 2014. Endoscopy, 2014,46:799–815.

[99] Testoni PA, Mariani A, Aabakken L, et al. Papillary cannulation and sphincterotomy techniques at ERCP: European Society of Gastrointestinal Endoscopy (ESGE) Clinical Guideline. Endoscopy, 2016, 48:657–683.

[100] Cotton PB, Garrow DA, Gallagher J, et al. Risk factors for complications after ERCP: a multivariate analysis of 11,497 procedures over 12 years. Gastrointest Endosc, 2009, 70(1): 80–88.

[101] Elmunzer BJ, Waljee AK, Elta GH, et al. A meta-analysis of rectal NSAIDs in the prevention of post-ERCP pancreatitis. Gut, 2008, 57(9):1262–1267.

[102] Luo H, Zhao L, Leung J, et al. Routine pre-procedural rectal indometacin versus selective post-procedural rectal indometacin to prevent pancreatitis in patients undergoing endoscopic retrograde cholangiopancreatography: a multicentre, single-blinded, randomised controlled trial. Lancet, 2016, 387(10035):2293–2301.

[103] Cheung J, Tsoi KK, Quan WL, et al. Guidewire versus conventional contrast cannulation of the common bile duct for the prevention of post-ERCP pancreatitis: a systematic review and meta-analysis. Gastrointest Endosc, 2009, 70(6): 1211–1219.

[104] Masci E, Mariani A, Curioni S, et al. Risk factors for pancreatitis following endoscopic retrograde cholangiopancreatography: a meta-analysis. Endoscopy, 2003, 35(10):830–834.

[105] Singh P, Das A, Isenberg G, et al. Does prophylactic pancreatic stent placement reduce the risk of post-ERCP acute pancreatitis? A meta-analysis of controlled trials. Gastrointest Endosc, 2004, 60(4):544–550.

[106] Mazaki T, Masuda H, Takayama T. Prophylactic pancreatic stent placement and post-ERCP pancreatitis: a systematic review and meta-analysis. Endoscopy, 2010, 42(10):842–853.

[107] Freeman ML, Overby C, Qi D. Pancreatic stent insertion:

consequences of failure and results of a modified technique to maximize success. Gastrointest Endosc, 2004, 59(1):8–14.

[108] Chahal P, Tarnasky PR, Petersen BT, et al. Short 5Fr vs long 3Fr pancreatic stents in patients at risk for post-endoscopic retrograde cholangiopancreatography pancreatitis. Clin Gastroenterol Hepatol, 2009, 7(8):834–839.

[109] Zolotarevsky E, Fehmi SM, Anderson MA, et al. Prophylactic 5-Fr pancreatic duct stents are superior to 3-Fr stents: a randomized controlled trial. Endoscopy, 2011, 43(4):325–330.

[110] Tarnasky PR, Palesch YY, Cunningham JT, et al. Pancreatic stenting prevents pancreatitis after biliary sphincterotomy in patients with sphincter of Oddi dysfunction. Gastroenterology, 1998, 115(6):1518–1524.

[111] Harewood GC, Pochron NL, Gostout CJ. Prospective, randomized, controlled trial of prophylactic pancreatic stent placement for endoscopic snare excision of the duodenal ampulla. Gastrointest Endosc, 2005, 62(3):367–370.

[112] Yaghoobi M, Pauls Q, Durkalski V, et al. Incidence and predictors of post-ERCP pancreatitis in patients with suspected sphincter of Oddi dysfunction undergoing biliary or dual sphincterotomy: results from the EPISOD prospective multicenter randomized sham-controlled study. Endoscopy, 2015, 47(10):884–890.

[113] Alvarez-Sánchez MV, Jenssen C, Faiss S, Napoléon B. Interventional endoscopic ultrasonography: an overview of safety and complications. Surg Endosc, 2014, 28(3):712–734.

[114] Chantarojanasiri T, Aswakul P, Prachayakul V. Uncommon complications of therapeutic endoscopic ultrasonography: What, why, and how to prevent. World J Gastrointest Endosc, 2015,7(10):960–968.

[115] Varadarajulu S, Bang JY, Sutton BS, et al. Equal efficacy of endoscopic and surgical cystogastrostomy for pancreatic pseudocyst drainage in a randomized trial. Gastroenterology, 2013, 145(3):583–90.e1.

[116] Hookey LC, Debroux S, Delhaye M, et al. Endoscopic drainage of pancreatic-fluid collections in 116 patients: a comparison of etiologies, drainage techniques, and outcomes. Gastrointest Endosc, 2006, 63(4):635–643.

[117] Bang JY, Hasan M, Navaneethan U, et al. Lumen-apposing metal stents (LAMS) for pancreatic fluid collection (PFC) drainage: may not be business as usual. Gut,2016, 0:1–3. doi:10.1136/gutjnl-2016–312812.

[118] Arvanitakis M, Delhaye M, Bali MA, et al. Pancreatic-fluid collections: a randomized controlled trial regarding stent removal after endoscopic transmural drainage. Gastrointest Endosc, 2007, 65(4):609–619.

[119] Zhang X-C, Zhou P-H. Major perioperative complications of POEM: experience based on 1680 patients. Gastrointest Endosc, 2016, 83:1000.

[120] Bechara R, Onimaru M, Ikeda H, et al. Per-oral endoscopic myotomy, 1000 cases later: pearls, pitfalls, and practical considerations. Gastrointest Endosc, 2016, 84:330–338.

第11章　抗凝治疗与内镜诊疗

Eduardo Rodrigues-Pinto, Todd H. Baron

11.1　概　述

抗凝治疗和内镜诊治往往是同时进行的，在接受内镜手术的患者中进行抗血栓治疗可能是一个挑战。接受抗血栓治疗的患者在内镜诊疗过程中的风险和围手术期出血及停药后血栓形成的风险有关。在那些停止抗凝后有血栓形成的中高风险的患者中，决定是否进行有高危出血风险的内镜治疗是困难的。治疗决策和内镜急诊操作或择期内镜操作有关。合理的决策也和对血栓风险的了解、内镜治疗的出血风险、抗凝的桥接治疗，以及抗血栓药物的停止和重新开始使用的时间等因素有关系。术前进行抗血栓和凝血功能障碍管理的临床医生、最初为患者进行抗血栓治疗的医生和内镜医生之间的讨论是必不可少的。理想的情况下，这种沟通最好应该在内镜治疗前完成，这样可以提高治疗安全性并有利于患者教育。本章中，我们回顾了接受抗血栓治疗的活动性出血患者的抗血小板药物、抗凝药物，以及内镜治疗风险、血栓风险评估、抗血栓治疗、术后护理和内镜操作等内容。

许多患者需要长期接受抗凝治疗，服用抗血小板药物，这些药物也被称为抗血栓药物。在某些心血管和血栓栓塞的患者中，抗血栓药物被用来降低血栓栓塞并发症的风险[1]。此外，冠脉支架植入术后的双重抗血小板治疗（DAPT，即阿司匹林和噻吩并吡啶类药物联合治疗）显著增加[2]。

在因为择期进行内镜手术而需要停用这些药物的患者中，医生需要熟悉这些药物，以优化术前停药和术后再用药的时间。停用抗凝药物4~7d的患者发生栓塞事件的绝对危险约为1%[3]。除停药外，内镜准备过程中引起的脱水可能会增加血栓栓塞的风险[4]。同样，如果择期进行内镜手术的患者决定继续使用抗血栓药物，临床医生必须

了解这些药物在围手术期出血的风险，其中，很重要的一点是了解如何在内镜手术中管理出血及在急性消化道出血（GIB）的患者中管理这些药物。

本章的目的是尽量减少围手术期的血栓栓塞事件和大出血。对于需要进行内镜检查且服用抗血栓药物的患者，必须考虑手术的紧迫性、出血风险、抗血栓药物对出血风险的影响及围手术期停用抗血栓药物的血栓栓塞事件的风险[5]。

尽管大部分消化病学会的指南为抗血栓药物的管理提供了一个指导，但决策过程可能并不总是容易的[6-8]。

11.2　抗血栓药物
11.2.1　抗血小板药物

抗血小板药物能够降低血小板聚集，从而阻止血栓形成。抗血小板药物通常用于缺血性心脏病、冠脉支架植入和脑血管病患者。阿司匹林会对环氧合酶–1和环氧合酶–2酶系统产生不可逆转的抑制作用；停止使用阿司匹林后，需要7~9d才能恢复血小板功能[9]。氯吡格雷（Plavix, Bristol-Myers Squibb/Sanofi Pharmaceuticals Partnership, Bridgewater, New Jersey, United States）、普拉格雷（Effient, Eli Lilly and Company, Indianapolis, Indiana, United States）、噻氯匹定（Ticlid, Roche Pharmaceuticals, Nutley, New Jersey, United States）和替格瑞洛（Brilinta, AstraZeneca, Wilmington, Delaware, United States）都是噻吩并吡啶类药物，它们能抑制腺苷二磷酸受体（ADP）中的P2Y12成分的激活，阻止糖蛋白Ⅱb/Ⅲa受体（GPⅡb/Ⅲa）复合物的激活[10-11]。正常血小板聚集的恢复需要5~7d（氯吡格雷和普拉格雷）或3~5d（替格瑞洛）。双嘧达莫（Persantine, Teva Pharmaceuticals USA, Sellersville, Pennsylvania, United States）能够可逆性抑制血小板聚集，停药后药效仍持续

约 2d。阿昔单抗（ReoPro, Eli Lilly and Company, Indianapolis, Indiana, United States）、 依替巴肽（Integrilin, Merck Sharp & Dohme Corp, Whitehouse Station, New Jersey, United States）和替罗非班（Aggrastat, Medicure Pharma, Inc, Somerset, New Jersey, United States）是 GP Ⅱb/ Ⅲa 受体抑制剂，能抑制血小板聚集，停药后药效分别维持 24h、4h 和 1~2s[10-11]。

11.2.2 抗凝药物

抗凝药物通过干扰自然凝血级联来防止血液凝结。华法林（Coumadin, Bristol-Myers Squibb Company, Princeton, New Jersey, United States）是一种口服抗凝药物，可抑制维生素 K 依赖性凝血因子 Ⅱ、Ⅶ、Ⅸ 和 Ⅹ 及蛋白 C 和蛋白 S[10-11]。肝素衍生物 [普通肝素（UFH）和低分子量肝素（LMWH）] 应分别在进行高风险手术前 4~6h 和 24h 静脉注射[10-11]。磺达肝素（Arixtra, GlaxoSmithKline, Research Triangle Park, North Carolina, United States）是 Xa 因子的特异性抑制剂，抗凝效果至少持续 36h[10-11]。利伐沙班（Xarelto, Janssen Pharmaceuticals, Inc, Raritan, New Jersey, United States）、 阿哌沙班（Eliquis, Bristol-Myers Squibb Company, Princeton, New Jersey, United States） 和 依 度 沙 班（Savaysa, Daiichi Sankyo Co, LTD, Tokyo, Japan）是 Xa 因子直接抑制剂，而达比加群酯（Pradaxa, Boehringer Ingelheim Pharmaceuticals Inc, Ridgefield, Connecticut, United States），水蛭素和阿加曲班（Acova, Abbott Laboratories, North Chicago, Illinois, United States）是直接凝血酶抑制剂[10-11]。直接口服抗凝药物（DOAC）在摄入后 1.25~3h 达到最大效应，并且应在高风险手术前至少 48h 停止使用[11]。这些药物克服了维生素 K 拮抗剂（VKA）的一些缺陷，例如，治疗窗口狭窄、需要频繁监测、剂量调整与食物和（或）其他药物的相互作用。然而，特异性拮抗剂的作用是有限的，只有依达赛珠单抗（Praxbind, Boehringer Ingelheim, Inc, Ridgefield, Connecticut, United States）被批准用于服用达比加群酯的患者处于危及生命的不受控制的出血时或在接受急诊手术之前使用[12]。凝血酶原时间和活化部分凝血活酶时间衡量药物疗效的作用较弱，并且不敏感。尽管使用了药物，但是上述指标仅可轻微被延长或是正常的[13]。

◆ 内镜治疗的风险

内镜手术存在出血的风险。内镜操作时，出血可能立即发生，也可能在手术后 2 周内出现。

一般来说，接受低出血风险的内镜操作（低风险操作）的患者可以（并且应该）继续安全地进行抗血栓治疗，特别是当患者面临高风险的血栓栓塞事件时（高风险患者）[1]。相反，如果患者发生血栓栓塞事件的风险较低（低风险患者），接受高风险内镜手术时暂时停用抗血栓药物是安全的[1]。当中高风险的血栓栓塞患者接受高风险手术时，治疗决策非常困难。治疗应随着择期内镜手术或内镜急诊操作而变化[1]。择期内镜手术应推迟到短期抗凝治疗完成以后。

常见的内镜手术引起出血的风险是不同的（表 11.1）[4,11,14]。以往对未接受抗血栓治疗的患者进行的术后出血风险的研究不能准确反映抗血栓治疗的患者的出血风险。

◆ 血栓风险的评估

在内镜手术时，与临时中断抗血栓治疗相关的血栓栓塞事件的发生率取决于抗栓治疗的适应证和患者的特征（表 11.2）[4,11,14]。

◆ 抗血小板药物的治疗

美国消化内镜学会（ASGE）建议在内镜治疗围手术期继续使用低剂量阿司匹林和非甾体抗炎药[11]，欧洲消化内镜学会（ESGE）建议除内镜下黏膜剥离术（ESD）、大型结肠内镜下黏膜切除术（EMR, >2cm）、上消化道 EMR 和壶腹切开术外，所有内镜手术继续使用阿司匹林（表 11.3）[14]。在最后一种情况下，应根据患者血栓形成和出血风险考虑是否停用阿司匹林[14]。日本的诊治指南考虑在低血栓栓塞风险的患者中进行高风险内镜手术时，应停用阿司匹林单药治疗 3~5d；在血栓栓塞高风险的患者中，应继续使用阿司匹林单药治疗[4]。在长期使用低剂量阿司匹林进行二级预防的患者中，阿司匹林中断可使心血管或脑血管事件风险增加 3 倍，上述事件中的 70% 发生在中断后 7~10d 内[15]。低风险下操作，应该继续单用噻吩并吡啶类药物治疗或进行 DAPT[11,14]。对

表 11.1　基于出血风险的内镜手术风险分层

低风险	高风险
包括黏膜活检在内的诊断性操作	内镜下息肉切除术
包含支架植入或乳头括约肌球囊扩张术（未进行括约肌切开术）在内的 ERCP	含括约肌切开术或乳头大球囊扩张的 ERCP
未进行息肉切除术的器械辅助式小肠镜检查	内镜下止血术
胶囊内镜	内镜下十二指肠乳头腺瘤切除术
肠内支架植入 [a]（有争议）	EMR 或 ESD
无 FNA 的 EUS	内镜下狭窄的扩张术
氩等离子体凝固	内镜下静脉曲张治疗术
巴雷特食管消融术	PEG[b]/PEJ
	EUS-FNA[c]
	EUS 引导下胆管引流
	经壁引流操作（如胰液收集、胆囊引流）
	肿瘤消融术

EMR：内镜下黏膜切除术；ERCP：经内镜逆行胆胰管成像；ESD：内镜下黏膜剥离术；EUS：超声内镜；FNA：细针吸取；PEG：经皮内镜下胃造口术；PEJ：经皮内镜下空肠造口术；EUS-FNA：超声内镜引导细针穿刺抽吸术
a 美国消化内镜学会（ASGE）对肠内支架植入风险存在争议，日本指南认为肠内支架植入是低风险操作，欧洲消化内镜学会（ESGE）认为是高风险操作
b ASGE 认为采用阿司匹林或氯吡格雷治疗时行 PEG 的风险较低，但 ESGE 和日本指南认为风险较高。双重抗血小板治疗不适用
c 使用阿司匹林或非甾体抗炎药在实体性肿块的 EUS-FNA 中风险较低

表 11.2　基于血栓形成风险和桥接治疗的必要性停用氯吡格雷、普拉格雷、替格瑞洛和华法林的风险分层

低风险	高风险
氯吡格雷、普拉格雷、替格瑞洛	
无冠脉支架植入的缺血性心脏病	药物洗脱冠状动脉支架植入 12 个月内
脑血管病	裸金属冠状动脉支架植入 1 个月内
周围血管疾病	
华法林	
主动脉位置的人工金属心脏瓣膜	二尖瓣位置的人工金属心脏瓣膜
异种材料心脏瓣膜	人工心脏瓣膜与心房颤动
无瓣膜疾患的心房颤动	心房颤动和二尖瓣狭窄 [a]
静脉血栓栓塞后 3 个月以上	静脉血栓栓塞后 3 个月内
血栓性综合征	

a 心房颤动和二尖瓣狭窄患者暂时停用华法林的血栓风险存在不确定性，但目前没有足够的证据改变风险分层

有低血栓风险的患者行高风险内镜手术时，噻吩并吡啶应在手术前 5d（如果作为单一治疗）至 7d（如果作为 DAPT 一部分）停止使用[4]。进行 DAPT 的患者，应继续服用阿司匹林[11,14]。对于有高血栓风险的患者行高风险内镜手术时，若无法停用噻吩并吡啶，则应在咨询医生后更换为阿司匹林[4,11,14]。

◆ 抗凝药物的管理

低风险内镜下操作应继续使用华法林（表 11.3），但是，手术前 1 周测定的国际标准化比值（INR）不应超过治疗范围[11,14]。对于低风险内镜手术，应在手术当天上午停用 DOAC[11,14]。对于具有低血栓风险的高风险内镜手术，应在手术前 5d 停止使用华法林[11,14]。对于具有高血栓风

表 11.3　抗血栓治疗管理的相关指南总结

低出血风险的内镜下操作				高出血风险的内镜下操作		
低血栓栓塞风险	阿司匹林或噻吩并吡啶	ESGE ASGE	继续	阿司匹林	ESGE ASGE	因人而异
		JGES	·患者单用抗血栓药物时继续 ·接受 DAPT 或三联治疗时是否停药因人而异	噻吩并吡啶	ESGE ASGE JGES	手术期间中断 ± 替换阿司匹林
	抗凝药物	ESGE ASGE	继续	抗凝药物	ESGE ASGE	停用
		JGES	继续进行除活检外的诊断操作		JGES	停止肝素桥接治疗 a
高血栓栓塞风险	阿司匹林或噻吩并吡啶 / DAPT	ESGE ASGE	继续	阿司匹林	ESGE ASGE	继续
		JGES	·患者单用抗血栓药物时继续 ·接受 DAPT 或三联治疗时是否停药因人而异		JGES	因人而异
				噻吩并吡啶	ESGE ASGE JGES	如果可能，则延迟治疗；如果不能延迟治疗，停止并寻找阿司匹林替代药物
				DAPT	ESGE ASGE JGES	如果可能，则延迟治疗；如果不能延迟治疗，停止并寻找阿司匹林替代药物
	抗凝剂	ESGE ASGE	继续	抗凝药物	ESGE ASGE JGES	停用 ± 桥接治疗 a
		JGES	继续进行除活检外的诊断操作			

ASGE：美国消化内镜学会；DAPT：双重抗血小板治疗；ESGE：欧洲消化内镜学会；JGES：日本胃肠内镜学会
a 在接受复杂治疗操作的患者中应谨慎

险的内镜下高风险操作，应在手术前 5d 停止使用华法林，并用 LMWH 桥接治疗[11,14]。对于接受 DOAC 治疗的高风险内镜手术患者，应至少在手术前 48h 服用最后 1 剂 DOAC（服用达比加群酯的患者，肌酸酐清除率为 30~50mL/min 时，应手术前 72h 服用）[11,14]。

尽管所有指南都建议对需要临时停服抗凝药物且血栓栓塞风险高的患者进行桥接治疗，但最近对 35 项研究进行荟萃分析发现，在接受围手术期肝素桥接治疗的患者中总出血风险和严重出血风险均增加，而血栓栓塞风险相似[16-17]。因此，在需要暂时停止抗凝药物治疗的患者中，应注意权衡桥接治疗的益处和出血风险。应告知服用华法林的患者，与未使用抗凝药物的患者相比，即使暂时停止服用华法林，术后出血的风险也会增加[11,14]。然而，在一项多变量分析中，大多数出血是立即出现的，并可通过内镜成功止血，没有严重的不良后果[18]。继发于高风险内镜手术的出血通常可以通过进一步内镜治疗来控制，而且很

少致命。抗凝中断引起的中风等血栓不良事件可能是灾难性的[19]。

◆ 内镜术后管理

如果内镜手术前停止使用抗血小板药物或 DOAC，手术完成后恢复抗凝治疗已成为公认方案。对于瓣膜性心脏病和低血栓栓塞风险较低的患者，华法林应在术后 24h 内重新服用；对于高血栓栓塞风险较高的患者，一旦出血风险得到控制，应立即重新启用 UFH 或 LMWH，并持续到 INR 达到适当的水平[20]。UFH 应在内镜治疗后 2~6h 重新启用。目前尚未确定内镜治疗后重新开始使用 LMWH 的最佳时间。如果认为患者出血不良事件的风险较高，则再次使用 LMWH 的时间应推迟至术后 48~72h[2]。目前尚未得到有关于内镜手术后恢复使用 DOAC 最佳时机的数据。对于血栓栓塞的高风险患者，如果在高风险内镜手术后 24h 内不能重新开始 DOAC 治疗，则应考虑采用桥接治疗[21-22]。由于在给药后不久会充分产生抗凝作用，因此，内镜下高风险操作后，DOAC 治疗的再启

动应至少延迟 48h；对于进行胆管括约肌切开术的患者，恢复这些药物的使用应至少延迟 72h；对于有延迟出血的高风险患者和有抗血栓事件的低风险患者，抗凝治疗 7d 是合理的 [23]。止血后应恢复使用抗血小板药物。如果维持剂量的氯吡格雷起效延迟，可在 24h 内再次服用；氯吡格雷负荷剂量可使药物快速起效，应考虑在有血栓形成风险并且出血风险低于预期的患者中应用。其他抗血小板药物，包括阿司匹林，可在 24h 内重新服用。

◆ 抗血栓治疗中出现活动性出血的内镜操作

在使用抗血栓药物的活动性 GIB 患者中，内镜检查的评估和治疗是有保证的且安全的 [5]。必须权衡停止、减少和（或）逆转抗血栓治疗（从而导致血栓栓塞后果）与持续出血的获益和风险。对于 VKA 相关性大出血患者，除静脉注射维生素 K 外，可应用含 4 因子的凝血酶原复合物浓缩物（PCC）进行逆转抗凝治疗，但不可应用新鲜冷冻血浆 [24]。机械瓣膜患者不应常规服用维生素 K，因为这可能导致高凝状态 [25]。然而，内镜止血治疗即使在 INR 中度升高的患者中也非常有效，而且对 INR<2.5 的患者不应推迟纠正凝血障碍，因为 INR 正常化并不能减少再出血。内镜治疗后需要抗凝的患者应接受 UFH 治疗，因为具有高危特征的患者成功止血后其半衰期相对较短。

对于重度 GIB 患者使用新 DOAC 而言，血液透析可用于接受达比加群酯治疗的患者，但不适用于接受利伐沙班、依度沙班和阿哌沙班治疗的患者。因为利伐沙班、依度沙班和阿哌沙班的肾脏排泄量低，而且具有高度结合蛋白的能力。活性炭血液灌流也可能会受到影响 [25]。尽管在这些情况下使用了因子Ⅶa 和 4 因子 PCC，但它们在逆转临床抗凝效果和控制临床出血方面的价值尚不确定 [26]。

在使用抗血小板药物的患者中，危及生命或严重出血的患者，可选择停止使用抗血小板药物和（或）输注血小板。对于血栓形成风险较高的严重 GIB 患者，应咨询临床医生。停止使用抗血小板药物治疗带来的相关心脏不良事件的风险可能超过减少内镜术后出血所带来的益处。

（王深皓　译，李路　审）

参考文献

[1] Baron TH, Kamath PS, McBane RD. Management of antithrombotic therapy in patients undergoing invasive procedures. N Engl J Med, 2013, 368(22):2113–2124.

[2] Douketis JD, Spyropoulos AC, Spencer FA, et al. American College of Chest Physicians. Perioperative management of antithrombotic therapy: Antithrombotic Therapy and Prevention of Thrombosis, 9th ed. American College of Chest Physicians Evidence-Based Clinical Practice Guidelines. Chest, 2012, 141(2,Suppl):e326S–e350S.

[3] Garcia DA, Regan S, Henault LE, et al. Risk of thromboembolism with short-term interruption of warfarin therapy. Arch Intern Med, 2008, 168(1):63–69.

[4] Fujimoto K, Fujishiro M, Kato M, et al. Japan Gastroenterological Endoscopy Society. Guidelines for gastroenterological endoscopy in patients undergoing antithrombotic treatment. Dig Endosc, 2014, 26(1):1–14.

[5] Abraham NS, Castillo DL. Novel anticoagulants: bleeding risk and management strategies. Curr Opin Gastroenterol, 2013, 29(6):676–683.

[6] Tang RS, Chan FK. Prevention of gastrointestinal events in patients on antithrombotic therapy in the peri-endoscopy period: review of new evidence and recommendations from recent guidelines. Dig Endosc, 2015, 27(5):562–571.

[7] Anderson MA, Ben-Menachem T, Gan SI, et al. ASGE Standards of Practice Committee. Management of antithrombotic agents for endoscopic procedures. Gastrointest Endosc, 2009, 70(6):1060–1070.

[8] Boustière C, Veitch A, Vanbiervliet G, et al. European Society of Gastrointestinal Endoscopy. Endoscopy and antiplatelet agents. Endoscopy, 2011, 43(5):445–461.

[9] Patrono C, Ciabattoni G, Patrignani P, et al. Clinical pharmacology of platelet cyclooxygenase inhibition. Circulation, 1985, 72(6):1177–1184.

[10] Di Minno A, Spadarella G, Prisco D. et al. Antithrombotic drugs, patient characteristics, and gastrointestinal bleeding: clinical translation and areas of research. Blood Rev, 2015, 29(5):335–343.

[11] Acosta RD, Abraham NS, Chandrasekhara V, et al. ASGE Standards of Practice Committee. The management of antithrombotic agents for patients undergoing GI endoscopy. Gastrointest Endosc, 2016, 83(1):3–16.

[12] Vanden Daelen S, Peetermans M, Vanassche T, et al. Monitoring and reversal strategies for new oral anticoagulants. Expert Rev Cardiovasc Ther, 2015,13(1):95–103.

[13] Cuker A, Siegal DM, Crowther MA, et al. Laboratory measurement of the anticoagulant activity of the non-vitamin K oral anticoagulants. J Am Coll Cardiol,2014, 64(11):1128–1139.

[14] Veitch AM, Vanbiervliet G, Gershlick AH, et al. Endoscopy in patients on antiplatelet or anticoagulant therapy, including direct oral anticoagulants: British Society of Gastroenterology (BSG) and European Society of Gastrointestinal Endoscopy (ESGE) guidelines. Endoscopy, 2016, 48(4):385–402.

[15] Biondi-Zoccai GG, Lotrionte M, Agostoni P, et al. A systematic review and meta-analysis on the hazards of discontinuing

or not adhering to aspirin among 50,279 patients at risk for coronary artery disease. Eur Heart J, 2006, 27(22):2667–2674.

[16] Siegal D, Yudin J, Kaatz S. Periprocedural heparin bridging in patients receiving vitamin K antagonists: systematic review and meta-analysis of bleeding and thromboembolic rates. Circulation, 2012, 126(13):1630–1639.

[17] Hui AJ, Wong RM, Ching JY, et al. Risk of colonoscopic polypectomy bleeding with anticoagulants and antiplatelet agents: analysis of 1657 cases. Gastrointest Endosc, 2004, 59(1):44–48.

[18] Kim HG, Friedland S. Safe and effective colon polypectomy in patients receiving uninterrupted anticoagulation: can we do it? Gastrointest Endosc, 2014,79(3):424–426.

[19] Nishimura RA, Otto CM, Bonow RO, et al. ACC/AHA Task Force Members. 2014 AHA/ACC Guideline for the Management of Patients With Valvular Heart Disease: a report of the American College of Cardiology/American Heart Association Task Force on Practice Guidelines. Circulation, 2014, 129(23):e521–e643.

[20] Weitz JI, Quinlan DJ, Eikelboom JW. Periprocedural management and approach to bleeding in patients taking dabigatran. Circulation, 2012, 126(20):2428–2432.

[21] Dzik WS. Reversal of drug-induced anticoagulation: old solutions and new problems. Transfusion, 2012, 52(Suppl 1):45S–55S.

[22] Baron TH, Kamath PS, McBane RD. New anticoagulant and antiplatelet agents: a primer for the gastroenterologist. Clin Gastroenterol Hepatol, 2014,12(2):187–195.

[23] Holbrook A, Schulman S, Witt DM, et al. American College of Chest Physicians. Evidence-based management of anticoagulant therapy: Antithrombotic Therapy and Prevention of Thrombosis, 9th ed: American College of Chest Physicians Evidence-Based Clinical Practice Guidelines. Chest, 2012, 141(2, Suppl):e152S–e184S.

[24] Tripodi A. The laboratory and the new oral anticoagulants. Clin Chem, 2013,59(2):353–362.

[25] Kaatz S, Kouides PA, Garcia DA, et al. Guidance on the emergent reversal of oral thrombin and factor Xa inhibitors. Am J Hematol, 2012, 87(Suppl 1):S141–S145.

[26] Siegal DM, Cuker A. Reversal of novel oral anticoagulants in patients with major bleeding. J Thromb Thrombolysis, 2013,35(3):391–398.

Ⅲ

第Ⅲ部分

一般诊治措施与技术

第 *12* 章　上消化道内镜检查

Philip W.Y. Chiu, Rajvinder Singh

12.1　上消化道内镜检查的历史

　　内镜检查的发展可以追溯到古罗马时代，考古学家在庞贝古城废墟中发现了阴道镜[1]。1853年，Desormeaux 首次提出了内镜的概念及其必要组件，包括光学体和光源。1868 年，Kussmaul 首先通过坚硬的管子进行上消化道内镜检查，但由于光线不足，检查结果远不能令人满意[2]。Johann Mikulicz 是第一位对穿孔性胃溃疡进行缝合修复的外科医生，他在 1881 年改良内镜并进行了第一次食管胃镜检查。他的改良包括加入产生 30° 角视野的反光镜和微型版本的托马斯·爱迪生（Thomas Edison）的白炽灯作为光源。他首先描述了胃癌的内镜下观察结果。1911 年，Henry Elsner 提出了"可屈性内镜"的概念，内镜由硬性和可屈性部件组成。消化病学家 Rudolph Schindler 对 Elsner 胃镜的两处做了改良，加入 1 个用于冲洗镜片的独立通道，并在 20 世纪 30 年代开发了 Wolf-Schindler 胃镜。该内镜包括用于传输图像的多个棱镜和 1 个 30°～34° 的弯曲角度。由于其安全性和有效性，该内镜被广泛采用。1954 年，伦敦帝国理工学院的 Harold Hopkins 通过运用可屈光纤技术改良了诊断性内镜检查技术[3]。Hopkins 系统由涂有反射包层的玻璃棒组成，允许高强度的光传输和图像传输。来自密歇根大学的 Basil Hirschowitz 博士利用这些光纤束制作了一个光导纤维胃镜原型，并在 1957 年用其首先为他自己，随后为 1 名患者进行了胃镜检查[4]。光纤技术的发展进一步推动了内镜的发展。电子内镜的出现进一步推动了内镜检查操作技术的革新。1983 年，Welch Allyn 公司用微型图像传感器（CCD）取代了光导纤维导像术，以捕获由小透镜聚焦的图像。图像可在电视监视器上显示[5-6]。这使得内镜医生、学员和护士能够一起观看内镜检查，并使内镜下治疗成为可能[7]。

　　现代胃镜是前视内镜，带有专用短插入管，专用于检查食管胃和十二指肠（表 12.1）[8]。插入管的长度为 925～1100mm，根据功能和用途，直径为 4.9～12.8mm。标准的胃镜有 1 个工作通道，尺寸从 2mm 至 3.8mm 不等，双通道胃镜可用于特定的治疗目的。超细内镜镜身直径为 4.9～6mm，工作通道为 1.5～2mm[9]。它可用于经鼻或经口上消化道内镜检查，以缓解患者在没有镇静的情况下的不适感，并且能够顺利通过上消化道肿瘤的挤压进行观察。

12.2　一般诊断技术

12.2.1　适应证

　　通常上消化道内镜用于对有上消化道疾病相关症状的患者进行检查。美国消化内镜学会（ASGE）制定的消化内镜检查指南描述了食管胃十二指肠镜检查的适应证[10]。对于有上消化道症状的患者，内镜医生应注意鉴别与这些症状相关的疾病并在上消化道内镜检查期间探查这些疾病。有可疑上腹部症状和体征的患者及 50 岁以上的新发消化不良患者应及早接受食管胃十二指肠镜检查。有上消化道出血症状的患者，最常见的疾病包括消化性溃疡出血、静脉曲张出血、上消化道恶性肿瘤出血和出血性胃炎。对于有吞咽困难的患者，上消化道内镜检查用于检查是否存在食管癌和胃贲门癌。然而，由于上消化道内镜检查不是功能性疾病最适当的检查，对于内镜检查正常的吞咽困难患者应进一步行高分辨率测压法检查，以排除包括贲门失弛缓症在内的食管运动障碍，并且行 24h pH 检测以排除慢性胃食管反流病（GERD）。经过适当治疗仍有胃食管反流症状的患者应进行食管胃十二指肠镜检查。临床怀疑患有乳糜泻或血清学检查阳性的患者，常规进行十二指肠活体组织检查对于排除绒毛萎缩很重要。

　　Axon 等发表了关于上消化道内镜检查指征的

表 12.1　用于上消化道内镜检查的各种胃镜的技术参数[8]

生产厂家	型号	插入管长度 / 直径（mm）	图像类型	图像特征	兼容的处理器	活检通道	特殊功能
Olympus Excera Ⅲ	GIF H190	1 030/9.2	视频	彩色 CCD	CV190	1/2.8	高清和水刀
Olympus Excera	GIF H180J	1 030/9.9	视频	彩色 CCD	CV180/160/140/92	1/2.8	标准和水刀
	GIF H180	1 030/9.8	视频	彩色 CCD	CV180/160/140/93	1/2.8	高清
	GIF Q180	1 030/8.8	视频	彩色 CCD	CV180/160/140/94	1/2.8	标准（高分辨率）
	GIF N180	1 100/4.9	视频	彩色 CCD	CV180/160 /140/95	1/2.0	超细
	GIF XP180N	1 100/5.5	视频	彩色 CCD	CV180/160/140/96	1/2.0	超细
	GIF 2TH180	1 030/12.6	视频	彩色 CCD	CV180/160/140/97	2/2.8，3.7	双通道
	GIF 1TQ160	1 030/11.3	视频	彩色 CCD	CV180/160/140/98	1/3.7	治疗
	GIF XTQ160	1 030/12.9	视频	彩色 CCD	CV180/160/140/99	1/6.0	治疗
	GIF Q160Z	1 030/10.9	变焦视频	彩色 CCD	CV180/160 /140/100	1/2.8	光学变焦 115 倍
Olympus Lucera Elite	GIF HQ290	1 030/9.9	视频	彩色 CCD	CV290	1/2.8	高清水刀和双焦点
Olympus Lucera	GIF H260	1 030/9.8	视频	彩色 CCD	CV260/260SL	1/2.8	标准
	GIF H260Z	1 030/10.5	视频	彩色 CCD	CV260SL	1/2.8	光学变焦 80 倍
	GIF N260	1 100/5.2	视频	彩色 CCD	CV260/260SL/240	1/2.0	超细
	GIF XP260	1 100/5.5	视频	彩色 CCD	CV260/260SL/240	1/2.0	超细
Fujinon	EG 530WR	1 100/9.3	视频	高清	EPX4400HD/EPX2500	1/2.8	标准
	EG 450PE5	1 100/8.1	视频	高清	EPX4400HD	1/2.2	细
	EG 530N	1 100/5.9	视频	高清	EPX4400HD/EPX2500	1/2.0	超细
	EG 530NP	1 100/4.9	视频	高清	EPX4400HD/EPX2500	1/2.0	超细
	EG 450CT5	1 100/10.8	视频	高清	EPX4400HD	1/3.8	治疗
	EG 450D5	1 090/11.5	视频	高清	EPX4400HD	2/3.8，2.8	双通道
	EG 590WR	1 100/9.6	视频	高清（超强 CCD）	EPX4400HD	1/2.8	标准
	EG 590ZW	1 100/9.8	视频	高清（超强 CCD）	EPX4400HD	1/2.8	光学放大
Pentax	EG29‐i10	1 050/9.8	视频	高清 +	EPK‐i5010	1/3.2	水刀与近焦点
	EG27‐i10	1 050/9.0	视频	高清 +	EPK‐i5010	1/2.8	近焦点
	EG 2790i	1 050/9.0	视频	高清	EPK‐i5010	1/2.8	
	EG 2990i	1 050/9.8	视频	标准（SD）	EPK‐i5010	1/2.8	水刀
	EG 1690K	1 100/5.4	视频	标准（SD）	EPK‐I，EPK1000	1/2.0	
	EG 2490K	1 050/8.0	视频	标准（SD）	EPK‐I，EPK1000	1/2.4	
	EG 2790K	1 050/9.0	视频	标准（SD）	EPK‐I，EPK1000	1/2.8	
	EG 2990K	1 050/9.8	视频	标准（SD）	EPK‐I，EPK1000	1/2.8	
	EG 3490K	1 050/11.6	视频	标准（SD）	EPK‐I，EPK1000	1/3.8	水刀
	EG 3470ZK	1 050/11.6	视频	标准（SD）	EPK‐I，EPK1000	1/2.8	
	EG 3890TK	1 050/12.8	视频	标准（SD）	EPK‐I，EPK1000	2/3.8，2.8	双通道

指南[11]。该指南基于适当的症状和指标,系统评估了已公布数据和专家小组的建议。食管胃十二指肠镜检查的适应证总结如下(表12.2)。

◆ **适应证——用于筛查上消化道肿瘤**

上消化道内镜检查作为一种筛查手段,也被越来越多的人所接受,特别是在胃癌发病率高的国家。但是,考虑到此类筛查计划的成本和费效比,建议谨慎推广,因为全球不同国家的上消化道肿瘤患病率各不相同[12]。在日本等胃癌患病率较高的国家,早在20世纪60年代就开始实施国家筛查计划[13]。采用荧光摄影技术(或钡餐造影)作为筛查方法,1983年,所有40岁以上的居民都被推荐进行胃癌筛查。5项病例对照研究表明,日本的荧光照相检查使胃癌死亡率显著降低40%~60%。近年来,日本越来越多地采用胃镜检查筛查胃癌[14],并且有研究表明,大多数胃癌是通过食管胃十二指肠镜检查进行诊断而不是通过荧光摄影来诊断。目前,在日本超过60%的胃癌是在早期被诊断出来的[15],而内镜和成像技术的进步将进一步提高胃癌的诊断和治疗水平[16]。

◆ **适应证——治疗手段**

在过去的几十年中,上消化道内镜治疗的操作技术一直在发展。目前,上消化道内镜下治疗是上消化道出血的主要治疗措施[17]。采用内镜下黏膜切除术(EMR)和内镜下黏膜剥离术(ESD)等内镜下切除技术是早期上消化道肿瘤的标准治疗方法[18-19]。姑息性内镜下支架植入术是治疗晚期或转移性食管、胃和胰腺肿瘤的最佳方法,这些肿瘤常会引起梗阻[20]。上消化道内镜检查常用于去除异物。可通过食管胃十二指肠镜检查进行各种干预,包括上消化道手术和减肥手术后并发症的治疗,如球囊扩张吻合术、狭窄和渗漏口支架植入术[21]。

◆ **适应证——术中上消化道内镜的检查**

近来,随着经内镜治疗上消化道疾病技术的普及,在腹腔镜手术期间进行上消化道内镜检查的数量有所增加[22-23]。术中上消化道内镜检查的目的通常包括以下几方面:①疾病或肿瘤的定位;②为评估切除边缘的充分性提供腔内指导;③作为联合内镜下切除早期胃肿瘤或胃间质瘤的方法。由于注入气体有利于内镜检查时进行良好观察,因此,在术中上消化道内镜检查期间推荐使用CO_2注气,以避免胃肠道过度膨胀妨碍下一步的腹腔镜外科手术。

12.2.2 禁忌证

当怀疑患者上消化道穿孔(包括消化性溃疡穿孔)时,上消化道内镜检查通常是被禁止的。队列研究证明夹闭和支架植入术可能成功治疗上消化道穿孔,包括Boerhaave病和吻合口漏[21]。这些特殊情况需要医生运用专业知识制定详细治疗方案。对于胃出口梗阻和贲门失弛缓症的患者,上消化道内镜检查的禁忌证是术前禁食的时间不充分。这些患者食管内有食物残渣或胃中有大量未消化的食物残渣。在这种情况下进行上消化道内镜检查可能引起严重的反流,导致吸入性肺炎。

在ASGE指南和英格兰联合工作组发布的指南中,患者因功能性疾病引起的症状通常不适用于食管胃十二指肠镜检查[10-11]。但是,当这些症状持续时,仍应进行食管胃十二指肠镜检查以排除器质性原因[24]。在胃癌发病率中等和较高的国家,有上腹部症状的患者应接受诊断性食管胃十二指肠镜检查的"检查和治疗策略",而不是

表12.2 上消化道内镜检查的适应证[11]

上消化道症状和体征	明显的上腹部疼痛
	消化不良(特别是40岁以后新发患者)
	对质子泵抑制剂(PPI)治疗没有反应的明显胃灼热症状
	吞咽困难
	吞咽痛
	反复呕吐
	可触及的上腹部肿块
上消化道出血	柏油便
	吐血
	呕吐物呈咖啡色
	粪便隐血试验阳性
	贫血
一般症状	不明原因的消瘦
	乏力、厌食症
异常检查结果	钡餐结果异常
	小细胞低色素性贫血(血红蛋白水平低)

未经内镜检查便根除幽门螺杆菌，即"检测和治疗策略"，检测和治疗策略在低患病率人群中更普遍[25]。

12.3　患者的准备

对于诊断性上消化道内镜检查，患者通常在手术前 6h 禁食，术前 4h 禁饮。如果患者身体健康，应该作为门诊患者到达内镜检查室。如果在内镜检查后需要延长恢复时间，则应该进入医院的日托中心。患者应签署知情同意书，包括手术适应证和风险。上消化道内镜检查的风险通常包括出血、穿孔风险（发生率为 1/10 000）和吸入性肺炎。

在食管胃十二指肠镜检查之前，应根据当地的建议执行"术前暂停"程序。咽喉局部麻醉可能有助于减少和防止内镜插入下咽部时的呕吐反流，并减轻患者的不适[26]。将患者置于左侧卧位并面向内镜，以便于插入内镜并防止误吸。检查期间，应在牙齿之间放置牙套以保护内镜。

12.4　镇　静

上消化道内镜检查镇静的目的是减少手术过程中的焦虑，缓解检查所引起的不适和疼痛，并为内镜医生提供安全稳定的条件，以进行高质量诊断和治疗[27]。

可以在没有镇静的情况下进行诊断性上消化道内镜检查，但是患者在手术期间可能会伴有明显的不适，并且可能会对进一步内镜检查犹豫不决。因此，应根据患者的接受程度、恢复区域的实用性、内镜医生的决定及内镜室的位置，在诊断性上消化道内镜检查过程中选择恰当的镇静处方[28]。在德国，74% 的上消化道内镜检查过程中应用镇静剂[29]。在瑞士，上消化道内镜检查中镇静剂的使用从 1990 年的 60% 显著增加到 2003 年的 78%[30]。然而，在西班牙，只有 20% 的上消化道内镜检查在镇静下进行[31]。镇静程度由美国麻醉医师协会（ASA）定义（表 12.3）。一般来说，诊断性上胃肠道内镜检查期间的镇静程度应达到轻度到中度的镇静效果，这与拉姆齐镇静评分 3 分和 4 分相对应（表 12.4）。

当给予静脉镇静时，患者在治疗性上消化道内镜检查期间更"稳定"。上消化道内镜检查中

表 12.3　美国麻醉医师协会（ASA）镇静程度[27]

镇静程度	轻度镇静（抗焦虑）	适度镇静	深度镇静	全身麻醉
应答	正常	对言语或触觉刺激有反应	对疼痛刺激有反应	对疼痛的刺激没有反应
气道	正常	不需要干预	可能需要干预	通常需要干预
自发通气	正常	充足	可能不够	通常不足
心血管功能	正常	正常	通常能保持	可能会受影响

表 12.4　拉姆齐镇静评分[27]

拉姆齐得分	应答
1 分	患者焦虑不安或紧张或两者兼而有之
2 分	患者是合作的、定向的和安静的
3 分	患者仅对指令有反应
4 分	嗜睡，即患者对轻微的眉间叩击或大声听觉刺激表现出敏锐的反应
5 分	嗜睡，即患者对轻微的眉间叩击或大声听觉刺激表现出缓慢的反应
6 分	患者没有反应

常用的镇静剂包括静脉注射苯二氮䓬类药物、丙泊酚和芬太尼。静脉注射咪达唑仑比地西泮更有效，患者满意度更高[32]。此外，静脉注射咪达唑仑具有"遗忘效应"，这可能有助于提高患者的满意度。然而，由于这种效应，不应在手术后立即让患者做与内镜检查结果有关的重要决定。Barriga 等将单独使用咪达唑仑及咪达唑仑与芬太尼联合应用相比较，评估了在上消化道内镜检查中清醒镇静的充分性[33]。尽管从内镜医生的角度来看，联合治疗组的患者耐受性较好，但在患者评估中未发现显著差异。这些结果表明，咪达唑仑或咪达唑仑与芬太尼联合应用都可以安全地获得足够的镇静程度。在一项双盲安慰剂对照试验中，130 例患者被随机分配接受术前口服 7.5mg 咪达唑仑或安慰剂方案[34]。结果显示，咪达唑仑组上消化道内镜检查焦虑评分中位数比对照组显著降低。咪达唑仑组中有较多的患者报告部分遗忘或完全遗忘，并且该组的患者更愿意再次接受内镜检查。然而，咪达唑仑组的中位恢复时间明显

长于对照组，满意度评分和血流动力学变化无显著差异。最近，丙泊酚用于在治疗性上消化道内镜检查中能够更好地促进和延长镇静，镇静作用好，患者满意度高。虽然丙泊酚通常是安全的，血流动力学稳定性高，但它与血压和心率的剂量依赖性有关。此外，丙泊酚没有药物拮抗剂，麻醉后进行监测是非常重要的[28]。

12.5 使用消泡剂和抗痉挛剂

在理想的环境中，消泡剂的使用将有助于清除黏液和泡沫，以利于对各种腔内病变的观察[35]。黏液溶解剂和消泡剂的混合物可在手术前 30min 给予。在日本，推荐的配方包括 100mL 饮用水和 20 000U 链霉蛋白酶（Kaken Pharmaceutical，Tokyo，Japan），1g 碳酸氢钠和 10mL 二甲基聚硅氧烷[35]。链霉蛋白酶不在全球范围内供应。另一种混合物是 100mL 饮用水与 2mL 乙酰半胱氨酸（200mg/mL Parvolex，Celltech，United Kingdom 或 Mucomyst，Bristo-Myers Squibb，United States）混合 0.5mL（40mg/mL）活化二甲基硅油（Infacol，Forest Laboratories，United Kingdom 或 Gascon，Kissei Pharmacuetical，Japan）[36]。

抗痉挛药可用于胃部详细的内镜检查，因为胃部蠕动可能会使胃癌早期病变模糊不清。最常用的抗痉挛方法是静脉注射丁溴东莨菪碱（解痉灵）[37]。据报道，与丁溴东莨菪碱相比，腔内注入薄荷油溶液可以达到类似降低胃动力的效果，同时它的口干和视力模糊的副作用更少[38]。

12.6 上消化道内镜检查的程序

12.6.1 插入和观察

在检查胃镜的性能之后，首先在直视下将胃镜通过口直接插入口腔内。通过口腔进入下咽部后，将观察到喉部和声带的异常。内镜从喉后方越过梨状窝穿过环咽部。此操作要求患者吞咽以放松环咽肌，使内镜通过。在通过环咽部时，应持续进行内镜观察，以观察有无 Zenker 憩室，尤其是老年患者憩室。

12.6.2 食 管

将胃镜送入食管（图 12.1a）。胃镜到达鳞柱状上皮交界处（SCJ: Z线）便可观察到食管病变（图 12.1）。食管可根据解剖区域分为 3 部分。

颈部食管：食管的颈部起始于环咽部，通常从切牙到胸腔入口约 15cm 处，食管从胸腔入口处进入气管后部的胸腔。

胸部食管：胸部食管起始于胸腔入口，距切牙约 20cm，至食管从膈肌的食管裂孔（距离切牙 38~40cm）进入腹腔时结束。

腹部食管：腹部食管从食管裂孔开始，终止于胃食管交界部。它的长度通常小于 5cm，是食管下括约肌所在的位置。此处可以观察到 Z 线，并且还可观察到 Z 线的所有异常或不规则情况。

12.6.3 胃食管交界部

胃食管交界部根据美国胃肠病学会（ACG）指南被定义为位于近端胃褶皱水平[39]。同时，SCJ 被定义为食管栅栏样血管的远端，与日本食管疾病学会 2000 年的定义一致（图 12.1）[40]。在健康人群中，SCJ 和胃食管交界部应该在同一水平上重合。滑动裂孔疝在内镜下定义为胃食管交界部和膈肌压向远端移位超过 2cm[41]。

12.6.4 胃和十二指肠

胃分为贲门、胃底、胃体、大小弯、角切迹、胃窦、幽门前区和幽门。在通过胃食管交界部后，应系统地检查胃部所有区域的各种病变。为了避免长时间检查导致气体膨胀，应在十二指肠检查后再检查胃部（图 12.1d~f）。胃镜应通过幽门进入十二指肠的第一段。通常胃镜通过幽门时需要紧密靠近幽门，将胃窦、幽门区域作为胃蠕动时的移动的靶子（图 12.1f、g）。十二指肠第二段的插入需要进行胃镜连续操作，因为十二指肠第一段和第二段之间的连接部是倾斜的，且上升转弯的。在检查十二指肠球部后，将内镜的前端放置在球部的末端，向前推动，前端向上弯曲到右侧。当通过连接部推进胃镜时，握住镜身的左手也应向右转。通过弯曲的上部腔道通常是不能直视的，十二指肠的第二段将在胃镜转向左下方后出现在视野中。然后，内镜医生应该拉回内镜以减少胃中形成的袢，并且将在十二指肠第二段的上壁处观察到肝胰壶腹。为了观察连接处的病变，特别是可能漏诊的下壁消化性溃疡，应缓慢撤回内镜。对于无法确定出血源的上消化道出血患者，应尽可能插入十二指肠以检查第三段和第四段。在检查十二指肠后，内镜被撤回到胃部并逆时针旋转

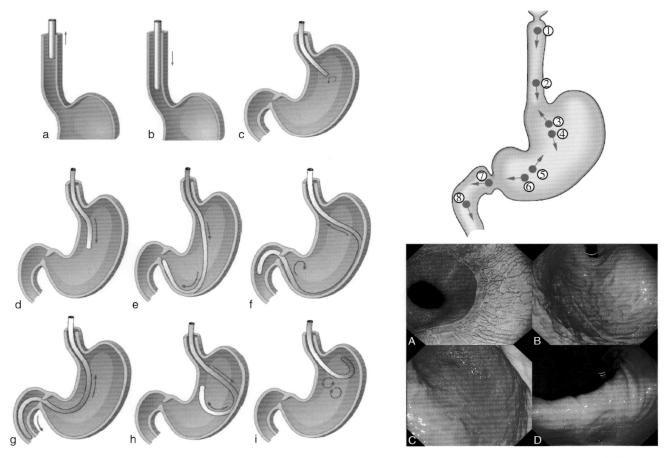

图 12.1　欧洲消化内镜学会（ESGE）推荐用于上消化道内镜检查的质量控制图解。1（a）. 距切牙 20cm 处的食管上段。2（b）. SCJ 上方 2cm 处。3（h）. 贲门反转观察。4（d）. 小弯侧上部分。5（e）. 角切迹。6（e）. 胃窦。7（f）. 十二指肠球部。8（g）. 十二指肠的第二段。A. 胃食管交界部。B. 胃贲门反转视图。C. 胃体。D. 角切迹[42]

180° 转向反转位置——"J"动作，用于检查胃底、贲门和胃近端。

上消化道内镜检查应以系统的方式进行。ESGE 建议在上消化道内镜检查期间最少应拍摄 8 张图像[42]。ESGE 推荐的解剖位置包括（图 12.1）：距切牙 20cm 的食管上段（标记 1），SCJ 上方 2cm（标记 2），反转后的贲门（标记 3），胃小弯的上半部分（标记 4），胃角的部分图像（标记 5），胃窦（标记 6），十二指肠球部（标记 7），十二指肠第二段（标记 8）。

胃系统筛查方案为标准化胃内镜检查提供了依据，以避免盲区漏诊[43-44]（图 12.2）。首先，在内镜退出十二指肠后，胃应充分扩张，以避免漏查褶皱和皱褶之间病变。应充分冲洗胃腔壁以去除黏液和分泌物。胃镜以顺行方式插入，首先检查胃窦的四个象限（前、后、小弯侧和大弯侧）。

随后检查胃体下部的四个象限。之后，检查胃体上部的四个象限（图 12.2）。然后反转胃镜，并检查胃底 – 贲门区域的四个象限，前、后壁，小弯侧和大弯侧。在将胃镜保持在反转位置的同时，进一步检查胃体中上部小弯侧、前壁和后壁。最后，检查胃小弯侧角切迹、前壁和后壁。

12.6.5　经鼻上消化道内镜检查

最近，经鼻内镜检查的发展允许在消化道管径明显缩小的情况下进行诊断性上消化道内镜检查。经鼻内镜的直径为 4.9~5.9mm（表 12.1）。这种超细内镜通常在用利多卡因喷雾局部麻醉后通过一个鼻孔，从中鼻甲和下鼻甲之间的鼻腔进入鼻咽。通过鼻咽可观察到喉和下咽部。其余程序与普通上消化道内镜检查相似。临床研究证实，经鼻内镜检查成功率很高，患者的满意度也很高。经鼻内镜检查的通道允许其在经检查期间进行活

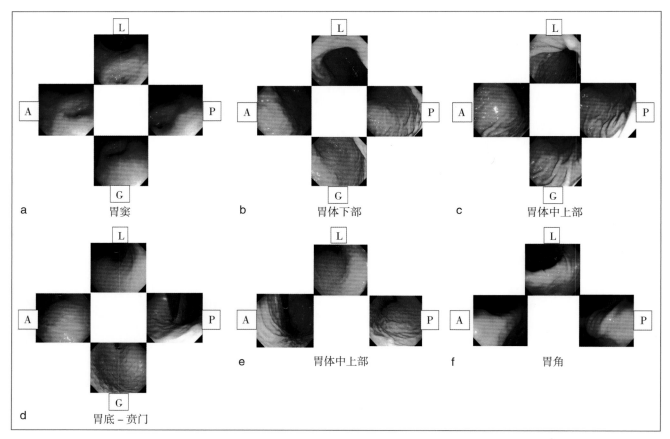

图 12.2 上消化道内镜检查中胃的系统筛查方案[44]。这些图片代表了胃部检查和记录的标准位置。A：胃窦；P：后壁；L：小弯侧；G：大弯侧

检。然而，全球范围内经鼻内镜检查的使用率并不高，可能与超细内镜的操作局限性及图像质量较低有关[45]。

12.7 上消化道内镜检查的常见病变

　　上消化道内镜检查期间发现的病变可分为良性或肿瘤性疾病。如果患者没有症状，也可以偶然检测到这些病变。对于出现症状或并发症（包括上消化道出血和梗阻）的患者，内镜医生应重点识别相关病变。

12.7.1 上消化道肿瘤

◆ 胃 癌

　　根据 Lauren 分型，胃腺癌（AC）分为肠型和弥漫型[46]。Borrmann 等从宏观上描述了胃癌的外观，有 4 种类型与临床预后相关[47]。最近，0 型被添加到这个分型中代表表浅癌和早期癌（表 12.5）[48]。Ⅰ型为息肉型或蕈伞型，Ⅱ型为局部溃疡型，Ⅲ型为浸润溃疡型，Ⅳ型为弥漫浸润型或

皮革胃。早期胃癌局限于黏膜或黏膜下层，与淋巴结状态无关（表 12.6）[48]。早期胃癌的大体表现包括：0-Ⅰ型（息肉型），可细分为 0-Ⅰp 型（带蒂型）和 0-Ⅰs 型（无蒂型）；0-Ⅱ型（非息肉型），可以细分为 0-Ⅱa 型（浅表隆起型）、0-Ⅱb 型（浅表平坦型）和 0-Ⅱc 型（浅表凹陷型）；0-Ⅲ型（凹陷型肿瘤），具有更高的黏膜下侵袭风险。

　　早期胃癌的内镜诊断取决于微血管（MV）和微结构（MS）形态的变化，以及分界线的存在。Yao 等报道了在放大内镜下诊断早期胃癌的 VS 分类（V 表示血管，S 表示表面）[43,49]。MS 和 MV 形态的变化可描述为规则、不规则或缺失（图 12.3）。应使用具有机械变焦或双焦点功能的胃镜进行这些变化的观察（表 12.1）。对于 MS 形态，微观解剖学变化包括边缘隐窝上皮（MCE）和隐窝开口的变化。黏膜下的早期胃癌表现出不规则的线形、弧形或多边形 MS 图案，作为 MCE

表 12.5　食管癌和胃癌的大体分型 [46]

类型	日本胃癌协会分型	Borrmann 分型	内镜表现（食管）	内镜表现（胃）
0 型	表浅型	无		
Ⅰ 型	隆起型	隆起型		
Ⅱ 型	局部溃疡型	表浅生长		
Ⅲ 型	浸润溃疡型	挖掘生长		
Ⅵ 型	弥漫浸润型	浸润生长并向侧边扩散		

证据。MCE 的排列方向也是不规则的，长度和宽度不均匀（图 12.3）。对于 MV 形态，我们会观察毛细血管，收集小静脉和微血管的变化。早期胃肿瘤通常表现为血管形态不规则，包括大小和形状不规则的微血管（图 12.3）。分界线是区别慢性胃炎和早期胃癌的重要特征。早期胃癌的诊断基于具有分界线的不规则 MV 形态和（或）具有分界线的不规则 MS 形态。

◆ 食管癌

食管癌通常是原发性的。最常见的食管癌组织学类型包括鳞状细胞癌和 AC。浅表型食管癌是局限于黏膜下层（T_{1a} 和 T_{1b}）的肿瘤，而早期食管癌是病灶仅局限于黏膜而无转移的肿瘤（$T_{1a}N_0M_0$）。表浅型食管癌难以诊断，因为其 MV 和 MS 形态仅有轻微变化。

对于进展期食管癌，内镜检查时应描述下列特征：①肿瘤的位置及与周边组织的关系；②肿瘤近端转移和远端转移的情况；③由肿瘤位于食管的部位与切牙的距离来确定解剖位置；④肿瘤的大体分类。大体分类包括 5 型（表 12.5）。表浅型食管癌可根据巴黎分型进一步分为 0- Ip（带蒂）、0- Is（无蒂）、0- IIa（浅表隆起型）、0- IIb（平坦型）、0- IIc（浅表凹陷型）和 III（凹陷型）（表 12.6）。表浅型食管癌 MV 形态仅有微妙的变化，因此，在白光内镜检查中很难识别。Inoue 等报道了表浅型食管鳞癌的乳头内毛细血管袢（IPCL）形态的变化及 IPCL 扩张与肿瘤浸润深度的相关性（图 12.4）。Kumagai 等首先将放大内镜下 MV 形态的变化与表浅食管癌的诊断相关联[50]。通过对 82 例表浅型食管癌患者手术标本进行立体显微镜观察，Microfil（血管对比剂）注射，以及放大内镜检查发现，与正常食管黏膜相比，M1 癌 IPCL 的管径显著增大。Inoue 等将 IPCL 分为 5 型：I 型为正常的非扩张 IPCL；II 型为炎症性细长 IPCL；III 型 IPCL 是临界病变，包括食管炎和低级别上皮内瘤变；IV 型 IPCL 呈环状扩张，提示高级别上皮内瘤变；V 型 IPCL 为食管癌，其中 V1 型和 V2 型 IPCL 是迂曲扩张袢，具有这些形态的肿瘤提示 M1 或 M2 浸润；V3 型是扩张的、曲折的环状，"尾巴"细长，提示 M3 浸润；Vn 型表明新生血管形成，提示病灶侵犯黏膜下层[51-52]。

12.7.2 上消化道出血

上消化道出血是全世界需要住院治疗的常见急症之一。上消化道内镜检查目前被用于上消化道出血的诊断和治疗。最常见的原因包括消化性溃疡出血、食管和胃底静脉曲张破裂出血、胃癌和食管癌出血[53]。罕见的原因包括 Dieulafoy 病变、出血性胃炎和胃窦血管扩张（GAVE）。Forest 等将消化性溃疡出血分为 3 种类型：Forest I 型代表活动性出血性溃疡，其可以细分为喷射性溃疡（Ia）和渗出性（Ib）溃疡。

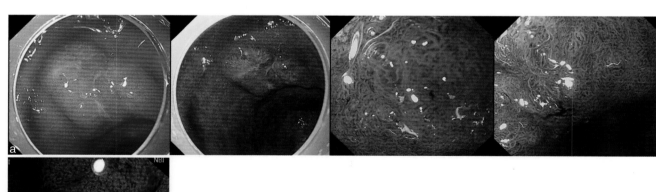
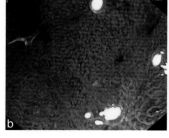

图 12.3 通过微血管和微观结构图案的变化诊断早期胃癌[43-44,48]。a. 0 型 II a+ II c 型早期胃癌在窄带成像（NBI）放大内镜下存在不规则的微结构形态。b. 早期胃癌在 NBI 放大内镜下具有不规则微血管形态和分界线

表 12.6　表浅型食管癌和胃癌的巴黎分型[47]

类型	名称	示意图	内镜下表现
0 型 IP	息肉样（带蒂）		
0 型 Is	息肉样（无蒂）		
0 型 IIa	表浅隆起型		
0 型 IIb	平坦型		
0 型 IIc	浅表凹陷型		
0 型 III	凹陷型		

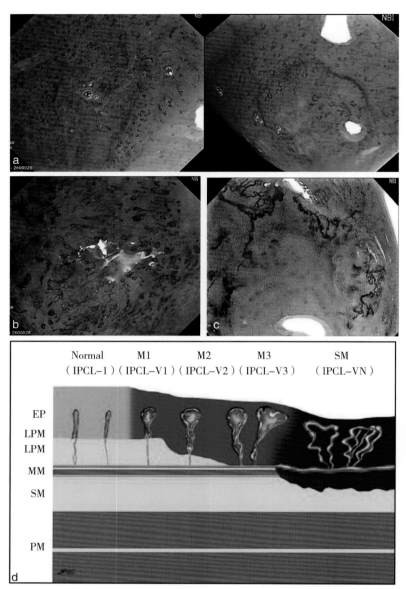

图 12.4　表浅型食管癌的不规则乳头内毛细血管袢（IPCL）[49-50]。a.IPCL V1 型：显示环状扩张，代表黏膜内食管癌或重度异型增生；在正常和异常 IPCL 之间有分界线。b.IPCL V3 型：迂曲的环状扩张，尾部细长，提示表浅食管癌伴有 M3 或 SM1 浸润。c.IPCL Vn 型：新生血管形成，没有明显的 IPCL，提示食管癌黏膜下层浸润。d.IPCL 改变与浸润深度的关系[51]。EP：黏膜上皮层；LPM：黏膜固有层；MM：黏膜肌层；SM：黏膜下层；PM：固有肌层；Normal：正常

Forest Ⅱ 型代表具有内镜下近期出血特征的溃疡，包括溃疡底部可见血管（Ⅱa）、黏附血凝块（Ⅱb）和红色或黑色斑点（Ⅱc）。内镜下治疗可应用于 Forest Ⅰa、Ⅰb、Ⅱa 和 Ⅱb 型溃疡[54]。

当有肝硬化病史的患者出现上消化道出血时，应怀疑食管和胃底静脉曲张破裂出血。在内镜检查期间，有时可观察到活动性出血。食管静脉曲张出血可以通过近期出血的小白色血块发现。内镜的反转对于确认胃底静脉曲张的存在是必不可少的。GAVE 患者可在胃窦上方出现扩张的小浅表血管出血，而 Dieulafoy 病变出血则与胃壁小动脉的侵蚀有关。

12.7.3　GERD 和巴雷特食管

GERD 占总人口的 10%~20%。大约 40% 的 GERD 患者会继续发展为糜烂性食管炎，其中 10%~15% 患有巴雷特食管。这些患者随后可能发生 AC，发病率为每年 0.3%[55]。不久前，大规模的人群研究使这一数字降低至每年 0.2% 以下。GERD 是 AC 的已知风险因素，推测是由于持续的活动性和慢性炎症所致。Lagergren 等进行的病例对照研究显示，GERD 患者 AC 的患病率增加了 7.7 倍[56]。然而，无反流症状患者的巴雷特食管患病率为 6%~10%（注意：GERD 组巴雷特食管患病率为 10%~15%）。大多数巴雷特食管患者未被

诊断，因为他们无症状[57]。

巴雷特食管定义为在胃食管交界部上方区域通过内镜观察到的柱状上皮的表现（图 12.5）。尽管 60 多年前人们已经认识到巴雷特食管的存在，但关于其确切定义仍然存在争论。肠化生（IM）在美国、欧洲和澳大利亚必须进行诊断，但在英国和日本则不需要[58-59]。内镜医生应明确巴雷特食管及其相关标志：膈肌压力、胃食管交界部和 SCJ[55]。应根据布拉格（Prague）分类对肠化生变化进行描述，其中包括巴雷特节段的周长和最大长度[60]。根据美国胃肠病学会（ACG）的最新指南[55]，对疑似巴雷特食管患者，应至少随机取材 8 块组织进行活检，以最大限度地发现 IM。对于疑似巴雷特食管的短节段（1~2cm），可能无法取材 8 块活检组织的患者，应至少每厘米巴雷特食管周长取材 4 块组织进行活检。

12.8　巴雷特食管的筛查

筛查是为了识别患有癌症的个体或癌症风险高的个体。然而，近 40% 的食管腺癌患者没有反流症状[61]，如果只对慢性 GERD 患者进行筛查，没有反流症状的患者肯定会被遗漏。成本问题和当前筛查工具的侵入性也限制了内镜筛查的有效性。在建立更好的标准并且可能引入更新的方法进行更有针对性的筛选（包括生物标志物或侵入性更小的方法，如细胞海绵）之前，在一般人群中筛选巴雷特食管仍然是很有争议的。最近的 ACG 指南建议对有两种或多种巴雷特食管或食管腺癌危险因素且患有慢性 GERD（>5 年）和（或）频繁出现 GERD 症状的男性进行巴雷特食管筛查[55]。这些危险因素包括：①年龄 >50 岁；②高加索人种；③存在向心性肥胖；④当前或过去有吸烟史；⑤一级亲属中有巴雷特食管或食管腺癌

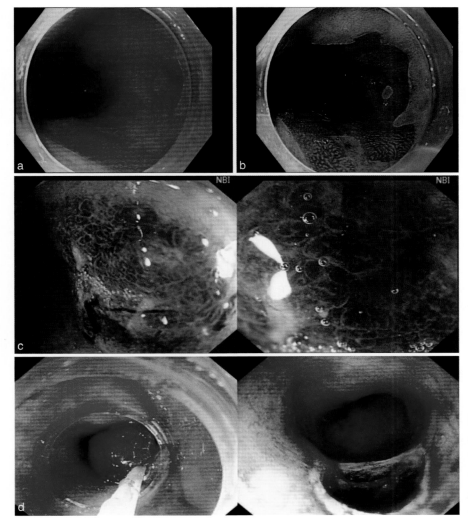

图 12.5　巴雷特食管的内镜诊断。a. 巴雷特食管标准白光成像。b. 巴雷特食管窄带成像。c. 不规则的微表面结构，提示巴雷特食管中的高度异型增生。d. 通过内镜黏膜切除术治疗巴雷特食管的高度异型增生

的家族史。

12.9 巴雷特食管的监测

希望通过监测，任何异型增生和早期癌症都可以通过侵入性较小的内镜手段及时被发现、被治疗[62-63]。内镜监测仅适用于没有明显合并症且适合接受手术、内镜切除或消融治疗的患者。当确定巴雷特食管后，应在肉眼可见的病变中有规律地取多个活检标本。目前推荐的方法是在没有异型增生的患者中每间隔2cm取第四象限活检标本，在既往异型增生的患者中每隔1cm取第四象限活检标本[55]。最近，广域跨上皮取样（WATS）活检技术使取样更深、更好，使食管异型增生的检出率提高了40%[64]。对于各种长度且无异型增生的巴雷特食管患者，可间隔每3~5年监测1次。对于不确定的异型增生患者，建议在抑酸治疗后3~6个月进行复查内镜复查，如果确诊为不确定的异型增生，则应每间隔12个月进行1次内镜检查。对于低度异型增生（LGD）患者，应首选内镜治疗，但每12个月监测1次是可接受的替代方案[55]。

12.10 巴雷特食管相关异型增生

如果异型增生是不确定的和（或）有证据表明是GERD引起的急性炎症，应在有效的抑酸治疗8周后进行重复活检。治疗的依从性至关重要。LGD应在充分抑酸治疗8~12周后进行多点重复活检。最近，社区中诊断的LGD被建议应该由消化病病理专家进一步确认。如果持续存在，应该坚持每6个月监测1次。如果在2次连续检查中发生明显的消退，则监测间隔可以增加到每年1次。一些中心主张用射频消融治疗确诊的LGD。30%~40%的患者的高度异型增生与浸润性食管腺癌有关（图12.5c）。内镜治疗已经取代了食管切除术，成为主要治疗方法（图12.5d）。

12.11 上消化道内镜检查的并发症

据报道，食管胃十二指肠镜检查的手术相关死亡人数为1/9 000，而胃镜检查并发症的风险范围为0.01%~0.1%[65-66]。出现上消化道出血和静脉曲张出血的患者，食管胃十二指肠镜检查死亡风险普遍较高。Reiertsen等报道在7 314例手术中，诊断性食管胃十二指肠镜检查的死亡率为0.04%，

而非致死性并发症发生率为0.14%[67]。食管胃十二指肠镜检查后最常见的不适是咽痛和腹部不适[68]。据报道，穿孔的风险约为0.01%，而治疗性食管胃十二指肠镜检查明显具有更高的穿孔风险。Niv等报道在31 480例食管胃十二指肠镜检查手术中，穿孔患者1例[69]。食管胃十二指肠镜检查术后穿孔的常见原因主要与治疗操作有关，包括EMR、ESD、内镜扩张和异物取出。心肺意外事件的发生率为0.6%，且风险与ASA分级相关[67]。吸入性肺炎是食管胃十二指肠镜检查的重要风险之一，患者通常被要求至少手术前6h禁饮食。未确诊的贲门失弛缓症和胃出口梗阻的患者误吸的风险会更大，对于这些病例，应该特别谨慎地进行诊断性食管胃十二指肠镜检查，并且延长禁食时间。

（赵平　译，王进海　审）

参考文献

[1] Kravetz RE. Vaginal speculum. Am J Gastroenterol, 2006, 101(11):2456.

[2] Kluge F, Seidler E. Zur Erstanwendung der Osophago- und Gastroskopie: briefe von Adolf Kussmaul und seinen Mitarbeitern. Medizinhist J, 1986, 21(3–4):288–307.

[3] Hopkins HH, Kapany NS. A flexible fiberscope, using static scanning. Nature, 1954, 173:39–41.

[4] Hirschowitz BI, Curtiss LE, Peters CW, et al. Demonstration of a new gastroscope, the fiberscope. Gastroenterology, 1958, 35(1):50–53, discussion 51–53.

[5] Sivak MV. Gastrointestinal endoscopy: past and future. Gut, 2006,55(8):1061–1064.

[6] Classen M, Phillip J. Electronic endoscopy of the gastrointestinal tract. Initial experience with a new type of endoscope that has no fiberoptic bundle for imaging. Endoscopy, 1984, 16(1):16–19.

[7] Niwa H, Kawaguchi A, Miyahara T, et al. Clinical use of new video-endoscopes (EVIS 100 and 200). Endoscopy, 1992, 24(3):222–224.

[8] Varadarajulu S, Banerjee S, Barth BA, et al. ASGE Technology Committee. GI endoscopes. Gastrointest Endosc, 2011, 74(1):1–6.e6.

[9] Rodriguez SA, Banerjee S, Desilets D, et al. ASGE Technology Committee. Ultrathin endoscopes. Gastrointest Endosc, 2010, 71(6):893–898.

[10] Early DS, Ben-Menachem T, Decker GA, et al. ASGE Standards of Practice Committee. Appropriate use of GI endoscopy. Gastrointest Endosc, 2012, 75(6):1127–1131.

[11] Axon AT, Bell GD, Jones RH, et al. Guidelines on appropriate indications for upper gastrointestinal endoscopy. Working Party of the Joint Committee of the Royal College of Physicians of London, Royal College of Surgeons of England,

Royal College of Anaesthetists, Association of Surgeons, the British Society of Gastroenterology, and the Thoracic Society of Great Britain. BMJ, 1995, 310(6983):853–856.

[12] Leung WK, Wu MS, Kakugawa Y, et al. Asia Pacific Working Group on Gastric Cancer. Screening for gastric cancer in Asia: current evidence and practice. Lancet Oncol, 2008, 9(3):279–287.

[13] Hamashima C, Shibuya D, Yamazaki H, et al. The Japanese guidelines for gastric cancer screening. Jpn J Clin Oncol, 2008, 38(4):259–267.

[14] Suzuki H, Gotoda T, Sasako M, et al. Detection of early gastric cancer: misunderstanding the role of mass screening. Gastric Cancer, 2006, 9(4):315–319.

[15] Hisamichi S. Screening for gastric cancer. World J Surg, 1989, 13(1):31–37.

[16] ASGE Technology Committee. High-definition and high-magnification endoscopes. Gastrointest Endosc, 2014, 80(6):919–927.

[17] Lau JY, Barkun A, Fan DM, et al. Challenges in the management of acute peptic ulcer bleeding. Lancet, 2013, 381(9882):2033–2043.

[18] Gotoda T, Ho KY, Soetikno R, et al. Gastric ESD: current status and future directions of devices and training. Gastrointest Endosc Clin N Am, 2014, 24(2):213–233.

[19] Wani S, Sharma P. Challenges with endoscopic therapy for Barrett's esophagus. Gastroenterol Clin North Am, 2015, 44(2):355–372.

[20] Costamagna G, Marchese M, Iacopini F. Self-expanding stents in oesophageal cancer. Eur J Gastroenterol Hepatol, 2006, 18(11):1177–1180.

[21] Fernández-Esparrach G, Córdova H, Bordas JM, et al. Endoscopic management of the complications of bariatric surgery. Experience of more than 400 interventions [in Spanish] Gastroenterol Hepatol, 2011, 34(3):131–136.

[22] Teoh AY, Chiu PW. Collaboration between laparoscopic surgery and endoscopic resection: an evidence-based review. Dig Endosc, 2014, 26(Suppl 1):12–19.

[23] Kato M, Uraoka T, Isobe Y, et al. A case of gastric adenocarcinoma of fundic gland type resected by combination of laparoscopic and endoscopic approaches to neoplasia with non-exposure technique (CLEAN-NET). Clin J Gastroenterol, 2015,8(6):393–399.

[24] Cooper GS. Indications and contraindications for upper gastrointestinal endoscopy. Gastrointest Endosc Clin N Am, 1994, 4(3):439–454.

[25] Wu JC, Chan FK, Ching JY, et al. Empirical treatment based on "typical" reflux symptoms is inappropriate in a population with a high prevalence of Helicobacter pylori infection. Gastrointest Endosc, 2002, 55(4):461–465.

[26] Campo R, Brullet E, Montserrat A, et al. Topical pharyngeal anesthesia improves tolerance of upper gastrointestinal endoscopy: a randomized double-blind study. Endoscopy, 1995, 27(9):659–664.

[27] Igea F, Casellas JA, González-Huix F, et al. Spanish Society of Digestive Endoscopy. Sedation for gastrointestinal endoscopy. Endoscopy, 2014, 46(8):720–731.

[28] Triantafillidis JK, Merikas E, Nikolakis D, et al. Sedation in gastrointestinal endoscopy: current issues. World J Gastroenterol, 2013, 19(4):463–481.

[29] Riphaus A, Rabofski M, Wehrmann T. Endoscopic sedation and monitoring practice in Germany: results from the first nationwide survey. Z Gastroenterol, 2010,48(3):392–397.

[30] Heuss LT, Froehlich F, Beglinger C. Changing patterns of sedation and monitoring practice during endoscopy: results of a nationwide survey in Switzerland. Endoscopy, 2005, 37(2):161–166.

[31] Baudet JS, Borque P, Borja E, et al. Use of sedation in gastrointestinal endoscopy: a nationwide survey in Spain. Eur J Gastroenterol Hepatol, 2009, 21(8):882–888.

[32] Lee MG, Hanna W, Harding H. Sedation for upper gastrointestinal endoscopy: a comparative study of midazolam and diazepam. Gastrointest Endosc, 1989, 35(2):82–84.

[33] Barriga J, Sachdev MS, Royall L, et al. Sedation for upper endoscopy: comparison of midazolam versus fentanyl plus midazolam. South Med J, 2008, 101(4):362–366.

[34] Mui LM, Teoh AY, Ng EK, et al. Premedication with orally administered midazolam in adults undergoing diagnostic upper endoscopy: a double-blind placebo-controlled randomized trial. Gastrointest Endosc, 2005. 61(2):195–200.

[35] Bhandari P, Green S, Hamanaka H, et al. Use of Gascon and Pronase either as a pre-endoscopic drink or as targeted endoscopic flushes to improve visibility during gastroscopy: a prospective, randomized, controlled, blinded trial. Scand J Gastroenterol, 2010, 45(3):357–361.

[36] Chang CC, Chen SH, Lin CP, et al. Premedication with pronase or N-acetylcysteine improves visibility during gastroendoscopy: an endoscopist-blinded, prospective, randomized study. World J Gastroenterol, 2007, 13(3):444–447.

[37] Gotoda T, Uedo N, Yoshinaga S, et al. Basic principles and practice of gastric cancer screening using high-definition white-light gastroscopy: Eyes can only see what the brain knows. Dig Endosc, 2016, 28(Suppl 1):2–15.

[38] Imagawa A, Hata H, Nakatsu M, et al. Peppermint oil solution is useful as an antispasmodic drug for esophagogastroduodenoscopy, especially for elderly patients. Dig Dis Sci, 2012, 57(9):2379–2384.

[39] Sharma P, McQuaid K, Dent J, et al. AGA Chicago Workshop. A critical review of the diagnosis and management of Barrett's esophagus: the AGA Chicago Workshop. Gastroenterology, 2004, 127(1):310–330.

[40] Takubo K, Aida J, Sawabe M, et al. The normal anatomy around the oesophagogastric junction: a histopathologic view and its correlation with endoscopy. Best Pract Res Clin Gastroenterol, 2008, 22(4):569–583.

[41] Huang Q. Definition of the esophagogastric junction: a critical mini review. Arch Pathol Lab Med, 2011, 135(3):384–389.

[42] Rey JF, Lambert R. ESGE Quality Assurance Committee. ESGE recommendations for quality control in gastrointestinal endoscopy: guidelines for image documentation in upper and lower GI endoscopy. Endoscopy, 2001, 33(10):901–903.

[43] Yao K. The endoscopic diagnosis of early gastric cancer. Ann

Gastroenterol, 2013, 26(1):11–22.

[44] Veitch AM, Uedo N, Yao K, et al. Optimizing early upper gastrointestinal cancer detection at endoscopy. Nat Rev Gastroenterol Hepatol, 2015, 12(11):660–667.

[45] Tanuma T, Morita Y, Doyama H. Current status of transnasal endoscopy worldwide using ultrathin videoscope for upper gastrointestinal tract. Dig Endosc, 2016, 28(Suppl 1):25–31.

[46] Hu B, El Hajj N, Sittler S, et al. Gastric cancer: Classification, histology and application of molecular pathology. J Gastrointest Oncol, 2012, 3(3):251–261.

[47] Li C, Oh SJ, Kim S, et al. Macroscopic Borrmann type as a simple prognostic indicator in patients with advanced gastric cancer. Oncology, 2009, 77(3–4):197–204.

[48] The Paris endoscopic classification of superficial neoplastic lesions: esophagus, stomach, and colon: November 30 to December 1, 2002. Gastrointest Endosc, 2003, 58(6, Suppl):S3–S43.

[49] Yao K, Anagnostopoulos GK, Ragunath K. Magnifying endoscopy for diagnosing and delineating early gastric cancer. Endoscopy, 2009, 41(5):462–467.

[50] Kumagai Y, Inoue H, Nagai K, et al. Magnifying endoscopy, stereoscopic microscopy, and the microvascular architecture of superficial esophageal carcinoma. Endoscopy, 2002, 34(5):369–375.

[51] Inoue H, Kaga M, Ikeda H, et al. Magnification endoscopy in esophageal squamous cell carcinoma: a review of the intrapapillary capillary loop classification. Ann Gastroenterol, 2015, 28(1):41–48 Review.

[52] Sato H, Inoue H, Ikeda H, et al. Utility of intrapapillary capillary loops seen on magnifying narrow-band imaging in estimating invasive depth of esophageal squamous cell carcinoma. Endoscopy, 2015, 47(2):122–128.

[53] Sung JJ, Kuipers E, Barkun A. Gastrointestinal Bleeding. 2nd ed. Hoboken: Wiley-Blackwell, 2012.

[54] Forrest JA, Finlayson ND, Shearman DJ. Endoscopy in Gastrointestinal Bleeding. Lancet, 1974, 304(7877):394-397.

[55] Shaheen NJ, Falk GW, Iyer PG, et al. American College of Gastroenterology. ACG Clinical Guideline: diagnosis and management of Barrett's esophagus. Am J Gastroenterol, 2016, 111(1):30–50, quiz 51.

[56] Lagergren J, Bergström R, Lindgren A, et al. Symptomatic gastroesophageal reflux as a risk factor for esophageal adenocarcinoma. N Engl J Med, 1999, 340(11):825–831.

[57] Cameron AJ, Zinsmeister AR, Ballard DJ, et al. Prevalence of columnar-lined (Barrett's) esophagus. Comparison of population-based clinical and autopsy findings. Gastroenterology, 1990, 99(4):918–922.

[58] Playford RJ. New British Society of Gastroenterology (BSG) guidelines for the diagnosis and management of Barrett's oesophagus. Gut, 2006, 55(4):442–443.

[59] Sampliner RE. The Practice Parameters Committee of the American College of Gastroenterology. Practice guidelines on the diagnosis, surveillance, and therapy of Barrett's esophagus. Am J Gastroenterol, 1998, 93(7):1028–1032.

[60] Sharma P, Dent J, Armstrong D, et al. The development and validation of an endoscopic grading system for Barrett's esophagus: the Prague C & M criteria. Gastroenterology, 2006, 131(5):1392–1399.

[61] Devesa SS, Blot WJ, Fraumeni JF Jr. Changing patterns in the incidence of esophageal and gastric carcinoma in the United States. Cancer, 1998,83(10):2049–2053.

[62] Sampliner RE. Practice Parameters Committee of the American College of Gastroenterology. Updated guidelines for the diagnosis, surveillance, and therapy of Barrett's esophagus. Am J Gastroenterol, 2002, 97(8):1888–1895.

[63] Wang KK, Wongkeesong M, Buttar NS. American Gastroenterological Association. American Gastroenterological Association medical position statement: role of the gastroenterologist in the management of esophageal carcinoma. Gastroenterology, 2005, 128(5):1468–1470.

[64] Anandasabapathy S, Sontag S, Graham DY, et al. Computer-assisted brush-biopsy analysis for the detection of dysplasia in a high-risk Barrett's esophagus surveillance population. Dig Dis Sci, 2011, 56(3):761–766.

[65] McLernon DJ, Donnan PT, Crozier A, et al. A study of the safety of current gastrointestinal endoscopy (EGD). Endoscopy, 2007,39(8):692–700.

[66] Sharma VK, Nguyen CC, Crowell MD, et al. A national study of cardiopulmonary unplanned events after GI endoscopy. Gastrointest Endosc, 2007, 66(1):27–34.

[67] Reiertsen O, Skjøtø J, Jacobsen CD, et al. Complications of fiberoptic gastrointestinal endoscopy--five years' experience in a central hospital. Endoscopy,1987, 19(1):1–6.

[68] Abbas SZ, Shaw S, Campbell D, et al. Outpatient upper gastrointestinal endoscopy: large prospective study of the morbidity and mortality rate at a single endoscopy unit in England. Dig Endosc, 2004,16:1443–1661.

[69] Niv Y, Gershtansky Y, Tal Y, et al. Analysis of 7-year physician-reported adverse events in esophagogastroduodenoscopy. J Patient Saf, 2012, 8(2):65–68.

第 *13* 章 小肠镜技术

Tomonori Yano, Satoshi Shinozaki, Alan Kawarai Lefor, Hironori Yamamoto

13.1 概　述

由于器械辅助小肠镜和胶囊内镜的普及，小肠镜检查技术在世界范围内得到广泛应用。20世纪，小肠的解剖结构限制了传统内镜的插入深度。在21世纪的初期，器械辅助小肠镜的出现彻底改变了小肠疾病的诊断和治疗模式。所有器械辅助小肠镜检查的插入机制是一致的：沿外套管折叠，缩短进镜长度，使内镜医生的操作直接传递到内镜顶端。器械辅助小肠镜包括双气囊小肠镜（DBE）、单气囊小肠镜（SBE）和螺旋式小肠镜。所有器械辅助小肠镜均可到达小肠深部，能够进行详细检查，还可进行超声内镜检查、活检、止血、球囊扩张、息肉切除及异物取出。器械辅助小肠镜检查的适应证包括各种小肠疾病的诊断、观察和治疗干预，也可用于对在传统的结肠镜检查中盲肠插镜失败的患者进行全结肠检查，以及因手术改变解剖结构拟行胆道治疗的患者。全小肠镜检查通常通过经口和经肛门同时插入完成。虽然全小肠镜检查率因器械辅助小肠镜的检查流程和患者的不同而不同，但DBE优于SBE或螺旋式小肠镜。在整个21世纪，器械辅助小肠镜将继续对小肠疾病的诊断和治疗产生重要影响。

13.2 小肠镜检查流程

13.2.1 小肠的解剖特征

小肠位于胃和结肠之间，包括十二指肠、空肠、回肠。它离口和肛门很远，且与腹膜附着点不稳定形成了多个复杂的弯曲点。这种解剖特点使常规内镜很难观察到整个小肠。

13.2.2 器械辅助小肠镜的分类和原理

在21世纪初，器械辅助小肠镜检查的发展和应用为诊断和介入治疗提供了进入整个小肠的通道。器械辅助小肠镜包括DBE（图13.1）、SBE（图13.2）和螺旋式小肠镜（图13.3）。DBE和SBE统称为球囊辅助内镜。虽然使用了不同设备，但

其机制是相同的，均是"折叠冗余小肠环"（图13.4）。这甚至可以直接将操作从手部传递到在小肠深处的内镜的顶端。而且，内镜工作长度不一定要和小肠一样长，因为器械辅助内镜能通过重复折叠（"打褶"）富余的小肠有效地缩短小肠的长度。器械辅助内镜还有一个工作通道，可以进行活检、标记、超声内镜检查，还可以进行各种治疗干预措施，如球囊扩张、止血等。

13.2.3 气囊辅助小肠镜

气囊辅助小肠镜（DBE/SBE）使用在顶端带有球囊的软外套管。外套管完全适应内镜的工作

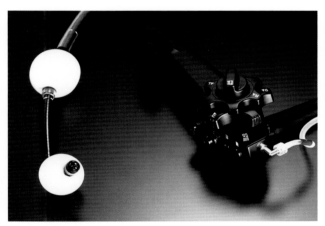

图13.1　双气囊小肠镜（DBE）

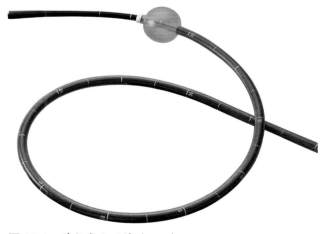

图13.2　单气囊小肠镜（SBE）

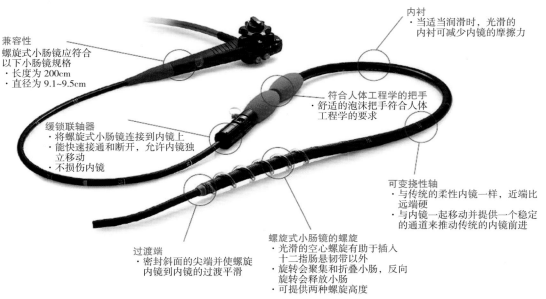

兼容性
螺旋式小肠镜应符合以下小肠镜规格
· 长度为 200cm
· 直径为 9.1~9.5cm

内衬
· 当适当润滑时,光滑的内衬可减少内镜的摩擦力

符合人体工程学的把手
· 舒适的泡沫把手符合人体工程学的要求

缓锁联轴器
· 将螺旋式小肠镜连接到内镜上
· 能快速接通和断开,允许内镜独立移动
· 不损伤内镜

可变挠性轴
· 与传统的柔性内镜一样,近端比远端硬
· 与内镜一起移动并提供一个稳定的通道来推动传统的内镜前进

过渡端
· 密封斜面的尖端并使螺旋内镜到内镜的过渡平滑

螺旋式小肠镜的螺旋
· 光滑的空心螺旋有助于插入十二指肠悬韧带以外
· 旋转会聚集和折叠小肠,反向旋转会释放小肠
· 可提供两种螺旋高度

图 13.3 螺旋式小肠镜

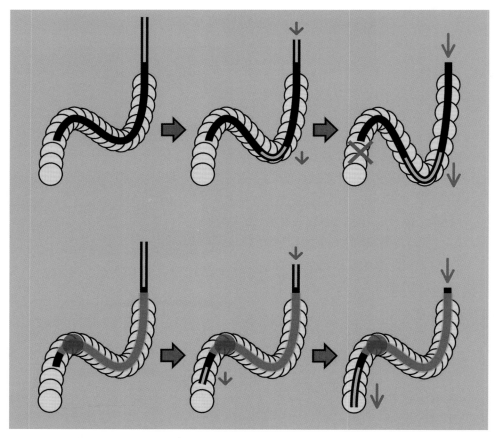

图 13.4 器械辅助小肠镜的工作原理

长度。外套管上的气囊楔入肠壁使其能折叠小肠,使内镜操作直接从轴部传递到内镜的尖端。气囊辅助式小肠镜包括 DBE 和 SBE。DBE 有两个气囊,一个在内镜的顶端,另一个在外套管的顶端;SBE 只有一个在外套管顶端的气囊。Yamamoto 等在 2001 年首先发明并报道了 DBE[1],2003 年 Fujifilm

公司（Tokyo，Japan）发布了 DBE。几乎在同一时间，胶囊内镜被报道并被应用于临床[2]。2007 年，Olympus 公司（Tokyo，Japan）发布了 SBE。气囊辅助小肠镜的发展和在全球范围内的普及彻底改变了小肠疾病的诊断和治疗方法。

13.2.4　螺旋式小肠镜

螺旋式小肠镜（Spiral Medical，LLC，Massachusetts，United States）采用一种可容纳内镜（内径 9.8mm，全长 118cm）的螺旋外套管。带有凸起的螺旋外套管钩住小肠褶皱，多余的小肠被折叠固定在外套管上[3]。一旦外套管的顶端通过韧带，内镜顶端便可通过旋转外套管被动向前移动，而不用向前推内镜。

13.3　一般诊断技术

小肠镜的插入路径由患者症状和既往研究结果，如 CT、食管胃十二指肠镜及结肠镜检查共同决定。经口和经肛气囊辅助小肠镜检查前的准备与食管胃十二指肠镜和结肠镜检查相同。经口器械辅助小肠镜检查只需要患者在术前 1 天晚上开始禁食，经肛球气辅助式小肠镜检查需要服用 2~4L 的聚乙二醇电解质溶液和（或）泻药。由于检查时间较常规内镜检查时间长，建议经口球囊辅助小肠镜检查采用深度镇静，经肛气囊辅助小肠镜检查采用清醒镇静。

一般情况下，气囊辅助小肠镜检查由 1 名内镜医生和 1 名手持外套管的助理共同完成。但也可以由 1 个人在有或没有辅助设备的情况下进行[4-5]。气囊辅助小肠镜检查操作步骤如下：①操作者在内镜近侧安装外套管，经口或肛门插入内镜。②操作者使用"钩住折叠"技术插入内镜，越长越好，然后沿着内镜送入外套管。此时，对内镜顶端的气囊充气，使内镜不会因外套管的插入而脱出。使用 SBE 时，操作者必须通过调节内镜前段向上或向下将内镜钩到折叠处。③操作者给外套管顶端的气囊充气，然后同时拉动外套管和内镜，使冗余的肠管在外套管上缩短。④操作者将 DBE 顶部的气囊排气，或者释放 SBE 向上 / 向下按钮。然后操作者将内镜插入小肠更深的位置。通过重复以上②~④的步骤，即可完成小肠镜检查（视频 13.1，视频 13.2）。

在经口小肠镜检查中，胃不需要气囊充气。在低位肠镜检查中，甚至在结肠中，需要使用气囊充气。

13.4　一般治疗技术

13.4.1　止　血

器械辅助小肠镜检查使远端小肠及内镜所达部位的小肠的止血成为可能。最重要和最困难的问题是识别小肠远端的出血灶。如果患者出现不明原因的消化道出血，可选择动态 CT 检查，动态 CT 检查具有创伤小，手术时间短的优点。根据 CT 检查结果、临床表现及常规内镜检查结果选择合适的设备（胶囊内镜或器械辅助小肠镜）。如果 CT 检查表现为渗出、占位病变、管壁增厚或狭窄，应选择器械辅助小肠镜检查而非胶囊内镜检查。然而，胶囊内镜检查可用于 CT 检查结果为阴性的患者。如有明显的不明原因的胃肠出血，建议使用经口器械辅助小肠镜检查。在经口小肠镜检查时，出现带血的肠内容物通常表明出血灶在附近，这是由于在小肠中通常不发生肠内容物的逆流。因此，应在第一次看到带血内容物的地方放置标记夹做标记。没有标记，操作者很容易在小肠的远端失去方向。操作者应该尝试在标记夹周围寻找出血灶。如果有大量出血使操作者视野模糊，应考虑使用"凝胶浸没法"以获得清晰的视野，以便准确止血[6]。如果我们观察到患者有中等量的消化道出血，由于小肠腔狭窄并可能充满血液，此时小肠镜检查很难保证视野清晰，因为注入的水与新鲜血液会迅速混合。通过辅助孔道注入一种黏度适合的透明凝胶可防止快速混合，但不能注入水。注入凝胶后，出血点在凝胶所覆盖的空间中可清晰观察到。

小肠出血来源分为 3 种：血管病变、肿瘤或息肉、溃疡或糜烂[7]。肿瘤或息肉、溃疡或糜烂通常由器械辅助小肠镜确诊，然后通过手术或药物进行治疗。而治疗小肠血管病变的主要方法为器械辅助小肠镜止血[8]。小肠血管病变内镜下分类根据病变的大小和搏动性质采用 Yano-Yamamoto 标准分类[9]。未发生血管搏动的病变被认为是静脉或毛细血管病变，通常采用氩等离子体凝固治疗。搏动性血管病变起源于动脉，通常采用夹子处理。

13.4.2　球囊扩张

有许多引起小肠狭窄的疾病，包括克罗恩病、白塞病、非特异性多发性小肠溃疡、非甾体抗炎药导致的药物性肠炎、缺血性肠炎、外伤性迟发性狭窄、术后狭窄和化疗或放疗后瘢痕形成。在这些情况下，器械辅助小肠镜检查通常在内镜所能达到的范围实施内镜下球囊扩张。球囊扩张的适应证包括：①药物治疗后伴有梗阻症状的纤维性狭窄；②影像学（透视检查、CT 和 MRI）显示有肠管近端扩张的无症状狭窄。排除球囊扩张的因素包括：①狭窄长度超过 50mm；②狭窄角度大；③狭窄且有累及肌层的活动性溃疡；④狭窄伴脓肿形成；⑤狭窄伴恶性表观[10]。

内镜下球囊扩张需要实时 X 线指导。采用器械辅助小肠镜到达狭窄部位后，内镜下观察狭窄及选择 X 线对比剂观察是确定扩张指征的必要条件。使用 DBE，楔入或充气，内镜顶端的球囊可防止对比剂回流，以便清晰观察狭窄部位。之后，操作者将一根软的导丝穿过狭窄段，然后沿着导丝送入扩张球囊。参考实时 X 线图像调整球囊的位置，扩张时间通常是 1min。

确定正确的球囊直径总是困难的，因为根据内镜图像和选择性对比剂对比研究结果很难估计狭窄的精确直径，可以使用带有刻度线的透明帽标记狭窄近端（图 13.5）[11]。带有刻度线的透明帽挤过狭窄可以测量实际直径。我们建议逐步扩张以防止医源性穿孔。虽然扩张 12mm 是第 1 次球囊扩张治疗时的一个标准，但对严重狭窄（扩张前直径 <6mm）的患者，扩张 8~10mm 可能是合适的。第 1 次治疗后，有时可每隔 3~6 个月进行 1 次额外的重复扩张，以达到 15mm 的最终扩张目标。

13.4.3　息肉切除术与内镜下黏膜切除术

采用器械辅助小肠镜检查，可在内镜下行小肠息肉治疗，这与内镜下治疗结肠息肉相同。小肠壁比胃或结肠壁薄，因此，建议息肉切除之前，在黏膜下注射生理盐水以避免穿孔。

13.4.4　异物取出

器械辅助小肠镜检查可以取出腔内异物或嵌顿的胶囊内镜。可根据异物的大小和形状选择最合适的透明帽和取出工具。

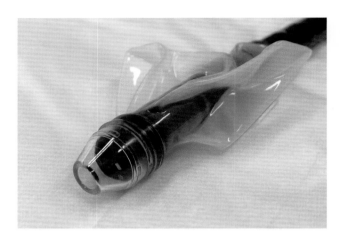

图 13.5　带有刻度的小口径透明帽

13.5　附件设备及技术

由于器械辅助小肠镜工作长度长且工作通道窄，因此，可用的工具是有限的。表 13.1 显示了自 2016 年起用于器械辅助小肠镜检查的商用内镜的规格。用于诊断的 DBE 拥有一个直径 2.2mm 的工作通道，可通过活检钳、注射针、圈套器或氩等离子体凝固探针，但是不能使用夹子和扩张球囊。直径为 2.8mm 或更大工作通道的 DBE 或 SBE，可通过夹子和扩张球囊。尽管大多数传统的胆道装置在长达 2 000mm 的器械辅助小肠镜检查中不能使用，但短 DBE 可使用这些设备。短 DBE 拥有更宽的工作通道，使因手术改变解剖结构的患者可进行胆道干预。

13.6　器械辅助小肠镜的适应证

13.6.1　诊断用适应证

不明原因消化道出血、小肠肿瘤、小肠狭窄和炎症性肠病是器械辅助小肠镜诊断的主要适应证。

表 13.1　2016 年商用气囊辅助小肠镜

型号	工作通道长度（mm）	外径（mm）	工作通道直径（mm）
双气囊小肠镜			
·EN-580XP	2 000	7.5	2.2
·EN-580T	2 000	9.4	3.2
·EI-580BT	1 550	9.4	3.2
单气囊小肠镜			
·SIF-Q260	2 000	9.2	2.8

13.6.2 小肠病变随访期的适应证

器械辅助小肠镜检查对于先前诊断的克罗恩病或白塞病的随访是有用的。通过器械辅助小肠镜直接观察小肠黏膜可以很容易地确定炎症程度的改变。

13.6.3 治疗适应证

器械辅助小肠镜的治疗干预包括内镜下止血、内镜下息肉切除、小肠狭窄的球囊扩张和异物的取出，如胶囊内镜。

13.6.4 其他适应证

常规结肠镜检查盲肠插管失败后，气囊辅助小肠镜也能够进行全结肠的检查。气囊辅助小肠镜检查也能对解剖结构发生改变的术后患者进行经内镜逆行胆胰管成像（ERCP），如 Roux-en-Y 吻合。

13.7 特殊操作的质量评估

对高质量的检查来说，完成全小肠的检查至关重要。当使用气囊辅助小肠镜进行全小肠检查时，我们尽量插入气囊辅助小肠镜（经口或经肛），并染色或用夹子标记插入的最远端位置。然后从另一侧（经肛或经口）进行气囊辅助小肠镜检查，尽量到达标记点，以确保完成了整个小肠的检查。

一项系统回顾发现，DBE 联合经口和经肛途径的全小肠检查率为 44%（569/1 143），单独使用经口气囊辅助小肠镜进行全小肠检查的完成率为 1.6%（9/569）[12]。Takano 等报告使用 SBE 的全小肠检查率为 16.7%（20/120）[13]。Takenaka 等报告使用经口气囊辅助小肠镜检查克罗恩病患者的全小肠检查率仅为 12.2%（11/90）[14]。

由于 SBE 的内镜不使用气囊，因此准备工作简单快速。然而，当使用 DBE 时，内镜顶端的气囊被楔入并固定在小肠上，以防止内镜滑动。在进行 SBE 时，内镜滑动比 DBE 更频繁，因为内镜顶端没有气囊。DBE 的全小肠检查率明显高于 SBE[13,15]。日本和德国的随机对照试验表明，使用 SBE 的全小肠检查率分别为 0 和 22%，使用 DBE 的全小肠检查率分别为 57% 和 66%[13,15]。

DBE 发布后不久，日本和其他国家使用 DBE 的全小肠检查率有所不同。然而这种差异正在变小。最近的一项前瞻性研究报告称，日本的全小肠检查率为 71%（34/48）[16]，欧洲的全小肠检查率也为 71%（45/63）[15,17]。我们认为有两种可能的原因来解释最近全小肠检查率的提高：一种是在内镜下注入 CO_2；另一种是插入技术的改进，特别是逆行插入，如欧洲的研究所示的结果。

气囊辅助小肠镜和螺旋式小肠镜之间没有直接的比较[17-19]。深部小肠镜检查在 DBE 检查时效果更好，螺旋式小肠镜检查的手术时间更短。诊断和治疗率之间无显著性的差异。然而，一项关于比较 DBE 和螺旋式小肠镜全小肠检查率的随机对照研究得出的结论是，DBE 为 92%（12/13），螺旋式小肠镜为 8%（1/13）[17]。经口 DBE 和螺旋式小肠镜的平均最大插入深度分别为 346cm 和 268cm（P<0.001），经肛 DBE 和螺旋式小肠镜的平均最大插入深度分别为 209cm 和 78cm（P<0.001）。虽然螺旋式小肠镜与 DBE 相比有一定的优势，但仍需进一步发展，以提高其临床应用价值。

器械辅助小肠镜辅助 ERCP 的引入，使得即使是在解剖结构发生改变的患者中，如 Roux-en-Y 吻合或 Billroth II 式重建患者，也能进入胆道。最近的一篇综述报道了器械辅助小肠镜下行 ERCP 的总成功率为 48%~94%[20]。日本一项使用短型双气囊小肠镜的多中心研究报告达到目标位置的成功率为 98%（304/311），胆管插管的成功率为 96%（293/304），治疗成功率为 98%（277/283）[21]。器械辅助小肠镜下行 ERCP 对于外科解剖结构改变的患者无疑是一种有用的检查方法。特别推荐使用具有更宽工作通道的短型辅助式小肠镜，以成功实现胆道干预。

13.8 特殊操作的培训要求

13.8.1 尽可能减少深插管时的充气量

过度充气会影响内镜插入的深度，因为这样会使缩短肠管的效果受限。注入 CO_2 对器械辅助小肠镜检查和常规结肠镜检查一样有用。由于 CO_2 被肠黏膜吸收的速度比空气快 100 倍或更多，因此，注入 CO_2 有助于全小肠镜检查[22]和深度插管[23]，并且可减轻检查后的不适[24-25]。尽管注入 CO_2 有用，但肠腔内 CO_2 过多会影响插入效果。尽量减少充气量对于插管的效率和患者舒适度都很重要。

13.8.2 器械辅助小肠镜检查中X线透视的必要性

对于经验不足的器械辅助小肠镜医生，X线透视检查经常用于确定插入时内镜的形状。然而，器械辅助小肠镜技术的进步减少了X线的使用[26]。对于操作熟练的内镜医生而言，进行器械辅助小肠镜检查通常不需要透视，除非患者有严重的腹膜粘连、狭窄或需要使用进行间接观察的肿块。

13.9 尽量减少手术并发症

13.9.1 气囊辅助小肠镜检查的并发症

气囊辅助小肠镜检查的并发症包括穿孔、出血、吸入性肺炎、感染和黏膜损伤。这些事件也是常规内镜检查的并发症，而急性胰腺炎是气囊辅助小肠镜特有的并发症。一项对9 047例DBE手术的系统性回顾研究报告了61例严重并发症（0.72%），包括20例穿孔（0.2%）、17例急性胰腺炎（0.2%）、8例吸入性肺炎（0.09%）、6例出血（0.07%）和10例其他并发症（1.1%）[12]。仅有一项小样本的研究报告了SBE术后的并发症[27]。

一项大型回顾性研究发现经口DBE术后急性胰腺炎的发生率为0.3%~0.5%[12,28]。然而一项前瞻性研究发现，经口DBE术后25%~50%的患者会发生高淀粉酶血症，3%~12%的患者会发生急性胰腺炎[29-30]。手术时间较长和插入深度是发生高淀粉酶血症的重要因素[29]。

气囊辅助小肠镜术后胰腺炎的主要发生部位是胰体和胰尾部，插入气囊辅助小肠镜时，胰腺的机械性扭转是术后胰腺炎可能的原因。尽管器械辅助小肠镜检查后胰腺炎主要发生于经口DBE术后，但也有经口SBE[31]、经肛DBE[32]和经肛SBE[33]术后发生的报道。在经口DBE手术中，胰腺炎可能是由于十二指肠伸直导致胰腺受压和移位所致。十二指肠和胰腺都固定在腹膜后。为避免医源性胰腺炎，牵拉动作应缓慢、轻柔，DBE手术时间应不超过2h。当牵拉过程中胰腺受到强烈挤压时，内镜和外套管应该推到一起，尽量减少对胰腺的压迫。

最近一项日本的前瞻性多中心研究报告表明，在解剖结构改变的患者中进行短型DBE辅助下ERCP的并发症发生率为10.6%（33/311）[21]。在311例患者中，11例患者（3.5%）出现胰腺炎，6例患者（1.9%）出现穿孔[21]。这些患者中，除1例穿孔患者需要紧急手术修补以外，其余患者均接受了非手术治疗[21]。器械辅助小肠镜辅助下的ERCP是安全的，是被手术改变解剖结构的患者介入治疗的首选方法。

13.9.2 螺旋式小肠镜的并发症

螺旋式小肠镜检查的主要并发症是黏膜损伤和穿孔。厚套管的使用、17.5mm的外径和套管上的螺旋状凸起可能会损伤小肠黏膜。实际上，一项动物研究的腹腔镜成像显示，由于肠系膜根部扭转，螺旋式小肠镜插入期间出现了瘀斑和腹膜撕裂[34]。在螺旋式小肠镜检查期间，小心插入外套管可能对避免并发症非常重要。此外，还应特别注意既往剖腹手术引起的粘连患者。

13.10 结 论

近10年来，器械辅助小肠镜的发展彻底改变了小肠疾病的诊断和治疗。在21世纪，器械辅助小肠镜检查将继续对小肠疾病的诊断和治疗产生重大影响。

（赵菊辉 译，李路 审）

参考文献

[1] Yamamoto H, Sekine Y, Sato Y, et al. Total enteroscopy with a nonsurgical steerable double-balloon method. Gastrointest Endosc, 2001, 53(2):216–220.

[2] Iddan G, Meron G, Glukhovsky A, et al. Wireless capsule endoscopy. Nature, 2000, 405(6785):417.

[3] Akerman PA, Agrawal D, Cantero D, et al. Spiral enteroscopy with the new DSB overtube: a novel technique for deep peroral small-bowel intubation. Endoscopy. 2008, 40(12):974–978.

[4] Araki A, Tsuchiya K, Okada E, et al. Single-operator method for double-balloon endoscopy: a pilot study. Endoscopy, 2008, 40(11):936–938.

[5] Ohtsuka K, Kashida H, Kodama K, et al. Diagnosis and treatment of small bowel diseases with a newly developed single balloon endoscope. Dig Liver Dis. 2008, 20:134–137.

[6] Yano T, Nemoto D, Ono K, et al. Gel immersion endoscopy: a novel method to secure the visual field during endoscopy in bleeding patients (with videos). Gastrointest Endosc, 2016, 83(4):809–811.

[7] Shinozaki S, Yamamoto H, Yano T, et al. Long-term outcome of patients with obscure gastrointestinal bleeding investigated by double-balloon endoscopy. Clin Gastroenterol Hepatol, 2010, 8(2):151–158.

[8] Shinozaki S, Yamamoto H, Yano T, et al. Favorable long-term outcomes of repeat endotherapy for small-intestine vascular lesions by double-balloon endoscopy. Gastrointest Endosc,

2014, 80(1):112–117.

[9] Yano T, Yamamoto H, Sunada K, et al. Endoscopic classification of vascular lesions of the small intestine (with videos). Gastrointest Endosc, 2008,67(1):169–172.

[10] Sunada K, Shinozaki S, Nagayama M, et al. Long-term outcomes in patients with small intestinal strictures secondary to Crohn's disease after double-balloon endoscopy-assisted balloon dilation. Inflamm Bowel Dis, 2016, 22(2):380–386.

[11] Hayashi Y, Yamamoto H, Yano T, et al. A calibrated, small-caliber tip, transparent hood to aid endoscopic balloon dilation of intestinal strictures in Crohn's disease: successful use of prototype. Endoscopy, 2013, 45(Suppl 2 UCTN):E373–E374.

[12] Xin L, Liao Z, Jiang YP, et al. Indications, detectability, positive findings, total enteroscopy, and complications of diagnostic double-balloon endoscopy: a systematic review of data over the first decade of use. Gastrointest Endosc, 2011, 74(3):563–570.

[13] Takano N, Yamada A, Watabe H, et al. Single-balloon versus double-balloon endoscopy for achieving total enteroscopy: a randomized, controlled trial. Gastrointest Endosc. 2011, 73(4):734–739.

[14] Takenaka K, Ohtsuka K, Kitazume Y, et al. Comparison of magnetic resonance and balloon enteroscopic examination of the small intestine in patients with Crohn's disease. Gastroenterology, 2014, 147(2):334–342.e3

[15] May A, Färber M, Aschmoneit I, et al. Prospective multicenter trial comparing push-and-pull enteroscopy with the single- and double-balloon techniques in patients with small-bowel disorders. Am J Gastroenterol, 2010,105(3):575–581.

[16] Yamamoto H, Yano T, Ohmiya N, et al. Double-balloon endoscopy is safe and effective for the diagnosis and treatment of small-bowel disorders: prospective multicenter study carried out by expert and non-expert endoscopists in Japan. Dig Endosc, 2015,27(3):331–337.

[17] Messer I, May A, Manner H Ell C. Prospective, randomized, single-center trial comparing double-balloon enteroscopy and spiral enteroscopy in patients with suspected small-bowel disorders. Gastrointest Endosc, 2013, 77(2):241–249.

[18] Frieling T, Heise J, Sassenrath W, et al. Prospective comparison between double-balloon enteroscopy and spiral enteroscopy. Endoscopy, 2010, 42(11):885–888.

[19] May A, Manner H, Aschmoneit I Ell C. Prospective, cross-over, single-center trial comparing oral double-balloon enteroscopy and oral spiral enteroscopy in patients with suspected small-bowel vascular malformations. Endoscopy, 2011,43(6):477–483.

[20] Shimatani M, Takaoka M, Tokuhara M, et al. Review of diagnostic and therapeutic endoscopic retrograde cholangiopancreatography using several endoscopic methods in patients with surgically altered gastrointestinal anatomy. World J Gastrointest Endosc, 2015, 7(6):617–627.

[21] Shimatani M, Hatanaka H, Kogure H, et al. Japanese DB-ERC Study Group. Diagnostic and therapeutic endoscopic retrograde cholangiography using a short-type double-balloon endoscope in patients with altered gastrointestinal anatomy: a multicenter prospective study in japan. Am J Gastroenterol, 2016,111(12):1750–1758.

[22] Li X, Zhao YJ, Dai J, et al. Carbon dioxide insufflation improves the intubation depth and total enteroscopy rate in single-balloon enteroscopy: a randomised, controlled, double-blind trial. Gut, 2014, 63(10):1560–1565.

[23] Domagk D, Bretthauer M, Lenz P, et al. Carbon dioxide insufflation improves intubation depth in double-balloon enteroscopy: a randomized, controlled, double-blind trial. Endoscopy, 2007,; 39(12):1064–1067.

[24] Hirai F, Beppu T, Nishimura T, et al. Carbon dioxide insufflation compared with air insufflation in double-balloon enteroscopy: a prospective, randomized, double-blind trial. Gastrointest Endosc, 2011, 73(4):743–749.

[25] Lenz P, Meister T, Manno M, et al. CO_2 insufflation during single-balloon enteroscopy: a multicenter randomized controlled trial. Endoscopy, 2014, 46(1):53–58.

[26] Mehdizadeh S, Ross A, Gerson L, et al. What is the learning curve associated with double-balloon enteroscopy?Technical details and early experience in 6 U.S. tertiary care centers. Gastrointest Endosc, 2006,64(5):740–750.

[27] Aktas H, de Ridder L, Haringsma J, et al. Complications of single-balloon enteroscopy: a prospective evaluation of 166 procedures. Endoscopy, 2010, 42(5):365–368.

[28] Mensink PB, Haringsma J, Kucharzik T, et al. Complications of double balloon enteroscopy: a multicenter survey. Endoscopy, 2007, 39(7):613–615.

[29] Zepeda-Gómez S, Barreto-Zuñiga R, Ponce-de-León S, et al. Risk of hyperamylasemia and acute pancreatitis after double-balloon enteroscopy: a prospective study. Endoscopy, 2011, 43(9):766–770.

[30] Kopácová M, Rejchrt S, Tachecí I, et al. Hyperamylasemia of uncertain significance associated with oral double-balloon enteroscopy. Gastrointest Endosc, 2007, 66(6):1133–1138.

[31] Sharma MK, Sharma P, Garg H, et al. Clinical acute pancreatitis following anterograde single balloon enteroscopy. Endoscopy, 2011, 43(Suppl 2 UCTN):E20–E21.

[32] Gerson LB, Tokar J, Chiorean M, et al. Complications associated with double balloon enteroscopy at nine US centers. Clin Gastroenterol Hepatol, 2009, 7(11):1177–1182, 1182. e1–1182.e3.

[33] Yip WM, Lok KH, Lai L, et al. Acute pancreatitis: rare complication of retrograde single-balloon enteroscopy. Endoscopy, 2009, 41(Suppl 2):E324.

[34] Soria F, Lopez-Albors O, Morcillo E, et al. Experimental laparoscopic evaluation of double balloon versus spiral enteroscopy in an animal model. Dig Endosc, 2011, 23(1):98.

第14章 无线胶囊内镜

Jodie A. Barkin, Lauren B. Gerson, Jamie S. Barkin

14.1 概 述

无线胶囊内镜即视频胶囊内镜（VCE）于2000年在全球范围内推出，2001年在美国推出，用于观察消化系统从幽门到回盲瓣的小肠，绝大部分人小肠的长度为16~20英尺（400~800cm）。VCE检查在门诊和住院部都可以进行，由患者吞服即可，必要时可经胃镜送入十二指肠。VCE检查前的肠道准备已经被证明可以提高可视度和诊断率。怀疑小肠出血（以前被称为"不明原因的消化道出血"，最近被命名为"小肠出血"）是VCE最常见的适应证，用于已充分行食管胃十二指肠镜和结肠镜检查后的患者，约60%的不明原因消化道出血患者通过VCE可发现病变，越靠近不明原因出血的位置，其诊断率越高。诊断疑似小肠克罗恩病或评估克罗恩病的活动性是使用VCE的一个常见指征。然而VCE在缓解期克罗恩病中发挥的作用尚不明确。虽然使用VCE通常是安全的，但也存在VCE滞留的潜在风险，即VCE在2周内不能顺利进入盲肠。在疑似小肠出血的患者检查中，VCE滞留率为1%~2%，而炎症性肠病患者VCE滞留的风险可能为2%~13%。本章将讨论VCE的检查前准备和适应证、现有VCE技术、阅读视频的技巧及报告结果的管理。

14.2 VCE 技术

VCE在2001年被美国食品和药品管理局（FDA）批准作为诊断小肠疾病的辅助手段之一，并且在2003年作为小肠疾病诊断的一线方法。最初的VCE设备要求患者佩戴固定在胸部和腹部的天线，以便通过无线电传感技术将图像传输到数据记录器。最初的技术可以捕捉8h的数据（大约7万张图像），但在电池更新后，可以收集长达12h的数据，以确保VCE能够到达盲肠。最初的VCE视野为140°，现在已提高到160°，最新的VCE为360°视野，胶囊四个方向有4个摄像头（CapsoCam，CapsoVision Inc，Saratoga，California，United States）。

目前研究的焦点是增加视野广度是否能提高疾病诊断率。VCE内含有发光二极管，可以在黑暗的小肠环境中发光，其芯片采用了金属氧化物半导体技术。来自韩国的新一代VCE（MiroCam，IntroMedic，Seoul，Korea）可以通过身体而不是传感技术来传输信号，从而增加了观察时间（每秒捕获3帧而不是2帧图像）。食管VCE是内含两个摄像头的"双头"胶囊，每秒可以捕捉14帧图像。目前上市的VCE比较见表14.1，不同品牌VCE之间的比较表明其在诊断率方面没有显著差异。与第一代VCE相比，第二代VCE提高了小肠病变的检出率。

目前，VCE仅能在10%或更少的病例中显示出壶腹乳头，而具有360°视野的新型VCE能将壶腹部病变的检出率提高到约70%[6]。VCE是一种特殊的诊断方法，但由于无法提供治疗、难以控制VCE的运动及难以确定病变的确切位置等缺点，使其应用受到限制[7]。新一代VCE可以通过外部操作来控制VCE在小肠内的运动，目前这种VCE尚在研发中[8]。

14.3 VCE 装置和准备

VCE适用于住院患者和门诊患者，一般首选门诊，因为当患者走动时，胃和小肠的转运时间会得到改善。对于住院患者，特别是当患者因正在服用麻醉药物或其他改变胃肠动力的药物而卧床时，建议通过内镜胶囊推送装置将VCE通过胃后释放到十二指肠，此外，使用促进胃肠动力的药物可能对其有益。

包括2009年一项荟萃分析在内的许多研究表明，小肠准备可提高小肠可视度和VCE的诊断率[9]。患者应在口服VCE的前1天进流食，在口服VCE的前1晚给予2L或4L聚乙二醇电解质溶

表 14.1　用于小肠检查的 VCE 的比较 [1-5]

项目	PillCam SB3	EndoCapsule 10	CapsoCamS V1	MiroCam	OMOM
制造商	Given Imaging	Olympus	CapsoVision	IntroMedic	Chongqing Jinshan
长度（mm）	26	26	31	24.5	28
直径（mm）	11	11	11	10.8	13
重量（g）	1.9	3.3	4	3.25	
影像传感器类型	CMOS	CMOS	CMOS	CMOS	CMOS
帧率（/s）	2～6（自适应帧率）	2	20	3	2
摄像头数量（个）	1	1	4	1	1
视野范围	156°	160°	360°	170°	140°
电池寿命（h）	12	12	15	12	8

CMOS：辅助金属氧化物光导体；VEC：无线胶囊内镜

液口服，可以提高视野清晰度。对于服用麻醉药或其他药物，如与胃轻瘫相关的抗胆碱药和抗组胺药的患者，建议在口服 VCE 前 2~3d 停止用药。另一种选择是，患者可在口服 VCE 前 2~3d 内，服用甲氧氯普胺，10mg，每天 3 次，或每 8h 服用红霉素 250mg，持续 2~3d。鉴于胃轻瘫或麻醉性胃轻瘫患者的胃潴留发生率较高，强烈推荐推送放置 VCE 于十二指肠的方法。

服用抗凝药物的患者，包括华法林或新型抗凝药物，检查前不建议调整药物剂量，事实上，因为这些患者潜在的出血风险增加，故而研究这些患者有助于提高诊断率 [10-11]。

14.4　VCE 的实施

VCE 的尺寸为 11mm×26mm，类似一颗"软糖"的大小，大多数人吞咽不会有困难。对于有顾虑者，尤其是儿童或青少年，要让其吞咽，而不是将咀嚼"软糖"作为耐受性测试。患者误吸 VCE 的情况十分罕见，一旦发生应立即通过支气管镜取出。患者成功吞咽 VCE 后，一些医院将使用实时观察器观察 1h，以确保 VCE 顺利通过胃。如果 VCE 在 1h 后仍停留在胃内，则可给予促胃肠动力药，如甲氧氯普胺 10mg。患者通常在吞咽 VCE 2h 后可进流食，4h 后可少量进食。VCE 检查一般在 8~12h 内完成，可通过数据记录仪记录数据并上传。患者一般不需要观察大便中是否有 VCE 排出，因为这种方法通常是不可靠的，然而，

对于新型 VCE（CapsoCam），患者可通过特殊工具回收排出体外的 VCE，然后将其送回公司 [1,12]。如果在观看视频时发现 VCE 没有顺利通过胃肠道，可以考虑在服用 VCE 后的 2 周内进行腹部 X 线检查，以观察其是否通过。如果患者有腹痛症状，应尽早行腹部 X 线检查。

14.5　VCE 的适应证

小肠出血曾经被归类为不明原因的胃肠道出血，最近被重新命名为"小肠出血"，疑似小肠出血是 VCE 最常见的适应证。小肠出血分为显性（血便或伴有鲜红色血液）和隐性（缺铁性贫血和粪便隐血阳性）。VCE 检查一般在患者已经进行食管胃十二指肠镜和结肠镜检查之后才被考虑 [7,13]（图 14.1）。小肠最常见的病变取决于患者的年龄，一些研究表明，结合十二指肠活检和内镜的"二次检查"可以排除乳糜泻，并避免第二次结肠镜检查，同时可能会发现食管、胃（Dieulafoy 病、Cameron 溃疡、胃窦血管扩张）和结肠（动静脉畸形）的隐性病变。在 40 岁以上的患者中，最常见的是血管病变，包括动静脉畸形，除年龄外，诱发动静脉畸形的因素还包括慢性肾病、主动脉狭窄、植入左心室辅助装置（Heyde 综合征）、遗传性出血性毛细血管扩张症和放射治疗。此外，在 40 岁以上的患者中，致病因素包括药物作用（主要是由非甾体抗炎药引起的糜烂、溃疡和假膜），Dieulafoy 病变，良性和恶性肿瘤（包括转移性

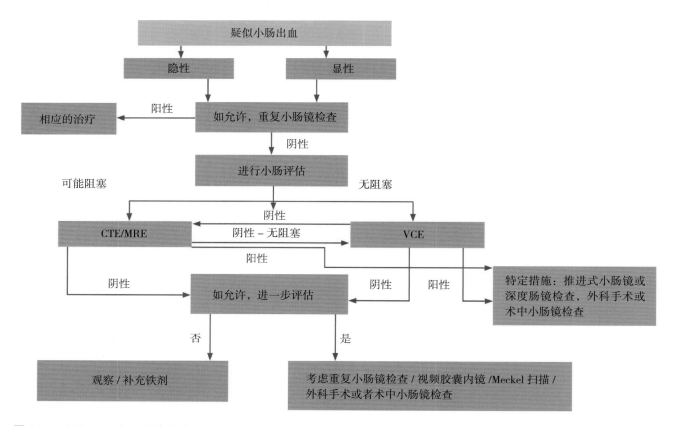

图 14.1　疑似小肠出血的诊断流程。CTE：小肠 CT 造影；MRE：磁共振小肠造影；VCE：视频胶囊内镜。经 Gerson 等允许转载[7]

肿瘤）。在 40 岁以下的患者中，最常见的病变是炎症性肠病（IBD）、Dieulafoy 病、Meckel 憩室和息肉病[7]。图 14.2 是一些疾病 VCE 检查的图像特征。

　　恶性肿瘤在 40 岁以下人群中可能出现，但在 40 岁以上人群中更常见。小肠部位的恶性肿瘤包括原发性小肠腺癌、神经内分泌肿瘤，以及主要来自黑色素瘤、肾细胞癌、肺和乳腺恶性肿瘤的转移性肿瘤。小肠肿瘤的外观因组织学类型不同而有差异。黏膜层的病变可能是扁平的或隆起的，并且伴有表面溃疡。黏膜下的病变可凸出到腔内，表面正常或伴有溃疡。肿瘤也可能导致小肠狭窄，腺癌可以是浸润性的或外生性的，也可以是溃疡性的、狭窄的或出血性的。转移性黑色素瘤的典型表现是色素沉着[14]。

　　VCE 可在多达 60% 的不明原因消化道出血患者中发现出血部位[15]。VCE 应尽可能在出血发生时检查以提高诊断率。一份报告表明，VCE 在诊断活动性小肠出血时的诊断率为 92%[16-17]。针对

出血和非出血时进行 VCE 的研究表明 VCE 的假阴性率约为 10%[18]。与小肠 CT 造影或磁共振小肠造影相比，VCE 对扁平黏膜病变（如动静脉畸形小肠隔膜和糜烂）的诊断具有较高的准确性，小肠 CT 造影或磁共振小肠造影检查提高了肿块病变诊断的准确性，VCE 和小肠造影检查应该互相补充[13]。

　　疑似小肠克罗恩病或评估克罗恩病的活动性是进行 VCE 检查的一个常见指征。这些患者在行 VCE 检查前，首先应该有小肠 CT 造影或磁共振小肠造影的检查结果。如果患者有部分小肠梗阻的症状，或有肠道手术病史，应该考虑在使用 VCE 前先使用探路胶囊镜来评估肠道的通畅性。与不明原因胃肠道出血的患者相似，VCE 更适合诊断黏膜病变，而小肠 CT 造影或磁共振小肠造影更适合透壁性疾病的诊断，可提供更为详细的病变信息。由于克罗恩病患者引起 VCE 滞留的风险高达 13%，尚不清楚其在稳定的活动性克罗恩病患者中的作用[19-20]。小肠溃疡不一定就是克罗恩病，因为它们可能是由于药物（如非甾体抗炎药）、

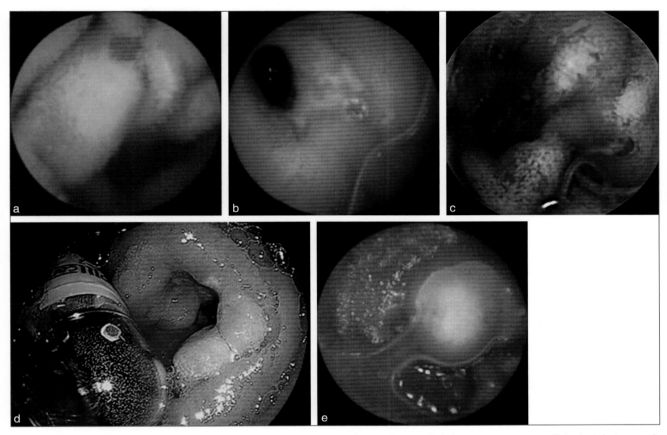

图 14.2 a.视频胶囊内镜显示动静脉畸形。b.放射性肠炎伴狭窄，与克罗恩病有相似之处。c.小肠钩虫病伴出血。d.空肠腺癌并胶囊内镜滞留。e.小肠类癌

局部缺血、血管炎和感染（如肺结核和巨细胞病毒）引起的。

对于不明原因的腹泻患者，VCE 有助于腹泻病因的诊断，例如，寄生虫感染、惠普尔病或吸收不良综合征。然而，VCE 并不经常用于吸收不良综合征的一线评估，但对于诊断不明确、无法或不愿接受常规内镜检查的患者而言，可以作为辅助检查手段[13]。VCE 很少被用于诊断不明原因的腹痛，只能给约 20% 的患者提供有效诊断，因此，VCE 一般不用于这一类患者[16]。

14.6 VCE 禁忌证

VCE 相对禁忌证是 VCE 滞留和无法吞咽 VCE，但这种情况可以通过内镜辅助放置 VCE 的办法来解决，唯一的绝对禁忌证是伴有临床症状的肠梗阻。

14.7 VCE 滞留的风险性

虽然一般认为 VCE 的使用是安全的，但 VCE

滞留的潜在风险仍值得进一步讨论。VCE 滞留是指 VCE 服用后 2 周内不能顺利进入盲肠[19]。VCE 滞留仅在解剖学异常的患者中被发现，在解剖学正常的受试者中未见报道。疑似小肠出血的患者，VCE 滞留率为 1%~2%，最常见的滞留原因包括小肠肿瘤、非甾体抗炎药导致的肠腔狭窄、放射性肠炎、胃肠道吻合手术病史及 IBD 患者[15,21-25]。值得注意的是对于 IBD 患者来说，VCE 滞留风险并不是无关紧要的，一些报道表明在 IBD 患者中发生 VCE 滞留的风险率为 2%~13%[13,15,22,25]。

对于存在潜在 VCE 滞留风险的患者，建议在使用 VCE 前进行评估。大多数情况下，对于已确诊的克罗恩病、不确定的 IBD 或可能与小肠狭窄相关的腹痛患者，建议先进行小肠 CT 或 MR 造影检查，但即便检查结果正常也不能完全排除 VCE 滞留的风险，因为这些检查有可能遗漏了一些病变，例如，非甾体抗炎药导致的假膜和 IBD 患者存在的肠腔局限性狭窄。在进行 VCE 检查之前，

可以预先吞服 PillCam 探路胶囊（Given Imaging Ltd, Yoqneam, Israel），该胶囊的主要特点是具有可以自溶的乳糖材质和射频识别标签，在吞服胶囊后约 30h，可以通过扫描以确定患者体内是否存在视频识别标签，从而判断肠道是否通畅[26]。

对于 VCE 滞留的患者，是否进行治疗取决于其形成的病因和症状。小肠肿瘤一般会被切除。对于 IBD 患者，由于 VCE 滞留与抗炎药物的使用有关，治疗可能需要花费数周到数月的时间。VCE 滞留所导致的小肠穿孔在活动性 IBD 患者中也有报道。目前已有许多通过小肠镜成功取出滞留 VCE 的报道[25,27]。如果 VCE 滞留的患者出现新的腹部症状，建议尽早取出。

14.8 VCE 检查结果解读

鉴于目前还没有正式的培训指南，建议准备操作 VCE 的消化病医生至少阅片 50 例，以获得使用 VCE 的资格。阅片时应注意辨别重要的解剖学结构，包括胃食管交界部、十二指肠球部、回盲瓣、第 1 张盲肠图像、可能出现的壶腹部。VCE 阅片软件系统具有改变阅片速度（根据帧率）、可视帧数（每次从 1 帧到 4 帧）、光照强度的功能，并且有许多象限定位器。目前的软件系统具有混合图像的功能，以减少最终呈现给阅片者的图片帧数。有研究表明，当阅片速度超过每秒 15~20 帧，出现失误的概率会增大[28]。附加功能因所使用的特定阅片软件而异，一些软件可能会自动标记出血位置，例如，具有可疑的出血位置指示功能（Given Imaging Ltd, Yoqneam, Israel），有些软件可以提供图像增强、叠加相同的图像或充满气泡和碎片的图像，以优化读取速度，如 Endocapsule EC-10 软件（Olympus America Inc., Center Valley, Pennsylvania, United States）。

VCE 的读取精确度取决于阅片软件、胶囊的制备和胶囊通过消化道的速度等。VCE 具有图像多、快速通过视野的特点，这可能会导致阅片者疲劳，而连续阅读多张图像又会加重这种疲劳。与放射科医生对患者进行检查的报告类似，VCE 阅片医生的准确阅读对提供临床相关信息至关重要。

建议阅片者仔细查看食管和胃。有报道表明，多达 25% 的疑似小肠出血患者存在漏诊现象[7,29-30]。另外，阅片者应该能够识别第 1 张十二指肠图像和第 1 张盲肠图像，以计算小肠总转运时间。检查结果应该以小肠近 2/3 或远 1/3 的位置为界限进行报告，因为这个位置将决定随后的小肠镜检查是顺行还是逆行。应根据不被气泡或其他碎片遮挡的肠道的可视化程度，对每一段视频质量进行评估。病变应使用索林分级系统进行分类，其中 P2 表示明确的病变（血管增生性病变、溃疡或肿瘤），P1 表示不确定的发现（红斑或糜烂）[31]。如果有可能，还应该检查结肠，以评估结肠黏膜是否有病变，包括未被发现的息肉。

14.9 结 论

VCE 可以直接看到整个小肠。与其他诊断方法一样，VCE 并非具有 100% 的准确性，但是对于不明原因的消化道出血、腹泻及腹痛，VCE 可以提供重要的临床信息。VCE 技术的进步将提高其诊断能力，我们期待在未来实现 360° 可视化与可操控的 VCE，以提高诊断的准确性，并改善患者的预后。

（郭晓燕 译，王进海 审）

参考文献

[1] CapsoVision. CapsoCam. [2016-02-17]. http://www.capsovision.com/index.php/capsocam.html.

[2] PillCam SB. Given Imaging. [2016-02-17]. http://www.capsovision.com/.

[3] ENDOCAPSULE 10 System. Olympus America – Medical. [2016-03-01]. http://medical.olympusamerica.com/products/endocapsule-10-system.

[4] IntroMedic. [2016-03-01]. Available at:http://intromedic.com/eng/item/item_010100_view.asp?search_kind=&gotopage=1&no=3.

[5] OMOM Capsule Endoscopy System Manufacturer from Chongqing China. [2016-03-01]. http://jinshangroup.gmc.globalmarket.com/products/details/omom-capsule-endoscopy-system-4543846.html.

[6] Pioche M, Vanbiervliet G, Jacob P, et al. French Society of Digestive Endoscopy(SFED). Prospective randomized comparison between axial- and lateral-viewing capsule endoscopy systems in patients with obscure digestive bleeding. Endoscopy, 2014, 46(6):479–484.

[7] Gerson LB, Fidler JL, Cave DR, et al. ACG Clinical Guideline: diagnosis and management of small bowel bleeding. Am J Gastroenterol, 2015, 110(9):1265–1287, quiz 1288.

[8] Keller J, Fibbe C, Volke F, et al. Inspection of the human stomach using remote-controlled capsule endoscopy:

a feasibility study in healthy volunteers (with videos). Gastrointest Endosc, 2011, 73(1):22–28.

[9] Rokkas T, Papaxoinis K, Triantafyllou K, et al. Does purgative preparation influence the diagnostic yield of small bowel video capsule endoscopy?: A meta-analysis. Am J Gastroenterol, 2009, 104(1):219–227.

[10] Boal Carvalho P, Rosa B, Moreira MJ, et al. New evidence on the impact of antithrombotics in patients submitted to small bowel capsule endoscopy for the evaluation of obscure gastrointestinal bleeding. Gastroenterol Res Pract, 2014, 2014:709217.

[11] Van Weyenberg SJ, Van Turenhout ST, Jacobs MA, et al. Video capsule endoscopy for previous overt obscure gastrointestinal bleeding in patients using anti-thrombotic drugs. Dig Endosc, 2012, 24(4):247–254.

[12] Friedrich K, Gehrke S, Stremmel W, et al. First clinical trial of a newly developed capsule endoscope with panoramic side view for small bowel: a pilot study. J Gastroenterol Hepatol, 2013, 28(9):1496–1501.

[13] Pennazio M, Spada C, Eliakim R, et al. Small-bowel capsule endoscopy and device-assisted enteroscopy for diagnosis and treatment of small-bowel disorders: European Society of Gastrointestinal Endoscopy (ESGE) Clinical Guideline. Endoscopy,2015, 47(4):352–376.

[14] Lewis BS, Keuchel M, Wiedbrauck F, et al. Malignant tumors. In: Keuchel M, Hagenmüller F, Tajiri H, eds. Video Capsule Endoscopy. Heidelberg: Springer-Verlag, 2014:337–358.

[15] Liao Z, Gao R, Xu C, et al. Indications and detection, completion, and retention rates of small-bowel capsule endoscopy: a systematic review. Gastrointest Endosc, 2010, 71(2):280–286.

[16] Katsinelos P, Fasoulas K, Beltsis A, et al. Diagnostic yield and clinical impact of wireless capsule endoscopy in patients with chronic abdominal pain with or without diarrhea: a Greek multicenter study. Eur J Intern Med, 2011, 22(5):e63–e66.

[17] Pennazio M, Santucci R, Rondonotti E, et al. Outcome of patients with obscure gastrointestinal bleeding after capsule endoscopy: report of 100 consecutive cases. Gastroenterology, 2004, 126(3):643–653.

[18] Lewis BS, Eisen GM, Friedman S. A pooled analysis to evaluate results of capsule endoscopy trials. Endoscopy, 2005, 37(10):960–965.

[19] Cave D, Legnani P, de Franchis R, et al. ICCE. ICCE consensus for capsule retention, Endoscopy, 2005; 37(10):1065–1067.

[20] Barkin JS, Friedman S. Wireless capsule endoscopy requiring surgical intervention: the world's experience. Am J Gastroenterol, 2002, 97(9): S298.

[21] Li F, Gurudu SR, De Petris G, et al. Retention of the capsule endoscope: a single-center experience of 1000 capsule endoscopy procedures. Gastrointest Endosc, 2008, 68(1):174–180.

[22] Cheifetz AS, Kornbluth AA, Legnani P, et al. The risk of retention of the capsule endoscope in patients with known or suspected Crohn's disease. Am J Gastroenterol, 2006, 101(10):2218–2222.

[23] Rondonotti E, Pennazio M, Toth E, et al. European Capsule Endoscopy Group. Italian Club for Capsule Endoscopy (CICE). Iberian Group for Capsule Endoscopy. Small-bowel neoplasms in patients undergoing video capsule endoscopy: a multicenter European study. Endoscopy, 2008, 40(6):488–495.

[24] Höög CM, Bark LÅ, Arkani J, et al. Capsule retentions and incomplete capsule endoscopy examinations: an analysis of 2300 examinations. Gastroenterol Res Pract, 2012, 2012:518718.

[25] Cheon JH, Kim YS, Lee IS, et al. Korean Gut Image Study Group. Can we predict spontaneous capsule passage after retention? A nationwide study to evaluate the incidence and clinical outcomes of capsule retention. Endoscopy, 2007, 39(12):1046–1052.

[26] Caunedo-Alvarez A, Romero-Vazquez J, Herrerias-Gutierrez JM. Patency and Agile capsules. World J Gastroenterol, 2008, 14(34):5269–5273.

[27] Baichi MM, Arifuddin RM, Mantry PS. What we have learned from 5 cases of permanent capsule retention. Gastrointest Endosc, 2006,64(2):283–287.

[28] Zheng Y, Hawkins L, Wolff J, et al. Detection of lesions during capsule endoscopy:physician performance is disappointing. Am J Gastroenterol, 2012, 107(4):554–560.

[29] Lepileur L, Dray X, Antonietti M, et al. Factors associated with diagnosis of obscure gastrointestinal bleeding by video capsule enteroscopy. Clin Gastroenterol Hepatol, 2012, 10(12):1376–1380.

[30] Gerson LB. Outcomes associated with deep enteroscopy. Gastrointest Endosc Clin N Am, 2009. 19(3):481–496.

[31] Saurin JC, Delvaux M, Gaudin JL, et al. Diagnostic value of endoscopic capsule in patients with obscure digestive bleeding: blinded comparison with video push-enteroscopy. Endoscopy, 2003, 35(7):576–558.

第 *15* 章　结肠镜检查的准备、设施及技术

John C. T. Wong, Joseph J. Y. Sung

15.1　概　述

自从 25 年前结肠镜检查开展以来，科技的发展和循证医学不断进步，扩大了结肠镜在胃肠疾病的筛查、诊断、预后和治疗中的作用。结肠镜检查不仅需要灵活的手眼协调能力和熟练的操作技术，还要求对镇静和质量保证等方面足够重视。结肠镜检查是一种使用越来越广泛并且非常有价值的检查方法。本章总结了与结肠镜检查的准备、设施、技术和质量监测相关文献。

15.2　准　备

15.2.1　适应证与禁忌证

适合的适应证是确保结肠镜检查质量的第一步。表 15.1 列出了美国消化内镜学会（ASGE）推荐的当前结肠镜检查诊断和治疗的适应证[1]。随着我们对疾病病理学的理解不断加深，设备和配件的功能越来越复杂，适应证范围也将继续扩大。尽管存在这些指南，我们还必须考虑结肠镜检查是否会改变一个人的疾病整体情况或治疗过程。此外，我们应该重视结肠镜检查的禁忌证，如疑似或已知的结肠穿孔、暴发性结肠炎和急性憩室炎，以尽量减少这项安全的检查方法带来的伤害。在妊娠期或急性和严重的医疗事件（如心肌梗死）后不久进行结肠镜检查应权衡利弊。

15.2.2　患者准备

不应低估肠镜检查前患者准备工作对成功检查的重要性，因为在肠道准备不良的情况下，即

使是最熟练的内镜技术可能也是徒劳的，这与检查时间长、检查操作不完整、肠道息肉和腺瘤的检测率降低、检查相关不良事件增加、监测期间患者的依从性和较高的医疗成本都有相关性[2-7]。内镜检查中心应在结肠镜检查前对饮食调整、肠道准备和药物使用制定系统、明确的方案，从而使每个内镜检查医生在 85% 以上的结肠镜检查中遵守监测指南，以达到充分的肠道准备，以便能够检测出 >5mm 的息肉[8]。具有以下危险因素的患者通常肠道准备不佳：高龄、肥胖、卒中、痴呆、糖尿病、结直肠切除术前、住院患者结肠镜检查、前期准备不足、非英语使用者（在英语占主导地位的国家中）、社会经济地位较低、健康素养较低，以及结肠镜检查间隔时间较长，这些患者应该获得额外关注，例如，口头和书面指导、导医的帮助或更详细的饮食和准备方案[9-12]。此外，在没有上述危险因素的患者中，随机对照试验显示低渣饮食在肠道准备方面更具有优势，患者的耐受性也比结肠镜检查前一天接受清流质饮食的患者更好[13-14]。肠道准备方法可以根据渗透压和体积分类。等渗方法在很大程度上依赖于泻药清洁肠道的效果，包括 4L 聚乙二醇电解质溶液（PEG-ELS）和 2L 含抗坏血酸（维生素 C）的 PEG-ELS（如肠道清洁剂 Moviprep）。荟萃分析和系统回顾显示，由于患者满意度较高，腺瘤检出率较高，目前多个指南建议采用 4L PEG-ELS，并在结肠镜

表 15.1　ASGE 推荐的结肠镜检查的诊断、筛查、监测和早期治疗适应证

诊断适应证	不明原因的胃肠道出血（如排除上消化道来源后的粪便隐血阳性、便血、黑便），不明原因的慢性腹泻，不明原因的缺铁性贫血，钡剂灌肠或其他影像学的结肠异常（如充盈缺损或狭窄），标记肿瘤的定位
筛查 / 监测适应证	散发性、家族性疾病（如家族性腺瘤性息肉病、遗传性非息肉性结直肠癌），同步和异时结直肠癌筛查，息肉切除后的监测，炎症性肠病中发育不良的监测
治疗适应证	息肉切除术，内镜下黏膜切除术，内镜下黏膜剥离术，下消化道出血的止血（如肿瘤、血管发育不良、放射性直肠炎、息肉切除术后），姑息性结肠支架植入，扩张吻合口或克罗恩病相关狭窄，清除异物，乙状结肠扭转减压术或结肠假性梗阻减压

检查当天服用后一半 PEG-ELS[15-18]。与 2d 的肠道准备方案相比，0.5d 的结肠镜检查方案，即在检查当天的上午使用 2L 含维生素 C 的 PEG-ELS 可以达到类似的肠道清洁效果，更容易被患者接受，对日常活动和睡眠的影响更小[19-20]。高渗方法包括使用硫酸钠、磷酸钠、柠檬酸镁和匹可硫酸钠，尽管它们体积较小，但在肾功能不全的患者中应避免使用。低渗方法主要是小容量 PEG 与运动饮料搭配服用，但最近的荟萃分析表明，与传统的 PEG 相比，此方法不容易获得令人满意的肠道准备效果[21]。最近有学者总结了目前在美国市场上可买到的制剂[22]。无论采用何种方案，肠道准备完成和结肠镜检查开始之间的最佳时间间隔应为 4~6h，因为间隔时间较长会导致小肠食糜排出，污染近端结肠[23]。然而，在开始镇静前 2h 完成准备工作将使胃内残留减少[24]。

服用阿司匹林的患者无须停止治疗，一项病例对照研究表明，阿司匹林不是息肉切除术后出血的危险因素[25]。然而，服用氯吡格雷等抗血小板药物、华法林等传统抗凝剂和（或）新型口服抗凝剂（利伐沙班等 Xa 因子抑制剂和达比加群酯等直接凝血酶抑制剂）的患者值得高度关注，他们进行结肠镜检查必须考虑适应证、药物半衰期、肌酐清除率、药物的起效和达峰时间、结肠镜检查的紧迫性和出血风险等因素。一般来说，如果这些药物是在一段限定时间内使用，并且适应证不紧急，那么在完成治疗后可以进行结肠镜检查。如果不能确定是否使用这些药物，建议由开处方的临床医生和患者共同讨论决定。2011 年欧洲消化内镜学会（ESGE）和 2016 年 ASGE 对其中一些药物的主要药代动力学特性进行了回顾，并建议在结肠镜检查前可以服用这些药物[26-27]。另外，容易引起便秘的药物，如铁剂和麻醉剂也应在手术前至少 3~5d 停止使用。

15.3 基础设施
15.3.1 镇 静
结肠镜检查是一种可以引起患者焦虑的侵入性检查。患者往往使用镇静剂进行无痛检查，但为了达到最佳检查效果，应兼顾舒适性与安全性。老年人、肥胖者、慢性心肺疾病患者，如慢性阻塞性肺病、阻塞性睡眠呼吸暂停和肝硬化患者，

由于药物代谢改变或基线功能下降，对镇静剂作用更为敏感，应谨慎使用镇静药物。在结肠镜检查中，镇静剂的使用、类型和管理人员在世界各地各不相同。内镜医生静脉注射苯二氮䓬类和阿片类药物进行适度镇静是一个全世界公认的方案。咪达唑仑对 γ- 氨基丁酸（GABA）受体能够起到顺行性遗忘、抗焦虑和镇静作用，并由肝脏代谢。使用 2.5~5mg 的咪达唑仑，可以在 1~2min 内起效，作用持续时间约为 1h。值得注意的是，咪达唑仑可在约 1% 的患者中引起定向障碍、躁动和攻击性等反常反应，尽管这些反应可以用氟马西尼逆转[28]。

单独静脉注射丙泊酚（2，6- 二异丙基苯酚）或与阿片类药物联合使用起效快，并可分布到周围组织，被认为是最佳的镇静选择，能缩短作用时间，加快患者的恢复。随机对照试验的荟萃分析表明，与传统的咪达唑仑、哌替啶和（或）芬太尼镇静相比，丙泊酚具有相似或较低的缺氧或低血压风险、较短的恢复时间和较高的患者满意度[29-31]。然而，关于哪些医生有资格使用这种药物尚有争议，因为在没有逆转剂的情况下，该药物可能会诱发深度镇静。非麻醉医生注射丙泊酚在德国、瑞士和丹麦等欧洲国家很普及，而麻醉医生注射丙泊酚在法国和美国占主导地位[32-34]。目前尚未有文献报道丙泊酚镇静的不良事件增加，但实际中可能有所不同，这与医疗培训、报销制度和社会决策有关[35]。无论使用何种类型的镇静剂，内镜检查小组都应具备紧急气道和复苏管理的基本知识，以及多种类型的镇静剂。多个国家已经设置了内镜镇静课程[36-37]。

15.3.2 结肠镜
结肠镜由 3 部分组成：插入管、控制手柄和连接端口（图 15.1a）。根据制造商和型号的不同，柔性插入管具有不同的长度（1 330~1 700mm）和直径（11.1~15mm），并且具有不同的硬度，由控制手柄底部的顺时针或逆时针转盘控制，反过来，转盘还可以拉紧或放松沿着插入管长度的张力线圈[38]。插入管还包含光束和图像束，以及用于通过附件和抽吸孔道的工作通道。插入管顶端有照明系统、用于生成彩色图像的充电耦合装置、前视镜、空气 / 水通道和工作通道的开口，工作

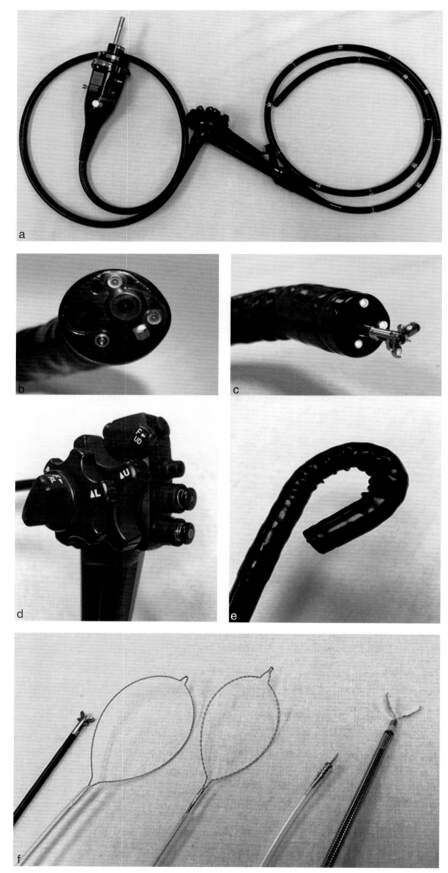

图15.1 a.成人结肠镜。b.插入管顶端。c.活检钳退出插入管的工作通道。d.控制手柄。e.插入管尖端偏转。f.结肠镜检查的基本配件

通道的开口位于 5~6 点钟位置（图 15.1b、c）。控制手柄有两个堆叠的转盘，用于上下和左 / 右尖端偏转，每个转盘都可以锁定到位（图 15.1d、e）。此外，还有用于图像冻结、抽吸、给气和给水的标准按钮。其他按钮可以激活图像增强功能，如窄带成像（NBI，Olympus Medical Systems）、i-Scan（Pentax）、柔性光谱成像色彩增强（FICE，Fujinon）和放大功能。NBI 过滤白光使 415nm（蓝色）和 540nm（绿色）波长的光被血红蛋白吸收。颜色、血管和上皮表面模式得到增强，使得结肠息肉可以通过窄带成像国际结直肠内镜（NICE）分型来分类[39]。靠近可变硬度控制器的手柄底部是工作通道的入口（直径 2.8~4.2mm）[38]。连接端口连接到图像处理器及电源、光源、水源、空气或 CO_2，使用空气或 CO_2 可以减轻肠镜检查后的腹痛[40]。所有肠镜设备都可以悬挂安装，以减少地板上的电线。高分辨率结肠镜现在是检查的标准配备，高清晰度显示器可显示高达 100 万像素的分辨率。用于记录内镜照片或视频的图像记录设备也很重要。

15.3.3　配　件

结肠镜检查的基本配件包括活检钳、注射针、息肉切除套圈器和止血夹（图 15.1f）。活检钳可用于组织取样或切除小息肉。它有一个带或不带聚合物外壳的柔性金属护套，可以将一端的两件式塑料手柄连接到另一端相对应的活检杯上。活检钳因活检杯的数量和大小、表面情况（如光滑或"鳄鱼嘴"或"鼠牙"）、合开情况、可旋转性和是否存在中心针刺而不同，它可以最大限度地减少滑动，并有助于双咬合活检。注射针由一个外鞘和一个 4~8mm 长的内空心斜角针尖组成，该针尖可通过塑料手柄进行推进和缩回，用于切除息肉前的黏膜下提升、肾上腺素注射止血或标记。结肠镜检查在降低结直肠癌（CRC）发病率和死亡率中的核心作用是息肉切除圈套。内镜医生应了解息肉切除圈套器的不同设计和最适合其使用的情况。除了了解形状（月牙形、六角形、椭圆形）不同外，还应了解开口直径（15~25mm）、钢丝直径和钢丝设计（例如，钢丝是直的还是扭曲的，息肉切除圈套器加钉以防止滑动）。息肉切除术可能会并发出血或穿孔，如果出现并发症

可由经验丰富的内镜医生使用夹子进行治疗。根据患者内镜下夹闭穿孔后的临床反应，小的穿孔可以不经手术就成功治愈。除了这些基本的配件外，生产商还迅速开发了增强黏膜暴露的工具，如内套管、内环和 330° 广角全谱内镜（FUSE），这些都已被证明可以提高腺瘤的检出率[41-43]。

15.4　技　术

15.4.1　内镜插入

在肠镜检查前，应先进行肛门直肠检查。肛门直肠包括对痔疮、肛裂、瘘口的视诊，骶神经的神经检查，人工评估括约肌张力、挤压压力、盆底功能、肛门直肠肿块和前列腺肥大或结节，然而这些常常被忽视[44]。

诊断性结肠镜检查成功的原则一般包括左右手的协调运动；优先使用镜身顶端转向和顺时针 /逆时针轴扭转，而不是用力推动镜身前进；识别和设法解开形成的环袢；使用增加腹部压力的方法；充分利用患者的体位变化和用于急救措施的备用设施；保持耐心，以及注意患者的舒适度和对结肠镜的感觉反馈。通过肛门插入结肠镜且注入空气后，可将直肠视为一个大的贮水池，从肛缘开始，最多可延伸 15cm，偶尔会有一些残余的流出物。如果直肠乙状结肠的肠道准备不充分，不能发现 >5mm 的息肉，用于筛查或监测的结肠镜检查则应被终止，并加强肠道准备，重新安排肠镜检查[8]。观察远端直肠的内镜反转检查可以通过以下方法来完成：先通过注气扩张直肠，然后将镜身顶端向上偏转，同时推进内镜（视频15.1）。一旦实现反转，侧偏镜身顶端或轴扭转可以提供直肠的环周视野。在结肠镜检查结束后退镜时，也可以进行反转。然而，在活动性直肠炎或瘢痕性直肠狭窄时，由于穿孔风险，不应进行反转。内镜在乙状结肠中的推进通常是检查中最具挑战性的部分，但可以小心地通过顶端偏转、轴操纵和最小幅度的镜身推动来模拟穿过连续褶皱的螺旋运动。然而，由于直肠位于骨盆的后部，向前延伸至乙状结肠，然后螺旋状行进到腹膜后固定降结肠的地方，形成一个 α 环，α 环顶端通常指向横膈膜（图 15.2a）。

当肠镜沿着无特征的结肠相对无阻力地进入过深时，由于乙状结肠肠系膜过度活动而形成的

N 形环有可能会产生。直到肠镜沿着降结肠进入一半，患者出现不适时（图 15.2b），N 形环会确定出现。环的形成可以像手风琴一样将乙状结肠从大约 30cm 的长度延伸到大约 70cm，这有利于息肉的检测。如果进镜时发现较小的乙状结肠息肉，想要在退镜时利用距离和钟面位置进行判断以再次发现并将其切除，这种方法并不可靠，除非在附近进行抽吸标记。为了尽量减少环的形成，可以尝试从上腹部向乙状结肠顶端的左下腹加压，或者将患者从左侧位换到仰卧位。为了拉直形成的环路，应在退镜时沿顺时针方向转动转盘 90°~180°，并吸气。在随机对照试验中，注水技术，包括"水下"插入肠镜的注水技术，能减少被磁性内镜成像设备证明的乙状结肠环的形成，与注气技术相比，可在最低程度的镇静中实现快速盲肠插管，并且减少患者的不适感[45-46]。理想的结肠镜应在肛门水平处呈松弛状态，并容易放置在病床上，而环形装置会使人感到僵硬。由肥厚的环状肌引起的乙状结肠憩室狭窄，或下腹部、盆腔手术引起的粘连，即使是对于有经验的医生来说也是一个挑战，需要内镜适应固定的弯曲。可能需要更换为更细的小儿结肠镜（直径约 11mm）、胃镜（直径约 9mm），更换不同的内镜检查者，甚至使用 CT 结肠成像等替代检查方法。较瘦的妇女，既往结肠镜检查遇到困难，或者结果有问题时，也可以考虑使用小儿结肠镜进行检查。结肠镜经过乙状结肠后，通常需直接穿过约 20cm 长的降结肠，但由于患者为左侧位，结肠左曲可能出现尖锐的角度，这时可以让患者改为仰卧体位，以便于肠镜通过。一旦超过结肠左曲，所有的环应通过钩住操作来拉直，因此，结肠镜

应在距离肛门边缘 40~50cm 的范围内使用直视镜。横结肠可通过典型的充气三角管腔识别，顺时针扭转，温和地插镜或退镜，抽吸可达到结肠右曲。应用可变轴刚度防止再出现乙状结肠环，将患者从左侧位改为仰卧位（如果还没有进行）以抵消反重力效应，向上腹部方向压左髂窝，以尽量减少横结肠向下拉伸，这些方法在进镜中都有帮助。结肠右曲有时可以通过肠镜检查时肝脏呈蓝色来识别，有时因为前方的近端横结肠向后方的远端升结肠转变时出现急性成角，结肠右曲会被误认为盲肠。但与常充满液体的盲肠相比，结肠右曲是干净的。如果患者处于左侧卧位，将患者的右肩朝向病床旋转，可以暴露结肠右曲。伴随着内镜吸气，患者深吸气会引起膈肌下降，如有必要，可将患者体位改变为右侧卧位，可以推动结肠镜沿升结肠到达盲肠底部，在那里必须清楚地看到阑尾口和三条结肠带的汇聚。如果有半固体或固体残渣不能被结肠镜吸走，患者体位的改变会暴露原来不清晰的、被遮盖的黏膜。要仔细评估的盲点位于阑尾孔和回盲瓣之间，在盲肠末端第一个褶皱处，从一个细小的狭缝到一个脂肪瘤样凸起，其外观各不相同。回肠的开口可以在褶皱的近端，这可能需要内镜在盲肠内反转才能看到。为了便于进行回盲瓣插管（在任何情况下都应尝试插管），可以从盲肠中抽吸空气，以减少回盲瓣折叠处的压力，也可以通过使用活检钳进行回盲瓣插管。在注水和注气时分别可见回肠远端有独特的淋巴增生和指状凸起。

15.4.2 退　镜

一旦成功插镜到盲肠或回肠末端，则应在退出结肠镜时进行全面的高质量检查，这时大多数

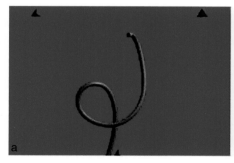
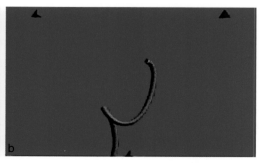

图 15.2　磁性内镜成像设备显示的 α 环（a）和 N 环（b）[83]

息肉都会被发现，并在可行的情况下被切除（图15.3a、b）。在系列结肠镜检查研究中，>1cm、6~9mm 和 ≤5mm 的腺瘤的漏诊率分别为 2%~6%、13% 和约 27%，这些误诊是结肠镜检查后结直肠癌（PCCRC）最显著的原因（50%~60%）[47-49]。退镜的一般原则包括仔细清洁黏膜，适当扩张管腔，有目的地、耐心地检查肠腔内部，仔细观察肠腔颜色、表面和血管形态的细微变化，以及对内镜下表现进行标准化描述。沿升结肠退镜时需要特别注意，因为息肉可能呈轻微扁平状，这会导致结肠镜检查在降低右侧结肠癌死亡率方面缺乏有效性[50-51]。有黏液帽的息肉应怀疑为锯齿状病变，例如无蒂锯齿状腺瘤。当在第一次检查中发现息肉 [优势比（OR）=2.8；95% 置信区间（CI）（1.7，4.7）]，或者内镜检查者对第一次检查质量的信心较低 [OR=4.8；95%CI（1.9，12.1）] 时，对升结肠进行第二次检查尤为重要，因为这是在第二次检查中发现其他病变的危险因素[52]。第二次检查可采用前视或后视检查，因为在最近的一项研究中，这些检查方法对增加结肠腺瘤检出率有类似作用[52]。如在盲肠内逆行，首先要确保内镜没有任何环路，然后在上/下旋钮控制下进行最大程度的顶端偏转。然后，内镜被推进，通过轴扭转和（或）左/右顶端偏转，可以获得反转视图。这种观点与结肠镜的进退操作相矛盾，类似于胃镜检查时的逆行视图。在前视状态下退镜时，通过结合使用顶端偏转和轴扭转来"工作"，并像时钟的指针一样压平肠腔的褶皱，可以对环周和近端的褶皱进行系统评估（视频 15.2）。重复进镜和退镜也是仔细检查的一种方法，特别是当一段结肠"飞过"时。在横结肠之间，结肠右曲和结肠左曲的内角也是值得注意的潜在盲点（图15.3c、d）。在乙状结肠中，应通过内镜顶端或冲洗暴露肠腔内部。最后，在直肠中，应仔细检查半月形横向皱襞（直肠横襞或休斯顿瓣）的近侧是否有病变。如果尚未在直肠内反转内镜，则应进行反转，以排除低位直肠病变（图15.3e、f）。如果使用注气，应在整个退镜阶段进行抽吸，以尽量减少结肠镜检查术后不适。总体来说，6min 被认为是结肠镜检查时退镜观察时间的最低标准[7]。检查完成后，应使用标准化量表（如

波士顿肠道准备量表）评估检查过程中清除残渣后的肠道准备质量，该量表在观察者内部（$k=0.77$）和观察者间具有中度到高度可靠性（$k=0.74$）。分数越高（≥ 5），息肉的检出率越高[53-54]。如果肠道准备不良，建议在 1 年内进行 1 次更全面的宣教和充分的肠道准备。

15.4.3　息肉切除术

所有可见的结直肠息肉都应以大小（相对于张开的活检钳或圈套器）、位置和形态（根据巴黎内镜分类）为特征[55]。图像增强，如内镜诊断 NBI 和 NICE 分型被越来越多地使用，一些人主张对微小（≤5mm）病变采用"预测、切除、废弃"的方法（图 15.4）[39,56]。对息肉切除技术的全面讨论超出了本章的范围，但内镜医生应了解，约 20% 的 PCCRC 来自不完全的息肉切除术[49]。由于冷活检中组织残留率较高，因此，现在越来越多的医生建议通过冷（即不使用电灼法）圈套去除微小息肉[57-58]。热（即电灼）圈套息肉切除术用于有蒂病变和大的无蒂或扁平息肉，这些息肉可先注射生理盐水、亚甲蓝和（或）肾上腺素使之提起。该技术类似于冷圈套息肉切除术，但用圈套器捕获息肉后，应在电灼期间将其置于远离黏膜层的位置，以尽量减少息肉切除术后电凝综合征（视频 15.3）。

15.4.4　并发症

结肠镜检查的主要并发症与镇静引起的心肺作用和息肉切除术有关，特别是出血、穿孔、息肉切除术后电凝综合征和死亡。镇静相关的不良事件是内镜检查并发症的主要原因。根据所用镇静剂的类型和镇静水平，心肺作用的范围从血压、心率、呼吸频率和氧饱和度的短暂波动到休克、心律失常、心脏停搏、吸入性肺炎、呼吸抑制和死亡。美国麻醉医师协会（ASA）高级班、老年患者、潜在的心肺疾病、肥胖、住院患者和学员参与的内镜检查，这些都是镇静相关不良事件的危险因素[59-60]。标准化的术前评估，谨慎的镇静剂选择，以及结肠镜检查期间的生理监测，对安全操作至关重要。息肉切除术后出血可立即发生或延迟数天至 4 周出现，发生率在目前的系列报道中约为 1%[61]。ASGE 在 2010 年的一篇综述中指出，术后立即出血的危险因素包括年龄 >65 岁、

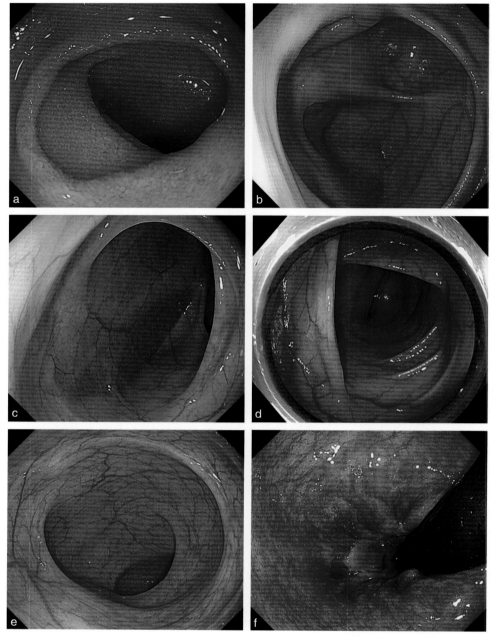

图 15.3 高清白光内镜图像。a. 回肠末端。b. 盲肠。c. 肝曲。d. 横结肠。e. 直肠。f. 直肠反转

心血管或慢性肾脏疾病、使用抗凝剂、肠道准备不佳、息肉 >1cm、电刀电流切割或意外冷切 [60,62]。有蒂病变的残蒂出血，最初可以通过用圈套器重新圈套大约 5min 来控制。然后，可以采用止血夹、肾上腺素注射，或用热探针、活检钳、圈套器等更多有针对性的治疗（视频 15.3）。息肉切除术后延迟出血可能是由于覆盖血管的焦痂脱落所致。低水平的结肠镜检查者（总手术量 <300 例）

对 >1cm 的右侧结肠息肉进行切除，并伴有术后即刻出血是延迟出血的最大危险因素 [63-64]。有活动性出血迹象的患者应接受治疗性结肠镜检查，进行镜下止血，而出血逐渐减少的患者则可继续观察。穿孔可能是由于施加在肠壁上的机械力造成的，特别是当结肠镜检查原因为肠梗阻时，过度充气造成肠道气压伤，或者是由于息肉切除引发。多项研究显示穿孔率约为 0.1%，其中乙状结肠和

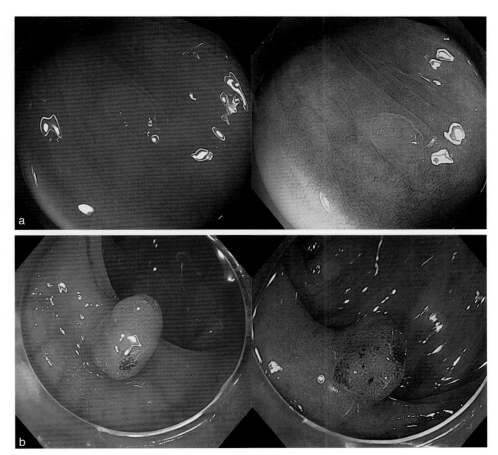

图 15.4　高清白光结合窄带成像技术的内镜检查图像。a. 增生性息肉（NICE Ⅰ型）。b. 管状腺瘤（NICE Ⅱ型）

升结肠是最常见的受累部位[65-66]。如果在操作过程中发现穿孔，应切换到 CO_2 送气模式（如果尚未使用），将穿孔位置变为非支撑位置，如果可以，应使用止血夹紧紧夹闭缺损处。如果出现病情恶化，应寻求外科会诊。息肉切除术后电凝综合征通常在结肠镜检查后 5d 内出现，表现为腹痛、发热、白细胞增多，无穿孔的影像学证据。这种罕见的透壁性损伤和局限性腹膜炎是由于电凝导致的，通常可以通过镇痛剂和抗生素来治疗。结肠镜检查后的脾脏损伤好发于女性，CT 表现为腹痛、血红蛋白下降和脾脏撕裂，伴有或不伴有腹腔出血。脾脏损伤通常需要手术治疗[67]。总之，结肠镜检查相关的死亡病例极其罕见[61]。

15.5　质量监测

在过去的 10 年里，人们越来越努力地评估医疗质量，以便减少实践中的差异，改善临床结局。同样，在消化系统疾病和结肠镜筛查中也是如此，

只要筛查质量高，就可以降低结直肠癌的发病率和死亡率[50,68-70]。欧洲和美国最近制定的关于结肠镜检查质量的指南旨在提供循证原则，以规范程序和制度，提高操作性，促进患者恢复[71-72]。美国胃肠病学会（ACG）和 ASGE 联合提出的结肠镜检查前、中、后相关质量指标及预期绩效目标汇总见表 15.2[72]。欧洲的指南更为广泛，包括组织质量讨论和筛查计划的实施、专业要求、培训以及病理报告标准[73]。目前，最重要的质量指标是腺瘤检出率（ADR），即检出的腺瘤例数在结肠镜筛查例数中所占的比例。ADR 低于 20% 的内镜医生的间隔期癌症风险比 ADR 较高的医生高 10 倍[74]。更具体地说，一项来自美国的基于人群的研究发现，ADR 每增加 1%，患者的 CRC 风险和死亡率就降低了 3%~4%[75]。目前，男性和女性进行结肠镜检查的目标 ADR 分别为 30% 以上和 20% 以上。最近的结果表明，高危人群（如既往

表 15.2 ASGE 提出的结肠镜检查质量标准 [72]

质量标准	绩效目标
结肠镜检查前	
针对已公布的标准适应证列表中的适应证进行内镜检查，并记录适应证的发生频率	>80%
获得知情同意并充分记录的频率	>98%
对检查结果为阴性并进行充分肠道清洁的平均风险患者，结肠镜检查的频率遵循建议的息肉切除术后和肿瘤切除术后的监测时间间隔，即 10 年间隔	>90%
建议在适当的时间间隔内监测溃疡性结肠炎和克罗恩病的频率	>90%
结肠镜检查中	
操作中记录准备工作质量的频率	>98%
进行充分肠道准备，足以适应建议的监测或筛选间隔的频率	>85%
在每一个筛查过程中，盲肠的可视化标记和标记的摄影记录被记录的频率	>95%
在无症状、平均风险个体中检测腺瘤的频率（筛查）	男性 ≥ 30%，女性 ≥ 20%
测量退镜时间的频率	>98%
结肠镜筛查中出现阴性结果时的平均退镜时间	平均 ≥ 6min
溃疡性结肠炎和克罗恩病进行结肠镜检查时建议的组织取样频率	>98%
手术转诊前内镜切除有蒂息肉和 <2cm 无蒂息肉的频率	>98%
结肠镜检查后	
穿孔和术后出血的发生率	穿孔 <1:500，术后出血 <1%
息肉切除术后出血未经手术而被控制的频率	>90%
测量退镜时间的频率	>90%

腺瘤患者）的 ADR 基准更高，无蒂锯齿状腺瘤则有单独的指标 [72,76-77]。通过人工回顾总结结肠镜检查结果和病理报告来确定 ADR 和其他质量指标，是一个耗时和资源密集的过程。几个研究小组使用语言自动处理技术以自动化的方式从文本报告中提取信息，并显示了识别准确的筛查过程和 ADR 结果，这些都与手动图表审查结果相似 [78-79]。现在，医生的表现可以提交给数据注册中心，如美国的消化道质量改善协会或英国的内镜全球评分量表系统，以便与公认的标准进行比较。当前结肠镜检查质量标准的执行不是很理想，这为质量改进提供了机会，例如，内镜检查培训计划，已被证实可将 ADR 提高 10% 以上，持久效果可达 5 个月 [80-81]。最后，随着医生对结肠镜检查质量认识的提高，公开内镜医生的表现可能会变得更普遍，并且更值得期待，这本身就有助于将 ADR 提高约 5% [82]。

（王燕 译，李路 审）

参考文献

[1] Early DS, Ben-Menachem T, Decker GA, et al. ASGE Standards of Practice Committee. Appropriate use of GI endoscopy. Gastrointest Endosc,2012, 75(6):1127–1131.

[2] Harewood GC, Sharma VK, de Garmo P. Impact of colonoscopy preparation quality on detection of suspected colonic neoplasia. Gastrointest Endosc, 2003,58(1):76–79.

[3] Froehlich F, Wietlisbach V, Gonvers JJ, et al. Impact of colonic cleansing on quality and diagnostic yield of colonoscopy: the European Panel of Appropriateness of Gastrointestinal Endoscopy European multicenter study. Gastrointest Endosc, 2005, 61(3):378–384.

[4] Sherer EA, Imler TD, Imperiale TF. The effect of colonoscopy preparation quality on adenoma detection rates. Gastrointest Endosc, 2012, 75(3):545–553.

[5] Lebwohl B, Kastrinos F, Glick M, et al. The impact of suboptimal bowel preparation on adenoma miss rates and the factors associated with early repeat colonoscopy. Gastrointest Endosc, 2011, 73(6):1207–1214.

[6] Ben-Horin S, Bar-Meir S, Avidan B. The impact of colon cleanliness assessment on endoscopists' recommendations for follow-up colonoscopy. Am J Gastroenterol, 2007, 102(12):2680–2685.

[7] Rex DK, Imperiale TF, Latinovich DR, et al. Impact of bowel preparation on efficiency and cost of colonoscopy. Am J Gastroenterol, 2002, 97(7):1696–1700.

[8] Johnson DA, Barkun AN, Cohen LB, et al. US Multi-Society Task Force on Colorectal Cancer. Optimizing adequacy of bowel cleansing for colonoscopy: recommendations from the US multi-society task force on colorectal cancer. Gastroenterology,2014, 147(4):903–924.

[9] Ness RM, Manam R, Hoen H, et al. Predictors of inadequate bowel preparation for colonoscopy. Am J Gastroenterol. 2001, 96(6):1797–1802.

[10] Chung YW, Han DS, Park KH, et al. Patient factors predictive of inadequate bowel preparation using polyethylene glycol: a prospective study in Korea. J Clin Gastroenterol, 2009, 43(5):448–452.

[11] Nguyen DL, Wieland M. Risk factors predictive of poor quality preparation during average risk colonoscopy screening: the importance of health literacy. J Gastrointestin Liver Dis, 2010, 19(4):369–372.

[12] Chan WK, Saravanan A, Manikam J, et al. Appointment waiting times and education level influence the quality of bowel preparation in adult patients undergoing colonoscopy. BMC Gastroenterol, 2011, 11:86.

[13] Melicharkova A, Flemming J, Vanner S, et al. A low-residue breakfast improves patient tolerance without impacting quality of low-volume colon cleansing prior to colonoscopy: a randomized trial. Am J Gastroenterol, 2013, 108(10):1551–1555.

[14] Sipe BW, Fischer M, Baluyut AR, et al. A low-residue diet improved patient satisfaction with split-dose oral sulfate solution without impairing colonic preparation. Gastrointest Endosc, 2013, 77(6):932–936.

[15] Kilgore TW, Abdinoor AA, Szary NM, et al. Bowel preparation with split-dose polyethylene glycol before colonoscopy: a meta-analysis of randomized controlled trials. Gastrointest Endosc, 2011, 73(6):1240–1245.

[16] Enestvedt BK, Tofani C, Laine LA, et al. 4-Liter split-dose polyethylene glycol is superior to other bowel preparations, based on systematic review and meta-analysis. Clin Gastroenterol Hepatol, 2012, 10(11):1225–1231.

[17] Lieberman DA, Rex DK, Winawer SJ, et al. United States Multi-Society Task Force on Colorectal Cancer. Guidelines for colonoscopy surveillance after screening and polypectomy: a consensus update by the US Multi-Society Task Force on Colorectal Cancer. Gastroenterology, 2012, 143(3):844–857.

[18] Hassan C, Bretthauer M, Kaminski MF, et al. European Society of Gastrointestinal Endoscopy. Bowel preparation for colonoscopy: European Society of Gastrointestinal Endoscopy (ESGE) guideline. Endoscopy. 2013, 45(2):142–150.

[19] Matro R, Shnitser A, Spodik M, et al. Efficacy of morning-only compared with split-dose polyethylene glycol electrolyte solution for afternoon colonoscopy:a randomized controlled single-blind study. Am J Gastroenterol, 2010,105(9):1954–1961.

[20] Longcroft-Wheaton G, Bhandari P. Same-day bowel cleansing regimen is superior to a split-dose regimen over 2 days for afternoon colonoscopy: results from a large prospective series. J Clin Gastroenterol, 2012, 46(1):57–61.

[21] Siddique S, Lopez KT, Hinds AM, et al. Miralax with gatorade for bowel preparation: a meta-analysis of randomized controlled trials. Am J Gastroenterol, 2014,109(10):1566–1574.

[22] Saltzman JR, Cash BD, Pasha SF, et al. ASGE Standards of Practice Committee. Bowel preparation before colonoscopy. Gastrointest Endosc, 2015,81(4):781–794.

[23] Siddiqui AA, Yang K, Spechler SJ, et al. Duration of the interval between the completion of bowel preparation and the start of colonoscopy predicts bowel-preparation quality. Gastrointest Endosc, 2009, 69(3 Pt 2):700–706.

[24] American Society of Anesthesiologists Committee. Practice guidelines for preoperative fasting and the use of pharmacologic agents to reduce the risk of pulmonary aspiration: application to healthy patients undergoing elective procedures: an updated report by the American Society of Anesthesiologists Committee on Standards and Practice Parameters. Anesthesiology, 2011, 114(3):495–511.

[25] Yousfi M, Gostout CJ, Baron TH, et al. Postpolypectomy lower gastrointestinal bleeding: potential role of aspirin. Am J Gastroenterol, 2004,99(9):1785–1789.

[26] Boustière C, Veitch A, Vanbiervliet G, et al. European Society of Gastrointestinal Endoscopy. Endoscopy and antiplatelet agents. Endoscopy, 2011,43(5):445–461.

[27] Acosta RD, Abraham NS, Chandrasekhara V, et al. ASGE Standards of Practice Committee. The management of antithrombotic agents for patients undergoing GI endoscopy. Gastrointest Endosc, 2016, 83(1):3–16.

[28] Tae CH, Kang KJ, Min BH, et al. Paradoxical reaction to midazolam in patients undergoing endoscopy under sedation: incidence, risk factors and the effect of flumazenil. Dig Liver Dis, 2014, 46(8):710–715.

[29] Singh H, Poluha W, Cheung M, et al. Propofol for sedation during colonoscopy. Cochrane Database Syst Rev, 2008(4):CD006268.

[30] Qadeer MA, Vargo JJ, Khandwala F, et al. Propofol versus traditional sedative agents for gastrointestinal endoscopy: a meta-analysis. Clin Gastroenterol Hepatol, 2005, 3(11):1049–1056.

[31] McQuaid KR, Laine L. A systematic review and meta-analysis of randomized, controlled trials of moderate sedation for routine endoscopic procedures. Gastrointest Endosc, 2008, 67(6):910–923.

[32] Heuss LT, Froehlich F, Beglinger C. Nonanesthesiologist-administered propofol sedation: from the exception to standard practice. Sedation and monitoring trends over 20 years. Endoscopy, 2012, 44(5):504–511.

[33] Slagelse C, Vilmann P, Hornslet P. et al. Nurse-administered propofol sedation for gastrointestinal endoscopic procedures: first Nordic results from implementation of a structured training program. Scand J Gastroenterol, 2011,46(12):1503–1509.

[34] Inadomi JM, Gunnarsson CL, Rizzo JA, et al. Projected increased growth rate of anesthesia professional-delivered

sedation for colonoscopy and EGD in the United States: 2009 to 2015. Gastrointest Endosc, 2010, 72(3):580–586.

[35] Rex DK, Deenadayalu VP, Eid E, et al. Endoscopist-directed administration of propofol: a worldwide safety experience. Gastroenterology, 2009, 137(4):1229–1237, quiz 1518–1519.

[36] Dumonceau JM, Riphaus A, Aparicio JR, et al. NAAP Task Force Members. European Society of Gastrointestinal Endoscopy, European Society of Gastroenterology and Endoscopy Nurses and Associates, and the European Society of Anaesthesiology Guideline: non-anesthesiologist administration of propofol for GI endoscopy. Endoscopy, 2010, 42(11):960–974.

[37] Vargo JJ, DeLegge MH, Feld AD, et al. American Association for the Study of Liver Diseases. American College of Gastroenterology. American Gastroenterological Association Institute. American Society for Gastrointestinal Endoscopy. Society for Gastroenterology Nurses and Associates. Multisociety sedation curriculum for gastrointestinal endoscopy. Gastroenterology, 2012, 143(1):e18–e41.

[38] Varadarajulu S, Banerjee S, Barth BA, et al. ASGE Technology Committee. GI endoscopes. Gastrointest Endosc, 2011, 74(1):1–6.e6.

[39] Hewett DG, Kaltenbach T, Sano Y, et al. Validation of a simple classification system for endoscopic diagnosis of small colorectal polyps using narrow-band imaging. Gastroenterology, 2012, 143(3):599–607.e1.

[40] Wu J, Hu B. The role of carbon dioxide insufflation in colonoscopy: a systematic review and meta-analysis. Endoscopy, 2012, 44(2):128–136.

[41] van Doorn SC, van der Vlugt M, Depla A, et al. Adenoma detection with Endocuff colonoscopy versus conventional colonoscopy: a multicentre randomised controlled trial. Gut, 2015, pii: gutjnl-2015–310097.

[42] Dik VK, Gralnek IM, Segol O, et al. Multicenter, randomized, tandem evaluation of EndoRings colonoscopy—results of the CLEVER study. Endoscopy, 2015, 47(12):1151–1158.

[43] Gralnek IM, Siersema PD, Halpern Z, et al. Standard forward-viewing colonoscopy versus full-spectrum endoscopy: an international, multicentre, randomised, tandem colonoscopy trial. Lancet Oncol, 2014, 15(3):353–360.

[44] Talley NJ. How to do and interpret a rectal examination in gastroenterology. Am J Gastroenterol, 2008, 103(4):820–822.

[45] Asai S, Fujimoto N, Tanoue K, et al. Water immersion colonoscopy facilitates straight passage of the colonoscope through the sigmoid colon without loop formation: randomized controlled trial. Dig Endosc, 2015, 27(3):345–353.

[46] Leung CW, Kaltenbach T, Soetikno R, et al. Water immersion versus standard colonoscopy insertion technique: randomized trial shows promise for minimal sedation. Endoscopy, 2010, 42(7):557–563.

[47] Rex DK, Cutler CS, Lemmel GT, et al. Colonoscopic miss rates of adenomas determined by back-to-back colonoscopies. Gastroenterology, 1997, 112(1):24–28.

[48] van Rijn JC, Reitsma JB, Stoker J, et al. Polyp miss rate determined by tandem colonoscopy: a systematic review. Am J Gastroenterol, 2006, 101(2):343–350.

[49] Adler J, Robertson DJ. Interval colorectal cancer after colonoscopy: exploring Explanations and solutions. Am J Gastroenterol, 2015, 110(12):1657–1664, quiz 1665.

[50] Baxter NN, Goldwasser MA, Paszat LF, et al. Association of colonoscopy and death from colorectal cancer. Ann Intern Med, 2009, 150(1):1–8.

[51] Singh H, Nugent Z, Demers AA, et al. The reduction in colorectal cancer mortality after colonoscopy varies by site of the cancer. Gastroenterology, 2010, 139(4):1128–1137.

[52] Kushnir VM, Oh YS, Hollander T, et al. Impact of retroflexion vs. second forward view examination of the right colon on adenoma detection: a comparison study. Am J Gastroenterol, 2015, 110(3):415–422.

[53] Lai EJ, Calderwood AH, Doros G, et al. The Boston bowel preparation scale: a valid and reliable instrument for colonoscopy-oriented research. Gastrointest Endosc, 2009, 69(3 Pt 2):620–625.

[54] Clark BT, Protiva P, Nagar A, et al. Quantification of adequate bowel preparation for screening or surveillance colonoscopy in men. Gastroenterology, 2016, 150(2):396–405, quiz e14–e15.

[55] The Paris endoscopic classification of superficial neoplastic lesions: esophagus, stomach, and colon: November 30 to December 1, 2002. Gastrointest Endosc, 2003, 58(Suppl 6):S3–S43.

[56] Lieberman D, Brill J, Canto M, et al. Management of diminutive colon polyps based on endoluminal imaging. Clin Gastroenterol Hepatol, 2015, 13(11):1860–1866, quiz e168–e169.

[57] Lee CK, Shim JJ, Jang JY. Cold snare polypectomy vs. cold forceps polypectomy using double-biopsy technique for removal of diminutive colorectal polyps: a prospective randomized study. Am J Gastroenterol, 2013, 108(10):1593–1600.

[58] Raad D, Tripathi P, Cooper G, et al. Role of the cold biopsy technique in diminutive and small colonic polyp removal: a systematic review and meta-analysis. Gastrointest Endosc, 2015,pii: S0016–5107(15)03054–0.

[59] Sharma VK, Nguyen CC, Crowell MD, et al. A national study of cardiopulmonary unplanned events after GI endoscopy. Gastrointest Endosc, 2007, 66(1):27–34.

[60] Romagnuolo J, Cotton PB, Eisen G. Identifying and reporting risk factors for adverse events in endoscopy. Part I: cardiopulmonary events. Gastrointest Endosc, 2011, 73(3):579–585.

[61] Levin TR, Zhao W, Conell C, et al. Complications of colonoscopy in an integrated health care delivery system. Ann Intern Med, 2006, 145(12):880–886.

[62] Kim HS, Kim TI, Kim WH, et al. Risk factors for immediate postpolypectomy bleeding of the colon: a multicenter study. Am J Gastroenterol, 2006, 101(6):1333–1341.

[63] Choung BS, Kim SH, Ahn DS, et al. Incidence and risk factors of delayed postpolypectomy bleeding: a retrospective cohort study. J Clin Gastroenterol, 2014, 48(9):784–789.

[64] Zhang Q, An Sl, Chen Zy, et al. Assessment of risk factors for delayed colonic post-polypectomy hemorrhage: a study of 15553 polypectomies from 2005 to 2013. PLoS One, 2014,

9(10):e108290.

[65] Korman LY, Overholt BF, Box T, et al. Perforation during colonoscopy in endoscopic ambulatory surgical centers. Gastrointest Endosc. 2003, 58(4):554–557.

[66] Arora G, Mannalithara A, Singh G. et al. Risk of perforation from a colonoscopy in adults: a large population-based study. Gastrointest Endosc, 2009, 69(3 Pt 2):654–664.

[67] Saad A, Rex DK. Colonoscopy-induced splenic injury: report of 3 cases and literature review. Dig Dis Sci, 2008, 53(4):892–898.

[68] Winawer SJ, Zauber AG, Ho MN, et al. The National Polyp Study Workgroup. Prevention of colorectal cancer by colonoscopic polypectomy. N Engl J Med, 1993, 329(27):1977–1981.

[69] Zauber AG, Winawer SJ, O'Brien MJ, et al. Colonoscopic polypectomy and longterm prevention of colorectal-cancer deaths. N Engl J Med, 2012, 366(8):687–696.

[70] Nishihara R, Wu K, Lochhead P, et al. Long-term colorectal-cancer incidence and mortality after lower endoscopy. N Engl J Med, 2013, 369(12):1095–1105.

[71] Rembacken B, Hassan C, Riemann JF, et al. Quality in screening colonoscopy: position statement of the European Society of Gastrointestinal Endoscopy (ESGE). Endoscopy, 2012, 44(10):957–968.

[72] Rex DK, Schoenfeld PS, Cohen J, et al. Quality indicators for colonoscopy. Am J Gastroenterol, 2015, 110(1):72–90.

[73] von Karsa L, Patnick J, Segnan N, et al. European Colorectal Cancer Screening Guidelines Working Group. European guidelines for quality assurance in colorectal cancer screening and diagnosis: overview and introduction to the full supplement publication. Endoscopy, 2013, 45(1):51–59.

[74] Kaminski MF, Regula J, Kraszewska E, et al. Quality indicators for colonoscopy and the risk of interval cancer. N Engl J Med, 2010, 362(19):1795–1803.

[75] Corley DA, Jensen CD, Marks AR, et al. Adenoma detection rate and risk of colorectal cancer and death. N Engl J Med, 2014, 370(14):1298–1306.

[76] Sanaka MR, Rai T, Navaneethan U, et al. Adenoma detection rate in high-risk patients differs from that in average-risk patients. Gastrointest Endosc, 2016, 83(1):172–178.

[77] Ross WA, Thirumurthi S, Lynch PM, et al. Detection rates of premalignant polyps during screening colonoscopy: time to revise quality standards? Gastrointest Endosc, 2015, 81(3):567–574.

[78] Raju GS, Lum PJ, Slack RS, et al. Natural language processing as an alternative to manual reporting of colonoscopy quality metrics. Gastrointest Endosc, 2015, 82(3):512–519.

[79] Imler TD, Morea J, Kahi C, et al. Multi-center colonoscopy quality measurement utilizing natural language processing. Am J Gastroenterol, 2015, 110(4):543–552.

[80] Coe SG, Crook JE, Diehl NN, Wallace MB. An endoscopic quality improvement program improves detection of colorectal adenomas. Am J Gastroenterol, 2013, 108(2):219–226, quiz 227.

[81] Ussui V, Coe S, Rizk C, et al. Stability of increased adenoma detection at colonoscopy. Follow-up of an endoscopic quality improvement program-EQUIP-II. Am J Gastroenterol, 2015, 110(4):489–496.

[82] Abdul-Baki H, Schoen RE, Dean K, et al. Public reporting of colonoscopy quality is associated with an increase in endoscopist adenoma detection rate. Gastrointest Endosc. 2015, 82(4):676–682.

[83] Classen M, Tytgat GN, Lightdale CJ. Gastroenterlogical Endoscopy. New York: Thieme, 2010.

第16章 经内镜逆行胆胰管成像

Christine Boumitri, Nikhil A. Kumta, Michel Kahaleh

16.1 概述

经内镜逆行胆胰管成像（ERCP）自1968年被提出以来，改变了胆道与胰腺疾病的治疗方案。ERCP从检查手段逐步发展为治疗手段，其应用范围和适应证不断扩大。ERCP将成为一种不断改进且较为新颖、卓越的技术，具有最安全和最有效的操作过程。随着无创成像技术的发展，ERCP作为一种诊断方式已逐渐被淘汰，但它在胆道和胰腺狭窄、取石及胆漏疾病中作为治疗手段的应用越来越广泛。事实证明，这种手术对于婴儿与孕妇也是安全的。随着复杂病例对医疗水平的要求不断提高，内镜医生的丰富经验便显得至关重要，而内镜医生的经验又涉及培训和资格认证的问题。

16.2 发展历程

对肝胰壶腹进行插管的第一次尝试是在1968年，由美国的外科医生完成[1]。1969年，Itaru Oi博士在国际会议上展示了第1例内镜下胆胰管成像（ECPG），他和来自于日本的Kazuei Ogoshi博士被认为是这方面的先驱[2-3]。ERCP在20世纪70年代初开始取得成功。随着日本的Kawai博士与德国的Classen博士在1974年对首例括约肌切开术的报道和Soehendra博士在1979年对首例胆道支架植入术的报道[4-6]，ERCP作为一种治疗手段开始不断发展。在过去的40年里，特别是在磁共振胆胰管成像（MRCP）、超声内镜（EUS）等其他诊断方式存在的情况下，ERCP已经从一种诊断手段逐渐转变为治疗手段。

16.3 一般诊断技术

由于胆管与胰腺影像学的发展（包括CT与MRI），ERCP很少作为一种诊断手段来使用，除了奥迪括约肌测压等特殊情况。无论手术的目的是什么，胆管插管仍然是ERCP操作的第一步，也是最重要的一步。

16.3.1 胆管插管

首先要在十二指肠内找到可以与主乳头实现"面对面"的位置。这一步可以通过到达十二指肠第二部分后，逆行转矩操控镜身前进2~3cm来实现。通过左右旋钮操控镜身右转并锁死，随后顺时针旋转大旋钮使镜身上移。另一种方法是操纵内镜的前端到达十二指肠第二段的远端，随后重复上述过程[7]。一旦在十二指肠内找到合适的位置，就可以尝试插管。选择性胆管插管是操作过程中最困难的一步，除了有众多专家的医疗中心外，高达20%的病例会出现插管失败[8]。预料到重复与长时间插管会增加术后胰腺炎（PEP）的风险是非常重要的。插管可以通过插管导管或者括约肌切开刀来实现。由于ERCP作为诊断手段已被摒弃，大部分ERCP的目的都是治疗疾病，多数专家会选用括约肌切开刀。胆系造影是一种由来已久的技术，但由于意外填充胰腺导管（PD）导致PEP的风险增加，目前已使用较少。导丝引导下插管是胆管插管的首选方法。这一过程可以通过直接借助括约肌切开刀或者推送括约肌切开刀进入乳头管腔内部并超过2~3mm，然后轻柔地推动导丝来实现，在小乳头的情况下，也可通过导丝充当导引器的"导丝引导技术"来实现。在某些情况下，插管可能会失败，如果尝试胆总管（CBD）插管5min均失败或者插管意外进入胰管2次以上，则可认为操作较为困难[9-10]。有多种危险因素被认为与插管失败有关，例如，Billroth Ⅰ式或Billroth Ⅱ式手术、Roux-en-Y胃空肠吻合术、肝管-空肠吻合术、Whipple术、幽门梗阻、十二指肠狭窄或者可以造成肝胰壶腹部位变形的壶腹周围肿瘤等恶性胆道梗阻[11-16]。文献报道对于壶腹周围憩室是否是插管失败的危险因素尚不明确。据Boix等报道，1型憩室（乳头位于憩室内）插管较为困难[12,17-19]。

在插管失败或者插管困难的情况下，内镜医生应该考虑其他插管方式。如果多次胆管插管均进入胰管，则可以考虑植入胰管支架，有助于降低 PEP 的风险并有利于胆管插管。另一种选择是双导丝技术，在这种情况下，可以在胰管留置一根导丝，将括约肌切开刀从乳头内取出并加载用于胆管插管的第二根导丝。这种技术也可用于胰腺分裂症患者。通路括约肌切开术指的是为便于插入胆管，先于插管前采取切开措施，这种技术也被称为"针状刀括约肌切开术"或者"括约肌预切开术"。

16.3.2　奥迪括约肌测压法

奥迪括约肌测压法（SOM）是研究临床上高度怀疑奥迪括约肌功能障碍（SOD）患者奥迪括约肌压力动态变化的金标准。根据 Milwaukee 分类，SOD 共有 3 种类型。SOD 的最新罗马标准（罗马Ⅳ）认为不再适宜将 SOD 分为 3 种类型，因为Ⅰ型奥迪括约肌功能紊乱患者（伴有胆管扩张且肝酶升高）存在器质性的狭窄而且适合行括约肌切开术[20]。而Ⅱ型 SOD 患者（伴有胆管扩张或肝酶升高）应被标记为疑似功能性胆管括约肌疾病（FBSD）[20]。SOM 对Ⅱ型或Ⅲ型 SOD 患者的诊断非常有帮助，应该依据测压结果考虑括约肌切开术[21-22]。然而，EPISOD 研究结果显示，Ⅲ型 SOD 患者对于括约肌消融的反应并不比假干预组好，仅仅Ⅱ型 SOD 患者可以从测压指导括约肌切开中获益[23-25]。该操作具有挑战性，需要具有高水平专业技术的知名医疗中心来完成。压力测定的结果随着导管的尺寸、探头的位置及捕获痉挛时间点的不同发生变化[26]。它还与胰腺炎的发生息息相关，发生率高达 9%[27]。手术过程中，患者应当充分镇静，手术前 8~12h 及手术过程中应避免应用可能刺激（麻醉剂、胆碱能药物）或松弛（硝酸盐、钙通道阻滞剂、胰高血糖素）括约肌的药物。由于存在奥迪括约肌痉挛的风险，应该避免应用阿片类药物[28-31]。哌替啶（剂量 ≤ 1mg/kg）、氯胺酮、氟哌利多（在美国停用）和丙泊酚的使用尚未显示对括约肌的基础压力有影响[32-36]。SOM 的导管有 2 种类型：水灌注和固态[37]。首先应该使导管通过十二指肠镜的工作通道，到达十二指肠后，在插管前对十二指肠的基础压力进行测定[22]。

随后进行胰管或胆管插管，是否有必要对胆管及胰管的压力都进行测定尚有争议[38]。插管可以通过插管导管或者 0.018 导丝来实现。在测压之前先进行 ERCP 是合理的，可以避免结石或者梗阻对测压的影响。对比剂的应用尚未显示对测压结果有影响[39]。一旦插管成功，就要注意测量导管压力。这是通过外接泵与奥迪括约肌之间加压水的缓慢流动来获得的。一旦到达括约肌部位，暂停 60~90s 后，借助站式牵引技术以 1~2mm 的间隔取出导管[40]。括约肌压力大于 40mmHg 就可以诊断为 SOD[41-43]，一般采用 3 次牵引测压结果的平均值来表示[44]。Ⅰ型 SOD（存在奥迪括约肌梗阻）患者进行括约肌切开时不需要进行压力测定[43]。如果测压结果显示基础压力增高，Ⅱ型 SOD 患者可以从括约肌切开术获益。3 项小型的随机对照研究证实了这一说法，即对这些患者进行括约肌切开术比假干预更有效[24-25,45]。

16.4　一般治疗技术

技术与设备的创新使得 ERCP 在治疗中的应用越来越广泛。下文对最常用的治疗性技术进行了简要回顾。其中，括约肌切开术、内镜下乳头球囊扩张术、取石术、支架植入术被认为是治疗性 ERCP 整体技术所必需的部分，高级内镜医生需要掌握这些技术。

16.4.1　胆管括约肌切开术

将壶腹放在 11~1 点的位置有利于深插管操作，随之可将括约肌切开器拉回到需要的切开长度。括约肌切开应该在纵轴上进行，并且不得超过胆总管的壁内段与十二指肠壁的交界部位。所用高频电流的选择存在显著差异（高频电流、混合电流、"内镜切割"模式）。可能的并发症包括出血、胰腺炎及快速且不受控制的"拉链式"切割所致的腹膜后穿孔[46-47]。胆管括约肌最常见的适应证包括伴或不伴有胆管炎的胆总管结石、恶性或良性胆道梗阻的支架植入、良性乳头狭窄、Ⅰ型 SOD 及测压结果显示基础压升高的Ⅱ型 SOD、胆漏等[48]。胰腺乳头括约肌切开术（PS）通常用于胰腺 SOD、对胆管括约肌切开术无效的胆道 SOD、伴有乳头狭窄的慢性胰腺炎、胰腺分裂症。PS 还可以用于其他胆道或者胰腺的介入治疗，例如，胰腺假性囊肿的经皮穿刺引流、胆源性慢性胰腺炎的支架植入、取石及恶性狭窄[49]。

16.4.2 内镜下乳头球囊扩张术

内镜下乳头球囊扩张术（EPBD）可以作为乳头括约肌切开术的替代方案，在 1983 年被首次提出[50]。与括约肌切开术相比，它具有较小的出血与穿孔风险。起初关于使用 EPBD 可以增加 PEP 风险的报道使得它的使用有所减少。随后多篇报道显示 EPBD 与括约肌切开术相比具有安全性及非劣性，在 20 世纪 90 年代，EPBD 再次受到欢迎[51-53]。EPBD 替代括约肌切开术的理想患者是结石数量 ≤ 3 个、结石直径 <10mm、年龄 <50岁、凝血功能障碍、胆总管直径 <12mm、既往或现在伴有胰腺炎的患者[54-56]。内镜下乳头大球囊扩张术也可以作为伴有大型复杂胆总管结石患者括约肌切开术的辅助工具，一项小型内镜下括约肌切开术（ES）有助于提示奥迪括约肌扩张的方向，并可以通过减轻壶腹周围的水肿降低术后胰腺炎的风险。此外，与单纯 ES 相比，小型 ES 与 EPBD 结合的方式降低了对机械碎石的需求[57]。插管成功后，将 0.025 英寸（1 英寸 ≈ 2.54cm）或者 0.035 英寸的导丝插入胆管，随后移除插管，并沿导丝插入顶端球囊导管（CRE 导丝引导球囊，Boston Scientific，Natick，Massachusetts）。通常，球囊的 2/3 位于胆总管的远端，1/3 位于乳头外。然后在球囊内注入稀释后的对比剂直至蜂腰消失。扩张持续 15~30s。可以根据胆管的直径选择不同大小的扩张球囊。在对狭窄部位进行扩张时，内镜医生应该警惕穿孔的风险增高。

16.4.3 取石术

直径 <1cm 的结石在括约肌切开术后会自发排出，直径 >2cm 的结石通常需要诸如碎石网篮、电击或激光碎石等机械性碎石的额外操作，极少会用到体外冲击波碎石（ESWL）[58]。括约肌切开术的切口应该足够大，便于结石的排出，否则可能会导致结石阻塞。结石的取出和清理可以选用可回收型球囊导管或 Dormia 网篮；机械碎石器（BML-V237QR-30 或 BML-V242 QR-30，Olympus Medical Systems，Tokyo）可用于较大结石的碎石。对于结石无法取出的复杂病例，可以临时植入胆道支架进行胆管引流并预防败血症与胆管炎，同时口服溶解剂以便于内镜下取石[59-60]。如果无法观察到结石，内镜医生必须扩大视野范围以保证镜身后没有结石藏匿。向扩张胆管内注入大量稠密的对比剂，可能会遗漏较小的结石[61]。

16.4.4 胆道支架植入术

胆道支架植入术的适应证包括诸如胆管结石或者胆漏等良性病变引起的阻塞性黄疸及恶性病变。可以选用塑料支架或者金属支架。塑料支架通常用于良性狭窄。随着金属支架的出现，它们在恶性狭窄中的应用有所减少，但在预期生存期为 3~6 个月的远端胆管恶性肿瘤患者的姑息治疗中仍有应用[62]。塑料支架通常由聚四氟乙烯、聚乙烯或聚氨酯制成，并具有不同的类型（直型、"单猪尾"型、"双猪尾"型）、长度与宽度。它们易被食物残渣或生物被膜阻塞，通常要在 3~6 个月更换。直径 <8.5F 的支架通常需要借助推送器沿着导丝推进。直径 >8.5F 的支架具有可通过导丝的内引导导管。对远端胆管恶性狭窄进行扩张时，10F 塑料支架具有比 7F 支架更持久的扩张效能。行括约肌切开术或者球囊扩张术来处理狭窄并非必需，但处理肝门部狭窄或者需要放置多个胆道支架时恰好相反。

自膨胀式金属支架（SEMS）分为裸支架（uSEMS）、部分覆膜支架（pcSEMS）及全覆膜支架（fcSEMS）。这些支架都是在塑料支架以后引入的，主要用于手术无法切除的肿瘤所致恶性梗阻的引流与姑息性治疗。由于这些支架的直径更大，维持通畅的时间更长[63-66]。由于肿瘤向内生长，uSEMS 发生堵塞的概率较高，应用 fcSEMS 可以很好地解决这个问题，但后者与较高的肿瘤转移率有关。pcSEMS 的研发就是为了解决 uSEMS 与 fcSEMS 不合适的问题。当将 uSEMS 与 fcSEMS 进行比较时，未发现使用二者的生存期与发病率有何不同[67-68]。十二指肠胆汁反流与金属支架堵塞的问题，促进了抗反流瓣膜金属支架（ARVMS）的产生，与 fcSEMS 相比，ARVMS 维持通畅的时间更长[69]。狭窄、胆漏、括约肌切开术后出血等良性胆道病变更适合使用 SEMS[70-72]。在放置 SEMS 前获得一个较好的造影结果至关重要，有助于内镜医生对狭窄长度和部位的判断以及支架的选择。当内镜医生决定好支架的类型后，应在内镜或者荧光内镜的引导下进行支架植入。支架沿导丝到达狭窄水平，导引导管越过该段。SEMS 植入后的近端及远端可通过荧光图像做初步评估。

16.5　附件设备和技术

16.5.1　内　镜

◆ 十二指肠镜

十二指肠镜属于侧视镜，主要用于诊断性以及治疗性 ERCP。十二指肠镜配备有抬钳器，便于附件进入工作孔道。侧视镜可用于儿童与成人。成人十二指肠镜主要有 3 个制造商（Olympus、Pentax 和 Fujinon）（图 16.1）。根据制造商的说明，镜身的直径范围是 10.8~12.1mm，活检孔道的直径范围是 3.2~4.8mm[73]。儿童十二指肠镜的外径是 7.5mm，辅助通道的直径是 2mm。当进行治疗性 ERCP 时，由于缺少可用于较小工作通道的附件，限制了儿童十二指肠镜的使用。在最近的一篇综述中，Troendle 等建议儿童十二指肠镜用于体重 <10kg（22 磅）的患者，而成人十二指肠镜可用于体重 >10kg 的患者[74]。我们建议内镜医生应该在考虑患者的年龄与体重、手术的性质、预期要用到的辅助设备等基础上，依据具体情况自行决定十二指肠镜的使用。

◆ 直视镜与超声内镜

十二指肠镜有较高的穿孔风险，而直视镜到达壶腹部更为容易，故直视镜可用于手术后解剖结构改变的患者，例如，Billroth Ⅱ 式手术、Roux-en-Y 胃切除术或胃旁路术及肝肠吻合术。确切了解这些手术实施的相关操作至关重要，例如，吻合的类型与长度、手术时间，如果有可能，甚至需要了解术者是谁。可用的内镜包括肠镜、儿童结肠镜、胃镜。随着诸如双气囊小肠镜（DBE）、单气囊小肠镜（SBE）、螺旋小肠镜等设备辅助小肠镜（DAE）的出现，多个病例报道中出现了 Roux-en-Y 重建患者 DAE-ERCP 的相关报道[75]。SBE 使得到达既往难以接近的解剖结构成为可能。这些内镜没有抬钳器，使得配件的操作具有一定的挑战性。在解剖结构改变的患者中，采用超声内镜进入胆道新技术的人越来越多[76]。治疗性线性超声内镜的工作通道的直径是 3.8mm，足够标准 ERCP 附件通过以及大直径（10F）支架的植入。

16.5.2　设　备

◆ 插管导管

插管导管是用于进入导管的装置。来自不同厂家的标准插管导管有 20 余种，这些导管的尺寸、长度、尖端配置与管腔数目各不相同。它们通常是由聚四氟乙烯（Dupont，Wilmington，Delaware）制成，尺寸范围在 5~7F 之间，可容纳 0.035 英寸的导丝，然而，有些只能够容纳 0.025 英寸的导丝，例如，超锥形导管，由于尖端尺寸较小，可以用于小乳头插管[73,77]。另一种可以用于小乳头插管的导管是 Cremer 针尖（Cook Endoscopy，Winston-Salem，North Carolina）。导管的尖端分为直形、锥形或圆形。锥形尖端便于更好地插管，但会增加黏膜下注射的风险。尖端 - 摆动导管（Olympus America Inc.，Center Valley，Pennsylvania）便于内镜医生控制尖端并将其扭曲成 90°，这有利于挑战性病例的胆管插管。

◆ 乳头切开刀

乳头切开刀是兼具实施括约肌切开与胆管插管优势的导管。由聚四氟乙烯构成，附带一根连续导丝，导丝末端有伸出管腔尖端外 2~3cm 的暴露金属丝，可在一定距离内伸缩。导丝的另一端与电手术设备相连，以便为括约肌切开术提供电流（图 16.2）。乳头切开刀有多种类型，最早的预切开乳头切开刀是拉伸型，导丝一直延续至尖端。用于插管的乳头切开刀越来越多，已经有多种类型的乳头切开刀被开发以应对遇到的困难。

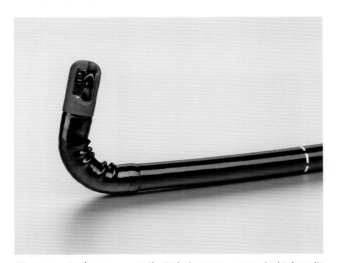

图 16.1　拥有 4.2mm 工作通道的 ED34-i10T 视频十二指肠镜。经许可引自 Pentax Medical，Montvale，NJ

S 型尖端切开刀可用于解剖结构改变的患者，对于 Billroth Ⅱ式手术的患者，S 型尖端切开刀与旋转式括约肌切开刀的切线和标准切开刀的切线相反。其导管有单腔型、双腔型及三腔型。双腔型括约肌切开刀可以进行对比剂的注射及导丝的置入。三腔型括约肌切开刀可以在无需移除导丝的情况下从额外的通道注射对比剂。由于管腔较小，助手在注射的过程中可能会遇到阻力，可以使用小注射器来完成注射。括约肌切开刀同样可以用于 取 石（Stonetome，Boston Scientific，Natick，Massachusetts），插管的难度会随着导管直径增加而变大。可用于乳头括约肌切开术的电流类型包括切割、自动切割、电凝和混合型。在进行胰腺乳头括约肌切开术时，切割与其他手术相比，

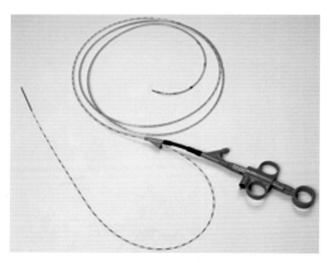

图 16.2 预装 Hydra Jagwire 的 Hydratome RX 插管用括约肌切开刀。图片引自 Boston Scientific。©2016 Boston Scientific Corporation 或其附属公司。保留所有权利

出血的风险增大，但发生 PEP 的风险降低。当常规胆管插管的方法失败时，可以考虑选用针状刀或者预切开刀。

◆ 导　丝

导丝用于胆管插管与胰管插管。有不同的直径和长度可供选择，直径范围为 0.018~0.035 英寸，长度范围为 260~480cm[78]。不同类型的导丝适应证不同，这超出了本章的介绍范围，一般来讲，导丝分为亲水型与混合型。用于电灼的导丝应该具有涂层。亲水型导丝主要用于难以处理的突起或者狭窄；然而，这些导丝比较滑，在交换时位置容易发生变动。因此，可以选用 Jagwire、Hydra Jagwire（Boston Scientific）、FX、X（ConMed，Utica，New York）、VisiGlide（Olympus America Inc.）和 Metro（Cook Endoscopy）等较新的导丝，这些导丝的硬度更高（图 16.3）。美国消化内镜学会（ASGE）提供了对不同导丝的完整技术评估报告与详细评价[79]。

16.6　可接受的适应证

ASGE 为 ERCP 在胆道与胰腺疾病中的应用制定了实践指南。这些指南可以在网上获取，包含了可以追溯到 2005 年的详细资料[80]。2012 年，胃肠道内镜使用指南中给出了适应证清单[81]。最近，ASGE 更新了 ERCP 在良性胆道疾病中的应用[82]。基于这些指南的适应证总结见框表 16.1。

应该重点强调的是，无论 ERCP 的适应证如何，内镜医生都要有操作 ERCP 的能力。除了遵循指南以外，这应该被视为质量评定指标。根据 ASGE 指南，在患者拒绝手术、内镜医生缺乏足够

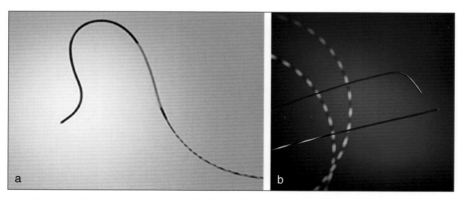

图 16.3　a.VisiGlide 2 导丝（图片引自 Olympus，保留所有权利）。b. 直线型或有角度的 Hydra Jagwire 导丝。图片引自 Boston Scientific。©2016 Boston Scientific Corporation 或其附属公司。保留所有权利

的 ERCP 培训、ERCP 的设备或附件不全的情况下都不应该进行 ERCP。此外，当对腹痛进行评估时，如果考虑是非胆道与胰腺疾病所引起，或者考虑胆囊疾病而非胆管疾病时，不应该进行 ERCP 操作。当受解剖学所限无法到达乳头时不应该进行 ERCP，如果患者处于胰腺炎的急性发作期，应对手术的高危风险进行评估。

ERCP 在儿童中的适应证与成人相似。对于怀孕患者，如果有合适的适应证，并且由足够胜任 ERCP 操作的医生来进行手术时，手术通常是安全有效的。由于与怀孕相关的激素水平变化容易引起胆汁的淤积，使致石性增强，孕妇发展为胆石症的风险较高[83-84]。以诊断为目的的 ERCP

不是怀孕患者的适应证。对怀孕患者而言，ERCP 最常见的适应证包括胆源性胰腺炎、胆管炎及胆管损伤。其他的适应证应依据具体情况而定，并需对一系列不良反应的风险进行评估[85-87]。进行 ERCP 的最佳时期是妊娠中期，与胎儿早期相比，此时胎儿发育受电离辐射的风险较低[88]。据美国妇产科医师大会报道，"暴露于低于 5rad（50mGy）的情况与胎儿发育异常及流产无关[89]。"Kahaleh 等对 15 名接受 ERCP 治疗的平均胎儿辐射暴露量为 40mrad（范围 1~180mrad）的孕妇进行了报道，并得出结论：当适应证适合并且采取了诸如限制透视时间和对下腹部或骨盆进行铅衣保护等减少胎儿辐射暴露的措施时，ERCP 对于孕妇是安全有效的[90]。

16.7　特殊操作质量措施

特殊操作质量措施现在可以被标准化的报告所监测。所有内镜检查报告常见的术前、术中、术后指标见框表 16.2[91]。这种标准化制度也扩展到更为复杂的操作，如 ERCP。可以从网上获取来自 ASGE 的 ERCP 质量指标的建议[92]。对于 ERCP，优先建议的指标包括适应证、插管率、取石成功率及术后胰腺炎的发生率[92]。

16.8　特殊操作培训要求

ERCP 是一种比较先进的治疗方法，在美国，除了要求进行 3 年消化病学培训以外，还需要经

框表 16.1　ERCP 适应证

胆道疾病
·胆道阻塞
－ 胆总管结石
－ 恶性胆道狭窄
－ 良性胆道狭窄（PSC、术后、慢性胰腺炎）
－ 胆道 SOD
－ 盲端综合征
－ 胆总管囊肿
·奥迪括约肌测压
·胆漏
胰腺疾病
·刷检和活检胰腺癌和其他胰腺恶性肿瘤
·急性复发性胰腺炎
·慢性胰腺炎：治疗有症状的结石、狭窄和假性囊肿
·胰漏
·胰腺炎性液体积聚（PFC）
·胰腺 SOD
壶腹部疾病
·不适合手术解除梗阻的壶腹癌
·乳头狭窄
治疗性 ERCP
·组织活检
·狭窄球囊扩张
·取石
·内镜下括约肌切开术
·支架植入
·鼻胆管或鼻胰管的放置
·胆管镜和胰管镜检查术
·PFC 引流
·大乳头腺瘤切除术

PSC：原发性硬化性胆管炎；ERCP：经内镜逆行胆胰管成像；SOD：奥迪括约肌功能障碍

框表 16.2　内镜检查报告需要包括的基本数据

·手术日期
·患者姓名
·内镜室
·护士和助手
·相关病史和体格检查记录
·知情同意文件
·过程指标
·使用的内镜仪器的类型
·术前给药（镇静、抗生素、解痉药）
·解剖检查范围
·检查的局限性，如有
·获得组织或液体样本
·结果
·诊断
·治疗干预的类型和结果
·不良事件，如有
·处置
·术后护理

过 1 年额外的培训。先进的内镜技术目前正在蓬勃发展，技术与设备的创新每天都在发生。获得毕业的消化病医生对高级培训有更高的要求，为此全美国有 58 项奖学金项目参与了 ASGE 高级内镜培训计划。额外 1 年的高级内镜检查培训不仅可以让学员接受专家的专业培训，还可以通过研究先进的内镜技术，获得领导能力并提高内镜操作技能来加速他们的专业发展。大多数学员首先观察他们的导师做手术、协助内镜医生，同时观察他们如何操控导管、导丝及其他设备。一旦处于动手阶段，他们将首先学习如何运用侧视镜进行食管插管并通过幽门，以及以最短的内镜长度到达乳头部位。大多数学员会记录他们在培训过程中获取的成绩。根据 ASGE 对于高级内镜的指南及美国胃肠病学协会（AGA）核心课程的要求，评估学员 ERCP 操作能力所需的操作数量为 200 例 [93-95]。

16.9 特殊操作并发症

ERCP 是一个复杂的过程，技术要求较高。需要足够的培训与经验才可以保证操作的质量并降低不良事件的风险。在内镜手术中，ERCP 的并发症发生率最高，为 5%~10%[47]。ERCP 最常见的并发症是出血、感染、EPE 及穿孔。这些并发症及诱发因素、如何管理及预防并发症在表 16.1 中有详细描述 [46-47]。管理 EPE 时，在 ERCP 操作之前或之后肛门纳入吲哚美辛 / 非甾体消炎药可以降低术后胰腺炎的发生率和严重程度 [96-100]。2012 年，*the New England Journal of Medicine* 发表的一项大型研究表明，吲哚美辛组与安慰剂组 PEP 的发生率分别为 9.2% 与 16.9%（P = 0.005）[97]。欧洲消化内镜学会（ESGE）指南建议所有接受 ERCP 治疗的患者均应该预防性使用吲哚美辛，包括中等风险的胰腺炎患者，然而，最近的一项随机对照研究显示，所有接受 ERCP 治疗的患者预防性吲哚美辛直肠给药对降低 PEP 发生率或严重程度没有益处 [9,101]。因此，我们需要进一步研究来验证吲哚美辛预防术后胰腺炎的作用。此外，与镇静相关的心肺不良事件也很常见，可以通过预先对每例患者进行充分评估来预防，避免不必要的手术，并且在使用全身麻醉时进行

表 16.1　手术相关并发症的发生率、危险因素、治疗和预防

并发症	发生率	危险因素	治疗	预防
ERCP 术后胰腺炎	· 成人：5%~7% · 儿童：3%~11%	· 与患者相关 – 年轻患者 – 女性 – 既往 ERCP 术后胰腺炎病史 – 未扩张的导管 – 正常胆红素 – 疑诊 SOD · 与手术相关 – 插管困难 – 胰管括约肌切开术 – 预切开 – 胰腺取样 – 多种胰腺疾病	类似于急性胰腺炎 · 禁饮食 · 静脉补液 · 疼痛控制 · 肠道营养 · 密切监测	· 只有在临床需要时才行 ERCP · 高危风险者预防性植入胰管支架 · 吲哚美辛直肠给药 · 导丝引导插管技术 · 提早行括约肌预切开术 · 积极水化处理
出血	· 成人术中：10%~30% · 严重出血（黑便、呕血，血红蛋白水平下降 >2g/L，需要进行二次内镜检查输血）：0.1%~2% · 儿童：1%~2%	· 存在凝血障碍或血小板减少症 · 术后 3d 开始抗凝治疗 · 胆管炎 · 内镜医生操作例数过少 · 结石嵌顿 · 壶腹周围憩室 · 拉链切割 · 针刀切开术	· 内镜治疗 – 肾上腺素注射液 1：10 000 注射 – 热凝 – 肾上腺素、热凝联合止血 – 金属夹止血 – fcSEMS – 喷洒止血药物 · 血管介入栓塞 · 外科手术	· 纠正凝血功能障碍（血小板计数 >50×10⁹/L，INR< 1.5~2） · 混合电流 · 术后持续抗凝 3d · 预防性肾上腺素注射（作用不明确）

表 16.1（续）

并发症	发生率	危险因素	治疗	预防
穿孔	成人：0.3%～0.6% 儿童：<1%	·自由壁穿孔 －力与角相关 －憩室 －食管狭窄 －解剖学改变（Billroth Ⅱ、Roux-en -Y） －胃出口因胰腺肿瘤而阻塞 ·腹膜后穿孔 －针刀预切刀口 －疑诊 SOD ·胆胰管穿孔 －操作因素 －狭窄扩张	·内镜治疗 －通过内镜金属夹夹闭 －OTSC －内镜缝合术 －fcSEMS －用于导管损伤的塑料支架或 fcSEMfc 支架 ·必要时经皮引流 ·外科手术 －除了以上情况之外均可 －收治患者 －无经口饮食 －根据需要获取图像 －术后手术咨询 －静脉输液 －静脉使用抗生素 －质子泵抑制剂	·熟悉解剖结构，必要时使用前视镜 ·避免与电阻接触 ·使用软头超滑亲水导丝
感染	成人：<2% 儿童：<1%	·胆道炎 －胆汁引流失败或不完全 －黄疸 －原发性硬化性胆管炎 －汇合技术 －缺乏内窥镜检查经验 ·胆囊炎 －fcSEMS 穿过胆囊管 －胆囊管囊肿	·内镜引流 ·经皮穿刺引流术 ·外科手术	·如果引流不完全，可使用抗生素预防 ·注射对比剂前因阻塞而感染的胆汁的抽吸和灌洗 ·减少胆管对比剂的注射 ·完整引流

ERCP：经内镜逆行胆胰管成像；fcSEMS：全覆膜自膨胀式金属支架；INR：国际标准化比例；OTSC：全层缝合夹；PSC：原发性硬化性胆管炎；SOD：奥迪括约肌功能障碍

气管插管。

　　最近暴发的由耐药菌株引起的感染，尤其是耐碳青霉烯类肠杆菌（CRE）与十二指肠镜用于 ERCP 治疗的使用引起了全世界的关注。美国已经多次报道了十二指肠相关感染事件[102]。2015 年 2 月 19 日，美国食品药品监督管理局（FDA）发布了十二指肠镜清洗安全通知，并敦促所有医疗人员严格遵守十二指肠镜制造商提供的清洁说明，以防止十二指肠镜相关的感染。2016 年 1 月，Olympus America 宣布启动更换 TJF-Q180V 十二指肠镜的计划，以更换抬钳器，确保设备符合 FDA 批准的新参数。

（万晓龙　王进海　译，李路　审）

参考文献

[1] McCune WS, Shorb PE, Moscovitz H. Endoscopic cannulation of the ampulla of vater: a preliminary report. Ann Surg, 1968, 167(5):752–756.

[2] Oi I, Takemoto T, Kondo T. Fiberduodenoscope: direct observation of the papilla of Vater. Endoscopy, 1969, 1(3):101–103.

[3] Cotton PB. Cannulation of the papilla of Vater by endoscopy and retrograde cholangiopancreatography(ERCP). Gut. 1972, 13(12):1014–1025.

[4] McHenry L, Lehman GA. Four decades//Todd H. Baron RAK, David L. Carr-Locke eds. ERCP. 2nd ed. New York: Elsevier, 2013: Chapter 1, 2-9.

[5] Burcharth F, Jensen LI, Olesen K. Endoprosthesis for internal drainage of the biliary tract. Technique and results in 48 cases. Gastroenterology, 1979, 77(1):133–137.

[6] Soehendra N, Reynders-Frederix V. Palliative bile duct drainage—a new endoscopic method of introducing a transpapillary drain. Endoscopy, 1980, 12(1):8–11.

[7] Bourke MJ. Cannulation of the major papilla//Baron TH, Kozarek RA, Carr-Locke DL. ERCP. 2nd ed. New York: Elsevier, 2013, 104–115.

[8] Williams EJ, Taylor S, Fairclough P, et al. BSG Audit of ERCP. Are we meeting the standards set for endoscopy? Results of a large-scale prospective survey of endoscopic retrograde cholangio-pancreatograph practice. Gut, 2007, 56(6):821–829.

[9] Dumonceau JM, Andriulli A, Elmunzer BJ, et al. European

Society of Gastrointestinal Endoscopy. Prophylaxis of post-ERCP pancreatitis: European Society of Gastrointestinal Endoscopy (ESGE) Guideline—updated June 2014. Endoscopy, 2014,46(9):799–815.

[10] Wang P, Li ZS, Liu F, et al. Risk factors for ERCP-related complications: a prospective multicenter study. Am J Gastroenterol, 2009, 104(1):31–40.

[11] Baron TH, Petersen BT, Mergener K, et al. Quality indicators for endoscopic retrograde cholangiopancreatography. Gastrointest Endosc, 2006, 63(4,Suppl):S29–S34.

[12] Fukatsu H, Kawamoto H, Kato H, et al. Evaluation of needle-knife precut papillotomy after unsuccessful biliary cannulation, especially with regard to postoperative anatomic factors. Surg Endosc, 2008, 22(3):717–723.

[13] Choudari CP, Sherman S, Fogel EL, et al. Success of ERCP at a referral center after a previously unsuccessful attempt. Gastrointest Endosc, 2000, 52(4):478–483.

[14] Nordback I, Airo I. Endoscopic retrograde cholangiopancreatography (ERCP) and sphincterotomy (EST) after BII resection. Ann Chir Gynaecol, 1988, 77(2):64–69.

[15] Freeman ML, Guda NM. ERCP cannulation: a review of reported techniques. Gastrointest Endosc, 2005, 61(1):112–125.

[16] Faylona JM, Qadir A, Chan AC, et al. Small-bowel perforations related to endoscopic retrograde cholangiopancreatography (ERCP) in patients with Billroth II gastrectomy. Endoscopy, 1999, 31(7):546–549.

[17] Boix J, Lorenzo-Zúñiga V, Añaños F, et al. Impact of periampullary duodenal diverticula at endoscopic retrograde cholangiopancreatography: a proposed classification of periampullary duodenal diverticula. Surg Laparosc Endosc Percutan Tech, 2006, 16(4):208–211.

[18] Lobo DN, Balfour TW, Iftikhar SY. Periampullary diverticula: consequences of failed ERCP. Ann R Coll Surg Engl, 1998, 80(5):326–331.

[19] Balik E, Eren T, Keskin M, et al. Parameters that may be used for predicting failure during endoscopic retrograde cholangiopancreatography. J Oncol. 2013, 2013:201681.

[20] Cotton PB, Elta GH, Carter CR, et al. Gallbladder and sphincter of Oddi disorders. Gastroenterology, 2016.

[21] Cohen S, Bacon BR, Berlin JA, et al. National Institutes of Health State-of-the-Science Conference Statement: ERCP for diagnosis and therapy. Gastrointest Endosc, 2002, 56(6):803–809.

[22] Pfau PR, Banerjee S, Barth BA, et al. Sphincter of Oddi manometry. Gastrointest Endosc, 2011, 74(6):1175–1180.

[23] Cotton PB, Durkalski V, Romagnuolo J, et al. Effect of endoscopic sphincterotomy for suspected sphincter of Oddi dysfunction on pain-related disability following cholecystectomy: the EPISOD randomized clinical trial, JAMA. 2014, 311(20):2101–2109.

[24] Toouli J, Roberts-Thomson IC, Kellow J, et al. Manometry based randomised trial of endoscopic sphincterotomy for sphincter of Oddi dysfunction. Gut, 2000,46(1):98–102.

[25] Geenen JE, Hogan WJ, Dodds WJ, et al. The efficacy of endoscopic sphincterotomy after cholecystectomy in patients with sphincter-of-Oddi dysfunction. N Engl J Med, 1989, 320(2):82–87.

[26] Small AJ, Kozarek RA. Sphincter of Oddi dysfunction. Gastrointest Endosc Clin N Am, 2015, 25(4):749–763.

[27] Wong GS, Teoh N, Dowsett JD, et al. Complications of sphincter of Oddi manometry: biliary-like pain versus acute pancreatitis. Scand J Gastroenterol, 2005, 40(2):147–153.

[28] Economou G, Ward-McQuaid JN. A cross-over comparison of the effect of morphine, pethidine, pentazocine, and phenazocine on biliary pressure. Gut, 1971,12(3):218–221.

[29] Greenstein AJ, Kaynan A, Singer A, et al. A comparative study of pentazocine and meperidine on the biliary passage pressure. Am J Gastroenterol, 1972,58(4):417–427.

[30] Radnay PA, Brodman E, Mankikar D, et al. The effect of equi-analgesic doses of fentanyl, morphine, meperidine and pentazocine on common bile duct pressure. Anaesthesist, 1980, 29(1):26–29.

[31] Joehl RJ, Koch KL, Nahrwold DL. Opioid drugs cause bile duct obstruction during hepatobiliary scans. Am J Surg, 1984, 147(1):134–138.

[32] Fogel EL, Sherman S, Bucksot L, et al. Effects of droperidol on the pancreatic and biliary sphincters. Gastrointest Endosc, 2003, 58(4):488–492.

[33] Wilcox CM, Linder J. Prospective evaluation of droperidol on sphincter of Oddi motility. Gastrointest Endosc, 2003, 58(4):483–487.

[34] Varadarajulu S, Tamhane A, Wilcox CM. Prospective evaluation of adjunctive ketamine on sphincter of Oddi motility in humans. J Gastroenterol Hepatol, 2008, 23(8 Pt 2):e405–e409.

[35] Goff JS. Effect of propofol on human sphincter of Oddi. Dig Dis Sci, 1995, 40(11):2364–2367.

[36] Schmitt T, Seifert H, Dietrich CF, et al. Propofol sedation in endoscopic manometry of Oddi's sphincter Z Gastroenterol. 1999, 37(3):219–227.

[37] Petersen BT. An evidence-based review of sphincter of Oddi dysfunction: part I, presentations with "objective" biliary findings (types I and II). Gastrointest Endosc, 2004, 59(4):525–534.

[38] Raddawi HM, Geenen JE, Hogan WJ, et al. Pressure measurements from biliary and pancreatic segments of sphincter of Oddi. Comparison between patients with functional abdominal pain, biliary, or pancreatic disease. Dig Dis Sci, 1991, 36(1):71–74.

[39] Blaut U, Sherman S, Fogel E, Lehman GA. Influence of cholangiography on biliary sphincter of Oddi manometric parameters. Gastrointest Endosc, 2000,52(5):624–629.

[40] Geenen JE, Hogan WJ, Dodds WJ, et al. Intraluminal pressure recording from the human sphincter of Oddi. Gastroenterology, 1980, 78(2):317–324.

[41] Guelrud M, Mendoza S, Rossiter G, et al. Sphincter of Oddi manometry in healthy volunteers. Dig Dis Sci, 1990, 35(1):38–46.

[42] Corazziari E, Shaffer EA, Hogan WJ, et al. Functional disorders of the biliary tract and pancreas. Gut, 1999, 45(Suppl 2):II48–II54.

[43] Behar J, Corazziari E, Guelrud M, et al. Functional gallbladder and sphincter of oddi disorders. Gastroenterology, 2006, 130(5):1498–1509.

[44] Eversman D, Fogel EL, Rusche M, et al. Frequency of abnormal pancreatic and biliary sphincter manometry compared with clinical suspicion of sphincter of Oddi dysfunction. Gastrointest Endosc, 1999, 50(5):637–641.

[45] Sherman S, Lehman G, Jamidar P, et al. Efficacy of endoscopic sphincterotomy and surgical sphincteroplasty for patients with sphincter of Oddi dysfunction (SOD): randomized, controlled study. Gastrointest Endosc, 1994, 40:A125.

[46] Rustagi T, Jamidar PA. Endoscopic retrograde cholangiopancr eatography-related adverse events: general overview. Gastrointest Endosc Clin N Am, 2015, 25(1):97–106.

[47] Rustagi T, Jamidar PA. Endoscopic retrograde cholangio-pancreatography (ERCP)-related adverse events: post-ERCP pancreatitis. Gastrointest Endosc Clin N Am, 2015, 25(1):107–121.

[48] Neuhaus H. Biliary sphincterotomy//Baron TH, Kozarek RA, Carr-Locke DL. ERCP. 2nd ed. Saunders, 2013:129–138.

[49] Jonathan M. Buscaglia ANK. Pancreatic sphincterotomy//Baron TH, Kozarek RA, Carr-Locke DL. ERCP. 2nd ed. New York: Saunders, 2013:166–177.

[50] Staritz M, Ewe K, Meyer zum Büschenfelde KH. Endoscopic papillary dilation (EPD) for the treatment of common bile duct stones and papillary stenosis. Endoscopy, 1983, 15(Suppl 1):197–198.

[51] Minami A, Nakatsu T, Uchida N, et al. Papillary dilation vs sphincterotomy in endoscopic removal of bile duct stones. A randomized trial with manometric function. Dig Dis Sci, 1995, 40(12):2550–2554.

[52] Mathuna PM, White P, Clarke E, et al. Endoscopic balloon sphincteroplasty (papillary dilation) for bile duct stones: efficacy, safety, and follow-up in 100 patients. Gastrointest Endosc, 1995, 42(5):468–474.

[53] Xu L, Kyaw MH, Tse YK, et al. Endoscopic sphincterotomy with large balloon dilation versus endoscopic sphincterotomy for bile duct stones: a systematic review and meta-analysis. BioMed Res Int, 2015, 2015:673103.

[54] Vlavianos P, Chopra K, Mandalia S, et al. Endoscopic balloon dilatation versus endoscopic sphincterotomy for the removal of bile duct stones: a prospective randomised trial. Gut, 2003, 52(8):1165–1169.

[55] Sugiyama M, Izumisato Y, Abe N, et al. Predictive factors for acute pancreatitis and hyperamylasemia after endoscopic papillary balloon dilation. Gastrointest Endosc, 2003, 57(4):531–535.

[56] Shim C-S. Balloon dilation of the native and postsphinc-terotomy papilla//Baron TH, Kozarek RA, Carr-Locke DL. ERCP. 2nd ed. New York: Elsevier, 2013, 139–151.

[57] Teoh AY, Cheung FK, Hu B, et al. Randomized trial of endoscopic sphincterotomy with balloon dilation versus endoscopic sphincterotomy alone for removal of bile duct stones. Gastroenterology, 2013, 144(2):341–345.e1.

[58] Lauri A, Horton RC, Davidson BR, et al. Endoscopic extraction of bile duct stones: management related to stone size. Gut, 1993, 34(12):1718–1721.

[59] Lee TH, Han JH, Kim HJ, et al. Is the addition of choleretic agents in multiple double-pigtail biliary stents effective for difficult common bile duct stones in elderly patients? A prospective, multicenter study. Gastrointest Endosc, 2011, 74(1):96–102.

[60] Han J, Moon JH, Koo HC, et al. Effect of biliary stenting combined with ursodeoxycholic acid and terpene treatment on retained common bile duct stones in elderly patients: a multicenter study. Am J Gastroenterol, 2009, 104(10):2418–2421.

[61] Mishkin D, Carpenter S, Croffie J, et al. Technology Assessment Committee, American Society for Gastrointestinal Endoscopy. ASGE Technology Status Evaluation Report: radiographic contrast media used in ERCP. Gastrointest Endosc, 2005, 62(4):480–484.

[62] Wilcox CM, Kim H, Seay T, et al. Choice of plastic or metal stent for patients with jaundice with pancreaticobiliary malignancy using simple clinical tools: a prospective evaluation. BMJ Open Gastroenterol, 2015, 2(1):e000014.

[63] Kaassis M, Boyer J, Dumas R, et al. Plastic or metal stents for malignant stricture of the common bile duct? Results of a randomized prospective study. Gastrointest Endosc, 2003, 57(2):178–182.

[64] Prat F, Chapat O, Ducot B, et al. A randomized trial of endoscopic drainage methods for inoperable malignant strictures of the common bile duct. Gastrointest Endosc, 1998, 47(1):1–7.

[65] Mukai T, Yasuda I, Nakashima M, et al. Metallic stents are more efficacious than plastic stents in unresectable malignant hilar biliary strictures: a randomized controlled trial. J Hepatobiliary Pancreat Sci, 2013, 20(2):214–222.

[66] Zorrón Pu L, de Moura EG, Bernardo WM, et al. Endoscopic stenting for inoperable malignant biliary obstruction: a systematic review and meta-analysis. World J Gastroenterol, 2015, 21(47):13374–13385.

[67] Moole H, Dhillon S, Volmar F-H, et al. Is there a survival and morbidity benefit of covered over uncovered metal stents in malignant biliary strictures? A meta-analysis and systematic review. Gastrointest Endosc, 2015, 81(5):AB399.

[68] Yang Z, Wu Q, Wang F, et al. A systematic review and meta-analysis of randomized trials and prospective studies comparing covered and bare self-expandable metal stents for the treatment of malignant obstruction in the digestive tract. Int J Med Sci, 2013, 10(7):825–835.

[69] Lee YN, Moon JH, Choi HJ, et al. Effectiveness of a newly designed antireflux valve metal stent to reduce duodenobiliary reflux in patients with unresectable distal malignant biliary obstruction: a randomized, controlled pilot study (with videos). Gastrointest Endosc, 2016, 83(2):404–412.

[70] Poley JW, van Tilburg AJ, Kuipers EJ, et al. Breaking the barrier: using extractable fully covered metal stents to treat benign biliary hilar strictures. Gastrointest Endosc, 2011, 74(4):916–920.

[71] Irani S, Baron TH, Akbar A, et al. Endoscopic treatment of benign biliary strictures using covered self-expandable metal

stents (CSEMS). Dig Dis Sci, 2014, 59(1):152–160.

[72] Bakhru MR, Kahaleh M. Expandable metal stents for benign biliary disease. Gastrointest Endosc Clin N Am, 2011, 21(3):447–462, viii.

[73] Varadarajulu S, Banerjee S, Barth BA, et al. ASGE Technology Committee. GI endoscopes. Gastrointest Endosc, 2011, 74(1):1–6.e6.

[74] Troendle DM, Barth BA. Pediatric considerations in endoscopic retrograde cholangiopancreatography. Gastrointest Endosc Clin N Am, 2016, 26(1):119–136.

[75] Moreels TG. Altered anatomy: enteroscopy and ERCP procedure. Best Pract Res Clin Gastroenterol, 2012, 26(3):347–357.

[76] Carmona YF, Tyberg A, Zerbo S, et al. Transgastric biliary brushing: a novel endoscopic technique. Gastrointest Endosc, 2016, 83(1):257–258.

[77] Kethu SR, Adler DG, Conway JD, et al. ASGE Technology Committee. ERCP cannulation and sphincterotomy devices. Gastrointest Endosc, 2010, 71(3):435–445.

[78] Jacob L, Geenen JE. ERCP guide wires. Gastrointest Endosc, 1996, 43(1):57–60.

[79] Somogyi L, Chuttani R, Croffie J, et al. Technology Assessment Committee. Guidewires for use in GI endoscopy. Gastrointest Endosc, 2007, 65(4):571–576.

[80] Adler DG, Baron TH, Davila RE, et al. Standards of Practice Committee of American Society for Gastrointestinal Endoscopy. ASGE guideline: the role of ERCP in diseases of the biliary tract and the pancreas. Gastrointest Endosc, 2005, 62(1):1–8.

[81] Early DS, Ben-Menachem T, Decker GA, et al. ASGE Standards of Practice Committee. Appropriate use of GI endoscopy. Gastrointest Endosc, 2012, 75(6):1127–1131.

[82] Chathadi KV, Chandrasekhara V, Acosta RD, et al, ASGE Standards of Practice Committee. The role of ERCP in benign diseases of the biliary tract. Gastrointest Endosc. 2015, 81(4):795–803.

[83] Everson GT, McKinley C, Kern F Jr. Mechanisms of gallstone formation in women. Effects of exogenous estrogen (Premarin) and dietary cholesterol on hepatic lipid metabolism. J Clin Invest, 1991, 87(1):237–246.

[84] Marzio L. Factors affecting gallbladder motility: drugs. Dig Liver Dis. 2003, 35(Suppl 3):S17–S19.

[85] Shelton J, Linder JD, Rivera-Alsina ME, Tarnasky PR. Commitment, confirmation, and clearance: new techniques for nonradiation ERCP during pregnancy (with videos). Gastrointest Endosc, 2008, 67(2):364–368.

[86] McGrath BA, Singh M, Singh T, et al. Spontaneous common bile duct rupture in pregnancy. Int J Obstet Anesth, 2005, 14(2):172–174.

[87] Cappell MS. Risks versus benefits of gastrointestinal endoscopy during pregnancy. Nat Rev Gastroenterol Hepatol, 2011, 8(11):610–634.

[88] Ara B, Sahakian PAJ. ERCP in pregnancy//Baron TH, Kozarek RA, Carr-Locke DL, eds. ERCP. 2nd ed. New York: Elsevier, 2013, 264–269.

[89] ACOG Committee on Obstetric Practice. ACOG Committee Opinion. Number 299, September 2004 (replaces No. 158, September 1995). Guidelines for diagnostic imaging during pregnancy. Obstet Gynecol, 2004, 104(3):647–651.

[90] Kahaleh M, Hartwell GD, Arseneau KO, et al. Safety and efficacy of ERCP in pregnancy. Gastrointest Endosc, 2004, 60(2):287–292.

[91] Rizk MK, Sawhney MS, Cohen J, et al. Quality indicators common to all GI endoscopic procedures. Gastrointest Endosc, 2015, 81(1):3–16.

[92] Adler DG, Lieb JG II, Cohen J, et al. Quality indicators for ERCP. Gastrointest Endosc, 2015, 81(1):54–66.

[93] Verma D, Gostout CJ, Petersen BT, et al. Establishing a true assessment of endoscopic competence in ERCP during training and beyond: a single-operator learning curve for deep biliary cannulation in patients with native papillary anatomy. Gastrointest Endosc, 2007, 65(3):394–400.

[94] Jowell PS, Baillie J, Branch MS, et al. Quantitative assessment of procedural competence. A prospective study of training in endoscopic retrograde cholangiopancreatography. Ann Intern Med, 1996, 125(12):983–989.

[95] American Association for the Study of Liver Diseases, American College of Gastroenterology, AGA Institute, American Society for Gastrointestinal Endoscopy. A journey toward excellence: training future gastroenterologists—the gastroenterology core curriculum, third edition. Am J Gastroenterol, 2007,102:921–927.

[96] Sotoudehmanesh R, Khatibian M, Kolahdoozan S, et al. Indomethacin may reduce the incidence and severity of acute pancreatitis after ERCP. Am J Gastroenterol, 2007, 102(5):978–983.

[97] Elmunzer BJ, Scheiman JM, Lehman GA, et al. U.S. Cooperative for Outcomes Research in Endoscopy (USCORE). A randomized trial of rectal indomethacin to prevent post-ERCP pancreatitis. N Engl J Med, 2012, 366(15):1414–1422.

[98] Ding X, Chen M, Huang S, et al. Nonsteroidal anti-inflammatory drugs for prevention of post-ERCP pancreatitis: a meta-analysis. Gastrointest Endosc, 2012, 76(6):1152–1159.

[99] Otsuka T, Kawazoe S, Nakashita S, et al. Low-dose rectal diclofenac for prevention of post-endoscopic retrograde cholangiopancreatography pancreatitis: a randomized controlled trial. J Gastroenterol, 2012, 47(8):912–917.

[100] Luo H, Zhao L, Leung J, et al. Routine pre-procedural rectal indometacin versus selective post-procedural rectal indometacin to prevent pancreatitis in patients undergoing endoscopic retrograde cholangiopancreatography: a multicentre, single-blinded, randomised controlled trial. Lancet, 2016, 387(10035):2293–2301.

[101] Levenick JM, Gordon SR, Fadden LL, et al. Rectal indomethacin does not prevent post-ERCP pancreatitis in consecutive patients. Gastroenterology, 2016, 150(4):911–917, quiz e19.

[102] Ha J, Son BK. Current issues in duodenoscope-associated infections: now is the time to take action. Clin Endosc, 2015, 48(5):361–363.

第17章 胆管镜

David Lee, Juliana Yang, Ali A. Siddiqui

17.1 概述

对于内镜医生而言，胆道"树"形结构的直视一直是遥不可及的。然而，随着技术和设备的不断进步，胆管镜检查的适应证范围越来越广泛。从良性和恶性狭窄的直接显示到巨大或复杂胆管结石的清除，胆管镜已成为众多内镜医生手中的重要武器。在本章节中，笔者将重点讲述现代胆管镜的最新进展及临床适应证，同时，还将介绍与胆管镜联合使用的其他仪器设备，以及胆管镜检查中可能出现的潜在并发症。

17.2 胆管镜检查

在当今的内镜时代，胆胰管疾病的微创诊疗方法很多，包括经内镜逆行胆胰管成像（ERCP）、超声内镜（EUS）、导管内超声（IDUS）和磁共振胆胰管成像（MRCP）[1-3]。这些方法对于胰胆管疾病的解剖描述和评估至关重要[4]。然而，上述成像方式均是间接的，无法对胆道异常黏膜进行直接显示[1,5]。

经口胆管镜检查是一种无创的内镜检查方法，越来越广泛地被用于各种胆道疾病的诊断和治疗[6-8]。经口胆管镜是通过使用十二指肠镜附件通道推进胆管镜，或直接经口将一个小的内镜插入胆道来进行检查。随着 SpyGlass 胆道直视系统的引入，经口胆管镜检查已经成为胆道疾病诊断和治疗的最常用方法。研究表明，经口胆管镜在鉴别胆道良恶性狭窄，诊断导管内肿瘤，更好地定义未知胆道疾病，以及处理难以清除的胆管结石等方面有着很好的临床疗效[9-11]。

17.3 一般诊断技术

17.3.1 双人操作系统：母子镜

胆管镜最早出现于 1941 年，当时它被用于排除胆囊切除术后的胆总管结石[1]。20 年后，这个设备被改进为一个灵活的胆管镜，可经皮经肝进入胆道。20 世纪 70 年代初出现了经口入路的胆管"母子镜"系统[12-14]，它同时需要 2 名内镜医生在 1 个相对烦琐的操作系统下进行工作[4,15-17]。"母子镜"系统（Olympus America, Center Valley, Pennsylvania, and Pentax, Montva, New Jersey）由 Takekoshi 团队、Nakajima 团队和 Rosch 共同开发。它有一个较小的胆管镜（"子镜"），通过较大的十二指肠镜（"母镜"）的钳道进入胆道进行工作[18]。这项技术实现了胰胆管系统的直接可视化，但却受限于低劣的图像采集质量、较高的使用成本和复杂的操作程序。该项操作以耗费劳动力（2 名操作者协同操作）和具有技术挑战性强而闻名（表 17.1）。

17.3.2 单人操作系统：SpyGlass 胰胆管镜检查

2006 年，SpyGlass 直视系统（Boston Scientific, Natick, Massachusetts, United States）问世后，经口胆管镜检查的应用更广泛。该系统将先前的双人（"母子镜"）操作系统改进为单人操作系统[18]。这套系统的设计包括胆管镜接口及传送导管，其中传送导管是由单人操控并有 2 个表盘进行四路转向调控的一次性导管。它的长度是 230cm，并有 4 个孔道：1 个直径 1.2mm 的附件通道，2 个 0.6mm

表 17.1 不同经口胆管镜的比较

项目	纤维"母子镜"	SpyGlass 直视系统	利用超细上消化道内镜的直接胆管镜
操作者人数	2	1	1
先端弯曲方式	2 个方向（上—下）	4 个方向（上—下，左—右）	4 个方向（上—下，左—右）
独立注水通道	无	有	无
可更换光学器件	否	是	否
成像质量	中度至良好	中度至良好	很好
易损性	易损	不易损	不易损

引自 J Interv Gastroenterol,2011,1(2):70–77[71]

的注气和注水通道，以及 1 个 0.9mm 的光纤探头通道[8,16,19-20]。这些通道允许同时进行注气和注水。SpyGlass 接入导管的外径为 10Fr（3.3mm），是 1 种多用途装置，可将光传导至胆道，并传输光纤内镜图像。它有 1 个镜头连接在图像束的远端，可以显示 70° 的视野范围。

2014 年，新的 SpyGlass DS 直视系统（Boston Scientific，Natick，Massachusetts，United States）发布。该系统包含了高度集成的 SpyGlass DS 接入和传输导管、一次性使用的内镜。上述改良避免了探头的再处理程序及内镜图像信号的衰减（图 17.1）。与第一代系统相比，它还集成了数字传感器，可以得到更为优质的成像质量，更高的图像分辨率，并且增加了 60% 的视野宽度。在撰写本书时，使用 SpyGlass DS 系统的报道非常有限，但随着第二代系统的广泛应用，相关的研究文献将逐渐丰富（视频 17.1，视频 17.2）[21]。

17.3.3　直接胆管镜

通过直接经口胆管镜（DPOC），经口插入 1 个 5~6mm 的超细上消化道内镜，首先进入十二指肠，然后通过主乳头进入胆道，评估胆道黏膜和管腔（图 17.2）[21]。该操作需要预先进行胆管括约肌切开和（或）括约肌成形术（乳头球囊扩张术），以便后续将超细内镜顺利插入胆道。在最初插入内镜时，经常会形成大量的袢，特别是在胃底和十二指肠[21]，因此，在插入超细内镜前，需要提前将一根导丝留置于胆道，以便为后续的超细内镜提供牵引力。由于 DPOC 操作极其

困难，这种技术很难在非专业培训条件下顺利应用（视频 17.3）。

锚定球囊以前曾被试用过，它可以固定在肝内胆管分支内，帮助胆管镜顺利进入胆道[20-21]。初步临床研究数据显示其效果良好，胆管镜插管成功率从 45% 提高到了 95%。然而，由于担心致死性空气栓塞的风险增加，制造商自愿将此设备撤出市场[21-22]。

17.4　附属装置和技术

17.4.1　共聚焦激光显微内镜

胆管镜检查的最新进展基于探头式共聚焦激光显微内镜（pCLE）。这项技术使用一个灵活的基于探针的共焦光圈将光聚焦在一个光点上。高对比度成像可通过注射挥发性有机化合物（如荧光素）获得，荧光素反过来将胆道上皮细胞外基质染色，并获得胆道黏膜的实时显微图像。胆道上皮的异常，如血管充血、暗腺管形态、网状结构增厚、腺体间隙增大、血流和对比剂摄取等，均可运用这种技术直接观察到。与传统的 ERCP 组织取材相比，该技术对不确定性胆道狭窄的胆管癌（CCA）更为敏感和准确（图 17.3）[23]。美国消化内镜学会（ASGE）在最新的指南中已将 pCLE 技术列为胆道恶性肿瘤的诊断方法之一[24]。

17.4.2　碎石探头

胆管镜最具价值的一个方面是能够直接观察和分解胆道巨大结石。为此，有几种辅助装置可供内镜医生选择，包括激光碎石（LL）和液电碎石（EHL）系统。这些装置能够顺利通过胆管镜

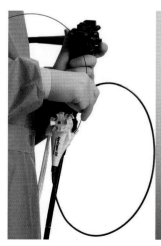
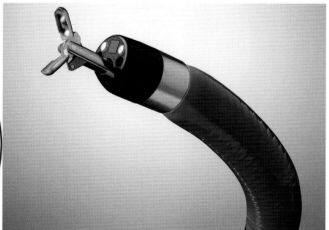

图 17.1　SpyGlassDS 直视系统

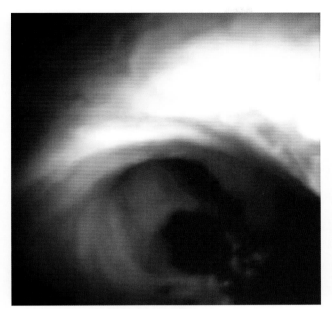

图 17.2　胆管镜下的正常肝总管

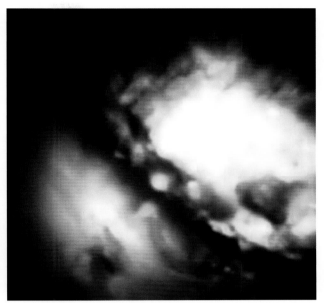

图 17.4　胆管镜检查显示胆管结石

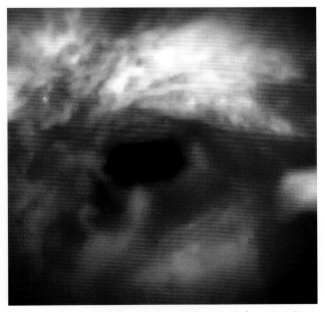

图 17.3　肝总管狭窄、硬化、血管形态异常，活检提示有浸润性胆管癌（CCA）

的工作钳道（图 17.4）。

美国食品药品监督管理局（FDA）已经批准了几种激光碎石系统用于胆管和胰管结石的治疗。这些激光光导纤维将高密度激光聚焦在结石表面，使结石局部产生等离子体气泡，以压缩冲击波的形式传播，从而对邻近的结石进行粉碎[25]。

掺钬钇铝石榴石激光器聚焦近红外光谱（2 100nm），脉冲范围为 500~1 000mJ[25-26]。在 6~10Hz 的频率范围时，典型的功率设置范围为 0.6~1J，典型碎石程序所使用的总激光能量约为 12kJ[25,27-28]。通常建议在直视下进行碎石以防止胆道意外损伤。掺钬钇铝石榴石激光在清除胆管结石和胰腺结石方面显示出良好的效果[29]。

另一个流行的激光碎石系统是所谓的倍频、双脉冲掺钕钇铝石榴石激光系统。掺钕钇铝石榴石激光系统使用双激光脉冲。建议初始设置为 3~5Hz，120mJ 单脉冲；必要时可增加到 10Hz，160mJ。掺钕钇铝石榴石激光系统的主要优势是绿色激光可被胆管结石吸收，而不被周围组织吸收，从而最大限度地降低了胆道损伤的风险[25]。

EHL 系统由一个电荷发生器单元和一个双极探针组成。探针的两个电极释放电荷，产生火花和液压冲击波，而冲击波则会传播到邻近的结石上。探针尖端的最佳定位是距离结石 1~2mm，距离内镜头端约 5mm，并直接对准结石[25]。EHL 操作过程中需要连续注入生理盐水以提供冲击波传播的介质，并清除结石碎片[25]。EHL 系统在清除结石方面也显示出了良好的效果[6]。

17.4.3　导管内活检钳

胆管镜引导下的活检可通过一个微型的活检钳在直接内镜下通过工作钳道来实现对胆道不确定狭窄的靶向活检。这种活检钳的长度是

270cm，外径 1mm，它可以以 55° 角张开到直径 4.1mm，并且中央有一个针状结构，最终在直视下进行靶向活检。另一种技术是胆管镜辅助活检，首先使用胆管镜直视下定位目标活检部位，然后用传统活检钳通过十二指肠镜的工作钳道，在 X 线引导下获取组织样本（图 17.5）。

17.5　目前公认的适应证

17.5.1　不确定性及恶性胆道狭窄的评估

在解决可疑的胆道狭窄时，传统的 ERCP 细胞刷检是获得组织学确认的最初方法[24]。遗憾的是，CCA 的细胞刷检阳性率只有 44%~80%[30-35]。细胞学检查阴性或非诊断结果通常需要转诊到更专业的中心进行胆管镜检查（表 17.2）。

在这种情况下，带定向活检功能的胆管镜是一种可行的选择。直接观察可疑病变并在直视下进行活检，能让内镜医生的介入诊断手段更加丰富。胆管镜检查发现的恶性胆道狭窄包括溃疡、导管内肿块或病变、乳头状或绒毛状黏膜凸出或带有扩张和扭曲血管（"肿瘤血管"）的狭窄[8,36-38]。即使在获得靶向活检标本之前，这些发现对恶性肿瘤诊断的灵敏度（92% vs 66%）和特异度（93% vs 51%）也比单纯 ERCP 更高（图 17.6）[39]。

有多项研究证实了 SpyGlass 胆管镜系统结合定向活检对于不确定性胆道狭窄患者是否为恶性肿瘤具有重要诊断价值。它对于恶性狭窄的敏感

表 17.2　胆管镜检查的适应证

诊断性适应证
不确定性胆道狭窄的活检
PSC 患者恶性狭窄的评估
胆管癌的诊断
胆道不确定性充盈缺损的影像学或 ERCP 评价
胆管内肿瘤的术前定位
治疗性适应证
胆管癌的光动力学疗
用于胆管结石的液电碎石或激光碎石并取石
用于 Ⅱ 型 Mirizzi 综合征患者胆管结石的液电碎石或激光碎石并取石

ERCP：经内镜逆行胆胰管成像；PSC：原发性肝硬化性胆管炎

度和特异度分别为 49%~89% 和 96%~100%[7,40-43]。有研究表明，对于经 ERCP 细胞刷检或超声内镜引导细针穿刺抽吸术（EUS-FNA）仍无法确定的恶性肿瘤，SpyGlass 的诊断准确率为 77%[36]。

胆管镜在评估原发性硬化性胆管炎（PSC）相关狭窄的良恶性方面与其他检查相比，现有的研究数据结论尚不一致。一项临床研究结果显示[39]，胆管镜在 PSC 患者的 CCA 诊断中优于 ERCP 的细胞刷检，其灵敏度为 92%（细胞刷检为 66%），特异度为 93%（细胞刷检为 51%）。然而，之后的多项研究又表明[44-45]，在 PSC 患者中，

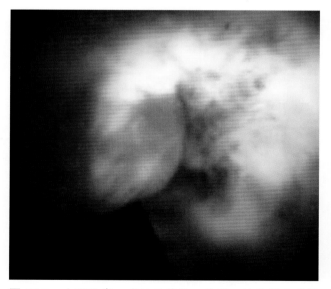

图 17.5　左肝狭窄，病灶结节状、易碎。活检提示有浸润性胆管癌（CCA）

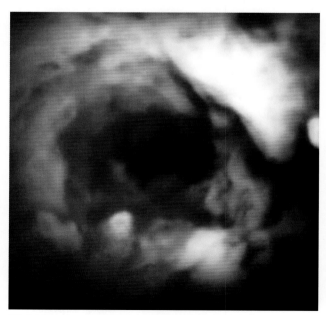

图 17.6　有不规则绒毛组织的肝总管癌性狭窄

通过胆管镜检测 CCA 的特异度都是 100%，但灵敏度只有 33%~50%。尽管上述矛盾性的结论可能与操作者的经验有关，但我们仍需要开展更多的临床研究来阐明胆管镜在 PSC 患者 CCA 筛查中的作用。目前，对于 PSC 患者主要狭窄部位的胆管镜下定向活检是否能提高 CCA 的检出率尚缺乏长期的研究数据 [39,46]。表 17.3 比较了胆管镜与其他高级内镜成像方式在评估不确定性胆道狭窄方面的不同。

17.5.2　胆总管结石的诊断与治疗

对于传统的胆总管结石，ERCP 术包括内镜下胆管括约肌切开术（EBS）或内镜下乳头球囊扩张术（EPBD）对十二指肠乳头开口进行扩大 [47-48]。

这些技术的结合可以有效地清除大部分胆总管结石，清除率高达 85%~95% [43]。然而，5%~15% 的结石不能用传统的取石方法取出，特别是大结石（直径 >10~15mm）或有解剖结构改变、胆道狭窄或壶腹周围存在憩室等情况 [47-48]。若遇到上述情况，胆管镜引导下的碎石术是一种可行的选择。此外，直径 >20mm 的致密坚硬的胆总管结石通常需要碎石后再行取出 [47,49]。目前，胆管镜可使用的碎石方式有 2 种：EHL 和 LL（图 17.7）。

EHL 使用了一个双极探头，能够产生高频液压冲击波，可以对胆管结石进行碎石。碎石的前提是必须清楚地看到胆管，从而避免盲目碎石引起胆管损伤，甚至导致穿孔。EHL 的总体并发

表 17.3　内镜操作技术能力评估所需的最小操作例数建议

操作技术	优点	缺点
ERCP	应用广泛	操作风险
	允许多种附件操作	仅有透视（和内镜）图像
	有助于其他诊断方式（如胆道刷检、活检、胆管镜）和治疗的进行	常规细胞学检查和导管内活检的灵敏度较低
EUS	可提供疾病分期等信息	肝内胆道"树"的视图有限（难以显示右肝内胆道系统）
	允许 FNA	通常在无 FNA 操作时，无法进行确定性诊断
	有助于解决 ERCP 中的胆管插管困难	对原发肿瘤进行 FNA 时，有种植转移的风险
导管腔内超声	有助于引导 ERCP 下的组织取材	成像深度受限
		在日常实践中并不常用
胆管镜	可良好显示胆道黏膜（使用数字胆管镜）	高成本（一次性系统，每例花费 2 000 美元）
	与单独的 ERCP 相比，可提高灵敏度、特异度和整体准确性	与单独的 ERCP 相比，胰腺炎、胆管炎和穿孔的发生率可能更高
		耗时
		无法广泛开展
CLE	灵敏度和阴性预测值均较高	观察者间的评判一致性较差
	可提供细胞及亚细胞水平的图像（横向分辨率 3.5 μm）	区域表面的接触成像非常有限
		耗时
		无法广泛开展
光学相干断层成像	分辨率高	灵敏度较高
	与 ERCP 引导的组织取材相比，提高了灵敏度	分辨率不如 CLE 高
	特异度高	无法广泛开展
	与 CLE 相比，允许检查的面积更大	尚未经过充分验证

CLE：共聚焦激光显微内镜；ERCP：经内镜逆行胆胰管成像影；EUS：超声内镜；FNA：细针吸取。引自 World J Gastrointest Endosc. 2015, 7(18):1268–1278 [72]

症发病率为 7%~9%[43,50]，胆管炎和胆道出血最常见[48]。LL 可使用脉冲激光产生等离子体气泡，使胆管结石被震碎[48,51]。据报道，使用 LL 的结石清除率为 64%~97%[52-53]。与 EHL 一样，LL 也需要通过胆管镜直接观察，以避免误伤胆管壁[48,54]。这些技术对于内镜下处理胆管巨大结石、残余结石、非典型位置的结石（如 Mirizzi 综合征）、非典型形状的结石（如桶状结石）和解剖结构改变的胆管结石非常有用[8,55]。直接碎石时，严重不良事件的发生率为 6.1%[6]。

此外，胆管镜引导下的碎石术可能在 II 型 Mirizzi 综合征的治疗中也发挥了重要作用。Mirizzi 综合征可分为 I 型和 II 型。典型的 I 型 Mirizzi 综合征是当致密的结石嵌顿于胆囊管时压迫肝总管，从而引起胆道梗阻；II 型则是在结石压迫的基础上形成了胆囊 – 胆管瘘，胆囊结石可迁移至肝总管[56]。此时，从肝总管中取石在技术上具有挑战性，通常需要进行体外冲击波碎石术（ESWL）。然而，仅 56%~90% 的病例可使用 ESWL 完全清除肝总管中的结石[48,57-58]。Tsuyuguchi 等报道了胆管镜下 EHL 和 LL 治疗难治性胆管结石 122 例（Mirizzi 综合征 53 例）的成功率：II 型 Mirizzi 综合征为 96% 左右，I 型 Mirizzi 综合征为 0，而致密坚硬的大结石为 100%[59]。最近的研究表明，在 Mirizzi 综合征或胆囊管结石患者中，包括外科取石手术失败的患者，使用胆管镜引导下 LL 清除结石的成功率为 94%[60]。

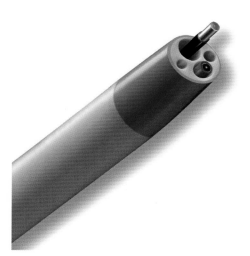

图 17.7 通过 SpyGlass DS 直视系统使用液电碎石（EHL）探头

外科手术切除受结石影响的肝叶是肝内胆管结石主要的治疗选择。在未经治疗的患者中，肝内胆管结石可导致胆管炎、肝脓肿、胆管癌和胆汁性肝硬化[61]。然而，手术具有风险，并且由于患者自身的年龄及其他合并症的存在，往往导致其并不是最佳的手术对象。由于肝内胆管结石常伴有胆道狭窄，并且肝门与肝内胆管存在急性成角，因此，传统的取石治疗对于肝内胆管结石并不总是有效[62]。据报道，DPOC 碎石术作为一种治疗手段，其对结石的清除率为 64%，结石复发率为 21.7%[48,63]。另一种是经皮经肝胆管镜碎石术。首先需要建立一个经皮经肝的引流道，并使其成熟稳定约 4 周时间[64]，然后用导管对该通道进行逐级扩张，以便后续将胆管镜插入肝内胆道。使用 LL 和 EHL 的结石清除率为 80%~85%[64-66]。主要并发症包括肝裂伤、胆道出血、休克和腹腔内脓肿形成[67]。经皮经肝胆管镜碎石术目前已经有改良方式，可使用 1 个改进的三腔导管，操作时无需等待窦道成熟，也不需要对窦道进行逐级扩张[68]。

17.5.3 胆管癌的光动力治疗

目前已有多项研究表明，光动力疗法（PDT）可以改善不可切除的肝门部胆管癌患者的生活质量，甚至提高其生存率。通过胆管镜引导 PDT，可识别肿瘤边缘，确定合适的 PDT 弥散导管放置位置，允许在 PDT 期间进行靶向治疗，并评估治疗的效果[69]。

17.6 胆管镜检查的并发症

胆管镜检查时严重不良事件的发生率与单独 ERCP 操作相似，但值得注意的是，与单独 ERCP 操作相比（0.2%），胆管镜检查时胆管炎的发病率更高（1%），这可能与术中在胆道内注入生理盐水及复杂胆道狭窄等潜在病理学因素有关。如果在胆管镜检查时进行治疗干预，胆管炎的风险似乎会增加，据报道，胆管炎的风险可上升 7%~10%，通常认为与治疗时胆道内灌洗有关[1]。胆管镜操作前必须预防性使用抗生素，同时也需要考虑在操作后进行胆管引流或植入胆道支架等处理。空气检塞是另一种并发症，为了避免这种情况，提倡使用 CO_2 气体。胆管镜检查的其他并发症包括因胆道内碎石所致的胆漏（1%）和胆道出血（0~3%）[8,43,70]。

（赵刚　王进海　译，李路　审）

参考文献

[1] Gabbert C, Warndorf M, Easler J, et al. Advanced techniques for endoscopic biliary imaging: cholangioscopy, endoscopic ultrasonography, confocal, and beyond. Gastrointest Endosc Clin N Am, 2013, 23(3):625–646.

[2] Yeh BM, Breiman RS, Taouli B, et al. Biliary tract depiction in living potential liver donors: comparison of conventional MR, mangafodipir trisodium-enhanced excretory MR, and multi-detector row CT cholangiography—initial experience. Radiology, 2004, 230(3):645–651.

[3] Devereaux CE, Binmoeller KF. Endoscopic retrograde cholangiopancreatography in the next millennium. Gastrointest Endosc Clin N Am, 2000, 10(1):117–133, vii.

[4] Nguyen NQ. Application of per oral cholangiopancreatoscopy in pancreatobiliary diseases. J Gastroenterol Hepatol, 2009, 24(6):962–969.

[5] Yeh BM, Liu PS, Soto JA, et al. MR imaging and CT of the biliary tract. Radiographics, 2009, 29(6):1669–1688.

[6] Chen YK, Parsi MA, Binmoeller KF, et al. Single-operator cholangioscopy in patients requiring evaluation of bile duct disease or therapy of biliary stones (with videos). Gastrointest Endosc, 2011, 74(4):805–814.

[7] Chen YK, Pleskow DK. SpyGlass single-operator peroral cholangiopancreatoscopy system for the diagnosis and therapy of bile-duct disorders: a clinical feasibility study (with video). Gastrointest Endosc. 2007, 65(6):832–841.

[8] Shah RJ, Adler DG, Conway JD, et al, ASGE Technology Committee. Cholangiopancreatoscopy. Gastrointest Endosc. 2008, 68(3):411–421.

[9] de Bellis M, Fogel EL, Sherman S, et al. Influence of stricture dilation and repeat brushing on the cancer detection rate of brush cytology in the evaluation of malignant biliary obstruction. Gastrointest Endosc, 2003, 58(2):176–182.

[10] Kitajima Y, Ohara H, Nakazawa T, et al. Usefulness of transpapillary bile duct brushing cytology and forceps biopsy for improved diagnosis in patients with biliary strictures. J Gastroenterol Hepatol, 2007, 22(10):1615–1620.

[11] McGuire DE, Venu RP, Brown RD, et al. Brush cytology for pancreatic carcinoma: an analysis of factors influencing results. Gastrointest Endosc. 1996, 44(3):300–304.

[12] Shore JM, Shore E. Operative biliary endoscopy: experience with the flexible choledochoscope in 100 consecutive choledocholithotomies. Ann Surg, 1970, 171(2):269–278.

[13] Shore J, Lippman HN. A flexible choledochoscope. Lancet, 1965,1(7397):1200–1201.

[14] Takada T, Hanyu F, Kobayashi S, et al. Percutaneous transhepatic cholangial drainage: direct approach under fluoroscopic control. J Surg Oncol, 1976,8(1):83–97.

[15] Williamson JB, Judah JR, Gaidos JK, et al. Prospective evaluation of the long-term outcomes after deep small-bowel spiral enteroscopy in patients with obscure GI bleeding.

Gastrointest Endosc, 2012, 76(4):771–778.

[16] Kozarek RA. Direct cholangioscopy and pancreatoscopy at time of endoscopic retrograde cholangiopancreatography. Am J Gastroenterol, 1988, 83(1):55–57.

[17] Kawakubo K, Isayama H, Sasahira N, et al. Clinical utility of single-operator cholangiopancreatoscopy using a SpyGlass probe through an endoscopic retrograde cholangiopancreatography catheter. J Gastroenterol Hepatol, 2012,27(8):1371–1376.

[18] Bogardus ST, Hanan I, Ruchim M, et al. "Mother-baby" biliary endoscopy: the University of Chicago experience. Am J Gastroenterol, 1996, 91(1):105–110.

[19] Ramchandani M, Reddy DN, Lakhtakia S, et al. Per oral cholangiopancreatoscopy in pancreatico biliary diseases—expert consensus statements. World J Gastroenterol, 2015, 21(15):4722–4734.

[20] Moon JH, Ko BM, Choi HJ, et al. Intraductal balloon-guided direct peroral cholangioscopy with an ultraslim upper endoscope (with videos). Gastrointest Endosc, 2009, 70(2):297–302.

[21] Ghersi S, Fuccio L, Bassi M, et al. Current status of peroral cholangioscopy in biliary tract diseases. World J Gastrointest Endosc, 2015, 7(5):510–517.

[22] Efthymiou M, Raftopoulos S, Antonio Chirinos J, et al. Air embolism complicated by left hemiparesis after direct cholangioscopy with an intraductal balloon anchoring system. Gastrointest Endosc, 2012, 75(1):221–223.

[23] Slivka A, Gan I, Jamidar P, et al. Validation of the diagnostic accuracy of probebased confocal laser endomicroscopy for the characterization of indeterminate biliary strictures: results of a prospective multicenter international study. Gastrointest Endosc, 2015, 81(2):282–290.

[24] Anderson MA, Appalaneni V, Ben-Menachem T, et al, American Society for Gastrointestinal Endoscopy (ASGE) Standards of Practice Committee. The role of endoscopy in the evaluation and treatment of patients with biliary neoplasia. Gastrointest Endosc, 2013, 77(2):167–174.

[25] DiSario J, Chuttani R, Croffie J, et al. Biliary and pancreatic lithotripsy devices. Gastrointest Endosc, 2007, 65(6):750–756.

[26] Hochberger J, Tex S, Maiss J, Hahn EG. Management of difficult common bile duct stones. Gastrointest Endosc Clin N Am, 2003, 13(4):623–634.

[27] Teichman JM, Schwesinger WH, Lackner J, et al. Holmium: YAG laser lithotripsy for gallstones. A preliminary report. Surg Endosc, 2001, 15(9):1034–1037.

[28] Das AK, Chiura A, Conlin MJ, et al. Treatment of biliary calculi using holmium: yttrium aluminum garnet laser. Gastrointest Endosc, 1998, 48(2):207–209.

[29] Maydeo A, Kwek BE, Bhandari S, et al. Single-operator cholangioscopy-guided laser lithotripsy in patients with difficult biliary and pancreatic ductal stones (with videos). Gastrointest Endosc, 2011, 74(6):1308–1314.

[30] Pugliese V, Conio M, Nicolò G, et al. Endoscopic retrograde forceps biopsy and brush cytology of biliary strictures: a prospective study. Gastrointest Endosc, 1995, 42(6):520–526.

[31] Farrell RJ, Jain AK, Brandwein SL, et al. The combination of

stricture dilation, endoscopic needle aspiration, and biliary brushings significantly improves diagnostic yield from malignant bile duct strictures. Gastrointest Endosc, 2001, 54(5):587–594.

[32] Park MS, Kim TK, Kim KW, et al. Differentiation of extrahepatic bile duct cholangiocarcinoma from benign stricture: findings at MRCP versus ERCP. Radiology, 2004, 233(1):234–240.

[33] Ponchon T, Gagnon P, Berger F, et al. Value of endobiliary brush cytology and biopsies for the diagnosis of malignant bile duct stenosis: results of a prospective study. Gastrointest Endosc, 1995, 42(6):565–572.

[34] Glasbrenner B, Ardan M, Boeck W, et al. Prospective evaluation of brush cytology of biliary strictures during endoscopic retrograde cholangiopancreatography. Endoscopy,1999, 31(9):712–717.

[35] Nakeeb A, Pitt HA, Sohn TA, et al. Cholangiocarcinoma. A spectrum of intrahepatic, perihilar, and distal tumors. Ann Surg, 1996, 224(4):463–473, discussion 473–475.

[36] Siddiqui AA, Mehendiratta V, Jackson W, et al. Identification of cholangiocarcinoma by using the Spyglass Spyscope system for peroral cholangioscopy and biopsy collection. Clin Gastroenterol Hepatol, 2012, 10(5):466–471, quiz e48.

[37] Seo DW, Lee SK, Yoo KS, et al. Cholangioscopic findings in bile duct tumors. Gastrointest Endosc, 2000, 52(5):630–634.

[38] Tamada K, Ueno N, Tomiyama T, et al. Characterization of biliary strictures using intraductal ultrasonography: comparison with percutaneous cholangioscopic biopsy. Gastrointest Endosc, 1998, 47(5):341–349.

[39] Tischendorf JJ, Krüger M, Trautwein C, et al. Cholangioscopic characterization of dominant bile duct stenoses in patients with primary sclerosing cholangitis. Endoscopy, 2006, 38(7):665–669.

[40] Navaneethan U, Hasan MK, Lourdusamy V, et al. Single-operator cholangioscopy and targeted biopsies in the diagnosis of indeterminate biliary strictures: a systematic review. Gastrointest Endosc, 2015, 82(4):608–14.e2

[41] Shah RJ, Langer DA, Antillon MR, et al. Cholangioscopy and cholangioscopic forceps biopsy in patients with indeterminate pancreaticobiliary pathology. Clin Gastroenterol Hepatol, 2006, 4(2):219–225.

[42] Khan AH, Austin GL, Fukami N, et al. Cholangiopancreatoscopy and endoscopic ultrasound for indeterminate pancreaticobiliary pathology. Dig Dis Sci, 2013, 58(4):1110–1115.

[43] Arya N, Nelles SE, Haber GB, et al. Electrohydraulic lithotripsy in 111 patients: a safe and effective therapy for difficult bile duct stones. Am J Gastroenterol, 2004, 99(12):2330–2334.

[44] Arnelo U, von Seth E, Bergquist A. Prospective evaluation of the clinical utility of single-operator peroral cholangioscopy in patients with primary sclerosing cholangitis. Endoscopy, 2015, 47(8):696–702.

[45] Kalaitzakis E, Sturgess R, Kaltsidis H, et al. Diagnostic utility of single-user peroral cholangioscopy in sclerosing cholangitis. Scand J Gastroenterol, 2014, 49(10):1237–1244.

[46] Awadallah NS, Chen YK, Piraka C, et al. Is there a role for cholangioscopy in patients with primary sclerosing cholangitis? Am J Gastroenterol, 2006, 101(2):284–291.

[47] Lauri A, Horton RC, Davidson BR, et al. Endoscopic extraction of bile duct stones: management related to stone size. Gut, 1993, 34(12):1718–1721.

[48] Trikudanathan G, Navaneethan U, Parsi MA. Endoscopic management of difficult common bile duct stones. World J Gastroenterol, 2013, 19(2):165–173.

[49] Yasuda I, Itoi T. Recent advances in endoscopic management of difficult bile duct stones. Dig Endosc, 2013, 25(4):376–385.

[50] Blind PJ, Lundmark M. Management of bile duct stones: lithotripsy by laser, electrohydraulic, and ultrasonic techniques. Report of a series and clinical review. Eur J Surg, 1998, 164(6):403–409.

[51] Lux G, Ell C, Hochberger J, et al. The first successful endoscopic retrograde laser lithotripsy of common bile duct stones in man using a pulsed neodymium-YAG laser. Endoscopy, 1986, 18(4):144–145.

[52] McHenry L, Lehman G. Difficult bile duct stones. Curr Treat Options Gastroenterol, 2006, 9(2):123–132.

[53] Hochberger J, Bayer J, May A, et al. Laser lithotripsy of difficult bile duct stones: results in 60 patients using a rhodamine 6G dye laser with optical stone tissue detection system. Gut, 1998, 43(6):823–829.

[54] Parsi MA. Peroral cholangioscopy in the new millennium. World J Gastroenterol, 2011, 17(1):1–6.

[55] Brauer BC, Chen YK, Shah RJ. Single-step direct cholangioscopy by freehand intubation using standard endoscopes for diagnosis and therapy of biliary diseases. Am J Gastroenterol, 2012, 107(7):1030–1035.

[56] Corlette MB, Bismuth H. Biliobiliary fistula. A trap in the surgery of cholelithiasis. Arch Surg, 1975, 110(4):377–383.

[57] Tandan M, Reddy DN, Santosh D, et al. Extracorporeal shock wave lithotripsy of large difficult common bile duct stones: efficacy and analysis of factors that favor stone fragmentation. J Gastroenterol Hepatol, 2009, 24(8):1370–1374.

[58] Sauerbruch T, Stern M. Fragmentation of bile duct stones by extracorporeal shock waves. A new approach to biliary calculi after failure of routine endoscopic measures. Gastroenterology, 1989, 96(1):146–152.

[59] Tsuyuguchi T, Sakai Y, Sugiyama H, et al. Long-term follow-up after peroral cholangioscopy-directed lithotripsy in patients with difficult bile duct stones, including Mirizzi syndrome: an analysis of risk factors predicting stone recurrence. Surg Endosc, 2011, 25(7):2179–2185.

[60] Bhandari S, Bathini R, Sharma A, et al. Usefulness of single-operator cholangioscopy-guided laser lithotripsy in patients with Mirizzi syndrome and cystic duct stones: experience at a tertiary care center. Gastrointest Endosc, 2016, 84(1):56–61.

[61] Plentz RR, Malek NP. Clinical presentation, risk factors and staging systems of cholangiocarcinoma. Best Pract Res Clin Gastroenterol, 2015,29(2):245–252.

[62] Katanuma A, Maguchi H, Osanai M, et al. Endoscopic treatment of difficult common bile duct stones. Dig Endosc, 2010, 22(Suppl 1):S90–S97.

[63] Okugawa T, Tsuyuguchi T, K C S, et al. Peroral cholangioscopic

treatment of hepatolithiasis: long-term results. Gastrointest Endosc, 2002, 56(3):366–371.

[64] Neuhaus H. Endoscopic and percutaneous treatment of difficult bile duct stones. Endoscopy, 2003, 35(8):S31–S34.

[65] Jan YY, Chen MF. Percutaneous trans-hepatic cholangi-oscopic lithotomy for hepatolithiasis: long-term results. Gastrointest Endosc, 1995, 42(1):1–5.

[66] Lee SK, Seo DW, Myung SJ, et al. Percutaneous transh-epatic cholangioscopic treatment for hepatolithiasis: an evaluation of long-term results and risk factors for recurrence. Gastrointest Endosc, 2001, 53(3):318–323.

[67] Park JS, Jeong S, Lee DH, et al. Risk factors for long-term outcomes after initial treatment in hepatolithiasis. J Korean Med Sci, 2013, 28(11):1627–1631.

[68] Wong JC, Lam SF, Lau JY. Novel use of an optical fiber in triple-lumen catheter for percutaneous choledochoscopy and holmium: yttrium aluminum garnet laser lithotripsy of intrahepatic bile duct stones. Gastrointest Endosc, 2015, 82(1):171.

[69] Choi HJ, Moon JH, Ko BM, et al. Clinical feasibility of direct peroral cholangioscopy-guided photodynamic therapy for inoperable cholangiocarcinoma performed by using an ultra-slim upper endoscope (with videos). Gastrointest Endosc, 2011,73(4):808–813.

[70] Farrell JJ, Bounds BC, Al-Shalabi S, et al. Single-operator duodenoscope-assisted cholangioscopy is an effective alternative in the management of choledocholithiasis not removed by conventional methods, including mechanical lithotripsy. Endoscopy, 2005, 37(6):542–547.

[71] Monga A, Ramchandani M, Reddy DN. Per-oral cholangioscopy. Journal of Interventional Gastroenterology, 2011, 1(2):70–77.

[72] Tabibian JH, Visrodia KH, Levy MJ, et al. Advanced endoscopic imaging of indeterminate biliary strictures. World Journal of Gastrointestinal Endoscopy, 2015,7(18):1268–1278.

第18章 内镜高级成像技术

Ralf Kiesslich, Arthur Hoffman

18.1 概 述

消化道内镜的高级成像技术是附加的内镜技术或工具，有助于在内镜检查过程中提高诊断准确性。高级成像的目的是改进内镜检查过程的单个或全部诊断工作流程。其中，3个步骤很重要：识别、特征描述和确认。识别涉及检查黏膜所有的相关病变或变化。特征描述被定义为鉴别肿瘤与非肿瘤性病变，并决定内镜治疗是否可行（预测肿瘤性病变是否累及黏膜下层）。确认主要是通过对镜下活检标本的组织学评价建立明确诊断。然而，高级成像技术与最终的组织学诊断或体内组织学的显示密切相关，可作为可靠的体内诊断技术（图18.1）。

18.2 高分辨率内镜

高级内镜技术的发展源于信息技术的革新。最重要的是高分辨率（HD）内镜（有或无光学变焦功能）的发展，可更清晰地识别血管和黏膜表面结构。目前HD内镜使用的芯片产生的信号图像的分辨率从85万像素到100万像素以上。HD视频成像可以以16:9的长宽比显示。但是，16:9的长宽比不适用于显示来自圆形内镜镜头的图像。因此，HD内镜视频芯片以4:3或5:4的长宽比显示图像[1]。

18.3 虚拟色素内镜检查

在内镜检查过程中，通过按内镜手柄的按钮，可以打开或关闭虚拟或电子色素内镜。用窄带或后处理过滤器改变向黏膜发出的光线或从黏膜反射的光线（图18.2）。虚拟色素内镜技术包括：窄带成像（NBI；Olympus Medical Systems，Tokyo，Japan）、柔性光谱成像色彩增强（FICE；Fujinon，Fujifilm Medical Co，Saitama，Japan）和i-Scan（Pentax Endoscopy，Tokyo，Japan）[2]。

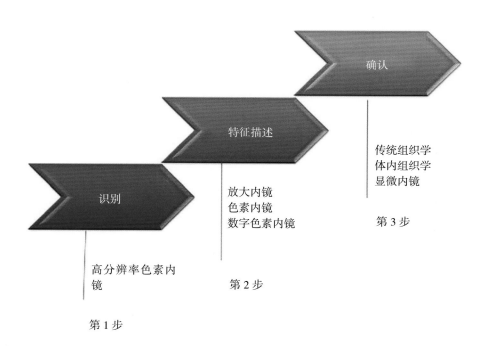

图18.1 使用高级成像技术的消化内镜诊断步骤

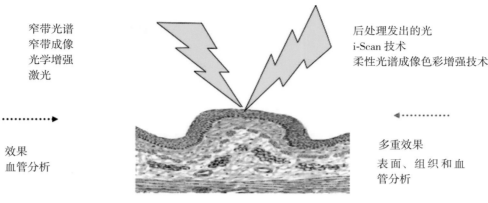

窄带光谱
窄带成像
光学增强
激光

后处理发出的光
i-Scan 技术
柔性光谱成像色彩增强技术

效果
血管分析

多重效果
表面、组织和血
管分析

图 18.2　虚拟色素内镜的类型

虚拟色素内镜的目的是强调黏膜血管结构或表面结构。

18.4　窄带成像

NBI 是一种内镜下的光学图像增强技术，是 Olympus Medical Systems 的专利。NBI 基于光的穿透特性，光的穿透特性与波长成正比。短波只能穿透黏膜表面，而长波能够穿透较深的组织。两条窄带光波被发射出来，其中心波长为 415nm 和 540nm。其波长对应于血红蛋白的光吸收峰。由于大部分的 NBI 光被黏膜内的血管吸收，所以 NBI 可以强调血管，与黏膜内的非血管结构形成强烈的对比[2]。

18.5　FICE

FICE 是 Fujinon 专有的数字成像后处理系统。FICE 从视频处理器获取白光内镜图像，并通过强调一定波长范围的方法对图像进行数学处理。选择三个单波长图像，分别分配给红色、绿色和蓝色的显示器输入，以实时显示一个复合色彩增强图像[2]。

Fujifilm 最近开发了一种新的虚拟色素内镜系统——Lasero 系统。Lasero 系统使用激光进行照明。该激光系统是一种以激光特性为标准的窄束光。Lasero 有四种观测模式，采用三种不同光谱分布的光照[3]。

18.6　i-Scan 和光学增强

Pentax Endoscopy 的 i-Scan 技术是一种基于软件的数字后处理图像增强技术，可提供与内镜图像的数字对比。与 FICE 类似，i-Scan 通过图像后处理提供黏膜表面和血管的增强图像。有三种 i-Scan 扫描模式：i-Scan1、i-Scan2 和 i-Scan3。触摸内镜上的按钮就可以使用这些模式。从白光内镜到 i-Scan 可瞬间切换。

i-Scan1 是一种表面增强（SE）和对比增强（CE）模式，能够增强对比度，从而增强黏膜表面细节，包括增强黏膜表面纹理和表面血管的锐化视图。图像亮度与传统的白光内镜一样。i-Scan2 增加了黏膜和血管之间的对比度，从而提高了血管和组织结构的可视性。i-Scan3 与 i-Scan2 的主要区别在于它能够更好地显示更远的区域[2]（图 18.3）。

最近 Pentax 推出了光学增强（OE）滤波技术，它使用与 NBI 类似的技术。OE 的发展是为了进一步强调浅表血管结构和提高图像亮度[4]。

i-Scan 可以发现结肠黏膜扁平型病变（巴黎分类 II a 型）。i-Scan 成像可同时显示在屏幕右侧（双模式），病灶突出，边界清晰。

18.7　虚拟色素内镜的临床应用

虚拟色素内镜可用于上消化道及下消化道内镜检查。可用于胃食管反流病（GERD），特别是巴雷特食管、鳞状细胞癌、胃癌、结肠息肉和炎症性肠病。

在巴雷特食管中，虚拟色素内镜能够实现保护和纳入有价值的内镜技术创新（PIVI）任务。其用于巴雷特食管的目的是开发一种具有靶向活检的成像技术，与目前的标准方案相比，靶向活检的每名患者灵敏度应 ≥ 90%，阴性预测值（NPV）应 ≥ 98%，以检测高度异型增生或早期

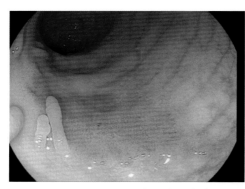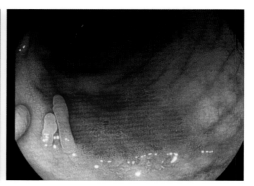

图 18.3 使用 i-Scan 技术的虚拟色素内镜图像

肿瘤。该技术应具有足够高的特异度（80%），以减少活检次数（与随机活检相比）。最近的一项荟萃分析得出，使用 NBI 技术检测巴雷特食管相关的异型增生的电子色素内镜技术的综合灵敏度、NPV 和特异度分别为 94.2%[95% 置信区间（CI）（82.6%，98.2%）]、97.5%[95%CI（95.1%，98.7%）] 和 94.4%[95%CI（80.5%，98.6%）][5]。

虚拟色素内镜可有效检出结肠小息肉，使用 NBI 技术可对息肉进行 NICE 分类。虚拟色素内镜可指导内镜医生保留 5mm 或更小的可疑直肠乙状结肠增生性息肉（无须切除），虚拟色素内镜可为腺瘤组织学提供 90% 或更高的 NPV（使用时可信度较高时）[6]。

虚拟色素内镜不能很好地识别结肠炎相关的异型增生。使用活体染色剂的标准色素内镜检查仍然是监测溃疡性结肠炎的标准操作 [2,7]。

18.8 色素内镜检查

几十年来，色素内镜检查是消化内镜检查中的一项重要技术，它是指在内镜检查时局部应用染色剂或染料以增强组织特征，用于鉴别诊断或诊断。

色素内镜检查常用的染色剂分为可吸收染色剂（复方碘溶液和亚甲蓝）或对比染色剂（靛洋红和乙酸）（表 18.1）[8]。

色素内镜用喷洒管将染色剂喷洒在黏膜表面。色素内镜可以进行有针对性地进行检查（对感兴趣区域染色，如结肠息肉）或非靶向性检查（如溃疡性结肠炎的广泛染色）。色素内镜检查需额外花费时间，因此不是主流诊断工具。此外，染色剂的浓度也没有一个好的标准。然而，目前有明确的临床证据表明，临床某些疾病的诊断得益于色素内镜 [8-9]。

18.9 色素内镜的临床应用

因复方碘溶液可以清晰地显示肿瘤边界，所以在诊断鳞状细胞癌时常用此方法。在巴雷特食管中，醋酸通常用于发现黏膜微小病变。醋酸色素内镜检查对巴雷特食管异型增生或早期癌症诊断的灵敏度、NPV 和特异度分别为 96.6%[95%CI

表 18.1 色素内镜常用的染色剂 [8]

染色剂	染色原理	主要适应证
可吸收染色剂		
复方碘溶液	含糖原的正常鳞状上皮被染成深棕色，炎症细胞、柱状黏膜细胞、异型增生组织和肿瘤细胞不被染色	食管鳞状细胞癌和异型增生
亚甲蓝	任何部位的小肠、结肠和肠上皮化生细胞被染成蓝色，异型增生和肿瘤细胞呈不同程度的染色或不染色	溃疡性结肠炎
对比染色剂		
靛洋红	未吸收的深蓝色染色剂沉积于黏膜	结肠息肉、溃疡性结肠炎
乙酸	与表层细胞内的蛋白结合导致黏膜隆起	巴雷特食管

（95%，98%）]，98.3%[95%CI（94.8%，99.4%）]
和 84.6%[95%CI（68.5%，93.2%）][2]。

对于溃疡性结肠炎患者，尽管支持其使用的研究是非随机和低质量的，但仍建议对其进行色素内镜检查。结肠镜息肉检出监测和管理国际共识（SCENIC）国际指南[7] 明确规定了以下内容。

· 对于白光结肠镜检查，推荐使用高清白光结肠镜进行检查。

· 对于标准清晰度的结肠镜检查，建议使用色素结肠镜而不是普通白光结肠镜。

· 对于高清结肠镜检查，建议使用色素结肠镜检查而不是普通白光结肠镜进行检查。

在散发性结肠癌筛查中，全程色素内镜检查在提高腺瘤检出率方面被证明是有效的。然而，其他内镜技术也有类似的优点。因此，对于结肠镜检查，全程色素内镜检查不推荐作为标准筛查常规项[10]。

18.10　共聚焦激光显微内镜

共聚焦激光显微内镜（CLE）是一种内镜检查方法，旨在获得消化道黏膜层的高放大率和高分辨率图像。CLE 是以低功率激光照射组织为基础，检测通过共焦针孔从组织反射的荧光。共焦是指照明和采集系统在同一焦平面上对准。将激光聚焦在感兴趣的组织中选定的深度，然后用相同的透镜将反射光重新聚焦到检测系统上。只能检测到通过针孔重新聚焦的返回光。被照射物体以其他几何角度反射和散射的光或用针孔重新聚焦在平面外的光被排除在检测范围之外。这极大地提高了 CLE 的空间分辨率，允许在内镜检查期间在焦平面进行细胞成像和组织结构评估[11]。

18.11　探头式共聚焦激光显微内镜

探头式共聚焦激光显微内镜（pCLE）系统包括带有集成远端透镜的光纤束，该远端透镜可连接到激光扫描单元。迄今为止，pCLE 有一个固定的焦距，因此它只能在一个平面上进行扫描，这与可在不同深度上生成横截面图像的显微镜系统不同。在 pCLE 系统中，单个光纤可起到针孔的作用。Cellvizio 共聚焦微型探头（Mauna Kea Technologies，Paris，France）专用于消化道检查，包括 CholangioFlex、GastroFlex UHD 和 ColoFlex

UHD[11]。所有探头都可产生动态（9~12 帧 / 秒）图像。CholangioFlex 共聚焦透镜表面的成像深度为 40~70mm，GastroFlex 和 CholangioFlex UHD 共聚焦透镜表面的成像深度为 55~65mm。CholangioFlex 的最大视野范围为 325mm，而 GastroFlex UHD 和 ColoFlex UHD 的最大视野为 240mm。CholangioFlex 的分辨率为 3.5mm，而 GastroFlex UHD 和 CholangioFlex UHD 的分辨率为 1mm（Mauna Kea Technologies 公司）。

18.12　内镜整合式共聚焦激光显微内镜

内镜整合式共聚焦激光显微内镜（eCLE）是将共聚焦显微内镜（Optiscan，Victoria，Australia）整合到传统内镜（Pentax，Tokyo，Japan）的远端。eCLE 内镜的直径为 12.8 mm，激光显微镜整合在内镜前端，因此，内镜前端长度延长，有一个长 5cm 的刚性部分。可用于上下消化道检查。显示器上可同时呈现普通白光内镜图像和 eCLE 图像。图像以 1.6 帧 / 秒（1024 像素 ×512 像素）或 0.8 帧 / 秒（1024 像素 ×1024 像素）的扫描速率采集，扫描深度可调，范围为 0~250μm，视场为 475μm×475μm，横向分辨率为 0.7μm，纵向分辨率为 7μm[11]（图 18.4）。

18.13　临床应用

CLE 检查可在进行内镜检查的同时进行体内组织学检查，可观察细胞和亚细胞结构。在检查前必须要静脉注射荧光素作为对比剂。荧光素使用安全并具有良好的耐受性。但是，患者会出现短暂的皮肤变色[12]。

CLE 已广泛用于不同疾病的研究。有明确证据表明，显微内镜具有减少活检数量和直接诊断消化道恶性肿瘤的作用。这些作用在巴雷特食管、胃癌和结肠异型增生病变中得到了证实[12]。

目前，eCLE 已不再在市场上销售，而 pCLE 仍然可以使用。但是，pCLE 价格昂贵，并且有一个独特的学习曲线。pCLE 系统的分辨率可以通过使用具有放大功能的高清内镜来实现。pCLE 具有进入胆道系统的优点，并且可以区分胆道狭窄。

显微内镜将在功能和分子成像领域进一步发展。显微内镜是唯一的可以确定不同疾病的黏膜屏障功能和分子特征的技术[13-14]。

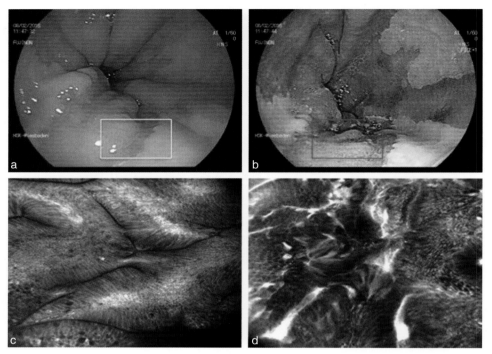

图 18.4 巴雷特食管异型增生的虚拟色素内镜和显微内镜图像。a. 普通白光内镜显示的短节段巴雷特食管。b. 使用柔性光谱成像色彩增强（FICE）技术的虚拟色素内镜突出凹陷区域。c. 显微内镜下显示的正常巴雷特食管上皮。d. 凹陷区域为巴雷特食管异型增生改变（可见黑色和不规则细胞）

18.14 光学相干断层成像

光学相干断层成像（OCT）是在低倍显微镜下获得目标组织的高分辨率横截面图像的技术。干涉测量是 OCT 中用来测量反射光的路径长度和处理图像生成信息的技术。OCT 类似于超声波，但它使用光作为信号，而不是声音。OCT 的空间分辨率为 1~15μm，与腔内超声相比，其穿透深度较低。OCT 使用空气或水作为界面操作。OCT 生成的图像与组织下表面相关。OCT 的原始迭代是传统的时域 OCT，为了提供更快的实时成像和高分辨率的 OCT，频域 OCT 已经被开发出来。容积式激光内镜扫描的分辨率为 10μm，成像深度下降为 3mm，扫描长度为 6cm 的食管需要 90s[15]。

光学频域成像（OFDI）与 OCT 成像技术相同。但 OFDI 使用旋转扫描激光，能够同时评估黏膜的多个区域。这样可以快速评估大范围的黏膜，并将扫描时间缩短到几分钟[16]。

尽管光谱编码共聚焦显微镜比 OFDI 具有更好的横向分辨率，但 OFDI 可以深入组织，观察组织的形态特征。

OFDI 和球囊中心导管首次成功展示了人远端食管的显微成像，提供了大量关于食管壁结构的详细信息[17]。目前，显微成像技术可以集成到一个可以吞咽的胶囊中。这种新方法比传统的内镜检查侵入性小，可有助于筛查特定疾病，并在胶囊通过胃肠道时提供整个食管的微观信息。

18.15 结 论

先进的成像技术是提高内镜诊断水平的工具。色素内镜特别是虚拟色素内镜联合 HD 内镜已经成为常规技术。这些内镜技术有助于检测和描述消化道病变。识别肿瘤性与非肿瘤性病变区域，使得内镜下活检更具针对性，并能更准确地进行组织学诊断。

OCT 和显微内镜技术可检测组织学变化，使体内组织学检测成为可能。这些技术可识别特定的组织学特征，使功能和分子成像成为可能。

然而，内镜成像技术正在不断快速发展，这将改变消化内镜检查的方式及未来管理消化道疾病的方式。准确的图像判读是应用这些先进成像技术的关键。要使这些技术得到广泛应用，必须使普通医生也能够进行图像判读。

（程妍　译，王进海　审）

参考文献

[1] Bhat YM, Dayyeh BK, Chauhan SS, et al. ASGE Technology Committee. High-definition and high-magnification endoscopes. Gastrointest Endosc, 2014, 80(6):919–927.

[2] Manfredi MA, Abu Dayyeh BK, Bhat YM, et al. ASGE Technology Committee. Electronic chromoendoscopy. Gastrointest Endosc, 2015, 81(2):249–261.

[3] Morimoto Y, Kubo M, Kuramoto M, et al. Development of a new generation endoscope system with Lasers, Lasereo Fujifilm Research and Development. 2013,58:1–6.

[4] Press release HOYA, Pentax.[2017-10-12]. https://www.ncbi.nlm.nih.gov/pubmed/?term=Thosani+N%2C+Abu+Dayyeh+BK%2C+Sharma+P%2C+et+al%3B+ASGE+Technology+Committee.+ASGE.

[5] Thosani N, Abu Dayyeh BK, Sharma P, et al. ASGE Technology Committee. ASGE Technology Committee systematic review and meta-analysis assessing the ASGE Preservation and Incorporation of Valuable Endoscopic Innovations thresholds for adopting real-time imaging-assisted endoscopic targeted biopsy during endoscopic surveillance of Barrett's esophagus. Gastrointest Endosc, 2016, 83(4):684–686-698.e7.

[6] Abu Dayyeh BK, Thosani N, Konda V, et al. ASGE Technology Committee. ASGE Technology Committee systematic review and meta-analysis assessing the ASGE PIVI thresholds for adopting real-time endoscopic assessment of the histology of diminutive colorectal polyps. Gastrointest Endosc, 2015, 81(3):502. e1–502.e16.

[7] Laine L, Kaltenbach T, Barkun A, et al. SCENIC Guideline Development Panel. SCENIC international consensus statement on surveillance and management of dysplasia in inflammatory bowel disease. Gastroenterology, 2015, 148(3): 639–651.e28.

[8] Wong Kee Song LM, Adler DG, Chand B, et al. ASGE Technology Committee. Chromoendoscopy. Gastrointest Endosc, 2007, 66(4):639–649.

[9] Rey JW, Kiesslich R, Hoffman A. New aspects of modern endoscopy. World J Gastrointest Endosc, 2014, 6(8):334–344.

[10] Konda V, Chauhan SS, Abu Dayyeh BK, et al. ASGE Technology Committee. Endoscopes and devices to improve colon polyp detection. Gastrointest Endosc, 2015, 81(5):1122–1129.

[11] Chauhan SS, Dayyeh BK, Bhat YM, et al. ASGE Technology Committee. Confocal laser endomicroscopy. Gastrointest Endosc, 2014, 80(6):928–938.

[12] Teubner D, Kiesslich R, Matsumoto T, et al. Beyond standard image-enhanced endoscopy confocal endomicroscopy. Gastrointest Endosc Clin N Am, 2014, 24(3):427–434.

[13] Atreya R, Neumann H, Neufert C, et al. In vivo imaging using fluorescent antibodies to tumor necrosis factor predicts therapeutic response in Crohn's disease. Nat Med, 2014, 20(3):313–318.

[14] Goetz M, Malek NP, Kiesslich R. Microscopic imaging in endoscopy: endomicroscopy and endocytoscopy. Nat Rev Gastroenterol Hepatol, 2014, 11(1):11–18.

[15] Konda V, Banerjee S, Barth BA, et al, ASGE Technology Committee. Enhanced imaging in the GI tract: spectroscopy and optical coherence tomography. Gastrointest Endosc, 2013, 78(4):568–573.

[16] Potsaid B, Baumann B, Huang D, et al. Ultrahigh speed 1050nm swept source/Fourier domain OCT retinal and anterior segment imaging at 100,000 to 400,000 axial scans per second. Opt Express, 2010, 18(19):20029–20048.

[17] Gora MJ, Sauk JS, Carruth RW, et al. Imaging the upper gastrointestinal tract in unsedated patients using tethered capsule endomicroscopy. Gastroenterology, 2013, 145(4):723–725.

第19章 组织病理学对内镜学的贡献

Michael Vieth

根据 Rudolf Virchow（1858 年）的观点，所有疾病的病因可归结为一种细胞的改变[1]。因此，形态学和可视化是诊断疾病的基础。这一切都始于 1595 年 Hans Janssen 制造了第一台显微镜，这台显微镜长度为 45cm，并可以将物体放大 3~9 倍[2]。17 世纪，荷兰、英国和意大利的科学家们开始解剖昆虫和植物，因此显微镜成为自然科学的基础。18 世纪末，Bichat 对 21 种不同组织进行描述，被认为是组织学的建立者[3]。第一个专业的组织学实验室于 19 世纪中期在布拉格（1851 年）建立，第二个在莱比锡（1875 年）建立[4-5]。组织学的形成不仅需要光学的发展，还需要标本固定、包埋、制备石蜡块技术的发展和显微镜切片机的出现，

更为重要的是组织化学染色技术的发展。直到 20 世纪 30 年代，大多数组织学染色方法才被发现。免疫组化法于 20 世纪 80 年代被引进，从 1990 年开始出现原位杂交，而从 2000 年开始，分子病理学变得越来越复杂，并且与治疗和诊断相关。

与这些发展并行的是，光学内镜可视化技术在过去几十年中有显著提升。内镜检查和组织病理学均将形态学分析作为基础，它们在上皮细胞、血管、感染和肿瘤形成等方面具有共同特征。内镜学检查可以分辨颜色和腺管开口分型，组织病理学检查可以提供危险因素、精确细胞分析和组织浸润深度，这些均为现代诊断（图 19.1）和治疗方案（图 19.2）奠定了基础。

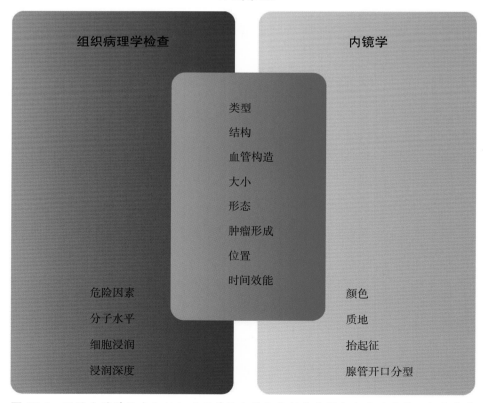

图 19.1 通过内镜学检查和组织病理学检查进行诊断会有很大程度的重叠，但是有些特征仅存在于内镜学或组织学检查中

内镜检查和组织病理学是相互关联的。组织病理学要求更准确地分析炎症和可能的感染，以便更好地进行肿瘤分类，取样前不进行精确的表面分析将不会取到有代表性的活组织检查材料。最后通过证实突变，如结直肠癌的 RAS 突变，表明亚细胞水平的组织病理学对治疗有直接影响。组织病理学的主要贡献是它向人们传达了通过内镜或其他方法所看到的变化的确切病因。因此，病理学家必须始终在组织病理学诊断中报告其对病因的发现。对于肿瘤筛查，临床确诊，早期肿瘤诊断，良恶性肿瘤鉴别诊断，诊断药物引起的代谢性疾病，寄生虫、细菌、病毒感染，炎症性疾病，免疫病理学疾病检测，进一步治疗的术中咨询及科学性，组织病理学都是重要的。

19.1　前提条件

内镜医生和病理医生之间需要密切合作以进行精确诊断。对于结直肠活检，这种合作的好处已得到充分证明（图 19.3）[6]。为了组织学诊断的客观性而向病理医生隐瞒关键信息是毫无意义的，而且这种观念是错误的 [7]。内镜医生应该为病理医生提供内镜检查报告的副本（最佳），或者至少应提供内镜诊断（最低限度），最好是图像（以防意外或有异常发现）。在美国，目前情况并非如此；病理医生很少收到内镜图像。相关的临床数据包括症状持续时间、既往药物使用情况和一般临床信息，如既往诊断也需要提供。

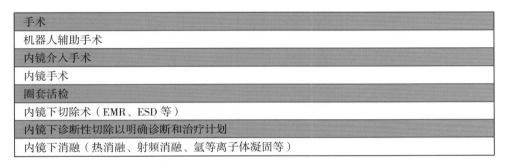

| 手术 |
| 机器人辅助手术 |
| 内镜介入手术 |
| 内镜手术 |
| 圈套活检 |
| 内镜下切除术（EMR、ESD 等） |
| 内镜下诊断性切除以明确诊断和治疗计划 |
| 内镜下消融（热消融、射频消融、氩等离子体凝固等） |

图 19.2　不断增加的消化道介入治疗方案。化疗和生物治疗等未列入此表。EMR：内镜下黏膜切除术；ESD：内镜下黏膜剥离术

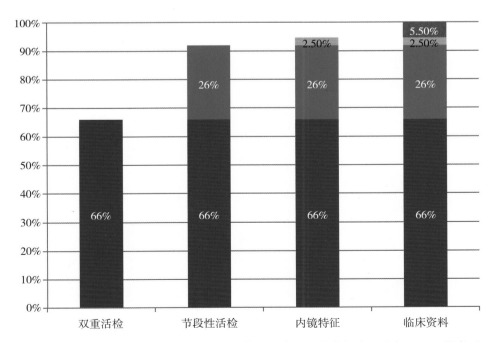

图 19.3　通过改进活检技术与共享临床信息，可将结肠炎诊断的正确率从 66% 提高到约 100%。改编自 Dejaco 等

在收到活检样本后，标准方案是让病理医生描述收到的材料。以活检为例，医生会记录收到的活检组织片段的数量，但通常不需要对活检组织进行更详细的描述，只是会提到活检组织的大小。在其他情况下，需要进行大体检查以确保切缘状态的信息准确。在因肿瘤切除的标本中，需要测量肿瘤并记录其与标本边缘的关系，以确保未来的治疗措施正确，并允许适当分期。对于需要说明活检样本的病例，病理医生需要联系临床医生。应定期安排临床病理会议以便共享病例信息、标本和诊断。内镜医生和病理医生需要了解其他部分的要求和诊断的确定性（图 19.1，图 19.4）。

正确定位样本以避免人为因素干扰病理医生解释组织病理学结果十分重要。内镜切除应仔细标注内镜朝向，以确保正确分析切除边缘。样本可以通过线迹、乳胶色甚至墨汁来定位，也可以把这些样本钉在厚纸或软木塞上。在固定前，应严禁拉伸样本。样本应松散地钉在纸或软木上，因为在福尔马林固定过程中，标本可以收缩50%，这可能会妨碍组织学诊断。也应避免钉穿病变本身或靠近病变边缘。

此外，应注意的是，对所有样本，包括细胞学评估 [超声内镜引导细针穿刺抽吸术（EUS-FNA）] 获得的样本，充分固定都是必不可少的。一些方法，如电子显微镜，需要特殊的固定剂，而冷冻切片和一些分子分析需要新鲜的非固定材料。如果使用了不正确的固定剂，免疫组化分析会产生错误的结果。如果内镜医生对固定剂不清楚，应联系病理医生。

19.2 消化道内分段组织病理学的临床影响

19.2.1 食 管

食管活检最常见的指征是难治性胃食管反流病（GERD）。

然而，这类活检对临床的影响有一定局限性。首先，没有明确建议何处取活检以及应取多少块活检组织。其次，使用活检方案和清晰的组织病理学分级方案增加了这些样本的效用。已有证据证明，当给予明确的建议时，GERD 组织病理学结果与内镜检查结果相关 [8-9]。然而，此类方案尚未广泛引入，因此，在未怀疑有类似疾病或肿瘤的胃反流病中，活检结果不会提供超出内镜诊断的信息。开具质子泵抑制剂（PPI）的全剂量处方，是由于治疗和药物剂量是根据典型症状和病变来确定，而没有黏膜破损（非糜烂性胃食管反流病）

透镜法则：诊断方法

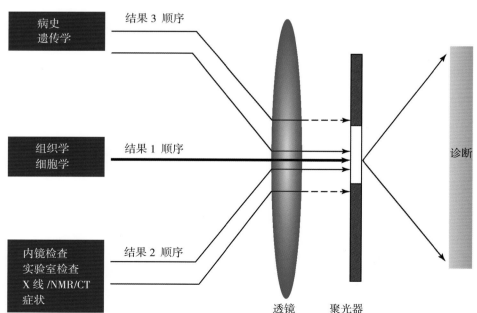

图 19.4 透镜诊断法则比较不同的诊断方法和结果的确定性。NMR：核磁共振

的患者则给予 PPI 标准剂量的一半。值得注意的是，绝大多数 GERD 患者表现为内镜阴性反流疾病，而不是黏膜破损。

除了 GERD 之外，食管炎性疾病还包括各种感染、药物相关损伤、肿瘤性病变，甚至涉及食管的慢性炎症性肠病（IBD）。在这种情况下，组织学具有临床意义，因为它往往可以提供炎症的病因，从而使医生有充分的治疗方案可以进行讨论选择。对临床上怀疑 GERD 的患者进行活检（如果需要）时，应在 Z 线以上 0.5cm 范围内，最好是在胃小弯延伸一侧进行，因为此处组织学变化比其他部位更为显著。

对巴雷特食管可疑病例应根据西雅图协议进行活检，即每 2cm 进行 4 次活检。遗憾的是，医生在常规病例中很少遵循该方案，但如果严格遵守该方案可提高发现异型增生（如有）的概率，任何活检都不能从一条直的、正常 Z 线上取。世界各地对巴雷特食管的活检标准不同。在美国，建议对出现长度超过 1cm 的柱状舌型改变患者进行活检。如果在组织病理学上检测到杯状细胞（肠化生），则证实了巴雷特食管的诊断。然而，在全球范围内通过内镜检查确定有或无杯状细胞、有或无柱状上皮化生的标准并不同（如英国巴雷特指南、德国巴雷特指南、日本巴雷特指南、欧洲各国巴雷特指南、捷克巴雷特指南等）。病理医生通常不知道内镜下的病灶外观，当有杯状细胞存在时，病理医生可能会说该标本"提示巴雷特食管"。然而，如果舌型改变 <5mm 或 Z 线不规则，患者可能有"Z 线的肠化生"。重要的是消化科医生要正确地将这一信息传达给患者。

对于临床上怀疑患有嗜酸细胞性食管炎（EOE）的患者，应从食管下段、中段和上段（每部位取 2 个标本并放于不同的容器中）进行活检，以区分食管远端 GERD 中的嗜酸性粒细胞浸润与 EOE，后者更多见于近端，嗜酸性粒细胞浸润多见。EOE 中的嗜酸性粒细胞浸润可能是非持续性的、局部的，有时甚至非常稀疏（<20/mm²），尤其是在服用PPI或部分接受类固醇治疗的患者中，因此取多个样本较为理想。

怀疑为念珠菌病的患者，建议对白色脱落组织（有或无黏膜破裂）进行活检；即从边缘或

侵蚀、溃疡部位（包括渗出物、肉芽组织和完整上皮组织）进行活检。这同样适用于怀疑有病毒感染的病例，如单纯疱疹病毒（可在溃疡坏死边缘检测到）和巨细胞病毒（主要可在肉芽组织或溃疡中心的内皮细胞中检测到）。

19.2.2　胃

当胃部活检可以提供大量其他信息时，胃部幽门螺杆菌状态对临床影响很小，这会限制组织病理学的价值。新悉尼系统在全球范围内对胃炎性病变的组织病理学解释非常一致，该系统允许对各种炎症浸润、肠化生和萎缩进行半定量分级[10]。此外，病理医生在报告中还增加了胃炎的病因。根据新悉尼系统，活检应位于幽门上方 3cm 处，在胃窦的胃小弯和胃大弯处，以及胃体中部进行（2 次活检），也可选择在角切迹进行活检（图19.5）。这种取样方法可以检测与幽门螺杆菌相关的胃炎及自身免疫性疾病或恶性贫血的类型。

对于胃息肉，可以在决定下一步治疗方案之前先进行活检，因为超过 80% 的胃息肉是瘤样非肿瘤性病变，而不是肿瘤。这种情况与常见的结直肠腺瘤完全不同。而对胃糜烂和胃溃疡患者也应

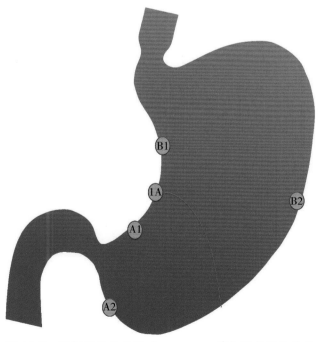

图 19.5　根据新悉尼系统（Dixon MF 等）进行活检的位置，二次胃窦活检在胃窦部近幽门 3cm 胃大弯、胃小弯处。另外二次活检在胃体中部的胃大弯、胃小弯处（均为强制性），另一块活检位置即胃角切迹处（可选）

始终进行活检,病理医生可以借此确定病因[11-12]。即使在内镜检查中怀疑肿瘤的病例中,也不应忘记对胃窦和胃体(每处2次)进行常规活检,因为胃部炎性状态可能确保诊断的正确性(例如,各方面都正常的胃被怀疑为胃癌,这是不寻常的,这将促使病理医生重新检查诊断结果)[13]。胃溃疡应在愈合阶段重新取样,因为几乎20%的胃癌在第一次内镜检查时没有被诊断出来,但在第二次和第三次内镜检查时会被诊断出来,坏死部位常常缺乏恶性细胞,所以这种样本不能代表病变。在这种情况下,多次活检可提高诊断率,特别是溃疡中心和边缘应至少进行10次活检。

对于某些类型的胃血管畸形应进行活检,以排除或确认内镜诊断,但是在对可疑的Dieulafoy病变取样时应谨慎,因为操作不当就可能需要紧急行胃切除术。然而,在胃血管窦血管扩张症("西瓜胃")中,有必要鉴定上皮下血管中的微血栓。内镜检查显示,由于上皮下血管扩张、充血,窦部呈现红色条纹,使人联想到西瓜表皮的图案。活检组织应取自红色条纹。

19.2.3 小肠

十二指肠活检可记录上消化道内镜下完整的组织学评价。进行十二指肠活检的临床意义通常不大,尤其是在临床不怀疑乳糜泻或贫血的情况下。如果考虑到乳糜泻或贫血,建议至少进行6次活检(尤其是乳糜泻,应4次从十二指肠降部取活检,2次从球部取活检)。乳糜泻、贾第鞭毛虫病、乳头区腺瘤或其他各小肠段、滤泡性淋巴瘤、神经内分泌肿瘤(即使非常小,回肠末端具有很强的侵袭性)、自身免疫性十二指肠炎、克罗恩病和一些代谢性疾病都可以在小肠中发现并且诊断,这对临床有重大意义。问题是,与绝大多数小肠样本没有病理学发现的患者相比,这些诊断相当罕见。然而,即使成本分析员质疑小肠活检,正确的组织病理学诊断对内镜检查结果可忽略不计的患者来说,其价值也可能是巨大的。

19.2.4 结直肠

按频率来讲,结直肠损伤的主要症状是腹泻。腹泻的病因多种多样,从渗透性腹泻开始,包括食用糖替代品、慢性炎症性肠病、感染、显微镜下结肠炎,甚至息肉病综合征或狭窄肿瘤的患者。

一般来说,活检组织标本应取自所有结肠段(每段2个)并放在不同容器中。具体来说,直肠活检应在单独的容器中存放,以确保能够正确诊断。IBD的鉴别诊断[14-15]可能很困难,尤其是在慢性损伤的组织学特征未完全发展的早期阶段。在不同容器中单独存放的回肠活检同样有助于区分克罗恩病和溃疡性结肠炎。此外,在这种情况下,上消化道活检可有助于筛查上消化道克罗恩病,从而确认克罗恩病在下消化道的诊断。结肠炎相关肿瘤和散发性肿瘤的鉴别诊断通常需要经验丰富的病理医生进行复审,其诊断结果通常被作为先前医疗机构之外的第二意见。

对于临床上怀疑有显微镜下结肠炎的病例,应从每个结肠段取2个活检组织标本,并将不同的结肠段放在不同的容器中。值得注意的是,显微镜下结肠炎患者近端结肠的变化比远端结肠更为显著。水样腹泻是结肠炎的主要症状,即结肠镜下活检的适应证。

由于绝大多数>5mm的息肉是肿瘤性的,所以在第一次内镜诊断时应完全切除息肉。一般来说,所有息肉都需要进行组织病理学评估。小型远端增生性息肉不需要切除或进行组织病理学评估,但内镜医生应该非常确定内镜诊断以遵循上述原则。如果有疑问,最好把标本送去进行病理评估。由于医疗原因和各国卫生系统不同的报销政策,这类方案在全球范围内各不相同。不能通过内镜手术切除的结直肠肿瘤应进行活检以确认是否为恶性肿瘤,进而安排患者进行针对性治疗。

19.3 内镜下切除术

内镜检查和切除技术的发展和改进[16]需要精确的组织病理学评估。例如,手术标本的切除边缘以厘米为单位,而内镜切除标本的切除边缘可用微米来测量。全面的组织学评估[17-18]和结果的相关性使得全球越来越多的有早期肿瘤病变的患者可以通过内镜安全地进行治疗,而不是通过外科手术进行治疗。与传统手术相比,这一趋势使治疗成本更低,患者恢复期更短、创伤更小,但生存率相同。在过去10年内,内镜手术的风险因素被不断评估和完善,使其内镜手术的适应证有所扩大。

高质量的评估从内镜开始；应对活检样本进行定位并松散地将其固定在软木或厚纸上。应使用合适的固定剂，并确保 12~24h 的固定时间。在病理学实验室，摄影资料是有用的，有助于病理医生确定最接近肿瘤边缘的位置。标本应始终充分包埋。与水平边缘和垂直边缘的距离、肿瘤的最大直径，以及肿瘤总厚度和从肌层黏膜最深处到黏膜下层的浸润深度（侵入黏膜下层的肿瘤）应以微米为单位。报告中应注明诸如深层黏膜下浸润、淋巴或血管浸润、肿瘤萌芽、分化不良或神经周围浸润等危险因素（表 19.1）。如果这些因素中有任何一个是不利的，则应考虑外科治疗，最好是在咨询多学科肿瘤委员会后决定。

表 19.1　消化道肿瘤（如食管癌）的组织学危险因素

浸润深度（鳞状上皮黏膜癌 m1~m3，巴雷特食管黏膜癌变 m1~m4，sm1~sm3，T_2，T_{3a}，T_{3b}，T_{4a}，T_{4b}）
分级（G1~G4）
分化情况（如印戒细胞癌、肠癌、胃癌、黏液癌等）
淋巴管浸润
血管浸润
神经周围侵犯
肿瘤周围炎症
肿瘤细胞出芽
切除状态（完全切除与未完全切除）
淋巴结转移情况
远处转移情况

19.4　结　论

内镜学和组织病理学都是基于形态学的学科。它们相互依存。临床患者数据对于病理医生而言非常重要，而内镜检查结果可以确保正确的组织病理学诊断。消化道活检的临床影响因活检的位置和适应证而不同。一般来说，组织病理学诊断应始终与内镜检查结果相关联，因为这样可确保手术质量，并有助于内镜医生更好地正确识别病变。这是组织病理学对内镜学的主要贡献。一般情况下，病理医生应该在最终报告中提供病因判断。对于存在的疑问，可以发送给其他同事征求第二意见。

（刘娜　郭晓燕　译，王进海　审）

参考文献

[1] Virchow R. Die Cellularpathologie in ihrer Begründung auf physiologische und pathologische Gewebelehre. 1st ed. Berlin: Hirschfeld, 1858.

[2] Stewart GB. Microscopes. San Diego: Lucent, 1992.

[3] Bichat XMF. Traité des membranes en général et de diverses membranes en particulier. Paris: Richard Caille Ravier, 1799.

[4] Dohm G. Die Geschichte der Mikroskopie. Berlin: Springer, 2013:227.

[5] Dohm G. Die Geschichte der Mikroskopie. Berlin: Springer, 2013:285.

[6] Dejaco C, Oesterreicher C, Angelberger S, et al. Diagnosing colitis: a prospective study on essential parameters for reaching a diagnosis. Endoscopy, 2003, 35(12):1004–1008.

[7] Geboes K. La collaboration entre l'endoscopiste et le pathologiste. Acta Endoscopica, 2006, 36:245.

[8] Tytgat GN. The value of esophageal histology in the diagnosis of gastroesophageal reflux disease in patients with heartburn and normal endoscopy. Curr Gastroenterol Rep, 2008, 10(3):231–234.

[9] Vieth M. Contribution of histology to the diagnosis of reflux disease. Best Pract Res Clin Gastroenterol, 2008, 22(4):625–638.

[10] Dixon MF, Genta RM, Yardley JH, et al. Classification and grading of gastritis. The updated Sydney System. International Workshop on the Histopathology of Gastritis, Houston 1994. Am J Surg Pathol, 1996, 20(10):1161–1181.

[11] Stolte M, Panayiotou S, Schmitz J. Can NSAID/ASA-induced erosions of the gastric mucosa be identified at histology? Pathol Res Pract, 1999,5(3):137–142.

[12] Vieth M, Müller H, Stolte M. Can the diagnosis of NSAID-induced or Hp-associated gastric ulceration be predicted from histology? Z Gastroenterol, 2002, 40(9):783–788.

[13] Vieth M, Neumann H, Falkeis C. The diagnosis of gastritis. Diagn Histopathol, 2014, 20(6):213–221.

[14] Vieth M, Atreja R, Neumann H. Carcinoma in inflammatory bowel disease: endoscopic advances, management, and specimen handling. A review for the pathologist. Diagn Histopathol, 2015, 21(7):290–298.

[15] Vieth M, Neumann H. Current issues in inflammatory bowel disease neoplasia. Histopathology, 2015; 66(1):37–48.

[16] Kiesslich R, Burg J, Vieth M, et al. Confocal laser endoscopy for diagnosing intraepithelial neoplasias and colorectal cancer in vivo. Gastroenterology, 2004,127(3):706–713.

[17] Lauwers GY, Forcione DG, Nishioka NS, et al. Novel endoscopic therapeutic modalities for superficial neoplasms arising in Barrett's esophagus: a primer for surgical pathologists. Mod Pathol, 2009, 22(4):489–498.

[18] Vieth M, Langner C, Neumann H, et al. Barrett's esophagus. Practical issues for daily routine diagnosis. Pathol Res Pract, 2012, 208(5):261–268.

第20章 超声内镜

Geoffroy Vanbiervliet

20.1 概　述

　　超声内镜（EUS）已成为诊断和治疗消化系统疾病必不可少的工具。EUS 技术的临床价值极高，但学习周期长、概念抽象、不易掌握。为了更好地理解这一技术，操作者需要积累丰富的消化内镜诊断和治疗的经验。

　　EUS 诊断准确率较高，近年来随着细针吸取（FNA）的普及，使 EUS 在消化系统肿瘤的诊治中更加重要，它已经成为胰腺实性或囊性肿瘤组织学诊断方法，以及评价局部侵犯的首选方法。此外，EUS 也被用于黏膜下肿瘤、食管运动障碍、子宫内膜异位症等多方面的病理评估。当 EUS 结合高分辨率超声成像、弹性成像和超声造影等最新的超声辅助技术后，很多疾病的诊断水平将进一步提升。

　　近年来，EUS 领域发展最为迅速的是以 EUS 为基础的介入治疗。逐渐涌现出一系列的微创手术，并且具有良好的安全性，其中胰腺假性囊肿引流就是一个代表性手术。随着设备的改进，EUS 可以单独用于胆管、胰管、胆囊引流术，也可与经内镜逆行胆胰管成像（ERCP）结合完成胆胰管引流手术，甚至可以用于消化道内吻合。可以说，EUS 技术正展现出激动人心的前景，下文将分别介绍 EUS 的基本原理、适应证及临床应用。

20.2 技术概况

　　EUS 是经过上消化道或下消化道完成腔内超声检查的一项技术。这项技术在内镜的前端放置特殊的超声传感器，以便在内镜视野辅助下完成检查。与消化管壁紧密贴合，可在保证扫查深度的同时得到高频超声特有的优质的图像分辨率。这个特性使 EUS 成为观察消化管壁（食管、胃、十二指肠、直肠、肛管）与邻近脏器（纵隔、肝脏、胆管、胆囊、胰腺、阴道、膀胱等）的首选技术。但是需要强调一点，EUS 结果的可靠性与操作者的经验密切相关。

20.3 一般诊断与治疗技术

20.3.1 开展 EUS 的准备工作

　　EUS 在上消化道可以观察食管到十二指肠的消化管壁与邻近脏器，在下消化道仅限于对乙状结肠、直肠与肛管的管壁及邻近脏器的扫查。如果用于下消化道探查，需要在术前清洁肠道。在丙泊酚麻醉下完成检查可以减少患者痛苦，目前在欧洲与亚洲，清醒镇静的应用更为广泛[1]。EUS 引导下的 FNA 活检可以在门诊完成[2]。在操作时，普通送气或 CO_2 气泵都可以使用，但在 EUS 治疗性操作时，如 EUS 引导下消化道吻合，使用 CO_2 可以降低穿孔风险。国际指南建议对胰腺囊性肿瘤患者行超声内镜引导细针穿刺抽吸术（EUS-FNA）前预防性使用抗生素[3]。在进行 EUS 介入治疗（如假性囊肿引流、胆管或胰管引流、肿瘤消融、血管介入、定标等）之前，是否预防性应用抗生素的相关研究尚缺。然而，临床上通常都在进行预防性抗感染治疗，很少有感染性并发症的报道。指南中建议进行诊断性 EUS 时，不需要停用或改变抗血小板药物与抗凝药物的剂量[4]。在对实体肿瘤行 EUS-FNA 时，阿司匹林可以正常服用。但是治疗性 EUS 操作或对囊性病变行 EUS-FNA 时，所有抗血小板治疗或抗凝治疗均应停用。

20.3.2 EUS 与探头的选择

　　可以根据患者情况选择环扫型或扇扫型 EUS，后者因为具有更大的工作通道（3.7~3.8mm）与抬钳器，因此能够开展介入治疗与 FNA。在诊断性扫查时两种探头各有优点，环扫型超声内镜观察主乳头与胆囊时图像更清晰，而扇扫型超声内镜观察胰头胰体移行部、胰尾、肝门、血管汇合等结构更清晰[5]。两种类型的探头都有较大的频率范围（5~12MHz）与多普勒功能。在进行肛门直肠扫查时，可以选择环扫或扇扫这两种软式

EUS，也可以选择特殊的硬质线阵探头，后者虽插入距离有限，但在评估直肠癌分期与肛门功能障碍时操作更简便（图 20.1）[6-7]。

20.3.3　EUS 肠壁分层

根据使用频率的不同，肠壁的 EUS 图像可分为 5 层、7 层或 9 层。在低频（5~7.5MHz）时，肠壁通常分为 5 层（图 20.2）。第 4 层低回声层是重要的标志，它对应固有肌层。使用超高频探头（20MHz）能够观察到 9 层结构，通常使用较少。这时黏膜肌层对应第 4 层低回声层，是评估肿瘤

侵犯的深度与淋巴结受累风险的重要标志。

20.3.4　操作流程

患者通常取俯卧位或左侧卧位，插入内镜时动作宜轻柔，注气宜少，以减少对超声图像的干扰，必要时可通过注水来改善图像质量，特别是在精细观察管壁时，注水更为重要。理论上通过控制大螺旋可以使探头更接近扫查目标。

通常在扫查胆胰系统时，从十二指肠第二段或第三段开始，边缓慢退镜边轻微旋转镜身，可以逐一观察到目标结构。胰头、乳头与胆总管下

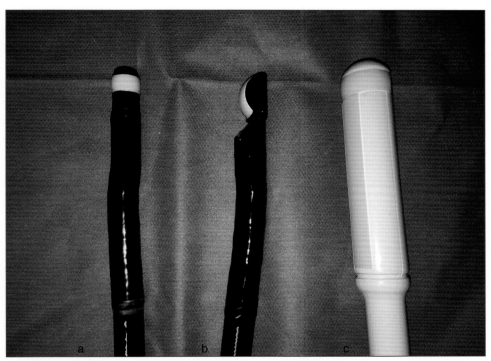

图 20.1　a. 环扫型超声内镜探头端。b. 扇扫型超声内镜探头端。c. 硬质直肠线阵探头。环扫型超声内镜具有 360° 超声扫描视野，扇扫型超声内镜具备 120° 视野

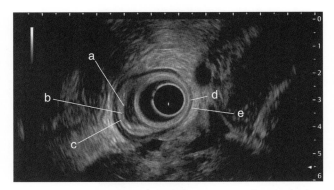

图 20.2　使用环扫型超声内镜在 10MHz 频率下扫查胃肠壁显示出 5 层结构。a. 高回声界面。b. 低回声层黏膜层。c. 高回声黏膜下层。d. 低回声固有肌层。e. 高回声界面（浆膜层）

段都可以通过这种方法清晰追踪。胆管中上段、肝门、血管结构（门静脉及属支、肠系膜上动静脉）可以经十二指肠或经胃壁显示。胰体、胰尾、腹腔干、脾动静脉则只能在胃内扫查。

扫查结直肠时，通常在内镜视野下将 EUS 推进至乙状结肠（在图像后侧方可见主动脉分叉与脊柱回声），肠腔充分注水后缓慢退镜，可以开始超声扫查。

20.4　附件与辅助技术

20.4.1　弹性成像

弹性成像通过探头在目标局部施加一个瞬时

的微小压力，从而在常规 EUS 检查时无创检测组织硬度（图 20.3）。有研究证实这一功能有助于鉴别胰腺良恶性肿物及良恶性淋巴结，也有助于鉴别早期慢性胰腺炎组织与正常胰腺组织[8]。

20.4.2 造影增强超声内镜

造影增强超声内镜指通过静脉注射微泡对比剂后实时显示肿瘤血供与灌注特点的显像技术。在鉴别胰腺低回声腺癌病灶与慢性胰腺炎的炎性结节时有较高的准确率[9]。

20.4.3 穿刺针与 EUS 引导下的细针穿刺活检

EUS-FNA 可以选择不同直径的穿刺针（19G、20G、22G、25G）。特殊结构的活检针可以使医生得到充分的组织标本并呈现病变原始结构，还足够行免疫组化或特殊染色。19G 的组织活检针与不同种类有侧孔的穿刺针都可以用于针穿活检。但是前者顺应性不足可能导致十二指肠操作失败率高达 40%[10]。超声内镜引导细针穿刺活检术（EUS-FNB）与传统 EUS-FNA 相比在标本量、诊断准确率、组织获取程度等方面并没有统计学差异[11]。但也有研究提示使用 FNB 技术能减少穿刺次数并且在非胰腺病变中获得较高的诊断率[12]。

图 20.4 演示了 EUS-FNA 的基本步骤，在穿刺中建议"扇形穿刺"以获得更好的标本[13]。所谓"扇形穿刺"是在提插过程中通过旋转超声内镜的旋钮使穿刺针在组织内部改变穿刺方向。此外还有其他小技巧来改善穿刺质量，例如，不使用针芯（缩短穿刺时间，避免针芯损伤组织）、毛细血管负压法（缓慢退出针芯）、湿法（针内灌注 5mL 生理盐水）等。

FNA 使用负压吸引可以提高诊断率，增加标本量。有研究认为高负压（50/60mL 负压）可以得到更充分的组织量[10]。使用针芯与否并不直接影响穿刺结果[2]。完成一次穿刺后可使用空针缓慢而谨慎地推出穿刺针内组织，当阻力较大时，可以换用针芯推出针内标本。得到的标本可以用于细胞涂片染色、液基细胞学检查或者细胞块检查（图 20.5），其中细胞块应作为首选方式，因其可以提供组织学信息，并且诊断率更高。

20.5 EUS 指征

EUS 相关的诊断治疗操作见表 20.1。利用 EUS 引导下的 FNA 对获得的组织或积液、囊液等进行分析（细胞学、组织学、化学、分子评价），可以对胃肠道肿瘤和纵隔肿块进行诊断。EUS 在治疗时主要用于引导标记（定标物植入），引流（积液、梗阻、改道），肿瘤破坏和药物注射（阻滞、神经消融、栓塞）等。

20.6 质量评价

美国消化内镜学会（ASGE）更新了 EUS 质控标准（表 20.2）[14]。这些指标易于实施、监控与反馈，主要内容包括以下 3 个方面。

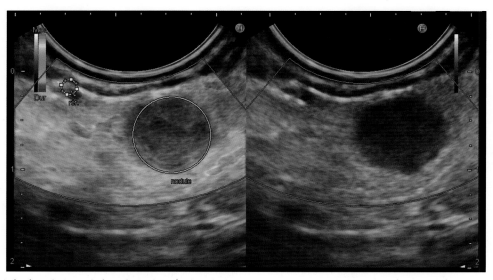

图 20.3 胰腺体部神经内分泌肿瘤的半定量超声弹性成像。弹性以相对比率而非绝对值表示。通常选择两个不重叠区域，A 区为病变区域，B 区为参考区域，A/B 为应变率（此处为 5.09）

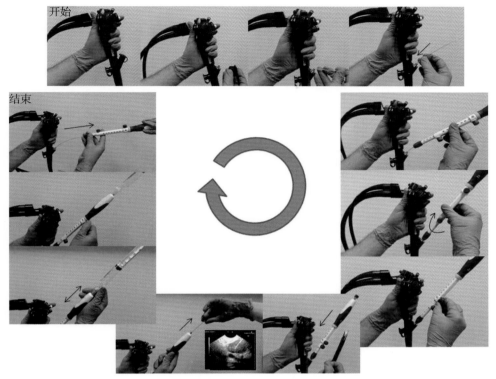

开始

结束

图 20.4　经典 EUS-FNA 操作的步骤演示

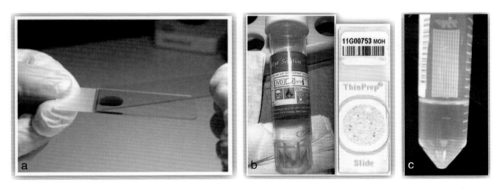

11G00753 MOH

ThinPrep

Slide

a　　　b　　　c

图 20.5　组织病理学标本采集的不同技术。a. 细胞涂片用于细胞病理学分析及快速现场评估。b. 用于单层细胞分析的液基细胞收集。c. 预装 4% 甲醛固定液的细胞收集管，可制作细胞块并进行免疫组化染色

· 所有消化道恶性肿瘤按 AJCC/UICC 标准行 TNM 分期的比例；

· EUS-FNA 诊断胰腺肿物时获得恶性结果的诊断率与敏感度；

· EUS-FNA 术后不良事件的发生率（出血、穿孔、急性胰腺炎）。

20.7　培　训

ASGE 建议初学者在上级医师的监督下至少完成 150 例 EUS 检查，包括 75 例胰胆 EUS 检查与 50 例 EUS-FNA，才能达到熟练掌握 EUS 的水平[15]。具体的培训课程包括理论课程和活体猪实践课程，这些课程可以有效提高 EUS 诊断能力与 FNA 水平[16]。而且，以动物单独或部分器官为基础的模型实践可以在实体再现、成本控制和可操作性之间达到最佳的平衡。最后，欧洲消化内镜学会（ESGE）指南建议将多种模拟器与活体猪结合进行培训[2]。总之，在掌握 EUS 的过程中，每一位初学者都会面临具有挑战性的学习曲线，通过认真不懈的实践才能达到独立开展 EUS 的基本要求[17]。

表 20.1　EUS 检查适应证

诊断性操作	
分期	·胃肠道肿瘤 ·胆管和胰腺肿瘤 ·纵隔肿瘤，包括肺癌
组织、血管、功能异常	·消化壁异常 ·消化壁邻近脏器异常 ·食管运动障碍 ·门脉高压 ·胰腺评估，包括胰腺肿块（急慢性胰腺炎和囊肿） ·肛周和直肠周围疾病（脓肿、肛门括约肌损伤、瘘管、子宫内膜异位症）
胰腺癌筛查	·至少有 2 位有血缘关系的亲属患有胰腺癌，其中至少包括 1 位一级亲属 ·*p*16、*PALB*2 或 *BRCA*2 等基因突变携带者，同时有一级亲属患胰腺癌 ·所有波伊茨 – 耶格综合征患者 ·林奇综合征患者同时有一级亲属患胰腺癌
穿刺活检	·胃肠道壁内或邻近病变的组织取样
治疗性操作	
引导标记	·定标物植入
引流与管腔介入	·伴随症状的胰腺假性囊肿的治疗 ·胰胆管介入操作 ·消化道吻合术（胃空肠吻合、胃改道术后的胃腔吻合）
肿瘤样病变	·酒精注射（囊肿） ·射频消融术
药物注射	·血管栓塞 ·腹腔丛阻滞或神经消融 ·抗肿瘤药物注射

EUS：超声内镜

20.8　并发症与预防

　　大多数相关文献认为诊断性 EUS 操作是安全的，相关并发症极低。表 20.3 总结了 EUS 各种常用操作的不良事件、风险及其发生频率。

20.8.1　非介入性 EUS

　　十二指肠的穿孔发生率明显高于其他部位。穿孔导致的死亡极为罕见，但有报道[18]。EUS 相关穿孔的可能危险因素包括操作者缺乏经验、管腔狭窄、十二指肠憩室或胰头肿瘤、EUS 术前扩张、EUS 术前内镜下食管插入困难以及使用扇扫型探头[19]。出血和吸入性肺炎仅有少数病例报道。在前瞻性研究中，菌血症极少发生，并且在随访期间无临床症状。

表 20.2　ASGE 指南中 EUS 检查的质控标准[14]

质控项目	类型	目标
操作前		
符合 EUS 适用指征比率（包括推荐指征与有文献出处的指征）	过程	>80%
知情同意率	过程	>98%
囊性病变 FNA 预防性抗生素使用率	过程	N/A
受训医生操作比率	过程	>98%
操作中		
关键目标相关结构显示完整的频率	过程	>98%
消化道肿瘤按 AJCC/UICC 标准 TNM 分期比率	过程	>98%
胰腺肿块测量数据及对血管侵犯、淋巴结转移、远处转移评价的完整度	过程	>98%
确认黏膜下病变累及层次的比率	过程	>98%
远处转移、淋巴结病、腹水等患者在 EUS-FNA 引导下对原发肿瘤或原发病灶外组织取样的比率	过程	>98%
实性病灶 EUS-FNA 样本充足时的确诊率	结果	≥85%
胰腺占位性病变经 EUS-FNA 的确诊率及对恶性病变的灵敏度	结果	确诊率≥70%，灵敏度≥85%
操作后		
EUS-FNA 后不良事件记录完成率（急性胰腺炎、出血、穿孔、感染）	过程	>98%
FNA 后不良事件发生率（急性胰腺炎、出血、穿孔、感染）	结果	急性胰腺炎 <2%，穿孔 <0.5%，明显出血 <1%

ASGE：美国消化内镜学会；AJCC：美国癌症联合委员会；EUS：超声内镜；FNA：细针吸取；N/A：不适用；EUS-FNA：超声内镜引导细针穿刺抽吸术；UICC：国际控癌联盟

20.8.2　EUS-FNA

　　与非介入性 EUS 相比，EUS-FNA 相关不良事件的风险增大。最近一项对 51 例 EUS-FNA 患者的系统性回顾研究显示，最常见的并发症包括术后疼痛（34%）、急性胰腺炎（34%）、发热或感染性并发症（16%）和出血（13%）[20]，穿孔和胆瘘并不常见（3%）。对 10 941 例患者进行的一项系统性回顾研究显示，EUS-FNA 的并发症发生率为 0.98%（在 31 项前瞻性研究中为 1.72%），手术相关死亡率约为 0.02%。EUS-FNA 并发症的危

表 20.3　诊断与治疗性 EUS 检查的并发症

不良事件	发生率
诊断性 EUS	
穿孔	0.03%~0.15%
出血	0~0.03%
吸入性肺炎	NA/5 例病例
菌血症	1.9%~2%
EUS-FNA/EUS–FNB	
穿孔	0~0.86%
出血	
·腔内	4%
·腔外	0.15%~1.4%
疼痛	0.34%
急性胰腺炎	0.44%
感染	0.55%
胰瘘	NA/1 例病例
治疗性 EUS	
假性囊肿	
·总体并发症	8%
·感染	4%
·出血	2%
·穿孔	1.6%
腹腔神经丛消融	
·总体并发症	21%
腹腔神经节阻滞	
·总体并发症	7%
胆管引流	
·总体并发症	23.3%
·肝内途径	25%
·肝外途径	21.8%
胰管引流	
·总体并发症	16%
·出血	3%
·穿孔	2%
·急性胰腺炎	2%
·疼痛	3%

EUS：超声内镜；EUS-FNA：超声内镜引导细针穿刺抽吸术；EUS-FNB：超声内镜引导细针穿刺活检术；NA：不适用

险因素是操作者的经验与穿刺囊性病变，特别是胰腺囊性病变可能出现囊内出血、感染的后果。没有证据支持穿刺针直径影响并发症发生率。

20.8.3　介入性 EUS

与诊断性 EUS 和 EUS-FNA 相比，EUS 引导下的胰胆管引流的并发症风险更高。在最近的一项针对 1 192 例 EUS 胆管引流患者进行的回顾性研究中，累积不良事件发生率为 23%[21]，包括会师和顺行技术在内。经胃胆管引流与经十二指肠入路相比，并发症发生率无统计学差异。EUS 引导下胰管引流的并发症总发生率为 16%，会师技术不良事件发生率最低[22]。

20.9　预　防

可以采取一些措施尽量降低 EUS 操作的风险。包括：①接受有经验的操作者的指导与充分培训；②患者配合度好，采取适宜的镇静措施；③限制上消化道注水量；④避免进行恶性狭窄的扩张（如消化道恶性肿瘤分期）；⑤遵循抗生素预防使用与抗血小板或抗凝药物的相关指南，特别是即将对囊性病变进行操作时；⑥在行 EUS-FNA 或 EUS–FNB 前评估细胞病理学检查的必要性，即是否能够影响治疗决策；⑦使用多普勒功能，在穿刺路径中上避开血管；⑧在胰胆管引流时优先选择会师技术。

（马师洋　译，王进海　审）

参考文献

[1] van Riet PA, Cahen DL, Poley JW, et al. Mapping international practice patterns in EUS-guided tissue sampling: outcome of a global survey. Endosc Int Open, 2016, 4(3):E360–E370.

[2] Polkowski M, Larghi A, Weynand B, et al. European Society of Gastrointestinal Endoscopy (ESGE). Learning, techniques, and complications of endoscopic ultrasound(EUS)-guided sampling in gastroenterology: European Society of GastrointestinalEndoscopy (ESGE) Technical Guideline. Endoscopy, 2012, 44(2):190–206.

[3] Khashab MA, Chithadi KV, Acosta RD, et al, ASGE Standards of Practice Committee. Antibiotic prophylaxis for GI endoscopy. Gastrointest Endosc, 2015, 81(1):81–89.

[4] Veitch AM, Vanbiervliet G, Gershlick AH, et al. Endoscopy in patients on antiplatelet or anticoagulant therapy, including direct oral anticoagulants: British Society of Gastroenterology (BSG) and European Society of Gastrointestinal Endoscopy (ESGE) guidelines. Endoscopy, 2016, 48(4):385–402.

[5] Kaneko M, Katanuma A, Maguchi H, et al. Prospective, randomized, comparative study of delineation capability of

radial scanning and curved linear array endoscopic ultrasound for the pancreaticobiliary region. Endosc Int Open, 2014, 2(3):E160–E170.

[6] Colaiácovo R, Assef MS, Ganc RL, et al. Rectal cancer staging: correlation between the evaluation with radial echoendoscope and rigid linear probe. Endosc Ultrasound, 2014, 3(3):161–166.

[7] Barthet M, Bellon P, Abou E, et al. Anal endosonography for assessment of analincontinence with a linear probe: relationships with clinical and manometric features. Int J Colorectal Dis, 2002, 17(2):123–128.

[8] Cui XW, Chang JM, Kan QC, et al. Endoscopic ultrasound elastography: current status and future perspectives. World J Gastroenterol, 2015, 21(47):13212–13224.

[9] Alvarez-Sánchez MV, Napoléon B. Contrast-enhanced harmonic endoscopic ultrasound imaging: basic principles, present situation and future perspectives. World J Gastroenterol, 2014, 20(42):15549–15563.

[10] Wani S, Muthusamy VR, Komanduri S. EUS-guided tissue acquisition: an evidence-based approach (with videos). Gastrointest Endosc. 2014, 80(6):939–59.e7.

[11] Bang JY, Hawes R, Varadarajulu S. A meta-analysis comparing ProCore and standard fine-needle aspiration needles for endoscopic ultrasound-guided tissue acquisition. Endoscopy, 2016, 48(4):339–349.

[12] Aadam AA, Wani S, Amick A, et al. A randomized controlled cross-over trial and cost analysis comparing endoscopic ultrasound fine needle aspiration and fine needle biopsy. Endosc Int Open, 2016, 4(5):E497–E505.

[13] Bang JY, Magee SH, Ramesh J, et al. Randomized trial comparing fanning with standard technique for endoscopic ultrasound-guided fine-needle aspiration of solid pancreatic mass lesions. Endoscopy. 2013, 45(6):445–450.

[14] Wani S, Wallace MB, Cohen J, et al. Quality indicators for EUS. Gastrointest Endosc, 2015, 81(1):67–80.

[15] DiMaio CJ, Mishra G, McHenry L, et al, ASGE Training Committee. EUS core curriculum. Gastrointest Endosc, 2012, 76(3):476–481.

[16] Barthet M, Gasmi M, Boustiere C, et al. Club Francophone d'Echoendoscopie Digestive. EUS training in a live pig model: does it improve echo endoscope hands-on and trainee competence? Endoscopy, 2007, 39(6):535–539.

[17] Wani S, Coté GA, Keswani R, et al. Learning curves for EUS by using cumulative sum analysis: implications for American Society for Gastrointestinal Endoscopy recommendations for training. Gastrointest Endosc, 2013, 77(4):558–565.

[18] Lachter J. Fatal complications of endoscopic ultrasonography: a look at 18 cases. Endoscopy. 2007, 39(8):747–750.

[19] Jenssen C, Alvarez-Sánchez MV, Napoléon B, et al. Diagnostic endoscopic ultrasonography:assessment of safety and prevention of complications. World J Gastroenterol,2012, 18(34):4659–4676.

[20] Wang KX, Ben QW, Jin ZD, et al. Assessment of morbidity and mortality associated with EUS-guided FNA: a systematic review. Gastrointest Endosc, 2011, 73(2):283–290.

[21] Wang K, Zhu J, Xing L, et al. Assessment of efficacy and safety of EUS-guided biliary drainage: a systematic review. Gastrointest Endosc, 2016, 83(6):1218–1227.

[22] Alvarez-Sánchez MV, Jenssen C, Faiss S, Napoléon B. Interventional endoscopic ultrasonography: an overview of safety and complications. Surg Endosc, 2014, 28(3):712–734.

第21章 混合手术、经自然腔道内镜手术和腹腔镜辅助的内镜手术：微创治疗的新模式

Robert H. Hawes

21.1 概述

经自然腔道内镜手术（NOTES）的最初概念是将软式内镜穿过消化道壁，在腹腔或纵隔内进行手术。虽然这一概念还不成熟，但这一概念的提出加速了内镜治疗技术的发展。内镜治疗有着悠久的传统，从60年代的息肉切除术到经内镜逆行胆胰管成像（ERCP），经历了括约肌切开术、取石术、止血和腔内支架植入术。我们现在已经进入了一个腔内治疗的时代，包括胃食管反流病（GERD）的治疗、早期胃肠肿瘤的整体切除、肥胖的处理、全消化道壁肿瘤切除。下一个发展是腹腔镜和内镜联合技术（CLET）。通过将CLET、微创外科和治疗性内镜学结合在一起解决问题，这就产生了混合手术：腹腔镜辅助的内镜手术和内镜辅助的腹腔镜手术。这是从标准治疗的内镜技术到联合手术再到完整的NOTES手术的完整过程。事实上，NOTES将内镜治疗医生和微创外科医生联系在一起。从这种学科合作，即腔内手术和混合手术的开展中获得的经验，有望提供损伤小、成本低和疗效好的治疗方式。本章的目的是阐述这些新技术，并对内镜治疗的未来做一个展望。虽然笔者将尽力详述这些手术的适应证、并发症和开展这些手术所需的培训。但读者应该明白，这些新的治疗技术正在迅速发展，不久的将来与今天的情况可能会有所不同。

21.2 NOTES的历史

经自然腔道手术（NOS）的思路是20世纪90年代末Kantsevoy和Tony Kalloo提出的。在Apollo研究组（译者注：1998年美国5所大学的医学专家组成"Apollo研究组"专门进行NOTES研究）工作时，他们提出了以消化道作为窗口（象皮肤一样），使软式内镜通过自然腔道进入纵隔或腹腔的概念。在2000年消化疾病周上，他们向消化外科学会（SSAT）提交了第一份关于腹腔内镜检查工作报告[1]。然而在2年后的消化疾病周上，他们报道了在1例活猪模型的胃空肠吻合术的NOTES，这引起了微创手术界的注意[2]。这促使美国胃肠病和内镜外科医师学会（SAGES）及美国消化内镜学会（ASGE）形成了一个委员会，监管NOTES的合理的发展。学会的协作促成了年会的召开。在年会上更新了NOTES，并发表了一份白皮书，提供了NOTES的发展和研究路线图[3]，解决实施NOTES的临床障碍。随着时间的推移，软式内镜和现有的附件显然不足以实现Kalloo和Kantsevoy最初设想的手术。消化科医生不能进入手术室，（或）也没有资格进行外科手术。外科医生，除了少数医生外，不具备使用软式内镜进行手术的内镜技术。微创外科医生希望继续使用他们熟悉的常规平台，进行经阴道胆囊切除术和单孔腹腔镜手术，并将其作为创伤更小的标准腹腔镜手术方法。消化科医生、外科医生和生产商的热情逐渐消退，NOTES随之失去了关注度。

Haru Inoue重新提出了最初在Apollo研究组中发展起来的两个概念，打开了通过自然腔道使用软式内镜进行手术的思路。第一个概念是Chris Gostout和他在梅奥诊所的团队提出的。Gostout博士的团队试图解决安全、简便地进行整体切除的难题。作为这项工作的一部分，他们提出了黏膜下隧道的概念，在黏膜下空间内创建一个工作区[4-7]。他们发展了日本学者提出的内镜下黏膜剥离术（ESD）的理念，成为使用球囊扩大黏膜下空间的倡议者。与此同时，Jay提出了第二个概念，利用Dr. Gostout隧道技术，完成内镜下肌切开术治疗贲门失弛缓症[8]。这是Inoue博士的成就，凭借他在ESD和腹腔镜Heller肌切开术方面的丰富经

验，他完成了第 1 例治疗失弛缓症的经口内镜下肌切开术（POEM）[9-10]。正是由于将 POEM 引入临床实践，才形成了黏膜下手术的理念。POEM 的出现证明了这种手术的安全性，即在黏膜做一个小切口，并在黏膜下操作，然后用金属夹闭合切口，这就产生了经黏膜下隧道内镜肿瘤切除术（STER）。此术式适用于小的胃肠道间质肿瘤（GIST）。由于 GIST 来自固有肌层，因此内镜下切除 GIST 通常会进入腹腔或纵隔。切除 GIST 和早期胃癌的愿望是发展腹腔镜辅助内镜和内镜辅助腹腔镜的混合手术的主要原因。内镜黏膜下手术和腹腔镜 - 内镜混合手术是治疗性内镜手术与 NOTES 之间的关键桥梁。

21.3　黏膜下手术

POEM 在这本书的其他章节有更全面的论述。简单地说，这个手术过程就是先在食管壁黏膜下注射，然后沿纵行方向做一个黏膜切口（图 21.1；视频 21.1）。入口点是在前壁或后壁，这取决于内镜医生的偏好和患者之前是否接做过治疗。一旦进入黏膜下空间，就要用各种 ESD 器械一步一步地剥离黏膜下层纤维，延伸到贲门下数厘米。当剥离完成后，将内镜退回至切口远端数厘米处，开始切开肌层。一些内镜医生只对环形肌进行肌切开术，另一些医生则同时切开环形肌和纵行肌纤维，这没有统一标准。目前，这两种技术之间的对比研究尚未出现。一旦肌切开术延伸至贲门，就可退回内镜，用一排夹子闭合黏膜切口。治疗对象及肌切开长度取决于高分辨率测压的结果和芝加哥分型[11-12]。关于 POEM、Heller 肌切开术及食管球囊扩张术对照的大样本单中心及多中心的研究已有报道，并且随机对照试验即将完成，很快会被报道。许多人认为 POEM 是第一种经自然腔道的手术。我们从 POEM 的体验中产生了两个重要的与内镜治疗技术相关的理念：一是在黏膜下工作是安全有效的，二是可以通过简单的黏膜切口闭合来实现隧道安全有效地关闭。

内镜下切除黏膜下肿瘤是 POEM 的拓展，主要应用于食管和胃的 GIST（图 21.2）。该术式和 POEM 一样。在距黏膜下肿瘤一定距离进行黏膜

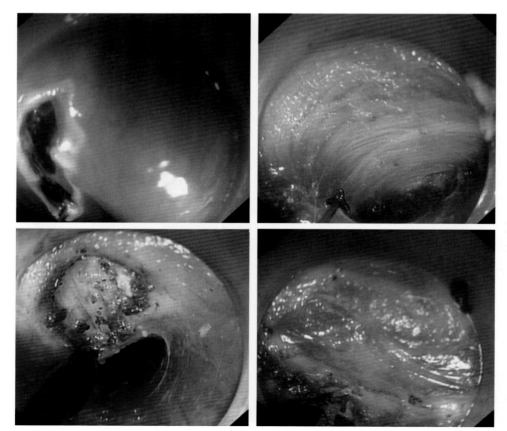

图 21.1　经口内镜下肌切开术（POEM）流程包括黏膜切开、黏膜下隧道形成、环形肌切开术、黏膜入口夹闭术

下注射后，切开黏膜进入黏膜下间隙。然后内镜医生剥离隧道至病变处在黏膜下间隙剥离、分离和切除肿瘤。通过隧道将肿瘤取出，用夹子闭合黏膜切口。在这个过程中，可能会进入纵隔或腹腔。对于纵隔腔而言，只要使用 CO_2，气体通常可从内镜排出。以胃 GIST 为例，需要放置一个气腹针排出腹腔的 CO_2 气体。STER 的重要性在于它可以切除黏膜下肿瘤，同时保留完整胃壁。它加强了黏膜下空间手术的安全性，开启了对内镜下幽门肌切开术治疗胃轻瘫的探索[13]。黏膜下手术的潜力是巨大的，除了 POEM 和幽门肌切开术外，还包括消化道动力障碍性疾病的平滑肌活检、给药、安装起搏器和神经刺激手术（视频 21.2）。

21.4　NOTES 背景

　　NOTES 时代开始于 SAGES 和 ASGE 联合成立的合作委员会，该委员会负责监督 NOTES 的发展。该委员会的第一个贡献也是最重要的贡献是，2006 年发表在 *Gastrointestinal Endoscopy* 和 *Surgical Endoscopy* 杂志上的白皮书[3]。白皮书的一个重要内容是列出了委员会认为存在的一系列需要解决的问题，以便促使 NOTES 变成临床现实（表 21.1）。在 2006 年第一次 NOTES 国际会议上，

成立了工作组并提出关于克服这些障碍所需研究的建议。

　　研究者提出了许多建议并测试了进入腹腔的安全性，包括利用经皮内镜下胃造口术，以及本章黏膜下手术中描述的隧道技术，即通过一个简单的切口使用针刀样仪器进入腹腔。但是没有一种技术有优势。

　　从一开始，研究者就高度关注安全有效的胃闭合问题。有人认为，ESD 术中用止血夹进行闭合穿孔的经验可以用于 NOTES 的闭合技术。然而，大多数人认为这些夹子不够有力，不耐用，无法

表 21.1　经自然腔道内镜手术中的临床实施问题

入路
关闭
缝合
吻合
空间定位
多任务平台
术中事件的处理
生理意外事件
培训

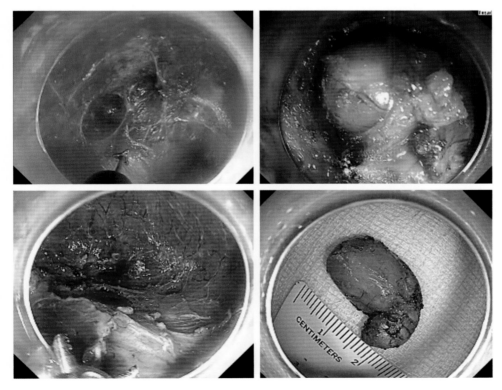

图 21.2　经黏膜下隧道内镜肿瘤切除术（STER）和经口内镜隧道切除术治疗胃食管黏膜下肿瘤

达到外科缝合所建立的安全闭合的安全性。但研究者基本同意，持久的全层缝合术是理想的闭合方式，如外科手术中的缝合。目前内镜全层缝合系统（OverStitch，Apollo Endosurgery，Austin，Texas）已投入使用。

虽然一些内镜缝合产品可能解决安全闭合的问题，但是目前没有大小和可操作性均适合的、可在腹腔精细缝合的系统。大多数 NOTES 的倡导者，尤其是微创外科医生认为，有必要建立一个有关节臂的多任务平台，以满足腹腔内缝合的需要。

外科医生非常关注空间定位。软式内镜提供的内嵌式成像与脐部摄像头提供的全景式的视觉完全不同。目前尚无足够的实践经验判断这是不是一个真正的问题，但很多人认为，能在腹腔实施手术的平台需要将光学元件与末端操作功能分离。

全面实现 NOTES 最有意义的问题之一就是，它需要多任务处理平台。微创外科医生极不情愿放弃拥有两个"手臂"和三维测量的能力。这个领域早期的一些工作是测试灵活的传动系统。Olympus 开始测试一个被他们称之为 Endosamurai 的系统（Olympus Corporation，Tokyo）。Carl Stortz 公司公布了 Anubiscope（Karl Storz，Tuttlingen，Germany）。Boston Scientific（Natick，Massachusetts）初期也测试了一个软式关节平台直接驱动内镜系统（DDES）。所有这些系统在初期已经被废弃了。现在人们认为计算机接口、电机驱动的机器人系统在治疗性内镜操作和 NOTES 中拥有最好的前景。目前有许多公司正在研究这样的系统，但时至今日依然没有任何一种被批准用于人体的上市产品。

手术的一个关键问题是管理术中问题，在术中要尽量避免出现并发症。止血、意外穿孔的闭合和适当的能量输入可以避免附属组织过度损伤，是外科手术的重要组成部分。同样的"问题"也可能在 NOTES 手术中发生，因此，需要技术和工具解决这些紧急问题。目前还没有一种可取的腹腔镜式的软式内镜平台。腹腔内缝合是不可能的，在大多数腹腔镜手术中普遍使用的仪器，如超声波手术刀（或类似的技术）还不能在软式内镜平台上使用。

有人担心 NOTES 可能会引起不可预见的生理事件。人们一直认为内镜系统工作时需要使用 CO_2 而不是室内空气，并且需要维持气腹。然而，与标准腹腔镜手术相比，尚不清楚腹腔内气压的要求是高还是低，也不清楚经肠进入腹腔是否会导致术后粘连。在 NOTES 的研究过程中，尚未遇到意外或独特的生理事件。

最后的问题是培训。事实上，尽管经过多次讨论，这个问题没有得到解决或完全解决。一定程度的交叉培训是必要的；微创外科医生需要一定数量的软式内镜训练，而消化科医生也需要一定数量的普通外科手术培训，就像腹腔镜培训一样。有人推测，NOTES 将催生一个综合的专业，专门从事微创治疗，与设备无关。人们普遍认为，这种综合培训不会得到外科和内科专委会的认证。虽然并非所有人都认同，但很有可能未来的微创医生来自外科队伍，他们都经过专业外科软式内镜培训或专业高级内镜培训中心培训。

评估取决于内科医生如何定义手术程序。数千例文献报道了混合经阴道手术，包括胆囊切除术、肾切除术和垂直套管胃切除术[14-18]。但是，这些手术通常是用硬式仪器进行的，而且通常通过经皮腹腔镜端口。大多数内科医生都认为，POEM 代表了第一种临床实用的 NOTES 手术。它是运用软式设备通过自然腔道器械和模拟外科手术过程来完成的操作。由此而论，STER 也可以被认为是 NOTES 手术。

目前，最理想的纯粹的 NOTES 手术是经肛门结肠切除术。这是 Swanton 在 2007 年介绍的，他的研究小组描述了在人体尸体模型上进行经肛门乙状结肠切除术[19]。现已证明，经肛门入路的结肠切除术无论是在猪还是新鲜的人类尸体模型中都是安全可行的[20-21]。正如所有的 NOTES 手术一样，缺乏最佳仪器所造成的局限性必须克服。经肛门手术所需的器械问题，部分已被已有的经肛门内镜微创外科平台解决了[22]。一旦推广经肛门结肠切除技术，有必要确定这种切除术用于治疗癌症时，肿瘤学治疗原则是否仍适用。2011 年，Rieder 已经证实了切除巨大肿瘤的能力。他随机选择男性尸体进行腹腔镜手术或经肛门乙状结肠切除术切除了 25cm 的模拟肿瘤[23]。这两种技术都能到达足够的近端边缘（经肛门入路需要腹腔镜辅助），淋巴结清除率也是相似的。Sylla 和 Lacy 于 2010 年报道了第 1 例混合经肛门全直肠系膜切除术（TME）治疗直肠癌的 病例[24]。经肛门 TME 病例数呈指数增长，目前正在进行临床试验以确定其安全性和有效性[25]。

21.5　腹腔镜辅助内镜的技术

腹腔镜辅助内镜检查的理念可能始于腹腔镜辅助的肠镜检查，早于双气囊内镜出现之前。主要目的是提高 ESD 的安全性，尤其是由经验不足的内镜医生操作时或进行结肠 ESD 手术时。另一个应用主要针对 GIST 和早期胃癌的全层切除术。这些技术属于 CLET 技术（表 21.2）。本节重点介绍腹腔镜辅助内镜切除术和腹腔镜内镜联合切除术。

21.6　腹腔镜辅助内镜切除术

腹腔镜辅助内镜切除术起源于早期结肠 EMR（内镜下黏膜切除术）。由于 EMR 被用于较大结肠息肉的切除，这种技术在西方国家的使用频率更高。医生担心在结肠的某些部位（肝脏和结肠左曲）穿孔或不能充分接近息肉，因此，用腹腔镜引导控制出血、修复穿孔，活动和伸展结肠区域帮助内镜切除病灶[26]。随着技术和设备的改进和完善，尤其是识别穿孔和用夹子闭合穿孔的能力提高，腹腔镜辅助的结肠镜 EMR 基本被弃用。在西方国家，

表 21.2　腹腔镜和内镜联合技术

腹腔镜辅助内镜切除术
·腹腔镜下进行观察或控制的内镜下黏膜切除术，以及内镜下黏膜剥离术
内镜辅助腹腔镜切除术
·内镜辅助楔形切除术
·内镜辅助腹腔镜经腔手术
·内镜辅助腹腔镜腔内手术
·内镜辅助腹腔镜胃内吻合术
腹腔镜内镜联合切除术
·腹腔镜 - 内镜联合手术（LECS）
·反向 LECS
·腹腔镜辅助内镜全层切除术（LAEFR）
·清洁非暴露技术（Clean-NET）
·非暴露内镜下胃壁翻转术（NEWS）

EMR 切除良性结肠病变已经达到了一个不需要腹腔镜控制的安全有效的水平。

21.7　内镜辅助腹腔镜切除术

表 21.2 总结了几种常见内镜辅助腹腔镜切除术。第一种是内镜辅助楔形切除术。许多 GIST 可以用腹腔镜楔形切除术有效地治疗。当病变位于幽门附近、胃后壁和胃食管交界部时，就会遇到挑战。腹腔镜手术的难易程度取决于病变是外向生长的（病变大部分凸入腹腔，有利于 1 级腹腔镜切除），还是位于胃壁中心或向管腔内生长的（病变大部分凸入胃腔使腹腔镜手术更加困难）。当病变位于幽门或胃食管交界部附近时，软式内镜有助于病变定位，保护肠腔的完整性，并有助于确保整个病变被切除。这项技术的文献报道比较丰富。R 级切除率（侧切缘和深边缘阴性）接近 100%，并且开腹手术的转化率约为 5%。并发症发生率为 0~9%[27-29]。不是所有的胃间质瘤都能用这种方法切除，已报道的大多数瘤体平均直径是 4cm 左右。这种方法的一个缺点是过多切除正常胃壁。这是探索内镜技术的主要原因，但截至 2016 年，内镜辅助的腹腔镜楔形切除术仍被认为是小到中度大小的胃间质瘤的治疗方案。

内镜辅助腹腔镜经腔（经胃）手术由楔形切除术演变而来（表 21.2），通过腹腔镜和腔内内镜相互配合实施手术。但是运用这种技术的腹腔镜胃造口术通常是通过内镜在胃前壁透光而精确定位的。夹取病变周围的黏膜，通过胃造口将病变拉入腹腔，然后用腹腔镜吻合器进行倒楔形切除。如果是黏膜病变，腹腔镜医生可以对病变进行黏膜下或全层切除。胃造口术是利用内镜吻合器和（或）缝合术关闭造口。这项技术主要应用于胃和十二指肠后壁病灶[30-32]。

另一种胃切开术被称为内镜辅助腹腔镜腔内（胃内）手术（表 21.2），这种手术与将胃壁拉入腹腔的楔形切除术不同。这项技术最初在 1995 年由 Ohashi 报道[33]。在某些情况下标本的取出更依赖于内镜辅助，一旦病变通过内镜定位，会有一个光学端口和两个工作端口通过胃壁进入管腔。在一些病例中，胃壁固定在腹壁上增加了腹腔镜端口的稳定性。病变可以通过腹腔镜黏膜切除、全层切除或腹腔镜吻合器切除。这项技术可用

于切除良性黏膜下肿瘤、GIST，也可切除早期胃癌[34-36]。这种方法对于胃食管交界部附近的病变可能特别有效[37]。

内镜辅助腹腔镜胃内吻合术可用于切除向腔内生长的黏膜下肿瘤（表21.2）。这种技术需要通过12mm腹腔镜入口进入胃腔。由内镜医生观察并暴露肿瘤，然后用腹腔镜吻合器通过倒置楔形切除术切除病变[38-39]。

21.8 腹腔镜内镜联合切除术

腹腔镜内镜联合切除术包括腹腔镜和内镜联合切除术和剥离术。第一种技术是由Hiki报道的[40]，被称为腹腔镜内镜联合手术（LECS，表21.2）。LECS通过内镜下黏膜剥离术使病变进入腹腔，然后用腹腔镜吻合器切除病变，闭合胃切口。手术的第一部分是由内镜医生完成的，先于病变周围的黏膜做烧灼标记，然后在黏膜下注射，切开病灶边缘75%的环周黏膜达黏膜下层，随后内镜医生扩展上述切口直至全层切透胃壁，再用腹腔镜夹取肿瘤，拉入腹腔，最后完成剩余25%的环周切除，同时用腹腔镜吻合器缝合胃壁缺损。这种手术主要用于胃黏膜下良性肿瘤，以低并发症发生率而著称[40-41]。目前已有一篇关于此术式切除十二指肠肿瘤的报道[42]。

一种经改进的LECS已被用于早期胃癌的切除，避免了肿瘤细胞向腹腔内扩散的可能性。此过程被称为反向的LECS，由Nunobe于2012年报道[43]。这项技术是在肿瘤周围进行黏膜下注射，然后在腹腔镜下进行浆膜肌肉剥离，直至染色的黏膜下层平面。使肿瘤倒向胃腔，腹腔镜浆膜膜外缝合关闭胃壁浆膜肌。肿瘤突入胃腔后，封闭胃壁，采用ESD切除肿瘤周围黏膜，用内镜取出肿瘤。

随着治疗性内镜的发展，一个重要的目标已实现，即消化道全层切除技术的推广。为了使这种技术安全，有许多问题需要解决，例如，气腹、可能发生的浆膜面的出血等。直到内镜缝合术出现前，闭合切口一直是一个重要的问题。这些问题都可以通过腹腔镜内镜联合手术得到有效解决，这种联合手术被称为腹腔镜辅助内镜全层切除术（LAEFR）。这是Abe在2009年[44]推出的手术。在手术过程中，内镜医生将肿瘤周围全层切开，可以通过提供牵引力来使手术变得更容易。最终，

CO_2向腹腔弥散。当管腔内视野和暴露变得相当困难时，腹腔镜下完成切除。标本放在一个专用塑料袋内经口或通过腔镜端口取出，缝合胃壁缺损。这一手术主要用于切除GIST，但也可用于胃癌的切除。进行肿瘤手术时，前哨淋巴结及淋巴结清扫在腹腔镜下完成。

当对癌灶进行全层切除时，重要的是应避免肿瘤暴露在腹腔内，可以通过清洁非暴露技术实现（Clean-NET）。这是Inoue于2012年报道的技术[45]。Clean-NET手术涉及内镜下肿瘤定位，即经内镜于黏膜下层注射含有吲哚菁绿的溶液，沿病灶周围全层固定缝合，将黏膜固定在其他层面上。腹腔镜下选择切开浆膜和肌层至黏膜下层（用绿色染料吲哚菁绿标记层）。使用拉线将黏膜层保留完好的标本拉入腹腔，形成一个包括病变的完整的黏膜"网"。然后使用机械吻合器封闭胃壁（和病变），使标本被保护在"网"内，防止标本暴露于腹腔。然后将标本放入腹腔镜袋，从腔镜口取出。

另一种手术被称为非暴露内镜下胃壁翻转术（NEWS）（图21.3；视频21.3）。开展这项手术的目的是治疗早期胃癌。它有两个主要的优点：一是能保持胃肠壁的完整性，防止漏入腹腔；二是标本保存在胃肠腔内，可避免潜在的腹膜腔暴露的风险。如上文所述，通过内镜烧灼标记病变位置，腹腔镜下可于浆膜表面做类似的标记。在肿瘤周围黏膜下注射透明质酸钠与靛洋红混合液。同时，含前哨淋巴结的整个淋巴结组被切除送冰冻切片。一旦确认淋巴结是阴性的，腹腔镜医生进行浆膜肌层环周切开，切至黏膜下层。肿瘤被倒推入胃腔，通过缝合封闭浆肌层。封闭之前，在肿瘤和缝线之间留出适合切除的手术空间。然后通过环周切开从黏膜层到黏膜下层的预留空间完成切除病变，从口腔取回切除的标本。这种手术的实验设计是由Goto在2011年报道的[46]，此手术也可应用于少数GIST[47]和同一团队报道的早期胃癌的手术中[48]。

腹腔镜内镜联合手术是微创外科医生和内镜治疗医生之间合作的结果。这些手术模式的开发是为了解决单一学组不能解决的问题。在这个过程中，微创外科医生逐渐意识到软式内镜的重要

性。而内镜治疗医生已经了解到微创外科医生所拥有的优势。微创外科医生拥有大量可供切开、切除和止血的硬式器械，以及可从浆膜而不是黏膜表面观察器官的视野。

联合手术目前主要用于上消化道黏膜下病变和早期胃肠道肿瘤。然而，联合手术通常需要两个团队，因此本质上是低效的，难以协调的，并且会浪费过多的资源。随着微创治疗的进展，我们将看到一些手术完全通过腹腔镜完成，而许多手术能使用软式内镜灵活地进行，不再需要腹腔镜辅助。正是在这种环境下，通过微创外科医生和内镜医生的共同合作，形成了创伤较小的治疗方法，这将进一步推动 NOTES 的发展。

21.9　结　论

我们正在见证治疗性内镜前所未有的发展。息肉切除术、胆管括约肌切开术、止血术和腔内支架植入术代表了近几十年来内镜技术发展的方向。在过去的 10 年里，我们已经看到了针对 GERD、肥胖的腔内治疗方法。ESD 为早期胃肠道恶性肿瘤提供了一个整块切除的治疗方法。我们现在正在经历黏膜下手术的发展，它有望进一步扩展软式内镜的功能。腹腔镜微创外科与治疗性内镜平行发展。早期的 NOTES 将微创外科和内镜技术结合起来，因此，我们仍然能够看到了混合手术的出现。腹腔镜和软式内镜技术的结合，进一步促进了这两门学科的发展。尽管如此，我们

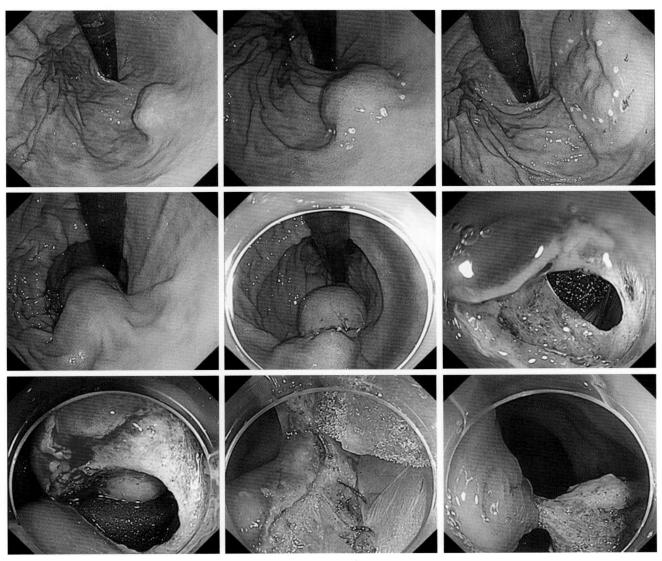

图 21.3a　非暴露内镜下胃壁翻转术（NEWS）治疗胃黏膜下肿瘤

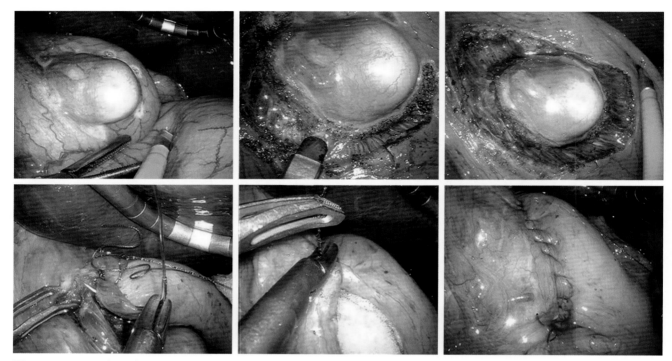

图 21.3b 腹腔镜下非暴露内镜下胃壁翻转术（NEWS）治疗胃黏膜下肿瘤。经许可引自 Dr Osamu Goto，Keio University School of Medicine

看到外科手术向微创内镜手术的缓慢而稳定的转变：ESD 取代胃切除术，POEM 取代 Heller 手术，STER 治疗食管和胃间质瘤。腔内治疗 GERD 和肥胖术的改进可能会动摇 Nissen 胃底折叠术和减肥手术。十二指肠的内镜下处理有望治疗 2 型糖尿病和其他代谢性疾病，如非酒精性脂肪性肝炎（NASH）。自 Kalloo 和 Kantsevoy 在 2002 年提出 NOTES 概念，2005 年他们在消化疾病周（DDW）上发表重要演讲以来，这些基础研究的初步成果已经显现。POEM 宣示了真正的 NOTES 时代的到来，经肛门结肠切除术将加速这一发展。腔内治疗、黏膜下手术和 NOTES 将确保软式内镜在微创治疗中继续发挥重要作用。对于那些有想象力和精力的年轻医生和外科医生来说，未来是光明的，他们愿意接受必要的培训，成为未来的微创治疗医生。在这个提倡医疗改革和降低成本的时代，提高手术疗效是至关重要的，我们可以通过软式内镜的平台经自然腔道微创治疗找到解决方案。

（邹百仓　译，王进海　审）

参考文献

[1] Kalloo AN, Singh VK, Jagannath SB, et al. Flexible transgastric peritoneoscopy: a novel approach to diagnostic and therapeutic interventions in the peritoneal cavity. Gastrointest Endosc, 2004, 60(1):114–117.

[2] Kantsevoy SV, Jagannath SB, Niiyama H, et al. Endoscopic gastrojejunostomy with survival in a porcine model. Gastrointest Endosc, 2005, 62(2):287–292.

[3] Rattner D, Kalloo A. ASGE/SAGES Working Group. ASGE/ SAGES working groupon natural orifice transluminal endoscopic surgery. October 2005. Surg Endosc, 2006, 20(2):329–333.

[4] Sumiyama K, Gostout CJ, Rajan E, et al. Transgastric cholecystectomy: transgastric accessibility to the gallbladder improved with the SEMF method and a novel multibending therapeutic endoscope. Gastrointest Endosc, 2007, 65(7):1028–1034.

[5] Sumiyama K, Gostout CJ, Rajan E, et al. Submucosal endoscopy with mucosal flap safety valve. Gastrointest Endosc, 2007, 65(4):688–694.

[6] Sumiyama K, Tajiri H, Gostout CJ. Submucosal endoscopy with mucosal flap safety valve (SEMF) technique: a safe access method into the peritoneal cavity and mediastinum. Minim Invasive Ther Allied Technol, 2008, 17(6):365–369.

[7] Gostout CJ, Knipschield MA. Submucosal endoscopy with mucosal resection: a hybrid endoscopic submucosal dissection in the porcine rectum and distal colon. Gastrointest Endosc, 2012, 76(4):829–834.

[8] Pasricha PJ, Hawari R, Ahmed I, et al. Submucosal endoscopic esophageal myotomy: a novel experimental approach for the treatment of achalasia. Endoscopy, 2007, 39(9):761–764.

[9] Inoue H, Kudo SE. [Per-oral endoscopic myotomy (POEM) for 43 consecutive cases of esophageal achalasia] Nihon Rinsho,

2010, 68(9):1749–1752.

[10] Inoue H, Minami H, Kobayashi Y, et al. Peroral endoscopic myotomy (POEM) for esophageal achalasia. Endoscopy, 2010, 42(4):265–271.

[11] Bredenoord AJ, Fox M, Kahrilas PJ, et al., International High Resolution Manometry Working Group. Chicago classification criteria of esophageal motility disorders defined in high resolution esophageal pressure topography. Neurogastroenterol Motil, 2012, 24(suppl 1):57–65.

[12] Kahrilas PJ, Bredenoord AJ, Fox M, et al. International High Resolution Manometry Working Group. The Chicago Classification of esophageal motility disorders, v3.0. Neurogastroenterol Motil, 2015, 27(2):160–174.

[13] Khashab MA, Stein E, Clarke JO, et al. Gastric peroral endoscopic myotomy for refractory gastroparesis: first human endoscopic pyloromyotomy (with video). Gastrointest Endosc, 2013, 78(5):764–768.

[14] Rattner DW, Hawes R, Schwaitzberg S, et al. The Second SAGES/ASGE White Paper on natural orifice transluminal endoscopic surgery: 5 years of progress. Surg Endosc, 2011, 25(8):2441–2448.

[15] Zornig C, Mofid H, Emmermann A, et al. Scarless cholecystectomy with combined transvaginal and transumbilical approach in a series of 20 patients. Surg Endosc, 2008, 22(6):1427–1429.

[16] Gee DW, Rattner DW. Transmediastinal endoscopic intervention. J Gastrointest Surg, 2011, 15(8):1303–1305.

[17] Bazzi WM, Wagner O, Stroup SP, et al. Transrectal hybrid natural orifice transluminal endoscopic surgery (NOTES) nephrectomy in a porcine model. Urology, 2011, 77(3):518–523.

[18] Fischer LJ, Jacobsen G, Wong B, et al. NOTES laparoscopic-assisted transvaginal sleeve gastrectomy in humans—description of preliminary experience in the United States. Surg Obes Relat Dis, 2009, 5(5):633–636.

[19] Whiteford MH, Denk PM, Swanström LL. Feasibility of radical sigmoid colectomy performed as natural orifice transluminal endoscopic surgery (NOTES) using transanal endoscopic microsurgery. Surg Endosc, 2007, 21(10):1870–1874.

[20] Sylla P, Willingham FF, Sohn DK, et al. NOTES rectosigmoid resection using transanal endoscopic microsurgery (TEM) with transgastric endoscopic assistance: a pilot study in swine. J Gastrointest Surg, 2008, 12(10):1717–1723.

[21] Sylla P, Sohn DK, Cizginer S, et al. Survival study of natural orifice transluminal endoscopic surgery for rectosigmoid resection using transanal endoscopic microsurgery with or without transgastric endoscopic assistance in a swine model. Surg Endosc, 2010, 24(8):2022–2030.

[22] Denk PM, Swanström LL, Whiteford MH. Transanal endoscopic microsurgical platform for natural orifice surgery. Gastrointest Endosc, 2008, 68(5):954–959.

[23] Rieder E, Spaun GO, Khajanchee YS, et al. A natural orifice transrectal approach for oncologic resection of the rectosigmoid: an experimental study and comparison with conventional laparoscopy. Surg Endosc, 2011, 25(10):3357–3363.

[24] Sylla P, Rattner DW, Delgado S, et al. NOTES transanal rectal cancer resection using transanal endoscopic microsurgery and laparoscopic assistance. Surg Endosc, 2010, 24(5):1205–1210.

[25] https://clinicaltrials.gov/ct2/results?cond=trans+anal+TME&term=&cntry1=& state1=&Search=Search.

[26] Prohm P, Weber J, Bönner C. Laparoscopic-assisted colonoscopic polypectomy. DisColon Rectum, 2001, 44(5): 746–748.

[27] Novitsky YW, Kercher KW, Sing RF, et al. Long-term outcomes of laparoscopic resection of gastric gastrointestinal stromal tumors. Ann Surg, 2006, 243(6):738–745, discussion 745–747.

[28] Wilhelm D, von Delius S, Burian M, et al. Simultaneous use of laparoscopy and endoscopy for minimally invasive resection of gastric subepithelial masses—analysis of 93 interventions. World J Surg, 2008, 32(6):1021–1028.

[29] Huguet KL, Rush RM, Jr, Tessier DJ, et al. Laparoscopic gastric gastrointestinal stromal tumor resection: the mayo clinic experience. Arch Surg, 2008, 143(6):587–590, discussion 591.

[30] Hepworth CC, Menzies D, Motson RW. Minimally invasive surgery for posterior gastric stromal tumors. Surg Endosc, 2000, 14(4):349–353.

[31] Matthews BD, Walsh RM, Kercher KW, et al. Laparoscopic vs open resection of gastric stromal tumors. Surg Endosc. 2002, 16(5):803–807.

[32] Marzano E, Ntourakis D, Addeo P, et al. Robotic resection of duodenal adenoma. Int J Med Robot, 2011, 7(1):66–70.

[33] Ohashi S. Laparoscopic intraluminal (intragastric) surgery for early gastric cancer. A new concept in laparoscopic surgery. Surg Endosc, 1995, 9(2):169–171.

[34] Schubert D, Kuhn R, Nestler G, et al. Laparoscopic-endoscopic rendezvous resection of upper gastrointestinal tumors. Dig Dis, 2005, 23(2):106–112.

[35] Privette A, McCahill L, Borrazzo E, et al. Laparoscopic approaches to resection of suspected gastric gastrointestinal stromal tumors based on tumor location. Surg Endosc, 2008, 22(2):487–494.

[36] Lamm SH, Steinemann DC, Linke GR, et al. Total inverse transgastric resection with transoral specimen removal. Surg Endosc, 2015, 29(11):3363–3366.

[37] Shim JH, Lee HH, Yoo HM, et al. Intragastric approach for submucosal tumors located near the Z-line: a hybrid laparoscopic and endoscopic technique. J Surg Oncol, 2011, 104(3):312–315.

[38] Ridwelski K, Pross M, Schubert S, et al. Combined endoscopic intragastral resection of a posterior stromal gastric tumor using an original technique. Surg Endosc, 2002, 16(3):537.

[39] Pross M, Wolff S, Nestler G, et al. A technique for endo-organ resection of gastric wall tumors using one intragastric trocar. Endoscopy, 2003, 35(7):613–615.

[40] Hiki N, Yamamoto Y, Fukunaga T, et al. Laparoscopic and endoscopic cooperative surgery for gastrointestinal stromal tumor dissection. Surg Endosc, 2008, 22(7):1729–1735.

[41] Kawahira H, Hayashi H, Natsume T, et al. Surgical advantages of gastric SMTs by laparoscopy and endoscopy cooperative surgery. Hepatogastroenterology, 2012, 59(114):415–417.

[42] Hirokawa F, Hayashi M, Miyamoto Y, et al. Laparoscopic and endoscopic cooperative surgery for duodenal tumor resection. Endoscopy, 2014, 46(suppl 1 UCTN):E26–E27.

[43] Nunobe S, Hiki N, Gotoda T, et al. Successful application of laparoscopic and endoscopic cooperative surgery (LECS) for a lateral-spreading mucosal gastric cancer. Gastric Cancer, 2012, 15(3):338–342.

[44] Abe N, Takeuchi H, Yanagida O, et al. Endoscopic full-thickness resection with laparoscopic assistance as hybrid NOTES for gastric submucosal tumor. Surg Endosc, 2009, 23(8):1908–1913.

[45] Inoue H, Ikeda H, Hosoya T, et al. Endoscopic mucosal resection, endoscopic submucosal dissection, and beyond: full-layer resection for gastric cancer with nonexposure technique (CLEAN-NET). Surg Oncol Clin N Am, 2012, 21(1):129–140.

[46] Goto O, Mitsui T, Fujishiro M, et al. New method of endoscopic full-thickness resection: a pilot study of non-exposed endoscopic wall-inversion surgery in an ex vivo porcine model. Gastric Cancer, 2011, 14(2):183–187.

[47] Mitsui T, Niimi K, Yamashita H, et al. Non-exposed endoscopic wall-inversion surgery as a novel partial gastrectomy technique. Gastric Cancer, 2014, 17(3):594–599.

[48] Goto O, Takeuchi H, Kawakubo H, et al. First case of non-exposed endoscopic wall-inversion surgery with sentinel node basin dissection for early gastric cancer. Gastric Cancer, 2015, 18(2):434–439.

第IV部分

上消化道疾病

第22章　胃食管反流病和感染性食管炎

Hye Yeon Jhun, Prateek Sharma

胃食管反流病（GERD）是胃肠道最常见的疾病之一，是指胃内容物反流至食管，引起不适症状和（或）并发症的一种疾病[1]。GERD是世界范围内非常普遍的疾病，北美地区患病率为18%~28%，东亚低于10%[2]。GERD可导致胃灼热、反流、吞咽困难、胸痛等症状，还可引起慢性咳嗽、哮喘和喉炎等食管外综合征，严重影响患者的生活质量[3]。此外，GERD的长期并发症包括反流性食管炎、食管狭窄及有癌变可能的巴雷特食管[4]。因此，GERD的早期诊断和监测十分重要。

22.1　诊断方法

根据一些典型症状，如胃灼热、反流等，可初步诊断GERD[5]。质子泵抑制剂（PPI）试验是诊断GERD和评估症状的简单方法。若使用PPI治疗1~2周后症状有所缓解，并且在停止服药时复发，则可诊断为GERD。这种方法虽然实用，但研究显示，使用24h pH监测作为参考标准时，该方法的灵敏度为78%，特异度只有54%。这表明PPI试验结果阴性并不能排除GERD[6]。

上消化道内镜检查是评估GERD患者食管黏膜的标准方法。对于存在吞咽困难、吞咽痛、未控制饮食的体重减轻、消化道出血、贫血、影像学检查异常、呕吐持续7~10d[7]或药物治疗无效等"报警"症状的患者，应优先采用该检查方法。内镜检查结果为黏膜糜烂、溃疡、消化道狭窄和巴雷特食管等，提示存在反流性食管炎。然而，存在胃灼热和反流症状的患者中有超过半数的内镜检查结果正常。因此，通过内镜检查来诊断GERD的灵敏度较低，但也有研究显示其特异度高达90%~95%[8]。

研究显示，GERD患者中糜烂性食管炎的发生率高达30%~40%[9]。然而，GERD症状的严重程度与食管黏膜下层损伤程度之间的相关性较差。胃酸反流时食管黏膜内镜下早期表现为轻微黏膜红斑和黏膜水肿。随着胃酸损伤进行性加重，胃食管交界部附近可发生糜烂，特征为黏膜破损伴白色或淡黄色渗出物。

目前，已有多种分类法用以划分糜烂性食管炎的严重程度。最常用的分类是洛杉矶分类和Savary-Miller分类，这些分类已用于多种临床研究和实践，以描述疾病的严重程度。无论内镜医生是否有足够的经验，洛杉矶分类（表22.1；图22.1）都具有出色的观察者内和观察者间的可靠性[10]，并且广泛应用于临床实践以描述疾病的严重程度。

内镜检查具有实用性，在手术期间可直接进行组织学活检。目前对免疫功能低下的患者建议进行食管活检，以排除嗜酸细胞性食管炎；对存在吞咽困难、不规则溃疡或深部溃疡、近端食管炎、食管柱状上皮化生、食管肿块、食管结节及食管不规则狭窄的患者也要进行活检，以排除感染性食管炎、恶性肿瘤及其他可能的诊断[7]。此外，几项指南建议，对存在以下危险因素的慢性GERD患者进行内镜评估以筛查巴雷特食管：男性、50岁以上、高加索人种和中心性肥胖人群[11]。

动态pH监测是针对GERD的另一种诊断方法，它可反映症状和反流发作的相关性，并确定反流频率和食管酸异常暴露情况。可通过经鼻插入导管（24h阻抗–pH监测）或内镜放置遥测胶囊（48h pH监测）来进行。其中停用PPI后监测用于观察反流情况，服用PPI进行阻抗–pH监测用于判断非酸反流情况[5]。

表22.1　糜烂性食管炎的洛杉矶分类

分类	等级	描述
洛杉矶分类	A	1处或1处以上食管黏膜破损，长径 <5mm
	B	1处或1处以上食管黏膜破损，长径 >5mm，但没有融合性病变
	C	黏膜破损有融合，但 <75% 的食管周径
	D	黏膜破损有融合，至少达到 75% 的食管周径

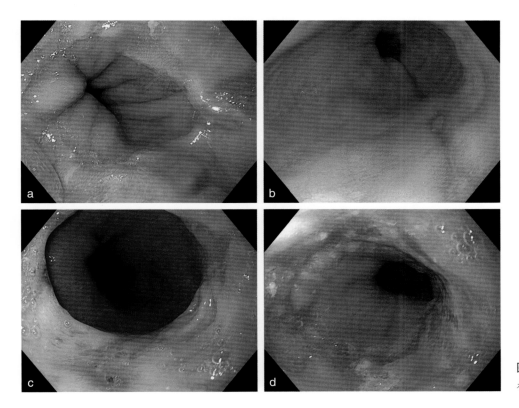

图 22.1　糜烂性食管炎的洛杉矶分类

22.2　治疗方法

　　临床中应根据具体目标对 GERD 进行个体化治疗。对于非糜烂性食管炎患者，治疗目标为完全或充分控制症状并预防复发。对于食管炎患者，治疗目标为恢复受损黏膜，维持内镜下缓解，并治疗和预防可能出现的并发症 [12]。

　　所有 GERD 患者都应改变不良生活方式。一些随机对照研究表明，当使用楔形枕头或抬高床头时，通过 24h pH 监测显示 GERD 症状和食管酸暴露情况获得明显改善，特别是对于患有夜间 GERD 患者改善效果更为显著 [13-16]。多项病例对照研究 [15-16] 显示，体重减轻与 GERD 症状和食管酸暴露情况的改善存在显著相关性。即使患者体重指数（BMI）仅比正常值高 $3.5kg/m^2$，BMI 增加也与反流症状的加重有关。因此，鼓励 BMI>$25kg/m^2$ 或近期体重增加的患者采取适当措施减轻体重 [7]。一项大型前瞻性队列研究表明，进行抗反流治疗的正常体重患者通过戒烟也可以减轻反流症状 [17]。目前，没有足够的证据显示停止摄入咖啡因、巧克力或碳酸饮料可以减轻反流症状，除非患者发现它们与症状改善相关，否则这一措施不应作为常规推荐 [3]。

　　GERD 的治疗药物包括抗酸剂、组胺受体拮抗剂（H_2RA）及 PPI。在所有等级的糜烂性食管炎中，应用 PPI 治疗的愈合速度和症状缓解效果较 H_2RA 更为明显 [18]。一项纳入 7 635 例糜烂性食管炎患者的荟萃分析显示，使用 PPI 治疗的总体改善率为 84%，而使用 H_2RA 治疗为 52%，安慰剂组为 28% [18]。目前，为期 8 周的 PPI 治疗是糜烂性食管炎患者的标准治疗方法。已经证实，不同 PPI 在功效上不存在显著临床差异 [19]。PPI 维持治疗用于停止 PPI 后存在症状反复发作的患者及糜烂性食管炎患者和巴雷特食管患者 [5]。一项双盲对照研究显示：分别使用兰索拉唑和雷尼替丁对糜烂性食管炎患者进行为期 1 年的治疗后，兰索拉唑治疗组痊愈率为 67%，而雷尼替丁治疗组仅为 13% [20]。

22.3　手术治疗

　　手术治疗（Nissen 胃底折叠术）是慢性 GERD 患者的另一种长期治疗选择。对于希望停止药物治疗的难治性食管炎患者或症状持续的 GERD 患者，可以考虑进行手术治疗。对于有典型症状的 GERD 患者和对 PPI 治疗有良好反应的患者，手术治疗效果最佳。在 Galmiche 等 [21] 的一项随机开放研究中，共有 372 名患者被随机分配接受 PPI 或腹腔镜抗反流手术（LARS）治疗慢性 GERD，并随访 5 年。随访期间，PPI 组 92% 的患者和 LARS 组 85% 的患者症状明显缓解。两组的并发症发生率相近：PPI 组为 24%，LARS 组为 29%。该研究表明，大多数患者在 5 年内接受 GERD 抗反流治疗后仍处于缓解期。

GERD 的新型微创手术方法是 Linx 术，该方法通过使用磁性装置以强化食管括约肌功能。对于 PPI 反应不佳或不愿接受胃底折叠术的患者，可以考虑采用 Linx 术。Ganz 等 [22] 最近的一项前瞻性研究评估了 100 例 GERD 患者手术前后括约肌功能压力增强情况。结果表明 64% 的患者酸暴露减少，93% 的患者 PPI 使用减少。最常见的不良反应是吞咽困难，术后发生率为 68%，1 年后为 11%，3 年后为 4%。

22.4　GERD 的内镜治疗

GERD 的内镜治疗主要包括射频消融术、缝合术和经口无切口胃底折叠术（TIF），其中，Stretta 术是一种对食管下括约肌发射射频能量的技术。理论上，这可以诱导黏膜下层和肌层中的肌细胞增殖和纤维化，从而降低食管顺应性。然而，目前没有组织病理学数据表明 Stretta 术后平滑肌密度增加。Stretta 术的两个主要生理效应是食管下括约肌压力增加及一过性食管下括约肌松弛减少。

一项开放性试验观察了 118 例患者食管酸暴露和 GERD 症状评分的改善情况，并在 12 个月内进行了重复测量分析 [23]。随后的研究表明，Stretta 术可以使 43%~72% 的患者不再使用 PPI，并使患者在 5~10 年内长期有效控制症状，而且能够减少不良反应 [24-25]。Corley 等 [26] 研究了 64 例随机接受 Stretta 术（n=35）或假手术（n=29）治疗的患者。该研究表明，射频消融术改善了患者反流症状和生活质量，但与假手术组相比，Stretta 术组在 6 个月内并未减少酸暴露时间或药物使用量。最近的一项包括 4 项随机对照试验的荟萃分析 [27] 显示，在酸暴露时间、PPI 停药或生活质量的改善方面，Stretta 术与假手术组无显著差异。总体而言，该研究并未显示 Stretta 术有显著改善效果，因此不推荐将其作为治疗 GERD 的药物或其他手术的替代疗法 [5]。

自 2007 年首次批准以来，TIF 已经过多项技术修正，以更好复制外科手术胃底折叠术。TIF 将一装置置于胃中进行全层折叠，采用聚丙烯缝合线在胃食管交界部上方 3~5cm 处形成胃食管阀瓣 [28]。大多数涉及 TIF 的研究都基于短期随访。最近一项为期 6 个月的随机、盲法、安慰剂对照试验显示，129 例患者（排除了长度 >2cm 的裂孔疝患者）中有 67% 的 TIF 组患者消除了反流，而接受安慰剂治疗和 PPI 治疗的患者仅有 45% 消除了反流 [29]。此外，TIF 还可减少反流发作次数，改善食管内 pH，但未改善胃灼热症状。这表明该方法可能对 PPI 难治性胃灼热患者无效。

为数不多的长期随访研究显示，TIF 可能会使 PPI 的使用减少或停用 2~6 年 [30-32]。此外，TIF 的围手术期并发症发生率低。在 492 例接受 TIF 的患者中，食管穿孔和气胸发生率均仅为 0.4% 左右 [33]。虽然没有足够的证据支持，但目前来看，TIF 比胃底折叠术更有效。TIF 被认为是治疗裂孔疝 <2cm 的慢性 GERD 患者最有效的方法 [31-32]。因此，在进行治疗之前，应对患者仔细筛选并考虑内镜医生的经验。该领域仍需要进一步的前瞻性研究来评估长期治疗效果和并发症。

22.5　感染性食管炎

感染性食管炎是由真菌、细菌、病毒或寄生虫感染引起，常见于免疫功能低下者，如人类免疫缺陷病毒感染患者、恶性血液病患者，以及接受过化疗或器官移植的患者。然而，免疫功能正常患者，特别是患有食管疾病的患者也可发生食管感染。内镜检查是诊断感染性食管炎的基础，组织病理学检查能够进一步确诊。

22.5.1　念珠菌性食管炎

念珠菌性食管炎是一种常见的感染性食管炎。据报道，在进行内镜诊断性检查（例如，对出现上消化道症状、贫血或粪便隐血试验阳性患者的检查），胃癌筛查和（或）内镜治疗的患者中，有 1.7%~3.8% 的患者出现念珠菌性性食管炎 [34-35]。它主要发生在免疫功能低下的患者中，但也可见于免疫功能正常的老年患者，特别是有糖尿病病史、酗酒史、吸烟史，使用糖皮质激素、酸抑制剂和近期使用抗生素的患者 [36-37]。食管动力障碍导致腔内物质滞留与感染风险增加有关。

患者的典型症状为吞咽痛、吞咽困难、上腹痛和胃灼热，并可能伴有鹅口疮。但是，不是所有的患者都有症状，而且在念珠菌性食管炎患者中，还有超过 20% 的正常人和 40% 的免疫功能缺陷者没有上述任何一项症状。

念珠菌性食管炎的诊断主要依据胃镜下的特征性表现：黏膜白斑（难以冲刷掉的黏膜病变）。在重症患者中，这些病变可以是分散的，也可以融合成白色假膜覆盖整个黏膜（图 22.2）。内镜检查结果可以使用 Kodsi 分类进行分级（表 22.2）。病变部位的活检和毛刷细胞的组织病理学检查[38]可见酵母菌和侵入黏膜层的假菌丝（图 22.3）。使用酸 - 希夫染色（图 22.4）或六胺银染色（图 22.5）可以更清楚地看到芽殖期。诊断感染性食管炎的关键是找到病原体，因为仅有组织学检查有时候很难区分反流性食管炎和感染性食管炎[39]。

经验性抗真菌治疗可用于有典型食管症状并有鹅口疮的免疫功能低下的患者。但是，如果症状在 3~5d 内没有改善，推荐使用内镜检查排除其他病毒感染。一般都需要全身抗真菌治疗，建议口服氟康唑，每天 200~400mg（3~6mg/kg），服用 14~21d[40]。对于难治性患者，可给予伏立康唑、泊沙康唑或伊曲康唑治疗 3 周。光滑念珠菌感染性食管炎是一种非白色真菌性食管炎，据报道其对氟康唑的耐药率高达 20%[41]。因此，最新指南推荐，更大剂量的氟康唑（每天 800mg）可用于氟康唑敏感菌株，而脱氧胆酸两性霉素 B 或口服氟胞嘧啶则用于对氟康唑耐药的光滑念珠菌[40]。

22.5.2　单纯疱疹性食管炎

单纯疱疹病毒（HSV）在全球广泛分布，食管受累非常普遍，在免疫功能低下和正常的患者

表 22.2　念珠菌性食管炎内镜下 Kodsi 分级

分级	描述
Ⅰ级	隆起白斑，直径 <2mm，无溃疡
Ⅱ级	隆起白斑，直径 >2mm，无溃疡
Ⅲ级	合并溃疡的线状和结节状斑块
Ⅳ级	Ⅲ级表现伴食管溃疡狭窄

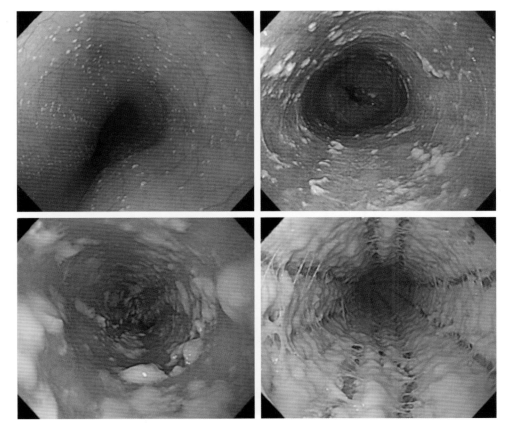

图 22.2　Kodsi 分级下念珠菌性食管炎的临床因素与严重程度的关系。引自 Asayama N, et al. Dis Esophagus, 2014, 27:214-219

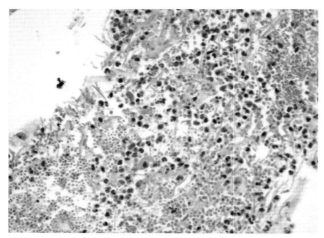

图 22.3 假丝酵母菌的苏木精-伊红染色。经许可引自 Sharad C. Mathur, MD. Pathology and Laboratory Medicine Service, Kansas City VA Medical Center

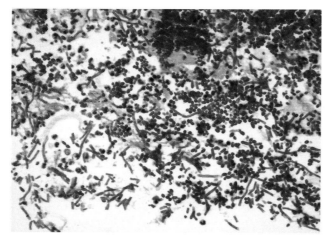

图 22.4 假丝酵母菌的过碘酸希夫反应。经许可引自 Sharad C. Mathur, MD. Pathology and Laboratory Medicine Service, Kansas City VA Medical Center

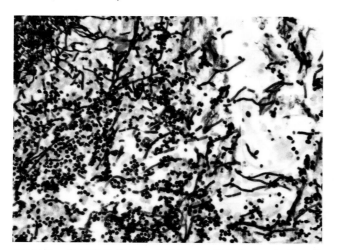

图 22.5 假丝酵母菌的六亚甲基四胺银染色法。经许可引自 Sharad C. Mathur, MD. Pathology and Laboratory Medicine Service, Kansas City VA Medical Center

中均可发生。在免疫功能正常患者中的典型表现是：常发生于年轻男性，出现吞咽困难、胸痛和发热症状。吞咽痛是最常见的临床表现，可见于76%的患者。同时伴有鹅口疮的患者不常见，大约占21%[42]。

单纯疱疹性食管炎的早期内镜检查表现为食管中下段出现圆形小囊泡。随着感染的发展，囊泡中心就会形成一个界限分明的溃疡，具有"火山样"的外观（图22.6）。这些病变可融合，出现质脆、出血、坏死的黏膜。鳞状上皮细胞被HSV感染后，溃疡中心不存在HSV，因为鳞状上皮细胞易脱落。因此，为了获得较高的诊断率，应于溃疡边缘取材活检。活检标本应进行标准组织学检测（图22.7）、免疫组织化学染色（图22.8）、HSV培养（如果可能）和HSV聚合酶链反应（PCR）。在组织学上，可见包含嗜酸性核内包涵体（考德里A型包涵体）或磨玻璃核包涵体（考德里B包涵体）的多核巨细胞。HSV PCR的敏感度达92%，特异度高达100%。

单纯疱疹性食管炎的自限性通常发生于免疫功能正常的患者，一些患者短期口服阿昔洛韦，每次200mg，每天5次，或每次400mg，每天1次，服用7~10d可快速好转。免疫功能低下的患者，疗程较长，推荐口服阿昔洛韦14~21d。对于严重感染的患者，每8h静脉滴注阿昔洛韦5mg/kg。也可改为口服制剂：阿昔洛韦每次400mg，每天3次；泛昔洛韦每次500mg，每天2次；或伐昔洛韦，

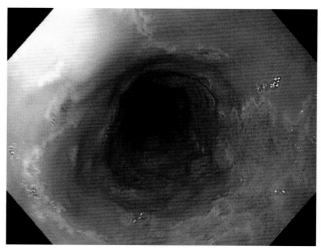

图 22.6 单纯疱疹性食管炎相关的溃疡病变

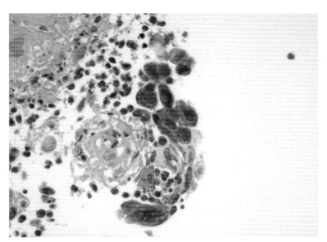

图 22.7　HSV 的苏木精－伊红染色。经许可引自 Sharad C. Mathur，MD. Pathology and Laboratory Medicine Service，Kansas City VA Medical Center

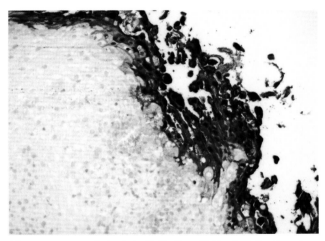

图 22.8　HSV 的免疫组化染色。经许可引自 Sharad C. Mathur，MD. Pathology and Laboratory Medicine Service，Kansas City VA Medical Center

每次 1g，每天 2 次。难治性患者很可能是由于胸苷激酶突变的病毒对阿昔洛韦耐药引起的，推荐静脉滴注膦甲酸钠，每天 80~120mg[43]。

22.5.3　巨细胞病毒性食管炎

巨细胞病毒性食管炎比念珠菌性食管炎和单纯疱疹性食管炎少见，占所有食管溃疡的 0.01%[44]。常见于患者器官移植后，大约在移植后 6 个月发生[44]。

在内镜检查中，感染患者通常在食管远端有深溃疡，食管上、中段有少量浅表溃疡。与 HSV 感染不同，CMV 感染通常累及内皮细胞、血管及上皮细胞。因此，在溃疡的底部取材，可增加取

样和诊断的准确性。从溃疡底部取 3 个组织样本，诊断率为 80%；如果取 7~10 个组织样本，则可将诊断率提高至 100%[45]。采集的组织应进一步行 CMV PCR 检测，因为 CMV PCR 检测比组织病理学检测更敏感，同时也可以检测潜伏性和临床期疾病。发现具有核内包涵体的巨细胞（形如"猫头鹰的眼睛"），有组织学上的诊断意义。不推荐进行血清学检查，因为世界上 80% 的 CMV 感染人群表现为血清学阳性[46]。组织标本的 CMV 培养也不足以明确诊断，因为在无疾病的情况下，也可出现阳性结果[47]。

所有诊断为巨细胞病毒性食管炎的患者均需接受抗病毒治疗。静脉注射更昔洛韦 5mg/kg，每 12h 一次，这是首选的诱导疗法。一旦患者可耐受口服治疗，可改为口服缬更昔洛韦，每次 900mg，每 12h 一次。病毒清除后应持续治疗 2 周。复发性患者应继续口服缬更昔洛韦，每次 900mg，每天 2 次，维持治疗[43]。

22.5.4　其他感染

其他与食管感染有关的病原体包括人类免疫缺陷病毒（HIV）、结核分枝杆菌、组织胞浆菌、梅毒螺旋体和人乳头瘤病毒。这些病原体可引起多种食管溃疡，大多数情况下可通过组织活检和细胞学检查进行诊断。HIV 食管炎需进行排除性诊断，应排除念珠菌、CMV、HSV 等其他感染。

（戴菲　译，王进海　审）

参考文献

[1] Vakil N, van Zanten SV, Kahrilas P, et al. Global Consensus Group. The Montreal definition and classification of gastroesophageal reflux disease: a global evidence-based consensus. Am J Gastroenterol, 2006, 101(8):1900–1920, quiz 1943.

[2] El-Serag HB, Sweet S, Winchester CC, et al. Update on the epidemiology of gastro-oesophageal reflux disease: a systematic review. Gut, 2014,63(6):871–880.

[3] Becher A, El-Serag H. Systematic review: the association between symptomatic response to proton pump inhibitors and health-related quality of life in patients with gastro-oesophageal reflux disease. Aliment Pharmacol Ther, 2011, 34(6):618–627.

[4] Kahrilas PJ. Clinical practice. Gastroesophageal reflux disease. N Engl J Med, 2008, 359(16):1700–1707.

[5] Katz PO, Gerson LB, Vela MF. Guidelines for the diagnosis and management of gastroesophageal reflux disease. Am J Gastroenterol, 2013, 108(3):308–328, quiz 329.

[6] Numans ME, Lau J, de Wit NJ, et al. Short-term treatment with proton-pump inhibitors as a test for gastroesophageal reflux

disease: a meta-analysis of diagnostic test characteristics. Ann Intern Med, 2004, 140(7):518–527.

[7] Muthusamy VR, Lightdale JR, Acosta RD, et al. ASGE Standards of Practice Committee. The role of endoscopy in the management of GERD. Gastrointest Endosc, 2015, 81(6):1305–1310.

[8] Richter JE. Severe reflux esophagitis. Gastrointest Endosc Clin N Am, 1994, 4(4):677–698.

[9] Ronkainen J, Aro P, Storskrubb T, et al. High prevalence of gastroesophageal reflux symptoms and esophagitis with or without symptoms in the general adult Swedish population: a Kalixanda study report. Scand J Gastroenterol, 2005,40(3):275–285.

[10] Lundell LR, Dent J, Bennett JR, et al. Endoscopic assessment of oesophagitis: clinical and functional correlates and further validation of the Los Angeles classification. Gut, 1999, 45(2):172–180.

[11] Shaheen NJ, Falk GW, Iyer PG, et al. American College of Gastroenterology. ACG clinical guideline: diagnosis and management of Barrett's esophagus. Am J Gastroenterol, 2016, 111(1):30–50, quiz 51.

[12] Labenz J, Malfertheiner P. Treatment of uncomplicated reflux disease. World J Gastroenterol, 2005, 11(28):4291–4299.

[13] Hamilton JW, Boisen RJ, Yamamoto DT, et al. Sleeping on a wedge diminishes exposure of the esophagus to refluxed acid. Dig Dis Sci, 1988, 33(5):518–522.

[14] Pollmann H, Zillessen E, Pohl J, et al. Effect of elevated head position in bed in therapy of gastroesophageal reflux. Z Gastroenterol, 1996, 34(suppl 2):93–99.

[15] Fraser-Moodie CA, Norton B, Gornall C, et al. Weight loss has an independent beneficial effect on symptoms of gastro-oesophageal reflux in patients who are overweight. Scand J Gastroenterol, 1999, 34(4):337–340.

[16] Mathus-Vliegen LM, Tytgat GN. Twenty-four-hour pH measurements in morbid obesity: effects of massive overweight, weight loss and gastric distension. Eur J Gastroenterol Hepatol, 1996, 8(7):635–640.

[17] Ness-Jensen E, Lindam A, Lagergren J, et al. Tobacco smoking cessation and improved gastroesophageal reflux: a prospective population-based cohort study: the HUNT study. Am J Gastroenterol, 2014, 109(2):171–177.

[18] Chiba N, De Gara CJ, Wilkinson JM, et al. Speed of healing and symptom relief in grade II to IV gastroesophageal reflux disease: a meta-analysis. Gastroenterology, 1997, 112(6):1798–1810.

[19] Zheng RN. Comparative study of omeprazole, lansoprazole, pantoprazole and esomeprazole for symptom relief in patients with reflux esophagitis. World J Gastroenterol, 2009, 15(8):990–995.

[20] Peura DA, Freston JW, Haber MM, et al. Lansoprazole for long-term maintenance therapy of erosive esophagitis: double-blind comparison with ranitidine. Dig Dis Sci, 2009, 54(5):955–963.

[21] Galmiche JP, Hatlebakk J, Attwood S, et al. LOTUS Trial Collaborators. Laparoscopic antireflux surgery vs esomeprazole treatment for chronic GERD: the LOTUS randomized clinical trial. JAMA, 2011, 305(19):1969–1977.

[22] Ganz RA, Peters JH, Horgan S, et al. Esophageal sphincter device for gastroesophageal reflux disease. N Engl J Med, 2013, 368(8):719–727.

[23] Triadafilopoulos G, DiBaise JK, Nostrant TT, et al. The Stretta procedure for the treatment of GERD: 6 and 12 month follow-up of the U.S. open label trial. Gastrointest Endosc, 2002, 55(2):149–156.

[24] Liang WT, Wang ZG, Wang F, et al. Long-term outcomes of patients with refractory gastroesophageal reflux disease following a minimally invasive endoscopic procedure: a prospective observational study. BMC Gastroenterol, 2014, 14:178.

[25] Dughera L, Navino M, Cassolino P, et al. Long-term results of radiofrequency energy delivery for the treatment of GERD: results of a prospective 48-month study. Diagn Ther Endosc, 2011, 2011:507157.

[26] Corley DA, Katz P, Wo JM, et al. Improvement of gastroesophageal reflux symptoms after radiofrequency energy: a randomized, sham-controlled trial. Gastroenterology, 2003, 125(3):668–676.

[27] Lipka S, Kumar A, Richter JE. No evidence for efficacy of radiofrequency ablation for treatment of gastroesophageal reflux disease: a systematic review and meta-analysis. Clin Gastroenterol Hepatol, 2015, 13(6):1058–1067.e1.

[28] Auyang ED, Carter P, Rauth T, et al. SAGES Guidelines Committee. SAGESclinical spotlight review: endoluminal treatments for gastroesophageal reflux disease(GERD). Surg Endosc, 2013, 27(8):2658–2672.

[29] Hunter JG, Kahrilas PJ, Bell RC, et al. Efficacy of transoral fundoplication vs omeprazole for treatment of regurgitation in a randomized controlled trial. Gastroenterology, 2015, 148(2):324–333.e5.

[30] Hopkins J, Switzer NJ, Karmali S. Update on novel endoscopic therapies to treat gastroesophageal reflux disease: a review. World J Gastrointest Endosc, 2015, 7(11):1039–1044.

[31] Bell RC, Barnes WE, Carter BJ, et al. Transoral incisionless fundoplication: 2-year results from the prospective multicenter U.S. study. Am Surg, 2014, 80(11):1093–1105.

[32] Testoni PA, Testoni S, Mazzoleni G, et al. Long-term efficacy of transoral incisionless fundoplication with Esophyx (Tif 2.0) and factors affecting outcomes in GERD patients followed for up to 6 years: a prospective single-center study. Surg Endosc, 2015, 29(9):2770–2780.

[33] Jain D, Singhal S. Transoral incisionless fundoplication for refractory gastroesophageal reflux disease: where do we stand? Clin Endosc, 2016, 49(2):147–156.

[34] Takahashi Y, Nagata N, Shimbo T, et al. Long-term trends in esophageal candidiasis prevalence and associated risk factors with or without HIV infection: lessons from an endoscopic study of 80,219 patients. PLoS One, 2015, 10(7):e0133589.

[35] Asayama N, Nagata N, Shimbo T, et al. Relationship between clinical factors and severity of esophageal candidiasis according to Kodsi's classification. Dis Esophagus, 2014, 27(3):214–219.

[36] Chocarro Martínez A, Galindo Tobal F, Ruiz-Irastorza G, et al.

Risk factors for esophageal candidiasis. Eur J Clin Microbiol Infect Dis, 2000, 19(2):96–100.

[37] Kim KY, Jang JY, Kim JW, et al. Acid suppression therapy as a risk factor for Candida esophagitis. Dig Dis Sci, 2013, 58(5):1282–1286.

[38] Sharaf RN, Shergill AK, Odze RD, et al. ASGE Standards of Practice Committee. Endoscopic mucosal tissue sampling. Gastrointest Endosc, 2013, 78(2):216–224.

[39] Demir D, Doğanavşargil B, et al. Is it possible to diagnose infectious oesophagitis without seeing the causative organism? A histopathological study. Turk J Gastroenterol, 2014, 25(5):481–487.

[40] Pappas PG, Kauffman CA, Andes DR, et al. Clinical practice guideline for the management of candidiasis: 2016 update by the Infectious Diseases Society of America. Clin Infect Dis, 2016, 62(4):e1–e50.

[41] Pfaller MA, Diekema DJ. Epidemiology of invasive candidiasis: a persistent public health problem. Clin Microbiol Rev, 2007, 20(1):133–163.

[42] Ramanathan J, Rammouni M, Baran J, et al. Herpes simplex virus esophagitis in the immunocompetent host: an overview. Am J Gastroenterol, 2000, 95(9):2171–2176.

[43] Kaplan JE, Benson C, Holmes KK, et al. Centers for Disease Control and Prevention (CDC). National Institutes of Health. HIV Medicine Association of the Infectious Diseases Society of America. Guidelines for prevention and treatment of opportunistic infections in HIV-infected adults and adolescents: recommendations from CDC, the National Institutes of Health, and the HIV Medicine Association of the Infectious Diseases Society of America. MMWR Recomm Rep, 2009, 58(RR-4):1–207, quiz CE1–CE4.

[44] Wang HW, Kuo CJ, Lin WR, et al. The clinical characteristics and manifestations of cytomegalovirus esophagitis. Dis Esophagus, 2016, 29(4):392–399.

[45] Wilcox CM, Straub RF, Schwartz DA. Prospective evaluation of biopsy number for the diagnosis of viral esophagitis in patients with HIV infection and esophageal ulcer. Gastrointest Endosc, 1996, 44(5):587–593.

[46] Bate SL, Dollard SC, Cannon MJ. Cytomegalovirus seroprevalence in the United States: the national health and nutrition examination surveys, 1988–2004. Clin Infect Dis, 2010, 50(11):1439–1447.

[47] Péter A, Telkes G, Varga M, et al. Endoscopic diagnosis of cytomegalovirus infection of upper gastrointestinal tract in solid organ transplant recipients: Hungarian single-center experience. Clin Transplant, 2004, 18(5): 580–584.

第23章　巴雷特食管和早期癌症

Maximilien Barret, Roos E. Pouw, Kamar Belghazi, and Jacques J. G. H. M. Bergman

23.1　巴雷特食管和早期肿瘤的诊断

23.1.1　诊断巴雷特食管的一般方法

◆ 巴雷特食管的定义

诊断巴雷特食管需要在内镜下观察到食管有柱状黏膜，但在食管活检中，肠上皮化生是否为诊断为巴雷特食管的必要条件，目前还未达成一致。美国的指南[1]中要求巴雷特食管的诊断需要有组织学确定的肠上皮化生，然而英国的指南也认可有胃底腺或贲门部肠上皮化生[2-3]的组织学证据。

所有的指南都指出，肠上皮化生是增加罹患食管腺癌风险的最重要的危险因素，并且建议对确诊为肠上皮化生的患者进行内镜下监测（表23.1）。

表 23.1　关于巴雷特食管诊断和监测的美国、英国、荷兰、欧洲医学会指南及国际共识

类别	美国消化内镜学会，2012[4]	英国胃肠病学会，2014和2015[2-3]	国际共识，2012和2015[5-6]	美国胃肠病学院，2016[1]	荷兰指南[7]	欧洲消化内镜学会，2017[8]
巴雷特食管的定义	食管活检有肠上皮化生	在内镜下可清楚地看到位于胃食管交界部上方（≥1cm），食管远端正常的鳞状上皮被化生的柱状上皮所取代	任何类型的柱状上皮化生	橙红色黏膜在胃食管交界部近端延伸≥1cm，活检证实为肠上皮化生	内镜下食管可见柱状上皮，活检组织学证实为肠上皮化生	组织病理学检查发现，食管远端排列有柱状上皮，长度至少为1cm（舌形改变或环形），有特殊的肠上皮化生
NDBE 的管理	无须监测；如果选择监测，最多每3~5年1次	巴雷特食管<3cm，3~5年监测1次；巴雷特食管≥3cm，2~3年监测1次	无建议。若预期寿命<5年，则不进行监测。监测仅限于高危人群：年龄≥50岁，白色人种，男性，肥胖和有症状者	3~5年监测1次	巴雷特食管长度<1cm，无须监测；巴雷特食管长度为1~3cm，每5年监测1次；巴雷特食管长度为3~10cm，每3年监测1次；巴雷特食管长度>10cm，建议转至巴雷特食管专家中心就诊	不规则Z线或食管柱状上皮长度<1cm，无须进行常规活检或内镜监测；巴雷特食管长度≥1cm且<3cm，每5年监测1次；巴雷特食管长度≥3cm且<10cm，每3年监测1次；巴雷特食管长度>10cm，建议转至巴雷特食管专家中心做内镜下监测；患者>75岁，没有明显证据显示异型增生，无须后续监测
巴雷特食管LGD的管理	第6个月再次进行内镜下监测，之后每年考虑进行内镜下消融治疗	需由2名病理医生诊断。第6个月时进行第2次内镜检查。若其中1次检查提示存在LGD，则考虑消融治疗或每6个月随访1次	需由2名病理医生诊断。每6~12个月进行1次内镜下监测，若是巴雷特食管病变范围较长，且为多灶性异型增生或持续的异型增生，可行消融治疗	每年进行内镜下治疗或监测	需由1名病理医生诊断。如果多次诊断为LGD，则需转到巴雷特食管专家中心行射频消融治疗或者在第6个月及以后每年由经验丰富的医生进行内镜下监测。6个月后随访，此后每年随访1次	如果被2名病理医生确诊，则需转至巴雷特食管专家中心就诊，6个月后再次进行内镜下监测；若没有发生异型增生，1年后再行内镜下监测，在两次内镜检查呈阴性后，遵循NDBE建议。如果在随后的内镜检查中证实有LGD，应首选内镜消融

表 23.1（续）

类别	美国消化内镜学会，2012[4]	英国胃肠病学会，2014 和 2015[2-3]	国际共识，2012 和 2015[5-6]	美国胃肠病学院，2016[1]	荷兰指南[7]	欧洲消化内镜学会，2017[8]
巴雷特食管 HGD 的监测	在未达到内镜下根治治疗时进行内镜监测	在未达到内镜下根治治疗时进行内镜监测	未推荐	未推荐	只推荐在选定的病例（严重的合并症或预期寿命短）中作为替代治疗。间隔时间：第 1 年 3 个月，第 2 年 6 个月，以后每年 1 次	未推荐
HGD 与早期肿瘤的管理	内镜下根治术	内镜下根治术	内镜下根治术	内镜下根治术	内镜下切除可见病灶及残余巴雷特食管的根治治疗（射频消融术更佳）	如果被第 2 名病理医生确诊，则需转至巴雷特食管专家中心行高清内镜检查： ·内镜下切除可见病灶 ·若无明显病灶，随机取 4 个活检。若无异型增生，3 个月后再行内镜检查；若证实为 HGD，则行内镜下消融术（射频消融术更佳）
消融治疗后的监测	第 1 年每 3 个月随访 1 次，第 2 年每 6 个月随访 1 次，此后每年随访 1 次	第 1 年每 3 个月随访 1 次，此后每年随访 1 次	根据患者需要（监测间隔未明确说明）	第 1 年每 3 个月随访 1 次，第 2 年每 6 个月随访 1 次，此后每年 1 次	第 1 个 5 年内，第 3 个月、第 9 个月、第 21 个月各随访 1 次，之后每年 1 次；如果这一阶段肠上皮化生未再进展，可以停止随访或延长随访间隔	监测间隔未说明

HGD：高度异型增生；LGD：低度异型增生；NDBE：非异型增生的巴雷特食管

◆ 异型增生与早期肿瘤的定义

巴雷特食管的恶变是一个由异型增生逐渐进展为浸润性癌症的复杂过程。依据消化道上皮性肿瘤的维也纳分类可分为：①无肿瘤或异型增生；②无法确定肿瘤或异型增生；③非浸润性低级别肿瘤，即低度异型增生（LGD）；④非浸润性高级别肿瘤，即高度异型增生（HGD）、非浸润性癌或可疑浸润性癌；⑤浸润性癌（黏膜内癌、黏膜下癌或侵犯黏膜下层的癌）[9]。

重要的是，对异型增生情况的评估可能会受到上皮细胞炎症变化的影响，因此，取活检组织前，应控制 C 级或 D 级反流性食管炎，建议使用质子泵抑制剂（PPI）治疗 8~12 周后再次进行内镜检查[1]。

可疑异型增生并不是食管腺癌发病的中间环节，而是在活检显示一些异型增生特征时所使用的临时诊断，而上皮再生（炎症、糜烂）可能是异型性的原因。对于这类患者建议密切随访，在优化抑酸药物治疗 3~6 个月后，再次进行内镜检查。如果本次检查确诊为可疑异型增生，建议内镜检查监测的时间间隔为 12 个月[1]。

◆ 巴雷特食管及早期肿瘤病变的内镜下分型
巴雷特食管的分型

为了描述巴雷特食管在内镜下的范围，布拉格分类法于 2006 年被提出并得到验证[10]。这项分类法提出了从胃皱襞上端开始测量，可得到巴雷特食管的环周长度（C）和最大长度（M）两项指标（图 23.1）。例如，胃皱襞上端距门齿 38cm，巴雷特食管环周黏膜 36cm，巴雷特食管舌状黏膜 33cm，将记录为 C2M5。布拉格分类法将胃皱襞近端作为胃食管交界部的标志。然而，胃食管交界部的定义仍然存在争议。胃皱襞最近端的定位可能受到食管远端和胃近端扩张的影响。例如，裂孔疝时过度注气可能导致巴雷特食管过度诊断。在亚洲，内镜医生倾向于将"栅栏"样血管，即位于食管远端浅层的纵行细小静脉末梢定义为胃食管交界部[9,11]。制定布拉格 C&M 标准的工作组认为"栅栏"样血管是一种可供选择的标志，但在实际工作中，他们使用的大部分巴雷特食管视频都无法可靠地评估这一标志[10]。此外，研究表明，对于确定"栅栏"样血管的末端区域，研究者的意见不一致。其他研究报告显示，在接受标准内镜检查的日本患者中，巴雷特食管的患病率超过 15%，这一比率实际上证明了这项标志的可靠性较低[12-13]。

无论如何定义胃食管交界部，将食管胃黏膜交界不规则 Z 线与超短节段巴雷特食管（<1cm）区分开仍是内镜医生面临的挑战。有 3 项主要研究已经很好地证明了肠上皮化生导致肿瘤进展的风险极低，异型增生的发病率为每年 0~1.5%[14-15]，癌症为 0.01%[16]。最新的巴雷特食管指南建议，在胃皱襞上端延伸不到 1cm 的柱状上皮不应进行常规活检。对于那些短节段巴雷特食管存在肠上皮化生的病例，没有监测的适应证[1-2,378]。

巴雷特食管早期瘤变的分类

食管病变的宏观表现应采用巴黎分型进行描述[17-18]，这种分型法是基于日本对浅表肿瘤病变大体分类方法，分为以下类型：息肉型（带蒂为 0-Ip 型，无蒂为 0-Is 型）；表浅隆起型（0-IIa 型）；平坦型（0-b 型）；表浅凹陷型（0-IIc 型）；凹陷型（0-III 型）。对肿瘤宏观类型的评估可以为内镜治疗提供重要信息。平坦型病变是巴雷特食管中最常见的类型（图 23.2），这些病变的分型与其浸润深度和分化程度有关，且通常可以进行内镜下处理。0-III 型病变常伴有黏膜下浸润，因此不适合进行内镜下治疗[19]（视频 23.1）。虽然缺乏强有力的数据，但大多数 0-Is 型病变也可以侵犯更深的黏膜下层。

23.1.2 巴雷特食管的内镜成像
◆ 内镜成像技术
白光内镜

近年来，一些新的成像技术被开发应用，期望提高巴雷特食管早期肿瘤的检出率[20]。然而，标准的白光内镜（WLE）仍然是诊断巴雷特食管患者肿瘤病变最重要的技术，在过去 10 年中，内镜检查技术重要的进展是高清内镜系统与光学色素内镜技术的发展。

传统色素内镜

色素内镜通过活体染色、对比染色或反应染色来提高内镜下肿瘤病变的可视化。活体染料（如亚甲蓝）极易被上皮细胞吸收,对比染色剂（如靛洋红）在黏膜的凹陷处堆积，从而突显黏膜的表面结构。反应染色剂（如醋酸）与上皮细胞反应，暂时性地改变了其外观（醋酸增白），从而突显了黏膜结构。此外，早期肿瘤组织增白后较早消失也可提高其检出率。早期的研究报道，使用亚甲蓝可增加早期肿瘤的检出率[21]。然而，最近纳入 9 项研究的荟萃分析显示，亚甲蓝色素内镜的检出率并未超过标准的白光内镜[22]。在一项随机交叉研究中，与光学色素内镜相比，靛洋红染色检出率无明显优势；与高清

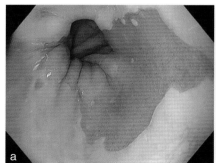 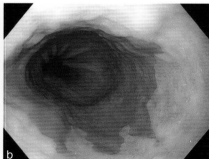 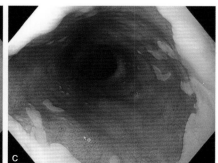

图 23.1　a. 巴雷特食管 C2MO。b. 巴雷特食管 C3M4。C. 巴雷特食管 C14M15。经许可引自 www. BEST-acodemia.eu。版权所有 ©2016 BEST-Academia

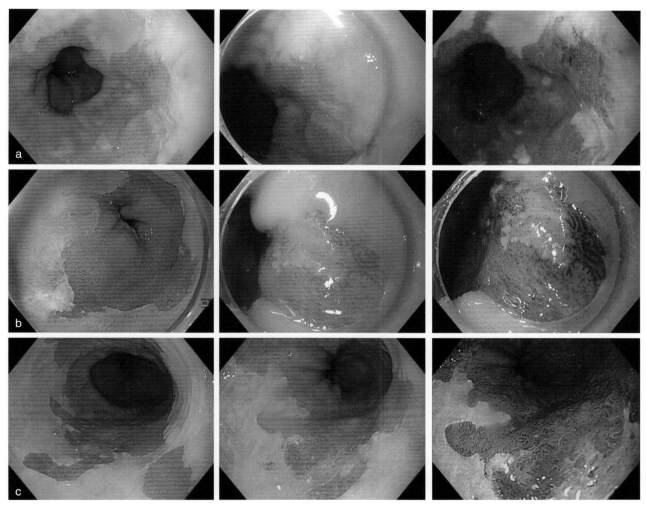

图 23.2　高清白光内镜及内镜窄带成像技术下的早期肿瘤病变。a. 2~3 点钟方向，0~ Ⅱa 型，有轻微病变的巴雷特食管（C1M5）。b. 3 点钟方向，0-Ⅱb 型，有平坦病变的巴雷特食管（C0M2）。c. 5~8 点钟方向，0-Ⅱa+0-Ⅱc 型，有轻微凹凸不平病变的巴雷特食管（C2M4）。经许可引自 www.best academia.eu。版权所有 ©2016 BEST-Academia

白光内镜（HD-WLE）相比，上述两种色素内镜技术并未增加肿瘤患者的检出率[23]。醋酸可增强黏膜结构对比度，且价格低廉，近年来的文献报道醋酸染色有助于早期肿瘤的识别[24-26]，然而，一些研究对醋酸染色比 HD-WLE 更有价值提出质疑[27]，但这些研究缺乏合理的交叉研究设计，如对亚甲蓝和靛洋红染色的研究（图 23.3）。

光学色素内镜

　　光学色素内镜技术在不使用染色剂的情况下提高了黏膜形态的可视化。预处理技术主要是通过改变光源波长（通常使用蓝光）来优化黏膜和血管的成像。蓝光波长较短，只穿透组织表面，散射较少。此外，蓝光易被血红蛋白高度吸收，使血管呈现最佳状态。如内镜窄带成像（NBI，

Olympus，Tokyo，Japan）技术或蓝激光成像技术（BLI，Fujifilm，Tokyo，Japan）。

　　后处理技术使用正常的白光刺激，计算并对反射图像进行再处理，如富士能智能色素内镜（FICE，Fujifilm，Sataima，Japan）或 i-Scan（Pentax，Tokyo，Japan）。

　　大多数预处理光学色素内镜技术也包含了一些后处理算法，但其核心部分是改变光源波长。因此与后处理光学色素内镜技术相比，这些技术具有更高的分辨率和亮度。

　　大多数关于巴雷特食管的光学色素内镜都使用 NBI，仅有两项小型研究涉及 i-Scan[28] 或 FICE[29]。BLI 最近才开始应用，规则的黏膜和血管在 NBI 模式下显示与非异型增生有关，而不规

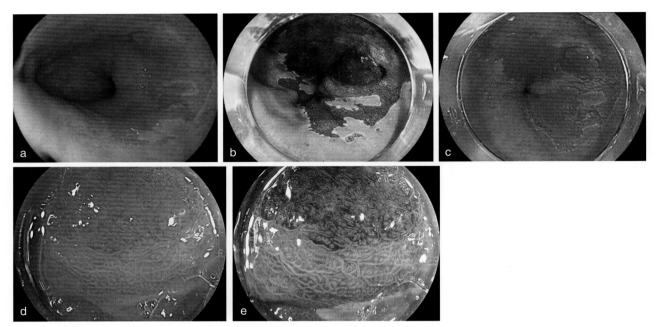

图 23.3 巴雷特食管 C1M5 中分化良好的 T_1M_2 分期腺癌。a.高清白光内镜下的观察情况。b.蓝激光成像技术的观察情况。c.醋酸染色后的观察情况。d，e.用白光内镜和蓝激光成像技术详细观察病变侧缘的表现。经许可引自 www.best academia.eu。版权所有 ©2016 BEST-Academia

则特征则与早期肿瘤有关[23]。虽然光学色素内镜可以提供比 HD-WLE 更详细的黏膜和血管形态学检查，但临床研究未明确光学色素内镜在诊断巴雷特肿瘤方面较 HD-WLE 有更高的价值。大多数专家认为在切除治疗前，使用光学色素内镜对早期肿瘤病变的诊断有价值。

自体荧光成像

自体荧光成像（AFI）是某些内源性物质，如还原型烟酰胺腺嘌呤二核苷酸和胶原蛋白，在短波长光照射下被激发，发射出更长波长的荧光。光谱学研究显示肿瘤性巴雷特食管与非肿瘤性巴雷特食管黏膜相比，具有不同的自体荧光光谱[30-31]。这些研究结果使 AFI 成为一种"旗帜"技术，促进了它的发展[32]，与 HD-WLE 和 NBI 组成内镜"三足"成像（ETMI）系统[33]。在未干预的 ETMI 研究中，AFI 提高了早期肿瘤的检出率，并且与 NBI 联合降低了相关的假阳性率[34]。然而，两个随机交叉试验未能显示 ETMI 较标准 WLE 在检测早期肿瘤中有更好的优势[35-36]。使用具有双波段自体荧光算法的第三代 AFI 系统同样显示出令人失望的结果[37]。一项综述研究报道，在 AFI 识别存在癌变的患者或在已知其他部位存在肿瘤病变的巴雷特食管患者中，检测出肿瘤的价值有

限[38]。AFI 目前很少用于临床。

共聚焦激光显微内镜

共聚焦激光显微内镜（CLE）和探头式共聚焦激光显微内镜（pCLE）通过静脉注射荧光素增强血管结构，可在内镜检查期间提供实时组织学数据。目前仅使用 CLE 与 pCLE 系统，因为具有最佳分辨率和帧率的 Pentax / Optiscan 集成 CLE（iCLE）内镜检查系统已被市场淘汰。CLE 可从巴雷特食管图像中判读有无肿瘤存在[39-40]。然而，其他研究表明其灵敏度较低，只有 68%[41]。与单独使用 HD-WLE 相比，pCLE 与 HD-WLE 结合可能增加早期肿瘤的检出率[40]。从理论上讲，仅对 pCLE 的可疑区域进行取样可以减少随机活检的数量[42-43]。但是 pCLE 设备昂贵，并且获得高质量的 pCLE 图像仍具有挑战性。鉴于扫描深度有限，CLE 不能评估肿瘤浸润深度。有学者提出，内镜治疗后应使用 CLE 进行随访[44]，然而，此观点仍缺乏相应的对照研究。总之，在内镜检查过程中实时进行组织学评估的观点仍有争议：第一，pCLE 的阴性预测价值远不会高到足以阻止内镜医生从 HD-WLE 发现的可疑区域取活检；第二，立即对 pCLE 发现的肿瘤病变进行治疗会受到限制，因为一般患者需要接受病情，并且在进行内

镜切除术前需获得患者知情同意；第三，根据指南，诊断性内镜检查可以在任何医院进行，但是治疗性内镜检查应转诊至三级医疗中心[1]。因此，pCLE 广泛用于巴雷特食管评估是不可能的。理想的 HD-WLE 可检查出常见的肿瘤病变，并对其进行组织学取样，之后应通知患者转诊进一步治疗。在无形态学异常的情况下，巴雷特食管未来的治疗是通过活检或者脱落细胞学检查对巴雷特食管段进行采样，以检测与进展风险增加有关、发生在形态学异常之前的分子生物学标志物[45]。

光学相干断层成像

光学相干断层成像（OCT）的原理类似于超声，基于光学散射组织结构的差异，利用光波代替声波来创建二维图像。容积激光显微内镜（VLE）采用第二代 OCT 技术，一个全新系统：Nvision VLE 成像系统（NinePoint Medical，Inc.，Cambridge，Massachusetts，United States）。该系统能够环周扫描食管，长度为 6cm，深度为 3mm，仅需 90s 即可完成。由于 VLE 可以进行表面下检查，该系统将来可能有助于在内镜检查中发现早期巴雷特食管癌变。VLE 可指导内镜医生针对可疑区域进行检查，避免随机活检。目前正在制定临床中有关巴雷特食管肿瘤的 VLE 标准和评分系统[46-47]。与 pCLE 相同，VLE 目前不能指导治疗或制止内镜医生对可见病变进行活检。然而，鉴于 VLE 有可能扫描整个巴雷特食管段，扫描深度更深，它将可能有助于对异型增生区域进行活检。

23.2　巴雷特食管的内镜监测

巴雷特食管内镜监测旨在识别发展为食管腺癌风险的患者，或在可治愈阶段检测出巴雷特癌变。几项研究表明，与已确诊食管腺癌而未参与内镜监测的患者相比，对巴雷特进行监测可以早期发现食管腺癌[48-49]。监测策略具有较好的成本效益[50]。

但是，考虑到时间跨度偏倚，癌症监测回顾性研究似更为有效。2013 年一项涉及 351 例食管腺癌患者的病例对照研究显示，3 年内接受内镜监测的食管腺癌患者与未接受监测的食管腺癌患者的死亡风险无显著差异[51]。针对这些数据及少数食管腺癌出现在巴雷特食管患者中的事实[48,52]，有人质疑巴雷特食管内镜监测的意义。

非异型增生的巴雷特食管（NDBE）每年进展为食管腺癌的风险约为 0.3%，进展为 HGD 合并食管腺癌者为 0.5%~0.8%[52-53]。一些研究已经明确了一些与恶性进展相关的内镜和临床因素。潜在的危险因素包括巴雷特食管段的长度、内镜检查中存在糜烂性食管炎、食管裂孔疝、LGD、胃食管反流症状、吸烟习惯和体重指数（BMI）。使用 PPI 他汀类药物和非甾体抗炎药可能具有保护作用[54-55]。对于巴雷特食管的长度，最近的一些研究支持巴雷特食管段的长度与肿瘤进展的风险相关。此外，LGD 与肿瘤进展风险增加显著相关。因此，目前指南已经建议监测期间关注巴雷特食管的长度和 LGD。表 23.1 描述了目前欧洲、美国、荷兰和英国关于内镜监测的指南。

23.3　巴雷特食管异型增生和早期癌症的处理

确定巴雷特食管上皮内瘤变和早期肿瘤的最佳方法分 2 步。第 1 步是评估肿瘤是否可以通过内镜处理。重要的是肉眼可发现病变并通过内镜下切除术治疗，然后进行组织学分期。虽然超声内镜（EUS）在临床中广泛用于评估肿瘤浸润的深度和判断淋巴结转移，但是一些研究表明，EUS 对早期食管癌的诊断意义不大。使用 EUS 鉴别 T_{1a} 和 T_{1b} 肿瘤不可靠，由于巴雷特食管早期瘤变，淋巴结转移风险较小[56-57]。因此，内镜下切除仍然是准确诊断 T 分期和评估淋巴结转移等其他风险因素（如分化级别和存在淋巴血管侵的）的关键步骤。如果进行内镜下切除并显示淋巴结转移的风险低，即局限于黏膜内、中度分化程度、根治性切除和无淋巴血管侵犯的肿瘤，内镜下治疗是合理的。第 2 步是决定去除残余的巴雷特食管黏膜，以免剩余部分发生异型增生，后者在 5 年随访患者中的发生率高达 30%[58-59]。

23.3.1　内镜治疗的适应证

◆ HGD 和黏膜癌

基于广泛的国际多中心临床研究，目前有大量证据表明内镜治疗是巴雷特食管 HGD 和黏膜癌推荐的治疗方法，超过 95% 的患者无病生存期达 5 年[5,60-61]。对于没有明显病变的扁平型 HGD，可选用内镜下消融术治疗巴雷特食管黏膜。在存在可见病变的情况下，无论病灶多么微小，都需进行内镜下切除并分期，使黏膜变平坦，以便随后消融残留的巴雷特食管段。大多数患者都需要对巴雷特食管黏膜进行根治性治疗，因为在随访期间，多达 1/3 的患者接受内镜下切除局部治疗后，其他部位出现复发[60-61]。逐步根治性内镜切除术可有效切除肿瘤和整个巴雷特食管段，24~32 个月后肿瘤复发率为 2%~4%。然而，在 37%~88% 的患者中，环周内镜下切除治疗后会出现食管狭窄[62-64]。一项随机研究表明，与可见病变的巴雷特食管相比，通过逐步根治性内镜治疗切除 <5cm 的巴雷特食管，然后对残余扁平黏膜进行射频消融，这样肿瘤和胃黏膜肠上皮化生的根治率更高。然而，逐步根治性内镜切除术会引起较多的并发症，并且疗程相对较长[64]。因此，对巴雷特食管完全采取内镜下切除治疗仅用于特定病例，例如，短节段巴雷特食管伴有弥漫性不规则黏膜或非环周巴雷特食管。巴雷特食管内镜下消融是目前除内镜下切除之外处理残余巴雷特食管的最佳选择[5]，下文将会进行更详细地描述。

◆ LGD

LGD 治疗理念正在发展，部分原因是"真正的 LGD"具有接近 HGD 的恶性进展率[65-66]，另一部分原因在于 RFA 对于这些患者而言是一种安全有效的治疗策略[67-68]。因此，LGD 管理策略越来越类似于 HGD 和食管腺癌。LGD 治疗的第 1 步由病理医生明确组织学诊断[2,6,65-66]。

Curvers 和 Duits 等对两个不同人群的社区医院病理医生关于 LGD 诊断的预后价值进行了回顾性研究[65-66]，研究发现在初诊的 LGD 病例中，两组分别只有 15% 和 27% 的患者被确诊，其余的 85% 和 73% 的患者分期更低。经过 51 个月和 39 个月的中期随访，确诊 LGD 进展为 HGD 或食管腺癌的风险分别为每人每年 13.4% 和 9.1%。相比之下，分期较低的 NDBE 患者每年的肿瘤进展率分别为 0.5% 和 0.6%。

LGD 的确诊不仅是随着时间推移发展为 HGD 或癌症的预测因素，也是最初内镜检查中可能被忽视的肿瘤标志。因此，确诊为 LGD 的患者应在 6~12 个月时再次复查内镜，以排除肿瘤，然后每年进行 1 次严格的内镜检查或消融治疗。最近一项纳入 136 例 LGD 患者的多中心随机临床研究显示，射频消融使 HGD 或食管腺癌的发生风险从

26.5% 降低至 1.5% [95% 置信区间（CI）（14.1%，35.9%），P<0.001）]， 3 年后 88.2% 的肠上皮化生患者被完全根治[67]。考虑到射频消融效果的持久性[61,68]，最新的专家共识和指南已经将射频消融作为 LGD 患者的一种治疗选择[1-3,6-8]。

◆ NDBE

目前内镜活检已用于监测 NDBE 患者病情的恶性进展。然而，由于内镜下早期肿瘤发现困难、活检取样的误差、病理医生观察的差异性及成本效益问题，内镜下活检监测受到限制。HGD 和食管腺癌的年进展率（0.5%~0.8%）相对较低，NDBE 的消融治疗不被普遍接受。但是对于高危患者（如巴雷特食管段 >5cm，年龄 <50 岁，或食管腺癌的一级亲属）而言消融可能是未来内镜下监测的替代方法。

23.3.2 内镜治疗技术

◆ 内镜下切除

内镜下切除是巴雷特食管早期瘤变内镜治疗的基础。对于肉眼可见的病变，内镜下切除为其准确的组织学诊断提供了充足的组织标本，所以内镜下切除既是诊断工作的最后一步，也是早期肿瘤治疗的第一步。

多环套扎黏膜切除术

目前应用最广泛的内镜下切除技术是多环套扎黏膜切除术（MBM）。MBM 采用改良的静脉曲张套扎器（Duette MBM system， Cook Endoscopy，Limerick，Ireland）或最近的 Captivator 系统（Boston Scientific，Natick，Massachusetts，United Statesa）。该系统有 1 个透明帽、6 个橡皮圈、释放线、1 个释放手柄和 1 个 5~7F 六边形编织状的息肉切除圈套器。将目标黏膜吸入透明帽，释放橡皮圈形成假息肉，将假息肉用圈套器切除（图 23.4）。由于 MBM 帽上有 6 个橡皮圈，在不拔出内镜的情况下，用同个圈套器可以进行 6 次切除。一般认为橡皮圈的收缩力不足以影响固有肌层，因此 MBM 不需要使黏膜下组织抬举。事实上，在一项大样本前瞻性研究中，采用 Duette 系统进行 243 例 MBM 手术，切除 1 060 术次，均未发现穿孔[69]。MBM 技术适用于直径 ≤ 15mm 的扁平型巴雷特食管病变（巴黎分型 0-IIa 型，0-IIb 型，0-IIc 型）或小型隆起型病变（巴黎分型 0-Is 型），也适用

于分次切除较大扁平型异型病变（视频 23.2）。

透明帽法内镜下切除术

另一种用于巴雷特食管病变的内镜下切除技术是透明帽法内镜下切除术（ER-cap）。ER-cap 术采用内径为 12mm 硬质斜面透明帽，其内可放置 1 个月牙形的圈套器（ER kit，Olympus GmbH，Hamburg，Germany）。预先将圈套器放在透明帽内，向黏膜下注射待病变浮起后，将其吸入透明帽内，收紧圈套器，形成假息肉，然后切除假息肉（图 23.5）。一项比较 MBM 和 ER-

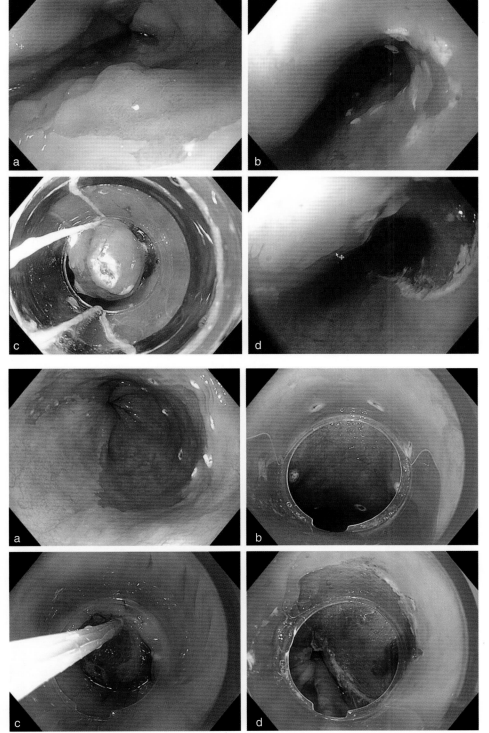

图 23.4　多环套扎黏膜切除术。a. 6 点钟方向，0-Ⅱa+0-Ⅱc 型的巴雷特食管（C0M6）。b. 标记病灶轮廓。c. 在病变周围吸入黏膜，释放橡皮圈形成假息肉。d. 圈套器电凝切除假息肉后的切除创面。经许可引自 www.best academia.eu。版权所有 ©2016 BEST-Academia

图 23.5　ER-cap 术。a. 巴雷特食管（C1M5），2 点钟方向可见病变。b. 内镜下通过远端的透明帽观察病变。c. 病变黏膜下抬举后，将黏膜吸进透明帽内，收紧圈套器，捕获黏膜，电凝切除。d. 内镜下的切除创面。经许可引自 www.best academia.eu。版权所有 ©2016 BEST-Academia cap 的随机对照研究显示 MBM 更便宜、操作更快。尽管 MBM 操作省略了黏膜下抬举步骤，但安全性并未降低[70]。因此，在大多数巴雷特食管专家中心，ER-cap 已经在很大程度上被 MBM 所取代。对于我们来说，ER-cap 唯一适应证是对于 15~20mm 病灶可以整体切除。MBM 需要分片切除，而 ER-cap 可采用大口径灵活的透明帽将病灶整体切除（视频 23.3）。

内镜下黏膜剥离术

内镜下黏膜剥离术（ESD）可以整体切除浅表病变，无论其大小，但缺点是手术时间较长，并发症发病率较高（图 23.6）。研究报道，在食管鳞状细胞癌的治疗中，ESD 的复发率高于透明帽法内镜下切除[71]。然而，ESD 技术要求高，学习曲线平坦。因此目前在西方国家，只有少数内镜专家进行 ESD 操作。欧洲 ESD 治疗巴雷特食管早期瘤变的前瞻性研究结果令人失望，只有 38.5%~64% 的 HGD 或食管腺癌在组织学上被完全切除[72-73]。因此，最近的欧洲消化内镜学会（ESGE）指南建议，大多数巴雷特食管早期癌变应选择分片内镜下切除而不是 ESD[74]。ESD 适于：①怀疑病变浸润至黏膜下层；②若病变在食管腔

内范围较大，不能进行以透明帽为基础的切除（在吸进时病变部分会填满透明帽，尽管没有黏膜下层浸润，黏膜基底部也不能被彻底切除）。在我们的研究中，所有巴雷特食管早期瘤变病例中，不到 10% 的患者需行 ESD（视频 23.4）。

◆ 内镜下巴雷特食管消融

内镜下消融可用于治疗扁平型巴雷特黏膜，可作为可见病灶内镜下切除后的后续治疗，或主要用于扁平型 HGD、确诊的 LGD 或有选择性地用于 NDBE 患者。

光动力疗法

光动力疗法是第一个被广泛研究的消融技术，但因其消融深度不同，可发生 30% 的狭窄率，且隐匿性巴雷特食管发生率高，HGD 或食管腺癌 5 年根治率为 44%~78%，其最终的研究结果令人失望[75-76]。目前，这种治疗已经基本被放弃。

氩等离子体凝固

氩等离子体凝固（APC）由于其有效性和低成本，也被用于残余巴雷特食管的消融。最近一项研究结果表明，在长达 2 年的随访中，内镜下切除术后 APC 消融使巴雷特食管的复发率从 37% 降低到 3%[77]。然而，探头与食管黏膜之间的距

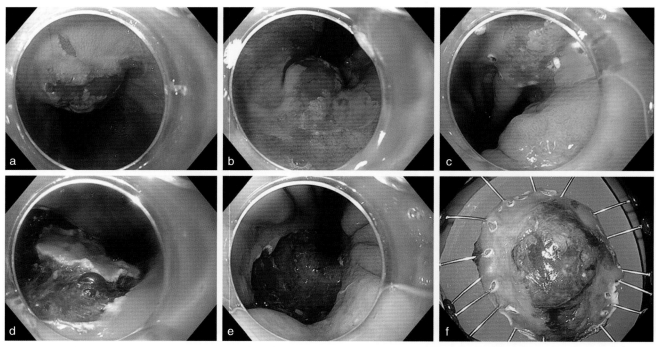

图 23.6 内镜下黏膜剥离术。a.0–Ⅰs 型巴雷特食管 C0M5。b.翻转观察同一个病变。c.电凝标记病变。d.黏膜下注射后，切开病变边缘。e.切除的创面。f.切除标本固定在石蜡上。经许可引自 www.best academia.eu。版权所有 ©2016 BEST-Academia

离、作用时间和能量设置是可变的，也就是说，APC 消融对操作者有一定的依赖性。因此，消融效果具有可变性。此外，环周巴雷特食管的消融工作量大，不能完全治疗，需要进行多次，而且环周巴雷特食管消融治疗导致食管狭窄的发生率达 9%[73]。因此，目前对残余巴雷特食管组织的 APC 消融仅限于经内镜下切除或射频消融治疗后少量残留的岛状或舌形巴雷特食管。

最近，推出改良 APC 技术的海博 APC（Erbe Elektromedizin，Tübingen，Germany），将水束和 APC 技术结合为一体，可以向黏膜下注射 0.9% 的生理盐水（图 23.7）。在热消融前使黏膜下抬举，能够进行高功率 APC 消融，提高 APC 消融效果，尤其可提高安全性。第一个初步研究报道的 2% 的狭窄率证实了这一假设[78]，目前在进行多项前瞻性多中心研究。

射频消融

三项随机对照试验[64,67,79]、三项大型队列研究[61,68,80] 和十余多项大型回顾性研究[81-82] 表明，射频消融是目前应用于巴雷特食管最广泛的消融方法。一项随机多中心试验显示，射频消融与分次根治性内镜切除术的效果相当，尤其是在食管狭窄方面，其安全性更高（14% vs 88%，P< 0.001）[64]。射频消融对于长节段环周巴雷特食管的治疗引起了人们的关注。射频消融因其具有可重复性、可控深度和长达 3cm 的消融特点，而不同于其他任何消融技术。事实上，即使巴雷特食管的病变长度超过 10cm，在内镜下切除之后再行射频消融，肠上皮化生的完全根治率也可以达到 83%[83]。最近的报道也证实了这种联合治疗的有效性和持久性最长可达 5 年[61,68,80]。肿瘤和肠上皮化生 2 年完全根治率分别为 95%~96% 和 89%~92%。5 年之后 90% 的患者肿瘤和肠上皮化生获得持续完全缓解，同时所有复发均可通过内镜治疗。

射频消融采用双电极的导管进行治疗，有两种主要类型的设备。第一种是基于球囊的消融系统（Barrx360，Medtronic，Minneapolis，Minnesota，United，States），沿导丝插入球囊，在内镜直视下进行操作。该系统可对大范围环周巴雷特食管病变实施快速消融，但事先需要测量球囊和食管的内径（图 23.8，图 23.9）。为此，人们研制了一种新型自定内径射频消融导管，可以直接实施环周消融，不需要测量食管内径。将电极置于巴雷特食管近端 1cm 以上，气囊充气，释放能量（2 次，12J/cm²，40W/cm²），进行 3cm 长的巴雷特食管段环周消融。新的自定内径导管推荐使用 10J/cm² 消融方案，目前正在研究中（视频 23.5）。

第二种消融系统是将局部消融导管放置在内镜的末端，用于消融舌型或岛状巴雷特食管。目前有不同大小的局部射频消融装置，最常用的是可进行 90° 消融的 Barrx90。在欧洲消融通常采用 15J/cm²，在清洗凝固区和设备后重复进行 2 次。在美国同样采用 2 次治疗方案，能量设置 12J/cm²。目前局部射频消融的最佳消融方案正在研究之中。

一般情况下，大多数患者需要 1 次环周 Barrx360 消融和两次局部 Barrx90 消融治疗，以达到肠上皮化生的根治治疗。在所有患者中，胃食管交界部需要用局部导管（Barrx90）至少环周治疗 1 次，以确保根治该部位的肠上皮化生。最近，第三种类型的设备已经商品化，该设备是由一种可通过内镜活检孔道的导管和软电极组成，在大小为 7.5mm × 15.7mm（Barrx90 13mm × 20mm）的

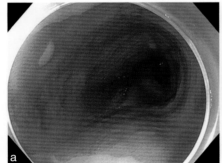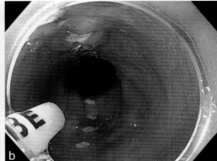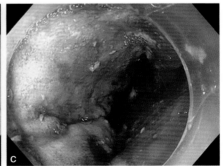

图 23.7　海博 APC 处理。a. 巴雷特食管（C8M8），无明显病变。b. 电凝标记出半周巴雷特食管病变。c. 用海博 APC 导管，病变抬举后进行消融的治疗结果。经许可引自 www.best academia.eu。版权所有 ©2016 BEST-Academia

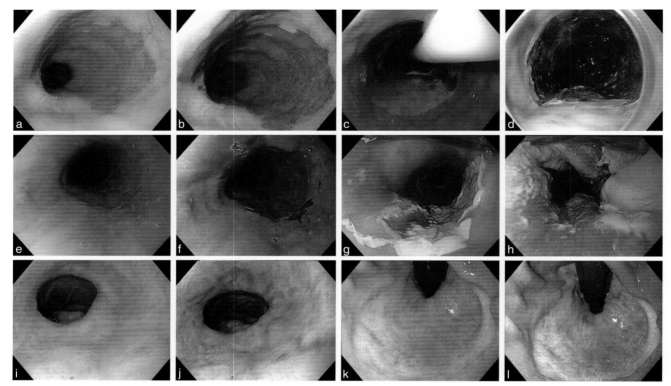

图 23.8　射频消融治疗。a，b. 白光内镜和窄带成像技术显示的巴雷特食管（C4M5）。c，d. 采用球囊电极进行环周消融后的凝固效果，如白光内镜和窄带成像所示。e，f. 3 个月后的内镜检查显示残留的岛状巴雷特食管组织（白光内镜和窄带成像）。g，h. 用 Barrx 90 导管，对残余巴雷特黏膜和新生鳞状上皮、柱状上皮交界处进行局灶性消融。i~l. 3 个月后的对照内镜检查：完全根治内镜下可见巴雷特黏膜（白光内镜和窄带成像）。经许可引自 www.BEST-academia.eu。版权所有 ©2016 BEST-Academia

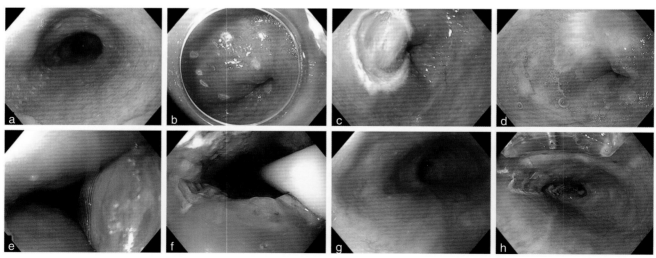

图 23.9　内镜切除和环周射频消融。a. 巴雷特食管（C8M9），10 点钟处一个微小 0-Ⅱb 型病变。b. 标记病变范围。c. 病灶完全切除术后。d.12 周后内镜切除的瘢痕处显示鳞状上皮再生。e. 使用 Barrx360 系统进行环周消融。f. 消融后的凝固效果。g. 3 个月后残留的巴雷特黏膜（97％消退）。h. 使用 Barrx90 电极（内镜下 12 点钟处可见）对两处巴雷特岛状病变和新生鳞状上皮、柱状上皮交界处进行局部射频消融治疗。经许可引自 www.BEST-academia.eu。版权所有 ©2016 BEST-Academia

表面消融，并且能够在操作困难的区域消融，尤其是广泛内镜下切除后出现的食管狭窄、瘢痕较多的区域。

23.3.3　目前内镜治疗及随访指南

最近发表的指南都同意采用内镜下切除方法对可见的病灶进行处理，随后用射频消融治疗残留的巴雷特食管[1-8,11]。因为这种相对较新的治疗方式尚无长期随访数据，所以巴雷特食管根治后仍建议进行内镜随访。如表 23.1 所示，指南建议第 1 年每 3 个月进行 1 次内镜检查，然后至少每年进行 1 次随访，对可见病变进行针对性活检，对新生的鳞状上皮黏膜和胃食管交界部进行系统活检[1-4,7,8]。

人们对于隐匿腺体所致的隐匿性异型增生和肿瘤的恐惧可能被高估了。首先，射频消融后隐匿性巴雷特食管的实际发生率非常低，不超过 0.9%[76]。一项研究甚至质疑射频消融之后隐匿性巴雷特食管的概念，认为可能是样本取样和处理过程中人为因素所致[84]。其次，隐匿性肠上皮化生发展至肿瘤的可能性尚不确定，隐匿性肠上皮化生与隐匿性肿瘤之间的关系尚未明确。

23.4　不确定性领域、实验技术和研究

23.4.1　巴雷特食管生物标志物

目前，巴雷特食管段的形态学改变或 LGD 的出现是评定患者肿瘤进展风险最可靠的方法。更好的生物标志物需满足以下条件：广泛存在于巴雷特食管全段、形态学改变之前、与相关结果有高度相关性（进展为肿瘤或无肿瘤进展风险）。这些标志物的最佳取样方式（内镜活检、内镜刷检、经口细胞学检查、粪便检测或血液样本）及生物标志物板的组成尚未确定，但近来这一领域已有了很大的进展[45,85]。

23.4.2　低危黏膜下癌

考虑到 sm1 的淋巴结转移风险为 0~22%，sm2/3 的淋巴结转移风险为 36%~54%，巴雷特食管肿瘤浸润黏膜下层是手术的适应证[74,86]。然而，这些风险评估是基于手术切除的病灶被诊断为黏膜下癌的回顾性队列研究。在进行这些研究时，食管切除术是所有级别肿瘤，从 HGD 到 T_3 期肿瘤的治疗方法。因此，不同黏膜下浸润深度的准确组织学差异临床意义不大。手术标本通常被切成 5~10mm 的切片，因此很容易漏掉浸润最

深的区域。这可能导致人们低估浸润深度，从而对一定浸润深度对应的淋巴结转移风险做出错误的评估。与此相比，在对内镜下切除标本进行浸润深度评估时，其标本通常被切成 2mm 的切片，当存在黏膜下浸润时会附加切片。因此，可以更准确地报告特定浸润深度的淋巴结转移风险。研究已证实，外科手术黏膜癌淋巴结的转移风险为 4%~12%，而用内镜下切除标本进行诊断时，淋巴结转移风险实际上要低一些（<0.5%）。Manner 等和 Alvarez Herrero 等报道的内镜下切除标本中被诊断为"低危"黏膜下癌的患者淋巴结转移风险也低于目前的报道[87-88]。低危的标准定义如下：中高分化癌，黏膜下浸润 ≤ 500μm，没有淋巴血管的浸润。考虑到淋巴结转移的风险可能比目前报道的低，而且大多数低危黏膜下癌都见于伴有合并症的老年患者，所以对于这些患者而言，内镜治疗可能是行之有效的手术替代方法。

23.4.3　内镜下消融的新进展

虽然射频消融目前是最简单有效、经过验证的消融技术，但由于价格昂贵，并未在所有的治疗中心开展，比射频消融价格低廉的改良消融新技术已经被提出。最近，一项多中心前瞻研究证实基于球囊的冷冻消融具有可行性和安全性[89]（图 23.10）。第二代 APC，即海博 APC，已在前文提及，也处于发展阶段[77]。目前现有的数据仍处于初步阶段，这些可供选择的消融技术疗效仍有待确定。

23.5　结　论

巴雷特食管的诊断依据是在 ≥ 1cm 的橙红色食管黏膜组织的活检中存在肠上皮化生。在使用生物标志物对患者进行更好的风险分层之前，建议根据西雅图标准仔细地进行 HD-WLE 检查和内镜下系统的活检来诊断早期肿瘤。任何疑似为 HGD 或早期腺癌的可见病变，应在专家中心进行内镜下切除。优先选用 MBM 进行内镜下切除。ESD 仅可应用于少数病变，病变较大或黏膜下浸润风险较高应整块切除。存在早期肿瘤时，残留的巴雷特食管黏膜应进行消融治疗，常采用射频消融，直至完全根治。由病理医生确诊的 LGD，建议进行消融治疗或每年定期监测。肠上皮化生根治后，建议第 1 年每 3 个月进行 1 次内镜随访，随后进行长期随访。

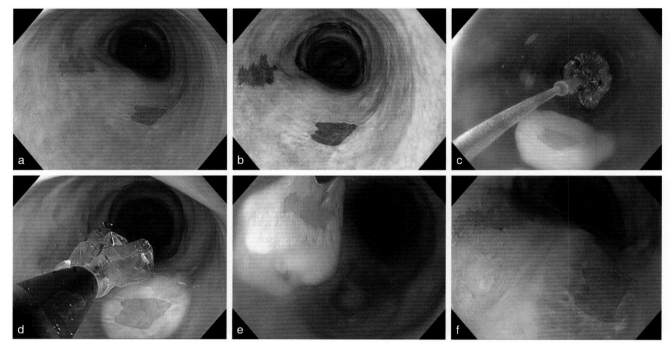

图 23.10　局部冷冻消融。a. 经环周射频消融治疗后，在 6 点（4mm×9mm）和 9 点（5mm×6mm）可见两处残余岛状巴雷特食管组织。b. 用窄带成像显示的岛状巴雷特食管组织。c. 岛状巴雷特食管组织冷冻消融。d，e. 岛状巴雷特食管组织消融后立即产生低温效应。f. 数分钟后的效果。经许可引自 www.best academia.eu。版权所有 ©2016 BEST-Academia

（戴菲　张军　译，王进海　审）

参考文献

[1] Shaheen NJ, Falk GW, Iyer PG, et al. ACG clinical guideline: diagnosis and management of Barrett's esophagus. Am J Gastroenterol, 2016, 111(1):30–50, quiz 51.

[2] Fitzgerald RC, di Pietro M, Ragunath K, et al. British Society of Gastroenterology. British Society of Gastroenterology guidelines on the diagnosis and management of Barrett's oesophagus. Gut, 2014, 63(1):7–42.

[3] Tham T. Guidelines on the diagnosis and management of Barrett's oesophagus—an update. British Society of gastroenterology. [2016-02-01]. http://www.bsg.org.uk/clinical-guidelines/oesophageal/guidelines-on-the-diagnosis-and-management-of-barrett-s-oesophagus.html.

[4] Evans JA, Early DS, Fukami N, et al. ASGE Standards of Practice Committee. The role of endoscopy in Barrett's esophagus and other premalignant conditions of the esophagus. Gastrointest Endosc, 2012, 76(6):1087–1094.

[5] Bennett C, Vakil N, Bergman J, et al. Consensus statements for management of Barrett's dysplasia and early-stage esophageal adenocarcinoma, based on a Delphi process. Gastroenterology, 2012, 143(2):336–346.

[6] Bennett C, Moayyedi P, Corley DA, et al. BOB CAT Consortium. BOB CAT: a largescale review and Delphi consensus for management of Barrett's esophagus with no dysplasia, indefinite for, or low-grade dysplasia. Am J Gastroenterol, 2015, 110(5): 662–682, quiz 683.

[7] Richtlijn Barrett-oesofagus (Dutch Barrett oesophagus guideline). Nederlandse Vereniging van Maag-Darm-Leverartsen. www.oncoline.nl. In press.

[8] Weusten B, Bisschops R, Coron E, et al. Endoscopic management of Barrett's esophagus: European Society of Gastrointestinal Endoscopy (ESGE) Position Statement. Endoscopy, 2017, 49(2):191–198.

[9] Schlemper RJ, Riddell RH, Kato Y, et al. The Vienna classification of gastrointestinal epithelial neoplasia. Gut, 2000, 47(2):251–255.

[10] Sharma P, Dent J, Armstrong D, et al. The development and validation of an endoscopic grading system for Barrett's esophagus: the Prague C & M criteria. Gastroenterology, 2006, 131(5):1392–1399.

[11] Spechler SJ, Sharma P, Souza RF, et al. American Gastroenterological Association. American Gastroenterological Association technical review on the management of Barrett's esophagus. Gastroenterology, 2011, 140(3):e18–e52, quiz e13.

[12] Amano Y, Ishimura N, Furuta K, et al. Which landmark results in a more consistent diagnosis of Barrett's esophagus, the gastric folds or the palisade vessels? Gastrointest Endosc, 2006, 64(2):206–211.

[13] Azuma N, Endo T, Arimura Y, et al. Prevalence of Barrett's esophagus and expression of mucin antigens detected by a panel of monoclonal antibodies in Barrett's esophagus and esophageal adenocarcinoma in Japan. J Gastroenterol, 2000, 35(8):583–592.

[14] Jung KW, Talley NJ, Romero Y, et al. Epidemiology and natural history of intestinal metaplasia of the gastroesophageal junction and Barrett's esophagus: a population-based study. Am J Gastroenterol, 2011, 106(8):1447–1455, quiz 1456.

[15] Sharma P, Weston AP, Morales T. et al. Relative risk of dysplasia for patients with intestinal metaplasia in the distal oesophagus and in the gastric cardia. Gut, 2000,46(1):9–13.

[16] Pohl H, Pech O, Arash H, et al. Length of Barrett's oesophagus and cancer risk:implications from a large sample of patients with early oesophageal adenocarcinoma. Gut, 2016, 65(2):196–201.

[17] The Paris endoscopic classification of superficial neoplastic lesions: esophagus, stomach, and colon: November 30 to December 1, 2002. Gastrointest Endosc,2003, 58(s)(uppl)(6):S3–S43.

[18] Endoscopic Classification Review Group. Update on the paris classification of superficial neoplastic lesions in the digestive tract. Endoscopy, 2005, 37(6):570–578.

[19] Pech O, Gossner L, Manner H, et al. Prospective evaluation of the macroscopic types and location of early Barrett's neoplasia in 380 lesions. Endoscopy, 2007, 39(7):588–593.

[20] Boerwinkel DF, Swager A, Curvers WL, et al. The clinical consequences of advanced imaging techniques in Barrett's esophagus. Gastroenterology, 2014,146(3):622–629.e4

[21] Canto MI, Setrakian S, Willis J, et al. Methylene blue-directed biopsies improve detection of intestinal metaplasia and dysplasia in Barrett's esophagus. Gastrointest Endosc, 2000, 51(5):560–568.

[22] Ngamruengphong S, Sharma VK, Das A. Diagnostic yield of methylene blue chromoendoscopy for detecting specialized intestinal metaplasia and dysplasia in Barrett's esophagus: a meta-analysis. Gastrointest Endosc, 2009, 69(6):1021–1028.

[23] Kara MA, Peters FP, Rosmolen WD, et al. High-resolution endoscopy plus chromoendoscopy or narrow-band imaging in Barrett's esophagus: a prospective randomized crossover study. Endoscopy, 2005, 37(10):929–936.

[24] Longcroft-Wheaton G, Duku M, Mead R, et al. Acetic acid spray is an effective tool for the endoscopic detection of neoplasia in patients with Barrett's esophagus. Clin Gastroenterol Hepatol, 2010, 8(10):843–847.

[25] Bhandari P, Kandaswamy P, Cowlishaw D, er al. Acetic acid-enhanced chromoendoscopy is more cost-effective than protocol-guided biopsies in a high-risk Barrett's population. Dis Esophagus, 2012, 25(5):386–392.

[26] Pohl J, Pech O, May A. et al. Incidence of macroscopically occult neoplasias in Barrett's esophagus: are random biopsies dispensable in the era of advanced endoscopic imaging? Am J Gastroenterol, 2010, 105(11):2350–2356.

[27] Curvers W, Baak L, Kiesslich R, et al. Chromoendoscopy and narrow-band imaging compared with high-resolution magnification endoscopy in Barrett's esophagus. Gastroenterology, 2008, 134(3):670–679.

[28] Rey JW, Deris N, Marquardt JU, et al. High-definition endoscopy with iScan and Lugol's solution for the detection of inflammation in patients with nonerosive reflux disease: histologic evaluation in comparison with a control group. Dis Esophagus.

[29] Camus M, Coriat R, Leblanc S, et al. Helpfulness of the combination of acetic acid and FICE in the detection of Barrett's epithelium and Barrett's associated neoplasias. World J Gastroenterol, 2012, 18(16):1921–1925.

[30] Georgakoudi I, Jacobson BC, Van Dam J, et al. Fluorescence, reflectance, and light-scattering spectroscopy for evaluating dysplasia in patients with Barrett's esophagus. Gastroenterology, 2001, 120(7):1620–1629.

[31] Panjehpour M, Overholt BF, Vo-Dinh T. et al. Endoscopic fluorescence detection of high-grade dysplasia in Barrett's esophagus. Gastroenterology, 1996, 111(1):93–101.

[32] Kara MA, Smits ME, Rosmolen WD, et al. A randomized crossover study comparing light-induced fluorescence endoscopy with standard videoendoscopy for the detection of early neoplasia in Barrett's esophagus. Gastrointest Endosc, 2005, 61(6):671–678.

[33] Kara MA, Peters FP, Ten Kate FJ. et al. Endoscopic video autofluorescence imaging may improve the detection of early neoplasia in patients with Barrett's esophagus.Gastrointest Endosc, 2005, 61(6):679–685.

[34] Curvers WL, Singh R, Song L-MW-K, et al. Endoscopic tri-modal imaging for detection of early neoplasia in Barrett's oesophagus: a multi-centre feasibility study using high-resolution endoscopy, autofluorescence imaging and narrow band imaging incorporated in one endoscopy system. Gut, 2008, 57(2):167–172.

[35] Curvers WL, Alvarez Herrero L, Wallace MB, et al. Endoscopic tri-modal imaging is more effective than standard endoscopy in identifying early-stage neoplasia in Barrett's esophagus. Gastroenterology, 2010, 139(4):1106–1114.

[36] Curvers WL, van Vilsteren FG, Baak LC, et al. Endoscopic trimodal imaging versus standard video endoscopy for detection of early Barrett's neoplasia: a multicenter, randomized, crossover study in general practice. Gastrointest Endosc, 2011,73(2):195–203.

[37] Boerwinkel DF, Holz JA, Aalders MCG, et al. Third-generation autofluorescence endoscopy for the detection of early neoplasia in Barrett's esophagus: a pilot study. Dis Esophagus, 2014, 27(3):276–284.

[38] Boerwinkel DF, Shariff MK, di Pietro M, et al. Fluorescence imaging for the detection of early neoplasia in Barrett's esophagus: old looks or new vision? Eur J Gastroenterol Hepatol, 2014, 26(7):691–698.

[39] Kiesslich R, Gossner L, Goetz M, et al. In vivo histology of Barrett's esophagus and associated neoplasia by confocal laser endomicroscopy. Clin Gastroenterol Hepatol. 2006; 4(8):979–987.

[40] Sharma P, Meining AR, Coron E, et al. Real-time increased detection of neoplastic tissue in Barrett's esophagus with probe-based confocal laser endomicroscopy: final results of an international multicenter, prospective, randomized, controlled trial. Gastrointest Endosc, 2011, 74(3):465–472.

[41] Gupta A, Attar BM, Koduru P. et al. Utility of confocal laser endomicroscopy in identifying high-grade dysplasia and adenocarcinoma in Barrett's esophagus: a systematic review

and meta-analysis. Eur J Gastroenterol Hepatol, 2014, 26(4): 369–377.

[42] Dunbar KB, Okolo P, III, Montgomery E, et al. Confocal laser endomicroscopy in Barrett's esophagus and endoscopically inapparent Barrett's neoplasia: a prospective, randomized, double-blind, controlled, crossover trial. Gastrointest Endosc, 2009, 70(4):645–654.

[43] Canto MI, Anandasabapathy S, Brugge W, et al; Confocal Endomicroscopy for Barrett's Esophagus or Confocal Endomicroscopy for Barrett's Esophagus (CEBE) Trial Group. In vivo endomicroscopy improves detection of Barrett's esophagus-related neoplasia: a multicenter international randomized controlled trial (with video). Gastrointest Endosc, 2014, 79(2):211–221.

[44] Wallace MB, Crook JE, Saunders M, et al. Multicenter, randomized, controlled trial of confocal laser endomicroscopy assessment of residual metaplasia after mucosal ablation or resection of GI neoplasia in Barrett's esophagus. Gastrointest Endosc, 2012, 76(3):539–547.e1.

[45] Varghese S, Newton R, Ross-Innes CS, et al. Analysis of dysplasia in patients with Barrett's esophagus based on expression pattern of 90 genes. Gastroenterology, 2015, 149(6):1511–1518.e5.

[46] Swager A, Boerwinkel DF, de Bruin DM, et al. Volumetric laser endomicroscopy in Barrett's esophagus: a feasibility study on histological correlation. Dis Esophagus, 2016, 29(6):505–512.

[47] Leggett CL, Gorospe EC, Chan DK, et al. Comparative diagnostic performance of volumetric laser endomicroscopy and confocal laser endomicroscopy in the detection of dysplasia associated with Barrett's esophagus. Gastrointest Endosc, 2016, 83(5):880–888.e2.

[48] Corley DA, Levin TR, Habel LA, et al. Surveillance and survival in Barrett's adenocarcinomas:a population-based study. Gastroenterology, 2002, 122(3):633–640.

[49] van Sandick JW, van Lanschot JJ, Kuiken BW, et al. Impact of endoscopic biopsy surveillance of Barrett's oesophagus on pathological stage and clinical outcome of Barrett's carcinoma. Gut, 1998, 43(2):216–222.

[50] Inadomi JM, Sampliner R, Lagergren J, et al. Screening and surveillance for Barrett esophagus in high-risk groups: a cost-utility analysis. [comment] Ann Intern Med, 2003, 138(3):176–186.

[51] Corley DA, Mehtani K, Quesenberry C, et al. Impact of endoscopic surveillance on mortality from Barrett's esophagus-associated esophageal adenocarcinomas. Gastroenterology. 2013, 145(2):312–9.e1.

[52] Bhat SK, McManus DT, Coleman HG, et al. Oesophageal adenocarcinoma and prior diagnosis of Barrett's oesophagus: a population-based study. Gut. 2015, 64(1):20–25.

[53] Yousef F, Cardwell C, Cantwell MM, et al. The incidence of esophageal cancer and high-grade dysplasia in Barrett's esophagus: a systematic review and meta-analysis. Am J Epidemiol, 2008, 168(3):237–249.

[54] Bhat S, Coleman HG, Yousef F, et al. Risk of malignant progression in Barrett's esophagus patients: results from a large population-based study. J Natl Cancer Inst, 2011,

103(13):1049–1057.

[55] Bureo Gonzalez A, Bergman JJGHM, Pouw RE. Endoscopic risk factors for neoplastic progression in patients with Barrett's oesophagus. United European Gastroenterol J, 2016, 4(5):657–662.

[56] Thomas T, Gilbert D, Kaye PV, et al. High-resolution endoscopy and endoscopic ultrasound for evaluation of early neoplasia in Barrett's esophagus. Surg Endosc. 2010, 24(5):1110–1116.

[57] Pouw RE, Heldoorn N, Alvarez Herrero L, et al. Do we still need EUS in the workup of patients with early esophageal neoplasia? A retrospective analysis of 131 cases. Gastrointest Endosc, 2011, 73(4):662–668.

[58] Peters FP, Kara MA, Rosmolen WD, et al. Endoscopic treatment of high-grade dysplasia and early stage cancer in Barrett's esophagus. Gastrointest Endosc, 2005, 61(4):506–514.

[59] May A, Gossner L, Pech O, et al. Local endoscopic therapy for intraepithelial highgrade neoplasia and early adenocarcinoma in Barrett's oesophagus: acute-phase and intermediate results of a new treatment approach. Eur J Gastroenterol Hepatol, 2002, 14(10):1085–1091.

[60] Pech O, May A, Manner H, et al. Long-term efficacy and safety of endoscopic resection for patients with mucosal adenocarcinoma of the esophagus. Gastroenterology, 2014, 146(3):652–660.e1.

[61] Phoa KN, Pouw RE, van Vilsteren FG, et al. Remission of Barrett's esophagus with early neoplasia 5 years after radiofrequency ablation with endoscopic resection: a Netherlands cohort study. Gastroenterology, 2013, 145(1):96–104.

[62] Chennat J, Konda VJ, Ross AS, et al. Complete Barrett's eradication endoscopic mucosal resection: an effective treatment modality for high-grade dysplasia and intramucosal carcinoma—an American single-center experience. Am J Gastroenterol, 2009, 104(11):2684–2692.

[63] Pouw RE, Seewald S, Gondrie JJ, et al. Stepwise radical endoscopic resection for eradication of Barrett's oesophagus with early neoplasia in a cohort of 169 patients. Gut, 2010, 59(9):1169–1177.

[64] van Vilsteren FG, Pouw RE, Seewald S, et al. Stepwise radical endoscopic resection versus radiofrequency ablation for Barrett's oesophagus with highgrade dysplasia or early cancer: a multicentre randomised trial. Gut, 2011, 60(6):765–773.

[65] Curvers WL, ten Kate FJ, Krishnadath KK, et al. Low-grade dysplasia in Barrett's esophagus: overdiagnosed and underestimated. Am J Gastroenterol, 2010, 105(7):1523–1530.

[66] Duits LC, Phoa KN, Curvers WL, et al. Barrett's oesophagus patients with lowgrade dysplasia can be accurately risk-stratified after histological review by an expert pathology panel. Gut, 2015, 64(5):700–706.

[67] Phoa KN, van Vilsteren FG, Weusten BL, et al. Radiofrequency ablation vs endoscopic surveillance for patients with Barrett esophagus and low-grade dysplasia: a randomized clinical trial. JAMA, 2014, 311(12):1209–1217.

[68] Shaheen NJ, Overholt BF, Sampliner RE, et al. Durability of

radiofrequency ablation in Barrett's esophagus with dysplasia. Gastroenterology, 2011, 141(2):460–468.

[69] Alvarez Herrero L, Pouw RE, van Vilsteren FG, et al. Safety and efficacy of multiband mucosectomy in 1060 resections in Barrett's esophagus. Endoscopy, 2011, 43(3):177–183.

[70] Pouw RE, van Vilsteren FG, Peters FP, et al. Randomized trial on endoscopic resection-cap versus multiband mucosectomy for piecemeal endoscopic resection of early Barrett's neoplasia. Gastrointest Endosc, 2011, 74(1):35–43.

[71] Takahashi H, Arimura Y, Masao H, et al. Endoscopic submucosal dissection is superior to conventional endoscopic resection as a curative treatment for early squamous cell carcinoma of the esophagus (with video). Gastrointest Endosc, 2010, 72(2):255–264, 264.e1–264.e2.

[72] Chevaux JB, Piessevaux H, Jouret-Mourin A, et al. Clinical outcome in patients treated with endoscopic submucosal dissection for superficial Barrett's neoplasia. Endoscopy, 2015, 47(2):103–112.

[73] Neuhaus H, Terheggen G, Rutz EM, et al. Endoscopic submucosal dissection plus radiofrequency ablation of neoplastic Barrett's esophagus. Endoscopy, 2012, 44(12): 1105–1113.

[74] Pimentel-Nunes P, Dinis-Ribeiro M, Ponchon T, et al. Endoscopic submucosal dissection: European Society of Gastrointestinal Endoscopy (ESGE) Guideline. Endoscopy, 2015, 47(9):829–854.

[75] Overholt BF, Wang KK, Burdick JS, et al. International Photodynamic Group for High-Grade Dysplasia in Barrett's Esophagus. Five-year efficacy and safety of photodynamic therapy with Photofrin in Barrett's high-grade dysplasia. Gastrointest Endosc, 2007,66(3):460–468.

[76] Gray NA, Odze RD, Spechler SJ. Buried metaplasia after endoscopic ablation of Barrett's esophagus: a systematic review. Am J Gastroenterol, 2011, 106(11):1899–1908, quiz 1909.

[77] Manner H, Rabenstein T, Pech O, et al. Ablation of residual Barrett's epithelium after endoscopic resection: a randomized long-term follow-up study of argon plasma coagulation vs. surveillance (APE study). Endoscopy, 2014, 46(1):6–12.

[78] Manner H, May A, Kouti I, et al. Efficacy and safety of hybrid-APC for the ablation of Barrett's esophagus. Surg Endosc, 2016, 30(4):1364–1370.

[79] Shaheen NJ, Sharma P, Overholt BF, et al. Radiofrequency ablation in Barrett's esophagus with dysplasia. N Engl J Med, 2009, 360(22):2277–2288.

[80] Phoa KN, Pouw RE, Bisschops R, et al. Multimodality endoscopic eradication for neoplastic Barrett oesophagus: results of an European multicentre study (EURO-II). Gut, 2016, 65(4):555–562.

[81] Bulsiewicz WJ, Kim HP, Dellon ES, et al. Safety and efficacy of endoscopic mucosal therapy with radiofrequency ablation for patients with neoplastic Barrett's esophagus. Clin Gastroenterol Hepatol, 2013, 11(6):636–642.

[82] Chadwick G, Groene O, Markar SR, et al. Systematic review comparing radiofrequency ablation and complete endoscopic resection in treating dysplastic Barrett's esophagus: a critical assessment of histologic outcomes and adverse events. Gastrointest Endosc, 2014, 79(5):718–731.e3.

[83] Alvarez Herrero L, van Vilsteren FG, Pouw RE, et al. Endoscopic radiofrequency ablation combined with endoscopic resection for early neoplasia in Barrett's esophagus longer than 10 cm. Gastrointest Endosc, 2011, 73(4):682–690.

[84] Pouw RE, Visser M, Odze RD, et al. Pseudo-buried Barrett's post radiofrequency ablation for Barrett's esophagus, with or without prior endoscopic resection. Endoscopy, 2014, 46(2):105–109.

[85] Ross-Innes CS, Becq J, Warren A, et al. Oesophageal Cancer Clinical and Molecular Stratification (OCCAMS) Study Group. Oesophageal Cancer Clinical and Molecular Stratification OCCAMS Study Group. Whole-genome sequencing provides new insights into the clonal architecture of Barrett's esophagus and esophageal adenocarcinoma. Nat Genet, 2015,47(9):1038–1046.

[86] Bollschweiler E, Baldus SE, Schröder W, et al. High rate of lymph-node metastasis in submucosal esophageal squamous-cell carcinomas and adenocarcinomas. Endoscopy, 2006, 38(2):149–156.

[87] Manner H, Pech O, Heldmann Y, et al. Efficacy, safety, and long-term results of endoscopic treatment for early stage adenocarcinoma of the esophagus with lowrisk sm1 invasion. Clin Gastroenterol Hepatol, 2013, 11(6):630–635, quiz e45.

[88] Alvarez Herrero L, Pouw RE, van Vilsteren FG, et al. Risk of lymph node metastasis associated with deeper invasion by early adenocarcinoma of the esophagus and cardia: study based on endoscopic resection specimens. Endoscopy, 2010, 42(12):1030–1036.

[89] Schölvinck DW, Künzli HT, Kestens C, et al. Treatment of Barrett's esophagus with a novel focal cryoablation device: a safety and feasibility study. Endoscopy, 2015, 47(12):1106–1112.

第24章 食管鳞状细胞瘤

Hassan A. Siddiki, David E. Fleischer

24.1 概 述

24.1.1 流行病学与危险因素

食管鳞状细胞癌及其癌前病变被称为鳞状细胞瘤（SCN）。食管鳞状细胞癌是该食管的两种主要恶性肿瘤之一，另一种是食管腺癌。食管癌占全球所有非皮肤相关癌症的 3.7%。每年全世界被诊断为食管癌的新发病例大约有 450 000 例。食管癌在人类最常见的癌症中居第 8 位，在男性最常见的癌症中居第 6 位。超过 80% 的病例发生在欠发达地区，其中 90% 是食管鳞状细胞癌[1]。食管腺癌的主要癌前病变为巴雷特食管，在第 23 章有所介绍。同时第 23 章也对食管腺癌进行了介绍。晚期食管鳞状细胞癌和食管腺癌将在第 27 章进行介绍。本章重点介绍早期鳞状细胞癌和食管鳞状细胞癌的癌前病变。

鳞状细胞癌与多种流行病学因素有关。在美国，两个主要流行病学相关因素为吸烟和饮酒，其中吸烟的人口归因风险（PAR）为 56%，95%CI（36%，75%），饮酒的 PAR 为 72.4%，95%CI（53%，86%）[2]。相比之下，在经济欠发达的东亚和中亚及非洲东部和南部国家（即"食管癌带"），食管鳞状细胞癌的患病率（每 10 万人）是世界上最高的，这些地区酒精和烟草的暴露与食管鳞状细胞癌发病几乎或根本无关（图 24.1）[3-5]。对高风险地

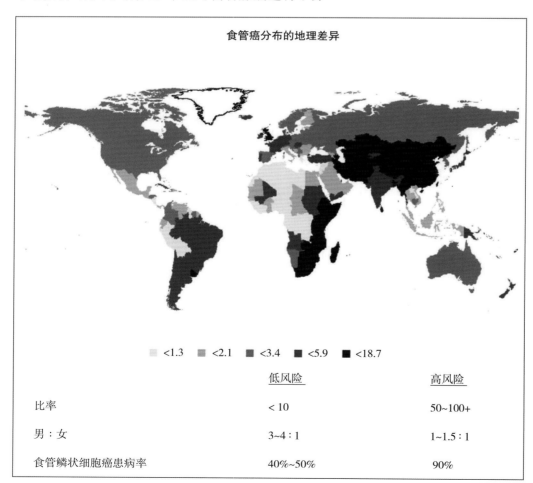

食管癌分布的地理差异

	<1.3	<2.1	<3.4	<5.9	<18.7

	低风险	高风险
比率	< 10	50~100+
男：女	3~4：1	1~1.5：1
食管鳞状细胞癌患病率	40%~50%	90%

图 24.1 食管癌分布的地理差异。此世界地图显示了食管癌高发区和低发区。食管癌带沿非洲东部和南部海岸穿过中国和中亚地区

区的研究表明，暴露于致癌物质（如多环芳烃）、较差的口腔卫生环境、鸦片、营养不良及热损伤是食管癌发生的主要危险因素，而烟草暴露只扮演次要角色。中国部分地区的居民使用蜂窝煤进行烹饪和取暖。蜂窝煤燃烧释放的烟雾中含有大量多环芳烃，可被人体吸入，是造成中国食管鳞状细胞癌发生的一项重要危险因素[6]。印度的一份研究报告中描述了不良口腔卫生习惯是克什米尔地区食管鳞状细胞癌的危险因素[7]。饮热茶在伊朗北部十分常见，人们已经发现这种生活习惯是食管癌发生的高风险因素[8]。肯尼亚博美特的Tenwek 医院在其一项研究中阐述了食管鳞状细胞癌的危险因素。该研究认为该地区人群有饮用一种与灰烬类物质混合的 mursik 发酵饮料的传统，

是食管鳞状细胞癌的危险因素。关于人乳头状瘤病毒（HPV）的作用存在一些争议，HPV 和 SCN 之间的关系还没有进行进一步的研究[9]。尽管在病因学方面存在这些差异，但发生率高的鳞状细胞癌和发生率低的鳞状细胞癌癌前病变均有异型增生，因此筛查和治疗方法对于两者是相同的。图 24.2 为其中一位作者（DF）和他的同事与中国患者（图 24.2a）和肯尼亚（图 24.2b）患者的照片。

24.1.2　鳞状细胞癌的癌前病变

鳞状细胞癌与癌前病变存在一些关联，但不是所有都与癌前病变有关。癌前病变在组织学上分为：①低度异型增生；②中度异型增生；③高度异型增生（图 24.3）。鳞状上皮异型增生的过程包括核异形（核大、多形性和浓染），细

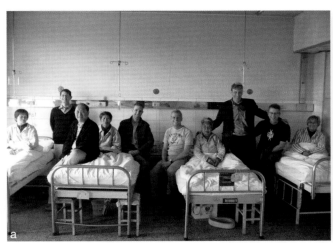
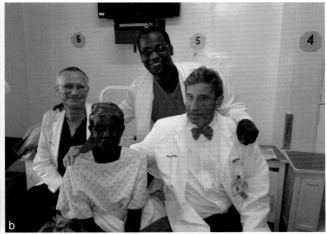

图 24.2　高风险人群的临床研究。a. 作者（DF）与其同事和患者在中国 Feiching。b. 作者与同事、患者在肯尼亚

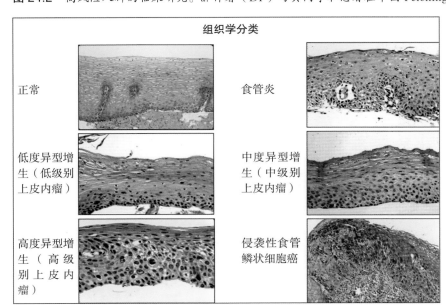

图 24.3　多鳞状细胞癌癌前病变侵袭性鳞状细胞癌的组织学分类

胞极性丧失，组织成熟障碍，未突破上皮基底层。

与正常组织相比，低度异型增生累及上皮的下 1/3，中度异型增生累及上皮的下 2/3，而高度异型增生累及上皮全层。累及上皮全层被称为原位癌。由于其相似的组织学表现和进展为侵袭性鳞状细胞癌的风险，一些人认为原位癌是高度异型增生的同义词。在高危人群中，鳞状细胞癌和异型增生的危险因素在某些情况下是相似的：性别（否）、饮酒（否）、癌症家族病史（是）、牙齿脱落（是）、水源（是）和 HPV 感染（是 / 否）。不同之处在于，吸烟似乎是鳞状细胞癌的危险因素，而不是异型增生的危险因素，血清胃蛋白酶原水平似乎不是鳞状细胞癌的危险因素，而是异型增生的危险因素[10]。

食管鳞状细胞组织学最可靠的风险评估为林县（现林州市）异型增生营养干预试验（NIT）[11]。在 3.5 年的时间里，低度异型增生、中度异型增生和高度异型增生使鳞状细胞癌发生的风险分别增加了 2.2 倍、15.8 倍和 72.6 倍。一项长达 13.5 年的随访研究发现，8% 最初组织学正常的受试者后续出现了食管鳞状细胞癌，而低度异型增生、中度异型增生及高度异型增生受试者的食管鳞状细胞癌发生率分别为 24%、50% 及 74%[12]。

24.2　诊断方法

由于大多数食管鳞状上皮异型增生及早期食管癌患者无症状，除非在无相关症状的患者中偶然发现病变，否则一般通过筛查进行诊断。在美国，目前没有指南建议对 SCN 进行筛查。在 SCN 高发病率地区（中国、伊朗、日本、东非共同体），对 SCN 的筛查越来越普遍（表 24.1）。

24.2.1　非内镜技术

食管癌早期诊断常用的非内镜检查技术是食管气囊细胞学检查，用于高危人群的筛查。为了对食管进行随机取样，中国研制了一种用网覆盖的充气气囊[13-14]，后来日本开发了一种胶囊海绵（图 24.4）[15-16]。

表 24.1　评估鳞状细胞癌及癌前病变的诊断技术

非内镜技术	内镜技术
气囊细胞学	白光放大镜高分辨率内镜
海绵细胞学	鲁氏碘液色素内镜
分子肿瘤标志物	光学色素内镜
自身抗体	共聚焦激光显微内镜
	高分辨率显微内镜
	超声内镜
	容积激光显微内镜

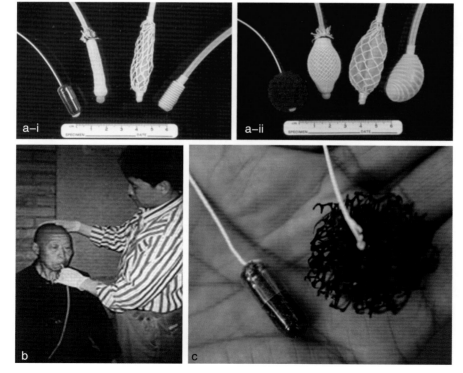

图 24.4　气囊和胶囊海绵用于非内镜下诊断。a–i. 从左往右：细胞海绵、2 种网状气囊。a–ii. 1 个橡皮筋充气装置。b.1 名中国医护人员将气囊放入患者的食管进行检查。c. 明胶胶囊释放前后的细胞海绵

◆ 气囊细胞学检查

该技术采用"钓鱼式"方法来获取食管鳞状细胞。患者吞下用尼龙或丝绸网覆盖的泄气的气囊，当气囊进入胃内，可以膨胀，也可以被拉近。气囊的顺应性是由另一端经管道连接的注射器控制的。在取出气囊时，装置将被拉回。在此之前，将气囊部分放气，然后牵拉通过口腔，将收集在网格中的细胞进行细胞学染色。该方法的灵敏度低于 50%[17]，但其易用性和可负担性是吸引人的。该技术在中国得到了广泛应用，并被世界卫生组织作为一种诊断方法所采纳。最近一项长达 15 年的随访研究表明气囊细胞学检查仍然是检测早期食管癌的可靠方法，研究者已经积累了一个有价值的细胞库[18]。

◆ 海绵细胞学检查

在这项技术中，聚氨酯网在明胶胶囊内被压缩并附着在绳上。包裹的海绵被患者吞咽，当海绵进入胃内，胃内容物溶解明胶覆盖物，缺乏覆盖物的网格就开始膨胀（图 24.4c）。当海绵被拉向食管时，黏膜细胞被刮掉，这些脱落的细胞被收集、处理并染色，以观察细胞是否异常。目前还没有大型研究评估这种检测异型增生的技术。在一项使用初期版本海绵的小型研究中，这项技术的灵敏度和特异度分别为 24% 和 92%[19]。由于只对一小部分细胞进行了随机抽样和有限的形态学评估，早期海绵细胞学检测的准确性不足以被推荐作为一种社区筛查工具。近年来，应用海绵细胞治疗与巴雷特食管相关的异型增生的研究更加令人鼓舞，这些研究表明长节段巴雷特食管患者海绵细胞学检查的总体灵敏度从 79% 提高到 87.2%，诊断特异度为 92.4%[20]。在英国进行的一项大型研究中，海绵细胞与三叶肽因子 3（TFF3，巴雷特食管的生物学标志物）的免疫组化染色相结合，总体灵敏度为 79.9%。与内镜检查相比，这种技术的特异度为 92.4%。类似的研究还没有在 SCN 中进行。在目前的情况下，海绵细胞学检查不能代替内镜筛查。在世界上鳞状细胞癌发病率较高的一些地区，人们正在研究这一问题。如果这种技术被证明具有敏感性和特异性，它将改变鳞状细胞癌及其癌前病变筛查方案。气囊和海绵技术在评估患有鳞状细胞癌的患者与巴雷特食

管患者方面是否不同仍有待讨论。巴雷特食管上皮较鳞状上皮厚，有更丰富的血管，而且有黏膜层，所有这些特征似乎使得巴雷特食管组织比鳞状上皮组织更能抵抗消融。而鳞状上皮（消融后比巴雷特食管组织更容易脱落）可能更难以消融，因为它可能从黏膜下腺体的导管上皮层再生，并且肿瘤的形成可以延伸到导管，这可能会导致复发。

24.2.2 内镜技术
◆ 白光放大高分辨率内镜

内镜检查可以检测到不规则的黏膜、白斑、局部发红、糜烂或斑块等晚期病变，但是如果不使用色素内镜，可能会遗漏许多早期癌症及其癌前病变。第 18 章已经详细地讨论过这一问题。根据浅表肿瘤病变的巴黎分型，内镜下消化道壁穿透深度未达到黏膜下层，即固有肌层未被浸润，出现异常的病变称为"浅表"病变[21]。所有这类浅表病变属于 0 型，范围可以从完全平坦型（0-Ⅱb）到隆起型（0-Ⅱa），再到凹陷型（0-Ⅱc）（图 24.5）。

◆ 鲁氏碘液色素内镜检查

1932 年，Schiller 首次使用碘染色检测宫颈异常。其基本原理是，碘可将正常鳞状细胞染成棕绿色，但缺乏糖原的病理组织不会被染色。例如，异型增生或恶性细胞，因为没有糖原，所以不会被染色（图 24.6）。鲁氏碘液（Lugol iodine）中含有碘和碘化钾。溶液的强度可有不同，但通常是在 1L 水中混合 12g 碘和 24g 碘化钾。该配方的溶液中碘含量为 1.2%，总碘含量为 3%。鲁氏碘液染色可提高鳞状上皮新发病变、异型增生和肿瘤检测的灵敏度（从 62% 提高至 96%），并且不降低特异度[22]。

与气囊细胞学检查相比，色素内镜的灵敏度和特异度更高，分别为 96% 和 63%[23]。在专家中心，进行组织学检查后其特异度可达到 100%。在中国高危人群中进行的一项研究表明，经鲁氏碘液染色后，可检测到 23% 高度异型增生的患者，55% 低度异型增生的患者，这是常规内镜可能漏诊的地方，这表明色素内镜在检测早期异型增生中起着重要的作用[22]。

可根据医生个人习惯从远端到近端或从近端到远端，使用喷雾导管（Olympus America,

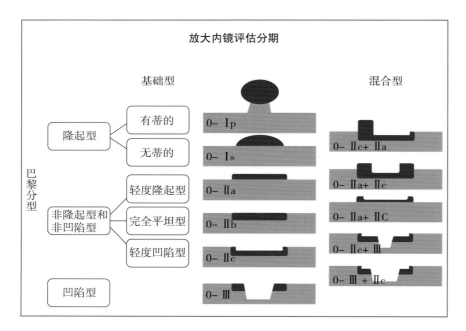

图 24.5　巴黎分型。食管病变的评估

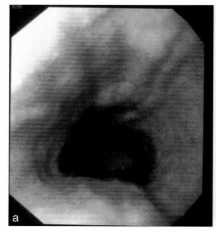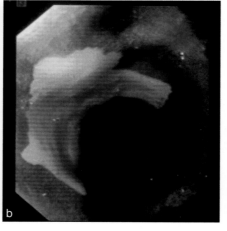

图 24.6　早期鳞状细胞癌内镜下表现。a. 白光内镜检查。b. 鲁氏碘液染色后

Millville，New Jersey）通过活检通道喷射 20mL 染料喷雾。另外，也可以使用经内镜逆行胆胰管成像导管。任何病变的边缘染色后界限会更清晰，因此，在可能的情况下可以进行治疗性切除。碘染色异型增生的特异度会受到黏膜炎症的影响，如食管炎可能是未染色的。在检查黏膜时，必须特别注意不要忽视食管的上 1/3。应用鲁氏碘液染色仅能持续几分钟，因此需要及时进行活检。应对进行异常区域的活检和正常区域进行系统采样，并且必须小心地将其分别保存在瓶中。

◆ 光学色素内镜

光学色素内镜无须使用染料，同时可提高黏膜形态的可视化程度，窄带成像（NBI，Olympus，Tokyo，Japan）是已经被证实的最好的

方法。光学色素内镜可分为两类：预处理和后处理。如第 18 章所述，预处理技术主要使用蓝光调节激发光波长组成来优化黏膜和血管成像。由于蓝光波长较短，所以仅在组织中渗透，并且散射较少。此外，蓝光被血红蛋白高度吸收而使得血管的可视化程度达到最佳。NBI 和蓝色激光成像（Fujifilm，Tokyo，Japan）都使用了这种技术。后处理技术使用正常的白光激发并通过适当的算法重新处理反射图像，例如，智能分光比色技术（Fujifilm，Satamia，Japan）和 i-Scan（Pentax，Tokyo，Japan）。所有这些技术都可以与放大内镜结合使用。这两种方法的结合可以让内镜医生观察到毛细血管袢（IPCL）形态，这些毛细血管由上皮下的平滑分支血管垂直发出。在黏膜癌中，

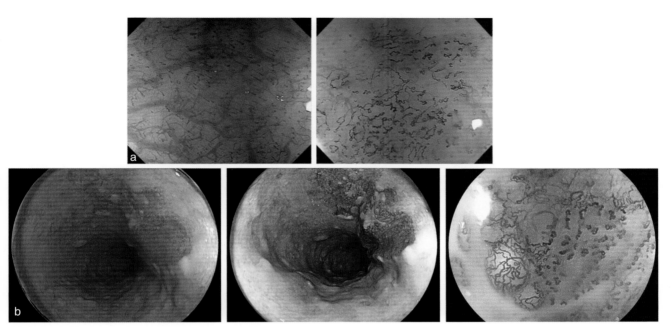

图 24.7　正常血管模式、早期鳞状细胞癌的血管模式和内镜下的毛细血管袢。a.Olympus 窄带成像。b.Fujifilm 蓝光成像。图 b 由 Tomoyuki Kuike 博士友情提供

这些血管袢扩张使得血管网与正常黏膜相比透明度下降（图 24.7）。鳞状细胞癌包括四种 IPCL 的形态变化：扩张、迂曲、直径变化和形状变化。这些特征可用于评估病变的异型性和浸润深度[24]。Inoue 描述了一个更流行的分类方法[25]。

　　一项随机对照试验显示 NBI 提高了鳞状细胞癌的检出率[26]。在此研究中，NBI 诊断浅表性肿瘤的灵敏度为 97.2%，诊断浅表性食管癌的准确率为 88.9%。然而，目前还没有大型前瞻性研究表明，NBI 内镜优于鲁氏碘液色素内镜检查。另一项最近进行的研究显示，IPCL 的形态改变与鳞状细胞癌浸润深度具有一定的相关性。

◆ 共聚焦激光显微内镜

　　这是一种可以检测出亚细胞水平肿瘤的高分辨率成像技术，引入了一种新的 SCN 内镜监测方法（第 18 章）。运用共聚焦激光显微内镜（CLE）将黏膜放大 1 000 倍进行观察分析，激光扫描深度高达 250μm。在内镜检查过程中，可以评估血管、结缔组织及细胞结构的变化。当共聚焦成像与色素内镜结合使用时，可以显著提高准确率（接近 95% 以上），这主要是因为提高了只使用色素内镜检查低特异度[28]。这种技术的缺点是价格昂贵（>150 000 美元），主要用于三级护理中心。另外，此技术还存在一定的限制，即不可能同时对异常

组织成像并进行活检。CLE 不是一个像色素内镜一样的宽视野内镜平台，它最适合评估局灶性病变。

◆ 高分辨率显微内镜

　　高分辨率显微内镜（HRME）具有提供与 CLE 分辨率相似的表面上皮成像的能力，但其复杂性和成本显著降低。HRME 系统通过连贯的纤维束与组织接触来获取荧光图像。通过带通滤波的蓝色发光二极管来提供照明。该系统由便携式电脑控制，以每秒 15 帧的帧率获取并显示视频。该系统还未上市，价格可能低于 5 000 美元。用 HRME 图像定量分析来预测鳞状细胞癌是可行的，可通过平均细胞核面积来鉴别肿瘤性和非肿瘤性食管的鳞状上皮。来自高分辨率图像的定量信息可用于根据组织病理学结果识别 HGD 或浸润性鳞状细胞癌。该研究在一组试验中的灵敏度为 87%，特异度为 97%；在另一组试验中，灵敏度为 84%，特异度为 95%。这项技术发表的研究采用了事后图像分析，因此限制了结果的通用性[29]。

◆ 超声内镜检查

　　即使是高频超声也未达到鳞状细胞癌分期所要求的准确性，主要是因为其分辨率差和耦合器显示程度有限。超声内镜（EUS）对黏膜肌层和黏膜下层的显示不够理想。在 33% 的鳞状细胞癌病例中，很难用高频超声波在九层结构中划清界

限，包括界面结构在内[30]。

◆ **容积激光显微内镜**

容积激光显微内镜（VLE）是一种利用光学相干断层成像（OCT）技术的光学内镜成像方法，可提供表面和次表面宽视野横截面成像，轴向分辨率为 7μm，深度为 3mm，在用于精确测量的同时，也可检测出黏膜和黏膜下异型增生病灶和肿瘤病变。OCT 是唯一一种不需要对比剂（如 CLE 所需）就能在近微观水平上实时显示生物组织横断面图像的技术，如 CLE。学界在研究了 OCT 分期与内镜下黏膜剥离术（ESD）标本组织学分期的相关性后，基于早期食管癌的分期确立了 OCT 的标准[31]。图 24.8 显示了 1 例浅表性食管癌的 VLE 成像。预期可达到实时组织标记，这将明显提高 VLE 组织活检的准确性。

24.3 食管鳞状细胞癌的治疗

早期鳞状细胞癌及其癌前病变的治疗方法与治疗巴雷特食管及巴雷特食管癌变的方法相似，可分为 2 种治疗方案：切除与消融（表 24.2）。

SCN 患者与内镜医生对于内镜治疗的知情决定权取决于疾病分期（图 24.9）。早期内镜治疗可用于治愈无症状的早期肿瘤患者。如果淋巴结转移风险较高，可选择手术切除，同时可采用或不采用化疗和放射治疗（简称放化疗）治疗。淋巴结转移的风险与肿瘤的浸润深度有关。对于 T1m1（上皮内瘤变）和 T1m2 病变（仅限于黏膜固有层），淋巴结转移的风险 <5%。侵犯黏膜肌层（T1m3）或黏膜下层（T1sm1）的病变，淋巴结远处转移风险较高[32]。对于这些 T1m3/T1sm1 边缘危险病变，选择内镜治疗还是手术治疗，应根据患者情况和肿瘤的组织学分级进行多学科讨论。与高分化的病变相比，低分化的病变具有较高的淋巴结转移风险。高分化到中分化的 T1m3 型肿瘤有 6%~18% 累及淋巴结[33-34]。就 T1sm1 病灶而言，虽然低风险的 sm1 腺癌完全可以在内镜下进行治疗，但是类似深度的 SCN 病变浸润性更强，且有较高的早期转移倾向（高达 53%）。在一项包含 7 645 例涉及黏膜下层的食管癌病例的综合研究中，淋巴结转移率为 37%。sm1 食管癌淋巴结、淋巴管和血管侵犯率分别为 27%、46% 和 22%。sm1 和 sm2 的淋巴结转移率显著高于腺癌，sm3 的淋巴结转移发生率与腺癌相比，也存在显著性的差异（$P<0.05$），这两种组织学亚型的淋巴结转移率均大于 50%[35]。

当决定进行内镜治疗时，就要考虑使用切除治疗还是消融治疗。如果是结节性病灶（至少对于其隆起性病变处），则需要切除。如果是完全

表 24.2　鳞状细胞癌的内镜治疗

检查方式	热技术
内镜下黏膜切除术	射频消融
·帽辅助	冷冻治疗
·套扎术	光动力疗法
内镜下黏膜剥离术	氩等离子体凝固
	双极电凝

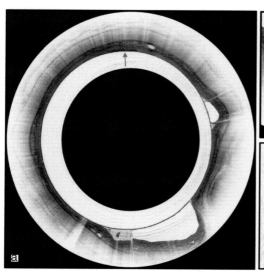
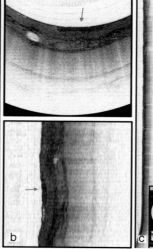

图 24.8　容积激光显微内镜检查显示早期鳞状细胞癌。a. 轴向视图，病变在 12 点，如箭头所示。b. 特写水平视图，病变在 6 点，如箭头所示。c. 纵向视图。图片由 Arvind Trindade 博士友情提供

原发病灶（T）	
T_X	原发肿瘤不能确定
T_0	无原发肿瘤证据
Tis	高度异型增生（腺癌无法确定原位癌）
T_1	肿瘤侵及黏膜固有层、黏膜肌层或黏膜下层
T_{1a}	肿瘤侵及黏膜固有层或黏膜肌层
T_{1b}	肿瘤侵及黏膜下层
T_2	肿瘤侵及食管肌层
T_3	肿瘤侵及食管纤维膜
T_4	肿瘤侵及食管周围结构
T_{4a}	肿瘤侵及胸膜、心包或膈肌，可手术切除
T_{4b}	肿瘤侵及其他邻近器官，如主动脉、椎体、气管等，不能手术切除

区域淋巴结转移（N）	
N_X	区域淋巴结转移无法确定
N_0	无区域淋巴结转移
N_1	1~2 枚区域淋巴结转移
N_2	3~6 枚区域淋巴结转移
N_3	≥ 7 枚区域淋巴结转移

远处转移（M）	
M_0	无远处转移
M_1	有远处转移

0	Tis（高度异型增生）	N_0	M_0
I A	T_1	N_0	M_0
I B	T_1	N_0	M_0
	$T_{2\sim3}$	N_0	M_0
II A	$T_{2\sim3}$	N_0	M_0
	$T_{2\sim3}$	N_0	M_0
II B	$T_{2\sim3}$	N_0	M_0
	$T_{1\sim2}$	N_1	M_0
III A	$T_{1\sim2}$	N_2	M_0
	T_3	N_1	M_0
	T_{4a}	N_0	M_0
III B	T_3	N_2	M_0
III C	T_{4a}	$N_{1\sim2}$	M_0
	T_{4b}	Any	M_0
	Any	N_3	M_0
IV	Any	Any	M_1

图 24.9 食管癌的原发肿瘤、区域淋巴结和远处转移情况（TNM 分期）

平坦的病变，可以选择热疗法。对于较大的扁平病灶，热疗（通常为射频消融术）更方便有效。但它的缺点是不能进行活检。西方国家的医生接诊过许多巴雷特食管患者，因此对射频消融更为熟悉。而东方国家的医生则更容易接受手术切除治疗。

24.3.1　内镜下切除

内镜下切除的目的可以是黏膜切除，也可以是黏膜剥离。美国消化内镜学会技术委员会最近对这两种方法进行了回顾[36-37]。25 年前报道了第 1 例食管内镜下黏膜切除术（EMR），在之后的 25 年中，这项技术从简单的提切技术（剥离活检）发展到更为复杂的特殊设计的切除管切除技术[38]。在过去的 10 年里，医生通常采用标准的辅助帽或套扎器进行黏膜切除术。如果管腔周长 <50%，且总尺寸不超过 2cm，则通常采用套扎或透明帽辅助结扎的 EMR。切除周围病变后容易发生狭窄。直径 1~2cm 的病灶可以整体切除，而较大的病变则需要化整为零，也可选择切除和热疗法。

◆ **帽辅助的内镜下黏膜切除术**

帽辅助 EMR（EMRC）在套扎术中已有描述，但它们之间仍有一些不同之处。在 EMRC 中，黏膜下注射剂使得黏膜与黏膜下层分离。用帽辅助法可以取得稍大的标本。许多医生觉得帽辅助技术稍显烦琐。EMR 在第 23 章中有更详细的描述，操作步骤通常从鲁氏碘液区分病变区域开始。一般情况下鲁氏碘液会褪色，所以未染色病变的边缘要用电烙术来进行标记，随后进行黏膜下注射，这样既安全又容易切除。然后将辅助帽放置在病变部位并且产生吸力。随后病变组织内陷到帽中，再用预置好的圈套将该处病变切除。

一项探讨黏膜或黏膜下浸润的食管鳞状细胞癌的 EMR 后生存率和转移率的研究，纳入了 402 例患者，平均随访时间为 50 个月[34]，其中侵犯黏膜层的病例 5 年生存率为 91%，转移率为 0.4%，侵犯黏膜下层的病例 5 年生存率为 71%，转移率为 8.7%。另一项研究同时评估了早期 SCN 患者进行 EMR 的长期预后，并将其与早期腺癌进行比较[39]。该研究纳入了 204 例鳞状细胞癌患者和 26 例腺癌患者。鳞状细胞癌患者和腺癌患者的平均随访时间分别为 36.5 个月和 26 个月。鳞状细胞癌复发率明显高于腺癌（鳞状细胞癌组中 4 例局部复发 +22 例异时性复发，腺癌组中 1 例异时性复发）。中位复发时间为 35 个月（范围：12~85 个月）。鳞状细胞癌患者 5 年无病生存率明显低于腺癌，而 5 年累计复发率明显高于腺癌。结论：鳞状细胞癌患者 EMR 术后复发率高于腺癌患者。这篇文章表明，与腺癌相比，EMR 后 SCN 患者需要进行更为严谨的内镜术后随访。

◆ 内镜下黏膜切除套扎术

1996 年，有学者发表了一项关于鳞状细胞癌及其癌前病变套扎切除的报告[40]。此术式在资源和内镜专业知识欠缺的医疗机构应用较多。一旦套扎，就不需要提拉和圈套，这是医生使用的典型的息肉切除方法。但是目前已被多环套扎黏膜切除术（MBM）所替代。

这一技术在第 23 章中有更详细的描述。一般情况下，病变区域被鲁氏碘液染色或在光学色素内镜下显示，不使用黏膜下注射剂，而用电灼烧标记。病变和周围正常黏膜的边缘部分被吸入帽中，然后释放出一个单圈予以套扎，接着切除被吸入帽内创建的"息肉"（图 24.10）。

最近的一项随机临床试验招募了 84 例接受 MBM 治疗的患者，并将他们与 42 例患有早期 SCN 并且接受 EMRC 的患者进行了比较。所有患者均行内镜下全切加 MBM 手术。研究表明，在第 3 个月和第 12 个月的随访中，没有一例患者在切除部位出现高级别上皮内瘤变（HGIN）或鳞状细胞癌。内镜切除与 MBM 显著减少了手术时间和一次性配件的成本。MBM 组和 EMRC 组食管狭窄发生率为 19%~22%，这些狭窄都不需要干预。

◆ 内镜下黏膜剥离术

内镜下黏膜剥离术（ESD）技术在 20 世纪 80 年代由日本开发，现在是早期鳞状细胞癌和癌前病变最重要的治疗方法之一。与 EMR 不同的是，ESD 没有病变最大尺寸限制，可以完整剥离肿瘤，局部复发率也低于 EMR。ESD 对内镜医生的操作要求较高，要求能够完成一系列复杂的内镜操作。

根据日本食管协会的指南，ESD 应用于 SCN 的适应证包括黏膜上皮及黏膜固有层在内的黏膜内癌，且病变不超过食管周长的 2/3[32]。相对适应证包括不超过黏膜下 200μm 的黏膜肌层。有多种不同类型的黏膜剥离刀可以使用，具体细节已在第 23 章中进行描述。大致过程是先用鲁氏碘液染色，然后用电刀标记出治疗范围。在切开黏膜之前，通常需要在黏膜下注射甘油果糖溶液或玻璃酸使之浮起。注射溶液后切开黏膜，进入黏膜下层，使黏膜保持牵拉状态。切除时，要保持手术刀的方向朝向管腔，这样可以尽可能地预防消化道穿孔，手术刀也可以用来向黏膜下喷洒止血药防止出血。黏膜被环形切开后，中央部位的更深层纤维可以用透明帽进行机械牵拉切割。黏膜下直径超过 1mm 的血管可以用止血钳进行止血。有的医生在钛夹尾部系上丝线，将钛夹夹在病变已被切开的部位，通过丝线在体外对病变部位进行牵拉，从而为进一步切除提供充足的空间。图 24.11 演示了这种技术。

一项包含了 8 项对照研究的荟萃分析指出，ESD 和 EMR 在治疗表浅 SCN 中，ESD 完整切除率更高[42]。这项分析表明，ESD 组较 EMR 组的复发率更低 [0.3% vs 11.5%，优势比（OR）= 0.08，$P < 0.001$]。然而亚组分析表明，当病变直径 <20mm 时，两组复发率没有显著差异（$P = 0.25$）。

考虑到 ESD 较 EMR 的穿孔风险高（0.6% vs 0.2%），且病变范围 >3/4 周长时狭窄率较高

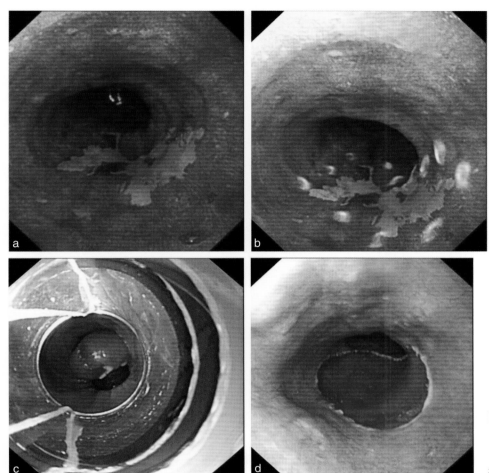

图 24.10　鳞状细胞瘤（SCN）内镜下黏膜切除套扎术。a. 用鲁氏碘液染色。b. 近视图。c. 套扎视角。d. 内镜下黏膜切除术后

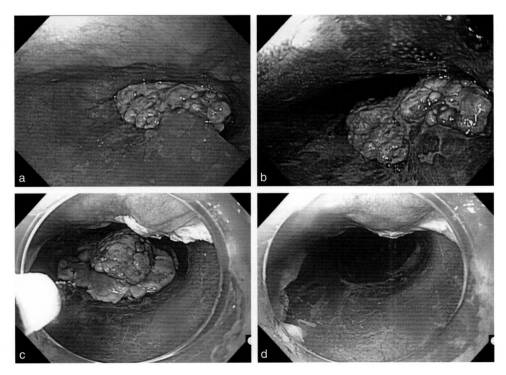

图 24.11　内镜下黏膜剥离术。a. 白光。b. 鲁氏碘液染色。c. 针刀开始剥离。d. 内镜下黏膜剥离术术后。图片由 Norio Fukami 友情提供

（12%~17%），因此 ESD 需要进行专业培训。综上，和 ESD 相比，EMR 更适用于直径 <15mm 的病灶[43]。

一项关于 ESD 的研究数据指出，和腺癌相比，SNC 的相对侵袭性更高。侵袭至黏膜肌层的 T_{1a} 期 SCN 有 6%~9% 淋巴结转移的潜在风险，高于相同侵袭深度下的食管腺癌的淋巴结转移风险[44-46]。另一项包括了 2 920 例食管癌的单中心研究数据显示，T_{1a} 期手术切除术后 5 年生存率是 78%，与腺癌（91%）和鳞状细胞癌（62%）有明显差距[47]。

24.4 热治疗

热治疗技术已经在表 24.2 中列出。在治疗中，经常采用射频消融和冷冻治疗。在鳞状细胞癌癌前病变和腺癌癌前病变巴雷特食管的治疗中，射频消融更常用。

24.4.1 射频消融

对早期鳞状细胞癌及其癌前病变而言，内镜通常显示直径 >3cm 的病灶，且会有"马赛克"现象。若病变无结节、无黏膜下侵袭，则适合射频消融，且效果好。当病变直径超过 3cm，或超过食管环周 3/4 时，内镜下切除造成食管愈合后狭窄的风险较大[48]。射频消融和 ESD 相比，在技术要求上更为宽松；和 EMR 相比，适用的病变范围更大。

在一项包括 96 例患者的前瞻性大型队列研究中，包含上皮内瘤变或 T1m2 浸润在内的 ≥ 3cm（0-Ⅱb）的病变，射频消融治疗后 12 个月内，约 84% 的患者在平均 1.9 个月时得到了完全缓解[49]。多变量分析证明了肿瘤基线等级，特别是鳞状细胞癌 T1m2（OR=0.05）和病灶长度（OR=0.79），是 12 个月完全缓解的负性独立预测因子。2 例表现为肿瘤进展，其中 1 例第 6 个月时由上皮内癌发展至 T1m2 期。有 21% 的患者会发生狭窄的不良反应。依据病情选用不同剂量的射频消融会适当降低狭窄的发生率。在不同的射频消融技术组的治疗后对比中我们发现，和其他组相比，应用 $12J/cm^2$ 且不进行冲洗的组的狭窄率更低，12 个月完全缓解率相差不大。最近的研究表明，在早期巨大扁平（>3cm）SCN 的短期治疗中，射频消融和 ESD 的有效性几乎相同[50]。然而，ESD 与较高的不良反应率相关，特别是在病变扩展超过食管周长 75% 时。在 65 例患者中，18 例

接受射频消融治疗，47 例接受 ESD 治疗。ESD 完全切除率和射频消融 12 个月后完全缓解率分别为 89.3% 和 77.8%，然而，射频消融不像 ESD 和 EMR，最大的缺点是不会得到病理组织，无法做出准确的组织病理学诊断。在此研究中值得注意的是，29%（14/47）的 ESD 后标本与 ESD 前活检相比，组织学分期提前，其中 4 例发生了淋巴血管浸润，并且需要放化疗或手术，这再次说明完整切除病变的重要性。在一项有关研究消融治疗后病变组织生物学特征丢失率的研究中，一共纳入 65 例巨大扁平型病变的病例。作者还记录了病变样本中肿瘤细胞通过导管侵袭的模式。这是为了进一步理解肿瘤性疾病延黏膜表面扩展到腺体开口处，同时食管黏膜下腺体的导管为肿瘤细胞提供了一个安全区域，可使肿瘤细胞逃避射频消融。最初认为采用射频消融治疗的病例中有 35%（6/17）存在黏膜下浸润，因此我们确认，基于扁平型病变的组织学预测是不准确的，而且还可能将患者置于淋巴结转移的风险中[51]。这个结论与早前的发现不同。新技术的应用不易，还需要更多的研究澄清争议。

西方国家的内科医生应用射频消融治疗巴雷特食管是相当熟练的。因为巴雷特食管通常是环周型的，所以在很长一段时间内使用的是环周型设备（Halo 360, Covidien/Medtronic），这也适合环周型病变的 SCN。一种新型的 360° 治疗设备（Express catheter）采用单腔气囊进行治疗，对病变大小和食管直径无特殊要求。非环周型病变有许多设备可以用来治疗。

用鲁氏碘液对食管进行染色，没有着色的区域为病变区域，用电刀烙出范围，随后采用 12J 对病变范围进行射频消融热治疗（图 24.12）。关于是否有必要在第二轮射频消融前对治疗区域的坏死组织进行刮除存在争议。不同于黏膜切除或剥离技术，射频消融没有可用的组织样本，因此后续治疗是必要的。经典做法是在最初治疗后 2~3 个月进行内镜复查，再次评估病情。在许多病例中，有必要进行第二轮治疗，后续仍然需要在完全消融掉病变组织后复查胃镜。鳞状上皮病变在射频消融后复查的确切时间不确定。很多建议来自巴雷特食管治疗经验。

24.4.2　冷冻治疗

冷冻治疗是一种内镜学治疗方法，通过非接触性地向目标黏膜喷洒冷冻剂喷雾。液氮和二氧化碳都有应用，因此人们对二者的利弊有一些争议。快速冷冻通过影响脂质和蛋白质，从而破坏细胞代谢。持续冷冻通过在细胞外产生冰晶，升高细胞外渗透压，从而使细胞脱水。进一步冷冻产生细胞内冰晶，破坏细胞器和细胞膜。这会导致血管水肿，血小板凝集，形成微栓塞。进而引起肿瘤缺血，图 24.13 展示的是导管输送冷冻剂和治疗后冰晶形成。

冷冻疗法已成为食管癌的姑息疗法，但目前缺乏该疗法用于治疗早期食管癌的大型研究报告。

24.4.3　其他消融技术

光动力疗法、多极电凝术（MPEC）和氩等离子体凝固（APC）已经被用于消化道大范围病变的消融治疗中。一般认为，光动力疗法只影响到病理学改变的病变，但由于治疗程序比射频消融复杂，而且狭窄率更高，因此一般不采用。对于较小病变，MPEC 和 APC 更为实用，但剂量不如射频消融精准，并且治疗较大的病变需要长的时间。

24.5　未来技术的发展和研究方向

食管癌（无论是鳞状细胞癌还是腺癌）的危害在于当症状出现时一般都已到晚期。因此，提高存活率的关键就在于早期诊断。在发病率较高的地域，已经建立起早期发现早期治疗体系。此体系包括 5 个部分：①发现癌前病变；②一种初步筛查方法；③内镜定位方法；④分期；⑤应用最新的侵入性治疗（表 24.3）。

与巴雷特食管是腺癌癌前病变相同，鳞状上皮增生也是癌前病变。巴雷特食管可以在内镜下观察到，但鳞状上皮增生在普通白光内镜下难以观察到。癌前病变的发现会因检查成本和筛查能力受到限制。因此，发展非内镜筛查很有必要。气囊细胞学已经应用了半个世纪，但是受到了特异度和灵敏度限制。海绵细胞学也许可以改善非内镜筛查的效果，但仍未得到肯定。而最初的非内镜筛查是基于细胞学诊断，现在更倾向于生物标志物。

生物标志物应用于食管癌早期诊断尚未实现。

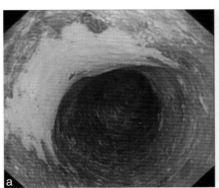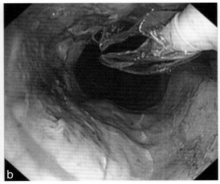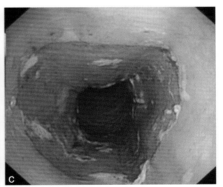

图 24.12　射频消融前后的早期鳞状细胞癌。a. 鲁氏碘液染色。b. 360°环周气囊射频消融后即刻照片。c. 治疗后

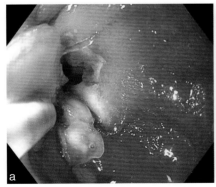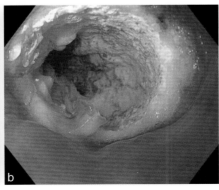

图 24.13　高级别上皮内瘤的冷冻治疗。a. 向病变位置喷洒冷冻剂。b. 冰晶形成后

表 24.3　早期发现和治疗鳞状细胞癌及其癌前病变的步骤

步骤	技术及研究现状
识别癌前病变	鳞状上皮异型增生
初步监测方法	非内镜方法的必要性
	·海绵细胞学
	·分子标记物
内镜下定位	鲁氏碘液染色
	色素内镜
分期	高分辨率内镜
	色素内镜
	高分辨率显微内镜
	容积激光显微内镜
	成像技术
最新侵入性治疗	热消融治疗
	内镜下黏膜切除术
	内镜下黏膜剥离术
	内镜下全层切除术

肿瘤特异性基因（如 $p16$）的过甲基化和腺瘤性息肉病肠杆菌的过甲基化已经在 SCN 中发现。研究者已经在大约 82% 的鳞状细胞癌肿瘤组织中发现过甲基化的 $p16$；然而对癌前病变或早期肿瘤而言，在血清或粪便中发现脱落突变 DNA 不太可能[52-53]。如果发现了一种分子信号，那么它一定是在鳞状上皮中大面积表达，并且和病变面积有正相关关系，这将会使分子标志物识别癌症变得可行。

检测血清中鳞状细胞癌的自身抗体是有可能的。血液自身抗体检测对诊断鳞状细胞癌，尤其是早期鳞状细胞癌将会有很大的帮助[54]。我们希望能够通过检测自身抗体区分早期鳞状细胞癌和正常对照组。

我们尝试通过另一种非内镜评估方法，即利用光学频域成像术（OFDI）通过带线胶囊内镜快速捕捉食管内图像（图 24.14）。带线胶囊内镜会将食管重建为三维图像，在显微镜发现病变之前提供更多的细节以帮助诊断异常的生长模式[55]。在非内镜监视下识别患者后再用内镜进行进一步检查。

要想进行病变部位定位，目前最流行的是花费少、技术要求不高的鲁氏碘液染色，希望内镜下色素染色能提供更多的信息。此外，还需要进行分期，以便决定哪种疗法最好。目前，随着技术的进步，局部切除和局部烧蚀的深度也在不断改善。内镜入路"第三空间"（如经口内镜下肌切开术）的出现可能会增加组织切除或破坏面积。最终将采用内镜下全层切除术。

这些研究都假设食管癌或其癌前病变已经发生。更令人鼓舞的是我们已经找到一种化疗预防法。学术界已经发表了 10 余篇给予不同干预的分析研究报告，大多数研究都在中国患病风险高的地区进行。除了两项试验外，所有的试验都评估了营养干预，包括各种微量营养素。在一些研究中发现维生素 A、核黄素、锌、多种维生素、硒代甲硫氨酸和一些水果联合使用对恶性肿瘤癌前病变有积极作用。如果研制出一种这样的化学预防剂，将会改变目前的治疗模式。

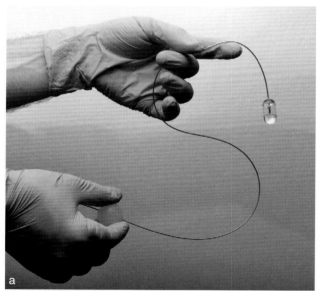

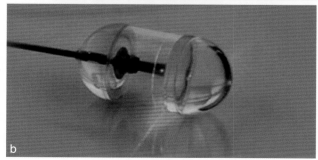

图 24.14　带线胶囊内镜评估食管癌早期改变

24.6　结　论

在发展中国家，烟草和酒精是食管癌的主要危险因素。在欠发达国家，已证明有若干危险因素。不同的致病危险因素可能与多环芳烃的产生有关。异型增生是一种可以发展成癌症的癌前病变。像肠上皮化生增加腺癌风险那样，探明哪些异型增生是鳞状细胞癌的危险因素将会对疾病发展预测有所帮助。在高风险人群中，在疾病尚可治愈时进行筛查并给予干预措施是可行的。对于鳞状上皮病变，鲁氏碘液染色有助于发现癌前病变，确定病变范围。分期是决定治疗措施的第一步。如果病变局限在黏膜层，并且较平坦，可以选择热治疗和切除。射频消融在巴雷特食管中的治疗效果是肯定的，现在射频消融已经应用于异型增生和早期食管癌中。与热治疗相比，EMR 和 ESD 表现出长期优势，而且为医生提供了组织病理学诊断的机会。现在已经在尝试使用化学方法进行预防。如果没有非内镜方法筛查 SCN，SCN 的发现和治疗将变得更加困难。探索新的非内镜筛查方法将会在世界范围内带来巨大变化。

（戴菲　张军　译，王进海　审）

参考文献

[1] Ferlay J, Soerjomataram I, Dikshit R, et al. Cancer incidence and mortality worldwide: sources, methods and major patterns in GLOBOCAN 2012. Int J Cancer,2015, 136(5): E359–E386.

[2] Prabhu A, Obi KO, Rubenstein JH. The synergistic effects of alcohol and tobacco consumption on the risk of esophageal squamous cell carcinoma: a meta-analysis. Am J Gastroenterol, 2014, 109(6):822–827.

[3] Cook-Mozaffari PJ, Azordegan F, Day NE. et al. Oesophageal cancer studies in the Caspian Littoral of Iran: results of a case-control study. Br J Cancer,1979, 39(3):293–309.

[4] Islami F, Kamangar F, Aghcheli K, et al. Epidemiologic features of upper gastrointestinal tract cancers in Northeastern Iran. Br J Cancer,2004, 90(7):1402–1406.

[5] Tran GD, Sun XD, Abnet CC, et al. Prospective study of risk factors for esophageal and gastric cancers in the Linxian general population trial cohort in China. Int J Cancer, 2005, 113(3):456–463.

[6] Deziel NC, Wei WQ, Abnet CC, et al. A multi-day environmental study of polycyclic aromatic hydrocarbon exposure in a high-risk region for esophageal cancer in China. J Expo Sci Environ Epidemiol, 2013, 23(1):52–59.

[7] Dar NA, Islami F, Bhat GA, et al. Poor oral hygiene and risk of esophageal squamous cell carcinoma in Kashmir. Br J Cancer, 2013, 109(5):1367–1372.

[8] Islami F, Pourshams A, Nasrollahzadeh D, et al. Tea drinking habits and oesophageal cancer in a high risk area in northern Iran: population based case-control study. BMJ, 2009, 338: b929.

[9] Togawa K, Jaskiewicz K, Takahashi H, et al. Human papillomavirus DNA sequences in esophagus squamous cell carcinoma. Gastroenterology, 1994, 107(1):128–136.

[10] Kamangar F, Diaw L, Wei WQ, et al. Serum pepsinogens and risk of esophageal squamous dysplasia. Int J Cancer, 2009, 124(2):456–460.

[11] Wang JB, Abnet CC, Fan JH. et al. The randomized Linxian Dysplasia Nutrition Intervention Trial after 26 years of follow-up: no effect of multivitamin supplementation on mortality. JAMA Intern Med, 2013,173(13):1259–1261.

[12] Wang GQ, Abnet CC, Shen Q, et al. Histological precursors of oesophageal squamous cell carcinoma: results from a 13 year prospective follow up study in a high risk population. Gut, 2005, 54(2):187–192.

[13] Shu YJ. Cytopathology of the esophagus. An overview of esophageal cytopathology in China. Acta Cytol, 1983, 27(1):7–16.

[14] Shu YJ. The Cytopathology of Esophageal Carcinoma: Precancerous Lesions and Early Cancer. New York: Masson, 1985.

[15] Jaskiewicz K, Venter FS, Marasas WF. Cytopathology of the esophagus in Transkei. J Natl Cancer Inst, 1987, 79(5):961–967.

[16] Nabeya K, Onozawa K, Ri S. Brushing cytology with capsule for esophageal cancer. Chir Gastroenterol, 1979, 13:101–107.

[17] Roth MJ, Liu SF, Dawsey SM, et al. Cytologic detection of esophageal squamous cell carcinoma and precursor lesions using balloon and sponge samplers in asymptomatic adults in Linxian, China. Cancer, 1997, 80(11):2047–2059.

[18] Wang LD, Yang HH, Fan ZM, et al. Cytological screening and 15 years' follow-up (1986–2001) for early esophageal squamous cell carcinoma and precancerous lesions in a high-risk population in Anyang County, Henan Province,Northern China. Cancer Detect Prev, 2005, 29(4):317–322.

[19] Wei WQ, Abnet CC, Lu N, et al. Risk factors for oesophageal squamous dysplasia in adult inhabitants of a high risk region of China. Gut, 2005, 54(6):759–763.

[20] Ross-Innes CS, Debiram-Beecham I, O'Donovan M, et al. BEST2 Study Group. Evaluation of a minimally invasive cell sampling device coupled with assessment of trefoil factor 3 expression for diagnosing Barrett's esophagus: a multi-center case-control study. PLoS Med, 2015, 12(1):e1001780.

[21] The Paris endoscopic classification of superficial neoplastic lesions: esophagus, stomach, and colon: November 30 to December 1, 2002. Gastrointest Endosc, 2003, 58(suppl 6):S3–S43.

[22] Dawsey SM, Fleischer DE, Wang GQ, et al. Mucosal iodine staining improves endoscopic visualization of squamous dysplasia and squamous cell carcinoma of the esophagus in Linxian, China. Cancer, 1998, 83(2):220–231.

[23] Davydov M, Delektorskaya VV, Kuvshinov YP, et al. Superficial and early cancers of the esophagus. Ann N Y Acad Sci, 2014, 1325:159–169.

[24] Inoue H, Honda T, Nagai K, et al. Ultra-high magnification endoscopic observation of carcinoma in situ of the esophagus. Dig Endosc, 1997, 9(1):16–18.

[25] Inoue H. Magnification endoscopy in the esophagus and stomach. Dig Endosc, 2001, 13:40–41.

[26] Muto M, Minashi K, Yano T, et al. Early detection of superficial squamous cell carcinoma in the head and neck region and esophagus by narrow band imaging: a multicenter randomized controlled trial. J Clin Oncol, 2010, 28(9):1566–1572.

[27] Sato H, Inoue H, Ikeda H, et al. Utility of intrapapillary capillary loops seen on magnifying narrow-band imaging in estimating invasive depth of esophageal squamous cell carcinoma. Endoscopy, 2015, 47(2):122–128.

[28] Pech O, Rabenstein T, Manner H, et al. Confocal laser endomicroscopy for in vivo diagnosis of early squamous cell carcinoma in the esophagus. Clin Gastroenterol Hepatol, 2008, 6(1):89–94.

[29] Shin D, Protano MA, Polydorides AD, et al. Quantitative analysis of high-resolution microendoscopic images for diagnosis of esophageal squamous cell carcinoma. Clin Gastroenterol Hepatol, 2015, 13(2):272–279.e2.

[30] Das A, Sivak MV Jr, Chak A, et al. High-resolution endoscopic imaging of the GI tract: a comparative study of optical coherence tomography versus high-frequency catheter probe EUS. Gastrointest Endosc, 2001, 54(2):219–224.

[31] Hatta W, Uno K, Koike T, et al. Optical coherence tomography for the staging of tumor infiltration in superficial esophageal squamous cell carcinoma. Gastrointest Endosc, 2010, 71(6):899–906.

[32] Kuwano H, Nishimura Y, Oyama T, et al. Guidelines for Diagnosis and Treatment of Carcinoma of the Esophagus April 2012 edited by the Japan Esophageal Society. Esophagus, 2015, 12:1–30.

[33] Xu YW, Peng YH, Chen B, et al. Autoantibodies as potential biomarkers for the early detection of esophageal squamous cell carcinoma. Am J Gastroenterol, 2014, 109(1):36–45.

[34] Yamashina T, Ishihara R, Nagai K, et al. Long-term outcome and metastatic risk after endoscopic resection of superficial esophageal squamous cell carcinoma. Am J Gastroenterol, 2013, 108(4):544–551.

[35] Gockel I, Sgourakis G, Lyros O, et al. Risk of lymph node metastasis in submucosal esophageal cancer: a review of surgically resected patients. Expert Rev Gastroenterol Hepatol, 2011, 5(3):371–384.

[36] Draganov PV, Gotoda T, Chavalitdhamrong D, et al. Techniques of endoscopic submucosal dissection: application for the Western endoscopist? Gastrointest Endosc, 2013, 78(5):677–688.

[37] Hwang JH, Konda V, Abu Dayyeh BK, et al. ASGE Technology Committee. Endoscopic mucosal resection. Gastrointest Endosc, 2015, 82(2):215–226.

[38] Makuuchi H. Esophageal endoscopic mucosal resection (EEMR) tube. Surg Laparosc Endosc, 1996, 6(2):160–161.

[39] Nakagawa K, Koike T, Iijima K, et al. Comparison of the long-term outcomes of endoscopic resection for superficial squamous cell carcinoma and adenocarcinoma of the esophagus in Japan. Am J Gastroenterol, 2014, 109(3):348–356.

[40] Fleischer DE, Wang GQ, Dawsey S, et al. Tissue band ligation followed by snare resection (band and snare): a new technique for tissue acquisition in the esophagus. Gastrointest Endosc, 1996, 44(1):68–72.

[41] Zhang YM, Boerwinkel DF, Qin X, et al. A randomized trial comparing multiband mucosectomy and cap-assisted endoscopic resection for endoscopic piecemeal resection of early squamous neoplasia of the esophagus. Endoscopy, 2016,48(4):330 –338.

[42] Guo HM, Zhang XQ, Chen M, et al. Endoscopic submucosal dissection vs endoscopic mucosal resection for superficial esophageal cancer. World J Gastroenterol,2014, 20(18):5540–5547.

[43] Ishihara R, Iishi H, Uedo N, et al. Comparison of EMR and endoscopic submucosal dissection for en bloc resection of early esophageal cancers in Japan. Gastrointest Endosc, 2008, 68(6):1066–1072.

[44] Akutsu Y, Uesato M, Shuto K, et al. The overall prevalence of metastasis in T1 esophageal squamous cell carcinoma: a retrospective analysis of 295 patients. Ann Surg, 2013, 257(6):1032–1038.

[45] Leers JM, DeMeester SR, Oezcelik A, et al. The prevalence of lymph node metastases in patients with T1 esophageal adenocarcinoma a retrospective review of esophagectomy specimens. Ann Surg, 2011, 253(2):271–278.

[46] Takahashi H, Arimura Y, Masao H, et al. Endoscopic submucosal dissection is superior to conventional endoscopic resection as a curative treatment for early squamous cell carcinoma of the esophagus (with video). Gastrointest Endosc, 2010,72(2):255–264, 264.e1–264.e2.

[47] Gertler R, Stein HJ, Langer R, et al. Long-term outcome of 2920 patients with cancers of the esophagus and esophagogastric junction: evaluation of the New Union Internationale Contre le Cancer/American Joint Cancer Committee staging system. Ann Surg, 2011, 253(4):689–698.

[48] Zhang YM, Bergman JJ, Weusten B, et al. Radiofrequency ablation for early esophageal squamous cell neoplasia. Endoscopy, 2010, 42(4):327–333.

[49] He S, Bergman J, Zhang Y, et al. Endoscopic radiofrequency ablation for early esophageal squamous cell neoplasia: report of safety and effectiveness from a large prospective trial. Endoscopy, 2015, 47(5):398–408.

[50] Wang WL, Chang IW, Chen CC, et al. Radiofrequency ablation versus endoscopic submucosal dissection in treating large early esophageal squamous cell neoplasia. Medicine (Baltimore), 2015, 94(49):e2240.

[51] Jansen M, Schölvinck DW, Kushima R, et al. Is it justified to ablate flat-type esophageal squamous cancer? An analysis of endoscopic submucosal dissection specimens of lesions meeting the selection criteria of radiofrequency studies. Gastrointest Endosc, 2014, 80(6):995–1002.

[52] Hibi K, Taguchi M, Nakayama H, et al. Molecular detection of p16 promoter methylation in the serum of patients with esophageal squamous cell carcinoma. Clin Cancer Res, 2001, 7(10):3135–3138.

[53] Kawakami K, Brabender J, Lord RV, et al. Hypermethylated APC DNA in plasma and prognosis of patients with esophageal adenocarcinoma. J Natl Cancer Inst, 2000,92(22):1805–1811.

[54] Xue L, Ren L, Zou S, et al. Parameters predicting lymph node metastasis in patients with superficial esophageal squamous cell carcinoma. Mod Pathol, 2012,25(10):1364–1377.

[55] Gora MJ, Sauk JS, Carruth RW, et al. Tethered capsule endomicroscopy enables less invasive imaging of gastrointestinal tract microstructure. Nat Med, 2013,19(2):238–240.

第25章 食管良性狭窄及嗜酸细胞性食管炎狭窄的形成

Peter D. Siersema

25.1 概 述

食管良性狭窄在日常内镜检查中很常见。内镜下扩张治疗是解决良性狭窄的首选治疗措施。对于难治性或扩张治疗后复发的食管狭窄可以选择替代治疗，即将狭窄局部类固醇注射联合内镜下扩张治疗、难治性吻合口狭窄的手术切除、支架植入、探条扩张术或者外科手术作为补救治疗措施。上述治疗方法的科学依据大部分是建立在病例对照研究的基础上，只有少数随机对照研究对不同治疗方法进行了比较。

本章主要讨论食管良性狭窄最常用的内镜治疗方法和特殊原因引起的食管狭窄的临床治疗，包括嗜酸细胞性食管炎和癌前病变或肿瘤早期内镜下切除术后引起的食管狭窄。

25.2 诊断方法

25.2.1 一般方法：病因、症状和诊断

多种食管疾病或损伤会引起食管良性狭窄，包括胃食管反流病（GERD）、放射性损伤、吞服腐蚀性物质。食管病变切除后吻合口处也会发生狭窄。嗜酸细胞性食管炎会引起食管局部或弥漫性狭窄，食管肿瘤内镜下切除术后或消融术后也会引起狭窄。

吞咽困难是食管良性狭窄患者最常见的症状。值得注意的是大部分食管良性狭窄的患者体重无明显变化，而恶性肿瘤导致的食管狭窄的患者体重明显减轻。部分患者有吞咽疼痛感，主要由放疗或重度反流性食管炎引起。嗜酸细胞性食管炎的首发症状为反复进食哽噎，但也可以表现为食管反流症状，有时还表现为吸入性肺炎。

钡餐造影可用于检测食管狭窄，但目前大部分食管狭窄是通过上消化道内镜检查进行诊断的。如果普通口径的内镜无法通过狭窄处，需考虑使用小口径内镜。对于完全性食管梗阻可以采用顺行和逆行扩张相结合（CARD）或内镜引导下对接技术进行治疗[1]。如果怀疑恶性病变或嗜酸细胞性食管炎应考虑进行活检。

25.3 分 类

食管良性狭窄可分为单纯性狭窄和复杂性狭窄，前者狭窄局限、长度短、管腔无迂曲，普通内镜可以通过，包括Schatzki食管环、食管蹼和大部分溃疡性狭窄[2]。总体而言，对于大部分单纯性狭窄的患者，通过1~3次内镜下扩张后，吞咽困难可长期缓解。仅25%~35%的患者需要反复多次处理，其中超过95%的患者要做5次扩张[3]。

复杂性狭窄的狭窄段长（>2cm）、管腔迂曲、狭窄不规则或管腔直径明显变窄，普通内镜无法通过。这类狭窄处理棘手、治疗难度高，扩张治疗后容易复发[2]。导致食管复杂性狭窄的病因包括吻合口狭窄、放射性食管炎和腐蚀性食管炎。对于难治性或复发性狭窄，单纯扩张治疗不能改善患者吞咽困难症状。根据Kochman标准，难治性或复发性食管狭窄因持续或反复纤维化，被定义为解剖学狭窄。难治性狭窄是经过5次扩张（间隔2周）后未能将狭窄管腔直径扩张至14mm，复发性狭窄是指狭窄管腔直径扩张至14mm后未能保持4周以上[2]。上述情况均需反复进行内镜下扩张，或者选择一种在标准技术部分介绍的方法作为替代策略。

25.4 治疗方法

25.4.1 标准治疗

◆ 探条扩张和内镜直视下球囊扩张

探条扩张和内镜直视下球囊扩张治疗旨在缓解吞咽困难、避免并发症和预防复发。在大多数情况下，球囊扩张或Savary探条扩张可达到食管扩张目的，二者需要导丝引导（图25.1）。球囊和探条扩张的安全性和有效性无显著差异。对于近端食管狭窄，特别是吻合口狭窄，可采用导丝

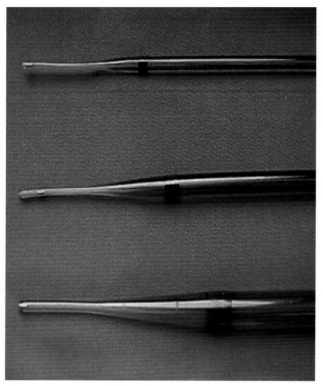

图 25.1 用于扩张食管狭窄的不同型号（Savary）的探条扩张器

引导的探条扩张，因为可以感受阻力，进而有助于决定是否使用更大直径的探条进行扩张。食管扩张最常见的并发症是穿孔、出血和菌血症。穿孔的发生率为 0.1%~0.4%，且最长见于复杂性狭窄[4]。

内镜下扩张时建议采用的球囊或探条的直径比估计的狭窄直径宽 1~2mm，使扩张后的直径达 8~12mm。若普通胃镜无法通过狭窄处，下一步则采用较小口径的内镜。如果仍无法通过，则建议在透视下插入导丝。在有些情况下，特别是狭窄已经扩张多次，可以考虑不使用透视，直接盲插导丝、球囊或探条。

通常认为，如果掌握 "3" 原则，便能够降低穿孔的发生率，即每次扩张时最大扩张直径不能超过 3mm。最近 Grooteman 等[5]对 "3" 原则提出质疑并建议良性食管狭窄需 3 步以上的扩张，但对于恶性食管狭窄的扩张需谨慎，因为如果不遵守 "3" 原则，穿孔率和不良事件的风险可能会增加。

25.4.2 标准治疗方法的改变

◆ 内镜下扩张联合激素注射

尽管一些研究报道内镜下扩张联合激素注射

能预防食管狭窄的复发，但随机对照研究有限，且大部分缺乏说服力。Camargo 等将溃疡性食管狭窄患者随机分为激素注射组和安慰剂组，两组均行内镜下扩张治疗[6]，结果发现两组扩张次数或吞咽困难的复发率无显著差异。Ramage 等将 30 例伴有反复吞咽困难且至少做过 1 次内镜下扩张的溃疡性狭窄的患者随机分为曲安奈德注射组和对照组[7]。研究结果显示扩张联合激素注射可显著减少反复扩张的次数，延长症状缓解时间。注射组再次扩张的发生率为 13%，而对照组为 60%（P=0.01）。Hirdes 等将 60 例食管造口术后颈段食管狭窄的患者随机分为扩张组和扩张联合曲安奈德注射组（分 4 个象限局部注射），其中注射组患者留置胃管且有固体食物吞咽困难[8]。结果发现激素注射联合 Savary 探条内镜下扩张并未使良性食管吻合口狭窄的患者临床获益，而且还发现激素注射组念珠菌性食管炎的发病率增加。

综上所述，激素注射联合内镜下扩张能减少溃疡引起的食管良性患者反复吞咽困难的发生风险，但对其他类型的狭窄无明显作用，可能与导致狭窄的病因有关。目前建议激素注射最多可重复 3 次，但激素注射的剂量、方法及频率尚无统一标准。

◆ 针刀切开治疗

使用针刀进行切开最初用于 Schatzki 食管环的治疗[9]，之后被应用于吻合口狭窄的切开治疗。在实际操作中，我们在内镜尖端安装一个透明帽以增加切开治疗时的内镜可操作性和安全性。对于切割，我们采用由软件控制分段切割（内镜电切）的双极混合电凝术（ERBE Electromedizin GmbH，Tübingen，Germany）。最大的有效切割功率是 120W，持续 50ms。在强制凝血模式下最大凝固功率为 45W，持续 750ms。在内镜直视下用针刀沿狭窄病变周围纵向切开。切开的长度由内镜下纤维狭窄的长度决定，根据针刀的长度，切开的深度一般不超过 4mm（图 25.2）。

Hordijk 等采用 ERCP 针刀对 24 例患者行内镜下切开治疗。经过 2 年的随访，85% 以上的患者治疗 1 次后吞咽困难得到缓解[10]。之后该团队又开展了另一项研究，将 62 例食管切除后未行扩张治疗的原发性吻合口狭窄的患者随机分为

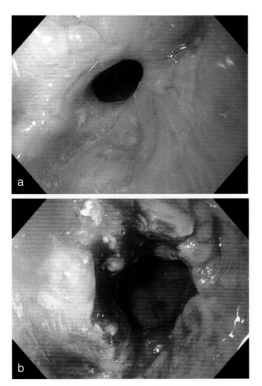

图 25.2 a. 食管切除和胃管置入后近端食管吻合口狭窄。b. 使用针刀切开治疗后狭窄部位扩大

Savary 探条扩张组和针刀切开治疗组。结果显示针刀切开治疗组和探条扩张组平均扩张次数分别为 2.9 次 [95%CI(2.7，4.1)] 和 3.3 次 [95%CI(2.3~3.61)]，两组之间无显著差异（P=0.46）；两组手术成功率分别为 80.6% 和 67.7%（P=0.26）[11]。切开治疗无术后并发症。

上述结果表明切开治疗可作为短直型食管狭窄患者的替代治疗方案。然而，切开治疗只适用于纤维性或瘢痕性食管狭窄，比如 Schatzki 食管环和吻合口狭窄。

◆ 食管支架植入

使用球囊或探条的食管狭窄扩张术通常持续数秒或数分钟。扩张持续时间越长，扩张效果持续的时间越久。在过去几年里，临时支架植入在难治性食管良性狭窄治疗中的使用逐渐增加（图 25.3）。

自膨胀式塑料支架

自膨胀式塑料支架（SEPS）已获 FDA 批准并已用于良性食管狭窄的治疗，但也是目前唯一可用的产品。Polyflex（Boston Scientific，Natick，Massachusetts）目前已被叫停。尽管

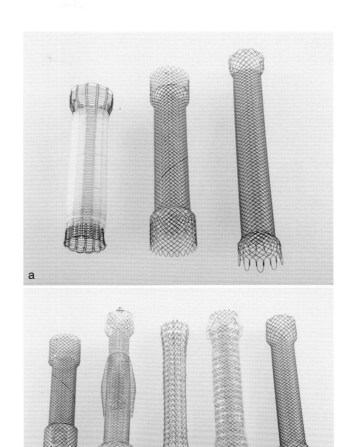

图 25.3 a. 部分覆膜的自膨胀式金属支架（pcSEMS）在食管狭窄治疗中的选择。b. 全覆膜的自膨胀式金属支架（fcSEMS）在食管狭窄治疗中的选择

Polyflex 对难治性食管狭窄有效，但这类支架移位的风险很高[12]，而且轴向和径向力大，导致支架相关的并发症风险增加，比如严重的出血[13]。

自膨胀式金属支架

尽管部分覆膜自膨胀式金属支架（pcSEMS）和全覆膜自膨胀式金属支架（fcSEMS）未经 FDA 批准，但也常用于食管狭窄的治疗（图 25.3a）。

pcSEMS 主要的缺点是增生的组织通过未覆膜的支架网的末端向内生长导致支架嵌入黏膜内[14]（图 25.4）。pcSEMS 并发症的发生率高达 50%~60%，最常见的并发症是组织向内生长，但也包括瘘管形成。如果支架位于胃食管交界部，还会引起支架移位、疼痛和胃食管反流[15]。值得注意的是，对于 fcSEMS，微小组织向内生长会减少支架移位的发生率（12% vs 36%）[16]。Hirdes

等报道可以采用"支架内支架"的方法治疗组织向内生长，即将型号相似的 fcSEMS 植入之前已嵌入食管黏膜的支架内[17]。经过 10~14d 的摩擦，增生的组织出现压迫性坏死。此后两支架很容易被取出。

为克服支架向内生长的问题，良性食管狭窄优先选择 fcSEMS（图 25.3b）。Eloubeidi 等首次报道了 fcSEMS，将 36 个支架植入 31 例食管狭窄的患者，临床成功率为 29%，47% 的患者未出现复发性吞咽困难[16]。Hirdes 等对全覆膜的 Wallflex 支架（Boston Scientific，Natick，Massachusetts）进行了评价。该研究共纳入了 15 例难治性食管良性狭窄的患者，结果显示支架移位率为 35%，且 20% 的患者出现肉芽组织增生。支架移除后平均 15d，所有的患者出现复发性吞咽困难。该结果令人感到失望，很可能与研究纳入的难治性食管狭窄的人群有关[18]。

一般情况下，35%~45% 的难治性食管良性狭窄可采用自膨胀式金属支架（SEMS）。fcSEMS 存在支架移位的问题，而 pcSEMS 容易发生组织增生，因而限制了 SEMS 在良性食管狭窄中的应用。为了防止 fcSEMS 植入后发生移位，可以使用全层缝合夹（OTSC）（Ovesco，Tuebingen，Germany）夹住支架或者使用最新引进的缝合装置防止支架

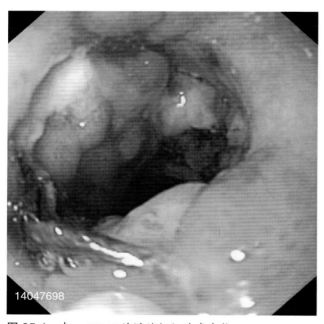

图 25.4　在 pcSEMS 的近端组织过度生长

移位。根据我们的经验，内镜下夹住支架防止移位仅短期有效。

生物降解支架

目前仅少数研究报道了生物降解支架在食管狭窄中的应用。Repici 等研究纳入了 30 例以上的难治性食管良性狭窄的患者，并植入 Ella BD 支架（Ella CS，Hradec Králové，Czech Republic）（图 25.5a、b）。平均随访 53 周后，43% 的患者吞咽困难完全缓解[19]，且无明显并发症。Van Boeckel 等研究报道 Ella BD 支架植入后平均 166d，33% 的患者吞咽困难完全缓解。在这项研究中，4 例患者（22%）出现并发症，其中 2 例出血，2 例严重的胸骨后疼痛[13]。最近，Hirdes 等报道了 28 例高难度食管狭窄的患者植入 Ella BD 支架的有效性和安全性[20]。这些患者共植入 59 个生物降解支架。首次支架植入后吞咽困难的缓解周期为 90d，而 6 个月后 25% 的患者无吞咽困难复发。对于狭窄复发的患者第 2 次植入生物降解支架后，吞咽困难缓解的平均周期为 55d；6 个月后，仅 15% 的患者无吞咽困难。第 1 次和第 2 次植入 Ella BD 支架的患者，并发症的发生率分别为 29% 和 8%。

上述研究结果说明生物降解支架仅对 30%~40% 的患者有效，与 SEMS 报道的结果一样。生物降解支架植入也会导致并发症的发生，如胸骨后疼痛、恶心。尽管如此，连续使用 1~2 个生物降解支架对部分难治性食管良性狭窄的患者可能有效，因为可以避免反复扩张或 SEMS 植入后取出支架。

难治性食管良性狭窄支架植入的理想时间

难治性食管良性狭窄支架植入的理想时间尚不明确，可能受狭窄类型、炎症的严重程度、狭窄长度和支架类型等因素的影响。

原则上支架植入的时间是直到局部炎症反应消退。如果狭窄长度超过 5cm 或是因缺血性损伤导致的狭窄，建议支架至少留置 8~16 周；对于狭窄长度短或其他原因导致的狭窄，可以适当缩短放置时间，但这些狭窄仍然可能是难治性的。支架长时间放置后，只有 fcSEMS 可以安全取出，生物降解支架植入后随访情况可能有所不同。只有当患者吞咽困难的症状复发时，才建议进行内镜

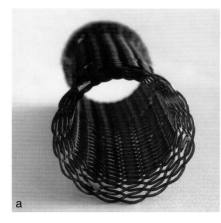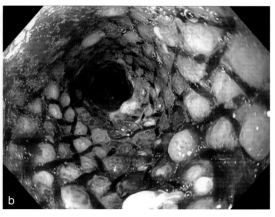

图 25.5　a. 生物降解支架 Ella BD（Ella CS，Hradec Králové，Czech Republic）在良性食管狭窄中的应用。b. 良性食管狭窄 Ella BD 支架植入后的内镜图像

复查。大多数情况下，生物降解支架植入一段时间后会溶解，之后可植入新的生物降解支架或 SEMS。

25.5　引起食管狭窄的新疾病

25.5.1　嗜酸细胞性食管炎

食管狭窄是嗜酸细胞性食管炎的晚期并发症，常见于食管症状持续时间较久的患者。嗜酸细胞性食管炎内镜扩张治疗的指征是严重的管腔狭窄、食团堵塞和对饮食或药物治疗的反应差。如果有可能，嗜酸细胞性食管炎应在内镜下扩张之前就开始治疗，且扩张后应继续治疗以防止或延缓症状复发。

如果扩张是由经验丰富的内镜医生操作，且操作的安全性和灵活性高，那么嗜酸细胞性食管炎食管狭窄治疗的危险性和穿孔发生率与其他食管疾病相当。值得注意的是，嗜酸细胞性食管炎扩张治疗后黏膜撕裂较常见（发生率 8%），但对治疗效果无明显影响[24]。

一般建议采用较小直径的探条或球囊扩张器进行扩张，如果扩张有阻力，则需放慢扩张的进度。多次扩张后使狭窄管腔扩张至 16~18mm。对于复发的吞咽困难需要反复扩张。根据我们的经验，大部分患者不需要维持扩张或者最多 1~2 年扩张 1 次即可[25]。

因为嗜酸细胞性食管炎在扩张治疗过程中及扩张后会使患者出现疼痛，所以在治疗前应告知患者此并发症的情况并给予足够的止痛药物。

25.6　食管病变内镜下切除术后

内镜下切除术包括内镜下黏膜切除术（EMR）和内镜下黏膜剥离术（ESD）。EMR 切除的病变如果超过食管周径的 75%，就很有可能导致食管狭窄而出现吞咽困难。内镜下切除术后食管狭窄的危险因素包括颈段食管、切除范围超过 75% 食管周径、切除长度超过 40mm[26]。反复扩张是治疗内镜下切除术后食管狭窄的有效方法。内镜下切除术后食管狭窄行扩张治疗的并发症较低（<1%~2%）[3]。内镜下切除术后难治性食管狭窄的患者可以使用 SEMS，但与 SEMS 的其他适应证一样，会有一些副作用。

研究已显示局部激素注射有助于减少内镜下切除术后食管狭窄的形成[27]。以半圆形的方式每间隔 1cm 注射 0.2mL 类固醇（曲安奈德），根据食管内镜下切除术范围，最多可注射 20~60mg。最开始应选择溃疡边缘进行注射。而且，可以预防性给予口服激素治疗以减少狭窄的形成[28]。根据我们的经验，ESD 术后第 3 天开始口服泼尼松龙（每天 30mg），第 4 周减量至每天 25mg，第 6 周减量至每天 15mg，第 7 周减量至每天 10mg，第 8 周停药。

25.7　未来技术的发展和研究方向

对于难治性和复发性食管良性狭窄的最佳治疗方案仍需要更多的随机对照研究来验证。未来的临床研究应包括探条或球囊扩张治疗与支架植入的比较，是使用全覆膜 SEMS 还是生物降解支架，以及支架植入是否在狭窄治疗的早期进行。

此外，生物降解支架应该与 fcSEMS 进行比较。改善氧合（吻合口狭窄）的局部应用治疗方法和（或）减轻狭窄的炎症反应可能也是食管狭窄治疗中重要的一步。

已有研究报道了聚乙醇酸结合纤维蛋白在预防 ESD 术后食管狭窄中的作用。ESD 术后聚乙醇酸结合纤维蛋白能迅速覆盖手术创面。虽然看似对预防狭窄有帮助，但在广泛应用之前仍需要大量的临床研究。

（刘欣　全晓静　译，王进海　审）

参考文献

[1] Schembre D, Dever JB, Glenn M, et al. Esophageal reconstitution by simultaneous antegrade/retrograde endoscopy: reestablishing patency of the completely obstructed esophagus. Endoscopy, 2011, 43(5):434–437.

[2] Kochman ML, McClave SA, Boyce HW. The refractory and the recurrent esophageal stricture: a definition. Gastrointest Endosc, 2005, 62(3):474–475.

[3] Pereira-Lima JC, Ramires RP, Zamin I Jr, et al. Endoscopic dilation of benign esophageal strictures: report on 1043 procedures. Am J Gastroenterol, 1999, 94(6):1497–1501.

[4] Saeed ZA, Winchester CB, Ferro PS, et al. Prospective randomized comparison of polyvinyl bougies and through-the-scope balloons for dilation of peptic strictures of the esophagus. Gastrointest Endosc, 1995, 41(3):189–195.

[5] Grooteman KV, Wong Kee Song LM, Vleggaar FP, et al. Non-adherence to the rule of three does not increase the risk of adverse events in esophageal dilation. Gastrointest Endosc, 2017, 85:332–337.

[6] Camargo MA, Lopes LR, Grangeia TdeA, et al. Use of corticosteroids after esophageal dilations on patients with corrosive stenosis: prospective, randomized and double-blind study. Rev Assoc Med Bras (1992), 2003, 49(3):286–292.

[7] Ramage JI Jr, Rumalla A, Baron TH, et al. A prospective, randomized, double-blind, placebo-controlled trial of endoscopic steroid injection therapy for recalcitrant esophageal peptic strictures. Am J Gastroenterol, 2005, 100(11):2419–2425.

[8] Hirdes MM, van Hooft JE, Koornstra JJ, et al. Endoscopic corticosteroid injections do not reduce dysphagia after endoscopic dilation therapy in patients with benign esophagogastric anastomotic strictures. Clin Gastroenterol Hepatol, 2013, 11(7):795–801.e1.

[9] DiSario JA, Pedersen PJ, Bichiş-Canoutas C, et al. Incision of recurrent distal esophageal (Schatzki) ring after dilation. Gastrointest Endosc, 2002, 56(2):244–248.

[10] Hordijk ML, Siersema PD, Tilanus HW, et al. Electrocautery therapy for refractory anastomotic strictures of the esophagus. Gastrointest Endosc, 2006, 63(1):157–163.

[11] Hordijk ML, van Hooft JE, Hansen BE, et al. A randomized comparison of electrocautery incision with Savary bougienage for relief of anastomotic gastroesophageal strictures. Gastrointest Endosc, 2009, 70(5):849–855.

[12] Repici A, Hassan C, Sharma P, et al. Systematic review: the role of self-expanding plastic stents for benign oesophageal strictures. Aliment Pharmacol Ther, 2010, 31(12):1268–1275.

[13] van Boeckel PG, Vleggaar FP, Siersema PD. A comparison of temporary self-expanding plastic and biodegradable stents for refractory benign esophageal strictures. Clin Gastroenterol Hepatol, 2011, 9(8):653–659.

[14] Siersema PD. Stenting for benign esophageal strictures. Endoscopy, 2009, 41(4):363–373.

[15] van Boeckel PG, Siersema PD. Refractory esophageal strictures: what to do when dilation fails. Curr Treat Options Gastroenterol, 2015, 13(1):47–58.

[16] Eloubeidi MA, Lopes TL. Novel removable internally fully covered self-expanding metal esophageal stent: feasibility, technique of removal, and tissue response in humans. Am J Gastroenterol, 2009, 104(6):1374–1381.

[17] Hirdes MM, Siersema PD, Houben MH, et al. Stent-in-stent technique for removal of embedded esophageal self-expanding metal stents. Am J Gastroenterol, 2011, 106(2):286–293.

[18] Hirdes MM, Siersema PD, Vleggaar FP. A new fully covered metal stent for the treatment of benign and malignant dysphagia: a prospective follow-up study. Gastrointest Endosc, 2012, 75(4):712–718.

[19] Repici A, Vleggaar FP, Hassan C, et al. Efficacy and safety of biodegradable stents for refractory benign esophageal strictures: the BEST (Biodegradable Esophageal Stent) study. Gastrointest Endosc, 2010, 72(5):927–934.

[20] Hirdes MM, Siersema PD, van Boeckel PG, et al. Single and sequential biodegradable stent placement for refractory benign esophageal strictures: a prospective follow-up study. Endoscopy, 2012, 44(7):649–654.

[21] Runge TM, Eluri S, Cotton CC, et al. Outcomes of esophageal dilation in eosinophilic esophagitis: safety, efficacy, and persistence of the fibrostenotic phenotype. Am J Gastroenterol, 2016, 111(2):206–213.

[22] Richter JE. Eosinophilic esophagitis dilation in the community–try it–you will like it–but start low and go slow. Am J Gastroenterol, 2016, 111(2):214–216.

[23] Takahashi H, Arimura Y, Okahara S, et al. Risk of perforation during dilation for esophageal strictures after endoscopic resection in patients with early squamouscell carcinoma. Endoscopy, 2011, 43(3):184–189.

[24] Hanaoka N, Ishihara R, Takeuchi Y, et al. Intralesional steroid injection to prevent stricture after endoscopic submucosal dissection for esophageal cancer: a controlled prospective study. Endoscopy, 2012, 44(11):1007–1011.

[25] Yamaguchi N, Isomoto H, Nakayama T, et al. Usefulness of oral prednisolone in the treatment of esophageal stricture after endoscopic submucosal dissection for superficial esophageal squamous cell carcinoma. Gastrointest Endosc, 2011, 73(6):1115–1121.

第26章 贲门失弛缓症

Froukje B van Hoeij, Paul Fockens, Albert J Bredenoord

26.1 概　述

贲门失弛缓症是一种原发性食管运动障碍，其特征是蠕动停止并且食管下括约肌没有松弛。这种疾病的第一次描述是由 Thomas Willis 于 1674 年提出的，他通过使用鲸骨扩张食管下括约肌来缓解这种症状[1]。1929 年由 Hurst 和 Rake 引入的术语"失弛缓症"源自古希腊语"a"和"khalasis"，被翻译为"不松动"。临床上，贲门失弛缓症表现为慢性吞咽困难、胸骨后疼痛、反流和体重减轻。贲门失弛缓症的诊断是使用食管测压法进行的。典型的内镜检查结果是食管中的食物或唾液停滞，管腔扩张，难以通过食管下括约肌。但在上消化道内镜检查期间，很容易遗漏贲门失弛缓症。

在本章中，我们将讨论内镜检查结果和内镜治疗方式。贲门失弛缓症的所有治疗方式的目的都是降低食管下括约肌的压力以提高食管清除率。最常用的内镜治疗方法是肉毒杆菌毒素注射、球囊扩张或食管下括约肌的肌切开术。在括约肌内注射 A 型肉毒杆菌毒素，使食管下括约肌麻痹。这种方法短期疗效好，并发症发生率低，但常需反复注射。使用低顺应性聚乙烯球囊进行的一系列分级充气扩张有较好的疗效，但是半数接受治疗的患者可能会复发。最近引入的内镜治疗方法是经口内镜下肌切开术。根据临床经验，这种术式在短期随访和中期随访中都具有可靠的安全性和有效性。

26.1.1　流行病学

特发性或原发性贲门失弛缓症是一种相对罕见的疾病，发病率为 10/10 万。而在过去几年中，发病率相当稳定，每年为 0.5/10 万 ~1.2/10 万。有文献描述了 0~90 岁患者的发病年龄分布情况，其中，最常见的发病年龄段是 30~60 岁。男女比例为 1∶1，没有种族倾向[2]。贲门失弛缓症患者的平均寿命和死亡原因与普通人群没有显著差异。

26.1.2　病理生理学

食管平滑肌的运动异常是由于肌间神经丛（奥尔巴赫神经丛）变性引起的（图 26.1）。神经节细胞和神经元数量的逐渐减少导致抑制控制紊乱[3]，从而导致抑制和兴奋功能及伴随的收缩力和异常食管下括约肌松弛之间出现不同程度的失衡。除此之外，由于食物和液体的慢性停滞，食管远端的黏膜受到刺激。此外，一些患者在食管中出现平滑肌肥大，可继发于食管下括约肌压力升高。

26.1.3　病原学

贲门失弛缓症的病因尚未完全阐明，但很可能是多因素的。关于贲门失弛缓症的病因有不同的假设，广为接受的理论是传染源直接或通过自身免疫反应引起神经退行性反应。自身免疫理论的基础是：贲门失弛缓症患者自身免疫性疾病和抗肿瘤自身抗体的患病率较高，并且失弛缓症患者的肌间神经丛内存在 T 细胞浸润[4-5]。传染源理论是基于已知传染病因学（cruzi 锥虫病）的美洲锥虫病，还有关于贲门失弛缓症发病前格林 - 巴利综合征或水痘带状疱疹及贲门失弛缓症患者疱疹病毒滴度增加的报告。在某些病例中，贲门失

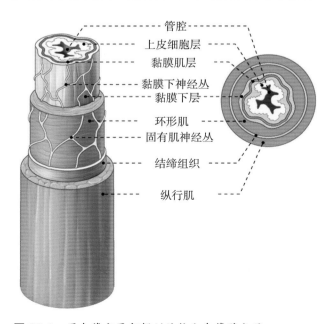

管腔
上皮细胞层
黏膜肌层
黏膜下神经丛
黏膜下层
环形肌
固有肌神经丛
结缔组织
纵行肌

图 26.1　胃食管交界部解剖结构和食管壁分层

弛缓症被发现由遗传性或退行性病因引起。此外，在一些患者中，由于辐射损伤、肉瘤样浸润或恶性浸润，会出现类似贲门失弛缓症的表现，这被称为假性贲门失弛缓症 [2]。

26.1.4 临床表现

临床上，贲门失弛缓症表现为对液体和固体的缓慢进行性吞咽困难，伴有胸骨后疼痛和未消化食物的反流。Eckardt 评分（表 26.1）是贲门失弛缓症症状的临床评分系统，最高评分为 12 分。Eckardt 评分是吞咽困难、反流、胸痛和体重减轻的症状评分之和。患者通常能够适应缓慢进行性吞咽困难 [6]。由于医生对该病不熟悉，并且经常与胃食管反流病（GERD）混淆，诊断延迟往往会使患者病情延误。在晚期疾病中，通常有唾液反流和体重减轻的报告 [6]，在有短暂症状和明显体重减轻病史的老年患者中，应该意识到潜在的恶性肿瘤的风险。

表 26.1　Eckardt 评分表

评分	吞咽困难	反流	胸骨后疼痛	体重减轻（kg）
0 分	无	无	无	无
1 分	偶尔	偶尔	偶尔	<5
2 分	每天	每天	每天	5~10
3 分	每餐	每餐	每餐	>10

26.2　诊断方法

26.2.1　一般诊断方法：设备和技术

用食管测压法进行诊断。食管钡餐造影非常有用，可提供有关食管排空、管腔扩张和形状的信息。有时可使用超声内镜（EUS）或 CT 作为辅助检查。

◆ 食管胃十二指肠镜检查

对吞咽困难患者进行诊断评估的第一步通常是上消化道内镜检查（视频 26.1）。这对于排除结构异常（例如，狭窄或恶性肿瘤）至关重要。在贲门失弛缓症中，内镜检查的典型表现是扩张的、无张力的、带有残留液体的食管和难以通过的变细的食管下括约肌（图 26.2）。然而，这些发现不是诊断性的，并且具有非常低的灵敏度和特异度。当需要过大的压力来通过食管下括约肌时，应怀疑可能是肿瘤。有时平滑肌肥大继发于食管下括约肌压力升高。由于食物和液体的慢性停滞，可见弯曲的食管黏膜增厚、裂开甚至溃烂，最终可导致异型增生和鳞状细胞癌。食管癌患者风险比健康人群高 0~33 倍。巨食管症是治疗不充分的贲门失弛缓症相对罕见的并发症，最终可能需要行食管切除术。

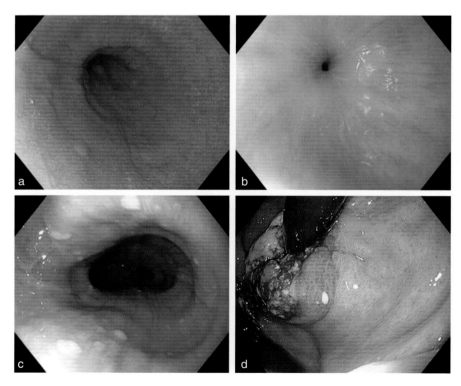

图26.2　贲门失弛缓症内镜下表现。a.慢性食物潴留引起的黏膜发红、变脆、裂开。b.明显的食管下括约肌。c.扩张、无张力的食管伴食物潴留。d.胃食管交界部腺癌引起的假性贲门失弛缓症

◆ 食管高分辨率压力测量

食管高分辨率压力测量是目前诊断贲门失弛缓症的金标准。压力测量导管经鼻放置，可测量整个食管的压力。在发生贲门失弛缓症时，压力测量会显示食管开口和食管下括约肌松弛不良或缺失。根据食管失弛缓症的类型，在吞咽期间可看到无压力型（Ⅰ型）、食管高压型（Ⅱ型）或痉挛性收缩型（Ⅲ型）贲门失弛缓症（图 26.3）[7]。

◆ 食管钡餐造影

食管钡餐造影可以显示食管无收缩或异常收缩、食管扩张、具有特征性"鸟喙样"外观的胃食管交界部狭窄（图 26.4），以及食管向胃排空钡剂欠佳。在晚期阶段，有时会看到严

重扩张的弯曲食管，被称为乙状结肠食管。未经治疗的贲门失弛缓症的另一种相对罕见的并发症是在食管下括约肌上方出现的膈上憩室，这通常是由慢性腔内压力升高引起的黏膜和黏膜下层疝气导致的。

◆ EUS

在某些情况下，EUS 检查可用于排除恶性肿瘤，并进一步检查胃食管交界部。与 CT 扫描一样，EUS 检查不建议作为贲门失弛缓症的常规检查，但可能对疑似假性失弛缓症患者有帮助。在存在肿瘤病变的情况下，EUS 检查可以显示不对称的食管壁增厚、外在肿块和（或）邻近淋巴结的肿大。

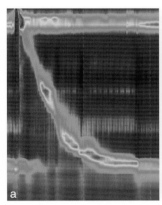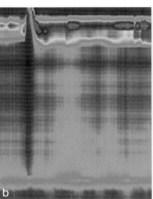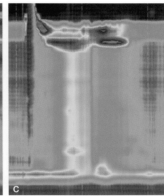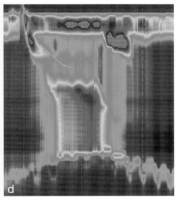

图 26.3　3 种贲门失弛缓症亚型的高分辨率压力测量表现。a. 健康人的食管正常蠕动。b. Ⅰ型（经典）贲门失弛缓症食管蠕动消失。c. Ⅱ型贲门失弛缓症全食管高压。d. Ⅲ型或动力型贲门失弛缓症出现过早和短缩的痉挛性收缩

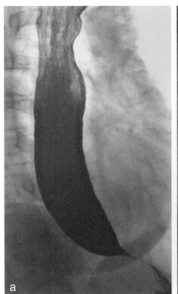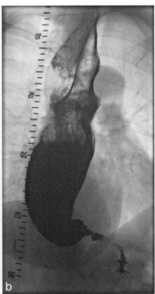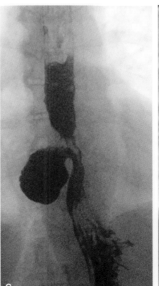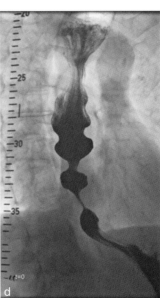

图 26.4　贲门失弛缓症的钡餐造影。a. 食管扩张伴有钡剂潴留和"鸟喙样"改变。b. 扭曲扩张的食管伴有钡剂潴留和"鸟喙样"改变。c. 膈上巨大憩室。d. Ⅲ型贲门失弛缓症阶梯样痉挛收缩

26.2.2　贲门失弛缓症亚型

芝加哥分类代表了学术界对包括失弛缓症在内的原发性食管运动障碍的共识[8]。该分类定期更新，并且包括基于食管高分辨率压力测量标准的贲门失弛缓症的诊断评价方案。根据在食管高分辨率压力测量中测量的加压特征，贲门失弛缓症被分为3种亚型（图26.3）：Ⅰ型为无压力型，Ⅱ型为食管高压型，Ⅲ型为痉挛性收缩型。Ⅱ型治疗反应最佳（96%），Ⅰ型治疗反应率为81%，Ⅲ型治疗反应率为66%。Ⅱ型贲门失弛缓症可能是早期失弛缓症，伴有持续的平滑肌张力，从而产生食管旁内增压。Ⅰ型通常被认为是疾病进展的后期阶段，食管完全丧失收缩活动能力和扩张能力。Ⅲ型失弛贲门缓症被认为是一种独立的类型，其特征是食管远端过早收缩或痉挛[9]。

◆ 鉴别诊断

对于有典型贲门失弛缓症症状的患者，应注意与其他食管运动障碍或异常情况鉴别。有关贲门失弛缓症的鉴别诊断请参阅表26.2。

表26.2　贲门失弛缓症鉴别诊断

机械性异常
内源性
狭窄、环状或蹼状（胃食管反流病）
腺癌或鳞状细胞癌
嗜酸细胞性食管炎
腐蚀性损伤（摄入氢氧化钠或采用硬化剂治疗）
放疗损伤
憩室
外源性
肿瘤
感染（真菌、结核、疱疹病毒、巨细胞病毒或组织胞浆菌病）
心血管（动脉瘤、主动脉夹层、血管异常）
纵隔肿物（淋巴结病或肿瘤）
手术后（胃底折叠术）
动力性疾病
美洲锥虫病
胃食管交界部流出道梗阻
食管收缩无力
远端食管痉挛
无效食管动力或食管分节蠕动
硬皮病

26.2.3　指南与建议

目前缺乏关于贲门失弛缓症的国际指南。2012年，国际食管疾病学会确立了"鹿岛共识"[10]。最新的美国胃肠病学会（ACG）诊断和管理实践指南于2013年更新[11]，指南建议对所有疑似贲门失弛缓症的患者进行上消化道内镜检查以排除假性贲门失弛缓症。对所有内镜检查未发现机械性梗阻的疑似贲门失弛缓症患者，建议进行食管动力测试。对于测试结果不明确的患者，建议使用食管钡餐造影。

26.3　治疗方法

26.3.1　标准技术

目前，贲门失弛缓症的治疗方式多种多样。所有这些方式都不是治愈性的，而是暂时性的，旨在降低食管下括约肌的压力以提高食管清除率，而神经退行性变则无法纠正。

◆ 内镜下肉毒杆菌注射

A型肉毒杆菌毒素的括约肌内注射在20世纪90年代开始使用[12-13]。这种由肉毒杆菌产生的毒素可抑制神经末梢乙酰胆碱的释放，防止肌肉收缩。在大多数中心，将100U的肉毒杆菌毒素溶解在4mL生理盐水（0.9%氯化钠溶液）中。使用硬化剂注射针，将4份1mL肉毒杆菌毒素分别注射到食管下括约肌的每个1/4区域内。在痉挛性食管运动障碍中，将100U的肉毒杆菌毒素溶解在4~10mL的0.9%氯化钠溶液中。8~10次单独注射，每一次通过食管远端或食管环注射10~12.5U的肉毒杆菌毒素[14]，可使高达90%的患者短期症状得以缓解。超过50%的患者需要重复注射，但效果逐渐降低[15]。由于并发症发生率非常低，且效果短暂，这种治疗方法只能用于老年患者或其他进行手术的高危患者。最常见的并发症是短暂性胸痛和胃食管反流，二者都是轻度并发症，与注射或食管下括约肌压力降低有关[15]。严重并发症只在病例报告中进行过报告[16]，然而，值得关注的是，在随后的肌切开术中肉毒杆菌毒素注射成为组织纤维化和黏膜穿孔的一个危险因素。

◆ 内镜下球囊扩张

食管下括约肌的扩张被认为是贲门失弛缓症传统的治疗方法。这种方法使用了几种不同类型的扩张器。与球囊扩张相比，探条扩张由于成功率较低、穿孔发生率较高，已被弃用。目前首选的方法是使用低顺应性聚乙烯（rigiflex）球囊进行气体扩张。该手术是在丙泊酚静脉镇静下进行的，或在咪达唑仑和哌替啶或芬太尼镇痛下进行。导丝通过工作通道进入胃部，球囊导管延导丝推进。球囊位于胃食管交界部，在透视引导下部分膨胀，直到出现"束腰"改变。然后将球囊保持充气直至消除"束腰"，至少需要 1~2min。对于第一次球囊扩张的患者，通常使用直径为30mm 的球囊。在随后的扩张中，可使用直径为35~40mm 的球囊。一些患者进行了水溶性钡剂对比食管造影以排除穿孔，但作者认为这种方法应该用于疑似穿孔的病例。对于气体扩张，尽管不像肉毒杆菌注射那样频繁，但也经常需要重复扩张。出血是最常见的不良事件，但这是不可避免的，与不良反应无关。5 年后，在允许反复扩张的研究中，70%~90% 的患者没有症状。气体扩张术后穿孔率为 2%~5.2%，很少需要手术治疗[17]。胃食管反流病的发生率约为 20%~25%。

◆ 经口内镜下肌切开术

经口内镜下肌切开术是最近被推广的内镜治疗新方案。该方案由 Inoue 开发，于 2010 年首次公布。（视频 26.2）[18]。该方案首先用亚甲基蓝染色的无菌生理盐水注射黏膜下层后，在食管中部做一个 2~5cm 的小黏膜切口（图 26.5）。然后用混合刀（ERBE）、三角刀（Olympos）或其他

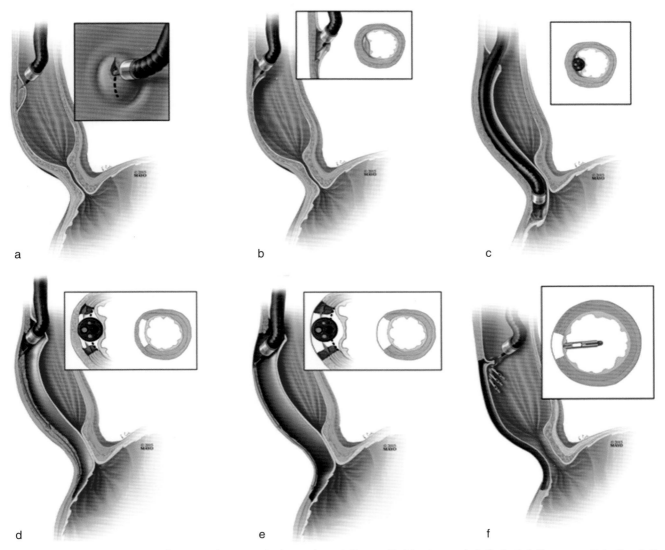

图 26.5　经口内镜下肌切开术的 6 个步骤。a. 黏膜下注射亚甲蓝。b. 黏膜切开。c. 建立黏膜下隧道。d，e. 肌切开。f. 钛夹封闭切口。经许可引自 Mayo Foundation for Medical Education and Research

内镜电刀在黏膜和环形肌层之间形成黏膜下通道。内镜上的锥形帽能够实现最佳的视觉效果，并更容易进入黏膜下通道，该通道可延伸至胃下数厘米（图 26.6）。然后，从黏膜下通道入口下方数厘米处开始，用同一把刀切开环形肌层，进行肌切开术[18]。根据不同类型的贲门失弛缓症，也可行纵行肌层切开。然而，关于采用环形肌切开术还是采用完全肌切开术仍存在争议。在手术结束时，使用标准内镜夹关闭通道近端入口。经口内镜下肌切开术中推荐预防性使用抗生素，同时可使用质子泵抑制剂（PPI）。经口内镜下肌切开术是一种新的治疗方法，具有很好的短期安全性和疗效，因此被迅速推广。最初的研究报告表明，在术后 1~2 年的随访中，82%~100% 的患者获得了短期成功[19-22]。然而，目前这种术式缺乏长期疗效数据，其并发症的发生率与 Heller 肌切开术相当，但其死亡率接近于 0[22]。经口内镜下肌切开术最常见的不良反应是 GERD 引起的食管炎，最终可能导致异型增生和食管腺癌[21]。另一个可能的不良反应是气腹，有时需要注射针减压。在一项大型综合分析中，

手术后食管炎的发生率为 0~39%，需要医疗干预的不良事件发生率为 14%，其中需要手术干预的主要不良事件为 0.2%[22]。我们目前正在等待随机对照研究的结果，但到目前为止，经口内镜下肌切开术似乎是一种非常有前景的治疗方式。对于 III 型贲门失弛缓症患者，于近端扩大切开，行经口内镜下肌切开术是可行的[23]。

◆ Heller 肌切开术

这种外科肌切开术是以 Heller 的名字命名的，Heller 在 1913 年首次描述了这项手术[24]。多年来，这种手术从双肌切开改为单肌切开，从经胸入路改为经腹微创法，将肌切开延伸至胃。在腹腔镜手术中，食管下括约肌的前纵肌切开术常与 Dor 或 Toupet 胃底折叠术联合进行，以防止胃食管反流。5 年后，88%~95% 的患者没有症状[6]。在一项大型系统性回顾研究中，该术式的穿孔的发生率约为 0.37%[17]。

◆ 药物治疗

钙通道阻滞剂或硝酸盐通常被认为是无效的，并且基本已被弃用。对 III 型贲门失弛缓症的内镜

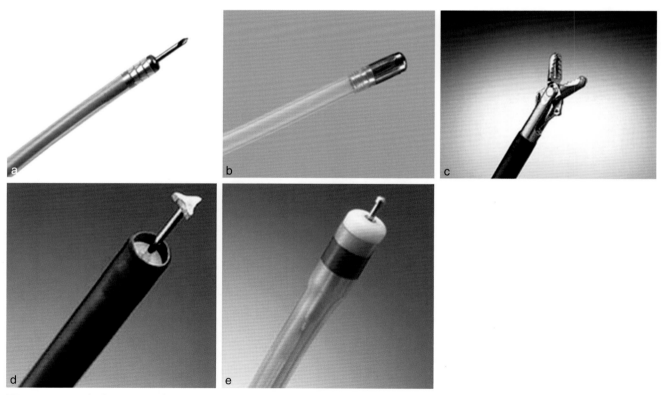

图 26.6　经口内镜下肌切开术使用的内镜。a. 黏膜下注射针。b. 喷洒管。c. 出血时使用的热止血钳（Olympus）。d. 肌切开使用的三角刀（Olympus）。e. 肌切开使用的 Dual 刀（ERBE）

或手术治疗后持续性胸痛有效。

26.3.2　指南与建议

如前所述，目前国际上缺乏关于贲门失弛缓症的指南。两个可用的指南是 2012 年的 "鹿儿岛共识"[10] 和 2013 年的 ACG 实践指南[11]。这些指南强调所有治疗都是暂时性的，因为神经元退化是不可逆转的。建议将分级球囊扩张或腹腔镜下 Heller 肌切开术与部分胃底折叠术作为贲门失弛缓症的首选治疗方法。如果患者不适合或不愿接受手术，建议使用肉毒杆菌毒素。药物治疗仅在肉毒杆菌毒素治疗失败及患者不愿意或无法接受手术或内镜治疗的患者中推荐。目前，经口内镜下肌切开术尚未包含在指南中。

26.4　未来技术发展和研究方向

目前，治疗贲门失弛缓症的新技术正在研究中，例如，自膨胀式金属支架[25]。一项回顾性研究比较了气动扩张和支架植入术，发现支架具有更好的长期疗效[26]；而另一项研究发现二者长期疗效无显著差异[27]。到目前为止，还没有大规模的随机对照试验评价支架植入术治疗贲门失弛缓症的安全性和有效性，支架在治疗决策中的有效性仍需讨论[25]。

（秦斌　邹百仓　译，王进海　审）

参考文献

[1] Willis T. Pharmaceutice Rationalis Sive Diatriba de Dedicamentorum Operationibus in Humano Corpore. London: Hagae Comitis, 1674:2.

[2] O'Neill OM, Johnston BT, Coleman HG. Achalasia: a review of clinical diagnosis, epidemiology, treatment and outcomes. World J Gastroenterol, 2013,19(35):5806–5812.

[3] Ghoshal UC, Daschakraborty SB, Singh R. Pathogenesis of achalasia cardia. World J Gastroenterol, 2012, 18(24):3050–3057.

[4] Booy JD, Takata J, Tomlinson G, et al. The prevalence of autoimmune disease in patients with esophageal achalasia, Dis Esophagus, 2012, 25(3):209–213.

[5] Kraichely RE, Farrugia G, Pittock SJ, et al. Neural autoantibody profile of primary achalasia. Dig Dis Sci, 2010, 55(2):307–311.

[6] Pandolfino JE, Gawron AJ. Achalasia: a systematic review, JAMA, 2015, 313(18):1841–1852.

[7] Pandolfino JE, Kwiatek MA, Nealis T, et al. Achalasia: a new clinically relevant classification by high-resolution manometry, Gastroenterology, 2008, 135(5):1526–1533.

[8] Kahrilas PJ, Bredenoord AJ, Fox M, et al. The Chicago Classification of esophageal motility disorders, v3.0. Neurogastroenterol Motil, 2015, 27(2):160–174.

[9] Gyawali CP. Achalasia: new perspectives on an old disease. Neurogastroenterol Motil, 2016, 28(1):4–11.

[10] Triadafilopoulos G, Boeckxstaens GE, Gullo R, et al. The Kagoshima consensus on esophageal achalasia. Dis Esophagus, 2012, 25(4):337–348.

[11] Vaezi MF, Pandolfino JE, Vela MF. ACG clinical guideline: diagnosis and management of achalasia. Am J Gastroenterol, 2013, 108(8):1238–1249, quiz 1250.

[12] Pasricha PJ, Ravich WJ, Hendrix TR, et al. Intrasphincteric botulinum toxin for the treatment of achalasia. N Engl J Med, 1995, 332(12):774–778.

[13] Pasricha PJ, Ravich WJ, Kalloo AN. Botulinum toxin for achalasia. Lancet, 1993, 341(8839):244–245.

[14] Storr M, Allescher HD, Rösch T, et al. Treatment of symptomatic diffuse esophageal spasm by endoscopic injections of botulinum toxin: a prospective study with long-term follow-up. Gastrointest Endosc, 2001, 54(6):754–759.

[15] Leyden JE, Moss AC, MacMathuna P. Endoscopic pneumatic dilation versus botulinum toxin injection in the management of primary achalasia. Cochrane Database Syst Rev, 2014, 12(12):CD005046.

[16] Marjoux S, Pioche M, Benet T, et al. Fatal mediastinitis following botulinum toxin injection for esophageal spasm. Endoscopy, 2013, 45(suppl 2 UCTN):e405–406.

[17] Lynch KL, Pandolfino JE, Howden CW, et al. Major complications of pneumatic dilation and Heller myotomy for achalasia: single-center experience and systematic review of the literature. Am J Gastroenterol, 2012, 107(12):1817–1825.

[18] Inoue H, Minami H, Kobayashi Y, et al. Peroral endoscopic myotomy (POEM) for esophageal achalasia. Endoscopy, 2010, 42(4):265–271.

[19] Von Renteln D, Fuchs KH, Fockens P, et al. Peroral endoscopic myotomy for the treatment of achalasia: an international prospective multicenter study. Gastroenterology, 2013, 145(2):309–311,e1–3.

[20] Kumbhari V, Khashab MA. Peroral endoscopic myotomy. World J Gastrointest Endosc, 2015, 7(5):496–509.

[21] Werner YB, Costamagna G, Swanstrom LL, et al. Clinical response to peroral endoscopic myotomy in patients with idiopathic achalasia at a minimum follow-up of 2 years. Gut, 2016, 65(6):899–906.

[22] Barbieri LA, Hassan C, Rosati R, et al. Systematic review and meta-analysis: efficacy and safety of POEM for achalasia. United European Gastroenterol J, 2015,3(4):325–334.

[23] Kumbhari V, Tieu AH, Onimaru M, et al. Peroral endoscopic myotomy (POEM) vs laparoscopic Heller myotomy (LHM) for the treatment of Type III achalasia in 75 patients: a multicenter comparative study. Endosc Int Open, 2015,3(3):E195–E201.

[24] Heller E. Extra mucous cardioplasty in chronic cardiospasm with dilatation of the esophagus. Mitt Grenzgels Med Chir, 1913, 27:141.

[25] Sioulas AD, Malli C, Dimitriadis GD, et al. Self-expandable metal stents for achalasia: thinking out of the box! World J Gastrointest Endosc, 2015,7(1):45–52.

[26] Qian L, Wang B, Li K, et al. Long-term efficacy of pneumatic dilation and esophageal stenting for the treatment of achalasia. Digestion, 2013, 88(4):209–216.

[27] Zhao H, Wan XJ, Yang CQ. Comparison of endoscopic balloon dilation with metal stent placement in the treatment of achalasia. J Dig Dis, 2015,16(6):311–318.

第27章 晚期食管癌

Sheeva K. Parbhu, Douglas G. Adler

27.1 概述

食管癌是世界第八大常见癌症，超过95%的病例为鳞状细胞癌或腺癌[1-2]。患者常出现进行性吞咽困难，并通常伴体重减轻和疲劳[3]。遗憾的是，只有少数患者在出现症状时有局限性病灶，从而限制了后续的治疗[4]。

27.2 诊断和分类

虽然最初的放射学检测能提示下一步检查，但内镜检查是确诊的必要手段。内镜检查的优势包括能获得诊断性活检组织，以及具有更全面地检查较小病变的能力[5]。可疑病变的单一活检准确率为93%，如果辅以多次活检，准确性则几乎可提高近100%，但刷取法较少使用[6]。超声内镜检查（EUS）最初用于肿瘤分期，是因为它比CT或正电子发射体层成像（PET）能更准确地评估肿瘤进展程度和浸润深度[7]。一旦确诊并初步确立分期，患者通常可接受CT或PET检查以确定是否有远处转移[8]。

在我们的研究中，晚期食管癌被定义为不可切除的疾病，对应于原发肿瘤分期T_{4b}期（表27.1；图27.1；视频27.1）。这种分类与侵入邻近结构的肿瘤相关，包括主动脉、椎体或气管[9]（图27.2）。晚期食管癌不仅包括患有T_{4b}期肿瘤的患者，还包括由于合并症而被认为无法行切除术的患者，以及远处转移的患者。在这些情况下，治疗的重点是控制病情而不是治愈疾病。虽然少数患者可以延长无进展生存期，但大多数疗法都以缓解症状和改善生活质量为目标。

27.2.1 恶性吞咽困难

如前所述，食管癌通常在无法治愈的阶段被明确诊断，总体5年生存率低至20%[10]。这些处于晚期阶段的癌症患者，由于营养不良、吞咽困难和体重减轻，可对生活质量产生负面影响。事实上，高达80%~90%的患者在疾病过程中会出现吞咽困难[11]。在这些情况下，缓解吞咽困难，允许经口营养、补充液体和输送药物成为姑息治疗的主要目标。

表 27.1 食管癌的 AJCC 分期

肿瘤分期	描述
T_X	原发肿瘤无法评估
T_0	没有原发肿瘤的证据
T_{is}	高度异型增生
T_1	黏膜固有层、黏膜肌层或黏膜下层浸润
T_{1a}	黏膜固有层或黏膜肌层浸润
T_{1b}	黏膜下层浸润
T_2	固有肌层浸润
T_3	侵犯外膜
T_4	相邻结构的侵袭
T_{4a}	肿瘤可切除，伴有胸膜、心包和膈肌浸润
T_{4b}	肿瘤不可切除，侵犯邻近结构，如主动脉、椎体、气管等

引自 Edge SB, American Joint Committee on Cancer, American Cancer Society. AJCC Cancer Staging Handbook from the AJCC Cancer Staging Manual. New York: Springer, 2010

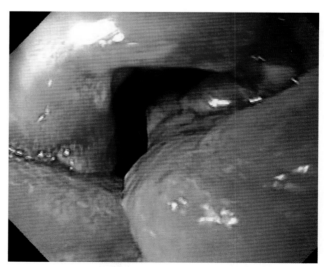

图 27.1 导致恶性吞咽困难的巨大食管癌

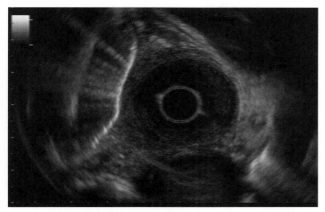

图 27.2　7.5MHz 超声内镜（EUS）图像显示低回声食管癌局部侵犯主动脉

恶性吞咽困难的内镜治疗包括食管扩张、植入支架、冷冻消融及通过肠内喂养绕过阻塞。由于机械扩张（球囊或探条扩张）几乎不能达到症状的持续缓解，故不推荐使用。此外，高穿透率可能与恶性狭窄的重复扩张有关[12]。如光动力疗法或激光消融的技术在文献中已被广泛描述，但目前已很少使用。

27.2.2　支　架

用于缓解恶性吞咽困难的第一个支架由硬质塑料制成，患者对这种支架的耐受性差且并发症发生率高，故而已不再使用。在 20 世纪 90 年代，自膨胀式金属支架（SEMS）成为恶性吞咽困难患者姑息治疗的基础方法（图 27.3）[13-14]。由于这些支架在放置前受到约束并且直径小，通常可以避免食管的积极扩张，以及相关的并发症[15]。经验丰富的内镜医生可将支架成功地植入 90% 以上的病例中[16]。食管支架的植入技术、支架类型和长度因医生个人操作经验的不同而有很大差异。

◆ 部分覆膜支架

部分覆膜 SEMS（pcSEMS）及未覆膜 SEMS 是首先用于无法治愈的食管恶性肿瘤的非塑性支架。虽然美国不再提供未覆膜食管支架，但 pcSEMS 仍被广泛使用，通常用于无手术计划的患者。pcSEMS 在支架的近端和远端都具有未被覆膜的裸金属部分，以便支架能够嵌入食管壁中，避免移位[17]。

Knyrim 等通过随机对照研究将 pcSEMS 与塑料支架进行比较。该研究纳入 42 例患者，结果显示这两种支架在缓解吞咽困难方面有类似的改善

效果。然而，pcSEMS 发生移位和并发症的情况更少，住院时间更短，因此被认为更具优越性[14]。这种支架容易使肿瘤通过支架间隙向内生长（图 27.4）。

Davies 等回顾性研究了 87 例不能手术的食管癌患者。这些患者接受了塑料支架或 pcSEMS 治疗，以减轻吞咽困难。与之前的研究相似，研究者发现虽然两种支架均能成功缓解吞咽困难，但 pcSEMS 穿孔率较低，住院时间更短[18]。随后的一项规模更大的回顾性研究随访了植入塑料支架或 pcSEMS 的 153 例患者。在超过 90% 的病例中，

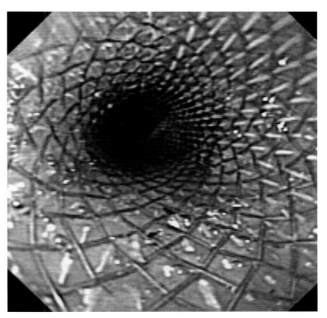

图 27.3　在晚期食管癌患者中全覆膜自膨胀式金属支架（fcSEMS）

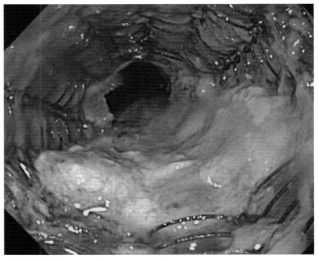

图 27.4　肿瘤通过部分覆膜自膨胀式金属支架（pcSEMS）向内生长

支架植入是成功的，并且两组中超过70%的患者成功治疗了吞咽困难且无复发情况。与pcSEMS（9%）相比，塑料支架相关的并发症发生率（22%）再次显示出其不足之处[19]。所有这些研究都有助于开启SEMS时代。

pcSEMS具有未覆膜部分的肿瘤和（或）组织向内生长而不能被移除的缺点。这种并发症可以通过在pcSEMS内放置全覆膜支架，或氩等离子体凝固（APC）、冷冻疗法等消融技术来治疗[20]。新式支架拥有附着在内部的硅胶覆盖物，可最大限度地减少肿瘤或组织向内生长，"鱼鳞涂层"可减少迁移，并且支架的"狗骨"形状允许它更好地附着到食管壁。一项使用新式支架的前瞻性试验描述了患者吞咽困难评分（表27.2）从3级（仅能吞咽液体）到1级（能吞咽所有液体和一些固体食物）的改善[21]。重要的是，尚无研究能够描述这两种方式中哪一种更具有生存优势，这就突出了这种干预的姑息性质。

◆ 全覆膜支架

部分覆膜支架的并发症包括肿瘤向内生长，肿瘤过度生长，以及与复发性梗阻相关的食物嵌塞。食物嵌塞相对罕见，而肿瘤向内生长则更为常见（图27.5）。此外，这些支架通常不适合在植入后移除[20]。全覆膜自膨胀式金属支架（fcSEMS）没有可嵌入组织的未覆膜区域，因此更能抵抗肿瘤向内生长和过度生长。全覆膜设计使得这些支架在需要时可以完全移除，并且已经在接受辅助化疗的患者，以及将治疗吞咽困难作为唯一目标的患者中进行了研究。由于全覆膜支架不嵌入周围组织中，其主要缺点是移位的风险更大。

表27.2　吞咽困难评分系统

吞咽困难评分	特点
0级	正常饮食
1级	能够吞咽半固体饮食（所有液体和一些固体食物）
2级	能够吞咽所有液体和半固体软食品
3级	能够吞咽液体，不能吞咽固体食物
4级	无法吞咽唾液

引自 van Boeckel PG, Siersema PD, Sturgess R, et al. A new partially covered metal stent for palliation of malignant dysphagia: a prospective follow-up study. Gastrointest Endosc, 2010,72:1269 - 1273

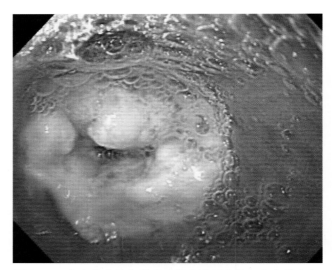

图 27.5　患有转移性食管癌的患者嵌顿食物阻塞食管支架

一项纳入152例接受fsSEMS植入的患者的回顾性研究发现，使用全覆膜支架的患者，肿瘤向内生长的发生率较低（53%~100%），由于支架狭窄导致的复发性吞咽困难的发生率也较低（8% vs 37%），但全覆膜支架发生移位的比率更高（10% vs 0）[22]。

另一项回顾性研究报告了55例患者因恶性吞咽困难而接受新辅助治疗及fcSEMS植入的情况。在该队列研究中，平均吞咽困难评分较基线显著改善（1分 vs 2.4分），并且能够维持基线体重。31%（17/55）的患者也经历了支架移位，尽管这些患者中没有一例因支架移位或随后移除支架而出现不良事件[23]。

具有"狗骨"形状和内部覆膜的新设计是目前最常见的fcSEMS。一项前瞻性研究评估了这种设计在避免支架移位时缓解吞咽困难的效果。在接受支架治疗的33例患者中，只有3例（10%）患者经历了与复发性吞咽困难相关的支架移位[24]。

◆ 疗效和并发症

虽然pcSEMS和fcSEMS因易于插入和手术成功率高而广泛使用，但仍有文献报道了pcSEMS和fcSEMS不同程度的疗效与并发症[13]。

一项前瞻性随机临床研究比较了3种不同类型的fcSEMS。在这项研究中，100例患者接受了支架治疗以缓解吞咽困难。之后在为期4周的随访中，所有受试者的吞咽困难评分改善至少为1

分，3 种支架之间没有显著差异[25]。一项类似的研究比较了 2 种不同的 fcSEMS，也显示吞咽困难有所缓解，无论是支架植入后还是随访 1 个月时[26]。一项包括 pcSEMS 在内的研究表明吞咽困难的缓解率相似[21-22]。一般来说，SEMS 可以将吞咽困难评分平均改善 1~2 分，并能使 90% 以上的患者产生即时的症状缓解[27]。在症状缓解方面，与其他类型的支架相比，并无特殊的 pcSEMS 和 fcSEMS 可显示明确的优越性。通常由内镜医生为患者选择支架的品牌、类型和尺寸，这与患者的解剖学条件、治疗目标和操作者偏好有关。

一部分患者的并发症和再次介入率相对较高，可能是由于其明显的疾病负担、食管狭窄的严重程度，以及缺乏以无并发症的方式治疗吞咽困难的完美或理想的食管支架。晚期食管癌患者的平均生存期（与疾病进展相关）仅超过 3 个月，患者通常患有播散性疾病——患者通常不会死于原发性食管症状[10]。

最常见的早期并发症（在支架植入后 2~4 周内发生）包括胸痛、伴有或不伴呕吐的恶心、出血、胃食管反流病（GERD）、穿孔和支架移位[10]。这些并发症的发生率不同，胸痛相对常见（12%~14%），而在一些研究中，出血的发生率不到 1%[28-29]。GERD 在食管支架跨过胃食管交界部后植入的患者中非常常见。虽然欧洲通常使用带有抗反流阀的支架，但这种技术在美国还没有广泛使用。恶心、偶尔伴有呕吐，经常在最初的 24~72h 内遇到，并且随着患者对支架植入的记忆淡化，这些症状才会逐渐消退。

另一个常见的并发症，即支架移位，显然与支架特征有关。支架移位在成功植入支架后 1 周多见，这被认为是"晚期"并发症。植入 pcSEMS 的移位发生率通常不足 10%，而植入 fcSEMS 的移位发生率通常在 70% 以上[30]。最近一项对 133 例患者的回顾性研究发现，在植入 fcSEMS 的患者中，有 14.2% 发生支架移位，而植入 pcSEMS 的患者仅有 5.9% 发生移位[20]。降低 fcSEMS 移位风险的策略包括使用金属夹系统或使用内镜缝合线将支架锚定在适当位置上[17,31]。其他与支架移位相关的危险因素包括放置在胃食管交界部（最常见的放置部位）、肿瘤肿块缩小、采用辅助化学疗法

或放射治疗，以及在放置支架前过度扩张食管[13]。

支架植入的其他晚期或延迟并发症包括食管呼吸道瘘形成、出血、肿瘤过度生长和肿瘤向内生长。尽管覆膜支架通常对肿瘤向内生长有抵抗力（当支架涂层破裂时则失去抵抗力），植入部分覆膜支架仍会频繁出现上述并发症，发生率为 10%~18%[32]。大直径支架可以减少这些并发症的风险，但与较小直径的支架相比，可能会增加出血、穿孔和瘘管形成的风险[33]。

27.2.3　冷冻治疗

2005 年，有学者首次描述了巴雷特食管的冷冻治疗[34]。冷冻治疗或冷冻消融术是在极冷的温度下使用冷冻剂（液氮或 CO_2）来破坏组织（图 27.6）[35]。此种疗法在巴雷特食管患者中得以广泛深入的研究，并且已经证明其在消除高度异型增生（HGD）方面具有安全性、可耐受性和高效性[36]。然而在晚期病例中，仅有少量研究对冷冻疗法进行了评估。

第一份关于使用冷冻疗法治疗恶性吞咽困难的报告介绍了先前接受放化疗治疗的复发性鳞状细胞癌患者达到完全缓解的疗效[37]。在最近一项关于晚期食管癌患者的研究报告中，Greenwald 等评估了 79 例受试者，以随机对照的方式评估冷冻治疗的安全性和有效性[38]。这些患者要么拒绝，要么治疗失败，要么并非标准疗法（化疗、放射治疗或食管切除术）的适合人群。尽管这些患者中的大多数患有早期（T_{1a} 或 T_{1b}）肿瘤，但一些患

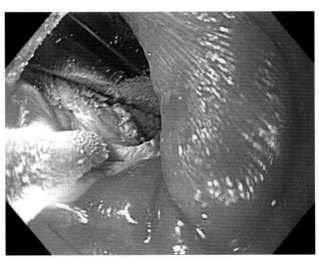

图 27.6　冷冻治疗用于治疗转移性食管癌患者

者为更晚期的恶性肿瘤（T_3 期和 T_4 期）。许多患者已接受或同时接受其他治疗，包括外照射放疗、APC，射频消融或内镜下黏膜切除术。在约 11 个月的中位随访中，实施上述治疗措施平均 3 次后可确认根除肿瘤。处于疾病晚期阶段的患者，在某些情况下肿瘤停止进展超过 1 年。

Greenwald 等的研究支持这样的理论，即每隔 2~3 个月的间隔期间进行间歇性姑息性冷冻消融可以局部控制疾病，减轻症状，并允许足够的口服摄入 [38]。但是，目前使用冷冻疗法缓解晚期食管恶性肿瘤症状的研究是有限的。此外，在技术层面上这是一项烦琐的手术，因为在腔内恶性狭窄的情况下还需要使用减压管，而冷冻剂会随着变暖而显著膨胀 [39]。

27.2.4　鼻肠管

在患有恶性吞咽困难的患者中，无法进行口服营养剂、水分补充和药物治疗是一个重要问题。虽然支架是缓解症状的一线治疗方法，但是一些患者口服摄入的困扰一直存在，这些病例可能需要考虑某种形式的管饲。虽然指南不支持患有快速进展性疾病和预期寿命极短患者的长期管饲，但这些选择适用于预防蛋白质 - 热量营养不良、厌食 - 恶病质综合征的患者并且能够提高这些患者的生活质量 [40-41]。

鼻肠管可用于提供营养，并且可以相对容易地放置于床边 [42]。然而，鼻肠管可能会给患者带来不适，促进反流和相关的食管炎，增加误吸和鼻窦炎的风险，因此，这种有效的解决方案只能短期使用 [43]。实施经皮内镜下胃造口术（PEG）的患者通过管饲可以获得更长期的营养支持。长期补充营养的患者通常对 PEG 管表现出良好的耐受性，PEG 管通常通过内镜放置，有时也可由外科医生或介入放射科医生放置，特别是当肿瘤不适合采用内镜手术时。由于对与肿瘤直接接触及播种轨道和随后转移的担忧，一些内镜医生出于采用内镜下穿 - 拉技术放置 PEG 管与肿瘤直接接触的考虑，很难决定是否手术，此外还有瘘管的肿瘤播种及随后转移的顾忌。在这种情况下，首选经由直接通道放置 PEG 管 [44]。PEG 管放置的并发症，即使在食管癌患者中也相对罕见（10%~15%）。其并发症包括腹膜炎、导管堵塞、

脱位、误吸和 GERD[45]。大多数不良事件是轻微的。

由于晚期食管癌的患者发生 GERD、误吸和胃运动障碍的风险较高，一些患者需要考虑使用经皮空肠管，即采用经皮内镜下空肠造口术（PEJ）[46]。PEG-J 管是一种 PEG 管，通过空肠内置延长管进行空肠喂养。PEJ 管可由消化科医生、外科医生或介入放射科医生放置 [47]。PEJ 管的并发症与 PEG 管类似，而 PEJ 管的直接放置会更容易导致中重度并发症 [48]。PEJ 管可降低误吸风险，并增加通畅的时间 [49]。

很少有研究讨论过管饲在无法切除的食管癌患者中的作用，而大多数研究主要集中在接受或即将接受化疗、放疗或手术的患者中。Siddiqui 等对不同阶段的 36 例食管癌患者进行了随访，发现与放置 PEJ 管的患者相比，植入支架的患者不仅白蛋白水平和体重有相似的增加，而且吞咽困难评分、耐受口服营养的能力和总体生活质量评分也得到改善 [50]。

如果患者接受食管支架植入但依旧存在经口摄入不足，即使食管支架仍在合适位置，也可以通过内镜放置 PEG 管。一项研究对食管支架患者 PEG 管的放置进行了评估。研究表明，所有患者 PEG 管的放置是安全有效的，其中 1 例对移位的支架进行处理的患者也没有发生并发症 [51]。在支架植入失败的患者中，PEG 管或 PEJ 管的放置可有效缓解不可行切除术患者的营养不良状况。遗憾的是，管饲并没有改善吞咽困难评分，并且这些干预措施对死亡率没有显著影响 [52]。

27.2.5　气管食管瘘

消化道和呼吸道之间的瘘管可作为放射治疗、化疗或晚期疾病的并发症有时在晚期食管癌患者中出现。咳嗽、反复吸气、发热、吞咽困难和肺炎是最常见的症状，可通过透视或 CT 成像或直接行内镜或支气管镜诊断 [53]（图 27.7）。最常见的瘘管为气管食管瘘，占瘘管的 50% 以上，但也可发生食管支气管瘘或食管肺瘘（通过肺实质的连通）[54]。5%~15% 的食管癌患者可发展为气管食管瘘，而在支气管肺癌患者中较为罕见（<1%）[55]。气管食管瘘患者仅在支持治疗下的平均存活期不超过 6 周 [54]。食管旁路或改道的手术方法并发症发生率和死亡率非常高，因此现在很少实施。目前

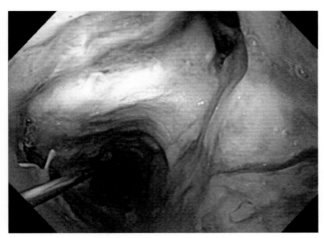

图 27.7　转移性食管癌患者内镜下恶性气管食管瘘。导丝已经通过内腔前进到胃中。因患者曾接受过食管切除术，还可以看到手术缝合线

气管食管瘘通常通过介入方式处理，例如，食管和（或）呼吸支架、夹子或缝合置入[56]。

27.2.6　支　架

◆ 食管支架

　　fcSEMS 和 pcSEMS 的开发代表了对先前刚性和未覆膜支架的显著改进，通过内镜下支架的放置可以成功密封瘘管[57]（图 27.8）。使用 fcSEMS 和 pcSEMS 的早期研究报道了约 90% 的患者成功进行了支架植入，使瘘管闭合且症状缓解[58-61]。

　　最近，Ross 等回顾性地研究了 97 例放置 SEMS 的晚期食管癌患者，其中 21 例患有恶性气管食管瘘。在这部分患者中，19 例（90%）显示在吞咽困难和误吸症状方面有症状改善。与患有

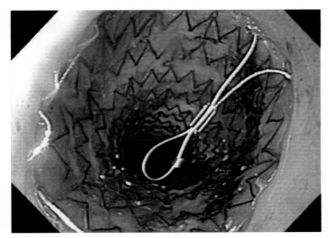

图 27.8　与图 27.7 为同一患者。放置 fcSEMS 后，允许口服摄入并降低误吸风险

恶性吞咽困难的患者相比，气管食管瘘患者的中位总生存期没有显著差异[62]。Balazs 等研究了 188 例接受覆膜支架植入术治疗的恶性食管呼吸道瘘的患者，144 例患者（77%）成功实现了瘘管闭合和症状的缓解[63]。

　　如果可能，在支架放置后进行密切随访是成功的必要条件，因为存在支架移位、瘘管重新开放及新瘘管发展的可能性，所有这些都会导致复发和感染。有些患者病情严重，无法接受重复检查。一项大型研究显示，与密封不完全的瘘管相比，成功植入支架密封气管食管瘘的病例有更大的生存获益（15 周 vs 6 周）[64]。总体而言，在晚期疾病中，食管 SEMS 的植入是食管肺瘘患者安全有效的姑息治疗方法。

◆ 气管支架

　　在一些患者中，单独的食管支架可能不足以闭合气管食管瘘，或者对于恶性吞咽困难者植入食管支架可能会导致气管受压，产生呼吸道症状，如喘鸣甚至呼吸窘迫。在这些情况下，可同时使用气管支架。因此，尽管单独使用食管支架闭合的成功率 >90%，但如果该措施不能密封气管食管瘘，也可以在气管或支气管中放置用于闭合瘘管的塑料支架或 SEMS（图 27.9，图 27.10）。在出现近端肿块的情况下，或体格检查及影像学显示有气道压迫、喘鸣时，应在放置食管支架之前或放置期间，考虑对患者进行气管支架植入（图 27.11）。

　　Freitag 等的一项早期研究对 30 例仅接受气管支架植入的患者与同时接受食管和气管支架植入的患者进行对比。后者 50% 以上病例在去世前不久呼吸和吞咽均未受损害。双支架组（110d）的平均存活时间明显大于仅接受气管支架植入组（24d）[65]。

　　Herth 等回顾性研究包括 37 例放置食管支架的患者，65 例放置气管支架的患者和 10 例同时放置食管和气管支架的恶性瘘管患者。这些患者中大多数（74%）患有晚期肺癌。本研究显示食管支架组（263d）和双支架组（253d）的生存期长于单独接受气管支架（219d）组[66]。双支架植入的应用安全且能有效缓解症状，并可成功治疗食管呼吸瘘，应该被作为特定患者的一线治疗方案。

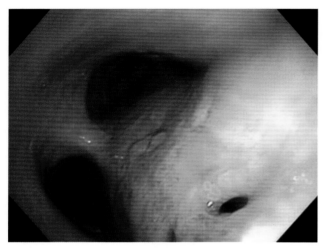

图 27.9 食管癌患者气管食管瘘的支气管镜检查

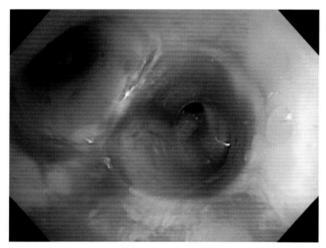

图 27.10 与图 27.9 为同一患者。在气管中放置塑料 "Y" 支架后，试图关闭瘘管

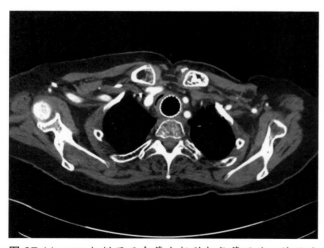

图 27.11 CT 扫描显示食管支架引起气管压迫。被压迫的气管在食管支架的右侧变形为新月形。随后移除支架

27.2.7 内镜夹

气管食管瘘闭合的另一种内镜治疗方式是放置内镜夹。与经内镜金属钳夹相比，全层缝合夹已被证明具有良好的效果，因为它能够用更宽的 "嘴" 夹住更大量的组织[67]。已有数例病例报告介绍了使用全层缝合夹关闭瘘管，特别是在凝血、电灼或 SEMS 放置后出现不愈合瘘的患者中使用[68-69]。

一项针对 188 例患者的大型多中心回顾性研究评估了放置全层缝合夹的长期成功率。在这个队列研究中，108 例患者的瘘管被放置全层缝合夹，其中 16 例为食管呼吸道瘘患者。77 例（90.6%）患者在成功置放全层缝合夹后显示即刻获得临床成功，39 例（42.9%）患者在中位随访 121d 时取得长期临床疗效[31]。虽然在晚期食管癌中关于夹闭疗效的数据有限，但仍是安全的，并且可以有效地用于关闭某些患者较小的气管食管瘘。

27.2.8 缝合技术

在过去的 10~15 年中，内镜缝合技术使用有限且功效缓慢，在美国可用的装置非常匮乏。缝合术已用于治疗消化道穿孔、瘘管和渗漏，还可用于内镜治疗和手术并发症或胃造口术后胃瘘或肥胖症的治疗[70-71]。文献报告，可通过内镜缝合系统关闭持续性食管瘘管[72]。这虽然属于令人兴奋的前沿技术，但有限的应用经验和临床数据意味着内镜缝合尚未广泛推广，未来市场上将会出现更多此类设备。

27.2.9 出 血

尽管食管恶性肿瘤与血管新生化和侵袭有关，但出血很少被描述为一种早期症状[73-74]。相反，在放射治疗或放置塑料支架或金属支架治疗后会出现更频繁的出血。一项大型病例系列报告显示，放射治疗或支架植入术后严重出血的发生率约为 7%[75]。为了防止支架移位，人们已开发出更大直径的新支架或增加了抗移位 "项圈"。据报道，这种针对食管壁的更大的受力会使患者出血的风险更高，一项回顾性研究显示高达 25%[76]。然而，大多数出血并不显著，且大多数放置支架的患者根本没有出血[33]。

仅有病例报告或涉及较少患者的病例系列

研究描述了对出血的恶性食管病变的内镜治疗。APC、乙醇注射、激光治疗、冷冻治疗和内镜夹等都在食管恶性肿瘤止血方面取得了良好的短期疗效[77-80]。在非静脉性食管出血的病例中已有内镜下局部使用止血剂的报道，例如 Hemospray（矿物基粉末）和 EndoClot（多糖-焦糖凝胶），并且止血剂可以在治疗这些病变中起作用[81-82]。在管理食管癌患者的出血方面也有动脉栓塞的介入放射学技术[83]。出血是晚期恶性肿瘤患者的严重并发症，尽管目前还未进行临床随机对照试验，但是根据患者特征可以成功使用以上几种治疗方法。

27.3　结　论

晚期食管癌是一种具有高发病率和高死亡率的晚期疾病。患者会出现影响生活质量并严重限制基本功能的症状。这些并发症包括恶性吞咽困难、瘘管和出血，可以通过内镜、外科手术和放射学干预措施得到有效缓解。支架的植入和其技术的发展可以缓解恶性吞咽困难，鼻胃管可以为患者提供营养。这些技术代表了治疗的主流方向，并且已被证明可以帮助许多患者缓解症状。更严重的并发症，如瘘管和出血也可以通过内镜进行治疗，即使是最严重的并发症，患者也能得到一定程度的缓解。

随着技术的发展，患有晚期恶性肿瘤的患者将存活更长时间。我们会继续探寻哪些干预措施和设备能够为这些患者提供最大的益处，并且将伤害减至最小。

（王进海　译，李路　审）

参考文献

[1] Kato H, Nakajima M. Treatments for esophageal cancer: a review. Gen Thorac Cardiovasc Surg, 2013, 61(6):330–335.

[2] Baquet CR, Commiskey P, Mack K, et al. Esophageal cancer epidemiology in blacks and whites: racial and gender disparities in incidence, mortality, survival rates and histology. J Natl Med Assoc, 2005, 97(11):1471–1478.

[3] Rubenstein JH, Shaheen NJ. Epidemiology, diagnosis, and management of esophageal adenocarcinoma. Gastroenterology, 2015, 149(2):302–3–17.e1.

[4] Hur C, Miller M, Kong CY, et al. Trends in esophageal adenocarcinoma incidence and mortality. Cancer, 2013, 119(6):1149–1158.

[5] Allum WH, Griffin SM, Watson A, et al. Guidelines for the management of oesophageal and gastric cancer. Gut, 2002, 50(suppl 5):v1–v23.

[6] Graham DY, Schwartz JT, Cain GD, et al. Prospective evaluation of biopsy number in the diagnosis of esophageal and gastric carcinoma. Gastroenterology, 1982, 82(2):228–231.

[7] Puli SR, Reddy JB, Bechtold ML, et al. Staging accuracy of esophageal cancer by endoscopic ultrasound: a meta-analysis and systematic review. World J Gastroenterol, 2008, 14(10):1479–1490.

[8] van Vliet EP, Heijenbrok-Kal MH, Hunink MG, et al. Staging investigations for oesophageal cancer: a meta-analysis. Br J Cancer, 2008, 98(3):547–557.

[9] Edge SB, American Joint Committee on Cancer, American Cancer Society. AJCC Cancer Staging Handbook from the AJCC Cancer Staging Manual. New York: Springer, 2010.

[10] Jemal A, Thomas A, Murray T, et al. Cancer statistics, 2002. CA Cancer J Clin, 2002, 52(1):23–47.

[11] Watkinson AF, Ellul J, Entwisle K, et al. Esophageal carcinoma: initial results of palliative treatment with covered self-expanding endoprostheses. Radiology, 1995, 195(3):821–827.

[12] Hernandez LV, Jacobson JW, Harris MS. Comparison among the perforation rates of Maloney, balloon, and savary dilation of esophageal strictures. Gastrointest Endosc, 2000, 51(4 pt 1):460–462.

[13] Baron TH. Expandable metal stents for the treatment of cancerous obstruction of the gastrointestinal tract. N Engl J Med, 2001, 344(22):1681–1687.

[14] Knyrim K, Wagner HJ, Bethge N, et al. A controlled trial of an expansile metal stent for palliation of esophageal obstruction due to inoperable cancer. N Engl J Med, 1993, 329(18):1302–1307.

[15] Kozarek RA, Ball TJ, Brandabur JJ, et al. Expandable versus conventional esophageal prostheses: easier insertion may not preclude subsequent stent-related problems. Gastrointest Endosc, 1996, 43(3):204–208.

[16] Siersema PD, Schrauwen SL, van Blankenstein M, et al. Rotterdam Esophageal Tumor Study Group. Self-expanding metal stents for complicated and recurrent esophagogastric cancer. Gastrointest Endosc, 2001, 54(5):579–586.

[17] Irani S, Kozarek R. Esophageal stents: past, present, and future. Tech Gastrointest Endosc, 2010, 12:178–190.

[18] Davies N, Thomas HG, Eyre-Brook IA. Palliation of dysphagia from inoperable oesophageal carcinoma using Atkinson tubes or self-expanding metal stents. Ann R Coll Surg Engl, 1998, 80(6):394–397.

[19] Eickhoff A, Knoll M, Jakobs R, et al. Self-expanding metal stents versus plastic prostheses in the palliation of malignant dysphagia: long-term outcome of 153 consecutive patients. J Clin Gastroenterol, 2005, 39(10):877–885.

[20] Homann N, Noftz MR, Klingenberg-Noftz RD, et al. Delayed complications after placement of self-expanding stents in malignant esophageal obstruction: treatment strategies and survival rate. Dig Dis Sci, 2008, 53(2):334–340.

[21] van Boeckel PG, Siersema PD, Sturgess R, et al. A new partially covered metal stent for palliation of malignant dysphagia: a prospective follow-up study. Gastrointest Endosc,

2010, 72(6):1269–1273.

[22] Saranovic Dj, Djuric-Stefanovic A, Ivanovic A, et al. Fluoroscopically guided insertion of self-expandable metal esophageal stents for palliative treatment of patients with malignant stenosis of esophagus and cardia: comparison of uncovered and covered stent types. Dis Esophagus, 2005, 18(4):230–238.

[23] Siddiqui AA, Sarkar A, Beltz S, et al. Placement of fully covered self-expandable metal stents in patients with locally advanced esophageal cancer before neoadjuvant therapy. Gastrointest Endosc, 2012, 76(1):44–51.

[24] Hirdes MM, Siersema PD, Vleggaar FP. A new fully covered metal stent for the treatment of benign and malignant dysphagia: a prospective follow-up study. Gastrointest Endosc, 2012, 75(4):712–718.

[25] Siersema PD, Hop WC, van Blankenstein M, et al. A comparison of 3 types of covered metal stents for the palliation of patients with dysphagia caused by esophagogastric carcinoma: a prospective, randomized study. Gastrointest Endosc, 2001, 54(2):145–153.

[26] Sabharwal T, Hamady MS, Chui S, et al. A randomised prospective comparison of the Flamingo Wallstent and Ultraflex stent for palliation of dysphagia associated with lower third oesophageal carcinoma. Gut, 2003, 52(7):922–926.

[27] Martinez JC, Puc MM, Quiros RM. Esophageal stenting in the setting of malignancy. ISRN Gastroenterol, 2011:719575.

[28] Conigliaro R, Battaglia G, Repici A, et al. Polyflex stents for malignant oesophageal and oesophagogastric stricture: a prospective, multicentric study. Eur J Gastroenterol Hepatol, 2007, 19(3):195–203.

[29] Johnson E, Enden T, Noreng HJ, et al. Survival and complications after insertion of self-expandable metal stents for malignant oesophageal stenosis. Scand J Gastroenterol, 2006, 41(3):252–256.

[30] Sharma P, Kozarek R. Practice Parameters Committee of American College of Gastroenterology. Role of esophageal stents in benign and malignant diseases. Am J Gastroenterol, 2010, 105(2):258–273, quiz 274.

[31] Haito-Chavez Y, Law JK, Kratt T, et al. International multicenter experience with an over-the-scope clipping device for endoscopic management of GI defects (with video). Gastrointest Endosc, 2014, 80(4):610–622.

[32] Lowe AS, Sheridan MB. Esophageal stenting. Semin Intervent Radiol. 2004,21(3):157–166.

[33] Verschuur EM, Steyerberg EW, Kuipers EJ, et al. Effect of stent size on complications and recurrent dysphagia in patients with esophageal or gastric cardia cancer. Gastrointest Endosc, 2007, 65(4):592–601.

[34] Johnston MH, Eastone JA, Horwhat JD, et al. Cryoablation of Barrett's esophagus: a pilot study. Gastrointest Endosc, 2005, 62(6):842–848.

[35] Erinjeri JP, Clark TW. Cryoablation: mechanism of action and devices. J Vasc Interv Radiol, 2010, 21(suppl 8):S187–S191.

[36] Shaheen NJ, Greenwald BD, Peery AF, et al. Safety and efficacy of endoscopic spray cryotherapy for Barrett's esophagus with high-grade dysplasia. Gastrointest Endosc, 2010, 71(4):680–685.

[37] Cash BD, Johnston LR, Johnston MH. Cryospray ablation (CSA) in the palliative treatment of squamous cell carcinoma of the esophagus. World J Surg Oncol, 2007, 5:34.

[38] Greenwald BD, Dumot JA, Abrams JA, et al. Endoscopic spray cryotherapy for esophageal cancer: safety and efficacy. Gastrointest Endosc, 2010, 71(4):686–693.

[39] Greenwald BD, Lightdale CJ, Abrams JA, et al. Barrett's esophagus: endoscopic treatments II. Ann N Y Acad Sci, 2011, 1232:156–174.

[40] Stroud M, Duncan H, Nightingale J. British Society of Gastroenterology. Guidelines for enteral feeding in adult hospital patients. Gut, 2003, 52(suppl 7):vii1–vii12.

[41] Angus F, Burakoff R. The percutaneous endoscopic gastrostomy tube. Medical and ethical issues in placement. Am J Gastroenterol, 2003, 98(2):272–277.

[42] Kirby DF, Delegge MH, Fleming CR. American Gastroenterological Association technical review on tube feeding for enteral nutrition. Gastroenterology, 1995, 108(4): 1282–1301.

[43] Heyland DK, Drover JW, MacDonald S, et al. Effect of postpyloric feeding on gastroesophageal regurgitation and pulmonary microaspiration: results of a randomized controlled trial. Crit Care Med, 2001, 29(8):1495–1501.

[44] Ellrichmann M, Sergeev P, Bethge J, et al. Prospective evaluation of malignant cell seeding after percutaneous endoscopic gastrostomy in patients with oropharyngeal/esophageal cancers. Endoscopy, 2013, 45(7):526–531.

[45] Nicholson FB, Korman MG, Richardson MA. Percutaneous endoscopic gastrostomy: a review of indications, complications and outcome. J Gastroenterol Hepatol, 2000, 15(1):21–25.

[46] Shike M, Latkany L. Direct percutaneous endoscopic jejunostomy. Gastrointest Endosc Clin N Am, 1998, 8(3):569–580.

[47] Schattner M. Enteral nutritional support of the patient with cancer: route and role. J Clin Gastroenterol, 2003, 36(4):297–302.

[48] Maple JT, Petersen BT, Baron TH, et al. Direct percutaneous endoscopic jejunostomy: outcomes in 307 consecutive attempts. Am J Gastroenterol, 2005, 100(12):2681–2688.

[49] Fan AC, Baron TH, Rumalla A, et al. Comparison of direct percutaneous endoscopic jejunostomy and PEG with jejunal extension. Gastrointest Endosc, 2002, 56(6):890–894.

[50] Siddiqui AA, Glynn C, Loren D, et al. Self-expanding plastic esophageal stents versus jejunostomy tubes for the maintenance of nutrition during neoadjuvant chemoradiation therapy in patients with esophageal cancer: a retrospective study. Dis Esophagus, 2009, 22(3):216–222.

[51] Adler DG, Baron TH, Geels W, et al. Placement of PEG tubes through previously placed self-expanding esophageal metal stents. Gastrointest Endosc, 2001, 54(2):237–241.

[52] Bower MR, Martin RC II. Nutritional management during neoadjuvant therapy for esophageal cancer. J Surg Oncol, 2009, 100(1):82–87.

[53] Burt M, Diehl W, Martini N, et al. Malignant esophagorespiratory fistula: management options and survival. Ann Thorac Surg, 1991, 52(6):1222–1228, discussion1228–1229.

[54] Kim KR, Shin JH, Song HY, et al. Palliative treatment of malignant esophagopulmonary fistulas with covered expandable metallic stents. AJR Am J Roentgenol, 2009,193(4):W278–282.

[55] Reed MF, Mathisen DJ. Tracheoesophageal fistula. Chest Surg Clin N Am, 2003, 13(2):271–289.

[56] Yasuda T, Sugimura K, Yamasaki M, et al. Ten cases of gastro-tracheobronchial fistula: a serious complication after esophagectomy and reconstruction using posterior mediastinal gastric tube. Dis Esophagus, 2012, 25(8):687–693.

[57] Tomaselli F, Maier A, Sankin O, et al. Successful endoscopical sealing of malignant esophageotracheal fistulae by using a covered self-expandable stenting system. Eur J Cardiothorac Surg, 2001, 20(4):734–738.

[58] May A, Ell C. Palliative treatment of malignant esophagorespiratory fistulas with Gianturco-Z stents. A prospective clinical trial and review of the literature on covered metal stents. Am J Gastroenterol, 1998, 93(4):532–535.

[59] Raijman I, Siddique I, Ajani J, et al. Palliation of malignant dysphagia and fistulae with coated expandable metal stents: experience with 101 patients. Gastrointest Endosc, 1998, 48(2):172–179.

[60] Eleftheriadis E, Kotzampassi K. Endoprosthesis implantation at the pharyngo-esophageal level: problems, limitations and challenges. World J Gastroenterol, 2006, 12(13):2103–2108.

[61] Radecke K, Gerken G, Treichel U. Impact of a self-expanding, plastic esophageal stent on various esophageal stenoses, fistulas, and leakages: a single-center experience in 39 patients. Gastrointest Endosc. 2005; 61(7):812–818.

[62] Ross WA, Alkassab F, Lynch PM, et al. Evolving role of self-expanding metal stents in the treatment of malignant dysphagia and fistulas. Gastrointest Endosc, 2007,65(1):70–76.

[63] Balazs A, Kupcsulik PK, Galambos Z. Esophagorespiratory fistulas of tumorous origin. Non-operative management of 264 cases in a 20-year period. Eur J Cardiothorac Surg, 2008, 34(5):1103–1107.

[64] Shin JH, Song HY, Ko GY, et al. Esophagorespiratory fistula: long-term results of palliative treatment with covered expandable metallic stents in 61 patients. Radiology, 2004, 232(1):252–259.

[65] Freitag L, Tekolf E, Steveling H, et al. Management of malignant esophagotracheal fistulas with airway stenting and double stenting. Chest. 1996, 110(5):1155–1160.

[66] Herth FJ, Peter S, Baty F, et al. Combined airway and oesophageal stenting in malignant airway-oesophageal fistulas: a prospective study. Eur Respir J. 2010, 36(6):1370–1374.

[67] Armellini E, Crinò SF, Orsello M, et al. New endoscopic over-the-scope clip system for treatment of a chronic post-surgical tracheoesophageal fistula. Endoscopy, 2015, 47(suppl 1 UCTN):E437–E438.

[68] So BJ, Adler DG. Closure of a chronic, non-healing tracheoesophageal fistula with a new over-the-scope clip. ACG Case Rep J, 2014, 2(1):18–20.

[69] Kirschniak A, Kratt T, Stüker D, et al. A new endoscopic over-the-scope clip system for treatment of lesions and bleeding in the GI tract: first clinical experiences. Gastrointest Endosc, 2007, 66(1):162–167.

[70] Tuyama AC, Kumar N, Aihara H, et al. Endoscopic repair of gastrogastric fistula after Roux en-Y gastric bypass: a matched cohort study evaluating two methods of fistula closure. Gastroenterology, 2013, 144(5 suppl 1):S220.

[71] Kantsevoy SV, Thuluvath PJ. Successful closure of a chronic refractory gastrocutaneous fistula with a new endoscopic suturing device (with video). Gastrointest Endosc. 2012, 75(3):688–690.

[72] Bonin EA, Wong Kee Song LM, Gostout ZS, et al. Closure of a persistent esophagopleural fistula assisted by a novel endoscopic suturing system. Endoscopy. 2012, 44(suppl 2 UCTN):E8–E9.

[73] Steffes C, Fromm D. The current diagnosis and management of upper gastrointestinal bleeding. Adv Surg, 1992, 25:331–361.

[74] Sugawa C, Steffes CP, Nakamura R, et al. Upper GI bleeding in an urban hospital. Etiology, recurrence, and prognosis. Ann Surg, 1990, 212(4):521–526, discussion 526–527.

[75] Nemoto K, Takai Y, Ogawa Y, et al. Fatal hemorrhage in irradiated esophageal cancer patients. Acta Oncol, 1998, 37(3):259–262.

[76] Uitdehaag MJ, Siersema PD, Spaander MC, et al. A new fully covered stent with antimigration properties for the palliation of malignant dysphagia: a prospective cohort study. Gastrointest Endosc, 2010, 71(3):600–605.

[77] Akhtar K, Byrne JP, Bancewicz J, et al. Argon beam plasma coagulation in the management of cancers of the esophagus and stomach. Surg Endosc, 2000, 14(12):1127–1130.

[78] Tranberg KG, Stael von Holstein C, Ivancev K, et al. The YAG laser and Wallstent endoprosthesis for palliation of cancer in the esophagus or gastric cardia. Hepatogastroenterology,1995, 42(2):139–144.

[79] Loscos JM, Calvo E, Alvarez-Sala JL, et al. Treatment of dysphagia and massive hemorrhage in esophageal carcinoma by ethanol injection. Endoscopy, 1993, 25(8):544.

[80] Raju GS, Ahmed I, Xiao SY, et al. Graded esophageal mucosal ablation with cryotherapy, and the protective effects of submucosal saline. Endoscopy, 2005, 37(6):523–526.

[81] Sung JJ, Luo D, Wu JC, et al. Early clinical experience of the safety and effectiveness of Hemospray in achieving hemostasis in patients with acute peptic ulcer bleeding. Endoscopy, 2011, 43(4):291–295.

[82] Holster IL, Kuipers EJ, Tjwa ET. Hemospray in the treatment of upper gastrointestinal hemorrhage in patients on antithrombotic therapy. Endoscopy, 2013, 45(1):63–66.

[83] Loffroy RF, Abualsaud BA, Lin MD, et al. Recent advances in endovascular techniques for management of acute nonvariceal upper gastrointestinal bleeding. World J Gastrointest Surg,2011,3(7):89–100.

第28章　消化性溃疡及出血：包括十二指肠溃疡

Moe Kyaw, James Lau, Joseph Jao Yiu Sung

28.1　概　述

对于消化性溃疡及出血，可运用内镜进行诊断与治疗，包括诊断消化性溃疡，排除恶变，识别出血部位，实施止血治疗，评估再出血风险以及预防再出血。针对消化性溃疡出血的内镜治疗包括药物注射、热疗、机械式及局部治疗等方法。本章概述了常用的疗法与技术，以期最大程度提高其疗效。本章还介绍了诸如全层缝合夹的内镜下缝合器材及新疗法。

28.2　消化性溃疡及出血的诊断

消化性溃疡的症状和体征包括消化不良、贫血、出血和胃出口梗阻。内镜检查适用于 50 周岁以上或有预警征兆的患者出现新发的消化不良[1]。对于非复杂性消化性溃疡（无出血、梗阻或穿孔），可使用内镜进行诊断以排除恶变。早期指南建议对所有的胃溃疡都进行活检，原因是早期资料显示多达 11% 的胃溃疡患者有恶变表现[2]。近期无指引性资料建议对所有的胃溃疡都进行活检。美国消化内镜学会（ASGE）建议根据患者的症状及内镜下溃疡表现实施个体化措施[3]。因此，对于服用非甾体抗炎药且内镜下有与非甾体抗炎药相关的溃疡表现（浅层溃疡，有糜烂）的年轻患者，可能不需要进行常规活检。由于十二指肠溃疡发生恶变的风险很低，因而不建议进行常规的活检。当内镜下的胃溃疡表现确实提示恶变时，应从溃疡底部和边缘处多点取活检标本。所有确诊为消化性溃疡的患者均应接受内镜下幽门螺杆菌检查。

尽管对溃疡结局的判断价值及费效比尚不明确，且无已发布的推荐指南，但由于胃溃疡在内镜及组织学上早期可能呈良性表现，胃溃疡的例行内镜监测仍应作为一种常规的手段。ASGE建议采用可能更有效的个体化方案，即对于有明确病因（非甾体抗炎药或幽门螺杆菌）、经组

织学检查确诊且内镜下溃疡表现呈良性的年轻溃疡患者，可能不需要内镜监测[3]。对于十二指肠溃疡患者，只有症状持续存在才建议行二次内镜检查。

内镜是处理消化性溃疡出血的必需工具。利用内镜，可识别出血部位，甄别再出血风险的分类并进行止血治疗。依照 Forrest 分级，可根据内镜下溃疡表现确定持续出血、再出血及发生死亡的风险（表 28.1）。FⅠ级或FⅡa级溃疡发生再出血的风险很高，因而建议对这类患者进行内镜治疗[4-6]。关于内镜治疗是否适用于 FⅡb级溃疡，仍存在争议[7-8]。最近的荟萃分析未显示内镜治疗对FⅡb级溃疡有显著疗效[9]。FⅡc 或 FⅢ级溃疡罕有再出血发生，因而内镜治疗并无裨益[10-11]。

另有其他未在 Forrest 分级中提及的内镜下特征性表现也可用于预测再出血。这些特征包括 2cm 以上的溃疡、胃腔内血迹、溃疡部位为十二指肠后壁、胃小弯近端[12-14]。

并非所有未出血的可见血管都有同样的再出血风险，苍白、凸起的血管较暗色、平坦的血管发生再出血的风险更高[15]。有时医生很难把未出血的可见血管和黏附的血块辨别清楚。对于有黏附血块的溃疡，应尝试清除血块以识别溃疡底部，并排除所有的可见血管。但即使在清除血块后，仍可能难以识别埋入溃疡底部的血管。在这

表 28.1　关于消化性溃疡出血的 Forrest 分级及再出血风险

Forrest 分级	内镜下表现	再出血风险
Ⅰ	活动性出血	55%
Ⅱa	未出血的可见血管	43%
Ⅱb	黏附血块	22%
Ⅱc	出血点平坦	10%
Ⅲ	底部干净	5%

改编自 Laine 等（1994 年）及 Forrest 等（1974 年）[12-13]

种情况下，建议使用放大内镜以便更好地显露及鉴别可见血管，并可将略微凸起的血管、血块与色素斑区分开[16]。另外，建议通过多普勒超声检查溃疡底部，以确定是否存在血管：如果检查发现距溃疡底部 1mm 以内存在血管，则视为"多普勒检查阳性"。考虑到成本和技术上的复杂性，以上两种方法未用于常规临床检查[17-18]。但近期发表的文章表明，多普勒内镜探头（Vascular Technology Inc，Nashua，New Hampshire）可用于风险分层，以确定患者发生再出血的风险。在内镜下治疗溃疡之前及之后，即放入多普勒内镜探头的尖端，并通过可闻及的声音确认溃疡底部之下的血流。如果患者在内镜治疗后仍有残余血流，则提示可能发生再出血。作者由此得出结论：对于溃疡再出血的风险分层而言，多普勒内镜探头与可视化内镜评估（近期出血斑）相结合较单纯的可视化内镜评估更为准确，而且前者可作为一种新的引导方式用于疗效确切的内镜下止血[19]。

在疑似急性上消化道出血的患者进行胃镜检查之前，早期进行胶囊内镜检查的作用已在几个病例研究中被报道[20-22]。胶囊内镜检查通常在到达急诊科后 6h 内进行。目前可依照经验证的 Blatchford 和 Rockall 评分做出临床判断，并据此对上消化道出血患者进行风险分层。胶囊内镜可作为一种鉴别工具，用于上消化道出血的早期诊断，并可避免对结果呈阴性的患者实施不必要的胃镜检查。胶囊内镜也为非内镜医生（如急诊科医生）提供了一种可选择的诊断工具，这些医生经培训可完成胶囊内镜检查并解释内镜下所见，以进行早期诊断。

28.3　消化性溃疡出血的治疗器材选择

在医疗设备齐全的情况下，务必对出血患者进行内镜治疗。对于血流动力学不稳定的高危患者，建议在重症监护室中实施内镜治疗。可移动式内镜推车应配备所有必要的辅助器材，以避免不必要地移动病情不稳定的患者。

可根据溃疡部位的出血严重性及所在位置选择内镜。对于有明显出血的患者，使用治疗型胃镜效果较理想。Olympus 公司（Olympus Corporation，Tokyo，Japan）研制了两种治疗型胃镜：单通道（GIF-1TH190）和双通道（GIF-2TH180）治疗型胃镜。单通道治疗型胃镜配有 1 个 3.7mm 工作通道，可改进冲洗效果，以便使用大尺寸辅助器材（如 10 F 热探头）。双通道治疗型胃镜配有直径 2.8mm 和 3.7mm 的通道，可同时容纳 2 个内镜器材。

针对所处位置不利于操作的消化性溃疡，可调换内镜以便更好地接近靶部位来进行治疗。对于十二指肠或胃后壁溃疡的患者，可使用工作通道位于右侧的结肠镜，以便更准确地治疗溃疡[23]。侧视十二指肠镜可用于治疗十二指肠第一段与第二段连接部位的溃疡或位于胃小弯的溃疡。在某些情况下，利用直径较小的常规胃镜，可以更灵活地处理难以接近的溃疡部位。

28.4　消化性溃疡出血的治疗方法

对消化性溃疡出血患者实施内镜治疗是为了预防持续性出血或再出血。可通过药物注射、热疗、机械治疗及局部治疗等方法实现内镜下止血（表 28.2）。

28.4.1　注射疗法

◆ 肾上腺素

注射以盐水稀释（1∶10 000）的肾上腺素的疗法因为易操作且可用性好，被广泛用于早期止血。该疗法可对较大溃疡的出血进行有效的早期止血。对于这种溃疡，因操作视野受限，其他疗法难以应用。可通过 1 根 25 号伸缩式导管从围绕溃疡底部的 4 个象限以 0.5~1.5mL 的注射量逐步递增给药，不一定注射在溃疡底部。该导管可置

表 28.2　内镜下止血方法

药物注射	肾上腺素
	组织硬化剂ª：聚多卡醇、乙醇胺、乙醇
	组织黏合剂：氰基丙烯酸正丁酯、凝血酶或纤维蛋白胶
热疗	接触式：电烧灼探头、热探头、金探头
	非接触式：APC、掺钕钇铝石榴石激光器
机械式治疗	经内镜金属钳夹
	全层缝合夹：Ovesco
	内镜下缝合术
局部治疗	止血粉：Hemospray、EndoClot、ABS

ABS：Ankaferd 血液阻塞剂；APC：氩等离子体凝固
a 已不再用于消化性溃疡出血

于切向位置或正前位。注射肾上腺素时，通过局部填塞、血管痉挛及诱发血栓形成的综合作用来产生压力，从而达到止血效果。注射肾上腺素虽可有效实现早期止血，但药效只能持续 20min，因而建议实施二次内镜治疗以减少再出血风险[24-25]。在二次内镜治疗前，应通过注射肾上腺素减缓出血或完全止血，以便更清晰地显示血管。注射肾上腺素后可能导致心动过速、高血压、心律不齐及心绞痛。如果肾上腺素注射量小于 12mL，临床上通常不会出现以上情况[26]。

◆ **其他注射剂**

可替代肾上腺素的注射剂包括组织硬化剂（聚多卡醇、乙醇胺、乙醇）、纤维蛋白封闭剂和氰基丙烯酸正丁酯。组织硬化剂会产生局部的副作用且与肾上腺素相比优势不明显，因而已不再使用[27]。早期报告显示，纤维蛋白封闭剂治疗虽较组织硬化剂（聚多卡醇）效果更好，但由于需多次进行治疗，已不在临床中使用[28]。氰基丙烯酸正丁酯常用于治疗静脉曲张出血，并已用来治疗罕见的难治性消化性溃疡出血[29]。

28.4.2　热　疗

热疗分为接触式和非接触式热疗，前者更常用于治疗消化性溃疡出血。接触式热疗器材包括电烧灼探头、热探头及止血抓钳（表 28.3）。非接触式热疗包括氩等离子体凝固（APC）和激光光照疗法（掺钕钇铝石榴石激光器）。

◆ **接触式热疗方法**

电烧灼探头

电烧灼探头分为单极、双极和多极。单极电烧灼探头仅通过一个电极治疗出血性溃疡，可将电接地垫贴到皮肤上以构成电回路。当探头发出

的电流通过身体并流入接地板时，可能会造成散射性损伤，因而单极凝固术现已淘汰。双极探头的尖端上有两个电极，而电流可在两个电极之间移动。电回路终止于探头尖端，而且随着靶组织经电烧灼变干，电流强度会减弱，从而限制了穿透深度且降低了穿孔风险[30]。双极器材已由多极探头替代，后者包含交错排列的阳性与阴性电极。这样，多极探头在切向位置或正前位都可起作用，而双极探头则须应用于正前位才能发挥最大功效。

当使用双极或多极探头时，最好选用大直径探头（10F，3.2mm），并运用高恒压低能量（15W）电凝术且持续 10~12s。这可将溃疡出血的血管加以封闭，并达到填塞效果。对血管施加机械式压迫并结合电凝术或热凝术的方法被称作"结合式热凝固"（图 28.1）。通过热疗达到止血效果后，溃疡底部会呈现印迹效果（图 28.2）。为达到最佳的结合式热凝固，应采用持续时间长（10~12s）的低能量（15W）电凝术，而非高能量电凝术。由于随之产生的阻抗增加，高能量并不会增强凝固作用[31-32]。

Gold Probe（Boston scientific，Natick，Massachusetts，United States）和 Injection Gold Probe（Boston scientific，Natick，Massachusetts，United States）均为多极电烧灼探头，二者都有 7F（2.3mm）和 10F（3.2mm）2 种规格，所需最小工作通道分别为 2.8mm 和 3.7mm。因此，10F 探头需要与治疗型胃镜搭配使用。一个注射用金探头能同时完成药物注射、电凝及冲洗等多项操作。

热探头

热探头（7F 或 10F）包含一个有特氟纶涂层

表 28.3　接触式热疗止血器材

接触式热疗器材	器材名称	厂商	护套直径（F）	功率
多极电烧灼探头	Gold Probe	Boston Scientific（Natick，Massachusetts）	7，10	15~25W
	Injection Gold Probe	Boston Scientific（Natick，Massachusetts）	7，10	
	Quicksilver Bipolar Probe	Cook Medical（Winston-Salem，North Carolina）	7，10	
	Solar Probe	Olympus America（Center Valley，Pennsylvania）	7，10	
热探头	Heat Probe	Olympus America	7，10	25~30J
止血抓钳	Coagrasper	Olympus America	7	80W[a]

a 柔和电凝模式

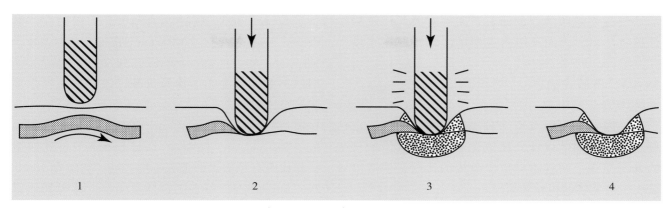

图 28.1　结合式热凝固的原则。使用热疗器材填塞血流，接着采用烧灼术以通过高温封闭血管

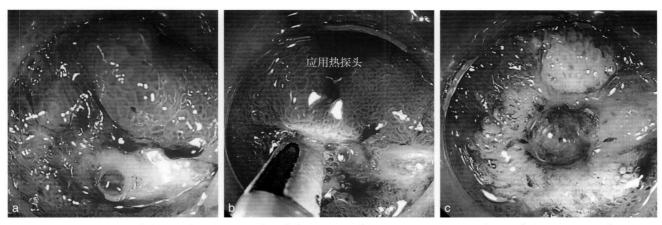

应用热探头

图 28.2　热探头用于治疗消化性溃疡出血。a. 溃疡底部的可见血管。b. 应用热探头。c. 溃疡上有印迹，可见血管已消融

的中空铝柱，内含加热线圈。探头尖端的热电偶装置可用于保持恒温。热探头凝固与电烧灼探头的工作方式不同，前者是以脉冲方式（4~5 次脉冲）提供直接热能（25~30J）。由于器材激活时长已预设，因而脉冲一旦启动，便无法中止，直至预先设定的焦耳量用完为止。热探头（与多极电烧灼探头结合使用）的主要优点是：由于从探头的尖端及侧面均可实施凝固，因而可将其定位于靶组织的正前位及切向位置。一个脚踏板式水冲洗系统与导管相连，可用于清洗溃疡表面，也便于在探头上的组织与溃疡底部发生粘连时顺利地抽回探头（视频 28.1）。

止血抓钳

止血抓钳类似于单极热活检钳。它最常用于在内镜下黏膜下层分离的过程中实施止血，也可用来处理消化性溃疡中出血的血管。止血抓钳的钳口呈扁平状，这与热活检钳不同。在夹闭靶组织后，可利用单极电烧灼术使组织变干。止血抓钳经专门设计，可对分离部位直接施加能量，并减少对周围组织的热效应。止血抓钳的主要优点是可在实施凝固术之前进行张开和闭合。可先通过机械式压迫进行止血以确认确切的出血部位，以便能更有效地施加凝固能量。

◆ 非接触式热疗方法

APC 利用氩气的导电性，从而在表面产生热量。另一种非接触式热疗为激光光照疗法（掺钕钇铝石榴石激光器），也是通过产生热量达到止血效果。可以先在血管旁注射肾上腺素，然后围绕血管给予激光照射，从而达到凝固效果。应小心操作以防止激光钻透血管，否则可能会增加出血风险。对于消化性溃疡出血，以上两种止血方法都有局限性，原因是缺少挤压作用而无法达到结合式凝固。对于溃疡出血，鲜有关于非接触式热疗（APC）的疗效评估资料。3 项小规模的随机对照研究表明，APC 与注射组织硬化剂（聚多卡醇）及接触式热疗的效果相当。现缺少针对

APC 及激光光照治疗的研究，而且有关其疗效的证据也不多，因而不可将这两种治疗视作一线热疗方法。

28.4.3 机械式治疗

◆ 经内镜金属钳夹

经内镜金属钳夹有多种类型（表 28.4）。它们均采用相似的设计，都包含 1 根带特氟纶护套的金属缆线，而且钳夹位于缆线的远端，手柄内置 1 个可旋转的机械装置。

除可重复使用的 Ez 钳夹外，所有器材还均配置一次性钳夹。这种可重复使用的 Ez 钳夹是由 Olympus 公司（Olympus Corporation, Tokyo, Japan）研制的首款钳夹，有 4~9mm 多种长度规格可供选择。Olympus 公司还开发了预装的一次性使用器材，即 QuickClip 及 QuickClip2、QuickClip2 Long（加长型）和 QuickClip2 Pro（专业型）。QuickClip2 Long 配有一个较早期型号明显加长的尖头，在头端需更大的张开状况下尤其适用，这便于一次夹取更多组织。Olympus 最新研制的 QuickClip2 Pro 有以下优点：钳夹可在配置开闭功能之前重

新定位；可 360° 旋转以确保更高的精确度。由 Boston Scientific 公司（Boston Scientific, Natick, Massachusetts, United States）研制的 Resolution 型钳夹的优点在于能重复打开，以便在配置钳夹之前定位于最合适的位置。它还配有一个 11mm 的宽钳口。Instinct 型内镜下止血钳夹（Cook Medical Inc, Bloomington, Indiana, United States）与其他钳夹相比既有相似点，也有不同之处：它配有 360° 双向旋转装置，可多次打开及闭合，这与其他钳夹类似；但不同之处在于，其钳臂锯齿状的钳口有助于使固定更牢靠。另外，其臂部短且钳口宽的特点有助于处理诸如十二指肠第一段的难以接近的部位。

在使用以上任何一种钳夹器材时，应使钳夹尽可能靠近溃疡部位以提高治疗效果。另外，务必使导管沿垂直于溃疡的方向行进，并尽量避免沿切向接近靶组织。这可避免未夹闭却使血管受损的情形。此外，最好是恰在靶组织前方打开钳夹，否则来回摆动打开的钳夹可能会损伤周围组织（视频 28.2）。如果需翻转镜身操作方可检视溃疡时，

表 28.4　可通过内镜的夹钳

制造商	设备名称	夹臂长度	颚张开角度或宽度	可旋转性	重新打开性能	MRI 相容性	附加特性
Olympus	Ez 夹						
	灰	特别短 (4mm)	135°	不可	否	无	夹盒与可重复使用的上夹器配套使用
	绿	短 (6mm)	135°	不可	否	无	
	粉红	标准 (7.5mm)	135°	不可	否	无	
	紫	长 (9mm)	135°	不可	否	无	
	白	短 (6mm)	90°	不可	否	无	
	黄	标准 (7.5mm)	90°	不可	否	无	
	蓝	长 (9mm)	90°	不可	否	无	
	白	短 (6mm)	90°	不可	否	无	
	QuickClips						
	QuickClip2	7.5mm	9mm	可	否	无	
	QuickClip2 Long	9mm	11mm	可	否	无	臂长更长
	QuickClip Pro	10mm	11mm	可	是	有	360° 旋转
Boston Scientific	Resolution Clip	不适用	72°，11mm	不可	是	有	可反复打开 5 次
Cook Medical	Instinct	短	125°，16mm	可	是	有	360° 旋转，齿形颚，大开度打开，短臂

可预先将钳夹移到内镜之外以便顺利配置钳夹。操作者可能难以将钳夹配置到十二指肠镜的抬钳器上，取下钳夹导管的外鞘管有助于顺利配置钳夹。

多项荟萃分析表明，单纯注射肾上腺素不足以预防溃疡再出血。还应配合使用钳夹术或热疗等止血方法，这两种方法的疗效相当。双内镜治疗并非优于单用热凝固术或钳夹术的情形。因而如果要实施单一疗法，应选择热凝固或钳夹术[33-35]。

◆ 全层缝合夹

全层缝合夹（Ovesco Endoscopy AG，Tubingen，Germany）的外形类似于熊爪（图 28.3）。镍钛合金制成的全层缝合夹预先以弯曲状装入（可清晰地听到"啪"的一声），有 3 种规格（直径 11mm、12mm 和 14 mm）及 2 种工作深度（3mm 和 6mm）可选用。3 种规格的盖帽设计用于不同直径的内镜：11mm 盖帽用于直径 9.5~11mm 的内镜，12mm 盖帽用于直径 10.5~12mm 的内镜，14mm 盖帽用于直径 11.5~14mm 的内镜。钳夹上配有 3 种齿型：无损伤型（atraumatic，a）、损伤型（traumatic，t）和胃切开术夹闭型（gastrotomy closure，gc）。a 型和 t 型齿适用于治疗消化性溃疡出血。对于底部纤维化的慢性溃疡，t 型齿可能固定得更牢靠。钳夹的安装与配置类似于内镜下套扎术。将器材盖帽装在内镜尖端，并且把释放装置紧固于内镜工作通道的入口端。然后将盖帽置于溃疡之上，而且在释放钳夹之前先使用吸引器。可利用一个固定装置将溃疡底部拉回到盖帽中（视频 28.3）。观察性研究资料表明，全层缝合夹可用于经常规内镜治疗未能止血的情形[36-37]。操作钳夹时可能遇到以下难题：穿过狭窄部位，处理难以接近的溃疡部位（十二指肠后段或下段、胃小弯）及夹取底部纤维化的溃疡（可利用固定装置）。另外，如需进一步治疗，该钳夹可能会阻碍经内镜金属钳夹的进出通道。

28.4.4 局部止血粉

◆ Hemospray

Hemospray（Cook Medical，Bloomington，Indiana）是一种不可吸收的无机物粉末，可在靶部位形成一道黏附屏障。给药器材包含 Hemospray 止血粉、给药导管以及一个内置 CO_2 罐（用于压

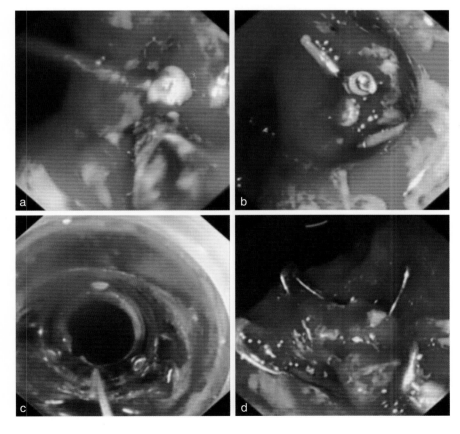

图 28.3 Ovesco 用于消化性溃疡出血。a. 有活动性出血的溃疡。b. 血管钳夹术后溃疡仍继续出血。c. 内镜下视图，器材盖帽已装在内镜上。d. Ovesco 已放置到位

出粉末）的给药手柄。按下给药手柄上的按钮，可快速喷出粉末。当粉末喷到出血部位上时，它会变成一种有黏附力的黏性物，从而在出血部位上形成一道防护屏障（图28.4）。它还会增加局部的凝血因子浓度，从而促使稳定的纤维蛋白栓子形成凝血级联。凝块通常于次日消失。该疗法的主要优点是易操作，且无须达到其他止血方法的精确度。它仅适用于有活动性出血的溃疡；在采用疗效更确切的治疗前，它可作为一种权宜措施[38]。Hemospray会产生两个问题：粉末喷散在胃腔中呈云雾状，会影响操作视野；给药导管内最初形成的凝块会阻塞导管。对于后一个问题，可通过以下几项措施加以避免。将Hemospray导管插入内镜辅助通道之前，应尽可能清除其内的血液及其他液体，以使通道干燥。然后沿辅助通道注入空气以清除残留的所有液体。应避免让导管直接接触到血液或黏膜。另外，在喷止血粉的过程中，应避免使用内镜上的吸引器。也可选择辅助通道较大的内镜或是较大规格的Hemospray给药导管（可选用7F和10F），以便最大限度减

少导管内早期形成凝块的风险。如果发生阻塞导管的情况，Hemospray器材还配有一根额外的导管。

有关Hemospray对消化性溃疡出血的疗效的证据仅来自病例报告[39-40]。迄今为止，尚未开展有关Hemospray与现有止血方法的疗效对比的研究。

◆ 其他局部止血剂

其他的局部止血剂包括淀粉型多聚糖止血剂（EndoClot）和Ankaferd血液阻塞剂（简称ABS，Ankaferd Health Products Ltd，Istanbul，Turkey）。ABS来自植物提取物[41-42]。它可形成蛋白网而使红细胞聚集于网眼中，从而产生止血效果，但不会对凝血因子或血小板造成影响。目前仍缺少随机对照试验来评估以上新型局部止血剂对消化性溃疡出血的疗效。

28.5 新型止血方法

28.5.1 内镜下缝合术

最近10余年，人们已研制出多种内镜下缝合器材，包括Bard EndoCinch（Massachusetts，United States）、T-bars（Wilson Cook，North Carolina，United States）、GERDIX TM（G Surg

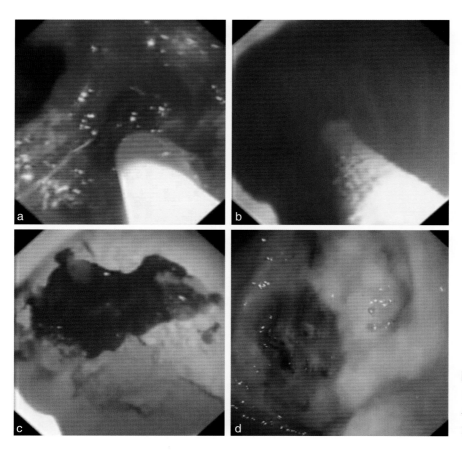

图28.4 Hemospray用于消化性溃疡出血。a.有活动性出血的溃疡。b.经导管施用止血粉。c.在出血部位形成防护屏障。d.凝固物次日消失

Seeon，Germany）。这些器材在临床上的广泛应用也只是最近的事情。OverStitch（Apollo Endosurgery，Austin，Texas）是唯一一种已广泛用于临床并通过美国食品药品监督管理局（Food and Drug Administration，FDA）认证的器械。它是一种用完即弃的一次性使用器材，安装在双通道胃镜上（图 28.5；视频 28.4）。缝合过程可暂停也可持续进行。有多种不同的缝合方式可供选择，这些方式各有优缺点[43]。它常用来缝合穿孔，或是在病损切除后用于全层缝合，也可用于缝合瘘管。近期有报道称，该疗法可用于消化性溃疡出血，它通过缝合出血的溃疡以达到初次止血及预防再出血的疗效，并可将溃疡与胃腔环境隔绝[44]。

内镜下缝合术对于治疗较大溃疡的出血具有很好的前景，而常规疗法对于这类溃疡未能实现止血，或是无法有效预防再出血。在溃疡缝合后，无须实施外科手术或血管造影下栓塞术。

28.5.2 超声内镜引导下血管治疗

经过多年的发展，超声内镜（EUS）已从辅助性诊断工具变成一种治疗手段。消化道和腹部的血管结构非常接近，这使得 EUS 引导下血管治疗成为可能。所用药剂包括组织硬化剂、氰基丙烯酸正丁酯、凝血酶及弹簧圈[45]。大多数有关 EUS 引导下血管治疗的报道都集中于静脉曲张出血的治疗[46-47]。关于 EUS 引导下血管治疗在难治性消化性溃疡出血方面的应用，只有为数不多的报道[48]，而对于该应用的可行性与安全性仍需进一步研究。

28.6 结 论

对于消化性溃疡出血，利用内镜可识别出血部位，对再出血风险进行分级，还可实施止血治疗。依照 Forrest 分级，F I 级或 F II a 级溃疡患者发生再出血的风险很高，因而建议对这类患者进行内镜治疗。目前有报道称，可通过新技术进行早期诊断（胶囊内镜）并对上消化道出血患者进行风险分层（多普勒超声探头）。根据目前的常规止血方法，单纯注射肾上腺素不足以防止再出血及避免由此引起的死亡，应使用钳夹或热疗器材，两者疗效相当。目前已新研制出多种止血器材，例如，全层缝合夹 Hemospray 和 OverStitch（对选

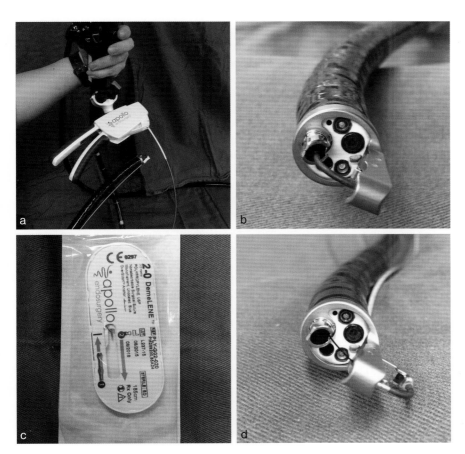

图 28.5 OverStitch 内镜下缝合系统（Apollo Endosurgery，Austin，Texas）

定病例有潜在疗效）。关于这些器材与现有止血方法的疗效比较，还需开展进一步的研究。

（董蕾 译，王进海 审）

参考文献

[1] Shaukat A, Wang A, Acosta RD, et al. ASGE Standards of Practice Committee. The role of endoscopy in dyspepsia. Gastrointest Endosc, 2015, 82(2):227–232.

[2] Stolte M, Seitter V, Müller H. Improvement in the quality of the endoscopic/bioptic diagnosis of gastric ulcers between 1990 and 1997—an analysis of 1,658 patients. Z Gastroenterol, 2001, 39(5):349–355.

[3] Banerjee S, Cash BD, Dominitz JA, et al. ASGE Standards of Practice Committee. The role of endoscopy in the management of patients with peptic ulcer disease. Gastrointest Endosc, 2010, 71(4):663–668.

[4] Chung IK, Kim EJ, Lee MS, et al. Endoscopic factors predisposing to rebleeding following endoscopic hemostasis in bleeding peptic ulcers. Endoscopy, 2001, 33(11):969–975.

[5] Guglielmi A, Ruzzenente A, Sandri M, et al. Risk assessment and prediction of rebleeding in bleeding gastroduodenal ulcer. Endoscopy, 2002,34(10):778–786.

[6] Elmunzer BJ, Young SD, Inadomi JM, et al. Systematic review of the predictors of recurrent hemorrhage after endoscopic hemostatic therapy for bleeding peptic ulcers. Am J Gastroenterol, 2008, 103(10):2625–2632, quiz 2633.

[7] Sung JJ, Chan FK, Lau JY, et al. The effect of endoscopic therapy in patients receiving omeprazole for bleeding ulcers with nonbleeding visible vessels or adherent clots: a randomized comparison. Ann Intern Med, 2003, 139(4):237–243.

[8] Kahi CJ, Jensen DM, Sung JJ, et al. Endoscopic therapy versus medical therapy for bleeding peptic ulcer with adherent clot: a meta-analysis. Gastroenterology,2005, 129(3):855–862.

[9] Laine L, McQuaid KR. Endoscopic therapy for bleeding ulcers: an evidence-based approach based on meta-analyses of randomized controlled trials. Clin Gastroenterol Hepatol, 2009,7(1):33–47, quiz 1–2.

[10] Gralnek IM, Barkun AN, Bardou M. Management of acute bleeding from a peptic ulcer. N Engl J Med, 2008, 359(9):928–937.

[11] Barkun AN, Bardou M, Kuipers EJ, et al. International Consensus Upper Gastrointestinal Bleeding Conference Group. International consensus recommendations on the management of patients with nonvariceal upper gastrointestinal bleeding. Ann Intern Med,2010, 152(2):101–113.

[12] Laine L, Peterson WL. Bleeding peptic ulcer. N Engl J Med, 1994, 331(11):717–727.

[13] Forrest JA, Finlayson ND, Shearman DJ. Endoscopy in gastrointestinal bleeding. Lancet, 1974, 2(7877):394–397.

[14] Cheng CL, Lin CH, Kuo CJ, et al. Predictors of rebleeding and mortality in patients with high-risk bleeding peptic ulcers. Dig Dis Sci, 2010, 55(9):2577–2583.

[15] Freeman ML, Cass OW, Peine CJ, et al. The non-bleeding visible vessel versus the sentinel clot: natural history and risk of rebleeding. Gastrointest Endosc, 1993, 39(3):359–366.

[16] Cipolletta L, Bianco MA, Salerno R, et al. Improved characterization of visible vessels in bleeding ulcers by using magnification endoscopy: results of a pilot study. Gastrointest Endosc, 2010, 72(2):413–418.

[17] Kohler B, Maier M, Benz C, et al. Acute ulcer bleeding. A prospective randomized trial to compare Doppler and Forrest classifications in endoscopic diagnosis and therapy. Dig Dis Sci, 1997, 42(7):1370–1374.

[18] Wong RC, Chak A, Kobayashi K, et al. Role of Doppler US in acute peptic ulcer hemorrhage: can it predict failure of endoscopic therapy? Gastrointest Endosc, 2000, 52(3):315–321.

[19] Jensen DM, Ohning GV, Kovacs TO, et al. Doppler endoscopic probe as a guide to risk stratification and definitive hemostasis of peptic ulcer bleeding. Gastrointest Endosc, 2016, 83(1):129–136.

[20] Gralnek IM, Ching JY, Maza I, et al. Capsule endoscopy in acute upper gastrointestinal hemorrhage: a prospective cohort study. Endoscopy, 2013,45(1):12–19.

[21] Rubin M, Hussain SA, Shalomov A, et al. Live view video capsule endoscopy enables risk stratification of patients with acute upper GI bleeding in the emergency room: a pilot study. Dig Dis Sci, 2011, 56(3):786–791.

[22] Meltzer AC, Ali MA, Kresiberg RB, et al. Video capsule endoscopy in the emergency department: a prospective study of acute upper gastrointestinal hemorrhage. Ann Emerg Med, 2013, 61(4):438–443.e1.

[23] Mönkemüller K, Neumann H, Bellutti M, et al. Use of a colonoscope to perform endoscopic therapy in patients with active bleeding from posterior duodenal and gastric ulcers. Endoscopy, 2009,41(suppl 2): E93–E94.

[24] Vergara M, Bennett C, Calvet X, et al. Epinephrine injection versus epinephrine injection and a second endoscopic method in high-risk bleeding ulcers. Cochrane Database Syst Rev, 2014, 10(10):CD005584.

[25] Hwang JH, Fisher DA, Ben-Menachem T, et al. The role of endoscopy in the management of acute non-variceal upper GI bleeding. Gastrointest Endosc, 2012, 75(6):1132–1138.

[26] Cappell MS, Iacovone FM Jr. Safety and efficacy of esophagogastroduodenoscopy after myocardial infarction. Am J Med, 1999,106(1):29–35.

[27] Chung SC, Leong HT, Chan AC, et al. Epinephrine or epinephrine plus alcohol for injection of bleeding ulcers: a prospective randomized trial. Gastrointest Endosc, 1996, 43(6):591–595.

[28] Rutgeerts P, Rauws E, Wara P, et al. Randomised trial of single and repeated fibrin glue compared with injection of polidocanol in treatment of bleeding peptic ulcer. Lancet, 1997, 350(9079):692–696.

[29] Kurokohchi K, Maeta T, Ohgi T, et al. Successful treatment of a giant exposed blood vessel in a gastric ulcer by endoscopic sclerotherapy with N-butyl-2-cyanoacrylate. Endoscopy, 2007,39(suppl 1):E250.

[30] Laine L. Therapeutic endoscopy and bleeding ulcers. Bipolar/multipolar electrocoagulation. Gastrointest Endosc, 1990,36(suppl 5):S38–S41.

[31] Laine L, Long GL, Bakos GJ, et al. Optimizing bipolar electrocoagulation for endoscopic hemostasis: assessment of factors influencing energy delivery and coagulation. Gastrointest Endosc, 2008, 67(3):502–508.

[32] Conway JD, Adler DG, Diehl DL, et al. ASGE Technology Committee. Endoscopic hemostatic devices. Gastrointest Endosc, 2009,69(6):987–996.

[33] Sung JJ, Tsoi KK, Lai LH, et al. Endoscopic clipping versus injection and thermo-coagulation in the treatment of non-variceal upper gastrointestinal bleeding: a meta-analysis. Gut,2007,56(10):1364–1373.

[34] Calvet X, Vergara M, Brullet E, et al. Addition of a second endoscopic treatment following epinephrine injection improves outcome in high-risk bleeding ulcers. Gastroenterology,2004,126(2):441–450.

[35] Marmo R, Rotondano G, Piscopo R, et al. Dual therapy versus monotherapy in the endoscopic treatment of high-risk bleeding ulcers: a meta-analysis of controlled trials. Am J Gastroenterol, 2007, 102(2): 279–289, quiz 469.

[36] Kirschniak A, Kratt T, Stüker D, et al. A new endoscopic over-the-scope clip system for treatment of lesions and bleeding in the GI tract: first clinical experiences. Gastrointest Endosc, 2007,66(1):162–167.

[37] Manta R, Galloro G, Mangiavillano B, et al. Over-the-scope clip (OTSC) represents an effective endoscopic treatment for acute GI bleeding after failure of conventional techniques. Surg Endosc, 2013, 27(9):3162–3164.

[38] Barkun AN, Moosavi S, Martel M. Topical hemostatic agents: a systematic review with particular emphasis on endoscopic application in GI bleeding. Gastrointest Endosc, 2013, 77(5):692–700.

[39] Sung JJ, Luo D, Wu JC, et al. Early clinical experience of the safety and effectiveness of Hemospray in achieving hemostasis in patients with acute peptic ulcer bleeding. Endoscopy,2011,43(4):291–295.

[40] Chen YI, Barkun A, Nolan S. Hemostatic powder TC-325 in the management of upper and lower gastrointestinal bleeding: a two-year experience at a single institution. Endoscopy, 2015, 47(2):167–171.

[41] Goker H, Haznedaroglu IC, Ercetin S, et al. Haemostatic actions of the folkloric medicinal plant extract Ankaferd Blood Stopper. J Int Med Res, 2008, 36(1):163–170.

[42] Beyazit Y, Kurt M, Kekilli M, et al. Evaluation of hemostatic effects of Ankaferd as an alternative medicine. Altern Med Rev, 2010, 15(4):329–336.

[43] Stavropoulos SN, Modayil R, Friedel D. Current applications of endoscopic suturing. World J Gastrointest Endosc, 2015, 7(8):777–789.

[44] Chiu PW, Chan FK, Lau JY. Endoscopic suturing for ulcer exclusion in patients with massively bleeding large gastric ulcer. Gastroenterology, 2015, 149(1):29–30.

[45] Saxena P, Lakhtakia S. Endoscopic ultrasound guided vascular access and therapy (with videos). Endosc Ultrasound, 2015, 4(3):168–175.

[46] Binmoeller KF, Weilert F, Shah JN, et al. EUS-guided transesophageal treatment of gastric fundal varices with combined coiling and cyanoacrylate glue injection (with videos). Gastrointest Endosc, 2011, 74(5):1019–1025.

[47] Romero-Castro R, Ellrichmann M, Ortiz-Moyano C, et al. EUS-guided coil versus cyanoacrylate therapy for the treatment of gastric varices: a multicenter study (with videos). Gastrointest Endosc,2013,78(5):711–721.

[48] Levy MJ, Wong Kee Song LM, Farnell MB, et al. Endoscopic ultrasound (EUS)-guided angiotherapy of refractory gastrointestinal bleeding. Am J Gastroenterol,2008,103(2):352–359.

第29章 胃癌：包括上皮内瘤变和癌前病变

Takuji Gotoda

29.1 概 述

对癌前病变的识别和早期胃癌检测的改进将使保留器官的内镜治疗成为可能。尽管根除幽门螺杆菌、戒烟和低盐饮食等因素可能会预防胃癌的发生，但根据正确的程序进行胃镜检查对于识别早期胃癌至关重要。然而，如果观察者不知道早期胃癌是什么样子，并且只是简单地观察内镜图像，那么即使病变存在也可能被忽略。近年来，图像增强内镜，如窄带成像已经变得越来越普遍，但高质量的白光内镜应该作为早期胃肿瘤检测的金标准。

随着20世纪80年代内镜技术的进步，被诊断为早期胃癌的患者数量有所增加。现在，内镜下黏膜切除术（EMR）和内镜下黏膜剥离术（ESD）能够避免与胃切除术相关的患病率和死亡率，提供侵入性更小的治疗选择。内镜下切除可以提供完整的癌症病理分期，这对于转移潜能的风险分层是至关重要的，并且以R0（垂直和水平切缘均为阴性）的整块切除可以有效避免局部复发的风险。

本章概述了在白光内镜下检测早期胃癌的技巧及早期胃癌的内镜切除策略。

29.2 诊断方法

29.2.1 准 备

◆ 内镜检查术前谈话

在内镜检查之前进行医学面谈的最重要目的是预防与检查相关的疾病。获取非甾体抗炎药、抗凝剂和抗血小板药物的用药史对于决定是否进行活检非常重要[1]。近来，对于胃癌高发病的国家，还需要了解患者幽门螺杆菌的检查史与治疗史[2-4]。

◆ 内镜检查术前准备

在胃镜检查之前，常规给予黏液溶解剂和消泡剂的混合物，以改善黏膜的可视性[5-6]。胃镜检查前的适当用药对于确保胃壁的可视性非常重要，特别是在色素内镜检查之前。在常规内镜检查期

间和色素内镜检查后，预先给予黏液溶解剂可以显著改善胃黏膜的可见度。黏液溶解剂的术前用药也显著缩短了内镜检查的持续时间，因为它避免了在手术过程中笨拙地操作洗涤管的过程。

标准方案是100mL水与20 000U黏液溶解剂（Pronase MS，Kaken Pharmaceutical，Japan）、1g碳酸氢钠和3mL二甲基聚硅氧烷（20mg/mL）混合。在西方，100 mL水含2mL乙酰半胱氨酸（200mg/mL，Parvolex，Celltech，United Kingdom）和0.5mL活性二甲基硅油（40 mg/mL，Infacol，Forest Laboratories，United Kingdom）可以作为替代方案。

尽管使用咽部表面麻醉剂是常见的，但其有效性仍存在争议[7-8]。不管怎样，咽部表面麻醉不会影响患者在镇静状态下胃镜检查中的耐受程度或胃镜的操控过程[9-10]。

目前还没有研究证明抗痉挛药物，特别是肌内注射或静脉注射丁基东莨菪碱溴化物（莨菪碱丁基溴化物，丁溴东莨菪碱，20mg）的有用性和功效性。薄荷油自古以来就被作为中草药使用[11]。提取该药的活性成分可获得产品L-薄荷醇（Minclea）[12-13]。

◆ 镇 静

根据美国麻醉医师协会规定的镇静和麻醉分类，用于内镜检查的镇静被归类为中度镇静（清醒镇静）[14-15]，拉姆齐镇静评分是一种广泛使用的判断镇静深度的方法[16]。与使用镇静药物相关的紧急症状包括呼吸抑制、心血管抑制、心动过缓、心律失常、顺行性遗忘、去抑制和打嗝。表29.1显示了进行安全有效的胃镜检查前所需的术前谈话、术前准备和镇静程序概要。

29.2.2 内镜技术

英国的"JAG计划"得到了关于上消化道内镜检查基本技能初级课程的支持，该计划通过操作技能的直接观测评估（DOPS）形成评估结果，

表 29.1　上消化道内镜检查的准备

内容	项目	补充
术前谈话	理解检查的目的	主诉、筛查
	既往史	胃癌，消化道溃疡，手术，良性前列腺增生，青光眼，严重的心血管、呼吸系统疾病
	过敏史	药物、大豆、鸡蛋
	用药史	非甾体抗炎药、抗凝剂或抗血小板药物
	家族史	
	生活方式	吸烟、饮酒
	幽门螺杆菌感染史	既往检查、结果及治疗史
术前准备	蛋白酶	在胃癌发病率高的国家可以使用
	消泡剂	在胃癌发病率高的国家可以使用
	咽部麻醉	镇静时不需要
	解痉	解痉药物在筛查中并不是必需的，L- 薄荷醇可以替代
镇静	咪达唑仑	它是最常用的，初始剂量为 2~5mg
	异丙酚	临床经验越来越多
	老年人	没有理由避免使用它
	镇痛药	可与镇静剂联合使用
	监护仪	必不可少
	抢救车	必不可少
	通气设备	必不可少
	拮抗剂	氟马西尼、盐酸纳洛酮

然后进行总结性评估[17]。DOPS 描述基本上集中于操纵技能和疾病病理学，以及患者的舒适度和安全感。美国消化内镜学会（ASGE）也有类似的胃镜检查课程[18]。但是在日本，胃镜检查的重点是检测可疑早期胃癌的微小黏膜变化。

2001 年，欧洲消化内镜学会（ESGE）的指南建议对胃的观察应包括 4 张图片[19]。在日本，胃的系统筛查方案（SSS）已被提议作为最低要求的标准[20-21]。内镜插入胃窦后应立即启动 SSS 方案。在进镜过程中应获得胃窦，胃切迹，胃体下段、中段及上段的四个象限的内镜图像。在退镜过程中，获取胃底跟贲门的近观图像与远观图像。总的来说，SSS 包括 22 个内镜图像。然而，没有研究使用观察程序和记录的图像数量作为关键性能指标来实际检验胃癌的检出率和预后。

29.2.3　诊　断

◆ 幽门螺杆菌感染的黏膜状况

早期胃癌通常只有微小的形态变化，在萎缩性胃炎患者中很难检测到。检测表面黏膜中的轻度隆起或浅凹陷及颜色的细微变化需要仔细观察。在内镜检查期间，应常规记住危险分层，使用特定程序评估病变的严重程度和进展风险。这意味着应将注意力集中在与癌症风险增加相关的领域。幽门螺杆菌感染、胃黏膜萎缩和肠上皮化生与胃癌的发生密切相关[22]。因此，相关内镜检查的评估对于有效检测胃癌非常重要。在英国进行的一项研究还报告了在年度胃镜检查中监测先前诊断为萎缩性胃炎或肠上皮化生的患者早期胃癌的检测结果（在年度随访组中，67% 的患者检测到的癌症为 1 期和 2 期，与只考虑症状的对照组相比，后者仅为 23%，$P < 0.05$），研究结果显示生存率有显著提升（5 年生存率：50% vs 10% $P = 0.006$）[23]。

有效诊断胃癌的第一步是检测是否存在幽门螺杆菌感染[24]。黏液黏附少、集合小静脉排列规则和胃底腺息肉强烈表明胃黏膜未感染幽门螺杆菌（图 29.1a~d）。集合小静脉排列规则的患者未感染幽门螺杆菌的诊断优势比为 11.5，胃底腺息肉患者的诊断优势比为 34.5。在具有以上表现的受试者中，幽门螺杆菌感染的可能性极低。

相反，若没有以上表现，而存在胃黏膜萎缩（图 29.2 a）、胃体皱襞肥大（图 29.2 b、c）、黄色瘤（图

29.2 d）或者鸡皮样黏膜（结节性胃炎，图 29.2 e）等，则表明胃黏膜目前或先前感染幽门螺杆菌[25]。应注意这一发现，因为它现在被认为是与青少年胃癌，特别是与未分化腺癌高风险有关的黏膜改变[26-27]。

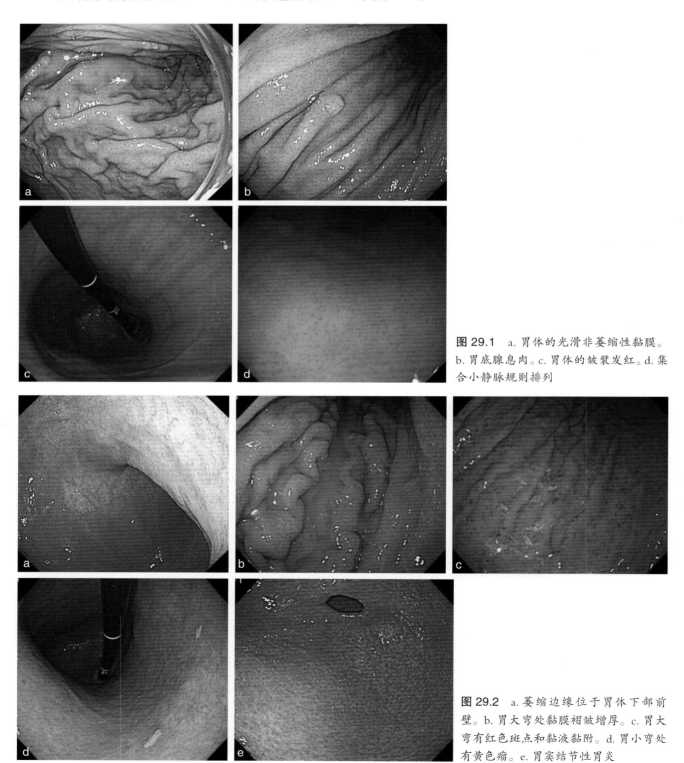

图 29.1　a. 胃体的光滑非萎缩性黏膜。b. 胃底腺息肉。c. 胃体的皱襞发红。d. 集合小静脉规则排列

图 29.2　a. 萎缩边缘位于胃体下部前壁。b. 胃大弯处黏膜褶皱增厚。c. 胃大弯有红色斑点和黏液黏附。d. 胃小弯处有黄色瘤。e. 胃窦结节性胃炎

◆ 高危黏膜状况的评估

　　诊断胃癌最重要的临床发现是由于长期幽门螺杆菌感染所导致的胃黏膜萎缩性变化[28-30]。胃体萎缩和肠上皮化生在胃底腺黏膜中以多灶性方式出现，并逐渐扩展到更大的区域，最终导致整个胃底腺黏膜被萎缩和肠上皮化生的黏膜所替代[31]。

　　胃底腺黏膜的持续存在所产生的无萎缩和肠上皮化生的黏膜的边界几乎与 Kimura 和 Takemoto 及 Kono 等提出的内镜萎缩边界一致[32-33]。

　　内镜萎缩边界的内侧对应于没有萎缩和肠上皮化生的胃底腺黏膜。在边界外，有一个由多灶性萎缩、肠上皮化生黏膜和正常胃底腺黏膜混合组成的中间区域，以及没有胃底腺体的萎缩性和肠上皮化生黏膜区域（图 29.3，图 29.4）。因此，未分化的癌细胞通常起源于内镜萎缩边界内或中间区域（萎缩边缘附近）内的区域。而分化良好的癌症通常来自内镜萎缩边界的外部区域。幽门螺杆菌的慢性感染引起胃黏膜的分子改变，黏膜发生肠化生[34]。在白光内镜图像上，一些部位肠上皮化生程度轻微升高，伴有白斑（图 29.5a）。窄带成像技术通过白色显示肠上皮化生（图 29.5b）。

　　在放大窄带成像下，在内部化生的上皮表

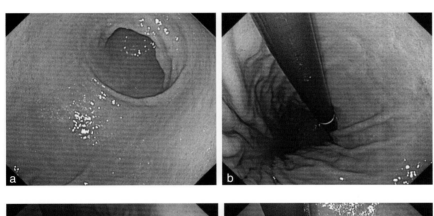

图 29.3　胃窦萎缩（C2）。a.萎缩边界在胃大弯处。b.萎缩边界在胃小弯处

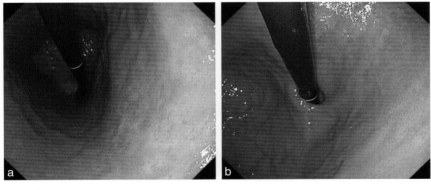

图 29.4　胃体萎缩（O1）。a.萎缩边界在前壁的中央部分。b.贲门附近的萎缩边界

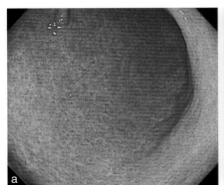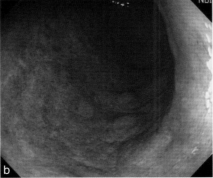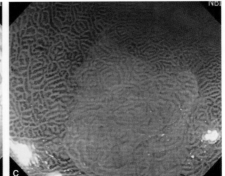

图 29.5　a.白光内镜图像上胃窦黏膜的萎缩。b.小肠化生在窄带成像下呈现为白色斑块。c.通过放大窄带成像，可见上皮表面／脑回（浅蓝色嵴）的顶部有细蓝白色线。白光内镜图像下可见胃窦黏膜萎缩

面/脑回（浅蓝色波峰）的顶部可以观察到精细的蓝白色光线（图 29.5c）[35]。"浅蓝色波峰"被认为是由于在肠上皮化生表面的刷状缘处的短波长光的反射引起的 [36]。

幽门螺杆菌感染和胃黏膜萎缩诊断胃癌的推荐步骤如图所示（图 29.6）。由于幽门螺杆菌未感染患者发生胃癌的情况极为罕见，因此根据先前的描述，通过内镜检查识别没有幽门螺杆菌感染史的患者是获得胃癌风险的第一步。然而，我们必须注意幽门螺杆菌未感染患者中最典型的早期胃癌之一是印戒细胞癌。这种类型的早期胃癌在可以被发现的早期阶段，几乎不会显示出任何形态变化，但是颜色变浅褪色。此外，由于印戒细胞癌有时仅存在于正常的中央凹陷上皮覆盖的固有层的中间层，通过较大活检钳获取包含黏膜肌层在内的足够深的活检标本是非常重要的。幽门螺杆菌感染患者中早期胃癌的组织病理学类型与白光内镜图像上早期胃癌的形态类型和颜色有关。大多数隆起的早期胃癌是分化型的，并且一些轻度隆起的早期胃癌和腺瘤看起来颜色发白。在扁平或凹陷型早期胃癌中，分化型肿瘤看起来偏红，而未分化型肿瘤由于血红蛋白含量的差异（即血管密度的变化）而显得发白。

◆ 活　检

在胃癌早期诊断中，关于临床活检标本的数量和适合的活检钳种类的报道很少。尽管在欧洲和美国建议采集 6~8 个活检标本 [37]，但据报道，日本和韩国只要至少采集 2 个活检标本，诊断的准确性就没有显著的变化 [38-39]。遗憾的是，活检一直是按照惯例进行的，目前还没有研究将活检标本的数量作为准确诊断胃癌的关键指标。

◆ 临床报告

临床报告至少应提供以下信息：内镜检查结果，活检的位置，内镜诊断的内容及病理诊断中要求的内容（表 29.2）。详细的调查表格使我们能够审查和反思为什么要进行活组织检查，以及需要哪些信

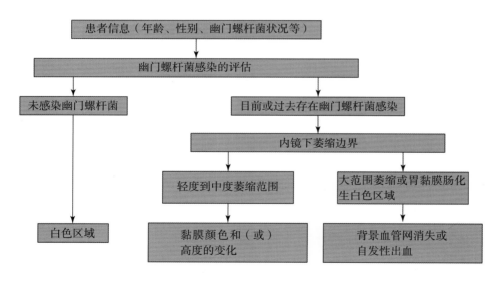

图 29.6　根据幽门螺杆菌感染和胃黏膜萎缩诊断胃癌的推荐步骤

表 29.2　早期胃癌的诊断应结合以下调查表

与幽门螺杆菌黏膜状况有关的检查	胃角集合微静脉有无规则排列		
	有无胃底腺体息肉		
	是否存在黏膜萎缩及严重程度		
	肠上皮化生		
病变的情况	色调	发红	苍白
	形状	隆起的	扁平的
	位置		
	大小		
活检	位置、数量、问题、鉴别诊断		

息。执行此过程对于改进诊断技术非常有用。

29.3　治疗方法

29.3.1　内镜下切除术原理

当肿瘤侵袭局限于黏膜或黏膜下层（T_1期）时，无论是否存在淋巴结转移，早期胃癌都能够被诊断[40]。由于淋巴结转移的存在是预测患者预后的有力预测因素，含淋巴结清扫的胃切除术就成为日本治疗早期胃癌的金标准[42]。因此，这种手术具有较高的发病率和死亡率，并且与患者生活质量的长期降低有关[42]。分层治疗可以确定早期胃癌患者的亚组和淋巴结转移的最小风险[43]。

内镜下切除术的主要优点是能够提供准确的病理分期，而不会对随后的手术治疗产生影响[44-45]。内镜下切除术后，肿瘤浸润深度、癌症分化程度及淋巴管或血管受累的病理评估有助于预测淋巴结转移的风险（表 29.3）[46]。然后根据手术风险对发生淋巴结转移或远处转移的风险进行评估[47]。

29.3.2　内镜下切除术的适应证

内镜下切除术治疗癌症可能是最令人满意的内镜操作，因为它具有微创治愈的潜力[48-50]。内镜下切除术可以对癌症进行完整的病理分期，这对于转移潜在的风险分层至关重要[51]。除了病理分期外，R0 整体切除（垂直和水平切缘阴性）可

以降低患者局部复发的风险。

早期胃癌内镜切除术的传统标准是建立在传统 EMR[52] 技术（直接切除直径 >2cm 的胃部病变[53]）限制的基础上。因此从经验上讲[1]，EMR 的治疗适应证为乳头状或管状（分化）腺癌[2]，直径 <2cm[3]，肿瘤内无溃疡[4]，无淋巴管受累[54]。

随后出现的 ESD（图 29.7 a~c）[55-56] 戏剧性地改变了内镜切除所限定的病变范围（表 29.4）。为了扩大适应证，研究者在东京的 2 个主要肿瘤中心进行了 5 265 例切除手术，评估了淋巴结转移在早期胃癌中的风险[57]。在未分化组织学的病例中，随后积累的病例分析显示，310 例 20mm 及以下的黏膜内癌没有淋巴管浸润或溃疡病灶 [95% 置信区间（CI）（0，0.96）][58]，且未观察到淋巴结转移。随后，多种类型的 ESD 手术刀被研发出来（图 29.8）[59-63]。

29.3.3　内镜下切除术后的临床管理

所有符合传统标准的治愈性切除患者每年均接受上消化道内镜检查，以检测局部复发情况和（或）异时性胃癌[64]。符合扩展标准的根治性切除患者需要在 3 年内每 6 个月接受 1 次上腹部 CT 检查和超声内镜（EUS）检查，并且每年接受胃镜检查以检测有无淋巴结转移及远处转移。

表 29.3　黏膜下浸润性癌淋巴结转移的独立危险因素

危险因素	相对风险	标准误差	P 值
淋巴管受累（有 *vs* 无）	6.422	0.179	<0.001
组织学类型（分化型 *vs* 未分化型）	1.752	0.172	0.001
肿瘤大小（直径 ≤ 30mm *vs* 直径 > 30mm）	1.569	0.170	0.008

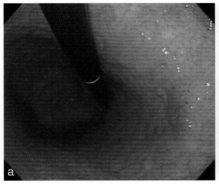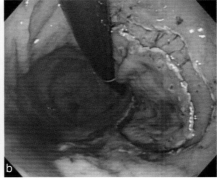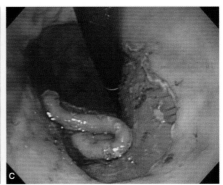

图 29.7　a. 巨大隆起病变位于胃小弯。b. 使用绝缘尖端透热刀 2（IT 刀 −2）或具有 PulseCut 慢速（40W）的双刀在标记点的周边进行周围黏膜切割。c. 再次进行黏膜下注射后解剖黏膜下层

表 29.4　无淋巴结转移风险的早期胃癌[63-64]

标准	发病率 [无转移（例）/ 总病例数（例）]	95% 置信区间
黏膜内癌 分化型 [良好和（或）中度和（或）乳头状腺癌] 无淋巴血管转移 无论溃疡情况如何 肿瘤 <3cm	0；（0/1230）	0~0.3
黏膜内癌 分化型 无淋巴血管转移 无溃疡 无论肿瘤大小	0；（0/929）	0~0.4
黏膜内癌 未分化型 [低分化腺癌和（或）印戒细胞癌] 无淋巴血管转移 无溃疡的发现 肿瘤 <2cm	0；（0/310）	0~0.96
黏膜下微浸润癌（sm1） 分化型 无淋巴血管转移 肿瘤 <3cm	0/145	0~2.5

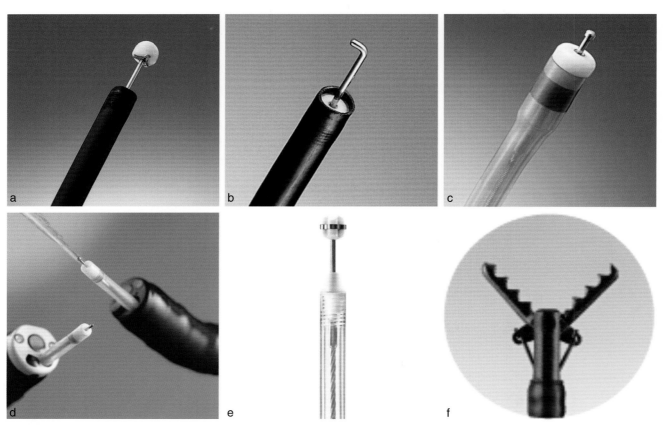

图 29.8　a.IT knife-2（KD-611L，Olympus Medical Systems）。b.Hook knife（KD-620LR，Olympus Medical Systems）。c.Dual knife（KD-650L，Olympus Medical Systems）。d.Flashknife BT（Fujinon Optical Co, Ltd）。e.Safe knife（DK2518DV1，Fujinon Optical Co, Ltd）。f.Mucosectom（DP-2518，PENTAX）

据报道，直径 <2cm 的较小分化型早期胃癌患者接受 EMR 手术的远期效果与胃切除术后相当 [65-66]。一些研究者认为，按照扩展标准接受治疗的患者与根据传统标准治疗的患者具有相似性的长期生存率与预后 [67-70]。

非治愈性切除通常需要根治性手术切除，并以淋巴结清扫作为治疗标准，因为淋巴结转移可能影响患者的预后。

29.4　展　望

关键性能指标的实践指南和质量标准有助于提高胃镜检查的质量，吸取国际上结肠镜检查的成功经验。然而，经过验证的胃镜检查关键性能指标尚不适合检测早期胃癌，这方面应该在进一步研究中优先考虑。

尽管日本普遍采用了像窄带成像这样的图像增强内镜并提高了诊断的准确性，但在全球的常规检查中尚未系统地应用 [71] 图像增强内镜。ESD 具有较高的并发症风险，如严重出血或穿孔，并且对内镜操作技术有较高的要求。

大多数日本专家将熟练掌握 ESD 操作的病例数设置为 50~100 例 [72]，并要求受训者在专家的监督下至少进行 30 次胃 ESD 治疗，以达到该技术的基本熟练程度 [73]。浅表胃上皮肿瘤的发生率低使得西方内镜医生进行胃 ESD 的机会很少 [74]。用于监督 ESD 培训的西方 ESD 专家数量有限，并且还没有用于 ESD 的虚拟模拟器。在兽医的指导下，借助专用设备和标准化的设施，正确地使用离体模型和体内动物模型更为常见。无论如何，为了使全球的 ESD 程序标准化，还需要进行更多的创新和改进 [75-76]。

在癌症治疗中，彻底治愈疾病极为重要。然而，如果仅为减少边际性风险而采取过甚的手术方式，对患者生活质量会造成损害，患者在日常生活和治疗后的康复方面可能会遇到困难 [77]。胃不仅具有存储的作用，而且还有助于消化、吸收及内分泌功能。因此，如果不同治疗方法之间没有可固化性，那么在选择治疗方法时，尤其是对于老年患者，应该认真考虑长期生活质量 [78]。

29.5　不断实践与积累

准确地检测癌前病变不是靠初学者的运气或偶然的诊断，而是通过扎实的技术进行基于理论的观察（眼睛看到的），并立即将观察所见与基于经验的批判性分析和考试期间储存在大脑中的知识联系起来，这是非常重要的。

临床诊疗中我们需要始终考虑以下几点：ESD 是否真的是微创手术医生尝试的"彻底"治疗，如胃切除术，对患者是否有益，以及是否可以选择不是最好的但最容易被患者所接受的一种治疗。

（李永　董蕾　译，李路　审）

参考文献

[1] Fujimoto K, Fujishiro M, Kato M, et al. Japan Gastroenterological Endoscopy Society. Guidelines for gastroenterological endoscopy in patients undergoing antithrombotic treatment. Dig Endosc, 2014, 26(1):1–14.

[2] Uemura N, Okamoto S, Yamamoto S, et al. Helicobacter pylori infection and the development of gastric cancer. N Engl J Med, 2001, 345(11):784–789.

[3] Goh KL, Cheah PL, Md N, et al. Ethnicity and H. pylori as risk factors for gastric cancer in Malaysia: a prospective case control study. Am J Gastroenterol, 2007,102(1):40–45.

[4] Lee YC, Wu HM, Chen TH, et al. A community-based study of Helicobacter pylori therapy using the strategy of test, treat, retest, and re-treat initial treatment failures. Helicobacter, 2006, 11(5):418–424.

[5] Fujii T, Iishi H, Tatsuta M, et al. Effectiveness of premedication with pronase for improving visibility during gastroendoscopy: a randomized controlled trial. Gastrointest Endosc, 1998, 47(5): 382–387.

[6] Bhandari P, Green S, Hamanaka H, et al. Use of Gascon and Pronase either as a pre-endoscopic drink or as targeted endoscopic flushes to improve visibility during gastroscopy: a prospective, randomized, controlled, blinded trial. Scand J Gastroenterol, 2010, 45(3):357–361.

[7] Campo R, Brullet E, Montserrat A, et al. Topical pharyngeal anesthesia improves tolerance endoscopy: a randomized double-blind study. Endoscopy, 1995,27(9):659–664.

[8] Dhir V, Swaroop VS, Vazifdar KF, et al. Topical pharyngeal anesthesia without intravenous sedation during upper gastrointestinal endoscopy. Indian J Gastroenterol,1997, 16(1):10–11.

[9] Davis DE, Jones MP, Kubik CM. Topical pharyngeal anesthesia does not improve upper gastrointestinal endoscopy in conscious sedated patients. Am J Gastroenterol,1999, 94(7):1853–1856.

[10] Heuss LT, Hanhart A, Dell-Kuster S, et al. Propofol sedation alone or in combination with pharyngeal lidocaine anesthesia for routine upper GI endoscopy: a randomized. double-blind, placebo-controlled, non-inferiority trial. Gastrointest Endosc, 2011, 74(6):1207–1214.

[11] Nair B. Final report on the safety assessment of Mentha piperita (peppermint)oil, Mentha piperita (peppermint) leaf extract, Mentha piperita (peppermint)leaf, and Mentha piperita (peppermint) leaf water. Int J Toxicol, 2001, 20(suppl3):61–73.

[12] Hiki N, Kurosaka H, Tatsutomi Y, et al. Peppermint oil reduces gastric spasm during upper endoscopy: a randomized, double-blind, double-dummy controlled trial. Gastrointest Endosc, 2003, 57(4):475–482.

[13] Hiki N, Kaminishi M, Yasuda K, et al. Antiperistaltic effect and safety of L-menthol sprayed on the gastric mucosa for upper GI endoscopy: a phase III, multicenter, randomized, double-blind, placebo-controlled study. Gastrointest Endosc, 2011,73(5):932–941.

[14] American Society of Anesthesiologists Task Force on Sedation and Analgesia by Non-Anesthesiologists. Practice guidelines for sedation and analgesia by non-anesthesiologists. Anesthesiology, 2002, 96(4):1004–1017.

[15] Obara K, Haruma K, Irisawa A, et al. Guidelines for sedation in gastroenterological endoscopy. Dig Endosc, 2015, 27(4):435–449.

[16] Ramsay MA, Savege TM, Simpson BR, et al. Controlled sedation with alphaxalone-alphadolone. BMJ, 1974, 2(5920):656–659.

[17] JAG. DOPS grade descriptors—Diagnostic upper GI endoscopy [OL]. [2017-10-13].https://www.thejag.org.uk/Downloads/ JAG%20training%20information/DOPS%20and%20 DOPyS%20form%20and%20JAG%20certification%20 criteria%20update%20-%201%20February%202017.pdf.

[18] ASGE Committee on Training. Esophagogastroduodenoscopy (EGD) Core Curriculum[OL].[2017-10-13].https://www.asge. org/docs/default-source/education/training/022e0ff663bd455b b5a0476272aa871c.pdf?sfvrsn=4.

[19] Rey JF, Lambert R. ESGE Quality Assurance Committee. ESGE recommendations for quality control in gastrointestinal endoscopy: guidelines for image documentation in upper and lower GI endoscopy. Endoscopy, 2001, 33(10):901–903.

[20] Yao K. The endoscopic diagnosis of early gastric cancer. Ann Gastroenterol, 2013,26(1):11–22.

[21] Uedo N, Yao K, Ishihara R. Screening and treating intermediate lesions to prevent gastric cancer. Gastroenterol Clin North Am, 2013,42(2):317–335.

[22] Dinis-Ribeiro M, Areia M, de Vries AC, et al. Management of precancerous conditions and lesions in the stomach (MAPS): guideline from the European Society of Gastrointestinal Endoscopy (ESGE), European Helicobacter Study Group (EHSG), European Society of Pathology (ESP),and the Sociedade Portuguesa de Endoscopia Digestiva (SPED). Virchows Arch,2012,460(1):19–46.

[23] Whiting JL, Sigurdsson A, Rowlands DC, et al. The long term results of endoscopic surveillance of premalignant gastric lesions. Gut, 2002, 50(3):378–381.

[24] Watanabe K, Nagata N, Nakashima R, et al. Predictive findings for Helicobacter pylori-uninfected, -infected and -eradicated gastric mucosa: validation study. World J Gastroenterol, 2013,19(27):4374–4379.

[25] Miyamoto M, Haruma K, Yoshihara M, et al. Nodular gastritis in adults is caused by Helicobacter pylori infection. Dig Dis Sci,2003,48(5):968–975.

[26] Haruma K, Komoto K, Kamada T, et al. Helicobacter pylori infection is a major risk factor for gastric carcinoma in young

patients. Scand J Gastroenterol,2000,35(3):255–259.

[27] Miyamoto M, Haruma K, Yoshihara M, et al. Five cases of nodular gastritis and gastric cancer: a possible association between nodular gastritis and gastric cancer. Dig Liver Dis,2002,34(11):819–820.

[28] Correa P. Human gastric carcinogenesis: a multistep and multifactorial process—First American Cancer Society Award Lecture on Cancer Epidemiology and Prevention. Cancer Res,1992,52(24):6735–6740.

[29] Correa P. Is gastric cancer preventable? Gut, 2004, 53(9):1217–1219.

[30] Naylor GM, Gotoda T, Dixon M, et al. Why does Japan have a high incidence of gastric cancer? Comparison of gastritis between UK and Japanese patients. Gut,2006, 55(11):1545–1552.

[31] Kanzaki H, Uedo N, Ishihara R, et al. Comprehensive investigation of areae gastricae pattern in gastric corpus using magnifying narrow band imaging endoscopy in patients with chronic atrophic fundic gastritis. Helicobact er,2012,17(3):224–231.

[32] Kimura K, Takemoto T. An endoscopic recognition of the atrophic border and its significance in chronic gastritis. Endoscopy,1969, 1(3):87–97.

[33] Kono S, Gotoda T, Yoshida S, et al. Can endoscopic atrophy predict histological atrophy? Historical study in United Kingdom and Japan. World J Gastroenterol,2015, 21(46):13113–13123.

[34] Yoshimura T, Shimoyama T, Fukuda S, et al. Most gastric cancer occurs on the distal side of the endoscopic atrophic border. Scand J Gastroenterol,1999,34(11):1077–1081.

[35] Busuttil RA, Boussioutas A. Intestinal metaplasia: a premalignant lesion involved in gastric carcinogenesis. J Gastroenterol Hepatol,2009, 24(2):193–201.

[36] Uedo N, Ishihara R, Iishi H, et al. A new method of diagnosing gastric intestinal metaplasia: narrow-band imaging with magnifying endoscopy. Endoscopy,2006,38(8):819–824.

[37] Hale MD, Gotoda T, Hayden JD, er al. Endoscopic biopsies from gastrointestinal carcinomas and their suitability for molecular analysis: a review of the literature and recommendations for clinical practice and research. Histopath ology,2015,67(2):147–157.

[38] Choi Y, Choi HS, Jeon WK, et al. Optimal number of endoscopic biopsies in diagnosis of advanced gastric and colorectal cancer. J Korean Med Sci, 2012,27(1):36–39.

[39] Tsuji S, Doyama H, Kaneko Y, et al. Performance of biopsy-based preoperative pathological diagnosis and optimal number of biopsy specimens for the diagnosis of early gastric cancer. Gastroenterol Endosc, 2013,55:1796–1805.

[40] Japanese Gastric Cancer Association. Japanese classification of gastric carcinoma:3rd English edition. Gastric Cancer, 2011, 14(2):101–112.

[41] Sano T, Sasako M, Kinoshita T, et al. Recurrence of early gastric cancer. Follow-up of 1475 patients and review of the Japanese literature. Cancer,1993,72(11):3174–3178.

[42] Sasako M. Risk factors for surgical treatment in the Dutch Gastric Cancer Trial. Br J Surg,1997,84(11):1567–1571.

[43] Tsujitani S, Oka S, Saito H, et al. Less invasive surgery for early gastric cancer based on the low probability of lymph node metastasis. Surgery,1999,125(2):148–154.

[44] Yanai H, Matsubara Y, Kawano T, et al. Clinical impact of strip biopsy for early gastric cancer. Gastrointest Endosc,2004,60(5):771–777.

[45] Farrell JJ, Lauwers GY, Brugge WR. Endoscopic mucosal resection using a cap-fitted endoscope improves tissue resection and pathology interpretation: an animal study. Gastric Cancer,2006,9(1):3–8.

[46] Gotoda T, Sasako M, Ono H, et al. Evaluation of the necessity for gastrectomy with lymph node dissection for patients with submucosal invasive gastric cancer. Br J Surg,2001,88(3):444–449.

[47] Etoh T, Katai H, Fukagawa T, et al. Treatment of early gastric cancer in the elderly patient: results of EMR and gastrectomy at a national referral center in Japan. Gastrointest Endosc,2005,62(6):868–871.

[48] Soetikno RM, Gotoda T, Nakanishi Y, et al. Endoscopic mucosal resection. Gastrointest Endosc,2003,57(4):567–579.

[49] Gotoda T. Endoscopic resection of early gastric cancer. Gastric Cancer,2007,10(1):1–11.

[50] Gotoda T, Yamamoto H, Soetikno RM. Endoscopic submucosal dissection of early gastric cancer. J Gastroenterol, 2006, 41(10):929–942.

[51] Hull MJ, Mino-Kenudson M, Nishioka NS, et al. Endoscopic mucosal resection: an improved diagnostic procedure for early gastroesophageal epithelial neoplasms. Am J Surg Pathol,2006,30(1):114–118.

[52] Inoue H, Endo M, Takeshita K, et al. A new simplified technique of endoscopic esophageal mucosal resection using a cap-fitted panendoscope (EMRC) Surg Endosc, 1992, 6(5):264–265.

[53] Yamao T, Shirao K, Ono H, et al. Risk factors for lymph node metastasis from intramucosal gastric carcinoma. Cancer, 1996,77(4):602–606.

[54] Japanese Gastric Cancer Association. Japanese gastric cancer treatment guidelines 2010 (ver. 3). Gastric Cancer, 2011, 14(2):113–123.

[55] Ono H, Kondo H, Gotoda T, et al. Endoscopic mucosal resection for treatment of early gastric cancer. Gut, 2001, 48(2):225–229.

[56] Gotoda T, Kondo H, Ono H, et al. A new endoscopic mucosal resection (EMR)procedure using an insulation-tipped electrosurgical knife knife for rectal flat lesions: report of two cases. Gastrointest Endosc, 1999, 50:560–563.

[57] Gotoda T, Yanagisawa A, Sasako M, et al. Incidence of lymph node metastasis from early gastric cancer: estimation with a large number of cases at two large centers. Gastric Cancer, 2000, 3(4):219–225.

[58] Hirasawa T, Gotoda T, Miyata S, et al. Incidence of lymph node metastasis and the feasibility of endoscopic resection for undifferentiated-type early gastric cancer. Gastric Cancer,2009,12(3):148–152.

[59] Oyama T, Kikuchi Y. Aggressive endoscopic mucosal resection in the upper GI tract—Hook knife EMR method. Minim Invasive Ther Allied Technol, 2002,11(5–6):291–295.

[60] Yahagi N, Fujishiro M, Kakushima N, et al. Endoscopic submucosal dissection for early gastric cancer using the tip of an electrosurgical snare (thin type). Dig Endosc, 2004,16:34–38.

[61] Ono H, Hasuike N, Inui T, et al. Usefulness of a novel electrosurgical knife, the insulation-tipped diathermic knife-2, for endoscopic submucosal dissection of early gastric cancer. Gastric Cancer, 2008, 11(1):47–52.

[62] Takeuchi Y, Uedo N, Ishihara R, et al. Efficacy of an endo-knife with a water-jet function (Flushknife) for endoscopic submucosal dissection of superficial colorectal neoplasms. Am J Gastroenterol, 2010, 105(2): 314–322.

[63] Toyonaga T, Man-I M, Fujita T, et al. The performance of a novel ball-tipped Flush knife for endoscopic submucosal dissection: a case-control study. Aliment Pharmacol Ther, 2010, 32(7):908–915.

[64] Nakajima T, Oda I, Gotoda T, et al. Metachronous gastric cancers after endoscopic resection: how effective is annual endoscopic surveillance? Gastric Cancer,2006,9(2):93–98.

[65] Uedo N, Iishi H, Tatsuta M, et al. Longterm outcomes after endoscopic mucosal resection for early gastric cancer. Gastric Cancer, 2006, 9(2):88–92.

[66] Choi KS, Jung HY, Choi KD, et al. EMR versus gastrectomy for intramucosal gastric cancer: comparison of long-term outcomes. Gastrointest Endosc,2011,73(5):942–948.

[67] Gotoda T, Iwasaki M, Kusano C, et al. Endoscopic resection of early gastric cancer treated by guideline and expanded National Cancer Centre criteria. Br J Surg,2010,97(6):868–871.

[68] Chung IK, Lee JH, Lee SH, et al. Therapeutic outcomes in 1000 cases of endoscopic submucosal dissection for early gastric neoplasms: Korean ESD Study Group multicenter study. Gastrointest Endosc, 2009, 69(7):1228–1235.

[69] Lee H, Yun WK, Min BH, et al. A feasibility study on the expanded indication for endoscopic submucosal dissection of early gastric cancer. Surg Endosc,2011,25(6):1985–1993.

[70] Ahn JY, Jung HY, Choi KD, et al. Endoscopic and oncologic outcomes after endoscopic resection for early gastric cancer: 1370 cases of absolute and extended indications. Gastrointest Endosc,2011,74(3):485–493.

[71] Ezoe Y, Muto M, Uedo N, et al. Magnifying narrowband imaging is more accurate than conventional white-light imaging in diagnosis of gastric mucosal cancer. Gastroenterology,2011,141(6):2017–2025.e3

[72] Kakushima N, Fujishiro M, Kodashima S. et al. A learning curve for endoscopic submucosal dissection of gastric epithelial neoplasms. Endoscopy,2006,38(10):991–995

[73] Gotoda T, Friedland S, Hamanaka H, et al. A learning curve for advanced endoscopic resection. Gastrointest Endosc,2005,62(6):866–867.

[74] Draganov PV, Gotoda T, Chavalitdhamrong D, et al. Techniques of endoscopic submucosal dissection: application for the Western endoscopist? Gastrointest Endosc,2013,78(5):677–688.

[75] Suzuki S, Gotoda T, Kobayashi Y, et al. Usefulness of

a traction method using dental floss and a hemoclip for gastric endoscopic submucosal dissection: a propensity score matching analysis (with videos). Gastrointest Endosc,2016,83(2):337–346.

[76] Yoshida M, Takizawa K, Ono H, et al. Efficacy of endoscopic submucosal dissection with dental floss clip traction for gastric epithelial neoplasia: a pilot study (with video). Surg Endosc,2016,30(7):3100–3106.

[77] Gotoda T, Yang HK. The desired balance between treatment and curability in treatment planning for early gastric cancer. Gastrointest Endosc,2015,82(2):308–310.

[78] Kusano C, Iwasaki M, Kaltenbach T, et al. Should elderly patients undergo additional surgery after non-curative endoscopic resection for early gastric cancer? Long-term comparative outcomes. Am J Gastroenterol, 2011, 106(6):1064–1069.

第 30 章　肥胖的内镜治疗

Andrew Storm, Steven Edmundowicz, Christopher Thompson

30.1　概　述

肥胖是一种终生性疾病，需长期多学科管理，主要是饮食干预和生活方式的改变，有时需要联合药物、内镜手术或外科手术，以达到减重和减少合并症的理想结果。肥胖的管理在不断发展，目前认为最好的管理办法可能是在可以提供各个方面的专业知识的多学科中心进行治疗。内镜治疗肥胖是内镜治疗领域中一个相对较新且不断扩展的理念。鉴于目前有经验的治疗肥胖的外科医生数量有限，侵入性手术仍存在风险，学术界围绕微创内镜技术的迅速发展，正在推动"内镜减肥"领域的发展。内镜减肥方法包括胃限制术、空间占据装置和代谢旁路（屏障或抽吸）装置。虽然这些技术仍在探索中，但内镜医生必须了解这些技术和设备，以保证在临床实践中遇到询问这些技术和设备的患者时，可以提供咨询。

30.2　肥胖的内镜治疗

美国 1/3 以上的人口是肥胖者，在许多国家，肥胖的发病率都在上升。在美国，控制肥胖及其直接并发症的成本为 1470 亿 ~2100 亿美元，占整个美国医疗保健费用的 21%。这一现状足以说明这一高度流行的疾病对全民健康和经济的影响[1]。外科手术历来是治疗病态肥胖症患者的主要手术方法，但有减肥外科手术治疗适应证的患者数量远远高于有能力进行这些手术的外科医生数量[2-3]。此外，某些特殊类型的肥胖患者，他们进行外科手术后的高并发症发生率及手术后的高复发率，令人望而生畏。

在过去的 20 年里，内镜减肥技术已经发展起来，并且越来越普及。一般来说，肥胖患者的内镜手术旨在减轻体重，以及合并症对肥胖人群造成的负担。人口研究已表明，随着体重的减轻，许多由肥胖和代谢综合征引起的合并症都得到了改善，如高血压、高脂血症、肥胖低通气、阻塞性睡眠呼吸暂停、胰岛素抵抗、高血糖和关节炎等。以往的内镜减肥手术和主要的减肥设备、平台、方法仍适用于当前现状。在肥胖的内镜治疗手段快速发展的今天，面对越来越多的肥胖人群，了解这些技术，任何内镜医生都会从中获益。在本章中，我们将主要讨论基本的和改良的内镜减肥方法，但不涉及减肥手术的并发症及并发症的内镜处理。最后，我们还将报道即将出现的实验性技术。

30.3　诊断方法与多学科肥胖中心理念

鉴于内镜可以使用相对非侵入性技术，许多寻求减肥治疗的患者更倾向于选择内镜治疗。具体的内镜治疗方法，会根据患者的体重指数（BMI）、合并症情况、手术史和个人减肥目标进行个体化选择。这种选择应由一个实体的或线上的多学科中心提供，该中心应具备肥胖评估、生活方式管理、营养管理、药物制剂、内镜治疗和外科手术等方面的专家。除此之外，还应包括心理支持，以提高患者的依从性。患者应主动参与到肥胖管理的整个过程中。他们自身必须清楚，肥胖管理是一个终生的过程，需要他们自身的积极干预，并使用特定的药物、设备或技术来维持他们自身的健康。不同的内镜技术和设备为范围更广泛的人群提供了更多的选择，例如，BMI 数值更大的肥胖患者，或存在合并症或并发症的患者。对于存在合并症的患者，由于其不完全符合外科手术的适应证，可优先考虑选择肥胖的内镜下治疗。内镜治疗的微创性使内镜下减肥治疗可以应对一些自身情况复杂的肥胖患者。

30.3.1　常规方法、环境及技术
◆ 基础设施：减肥中心

专门护理肥胖患者的办公室必须配备更大、更坚固的候诊室座位、检查表和担架，以便安全和舒适地容纳肥胖患者。一个多学科减肥中心需要营养学家、行为咨询师和多专业医疗团队的共

同合作，尽可能地保证能对患者减重过程中出现的各种干扰因素进行全方位的管理。对于任何一个患者来说，无论是进行一次、多次手术，还是内镜治疗，想要长期达到成功目标，这些辅助条件都是至关重要的。

◆ **常规术前评估**

在内镜减肥手术之前应进行减肥手术前的标准化术前评估。对患者进行评估，了解可能排除、修改或延迟手术的条件。根据指南进行的标准减肥手术术前评估包括以下两方面。

•排除幽门螺杆菌感染（通过内镜或非侵入性检测），以避免出血事件，包括出血性溃疡，因为出现这种情况会对术后治疗带来困难；

•通过食管胃十二指肠镜评估是否存在食管炎、巴雷特食管和静脉曲张、裂孔疝、胃息肉、溃疡及肿瘤。

针对肥胖患者，在计划手术或内镜减肥手术之前，需要格外重视下述几个方面。至少1次术前谈话以评估患者的病史并进行体格检查，并着重关注患者的生活方式的整体变化。有些存在合并症的患者不能承受全麻手术，一些内镜治疗方法可解决此类问题。患者应当了解医疗体重管理技术包括药物治疗（本文未详细介绍）和外科手术治疗。而饮食和生活方式的改变是肥胖管理的基石。据报道，仅依靠饮食和生活方式的控制，在1年内总体重可下降5%~10%[4]。减肥手术，如Roux-en-Y胃旁路术、胃束带术和袖状胃切除术的疗效优于生活方式干预措施，可使1年内总体重分别下降62%~74%、33%~34%、51%~70%[5]（图30.1，图30.2）。减肥手术相关的死亡率低于0.5%，副作用发生率为10%~17%，再手术率为6%~7%。这些信息有助于患者根据自身情况选择合适的治疗方法。

目前公认的做法是，若患者不急于进行减重手术，建议首先检查全血细胞计数和促甲状腺激素（TSH），尤其是出现贫血或甲状腺功能减退症状的患者。全血细胞计数用于筛查缺铁性贫血，促甲状腺激素用于筛查甲状腺功能减退，这两种疾病所服用的药物可能会导致体重增加。

在进行任何医疗措施干预之前，都应彻底回顾患者的饮食和运动方案，并为患者调整饮食和

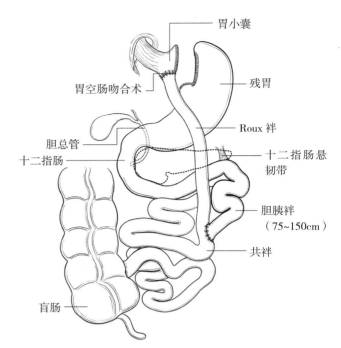

图30.1 Roux-en-Y 胃旁路术术后解剖

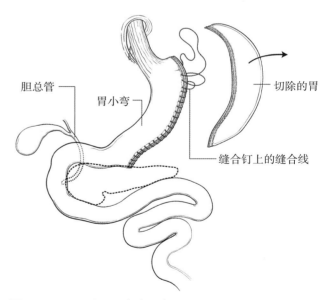

图30.2 袖状胃切除术术后解剖

运动方案提供咨询。我们建议患者将饮食热量严格控制在1 200cal（表30.1），美国疾病控制与预防中心建议每周至少进行2.5h中等强度有氧运动，以及每周2次肌肉增强阻力训练。美国代谢与减肥外科协会提供了关于患者围手术期营养和医疗支持评估指南，但这些指南可能不适用于低风险微创内镜手术的患者[6]。

表 30.1　1 200cal 固体饮食

饮食说明

· 每天 900~1 200cal

· 避免所有高热量、软质、糊状食物，这些食物很容易通过扩张的胃小囊或扩张的胃空肠吻合口

· 避免所有可在口中溶解或不需要咀嚼的食物（如饼干或椒盐卷饼、酸奶、冰淇淋或汤）

· 避免食用所有高度精细食品或加工过的食品（蛋白棒、快餐、冷冻食品）

· 避免使用调味品（黄油、肉汁、奶油、奶酪、花生酱、油）

· 避免高热量液体，所有饮料的热量都应该为 0cal（可以饮用 Crystal Light、Diet Snapple、Fruit2O）

重要信息

我们鼓励患者食用固体类、高纤维、低脂肪的食品

应避免的食物

· 高热量饮料（果汁、水果冰沙或果汁饮料、动力饮料、苏打水、加奶油或含糖咖啡）

· 不需要咀嚼的食物（汤、干酪、酸奶、花生酱、土豆泥、苹果酱、布丁、冰淇淋）

· 可溶解在嘴里的食物（白米、白面包、饼干、薯条、椒盐卷饼、谷类食品）

· 加工食品（曲奇、蛋白棒、预包装食品、冷冻食品）

· 快餐，每包 100cal

· 除非医生指导，否则不要食用蛋白奶昔

◆ 内镜评估

对患者进行了常规的术前评估后，决定进行内镜减肥手术的患者，需要接受食管胃十二指肠镜检查，以评估其解剖结构，并确定对患者最有利的具体手术方案。从前接受过外科手术或内镜减肥手术的患者同样需要行食管胃十二指肠镜检查，以评估术后并发症，包括胃瘘、异物（如缝合和吻合器）、扩张袋或吻合口，也可排除任何可能限制或妨碍内镜减肥手术的疾病，例如，癌症或溃疡。完成常规的术前评估和内镜评估后，即可拟定内镜下减肥治疗方案（图 30.3）。

◆ 常规随访

肥胖是一种慢性疾病，患者对肥胖的管理需要是终生的。作为医生，我们也要求患者在手术后进行常规随访，以评估治疗后的并发症，包括营养不良，并对完成阶段性减肥计划的患者进行心理鼓励。必要时需要适时转到其他科室进行专科治疗（如内分泌科、营养科、理疗科等）。

30.3.2　治疗方法：现有技术

◆ 解剖结构正常的患者

肥胖患者的内镜减肥方法首先取决于他们的手术史。对于解剖结构正常的患者，目前已经开发和研究了几种装置和内镜减肥技术，并取得了

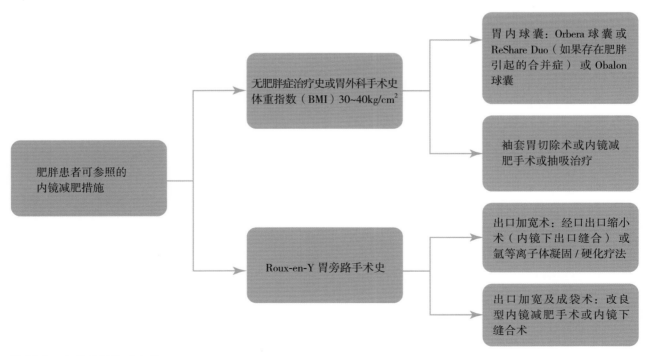

图 30.3　内镜减肥治疗方案

相应的成功。内镜技术包括胃内球囊、胃抽吸装置、屏障装置（包括十二指肠套筒）等空间占位性装置，以及通过内镜缝合或组织折叠产生胃腔限制的方法。这些装置和技术如下所述。

30.3.3 针对胃的技术和方法

◆ 胃内球囊

用于限制和增加饱腹感的胃内球囊并不是一个新概念，20 世纪 80 年代在美国市场已经短期存在过，但由于经常发生严重不良事件而被撤回。此后，业界致力于研发减少并发症的装置，截至 2015 年，有 2 个胃内球囊装置经美国食品药品监督管理局（FDA）批准并投入市场使用（Orbera，Apollo Endosurgery，Austin，Texas；ReShape Duo，Reshape Medical，San Clemente，California）。这些装置被批准用于 BMI 为 30~40kg/m² 的患者，ReShape 装置的应用对患者的合并症状态有额外的要求。例如，曾行胃部手术或减肥手术的患者，存在炎症、肿块或出血的患者不可使用。胃内球囊由 1 个充满盐水的硅胶植入物组成，在内镜引导下放置在胃内，放置时间达 6 个月时，需重新更换 1 个新的球囊。移除由专门的移除工具完成。胃内球囊在美国被认为是一种化妆品植入物，因此患者需自费，不能经医保报销，这限制了胃内球囊的推广。减肥装置需要自费的情况预计将来会有所改变。

Orbera 装置 [抗细菌感染保护球囊（BIP）] 技术现已成熟。截至 2014 年，国际上已有超过 220 000 例患者使用（图 30.4）。一项纳入 3698 例患者的荟萃分析研究显示，在 6 个月时患者平均体重下降 14.7kg（32.1%），BMI 下降 5.7kg/m²[7]。至少 50% 的患者体重减轻保持到第 12 个月，但这项研究缺乏长期的临床疗效数据。Orbera 还作为超级肥胖患者减肥手术的桥梁进行研究（平均 BMI 为 66.5kg/m²），可使 BMI 平均下降 5.5kg/m²，收缩压显著降低，手术并发症减少，手术时间缩短[8]。但减肥手术后 1 年，在手术前接受 Orbera 治疗的患者与未接受 Orbera 治疗的患者体重减轻程度相似。研究还显示，在接受 Orbera 治疗的患者中，糖尿病和抑郁症都有显著的改善或缓解[9-10]。ReShape 球囊包括 2 个充满盐水的硅胶球（图 30.5a）。这是 FDA 基于一项纳入 330 例肥胖患者的前瞻性的

假处理随机双盲多中心研究而批准的，平均 BMI 为 35.4kg/m² 的患者，在接受该装置治疗后 24 周时比对照组多减轻 25.1% 的体重。不良反应主要

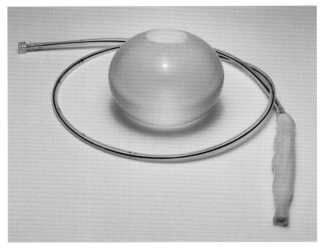

图 30.4　Orbera 胃内球囊（显示充气和放气）

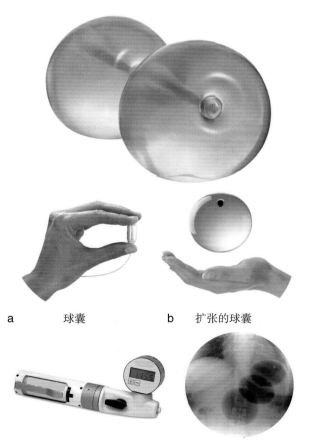

a　　球囊　　　　　　b　扩张的球囊

c　　用于扩张的气筒　　d　球囊的 X 线照片

图 30.5　ReShape 胃内双球囊系统。a.患者吞咽的带绳的 Obalon 胶囊。b.充气的 Obalon 气囊。c.充气系统使用专用气筒。d.放进胃中的 3 个气囊的 X 线照片

有恶心和抽搐，少数患者存在更严重的并发症，如 6% 的患者出现球囊缩小，10% 的患者出现胃溃疡[11]。FDA 批准的最新的投入胃内球囊市场的是 Obalon 球囊系统（图 30.5 b）。该装置可连续放置多达 3 个被吞下的充满气体的胃内球囊，使用期限也是 6 个月。该球囊不需要经胃镜放置。一项纳入 387 例患者的多中心随机对照研究显示，患者 6 个月时总体重下降了 24.9%，9 个月时在此基础上又下降了 24.8%。其他同类商品也很可能在未来几年进入市场，可能会出现像药丸一样被吞下，然后装上一根小导管，因而不受内镜或镇静剂约束的产品。

◆ 抽吸治疗

AspireAssist（Aspire Bariatrics，King of Prussia，Pennsylvania）类似于经皮内镜下胃造口术（PEG）管，通过前腹壁，留置一个通入胃的端口，附加一种虹吸装置，用于在餐后冲洗和吸走患者一部分胃内容物。一项试验性研究显示，将平均 BMI 为 43.4 kg/m² 的 18 例患者随机分为抽吸治疗组（11 例）和单纯生活方式治疗组（7 例）。在持续治疗 1 年的患者中，抽吸治疗组体重减少（18.6 ± 2.3）% [多余体重减少（49.0 ± 7.7）%]，单纯生活方式治疗组体重减少（5.9 ± 5.0）% [多余体重减少（14.9 ± 12.2）%][12]。试验结果由一家美国研究机构追踪随访，于 2016 年完成并提交，并在 2016 年 6 月获 FDA 批准[13]。这些试验结果对超级肥胖人群是有利的。

◆ 内镜下袖状胃形成术（Apollo 术式或 USGI 术式）

可经口进行内镜下组织折叠和缝合的设备在内镜减肥手术领域是一次颠覆。内镜袖状胃成形术是一种现行的主要的减肥手术，旨在限制胃容量，Apollo 缝合术式是目前唯一由 FDA 批准并广泛投入市场的内镜缝合体系（图 30.6）。双通道治疗胃镜团队安装该装置，并用于深部组织缝合，由附带的组织抓取螺旋装置来辅助完成工作。缝合既可间断进行，亦可连续进行，缝线的加载无须拆卸设备。通过使用序贯缝合装置，可以完成完全经口内镜袖状胃成形术（图 30.7）。一项初步疗效研究结果显示，23 例患者的平均 BMI 从 34.2kg/m² 降至 29.4kg/m²。另

一项单中心研究在 4 例平均 BMI 值为 35.9kg/m² 的患者中证实了该项手术技术的可行性[15]。一项对 10 例平均 BMI 为 45.2kg/m² 的患者进行的研究显示，6 个月时患者体重平均减轻 33kg，糖尿病也有明显的改善[16]。不良事件包括胃周浆液聚集、肺栓塞和气腹、气胸。

另一个经 FDA 批准的用于临床研究的设备是无切口手术平台（IOP，USGI Medical，San Clemente，California）（图 30.8）。IOP 平台用于完成经食管的内镜减肥手术，也被称为 POSE 平台（图 30.9）。IOP 平台由一个大型的、绿色的、一次性使用的四通道管系统组成，可在该系统中插入 1 个 4.9mm 的内镜进行可视化操作。g-Prox 组织折叠设备由 1 个单独的端口来放置跨壁组织锚定点。g-Lix 组织抓取螺旋用于将组织拉入 g-Pox 的卡槽中。组织褶皱存在于两处，一是胃底（装置后屈）以限制胃自身的扩张，二是胃体远端以限制和减缓胃排空。使用 g-Lix 装置时应注意避免刺伤邻近脏器。一项纳入 45 例平均 BMI 为 36.7kg/m² 的患者的研究结果显示，患者平均 6 个月体重减轻 16.3kg，BMI 下降 5.8kg/m²[17]。该平台预计在本书出版时将会通过 FDA 批准。

30.3.4　小肠技术

◆ 腔内套筒

到目前为止，人们已经研究了几种不同的小肠屏障装置。屏障装置或"套筒"的目的是防止

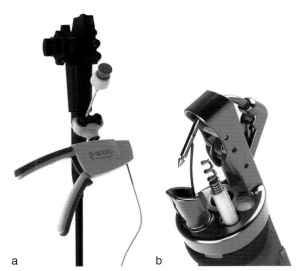

图 30.6 Apollo OverStitch 缝合装置。a. 连接到内镜的手柄。b. 在内镜头端的缝合驱动装置

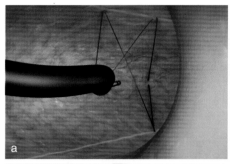

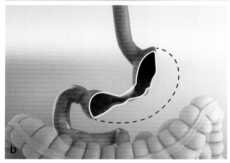

图 30.7　袖套胃成形术。a. 胃内全层缝合。b. 袖套胃成形术的最终结果

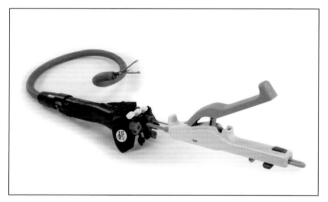

图 30.8　无切口操作平台

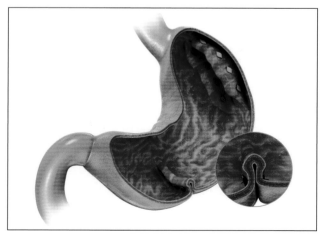

图 30.9　POSE 手术全层折叠的胃内观

近端小肠暴露在胃部热量的摄入中，其中最好的装置叫作 Endo-Barrier（GI Dynamics，Lexington，Massachusetts），由一个 60cm 的聚合物套筒组成，锚定在十二指肠球部，向远延伸到空肠。袖子沿其长度阻止热量的吸收，但允许胰胆分泌物通过和进入远端小肠，以减轻体重，缓解合并症尤其是糖尿病，然而，在美国的临床研究中，被认为与锚定相关的肝脓肿的问题推迟了 FDA 对这类产品的批准，而且该研究还报告了出血和套筒迁移问题[18]。据我们所知，几家公司正在研究新的袖套 / 屏障装置，这些装置更安全，并可考虑用于今后的研究和临床中，尽管市场上没有这方面的产品[19]。其他新兴的但研究较少的小肠内镜减肥设备和技术，包括十二指肠黏膜的重铺和磁性吻合术的建立还处于"实验技术"阶段。

30.3.5　胃旁路手术的内镜矫正

减肥手术后，患者重获体重和发生其他并发症的风险很高，可能归因于内镜治疗。多达 20% 的 Roux-en-Y 胃旁路术患者治疗失败（1 年时超重 50%），另外 30% 的患者恢复体重，其定义为体重从最低点增加 15%[20-22]。13% 的患者再次手术有效，但并发症率高达 50%，死亡率是原来手术的 2 倍多。可能是由于腹部情况的复杂性，并发症包括瘢痕、粘连和解剖改变[23-26]。外科旁路手术后体重恢复者的内镜手术目前旨在通过硬化治疗（通过注射或电烧灼）及内镜缝合或折叠技术，减少扩张的胃袋和胃空肠吻合术。

由于胃空肠吻合口的扩张与改道术后的体重恢复密切相关，因此可考虑内镜下吻合口手术。吻合口的大小可以用胃镜来估计，15mm 以上的吻合口被证明是体重恢复的一个因素，因此吻合口大小的修正可能会起到作用[27]。在胃空肠吻合口扩张的情况下，可使用内镜缝合来减小开口，所期望的效果是持续体重减轻。对于有 Roux-en-Y 胃旁路术和大囊袋的患者，除了修改扩张的吻合口外，还可以进行组织折叠或内镜缝合以减小囊袋的直径，以进一步限制吻合口扩张。如果袖状胃切除术患者的袖套扩张，患者可能重获体重。这也可以通过内镜缝合或组织折叠来减少套筒直径。本节讨论了各种减肥手术后内镜修正的方法。

◆ 胃空肠硬化治疗与氩等离子体激光修复

鉴于胃空肠吻合口扩张与 Roux-en-Y 胃旁路术术后体重恢复的关系，本文报道了采用硬化治疗或最近应用氩等离子体凝固（APC）的方法，通过形成瘢痕组织来缩小出口直径的方法。内镜硬化治疗类似于食管静脉曲张的硬化治疗，在胃空肠吻合口周围黏膜下注射鱼肝油酸钠注射液，造成水肿、瘢痕，理想情况下吻合口会缩小。由于安全性问题和鱼肝油酸钠供应的减少，以及一种新技术 APC 的可用性，硬化治疗不再被认为是可取的。一项纳入 28 例患者的研究表明，大多数患者（64%）在间隔 3~6 个月的平均 2.3 次手术后体重下降了 75% 以上。>15mm 的吻合口直径不太可能受益于这一技术，可能更多受益于内镜缝合修正手术。使用 APC 的一种较新的技术最近在硬化治疗中得到了广泛的应用[28]。在此技术中，APC 通过将直射 APC 导管的尖端接触到吻合处的胃黏膜，从而实现胃空肠吻合口的修复，造成黏膜和黏膜下深层电凝损伤。我们使用流量为 0.8L/s 和 55W 的脉冲 APC，在吻合口周围进行环周治疗（2~3 个环，图 30.10）。水肿、溃疡和瘢痕组织形成导致孔径缩小。一项国际前瞻性非随机研究

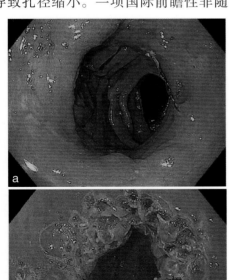

图 30.10　氩等离子体凝固（APC）修复扩张的胃空肠吻合口。a. 扩张的胃空肠吻合口。b. 吻合口环周应用 APC 导致水肿、组织收缩和瘢痕形成，最终导致吻合口缩小

对 30 名采用 90w APC 的患者进行了研究，结果显示，每 8 周进行 3 次治疗后，增加的 19 kg 体重平均减轻了 15.5kg[29]。

◆ 经口出口缩小

目前人们正在研究使用 Apollo OverStitch 平台，经口出口缩小或者 TORe 手术，以减小胃空肠吻合口的孔径，使其直径达到 8mm。置管，吻合口胃侧行 APC（强力凝固，0.8L/min，30W），切断或包扎缝合，缩小出口直径。用荷包绳技术，缝合线被紧固在一个 8mm 的食管扩张气球上，以衡量最终出口直径。一项关于 TORe 的研究包括平均 25 例胃空肠吻合术，6 个月时从 26.4mm 降至 6mm，体重减轻 11.7kg（69.5% 恢复体重），无不良事件[30]。另一项比较 118 例患者使用 Apollo 缝合和另一种内镜缝合装置的研究显示，Apollo 缝合患者在 6 个月和 12 个月中都有更好的减肥效果[31]。

◆ 改良型内镜减肥手术

如前所述的 POSE 手术，IOP 平台（USGI）已被应用于 Roux-en-Y 胃旁路术后内镜修正和体重恢复管理的研究中。具体来说，这种方法是在囊袋扩大或胃空肠吻合口扩张引起患者体重恢复时被考虑。全层皱褶折叠的目的是减少囊袋的大小和吻合口。对 20 例接受改良型内镜减肥手术（ROSE）的患者进行的研究表明，ROSE 的手术成功率为 85%，3 个月时患者体重减轻 8.8kg[32]。一项纳入 116 例患者的前瞻性多中心研究获得 97% 的成功率，32% 的患者 RYGB Roux-en-Y 胃旁路术术后的体重恢复在 6 个月后减少，无明显不良事件[33]。

◆ 袖套改良

对于先前袖状胃切除术后体重增加的患者，可以考虑使用组织折叠装置或内镜缝合装置进行内镜修正。有几份报告详细说明了这一改良技术的可行性和安全性，但在考虑将其作为主要治疗方法前，还需要更多的临床研究数据[34]。

30.3.6　其他导致体重增加和可能需要内镜干预的术后问题

其他并发症或病理情况可能发生于胃旁路手术后，导致术后体重恢复。这些并发症包括 2 个方面。

吻合口溃疡（边缘溃疡）

胃旁路术后吻合口溃疡的发生率高达 16%，原

因包括缝合材料松解、胃袋过长、糖尿病、吸烟或幽门螺杆菌感染[35]。溃疡可导致隐匿性失血和缺铁性贫血，并可通过刺激食欲而恢复体重。溃疡的愈合是最重要的。如果患者吸烟，应提供戒烟咨询和药物治疗。如果可能，非甾体抗炎药也应该停用。此外，我们建议每天在餐前使用 2 次高剂量质子泵抑制剂（PPI），餐后 1h 使用硫糖铝 1g，每天 4 次，以促进溃疡的愈合。这些药物应分别打开或粉碎，或以液体形式供应，以确保药物的吸收和疗效。如果先前手术中的异物（拆开的缝合线或吻合器）出现在溃疡的部位，我们可常规摘除，以促进愈合[36]。在罕见病例中，有报道称未愈合的溃疡是对内镜缝合过度的反应[37]。对于严重和顽固的病例需要再次进行内镜和外科手术[38]。

胃 瘘

近 50% 的案例中有报道，胃瘘的形成是 RYGB Roux-en-Y 胃旁路术手术中常见的并发症[39]。在过去的 10~20 年里，常规的胃和胃袋全切大大降低了这一风险，据报道发病率为 0~6%[40]。因为必须解决旁路解剖、上腹部疼痛和溃疡，胃瘘最常导致重获体重。由于再手术和改良手术发病率和死亡率的增加，内镜治疗胃瘘，包括夹子、黏合和内镜缝合逐渐被认为是一线的治疗方法。如果在 Roux-en-Y 胃旁路术术后的体重恢复评估中发现了瘘管，那么通过内镜或外科方法纠正瘘管应是帮助减肥患者的首要任务，选择方法取决于医疗中心的经验。

30.3.7 指南和系统评价

美国消化内镜学会（ASGE）就肥胖内镜技术和装置发表了声明，包括以下两方面。

• ASGE 声明：临床实践中的内镜减肥治疗。
• 内镜在减肥手术患者中的作用。

这些和其他 ASGE 实践指南可在互联网查阅（www.asge.org/publications/）。

ASGE 和美国代谢与减重外科协会也在 2011 年发表了一份联合共识，标题为 "A Pathway to Endoscopic Bariatric Therapies"。本 文 件 也 可 在 线 查 阅（https://asmbs.org/wp/uploads/2011/11/PathwayToEndoscopicBar Therapies-Nov2011.pdf）。

30.3.8 技术的研究

除了胃内球囊和本章所述的内镜折叠和缝合装置外，许多技术和其他装置仍在研究之中，其在治疗肥胖方面的作用仍有待确定。随着接受内镜减肥手术的患者数量的增加，需要对成本效益和疗效进行大数据分析，以确定从系统水平的角度来看，微创内镜技术总体上是有益的。

截至 2016 年，其他几种减肥内镜装置正处于试验性和早期 FDA 批准阶段，并在国际上受到关注。最新和更有希望的技术之一为一种自组装磁吻合系统，即 SAMS（GI Windows，Massachusetts，United States），该系统是通过在相互独立的肠腔放置 2 块磁铁来制造医源性瘘管，形成微创性胃空肠吻合术。在动物和尸体的研究中是有效的[41-42]，一项人体研究正在美国之外进行。

另一种装置——经皮胃内套管针（EndoTAGSS，Kansas，United States）正在进行动物研究，这种装置可允许在胃内进行内镜控制下的减肥手术[43-44]。胃内套管针的放置方式类似于 pull-PEG 管，可在胃内使用 6mm 和 12mm 的腹腔镜工具，包括钉合和缝合器。套管针在手术结束时用外牵引拔除，如同使用 PEG 管一样，全层缝合线封闭胃和腹壁。该装置处于动物研究阶段，用于减肥和其他用途。

其他已取得成功但尚未进入主流临床领域的设备包括限制胃体积的钉合装置（ACE stapler，Boston Scientific，Natick，Massachusetts；StomaphyX，EndoGastric Solutions，Redmond，Washington；TransOral Gastroplasty Device，Satiety Inc，Satiety Inc，PaloAlto，California）[45-47]；限制胃隔膜的装置 TERIS（Endosense，Menlo Park，California），但二者尚未进入市场[48]。经幽门梭子（BAROnova，Goleta，California）的目的是间歇性延迟胃排空，但会引起胃溃疡并发症，目前尚未商业化[49]。一串网状球体装置，锚定在胃内但延伸至十二指肠（SatiSphere，Endosphere，Columbus，Ohio），会延迟十二指肠对食物的转运，可能影响激素介导的饱腹感和葡萄糖代谢，但也未商业化[50]。另一种小肠技术，被称为十二指肠黏膜重铺术（Fractyl Laboratories，Cambridge，Massachusetts），采用射频消融浅表小肠黏膜，目的是改善肠内分泌信号来管理糖尿病[51]。

30.4 结 论

肥胖及其并发症的流行率和花费使其成为主

要公共卫生问题。无论是患者还是现代医疗经济学，都要求减肥技术和方法有效、方便、成本低、副作用小。在病态肥胖患者的治疗中，内镜治疗正在迅速取得发展。当我们等待上述提到的许多装置的长期研究结果时，基于内镜的治疗进展是持续和明确的。内镜的减肥方法和与肥胖、代谢综合征相关的共同医疗条件现在已被接受，并将成为许多患者首选的治疗方法。结合长期生活方式和营养治疗，内镜手术的安全性和重复性使其有可能成为肥胖症患者长期治疗的选择。内镜减肥手术包括内镜缝合和折叠装置的胃成形术，为长期治疗提供可重复的中期治疗方案。全世界都在使用胃内球囊，一种抽吸的减肥装置和屏障装置有望进入市场。在旁路术后体重恢复的患者中，改良手术的相关费用和发病率都很高，这使得微创内镜手术更有吸引力。鉴于这些令人兴奋的进展，以及患者对减肥治疗的高需求，内镜医生必须了解这些技术，并考虑正式培训，使这些技术在临床实践中得以实施。

（史海涛　董蕾　译，李路　审）

参考文献

[1] Ogden CL, Carroll MD, Kit BK, et al. Prevalence of childhood and adult obesity in the United States, 2011–2012. JAMA, 2014, 311(8):806–814.

[2] Leroux EJ, Morton JM, Rivas H. Increasing access to specialty surgical care: application of a new resource allocation model to bariatric surgery. Ann Surg, 2014, 260(2):274–278.

[3] Buchwald H. Consensus Conference Panel. Consensus conference statement bariatric surgery for morbid obesity: health implications for patients, health professionals, and third-party payers. Surg Obes Relat Dis, 2005,1(3):371–381.

[4] Knowler WC, Barrett-Connor E, Fowler SE, et al. Diabetes Prevention Program Research Group. Reduction in the incidence of type 2 diabetes with lifestyle intervention or metformin. N Engl J Med, 2002, 346(6):393–403.

[5] Chang SH, Stoll CR, Song J, et al. The effectiveness and risks of bariatric surgery: an updated systematic review and meta-analysis, 2003–2012. JAMA Surg, 2014, 149(3):275–287.

[6] Mechanick JI, Youdim A, Jones DB, et al. Clinical practice guidelines for the perioperative nutritional, metabolic, and nonsurgical support of the bariatric surgery patient—2013 update: cosponsored by American Association of Clinical Endocrinologists, The Obesity Society, and American Society for Metabolic & Bariatric Surgery. Obesity (Silver Spring), 2013,21(suppl 1):S1–S27.

[7] Imaz I, Martínez-Cervell C, García-Alvarez EE, et al. Safety and effectiveness of the intragastric balloon for obesity. A meta-analysis. Obes Surg,2008,18(7):841–846.

[8] Zerrweck C, Maunoury V, Caiazzo R, et al. Preoperative weight loss with intragastric balloon decreases the risk of significant adverse outcomes of laparoscopic gastric bypass in super-super obese patients. Obes Surg, 2012,22(5):777–782.

[9] Genco A, Bruni T, Doldi SB, et al. BioEnterics Intragastric Balloon: The Italian Experience with 2,515 Patients. Obes Surg,2005,15(8):1161–1164.

[10] Deliopoulou K, Konsta A, Penna S, et al. The impact of weight loss on depression status in obese individuals subjected to intragastric balloon treatment. Obes Surg, 2013, 23(5):669–675.

[11] Ponce J, Woodman G, Swain J, et al. REDUCE Pivotal Trial Investigators. The REDUCE pivotal trial: a prospective, randomized controlled pivotal trial of a dual intragastric balloon for the treatment of obesity. Surg Obes Relat Dis, 2015, 11(4):874–881.

[12] Sullivan S, Stein R, Jonnalagadda S, et al. Aspiration therapy leads to weight loss in obese subjects: a pilot study. Gastroenterology, 2013, 145(6):1245–52. e1, 5.

[13] Thompson CC, Abu Dayyeh BK, Kushner R, et al. Percutaneous Gastrostomy Device for the Treatment of Class II and Class III Obesity: Results of a Randomized Controlled Trial. The American Journal of Gastroenterology, 2017, 112(3): 447–457. doi:10.1038/ajg.2016.500.

[14] Machytka E, Buzga M, Kupka T, et al. Sa1587 aspiration therapy in super obese patients—pilot trial. Gastrointest Endosc, 2014,79(5):AB264–AB265.

[15] Abu Dayyeh BK, Rajan E, Gostout CJ. Endoscopic sleeve gastroplasty: a potential endoscopic alternative to surgical sleeve gastrectomy for treatment of obesity. Gastrointest Endosc,2013,78(3):530–535.

[16] Abu Dayyeh BK, Acosta A, Camilleri M, et al. Endoscopic sleeve gastroplasty alters gastric physiology and induces loss of body weight in obese individuals. Clin Gastroenterol Hepatol, 2017,15(1):37–43.

[17] Espinós JC, Turró R, Mata A, et al. Early experience with the Incisionless Operating Platform™ (IOP) for the treatment of obesity: the Primary Obesity Surgery Endolumenal (POSE) procedure. Obes Surg,2013,23(9):1375–1383.

[18] Rohde U, Hedbäck N, Gluud LL, et al. Effect of the EndoBarrier Gastrointestinal Liner on obesity and type 2 diabetes: a systematic review and meta-analysis. Diabetes Obes Metab, 2016, 18(3):300–305.

[19] Sandler BJ, Rumbaut R, Swain CP, et al. One-year human experience with a novel endoluminal, endoscopic gastric bypass sleeve for morbid obesity. Surg Endosc, 2015, 29(11): 3298–3303.

[20] Brolin RE. Bariatric surgery and long-term control of morbid obesity. JAMA, 2002,288(22):2793–2796.

[21] McCormick JT, Papasavas PK, Caushaj PF, et al. Laparoscopic revision of failed open bariatric procedures. Surg Endosc, 2003,17(3):413–415.

[22] Powers PS, Rosemurgy A, Boyd F, et al. Outcome of gastric restriction procedures:weight, psychiatric diagnoses, and satisfaction. Obes Surg,1997,7(6):471–477.

[23] Behrns KE, Smith CD, Kelly KA, et al. Reoperative bariatric

surgery. Lessons learned to improve patient selection and results. Ann Surg,1993,218(5):646–653.

[24] Coakley BA, Deveney CW, Spight DH, et al. Revisional bariatric surgery for failed restrictive procedures. Surg Obes Relat Dis,2008,4(5):581–586.

[25] Linner JH, Drew RL. Reoperative surgery—indications, efficacy, and long-term follow-up. Am J Clin Nutr, 1992, 55(suppl 2):606–610.

[26] Buchwald H, Estok R, Fahrbach K, et al. Trends in mortality in bariatric surgery: a systematic review and meta-analysis. Surgery, 2007,142(4):621–632, discussion 632–635.

[27] Abu Dayyeh BK, Lautz DB, Thompson CC. Gastrojejunal stoma diameter predicts weight regain after Roux-en-Y gastric bypass. Clin Gastroenterol Hepatol, 2011,9(3):228–233.

[28] Aly A. Argon plasma coagulation and gastric bypass—a novel solution to stomal dilation. Obes Surg, 2009, 19(6):788–790.

[29] Baretta GA, Alhinho HC, Matias JE, et al. Argon plasma coagulation of gastrojejunal anastomosis for weight regain after gastric bypass. Obes Surg,2015,25(1):72–79.

[30] Jirapinyo P, Slattery J, Ryan MB, et al. Evaluation of an endoscopic suturing device for transoral outlet reduction in patients with weight regain following Roux-en-Y gastric bypass. Endoscopy,2013,45(7):532–536.

[31] Kumar N, Thompson CC. Comparison of a superficial suturing device with a full-thickness suturing device for transoral outlet reduction (with videos). Gastrointest Endosc,2014,79(6):984–989.

[32] Mullady DK, Lautz DB, Thompson CC. Treatment of weight regain after gastric bypass surgery when using a new endoscopic platform: initial experience and early outcomes (with video). Gastrointest Endosc, 2009,70(3):440–444.

[33] Horgan S, Jacobsen G, Weiss GD, et al. Incisionless revision of post-Roux-en-Y bypass stomal and pouch dilation: multicenter registry results. Surg Obes Relat Dis, 2010; 6(3):290–295.

[34] Sharaiha RZ, Kedia P, Kumta N, et al. Endoscopic sleeve plication for revision of sleeve gastrectomy. Gastrointest Endosc,2015,81(4):1004.

[35] Azagury DE, Abu Dayyeh BK, Greenwalt IT, et al. Marginal ulceration after Roux-en-Y gastric bypass surgery: characteristics, risk factors, treatment, and outcomes. Endoscopy. 2011, 43(11):950–954.

[36] Lee JK, Van Dam J, Morton JM, et al. Endoscopy is accurate, safe, and effective in the assessment and management of complications following gastric bypass surgery. Am J Gastroenterol, 2009,104(3):575–582, quiz 583.

[37] Jirapinyo P, Watson RR, Thompson CC. Use of a novel endoscopic suturing device to treat recalcitrant marginal ulceration (with video). Gastrointest Endosc, 2012, 76(2):435–439.

[38] Fringeli Y, Worreth M, Langer I. Gastrojejunal anastomosis complications and their management after laparoscopic Roux-en-Y gastric bypass. J Obes, 2015:698425.

[39] Capella JF, Capella RF. Gastro-gastric fistulas and marginal ulcers in gastric bypass procedures for weight reduction. Obes Surg, 1999,9(1):22–27, discussion 28.

[40] Carrodeguas L, Szomstein S, Soto F, et al. Management of gastrogastric fistulas after divided Roux-en-Y gastric bypass surgery for morbid obesity: analysis of 1292 consecutive patients and review of literature. Surg Obes Relat Dis, 2005,1(5):467–474.

[41] Ryou M, Agoston AT, Thompson CC. Endoscopic intestinal bypass creation by using self-assembling magnets in a porcine model. Gastrointest Endosc,2016, 83(4):821–825.

[42] Ryou M, Aihara H, Thompson CC. Minimally invasive entero-enteral dual-path bypass using self-assembling magnets. Surg Endosc, 2016,30(10):4533–4538.

[43] Storm AC, Aihara H, Skinner MJ, et al. A simply placed percutaneous intragastric trocar for use of laparoscopic tools in endoscopy. Gastrointest Endosc, 2016,84(6):1051–1052.

[44] Storm AC, Aihara H, Thompson CC. Novel intragastric trocar placed by PEG technique permits endolumenal use of rigid instruments to simplify complex endoscopic procedures. Gastrointest Endosc,2016,84(3):518–522.

[45] Verlaan T, Paulus GF, Mathus-Vliegen EM, et al. Endoscopic gastric volume reduction with a novel articulating plication device is safe and effective in the treatment of obesity (with video). Gastrointest Endosc,2015,81(2):312–320.

[46] Goyal V, Holover S, Garber S. Gastric pouch reduction using StomaphyX in post Roux-en-Y gastric bypass patients does not result in sustained weight loss: a retrospective analysis. Surg Endosc,2013, 27(9):3417–3420.

[47] Devière J, Ojeda Valdes G, Cuevas Herrera L, et al. Safety, feasibility and weight loss after transoral gastroplasty: first human multicenter study. Surg Endosc. 2008, 22(3):589–598.

[48] de Jong K, Mathus-Vliegen EM, Veldhuyzen EA, et al. Short-term safety and efficacy of the trans-oral endoscopic restrictive implant system for the treatment of obesity. Gastrointest Endosc,2010, 72(3):497–504.

[49] Marinos G, Eliades C, Raman Muthusamy V, et al. Weight loss and improved quality of life with a nonsurgical endoscopic treatment for obesity: clinical results from a 3- and 6-month study. Surg Obes Relat Dis,2014,10(5):929–934.

[50] Sauer N, Rösch T, Pezold J, et al. A new endoscopically implantable device (Sati-Sphere) for treatment of obesity—efficacy, safety, and metabolic effects on glucose, insulin, and GLP-1 levels. Obes Surg,2013,23(11):1727–1733.

[51] Neto MG, Coad JE, Becerra P, et al. 1141 procedure safety from first-in-human study of duodenal mucosal resurfacing as a new endoscopic treatment for type 2 diabetes. Gastroenterology, 2016,150(4):S233.

第 *31* 章　除十二指肠外的小肠疾病

Jonathan A. Leighton, Lucinda A. Harris

31.1　概　述

　　小肠的内镜检查是消化道疾病诊查中具有挑战性的部分。胶囊内镜和深插入内镜 [单气囊小肠镜（SBE）与双气囊小肠镜（DBE）] 成为用于小肠疾病诊断，有时甚或是治疗的新方式。表 31.1列举了本章节涉及的小肠疾病的分类概览。小肠镜检查主要适应证包括消化道出血的评估、小肠克罗恩病的识别、小肠肿瘤的诊断，以及吸收不良综合征尤其乳糜泻的评价。在某些特定情况下，小肠镜在一些感染、先天性疾病及复杂疾病中也有诊断价值。本章总结了小肠镜在这些领域的重要诊断价值和治疗特点。

31.2　疑似小肠源性出血

　　以往小肠深部相对难以达到，源自小肠的出血性疾病的诊断和治疗较为困难。但随着胶囊内镜的出现及内镜插入深度不断提高，医生对全小肠范围内出血病灶的诊断及治疗的能力已有大幅度的提升。正因为此，"隐源性消化道出血"的术语已被"可疑小肠出血"取代[1]。"隐源性消化道出血"仅被保留用于指代超出小肠范围外确属隐源性的病因，如血管炎及胆道出血。

　　小肠出血可表现为黑便或便血"显性"症状，也可表现为缺铁性贫血"隐性"症状。潜在的病因一般为血管性、炎症性或肿瘤性原因（表31.1）。病灶的类型一定程度上与年龄相关，而与性别或种族无关（表 31.2）。血管性病因最常见，而血管扩张又是经证实的首位病因（图 31.1）。风险因素包括年龄进展、主动脉瓣狭窄、慢性肾功能衰竭、左室辅助装置[1]。小肠的炎症性病变常与克罗恩病有关，而非甾体抗炎药药物性溃疡也应考虑在内。具有特征性的病变为横膈膜样狭窄，而且经年服用可发展为多发圆周性膜样狭窄。大多数非甾体抗炎药药物诱发的损伤很可能为亚临床表现。症状包括缺铁性贫血、溃疡显性出血、

表 31.1　小肠疾病

肿瘤	先天性
腺瘤、腺癌	小肠假性梗阻
淋巴瘤	憩室
炎性息肉	重复性囊肿
类癌	梅克尔憩室
脂肪瘤	
卡波西肉瘤	
间质瘤	
转移性疾病	
吸收不良	**血管性疾病**
乳糜泻	血管扩张
淀粉质	静脉扩张
药物（如奥美沙坦、缬沙坦）	毛细血管扩张
胶原性口炎性腹泻	血管瘤
自体免疫性肠病	动静脉畸形
蛋白丢失性肠病	主动脉肠瘘
硬皮病	肠缺血
嗜酸细胞性胃肠炎	血管炎
移植物抗宿主性疾病	
放射性肠炎	
感染	**炎症**
惠普尔病	克罗恩病
热带口炎性腹泻	
结核	
曲霉菌	
毛霉菌	
念珠菌	
细胞内分枝杆菌	
寄生虫	
复杂情况	
淋巴管扩张	
子宫内膜异位	
佐林格 – 埃利森综合征	
药物（非甾体抗炎药、钾、6– 巯基嘌呤）	

表 31.2　按年龄分类的小肠病变病因

年龄 <40 岁	年龄 >40 岁
克罗恩病	血管扩张
杜氏病变	杜氏病变
肿瘤	肿瘤
梅克尔憩室	非甾体抗炎药导致的肠病
息肉病综合征	

经许可引自 Gerson LB，Fidler JL，Cave DR，et al. ACG clinical guideline: diagnosis and management of small bowel bleeding. Am J Gastroenterol, 2015, 110:1265–1287

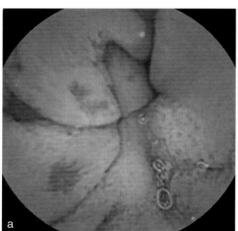

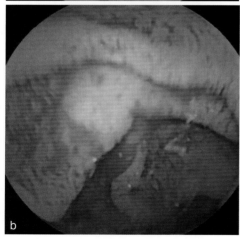

图 31.1　血管扩张。a. 小肠血管扩张。b. 相关的活动性出血

低蛋白血症、吸收不良、腹痛及肠梗阻。胶囊内镜下典型的非甾体抗炎药引起的病变呈对称样圆周性溃疡环，通常有间于其中的正常黏膜，横断层面成像很难识别该类病灶。

31.2.1　诊断方法

依据可疑小肠出血患者的诊断方法，首要之

事在于尽可能记录消化道出血的客观证据，尤其对于仅表现为缺铁性贫血的此类患者。在着手全面评估小肠疾病之前，血液病及吸收不良性原因应始终列入鉴别诊断中。此外，上下消化道的病因应充分排除，因为这些部位的病灶仍存在漏诊可能。既往的研究表明接受小肠疾病评估的患者，约有 21%~25% 在上下消化道内镜可及的范围内存在潜在的出血病灶[2-3]。因此，进行小肠评估前，一旦怀疑有源自上下消化道的出血可能性，均应行上下消化道内镜的复检。在上消化道内镜的复检中，特别强调使用推进式内镜评估十二指肠及近端空肠的病变可能性[4]。只有完成前述评估且无法明确出血来源，进一步评估小肠才具备合理性。

评估小肠的两种主要内镜方式包括胶囊内镜和深插入内镜。胶囊内镜可作为上下消化道内镜复检后首选的检查方式。与隐性出血相比，胶囊内镜对进行性显性出血患者的诊断率最高[5-7]。胶囊内镜是先于深插入内镜检查前理想的筛查工具。除可指导深插入内镜的进镜途径外，还能提高诊断率与治疗率[8-10]。在症状出现的 72h 实施检查，可明显提高诊断率，而在最初出血的 2 周后检查则会显著降低[11-13]。

深插入内镜包括 SBE、DBE 及螺旋式内镜。各种深插入内镜在诊断率、安全性及学习曲线上基本相似。即使报道有出入，SBE 与 DBE 仍具有等效性，且其完成度依赖于操作者的熟练程度[14-15]。在症状出现 72h 内行深插入内镜检查可提高诊断率，更应适时完成该项检查[7,16,17]。

一项荟萃分析对比胶囊内镜与 DBE 两种检查方式在诊断率方面的差异，结果显示并无总体上的差别，但先前胶囊内镜的阳性发现可更显著增加其后深插入内镜检查的诊断率[18]。而且，深插入内镜更宜于作为表现为活动性小肠出血患者首选的检查方式。对于先前没有阳性发现但仍高度怀疑存在出血病灶的患者，推荐完成经口与经肛对接的全小肠检查。

胶囊内镜与深插入内镜在可疑小肠出血的评估中具有重要的互补作用，二者都存在可被对方发现的漏诊病灶。此外，对未发现阳性病灶的患者，小肠 CT 造影（CTE）或小肠 CT 血管成像（CTA）

也具有补充作用。由于整体诊断率低于胶囊内镜，若其他检查手段没有阳性结果时，可用于识别出血病灶。多排 CT 扫描也考虑用于有胶囊滞留顾虑的患者[19-20]。对于可疑小肠出血的诊断流程见图 31.2。关于顽固性小肠出血须考虑相关性药物的激发测试。常规性血管造影术正常时，激发性血管造影术可显示有意义的结果且并发症发生率较低[21]。抗凝血药、溶栓剂、血液稀释剂及血管扩张剂均可用作激发性试剂。其他诊断模式对于顽固性出血病例均无阳性结果时，可考虑进行激发性血管造影术检查。

胶囊内镜阴性检查结果也有较高的阴性预测值。胶囊内镜检查阴性者与阳性者相比，再出血率显著降低[22-23]。因此，除非有高度怀疑的指征

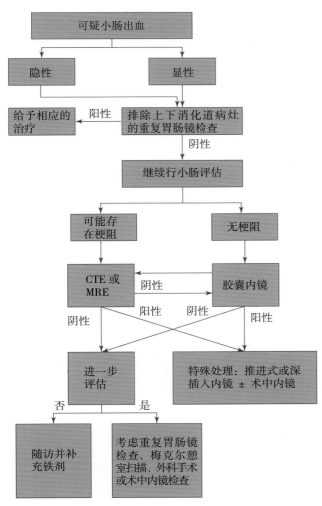

图 31.2　可疑小肠疾病的诊断流程。CTE：小肠 CT 造影；MRE：磁共振小肠造影

或出现再出血情况，胶囊内镜阴性结果的大多数患者，应延期再行进一步的小肠评估。

31.2.2　治疗措施

尽管胶囊内镜在小肠疾病的评估与诊治中具有划时代意义，但缺少治疗功效。而深插入内镜对于小肠出血患者的优势在于可行干预治疗，尤其对于引起小肠出血的血管性病灶具有特殊的治疗优势。血管扩张是可明确的最常见出血病灶，尤其多见于年长者。再出血可见于约 1/3 的患者，特别是存在多个病灶者更易复发[24-25]。

对于无法明确出血来源或存在缺铁性贫血者，推荐保守随访观察，可予以口服或静脉补充铁剂，必要时输血治疗。如仍有持续出血，应考虑行进一步诊断评估。应酌情判断是否需要重复行小肠评估。如果再次评估为非诊断性检查，且患者正在接受抗凝和（或）抗血小板治疗，应考虑停用 1 种或同时停用 2 种药物。尤其对于血管扩张，复发率约为 33%，甚至高达 45%[24,26]。血管扩张的复发出血与病灶的数量、年龄的增长、合并症的存在及抗凝治疗均有相关性。如果内镜治疗有效，可能需要多次采取相同治疗措施。药物治疗被证实为某些患者的主要治疗手段。

回顾性研究及荟萃分析表明，对于血管扩张的处理，不论何种治疗措施，仍有约达 45% 的患者会存在重复出血[26]。生长抑素类似物如奥曲肽可显示一定疗效，而激素治疗无效[26-27]。一项研究表明沙利度胺可减少输血需求并可增加血红蛋白含量[28]。

由于胶囊内镜与深插入内镜的应用，大多数情况下，小肠出血的患者无须外科手术处理。但对于持续且病情严重的小肠出血且小肠成像阴性的患者，应考虑施行联合术中内镜检查的外科手术。

31.3　小肠克罗恩病

克罗恩病是可累及全消化道的炎症性疾病。大多数情况下，克罗恩病累及末端回肠与部分结肠，但也可仅累及小肠或结肠。如同溃疡性结肠炎，克罗恩病也无诊断金标准，其最终诊断有赖于包括病史、体格检查、实验室检查、内镜、病理检查及放射学等综合评估。内镜检查在小肠克罗恩病的处理中起着至关重要的作用。单独发生于小

肠位置的克罗恩病尤其难以确定诊断。有约 1/3 的患者病灶限局于小肠位置 [29]。一项前瞻性研究提示累及小肠的克罗恩病更甚于先前的估计 [30]。也有数据表明随着时间的推移，炎症的发生位置极少有变化 [31]。而且症状评分与炎症程度并无明显相关性 [32]。鉴于小肠克罗恩病诊断困难，从出现症状到诊断成立通常平均有 35 个月的迟滞期 [33]。整个小肠的完整评估应包括明确诊断，确定疾病的程度和（或）评估黏膜愈合。累及小肠的炎症性疾病的鉴别诊断见表 31.3。

31.3.1 诊 断

大多数小肠克罗恩病的患者病变位于末端回肠或十二指肠，可通过回结肠镜和（或）上消化道内镜得以诊断。位于十二指肠的克罗恩病可用上消化道和（或）推进式内镜来获取活检标本及评估黏膜愈合。能探及回肠的结肠镜检可评估末端回肠并具有同样的评估效果。这些传统的内镜评估手段不仅可直接完成黏膜检查与活检，还可提供关于病变范围及严重程度等有价值的信息，另外还有助于在某些适当的条件下与溃疡性结肠

表 31.3　小肠炎症的鉴别诊断

鉴别诊断	
克罗恩病	自体免疫性肠病
非甾体抗炎药肠病	免疫缺陷相关性
乳糜泻	淋巴瘤/肿瘤
放射性肠炎	隐源性多灶性溃疡狭窄性小肠炎
嗜酸粒细胞性小肠炎	梅克尔憩室
感染	
缺血	

炎相鉴别 [34]。但我们也要谨记，对于局限于小肠的克罗恩病或末端回肠无异常改变的患者，其诊断可能难以明确。

对于结肠回肠镜检查未发现病灶，但仍疑似克罗恩病者，其小肠更深入的检查应当包括临床或生物学方面。尤其对于内镜检查阴性的病患，若存在"报警症状"，如贫血、体重减轻、腹痛、腹泻和（或）肠外表现者，应予以重视。有证据提示一类亚群患者具有内镜下末端回肠病灶缺失表现 [35]。如遇到此种情况，必须考虑完善小肠的影像检查，包括胶囊内镜、深插入内镜、CTE 或磁共振小肠造影（MRE）。对疑似克罗恩病的小肠行何种影像检查较为理想仍无定论。有研究提示对疑似克罗恩病患者行胶囊内镜评估具有合理的敏感性和特异性。与 CTE 或 MRE 相比，胶囊内镜对近端小肠炎症性病灶的检出更为敏感 [36-37]。1 例胶囊内镜有阳性发现而 MRI 阴性的患者及其回肠镜检查资料见图 31.3。此外，对于克罗恩病而言，胶囊内镜的阴性预测值也非常高。但 CTE 诊断克罗恩病的特异性要更好些 [38]。疑似克罗恩病患者的评估建议性流程如图 31.4。归根结底，胶囊内镜及深插入内镜在诊断克罗恩病中起着关键性作用，尤其在明确疾病的进展程度及严重度，以及提供黏膜愈合信息等方面 [39]。可进一步评估胶囊内镜发现的病灶，如有必要时行活检检查。几项研究均证实深插入内镜在疑似克罗恩病诊治中的显著作用 [40-42]。除了在诊治中的作用，深插入内镜还对胶囊内镜和放射学检查有补充作用。但完整的检查可能受先前的外科手术、活动性炎症及穿孔风险增加所限制。

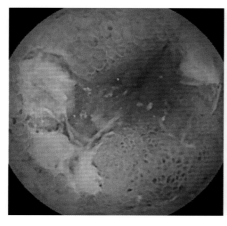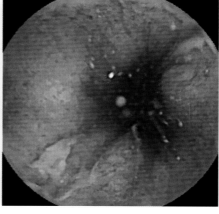

图 31.3　磁共振小肠造影（MRE）及结肠回肠镜检无异常的克罗恩病

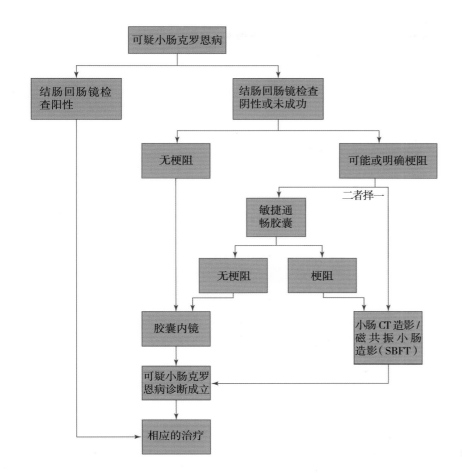

图 31.4　可疑小肠克罗恩病的诊断流程。SBFT：小肠后续随访

行胶囊内镜检查前须考虑胶囊滞留的风险。可疑小肠源性出血或克罗恩病患者仅有不到 2% 的低风险滞留。但已确诊的克罗恩病则有 5%~13% 的滞留风险。滞留的风险因子不仅包括克罗恩病，也包括非甾体抗炎药的使用及腹部辐射史。因此，患者若存在腹痛、腹胀、可疑梗阻或已获知的克罗恩病，在吞服胶囊前，应实施断层成像和（或）小肠的通畅胶囊检查。如果这些评估提示存在显著的滞留风险，则不应实施胶囊内镜检查。

31.3.2　治　疗

高达 30% 的克罗恩病患者容易发展为消化道狭窄，并导致梗阻及脓肿形成。尽管经常有外科指征，内镜下扩张仍在症状性狭窄中具有重要作用。近端十二指肠狭窄可使用推进式内镜进行扩张。对侵及空肠及近端回肠的克罗恩病，可使用深插入内镜对病变所致的狭窄进行治疗，可获得非常好的疗效[43-44]。符合内镜下球囊扩张的理想狭窄病变长度应不长于 4cm，而且不复杂或没有成角。研究显示深插入内镜较 MRE 更

能明确明显的狭窄[45]，也能够用于滞留胶囊内镜的取出[46]。

31.4　小肠狭窄的扩张

深插入内镜可对小肠狭窄做更细致的检查，排除恶性病变并对能否扩张作出评估。通常使用可贯穿内镜的球囊系统行扩张治疗。务必谨慎实施扩张，首次扩张按渐进式阶梯方式以 2mm 为尺度逐次达到 13mm 以避免穿孔。严重狭窄起始扩张时只宜扩至 10mm。球囊扩张器应在直视下、控制时间达 30~60s 行缓慢且谨慎的扩张。多达 50% 的狭窄病变需重复扩张，可谨慎扩增至 15mm。狭窄部位有活动性溃疡和（或）炎症时，应避免球囊扩张。狭窄处注射皮质醇具有争议性，不作为常规推荐。全覆膜自膨胀金属支架目前尚不用于克罗恩病狭窄的治疗。

31.5　小肠肿瘤

尽管小肠长约 20 英尺（6.096m），但仅有 2% 的消化道肿瘤位于小肠部位。表 31.4 列举了大多

数常见消化道肿瘤及其发生率。腺癌、恶性类癌、淋巴瘤及肉瘤是最常见的肿瘤[47]。在西方国家，肿瘤最常发生在十二指肠（每 100 万人口 3 例），空肠及回肠罕见（每 100 万人口不足 1 例）[48]。肉瘤可相当均匀地分布于整个小肠。起源于克罗恩病、类癌及淋巴瘤的腺癌最常位于末端回肠。多发肿瘤则提示家族性腺瘤状息肉病或错构瘤（波伊茨 - 耶格综合征，卡纳达 - 克朗凯特综合征等）。男性小肠肿瘤发病率略高，且平均发病年龄多为 60 余岁，但通常在其 30 余岁的时候就已起病。

腺癌及恶性类癌的发病率略高，它们在非洲、美洲的发病率也高于高加索地区[48-50]。罹患类癌的患者还有腹泻及面红的表现，并伴有嗜铬粒蛋白 A 或 24h 尿液 5- 羟基吲哚乙酸升高。奥曲肽扫描可帮助确认类癌的存在。

31.5.1 诊　断

小肠肿瘤的诊断存在挑战性，这是由于临床医生未能将小肠肿瘤作为患者症状的根源，尤其症状不明确时。另外一个不能进行早期诊断的原因在于采用的诊断方法，如 X 线，检查并不能对确认小肠深在肿瘤达到理想效果。过去的内镜检查在诊断小肠肿瘤时受到很大限制，罹患家族性腺瘤性息肉病患者的壶腹部病变主要用上消化道内镜（侧视型内镜）进行检查，回肠类癌、腺癌或淋巴瘤用结肠镜深入回肠末端予以明确诊断。

胶囊内镜和深插入内镜技术的出现帮助扩展了内镜在小肠肿瘤诊断中的作用，而被发现的肿瘤及息肉的数量也相应增加[51-52]。近年来的荟萃分析对套管辅助内镜及胶囊内镜进行比较后提示二者在小肠息肉及肿瘤中具有很高的诊断符合率（80%~100%，总体 93%）[53]。这是由于胶囊内镜常被用于初始检测以引导气囊辅助小肠镜的进镜方向以便对病灶进行定位。套管辅助内镜较螺旋式小肠镜似乎能够更准确地识别病灶，而且我们推测旋转推进式内镜在深插入过程中的有效性不及气囊辅助小肠镜。

值得注意的是，胶囊内镜及 DBE 仍会遗漏病灶且在诊断方面仍有一些不足，例如由于技术问题或患者不愿接受双向检查，患者并非总能够完成全小肠内镜检查。而这篇荟萃分析也提到只有 85.7% 的患者完成了全小肠内镜检查。内镜检查的另一个不足之处是胶囊内镜检查在息肉病综合征中会遗漏壶腹周围及十二指肠区域的病灶[54]。胶囊内镜可识别更多病灶及深插入内镜无法触及的病灶，但在胶囊内镜检查过程中，由于肠道一过性凸起而会被误认为病灶，因而胶囊内镜检查有较高的假阳性率。研究也证实 DBE 遗漏的病灶中，80% 均为黏膜下起源，如胃肠道间质瘤（GIST）

表 31.4　小肠肿瘤的分类 [a]

细胞来源	肿瘤类型	位置	发病的相对频率
良性上皮病灶	腺瘤 错构瘤（波伊茨 - 耶格综合征、卡纳达 - 克朗凯特综合征、青少年息肉病、考登综合征、Bannayan-Riley-Ruvalcaba 综合征）	全消化道，大多数位于十二指肠	未知
恶性上皮病灶	腺癌 · 原发性 · 继发性（转移） 神经内分泌型（类癌）	原发（病灶：十二指肠 > 空肠 > 回肠）[b] 类癌：绝大多数位于回肠	原发病灶：24%~52% 恶性类癌：17%~41%
淋巴增生性肿瘤	B 细胞 [套细胞、滤泡细胞、弥漫性大细胞、边缘 B 细胞（MALT）：淋巴瘤类型、小肠、免疫增殖性疾病] T 细胞（肠病相关 T 细胞淋巴瘤）	原发性淋巴瘤：绝大多数位于回肠	淋巴瘤：12%~29%
间叶细胞性肿瘤	GIST（良性和恶性） 脂肪细胞瘤（脂肪瘤、脂肪肉瘤） 神经瘤（神经鞘瘤、小肠自主神经肿瘤、神经节瘤、神经纤维瘤、颗粒细胞瘤）	肉瘤：均匀分布于小肠	肉瘤：11%~20%

GIST：胃肠道间质瘤；MALT：黏膜相关性淋巴样组织
a 大多数常见小肠肿瘤的分类
b 克罗恩病患者的回肠是腺癌发生的最常见部位

及平滑肌瘤。其他某些病灶，如脂肪瘤、类癌或转移性病灶也可能位于黏膜下。对于家族性腺瘤性息肉病（FAP）患者，胶囊内镜检查时的息肉漏诊率仍不可知。一项前瞻性研究对比了胶囊内镜与上消化道内镜在十二指肠息肉中的检出率，发现在十二指肠第三及第四部分，胶囊内镜具有更高的检出准确率[55]，而上消化道内镜在第一和第二部分，尤其在壶腹部分，更具有优势。关于波伊茨 – 耶格综合征的另一篇研究提示对于更远端的息肉（直径超过 15mm），小肠造影可作为补充性诊断措施，因为胶囊内镜对较大的病灶诊断作用有限[56]。有限的资料提示胶囊内镜对于单个团块状病灶存在漏诊情况。虽然胶囊内镜在血管性及炎症性病灶检出方面，相比其他手段更具有优势，但对于单一病灶的检出确实有显著的漏诊率。据报道对于肿瘤的漏诊率可达到 19%。

以下几条建议对于胶囊内镜检查中黏膜下隆起病变与肿块的鉴别具有帮助意义。黏膜下病变在其黏膜表面可以出现血管分布方式的改变，黏膜可因被拉伸显得较薄且呈半透明表现。而团块状病灶可以呈现白色或浅灰色外观，"桥形折叠"被认为是病理性特征，即在病灶边缘出现瓣膜集中终止，并形成其他形态的边缘[58]（图 31.5）。必须在多帧图像下仔细审阅胶囊内镜的图像。另外还应采用胶囊内镜平滑突出指数进行评分以明确有无小肠肿瘤（表 31.5）。该指数评估共有 4 个特征：①黏膜包绕并具有病变界定的边界；②病变的直径大于高度；③出现病变的视野内有可视的管腔；④病变的图像持续超过 10min。从无到特征①和②的答案可每次得 1 分，从有到特征③和④也可每次得 1 分，最大得分可得 4 分。根据该指数的得分，可将胶囊内镜检查中的黏膜下隆起与肿块进行鉴别。当评分 >2 分时，识别肿瘤的敏感度及特异度分别可达 83% 及 89%[59]。2006 年胶囊内镜的共识明确了

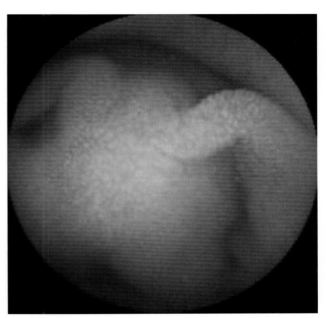

图 31.5　桥形折叠图像

胶囊内镜诊断标准，如出血、不规则的表面改变，这些标准与肿瘤的关系可能更密切，且有可能提高胶囊内镜检查中肿瘤的诊断率[60]。

胶囊内镜与深插入内镜在假阳性及假阴性结果中互为补充。而胶囊内镜也并非诊断小肠肿瘤的唯一手段。文献证实 CT 及 MRE 仍是确认胶囊内镜漏诊病灶的重要手段[61]。图 31.6 为小肠诊断流程[62]。

31.5.2　治　疗

治疗措施仅限于去除良性病灶，如壶腹周围的腺瘤或孤立的腺瘤或脂肪瘤[63-64]，内镜下切除十二指肠的较小类癌也有报道[65]。资料显示壶腹周围病灶切除次数超过 2 次以上者，其预后均较差[63]。大多数癌性病灶或较大且较深的梗阻性良性病灶需要外科切除，对于淋巴瘤及进展期神经内分泌肿瘤，化疗则是首选的治疗措施。或许经口内镜治疗技术的发展能够促进小肠肿瘤治疗水平的提高。

表 31.5　与肿瘤可能性相关的胶囊内镜诊断标准（主要点和次要点）

肿瘤可能性	主要点					次要点		
	出血	颜色	黏膜分布	不规则表面	息肉样表现	凹陷	通过延迟 >30min	白色绒毛
高	++	++	++	++	++	++	++	++
中	+/-	+	+	+	+			
低	-	-	-	-	+/-			-

31.6 小肠吸收不良性疾病

表31.1列举了引起小肠吸收不良的常见疾病。这类疾病通常可有腹泻表现，还可表现为铁、维生素 B$_{12}$、叶酸、维生素 D 和微量元素缺乏。严重者可有明显的脂肪吸收障碍。小肠吸收不良性疾病的原发疾病是乳糜泻，乳糜泻大约占全世界 1% 的人口。乳糜泻在某些患者中也表现为腹胀或消化不良等轻微消化道症状，而非总是严重的腹泻，也可出现非消化道表现，如口腔溃疡、神经病变及疱疹样皮炎[66–67]。

31.6.1 诊断与治疗

小肠吸收不良的诊断因疾病种类不同而有差异。推荐将 IgA 水平及组织转谷氨酰胺酶（tTG）抗体 IgA 的血清学筛查作为全麸质饮食的乳糜泻患者的首选检测方法[68]。检测 IgA 水平是因为2%~3% 的人群存在 IgA 缺乏。如果 IgA 水平降低，针对 IgA 及 IgG 的去酰胺基麦胶蛋白多肽抗体水平则升高（图31.7），因为 tTG-IgG 的敏感性及特异性均较低[69]。内镜活检仍是诊断的金标准，

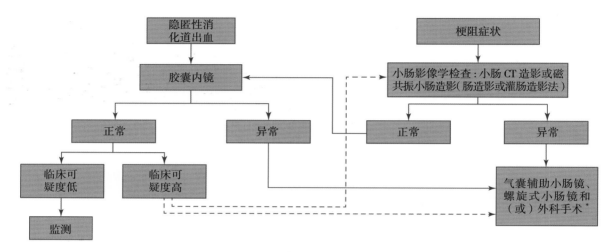

图 31.6 小肠肿瘤的诊断流程
* 由当地专家或医生的经验决定

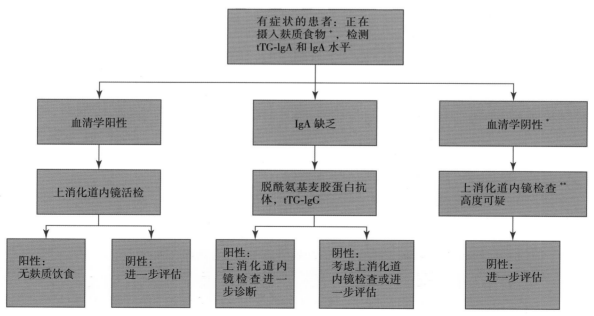

图 31.7 小肠肿瘤的诊断流程。tTG：组织转谷氨酰胺酶
+ 如果患者未摄入麸质食物，则行乳糜泻基因检测，如果为阳性，考虑行麸质测试
* 考虑行乳糜泻基因检测，但仍应行上消化道内镜检查排除其他病因
**10% 血清学阴性的患者仍由活检证实乳糜泻

而 10% 血清学阴性的患者可有活检阳性的证据。乳糜泻的内镜下特征包括扇贝形、结节形或裂隙形改变。这些变化并非乳糜泻的诊断依据，同样的改变也可见于其他小肠吸收障碍性疾病，如自体免疫性肠病[67]。乳糜泻患者小肠病灶可呈局灶样分布，故推荐对十二指肠球部及肝胰壶腹的近侧与远侧行 4~6 次活检以提高诊断率[70-71]。少部分患者可能仅有空肠被累及[72]。治疗的主要手段即无谷胶饮食。

若患者预先采用无谷胶饮食，血清学检测则呈阴性结果且抗体滴度也会随饮食去谷胶出现降低。约 100% 乳糜泻患者进行 *HLA-DQ*2 和 *DQ*8 基因检测时，会有 1 项或 2 项均呈阳性表达[69]。图 31.7 显示其诊断的流程。

患者有抵触或不能行上消化道内镜检查时，胶囊内镜对乳糜泻有扩展性的诊断作用。多项研究显示胶囊内镜对诊断 tTG 阳性的乳糜泻具有极佳的灵敏度和特异度[73-77]。在一项包括 43 例患者的大样本研究中，胶囊内镜分别有 87.5% 及 90% 的灵敏度及特异度[77]。但并不是所有的研究都有这样令人满意的结果，提示活检仍然还是诊断的金标准[78-79]。

胶囊内镜也可用于描记乳糜泻的并发症，如溃疡性空肠炎或难治性乳糜泻（RCD）Ⅰ型及Ⅱ型。胶囊内镜显示的 RCD 内镜下特征也并不显著，因此怀疑为 RCD 的患者不仅要有小肠的影像，还应有深插入内镜的活检以明确有无 RCD 或肠病相关 T 细胞淋巴瘤（EATL）[80]。一项纳入 52 例患者的回顾性分析研究中，没有一例患者可通过内镜检查将 RCD Ⅰ型与Ⅱ型相鉴别。然而近端红斑及胶囊不能移行至远端肠道这两个特征与Ⅱ型 RCD 或 EATL 有关联。而此发现提示这些特征在风险分层中最终可起到一定作用。

Ⅰ型和Ⅱ型 RCD 的治疗有所不同[81]。通常采取持续性无谷胶食物及营养支持，辅以皮质类固醇药物治疗Ⅰ型 RCD，Ⅱ型则以皮质类固醇辅以克拉屈滨予以治疗。也可采取自体干细胞移植的方法进行治疗。当Ⅱ型 RCD 转化为 EATL 时，淋巴瘤的化疗方案及自体干细胞移植则成为治疗的主要手段，但预后通常较差。

胶原性口炎性腹泻可作为乳糜性口炎性腹泻的并发症出现，且无明确诱因。近来血管紧张素

Ⅱ受体阻滞剂、奥美沙坦及缬沙坦被认为可引起胶原性口炎性腹泻，其机制仍未完全明确。但近来一项研究表明奥美沙坦可诱发乳糜泻的很多免疫致病性途径，如增加 CD8+ 细胞，引起 IL15 过表达，并破坏紧密连接[82]。患者对无谷胶食物没有反应，也并非都有乳糜泻相关基因。这类患者的诊断通常取决于小肠或结肠活检，且终止所使用的药物后病情可减轻。

自体免疫性肠病及常见变异型免疫缺陷病（CVID）各自具有自身抗体的血清学特征及较低的免疫球蛋白水平，但小肠活检可有助于分别作出诊断。二者均与绒毛钝化及乳糜性萎缩有关联，但 CVID 也可表现为正常黏膜、回肠红斑、口疮样溃疡及结节状淋巴增生（NLH），且病灶也可呈斑片状分布。自体免疫性肠病的治疗可用皮质类固醇，而 CVID 则使用适合的疫苗及免疫球蛋白来治疗。病情严重的患者则需要进行骨髓移植。

随着用于恶性肿瘤治疗的骨髓移植手术日趋增多，移植物抗宿主病（GVHD）的患者也随之增加。这类患者通常表现为腹泻、吸收不良及因捐赠者 CD8+T 细胞侵入宿主肠壁而引起的消化道出血。总之，GVHD 的病灶可为表现正常的组织，也可为溃疡甚至黏膜完全剥脱的多种形态，这取决于疾病本身的严重程度。GVHD 约在 50% 骨髓移植的患者中出现，且以抑制免疫反应作为治疗手段[83]。近期一项导向性研究使用共聚焦激光显微内镜和胶囊内镜，对 15 例骨髓移植后的患者行 GVHD 的早期探查，并发现有前景性的结果[84]。

淀粉样变性患者常表现为出血，但也存在吸收不良的表现。与淀粉样变性相关的内镜学特征表现为空肠壁增厚及回肠折叠，也可表现为黏膜溃疡及团块样病灶[85-86]。

遗憾的是，很少有研究比较小肠镜和胶囊内镜检查对吸收不良的评估。一项研究对 25 例蛋白丢失性肠病患者进行 DBE、胶囊内镜和荧光镜小肠灌注法的比较，15 例患者行 DBE 的诊断率可达 100%，而行小肠灌注法检查的阳性诊断率为 60%。17 例患者行 DBE 和胶囊内镜的诊断率（分别为 82% 与 76%）则无统计学差异。同时诊断也具有多样性，包括小肠淀粉样变性、小肠肿瘤及小肠淋巴管扩张[87]。

31.7 小肠感染性疾病

很多微生物可侵袭小肠，通过聚合酶链反应方法可检测粪便标本中的微生物感染情况。文献表明内镜检查较其他方法更能明确某些感染情况。

对于持续贫血或隐性出血患者，钩虫可能是胶囊内镜最常检测到的寄生虫（图 31.8）[88-89]。而钩虫也是世界上最常见的寄生虫感染体之一[90]。胶囊内镜可发现包括绦虫的各种寄生虫，而其他内镜技术如共聚焦激光显微内镜（Pentax，Tokyo）及高倍放大光学显微内镜装置系统（Olympus Medical Systems，Tokyo）则可在体内识别到溶组织内阿米巴类的微生物[91-92]。其他的感染如分歧杆菌、伤寒杆菌、组织胞浆菌病及梅毒，可导致出血及溃疡的发生。腹泻及发热也是同时发生的常见症状。结核分枝杆菌可表现为回肠末端结节状或狭窄样病灶，病变部位也可出现在十二指肠及空肠处。内镜可用于诊断或明确小肠的此类感染。鸟分枝杆菌复合体、结核分枝杆菌及惠普尔病可在肠壁发生微小点状结节或渗出改变[93]。组织学上，除惠普尔病外，这些感染病灶部位可见到泡沫过碘酸希夫反应阳性的巨噬细胞。内镜下活检可对这些病灶作出鉴别诊断，组织学可分辨出革兰氏阳性杆菌惠普尔养障体和具有抗酸性特征的微生物，如鸟分枝杆菌复合体及结核分枝杆菌。肠道感染一般发生在回肠，在考虑小肠疾病时，应注意并

非所有的回肠炎均是克罗恩病。表 31.6 列举了可引起回肠炎的微生物种类。

31.8 先天性病灶

十二指肠甚至空肠憩室通常无临床症状。十二指肠憩室在常规上消化道内镜检查中常可见到，位置最常在壶腹部 2cm 范围内。这些憩室样病灶增加了经内镜逆行胆胰管成像（ERCP）试图行乳头插管时的难度，特别是腔内型憩室（风向袋形状）。近来出现了关于内镜下憩室病灶切除的报道[95-96]。总体而言，十二指肠憩室出血较穿孔、憩室炎及梗阻更常见[97]，可通过 DBE 实施十二指肠憩室穿孔治疗术，但大多数憩室目前仍予以保守治疗或外科治疗[98-99]。十二指肠抽取液分析显示十二指肠憩室也和细菌过度繁殖风险增加有关联[100]。

大约 1% 的人群有空肠憩室，且绝大多数位于肠道的系膜缘侧[101]。其发病可能因肠道动力疾病所致，且呈多发性，也可合并非特异性症状，如腹痛、腹胀及腹泻，且其并发症与十二指肠憩室很类似。影像学（CT 扫描与小肠序列）及内镜（胶囊内镜与 DBE）都可用于诊断憩室[96]。十二指肠憩室的并发症较为相似，DBE 可用于治疗止血，但有穿孔的风险[102]。

最常见的先天性憩室是梅克尔憩室，是卵黄管的残余部分。据报道，梅克尔憩室遵循"2s 规则"。

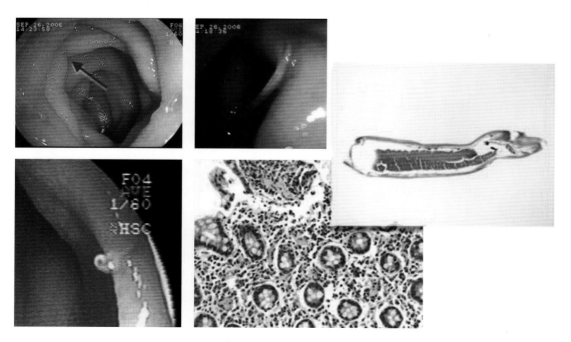

图 31.8 钩虫

表 31.6　可导致回肠炎的感染性病原体

细菌	真菌	易生虫	病毒
艰难梭菌	放线菌病	异尖线虫病	巨细胞病毒
沙门氏菌属	荚膜组织胞浆菌		
鸟型结核分枝杆菌			
结核分枝杆菌			
盲肠炎*			
耶尔森菌			

* 盲肠炎是由多种不同类型的细菌引起的疾病，而不仅仅是由一种细菌引起的

该病的发生率为 2%，病变长度为 3~6cm，通常位于距回盲瓣约 60cm（2 英尺）内的回肠，且在系膜缘对侧的肠壁上，而且包含胰腺或胃 2 种类别的组织。男性患该病的概率为女性的 3 倍，且男性患者通常在 2 岁之前就会出现更多的并发症表现。图 31.9 为伴随溃疡的梅克尔憩室。^{99m} 高锝酸盐可诊断绝大多数梅克尔憩室，并能够发现存在的异位胃黏膜。结肠镜或 DBE 难以诊断。若存在异位胃黏膜，可见到出血。其他的并发症包括穿孔、肠套叠、憩室炎及病灶范围内各种类型的癌症。

重复囊肿也可内衬分布异位胃黏膜，因此可能导致溃疡或出血。这种病变可发生在消化道的任何位置。

正如前文提及的肠道运动障碍可产生空肠憩室，该病也与假性肠梗阻有关，而后者又是另外一种先天性小肠疾病，其特征为肠道扩张及运动减缓。

31.9　复杂情况

某些难以归类的复杂情况有必要提及。淋巴管扩张表现为黏膜（有时延伸至黏膜下）的乳糜管扩张，常作为内镜检查的附带观察所见，绝大多数情况下位于十二指肠范围[103]。近期的一项研究显示，1 866 例连续性内镜检查中有 1.9% 的患者存在这种病变[103]。它们可能是原发性过程（如小肠淋巴管扩张）或继发性过程（如与淋巴瘤或乳糜泻相关）的典型表现[104]。内镜活检可确认其视觉化印象（图 31.10），而且可通过 DBE 来判断病变累及的小肠范围，以达成诊断目的[105-106]。

子宫内膜异位症是一种相对常见的临床疾病，其真正的发病率尚不清楚，但为明确盆腔疼痛病因而行腹腔镜探查的女性患者中有 12%~32% 合并子宫内膜异位症[107-108]。子宫内膜异位症常位于直肠乙状结肠区域，而另一个常见部位是回肠，表现为梗阻或纤维性狭窄样病变[109-110]。其诊断可通过放射线或外科手段而获得，但未来可通过胶囊内镜和（或）DBE 进行诊断，且直肠乙状结肠病灶可实施手术切除[111]。

31.10　结　论

伴随胶囊内镜及深插入内镜的使用，小肠内镜的发展促进了可疑小肠出血诊治能力的提升。

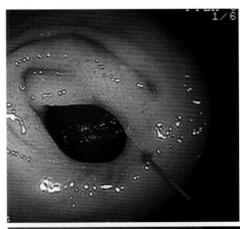

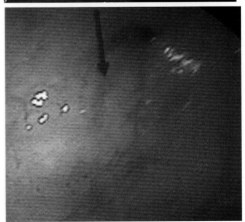

图 31.9　梅克尔憩室

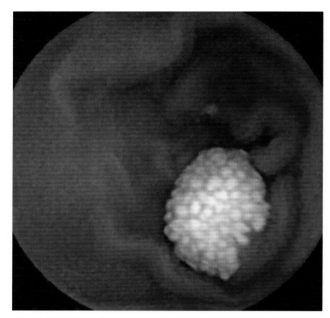

图 31.10　淋巴管扩张图像

虽然其对死亡率的影响尚不能确定，但在明确消化道出血的发病率中有积极的意义。在很多病例中，内镜下实施小肠病灶的治疗性干预措施确可减少对侵入性外科手段的需求。然而，我们仍需要更多研究以明确其对临床结果的影响。这些新技术也能提高诊断克罗恩病及监测克罗恩病新疗法疗效的能力。深插入内镜可用于克罗恩病狭窄、某些肿瘤的切除及适宜位置阻塞性增生物的治疗。在视频胶囊内镜、共聚焦激光显微内镜（CLE）、超扩大细胞内镜及经口内镜黏膜切除术等技术方面的进展也为诊治能力的提升提供了广阔的前景。小肠内镜领域，尤其是无线技术方面，仍在持续快速地进步。对于可疑小肠疾病的患者而言，无疑有着更具希望的未来。

（李路　译，王进海　审）

参考文献

[1] Gerson LB, Fidler JL, Cave DR, et al. ACG clinical guideline: diagnosis and management of small bowel bleeding. Am J Gastroenterol, 2015, 110(9):1265–1287, quiz 1288.

[2] Kopáčová M, Bureš J, Tacheci I. Gastrointestinal lesions detected by capsule endoscopy and double-balloon enteroscopy. Video J Encyclopedia GI Endosc, 2013,1(1):180–182.

[3] Monkemuller K, Neumann H, Bellutti M, et al. Missed lesion with conventional endoscopy discovered by double-balloon enteroscopy: endoscopist or instrument?—authors'reply. Aliment Pharmacol Ther, 2009, 29:919–920.

[4] Robinson CA, Jackson C, Condon D, et al. Impact of inpatient status and gender on small-bowel capsule endoscopy findings. Gastrointest Endosc, 2011,74(5):1061–1066.

[5] Pennazio M, Santucci R, Rondonotti E, et al. Outcome of patients with obscure gastrointestinal bleeding after capsule endoscopy: report of 100 consecutive cases. Gastroenterology, 2004, 126(3):643–653.

[6] Carey EJ, Leighton JA, Heigh RI, et al. A single-center experience of 260 consecutive patients undergoing capsule endoscopy for obscure gastrointestinal bleeding. Am J Gastroenterol, 2007, 102(1):89–95.

[7] Shinozaki S, Yamamoto H, Yano T, et al. Long-term outcome of patients with obscure gastrointestinal bleeding investigated by double-balloon endoscopy. Clin Gastroenterol Hepatol, 2010, 8(2):151–158.

[8] Gay G, Delvaux M, Fassler I. Outcome of capsule endoscopy in determining indication and route for push-and-pull enteroscopy. Endoscopy, 2006, 38(1):49–58.

[9] Kaffes AJ, Siah C, Koo JH. Clinical outcomes after double-balloon enteroscopy in patients with obscure GI bleeding and a positive capsule endoscopy. Gastrointest Endosc, 2007, 66(2):304–309.

[10] Hendel JW, Vilmann P, Jensen T. Double-balloon endoscopy: who needs it? Scand J Gastroenterol, 2008, 43(3):363–367.

[11] Bresci G, Parisi G, Bertoni M, et al. The role of video capsule endoscopy for evaluating obscure gastrointestinal bleeding: usefulness of early use. J Gastroenterol, 2005, 40(3):256–259.

[12] Yamada A, Watabe H, Kobayashi Y, et al. Timing of capsule endoscopy influences the diagnosis and outcome in obscure-overt gastrointestinal bleeding. Hepatogastroenterology, 2012, 59(115):676–679.

[13] Singh A, Marshall C, Chaudhuri B, et al. Timing of video capsule endoscopy relative to overt obscure GI bleeding: implications from a retrospective study. Gastrointest Endosc, 2013, 77(5):761–766.

[14] Takano N, Yamada A, Watabe H, et al. Single-balloon versus double-balloon endoscopy for achieving total enteroscopy: a randomized, controlled trial. Gastrointest Endosc, 2011, 73(4):734–739.

[15] Efthymiou M, Desmond PV, Brown G, et al. SINGLE-01: a randomized, controlled trial comparing the efficacy and depth of insertion of single- and double-balloon enteroscopy by using a novel method to determine insertion depth. Gastrointest Endosc, 2012, 76(5):972–980.

[16] Aniwan S, Viriyautsahakul V, Rerknimitr R, et al. Urgent double balloon endoscopy provides higher yields than non-urgent double balloon endoscopy in overt obscure gastrointestinal bleeding. Endosc Int Open, 2014, 2(2):E90–E95.

[17] Mönkemüller K, Neumann H, Meyer F, et al. A retrospective analysis of emergency double-balloon enteroscopy for small-bowel bleeding. Endoscopy, 2009, 41(8):715–717.

[18] Teshima CW, Kuipers EJ, van Zanten SV, et al. Double balloon enteroscopy and capsule endoscopy for obscure gastrointestinal bleeding: an updated meta-analysis. J Gastroenterol Hepatol, 2011, 26(5):796–801.

[19] Pasha SF, Hara AK, Leighton JA. Diagnostic evaluation and

management of obscure gastrointestinal bleeding: a changing paradigm. Gastroenterol Hepatol (N Y), 2009, 5(12):839–850.

[20] Gerson L, Kamal A. Cost-effectiveness analysis of management strategies for obscure GI bleeding. Gastrointest Endosc, 2008, 68(5):920–936.

[21] Kim CY, Suhocki PV, Miller MJ, et al. Provocative mesenteric angiography for lower gastrointestinal hemorrhage: results from a single-institution study. J Vasc Interv Radiol, 2010, 21(4):477–483.

[22] Kim JB, Ye BD, Song Y, et al. Frequency of rebleeding events in obscure gastrointestinal bleeding with negative capsule endoscopy. J Gastroenterol Hepatol, 2013, 28(5):834–840.

[23] Riccioni ME, Urgesi R, Cianci R, et al. Negative capsule endoscopy in patients with obscure gastrointestinal bleeding reliable: recurrence of bleeding on long-term follow-up. World J Gastroenterol, 2013, 19(28):4520–4525.

[24] Sakai E, Endo H, Taguri M, et al. Frequency and risk factors for rebleeding events in patients with small bowel angioectasia. BMC Gastroenterol, 2014, 14:200.

[25] Rahmi G, Samaha E, Vahedi K, et al. Long-term follow-up of patients undergoing capsule and double-balloon enteroscopy for identification and treatment of small-bowel vascular lesions: a prospective, multicenter study. Endoscopy, 2014, 46(7):591–597.

[26] Jackson CS, Gerson LB. Management of gastrointestinal angiodysplastic lesions (GIADs): a systematic review and meta-analysis. Am J Gastroenterol, 2014, 109(4):474–483, quiz 484.

[27] Brown C, Subramanian V, Wilcox CM, et al. Somatostatin analogues in the treatment of recurrent bleeding from gastrointestinal vascular malformations: an overview and systematic review of prospective observational studies. Dig Dis Sci, 2010, 55(8):2129–2134.

[28] Ge ZZ, Chen HM, Gao YJ, et al. Efficacy of thalidomide for refractory gastrointestinal bleeding from vascular malformation. Gastroenterology, 2011,141(5):1629–1637.e1–e4.

[29] Valle J, Alcántara M, Pérez-Grueso MJ, et al. Clinical features of patients with negative results from traditional diagnostic work-up and Crohn's disease findings from capsule endoscopy. J Clin Gastroenterol, 2006, 40(8):692–696.

[30] Voderholzer WA, Beinhoelzl J, Rogalla P, et al. Small bowel involvement in Crohn's disease: a prospective comparison of wireless capsule endoscopy and computed tomography enteroclysis. Gut, 2005, 54(3):369–373.

[31] Vermeire S, van Assche G, Rutgeerts P. Review article: altering the natural history of Crohn's disease—evidence for and against current therapies. Aliment Pharmacol Ther, 2007, 25(1):3–12.

[32] Leighton JA, Shen B, Baron TH, et al, Standards of Practice Committee, American Society for Gastrointestinal Endoscopy. ASGE guideline: endoscopy in the diagnosis and treatment of inflammatory bowel disease. Gastrointest Endosc, 2006, 63(4):558–565.

[33] Mekhjian HS, Switz DM, Melnyk CS, et al. Clinical features and natural history of Crohn's disease. Gastroenterology, 1979, 77(4 pt 2):898–906.

[34] Kornbluth A, Colombel JF, Leighton JA, et al. ICCE consensus for inflammatory bowel disease. Endoscopy, 2005, 37(10):1051–1054.

[35] Samuel S, Bruining DH, Loftus EV Jr, et al. Endoscopic skipping of the distal terminal ileum in Crohn's disease can lead to negative results from ileocolonoscopy, Clin Gastroenterol Hepatol, 2012, 10(11):1253–1259.

[36] Girelli CM, Porta P, Malacrida V, et al. Clinical outcome of patients examined by capsule endoscopy for suspected small bowel Crohn's disease. Dig Liver Dis, 2007, 39(2):148–154.

[37] Jensen MD, Nathan T, Rafaelsen SR, et al. Diagnostic accuracy of capsule endoscopy for small bowel Crohn's disease is superior to that of MR enterography or CT enterography. Clin Gastroenterol Hepatol, 2011, 9(2):124–129.

[38] Solem CA, Loftus EV Jr, Fletcher JG, et al. Small-bowel imaging in Crohn's disease: a prospective, blinded, 4-way comparison trial. Gastrointest Endosc, 2008, 68(2):255–266.

[39] Calabrese C, Gionchetti P, Rizzello F, et al. Short-term treatment with infliximab in chronic refractory pouchitis and ileitis. Aliment Pharmacol Ther, 2008, 27(9):759–764.

[40] Mensink PB, Aktas H, Zelinkova Z, et al. Impact of double-balloon enteroscopy findings on the management of Crohn's disease. Scand J Gastroenterol, 2010, 45(4):483–489.

[41] Jang HJ, Choi MH, Eun CS, et al. Clinical usefulness of double balloon enteroscopy in suspected Crohn's disease: the KASID multi-center trial. Hepatogastroenterology, 2014, 61(133):1292–1296.

[42] Rahman A, Ross A, Leighton JA, et al. Double-balloon enteroscopy in Crohn's disease: findings and impact on management in a multicenter retrospective study. Gastrointest Endosc, 2015, 82(1):102–107.

[43] Pohl J, May A, Nachbar L, et al. Diagnostic and therapeutic yield of push-and-pull enteroscopy for symptomatic small bowel Crohn's disease strictures. Eur J Gastroenterol Hepatol, 2007, 19(7):529–534.

[44] Despott EJ, Gupta A, Burling D, et al. Effective dilation of small-bowel strictures by double-balloon enteroscopy in patients with symptomatic Crohn's disease (with video). Gastrointest Endosc, 2009, 70(5):1030–1036.

[45] Takenaka K, Ohtsuka K, Kitazume Y, et al. Comparison of magnetic resonance and balloon enteroscopic examination of the small intestine in patients with Crohn's disease. Gastroenterology, 2014, 147(2):334–342.e3.

[46] Van Weyenberg SJ, Van Turenhout ST, Bouma G, et al. Double-balloon endoscopy as the primary method for small-bowel video capsule endoscope retrieval. Gastrointest Endosc, 2010, 71(3):535–541.

[47] Bresalier RS, Bechacz B. Tumors of the small intestine// Feldman M, Friedman LS, Brandt LJ. Sleisenger and Fordtran's Gastrointestinal and Liver Diseases. 10th ed. Philadelphia: Saunders, 2016:2196–2212.

[48] Schottenfeld D, Beebe-Dimmer JL, Vigneau FD. The epidemiology and pathogenesis of neoplasia in the small intestine. Ann Epidemiol, 2009, 19(1):58–69.

[49] Bilimoria KY, Bentrem DJ, Wayne JD, et al. Small bowel cancer in the United States: changes in epidemiology,

treatment, and survival over the last 20 years. Ann Surg, 2009, 249(1):63–71.

[50] Martin LF, Max MH, Richardson JD, et al. Small bowel tumors: a continuing challenge. South Med J, 1980, 73(8):981–985.

[51] Moglia A, Menciassi A, Dario P, et al. Clinical update: endoscopy for small-bowel tumours. Lancet, 2007, 370(9582):114–116.

[52] Yamamoto H, Kita H, Sunada K, et al. Clinical outcomes of double-balloon endoscopy for the diagnosis and treatment of small-intestinal diseases. Clin Gastroenterol Hepatol, 2004, 2(11):1010–1016.

[53] Sulbaran M, de Moura E, Bernardo W, et al. Overtube-assisted enteroscopy and capsule endoscopy for the diagnosis of small-bowel polyps and tumors: a systematic review and meta-analysis. Endosc Int Open, 2016, 4(2):E151–E163.

[54] Iaquinto G, Fornasarig M, Quaia M, et al. Capsule endoscopy is useful and safe for small-bowel surveillance in familial adenomatous polyposis. Gastrointest Endosc, 2008, 67(1):61–67.

[55] Yamada A, Watabe H, Iwama T. et al. The prevalence of small intestinal polyps in patients with familial adenomatous polyposis: a prospective capsule endoscopy study. Fam Cancer, 2014, 13(1):23–28.

[56] Gupta A, Postgate AJ, Burling D, et al. A prospective study of MR enterography versus capsule endoscopy for the surveillance of adult patients with Peutz-Jeghers syndrome. AJR Am J Roentgenol, 2010, 195(1):108–116.

[57] Lewis BS, Eisen GM, Friedman S. A pooled analysis to evaluate results of capsule endoscopy trials. Endoscopy, 2005, 37(10):960–965.

[58] Lewis B, Keuchel M, Castelitz J. Malignant tumors of the small intestine//Keuchel M, Hagenmuller F, Fleischer DE. Atlas of Video Capsule Endoscopy. Berlin: Springer, 2006:172–190.

[59] Girelli CM, Porta P, Colombo E, et al. Development of a novel index to discriminate bulge from mass on small-bowel capsule endoscopy. Gastrointest Endosc, 2011, 74(5):1067–1074, quiz 1115.e1–1115.e5.

[60] Mergener K, Ponchon T, Gralnek I, et al. Literature review and recommendations for clinical application of small-bowel capsule endoscopy, based on a panel discussion by international experts. Consensus statements for small-bowel capsuleendoscopy, 2006/2007. Endoscopy, 2007, 39(10):895–909.

[61] Postgate A, Despott E, Burling D, et al. Significant small-bowel lesions detected by alternative diagnostic modalities after negative capsule endoscopy. Gastrointest Endosc, 2008, 68(6):1209–1214.

[62] Islam RS, Leighton JA, Pasha SF. Evaluation and management of small-bowel tumors in the era of deep enteroscopy. Gastrointest Endosc, 2014, 79(5):732–740.

[63] Onkendi EO, Naik ND, Rosedahl JK, et al. Adenomas of the ampulla of Vater: a comparison of outcomes of operative and endoscopic resections. J Gastrointest Surg, 2014, 18(9):1588–1596.

[64] Toya Y, Endo M, Orikasa S, et al. Lipoma of the small intestine treated with endoscopic resection. Clin J Gastroenterol, 2014, 7(6):502–505.

[65] Scherer JR, Holinga J, Sanders M, et al. Small duodenal carcinoids: a case series comparing endoscopic resection and autoamputation with band ligation. J Clin Gastroenterol, 2015, 49(4):289–292.

[66] Gujral N, Freeman HJ, Thomson AB. Celiac disease: prevalence, diagnosis, pathogenesis and treatment. World J Gastroenterol, 2012, 18(42):6036–6059.

[67] Harris LA, Park JY, Voltaggio L, et al. Celiac disease: clinical, endoscopic, and histopathologic review. Gastrointest Endosc, 2012, 76(3):625–640.

[68] Rubio-Tapia A, Hill ID, Kelly CP, et al. American College of Gastroenterology. ACG clinical guidelines: diagnosis and management of celiac disease. Am J Gastroenterol, 2013, 108(5):656–676, quiz 677.

[69] Oxentenko AS, Murray JA. Celiac disease: ten things that every gastroenterologist should know. Clin Gastroenterol Hepatol, 2015, 13(8):1396–1404, quiz e127–e129.

[70] Rostom A, Murray JA, Kagnoff MF. American Gastroenterological Association (AGA) Institute technical review on the diagnosis and management of celiac disease. Gastroenterology, 2006, 131(6):1981–2002.

[71] Kurien M, Evans KE, Hopper AD, et al. Duodenal bulb biopsies for diagnosing adult celiac disease: is there an optimal biopsy site? Gastrointest Endosc, 2012, 75(6):1190–1196.

[72] Valitutti F, Di Nardo G, Barbato M, et al. Mapping histologic patchiness of celiac disease by push enteroscopy. Gastrointest Endosc, 2014, 79(1):95–100.

[73] Petroniene R, Dubcenco E, Baker JP, et al. Given capsule endoscopy in celiac disease. Gastrointest Endosc Clin N Am, 2004, 14(1):115–127.

[74] Petroniene R, Dubcenco E, Baker JP, et al. Given capsule endoscopy in celiac disease: evaluation of diagnostic accuracy and interobserver agreement. Am J Gastroenterol, 2005, 100(3):685–694.

[75] Hopper AD, Sidhu R, Hurlstone DP, et al. Capsule endoscopy: an alternative to duodenal biopsy for the recognition of villous atrophy in coeliac disease? Dig Liver Dis, 2007, 39(2):140–145.

[76] Rondonotti E, de Franchis R. Diagnosing coeliac disease: is the videocapsule a suitable tool? Dig Liver Dis, 2007, 39(2):145–147.

[77] Rondonotti E, Spada C, Cave D, et al. Video capsule enteroscopy in the diagnosis of celiac disease: a multicenter study. Am J Gastroenterol, 2007, 102(8):1624–1631.

[78] Maiden L, Elliott T, McLaughlin SD, et al. A blinded pilot comparison of capsule endoscopy and small bowel histology in unresponsive celiac disease. Dig Dis Sci, 2009, 54(6):1280–1283.

[79] El-Matary W, Huynh H, Vandermeer B. Diagnostic characteristics of given video capsule endoscopy in diagnosis of celiac disease: a meta-analysis. J Laparoendosc Adv Surg Tech A, 2009, 19(6):815–820.

[80] Hadithi M, Al-toma A, Oudejans J, et al. The value of double-balloon enteroscopy in patients with refractory celiac disease.

Am J Gastroenterol, 2007, 102(5):987–996.

[81] Marietta EV, Nadeau AM, Cartee AK, et al. Immunopathogenesis of olmesartanassociated enteropathy. Aliment Pharmacol Ther, 2015, 42(11–12):1303–1314.

[82] Rishi AR, Rubio-Tapia A, Murray JA. Refractory celiac disease. Expert Rev Gastroenterol Hepatol, 2016.

[83] Ferrara JL, Levine JE, Reddy P, et al. Graft-versus-host disease. Lancet, 2009, 373(9674):1550–1561.

[84] Coron E, Laurent V, Malard F, et al. Early detection of acute graft-versus-host disease by wireless capsule endoscopy and probe-based confocal laser endomicroscopy: results of a pilot study. United European Gastroenterol J, 2014, 2(3):206–215.

[85] Harish K, Gokulan C. Selective amyloidosis of the small intestine presenting as malabsorption syndrome. Trop Gastroenterol, 2008, 29(1):37–39.

[86] Bellutti M, Weigt J, Mönkemüller K, et al. Localized primary AL-type amyloidosis of the jejunum diagnosed by double-balloon enteroscopy. Endoscopy, 2007, 39(suppl 1):E134–E135.

[87] Takenaka H, Ohmiya N, Hirooka Y, et al. Endoscopic and imaging findings in protein-losing enteropathy. J Clin Gastroenterol, 2012, 46(7):575–580.

[88] Chen JM, Zhang XM, Wang LJ, et al. Overt gastrointestinal bleeding because of hookworm infection. Asian Pac J Trop Med, 2012, 5(4):331–332.

[89] Christodoulou DK, Sigounas DE, Katsanos KH, et al. Small bowel parasitosis as cause of obscure gastrointestinal bleeding diagnosed by capsule endoscopy. World J Gastrointest Endosc, 2010, 2(11):369–371.

[90] Fenwick A. The global burden of neglected tropical diseases. Public Health. 2012, 126(3):233–236.

[91] Yamashita ET, Takahashi W, Kuwashima DY, et al. Diagnosis of Ascaris lumbricoides infection using capsule endoscopy. World J Gastrointest Endosc, 2013, 5(4):189–190.

[92] Hosoe N, Ogata H, Hibi T. Endoscopic imaging of parasites in the human digestive tract. Parasitol Int, 2014, 63(1):216–220.

[93] Makharia GK, Srivastava S, Das P, et al. Clinical, endoscopic, and histological differentiations between Crohn's disease and intestinal tuberculosis. Am J Gastroenterol, 2010, 105(3):642–651.

[94] Dilauro S, Crum-Cianflone NF. Ileitis: when it is not Crohn's disease. Curr Gastroenterol Rep, 2010, 12(4):249–258.

[95] Nakamura M, Nishikawa J, Hashimoto S, et al. Gastrointestinal: rare congenital abnormality of the duodenum: intraluminal duodenal diverticulum. J Gastroenterol Hepatol, 2014, 29(5):893.

[96] Kumbhari V, Tieu AH, Azola A, et al. Novel endoscopic approach for a large intraluminal duodenal ("windsock") diverticulum. Gastrointest Endosc, 2015, 82(5):961.

[97] Jeharajah DR, Dunbar KB. Diverticula of the pharynx, esophagus, stomach, and small intestine. Sleisenger & Fordtran's Gastrointestinal and Liver Diseases. 10th ed. Philadelphia: Saunders, 2016:297–406.

[98] Sasaki F, Kanmura S, Nasu Y, et al. Double-balloon enteroscopy-assisted closure of perforated duodenal diverticulum using polyglycolic acid sheets. Endoscopy, 2015, 47(suppl 1 UCTN):E204–E205.

[99] Thorson CM, Paz Ruiz PS, Roeder RA, et al. The perforated duodenal diverticulum. Arch Surg, 2012, 147(1):81–88.

[100] Choung RS, Ruff KC, Malhotra A, et al. Clinical predictors of small intestinal bacterial overgrowth by duodenal aspirate culture. Aliment Pharmacol Ther, 2011, 33(9):1059–1067.

[101] Miller RE, McCabe RE, Salomon PF, et al. Surgical complications of small bowel diverticula exclusive of Meckel's. Ann Surg, 1970, 171(2):202–210.

[102] Yen HH, Chen YY, Yang CW, et al. The clinical significance of jejunal diverticular disease diagnosed by double-balloon enteroscopy for obscure gastrointestinal bleeding. Dig Dis Sci, 2010, 55(12):3473–3478.

[103] Kim JH, Bak YT, Kim JS, et al. Clinical significance of duodenal lymphangiectasia incidentally found during routine upper gastrointestinal endoscopy. Endoscopy, 2009, 41(6):510–515.

[104] Freeman HJ, Nimmo M. Intestinal lymphangiectasia in adults. World J Gastrointest Oncol, 2011, 3(2):19–23.

[105] Fang YH, Zhang BL, Wu JG, et al. A primary intestinal lymphangiectasia patient diagnosed by capsule endoscopy and confirmed at surgery: a case report. World J Gastroenterol, 2007, 13(15):2263–2265.

[106] Fry LC, Bellutti M, Neumann H, et al. Utility of double-balloon enteroscopy for the evaluation of malabsorption. Dig Dis, 2008, 26(2):134–139.

[107] Missmer SA, Hankinson SE, Spiegelman D, et al. Incidence of laparoscopically confirmed endometriosis by demographic, anthropometric, and lifestyle factors. Am J Epidemiol, 2004, 160(8):784–796.

[108] Sangi-Haghpeykar H, Poindexter AN III. Epidemiology of endometriosis among parous women. Obstet Gynecol, 1995, 85(6):983–992.

[109] Izuishi K, Sano T, Shiota A, et al. Small bowel obstruction caused by endometriosis in a postmenopausal woman. Asian J Endosc Surg, 2015, 8(2):205–208.

[110] Nasr JY, Lloyd J, Yadav D. An unusual cause of fibrostenotic terminal ileal disease. Gastroenterology, 2011, 141(3):e5–e6.

[111] Roman H, Abo C, Huet E, et al. Full-thickness disc excision in deep endometriotic nodules of the rectum: a prospective cohort. Dis Colon Rectum, 2015, 58(10):957–966.

第32章　十二指肠与壶腹部的散发腺瘤性息肉

Prashant Mudireddy, Gregory Haber

32.1　概　述

散发性十二指肠息肉是指在没有诸如家族性腺瘤性息肉病等遗传综合征家族史的患者中见到的息肉。散发的壶腹或非壶腹十二指肠息肉均不常见。它们通常在内镜检查时无意中被发现。随着技术与设备的改进，内镜切除术适用于良性病变。在本章中，我们将详细讨论内镜技术和内镜切除壶腹部和非壶腹部十二指肠息肉的结果。

32.2　壶腹部腺瘤性息肉

肝胰管壶腹是一个复杂的结构，由乳头、胆胰共同通道、胆管末端与主胰管末端组成[1]。壶腹肿瘤并不常见，据报道，其在所有消化道肿瘤中的发生率不足 1%，在一般人群中的患病率为 0.04%~0.12%[2-4]。壶腹部的息肉可以是偶发的，也可以是家族性腺瘤性息肉病的一部分[5]。内镜检查与切除仍然是治疗这些患者的主要方式。大范围局部切除或胰十二指肠切除术作为外科替代方案主要适用于不适合内镜下切除或者内镜下切除手术失败的患者。

32.2.1　壶腹部息肉的分型

壶腹部息肉既可以是良性的，也可以是恶性的。腺瘤是最常见的壶腹部良性息肉类型（图 32.1）[2]。腺瘤在组织学上可以进一步分为管状、绒毛状、管状绒毛样。壶腹部腺瘤的发展遵循腺瘤—癌的规律，与结肠息肉相类似[6]。壶腹部腺瘤恶变的发生率为 25%~85%[7]。壶腹部肿瘤有 95% 是腺瘤与腺癌[8]。较为少见的良性壶腹部肿瘤包括胃上皮化生、增生、脂肪瘤、平滑肌瘤、淋巴管瘤、错构瘤、血管瘤、神经鞘瘤和神经源性肿瘤[2]。壶腹部主要的恶性病变包括腺癌、淋巴瘤、神经内分泌和印戒细胞癌[2]。腺癌是最常见的恶性病变。可转移至壶腹的恶性病变包括黑色素瘤、肾上腺瘤、乳腺癌和淋巴瘤[2]（表 32.1）。

32.2.2　临床表现

散发性壶腹部腺瘤常见于 70 岁以上的人群。它们通常没有临床症状，只是在内镜检查或者横断面成像上无意中被发现。患者可以出现黄疸等梗阻样症状、胰腺炎或者出血，这可能是贫血的隐匿性的病因。恶心、呕吐及腹痛是壶腹部病变较为罕见的临床表现[8-9]。黄疸是最常见的症状，发病率为 50%~75%[8]。患者很少会发生胆管炎和胰腺炎[8]。在一项包含 157 例患有壶腹部良性或恶性肿瘤患者的单中心回顾性研究中，尿色加深

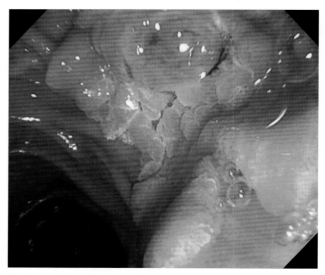

图 32.1　侧向生长的壶腹部腺瘤

表 32.1　壶腹部息肉分型

良性	恶性
腺瘤	腺癌
脂肪瘤	淋巴瘤
纤维瘤	神经内分泌肿瘤
平滑肌瘤	印戒细胞癌
淋巴管瘤	
错构瘤	
血管瘤	
类癌	
神经源性肿瘤	

[OR=14.18；95%CI（1.86，108）]，瘙痒 [OR=5.07；95% CI（2.15，124.3）] 和黄疸 [OR= 67.24；95%CI（15.17，297.7）] 是恶性肿瘤的高度预测指标。脂肪泻是恶性肿瘤的中度预测指标 [OR=5.07；95% CI（1.12，22.38）]。腹痛则更多的提示良性肿瘤 [OR= 0.35；95% CI（0.17，0.72）][9]（表 32.2）。

在同一项研究中，预测恶性肿瘤的指标的实验室检查如下：白蛋白值 <36g/L[OR=2.95；95% CI（1.22，7.14）]，总胆红素水平 >11g/L[OR=7.97；95% CI（2.62，24.29）]，碱性磷酸酶水平 >126U/L [OR =9.73；95% CI（3.81，24.29）]，谷丙转氨酶水平 >47U/L[（OR=2.43；95% CI（1.08，5.45）] 和谷草转氨酶水平 >55 U/L[（OR=2.22；95% CI（0.99，4.94）]。胰酶（淀粉酶、脂肪酶）、白细胞计数和血红蛋白不能预测恶性肿瘤[9]。淤胆型肝炎伴碱性磷酸酶或 γ- 谷氨酰转肽酶升高是特异性最高的壶腹部肿瘤实验室预测指标。伴有急性梗阻时，转氨酶可缓慢升高并陡然提升。胆红素升高通常预示着存在恶性肿瘤引起的更为严重的梗阻。唯一例外的是胆管炎，作为胆石症的一种临床表现，仅在壶腹部肿瘤产生胆汁淤积才会出现这种结果。

32.2.3　诊　断

大多数壶腹部息肉在内镜检查或者横断面成像时无意中被发现。前视镜通常难以将十二指肠息肉与壶腹病变区分开。对于壶腹部病变而言，为了获得最佳的视野与评估结果，带有侧视镜的十二指肠镜是非常必要的。内镜下表现的某些特征可以帮助预测病变是良性还是恶性。良性壶腹

表 32.2　壶腹部腺瘤的临床表现

黄疸
腹痛
恶心
呕吐
发热、寒战
瘙痒
脂肪泻
消化道出血
胆管炎
胰腺炎

部病变的特征是边缘规整，质地柔软一致，没有溃疡或自发性出血 [8,10]。而坚硬、溃疡或者质地较脆通常提示恶性肿瘤 [5]。在一项纳入 56 例壶腹部病变患者的研究中，多变量分析结果显示，未能在黏膜下注射时形成解理面是恶性肿瘤的最强预测因子 [OR=28.35，95% CI（1.9，422.75）][11]。

壶腹部的内镜下活检是组织学诊断的主要依据。然而，由于较高的假阴性率使其受到限制。在多个研究中，壶腹部活检诊断的准确率为 45%~80%，假阴性率为 16%~60%[5]。组织学诊断的难度在一定程度上可归因于活检钳要通过十二指肠镜呈直角的抬钳器，不能获取足够的标本。有一些措施可以帮助提高内镜活检诊断的准确性，包括至少应该取 6 块标本，并在包括凹陷或者溃疡等可疑区域进行活检。另一种改善标本采集的操作是用活检钳杯口直接钳取组织，而不是将活检钳拖曳到内镜的钳道中，内镜的前端若向乳头的侧向倾斜可造成组织撕裂样损伤 [5]。最终的组织学评估只有在内镜下壶腹切除术后才可实现 [12]。在 Sakorafas 等的一项研究中，约 50% 的壶腹部肿瘤在诊断时均可发现腺癌灶 [13]。当肿瘤侵犯胆管壁或者胰管壁时，由于狭窄的存在，内镜下细胞学刷检将是非常有用的辅助技术 [14-15]。细胞学刷检的准确率从 18% 到 70% 不等 [14-17]。在一项包含 74 例胰胆道狭窄患者的研究中，细胞学刷检的灵敏度为 56%，特异度为 100%，阳性预测值为 100%，阴性预测值为 51%，准确性为 70%[15]。

其他研究技术包括 K-Ras 基因突变的 DNA 的聚合酶链反应分析，p53 肿瘤抑制基因、CK7、CK20、CDX2、黏液蛋白 -1 和黏液蛋白 -2，以及 microRNA 表达的免疫组化染色和流式细胞术对于异倍体的评估 [5]。

◆ 超声内镜与胆管腔内超声

超声内镜（EUS）和胆管腔内超声已被证明可准确用于壶腹部病变 T 分期。在 7.5~10MHz 下操作的 EUS 可以提供关于十二指肠壁和（或）胰胆管侵入深度，肿瘤大小和回声性质及区域淋巴结的有用信息 [2,7]。据报道，EUS 对于 T 分期的准确性为 56%~91%，而 N 分期的准确性为 50%~81%[2]。对于 T 分期，EUS 已被证明比 CT 和

MRI 更准确。

在一项纳入 50 例患者的两个中心的研究中，EUS 用于评估壶腹肿瘤的 T 分期的准确性为 78%，CT 为 24%，MRI 为 46%。在存在胆管内支架的情况下，EUS 评估 T 分期的准确性降低（84%~72%）。然而，这三种手段评估淋巴结分期的有效性差别不大（EUS 68%，CT 59%，MRI 77%，$P>0.05$）[2,18]。胆管腔内超声采用 30MHz 之间的频率，通过沿着导丝将超声探头推进到胆总管来进行[19]。在评估胆管腔内超声在壶腹部肿瘤 T 分期准确性的 3 项研究中，总体准确度为 78%~93%[19-22]。在一项对 27 例患者进行的前瞻性研究中，研究者发现胆管腔内超声对肿瘤的可视化和分期优于 EUS 和 CT（分别为 100% vs 59.3% vs 29.6%）[22]。在 Ito 等的另一项研究中，胆管腔内超声和 EUS 在肿瘤分期中的总体准确性相似（分别为 78% 和 63%，$P=0.14$）[21]。基于可用的有限证据，胆管腔内超声在评估壶腹部肿瘤 T 分期中略优于 EUS。然而，由于胆管腔内超声更具有侵犯性，而且不能够评估区域淋巴结的状态，因此并没有被广泛应用[2]。

是否所有壶腹部病变均需要利用 EUS 进行分期？专家的认识并不一致。在对 79 名胆道内镜医生（58% 的应答率）进行的调查中，有 67% 的内镜医生总是在壶腹切除术前使用 EUS，只有 31% 的内镜医生选择性应用 EUS[23]。一些专家建议对直径 <1cm 的病灶和没有前文所述的明显恶性肿瘤征象的患者进行 EUS 检查[21]。在治疗壶腹部病变之前，行 EUS 或胆管腔内超声检查的指征包括肿瘤直径 >3cm，内镜检查可见恶性病变征象，活检结果提示高度异型增生（HGD）或原位癌 / T_1 期肿瘤[24]。

◆ CT 与 MRI

磁共振胆胰管成像可以对远端胆总管及胰管进行非侵入性的评估。它可以提供腔内延伸、胆管扩张、包括胰腺分裂在内的解剖变异的信息[25]。CT 最适合评估血管侵犯和远处转移[7]。

32.2.4　壶腹肿瘤的治疗

壶腹部恶性病变及不适合内镜切除的壶腹部良性病变需要通过外科手术治疗[5]。胰十二指肠切除术（惠普尔术式）和外科壶腹切除术是可用

的两种手术方式。胰十二指肠切除术可以完整地切除病变，病变的复发率较低，但是并发症与死亡风险较高。常见的术后并发症包括吻合口裂开（高达 9%）、瘘管（高达 14%）、恶心、体重减轻、早饱和排便习惯改变[5]。据文献报道，其死亡率为 1%~9%，虽然在高手术量中心行惠普尔手术的死亡率通常 ≤ 2%[5]。广泛局部切除的侵入性较小，需要将整个肝胰壶腹部切除，并且重新将胆总管、胰管和十二指肠壁再吻合[5]。在一项比较局部切除与惠普尔手术的回顾性研究中，与惠普尔手术相比，外科壶腹切除术的手术时间更短（169min vs 268min），失血量更少（192mL vs 727mL），平均住院时间更短（10d vs 25d），总体并发症发生率更低（29% vs 78%），两者差异具有统计学意义[26]。然而，外科壶腹切除术的复发率为 20%~50%[27]。

壶腹切除术或更特殊的乳头切除术包括肝胰壶腹黏膜层与黏膜下层的切除[25,28]。它是一种成功率较高的微创手术，可以为合适的病例提供能够替代手术治疗的安全性更高、侵入性更少的选择方案[5]。尚无随机试验比较壶腹切除术和外科壶腹切除术。然而，在一项包含 109 例患者的回顾性研究中，68 例壶腹切除术患者与 41 例外科壶腹切除术患者在良性病变的成功率上具有可比性。但是，壶腹切除术患者的住院时间更短、发病率与再入院率更低。死亡率（每组为 0）、边缘阳性切除率（20% vs 10%，$P=0.19$）或再次干预（26% vs 15%）无显著差异。作者赞成将壶腹切除术作为首选的治疗方案，对于内镜下治疗失败的患者可以考虑手术治疗[29]。

32.2.5　内镜下壶腹切除术

壶腹切除术需要将壶腹部病变予以黏膜下切除。此手术首先由 Suzuki 等于 1983 年提出[30]。10 年后，Binmoeller 等首先报道了使用壶腹切除术切除壶腹良性腺瘤的一系列病例。他们对 25 个采用标准圈套息肉切除术治疗的患者进行了报道[31]。从此以后，出现了关于壶腹良性病变的系列报道。

◆ 适应证

2015 年，美国消化内镜学会（ASGE）关于壶腹部腺瘤内镜治疗的指南中并没有明确定义壶腹切除术的适应证[5]。通常建议内镜下可切除组

织学改变为良性、内镜下缺乏恶性病变征象，并且 EUS 或胆管腔内超声检查未发现向腔内延伸的病灶。然而，对治疗腔内延伸的内镜技术已有文献描述。

目前学术界对于适合内镜切除的壶腹部腺瘤的大小尚未达成共识。在一项纳入 33 例患者的回顾性研究中，Kim 等建议，由于癌症共存及其高复发率，直径 >1.5cm 或者伴有高度异型增生的息肉可能不适合内镜下切除术。在这项研究中，低度异型增生（LGD）组息肉直径为（1.27±0.089）cm，HGD 组息肉直径为（1.81±0.99）cm，而癌症组的息肉直径为（1.98±1.08）cm。 息肉的大小与病理学分型存在显著相关性（$P=0.036$）[32]。在纳入 157 例患者的另一项回顾性研究中，壶腹部良性病变直径的中位数为 1.3cm，而腺癌为 2cm[9]。专家建议，只要壶腹部病变的性质是良性的，即使直径长达 4~5cm，也可以通过内镜切除[2,28,31,33-34]。尽管肿瘤的大小和恶性程度具有相关性，在缺乏肿瘤侵袭的相关证据时，肿瘤的大小并不是内镜下切除术的禁忌证。

壶腹切除术的另一个争议是存在病灶向腔内延伸。一些专家建议，当腔内延伸 <10mm 时，可以尝试壶腹切除术治疗[2,28,35-36]。在 Bohnacker 等人的一项研究中，31 例患者的腺瘤生长延伸至胆管或胰管（2 例患者延伸到胆管及胰管），75 例患者无腔内延伸。腔内延伸组的内镜下治疗的成功率为 43%，而无腔内延伸组的成功率为 83%。由于不完全切除或复发，腔内延伸组更需要手术治疗（37% vs 12%，$P<0.001$）。作者得出结论，在有经验的内镜医生中，一定范围内的腔内延伸可进行内镜切除并适合内镜治疗，因为这样可以避免大约 50% 的手术[37]。

总之，如果没有黏膜下侵犯的光学或超声证据、溃疡的内镜下表现、质地较硬、黏膜下延伸等令人担忧的侵犯证据，单纯的肿瘤大小不是内镜切除的禁忌证。应该使用 EUS 进行进一步评估。正如 Kim 等人的研究所指出的，HGD 病变可能为癌症病灶，切除肿瘤的病理学将决定随后手术方案[32]。

◆ 壶腹切除术

壶腹切除术是一种先进的内镜手术，需要相当多的专业知识和经验[25]。壶腹切除术的基本技术与内镜下息肉切除术的原理相类似。由于具备更准确的组织学评估结果及可忽略不计的复发风险，整块切除是首选[25]。整块切除也可以确保邻近胆管与胰管开口的腺瘤样组织完全被切除。对于乳头外延伸至邻近十二指肠黏膜的病变，应将乳头单独切除，其余部分应尽可能作较小切除（图 32.2）[25]。色素内镜（使用亚甲蓝或靛洋红）和窄带成像（NBI）已被证明可对壶腹部息肉侧缘进行界定[38-41]。Itoi 等指出，使用 NBI 界定边缘比用靛洋红进行色素内镜检查更有优势，二者差异具有统计学意义（$P<0.05$）[41]。

◆ 器 材

没有证据表明某一种类型的圈套器比其他类型更有优势。应该根据腺瘤的大小选择圈套器以保证整块切除。有报道对"辫子形"息肉切除圈套器与细金属丝圈套器进行了比较[5]。一些专家提倡使用细金属丝圈套器，因为它们可以使电流密度最大化以快速切除腺瘤并限制电流量的扩散[25]。我们更喜欢柔软的椭圆形或六角形的圈套，这有助于在推进该类圈套器越过十二指肠镜的正视面时可更好的定位在乳头。我们还通过将其插入活检通道之前手动处理圈套器的尖端，使其形成柔和的曲线，以保证圈套器穿过直角顺畅通过十二指肠镜的抬钳器。

目前没有用于内镜切除术的标准化的电力设备。热能是为了完成切割，并有足够的凝固效应以封闭血管，同时避免热能对胰腺的损伤。我们

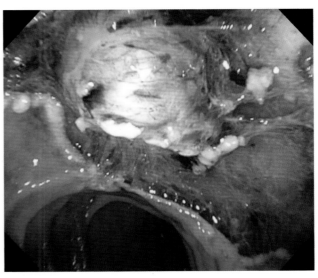

图 32.2　内镜下乳头切除术后

通常使用 ERBE 发生器，其设置为 Endocut Q，效果 3、持续时间 2 和间隔 3 （ERBE USA Inc., Marietta，Georgia，United States，Olympus ESG- 100，Tokyo，Japan）[25]。

◆ 技　术

第一步是进行经内镜逆行胆胰管成像（ERCP）、深插管和对比剂注射，以获取胆管和胰管成像。这有助于明确肿瘤的腔内延伸情况及有无胆胰管狭窄（图 32.3；视频 32.1）。它还可以作为胆管解剖的路径图，有助于切除术后的再次插管。在一些情况下，由于解剖结构的变异及更晚期病变的脆性与出血，无法在切除前完成插管。在这种情况下，一旦肿瘤被移除，切除术后插管就会变得更容易些[25]。一些专家建议将亚甲蓝与对比剂注入胰管，以帮助识别乳头切除术后的胰管开口，因为蓝色对比剂的流动预示着开口的开放[42]。括约肌切开术通常在乳头切除术后进行。在壶腹切除术手术前进行括约肌切开术可能会由于热损伤影响整块切除及切除标本的完整组织学评估。它可能会增加出血、穿孔和肿瘤播散的风险[8]。在切除之前使用黏膜下液体注射是有争议的。液体注射会增加手术的成功率并减少并发症[31,43]。肾上腺素有助于减少出血，亚甲蓝或靛洋红可增强内镜对腺瘤边缘的可视化程度。然

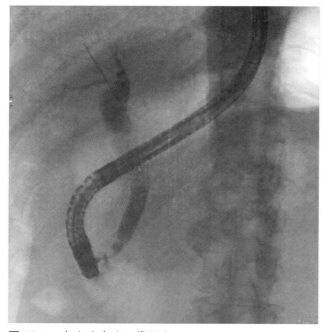

图 32.3　壶腹肿瘤的胆管扩张

而，黏膜下注射可能导致小病灶切除困难。壶腹部病变的中心部位被胆管和胰管束缚，可能无法抬起。液体注射导致乳头边缘处的黏膜升高，产生"环形"效应，其中升高的周围黏膜可以掩盖部分腺瘤。这可能会妨碍圈套器的嵌入及完整切除。

圈套器通过十二指肠镜的活检孔道向前推送。应以一条直线并和隆起病变的长轴相交的方式打开圈套器。圈套器的顶端固定在乳头顶部的上方，谨慎打开圈套器并将其套在乳头上，在保持圈套器尖端位置的同时，将其根部铺在病变下方的边缘处。缓慢闭合圈套器圈套乳头，使用电切技术完成切除[25]。切除后，应在病变移向远侧进入小肠之前尽快将其取出。可以在开始切除之前静脉内给予如 10~20mg 的丁基溴化物或 0.5~1mg 的胰高血糖素等抗蠕动剂以减少蠕动[25]。可使用切除所用的圈套器将标本迅速取出。将样本移至胃部，直径 ≥ 2cm 的标本容易掉落，可使用回收网篮将其重新抓取并拖曳出食管。此外，标本尚未被十二指肠蠕动推至更远时可尽早使用回收网篮。应避免从活检孔道吸取标本以避免病灶破碎[5]。

◆ 胰管支架

内镜切除术后的当务之急应该是植入胰管支架[25]。内镜切除术与术后胰腺炎的风险增加有关[5]。一项包括 5 个研究（481 例患者）的荟萃分析结果显示，预防性胰管支架植入术可以预防 ERCP 术后胰腺炎。无支架组患者胰腺炎的发生率为支架组的 3 倍 [15.5% vs 5.8%；OR=3.2；95% CI（1.6，6.4）][44]。一般来说，胰管支架应在乳头切除术后放置，但对是否在乳头切除术前植入支架应进行评估。由于没有水肿或烧灼相关的变化，在内镜切除术之前放置胰管支架可能更为容易。预切开胰管支架的植入还可保护胰腺开口，使其免于热损伤[2]。问题是支架预植入可能会影响完整切除。最近，Hwang 等对 11 名患者使用隔热胰腺支架进行了报道。他们在壶腹切除术前预先放置了 5F 聚四氟乙烯隔热胰腺支架。随后，用圈套器同时圈取支架与肿瘤。肿瘤连同支架在合适位置被切除，然后沿着支架边缘通过针刀垂直切开被圈套的壶腹部肿瘤并取出标本。没有支架移位或支架相关的并发症。无急性胰腺炎或穿孔发生。有 4 次轻微出血和 1 次晚期乳头状狭窄[45]。虽然这种方法

构思精巧，并且可以确保将胰腺支架保留在原位，但同一患者在乳头切除术后再次植入支架几乎无法完成。在术后难以植入胰腺支架的患者也是那些在乳头肿瘤预切除术前难以植入支架的患者。

胰管支架的尺寸没有标准化。在大多数的病例报道中，最常用的是 5F 支架，其次是 3F 和 7F 支架。5F 支架放置起来更为简单，也更为迅速[2]。胰管支架的放置原则是紧随乳头切除术后在保持充分引流的基础上尽量降低对胰管的损伤。支架的尺寸以无内部法兰结构且与胰管的直径接近最为适宜。如果在胰颈部存在弯曲，则优先选择限于胰头部导管的更短的支架。胰管支架留置的时间从 24h 到 3 个月不等[2]。一些专家建议应该在 1~3d 内移除支架，以尽可能减少支架诱导胰管发生改变，而另一些专家建议为防止狭窄应将支架放置 1~2 个月[2]。大多数支架可自发排出体外，尤其是乳头切除术后括约肌通常被切除或者功能减退的情况下，可以等待 2 周再评估移位情况，如果支架位置仍然无变化，可将其通过内镜取出。同时应检查切口部位并去除任何残留的息肉组织[43]。尽管通常建议应考虑行预防性胰管支架植入，但这并非强制性要求。对于乳头切除术后，胰管开口广泛开放的患者而言，放置胰管支架已然没有实际意义。

◆ 胆管括约肌切开术和支架植入术

通常不推荐常规使用支架植入术[5]。然而，在某些情况下，可以进行胆管括约肌切开术和支架植入术。存在肿瘤向腔内生长的情况时，胆管括约肌切开术是最有效的。括约肌切开术有助于暴露肿瘤的腔内部分并利用撕脱或者圈套器切除该部分。随同双装置技术、顶端配置球囊的导管已用于实践。球囊用于将息肉状组织拉出胆管，同时使用同轴的 5-F 圈套器切除息肉的腔内部分（视频 32.2）[46-47]。全覆膜胆管金属支架在壶腹切除术方面具有诸多帮助。在明显出血的情况下，支架有助于有效地压迫血管。如果存在可疑或者可能的穿孔，特别是腔内切除，全覆膜自膨胀式金属支架（fcSEMS）可防止液体外漏并促其愈合。最后，当管腔插管存在困难时，可将 fcSEMS 放置 6~8 周扩张胆管，从而使向腔内延伸部分的腺瘤得以检查和切除。

◆ 残余组织的消融

通过整块切除，残余的息肉组织是最小的，且容易被切除。特别在末端胆管，由于壶腹切除术中圈套器可能无法圈取嵌入胆管内的息肉样组织，残余的息肉样组织仍会继续增长。可采用不同的消融疗法，如氩等离子体凝固（APC）、单极或双极电凝、激光治疗和光凝固[5]。效果 2、20~25W 的脉冲 APC 是最为常用的消融疗法，因为已广泛普及应用且组织损伤的深度最小（图 32.4；视频 32.3，视频 32.4）。实行胆管括约肌切开术时应充分暴露管腔内肿瘤的边缘部位。对于侵及胰管开口的腺瘤，最适宜行 APC 治疗，还需提前环周植入胰管支架[43]。

32.2.6 疗效：临床成功率与复发率

据文献报道，壶腹切除术临床成功率为

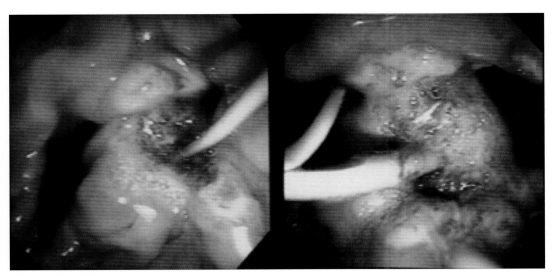

图 32.4 氩等离子体凝固（APC）消融后壶腹部腺瘤的残留

46%~92%，复发率为0~33%，手术结果的显著差异与病例选择有关[2,5]。而且，在已发表的研究中临床成功和复发的定义并不一致。在一个纳入103例患者的大型病例研究中，壶腹切除术的成功率为80%。这个研究中的成功率包括因肿瘤复发再次接受内镜治疗的患者[48]。在另一个纳入106例患者的大型研究中，其中腔内生长的患者75例，无腔内生长的患者31例。腔内生长患者的临床成功率为43%，而无腔内生长的患者的临床成功率为83%[37]。

一项多中心回顾性研究对壶腹切除术成功的预测因子进行了评估。多变量分析结果显示，年龄>48岁，息肉直径≤2.4cm，男性和没有腺瘤遗传倾向是手术成功的预测因素[43]。另一项单中心研究发现，较小的腺瘤（<2cm）和管腔没有扩张会影响手术的成功率[49]。有关详细信息，请参见表32.3。

◆ 不良事件

文献报道的不良事件的总发生率为8%~35%。据报道，潜在的恶性倾向和侧向延伸是并发症的危险因素[5]。与经内镜切除术相关的不良事件可分为早期和晚期并发症。早期并发症包括胰腺炎、出血、穿孔、胆管炎和镇静相关的不良事件。主要的晚期不良事件是乳头狭窄（胆管和胰腺）[5]。

表32.3　内镜下壶腹切除术的疗效、复发率、并发症的研究

研究年份	n（例）	成功率	复发率	并发症	胰腺炎	出血率	穿孔率	死亡率
Binmoeller 等 a，1993[31]	25	92%	26%	20%	12%	8%	0	0
Martin 等 b，1997[10]	14	50%	NA	13%	7%	7%	0	7%
Vogt 等 b，2000[51]	18	67%	33%	28%	11%	11%	0	0
Desilets 等 b，2001[33]	13	92%	0	8%	8%	0	0	0
Zádorová 等 c，2001[52]	16	81%	19%	25%	13%	13%	0	0
Norton 等 a，2002[53]	26	46%	10%	35%	15%	8%	4%	0
Saurin 等 c，2003[54]	24	67%	6%	29%	4%	NR	NR	0
Catalano 等 c，2004[48]	103	80%	10%	10%	5%	2%	0	0
Cheng 等 c，2004[34]	55	74%	33%	15%	9%	7%	2%	0
Bohnacker 等 c，2005[37]	106	73%	15%	33%	12%	25%	0	0
Eswaran 等 c，2006[55]	51	92%	NA	10%	2%	8%	0	0
Irani 等 c，2009[49]	102	84%	8%	21%	10%	5%	0	0
Jung 等 b，2009[56]	22	55%	17%	23%	18%	1%	5%	0
Hopper 等 a，2010[57]	23	91%	9%	20%	0	16%	0	0
Yamao 等 c，2010[58]	36	81%	3%	19%	8%	8%	0	0
Jeanniard-Malet 等 a，2011[59]	42	88%	12%	24%	14%	7%	0	0
Patel 等 c，2011[60]	38	81%	16%	16%	8%	5%	0	0
Ito 等 a，2012[61]	28	86%	14%	53%	3.5%	28.5%	7%	0
Salmi 等 b，2012[62]	61	82%	34%	18%	10%	5%	3%	0
Napoleon 等 c，2014[63]	93	90%	5%	42%	20%	10%	3.6%	1%
Ismail 等 a，2014[64]	61	92%	20%	25%	10%	18%	0	0
Ridtitid 等 c，2014[65]	182	74%	9%	19%	4%	13%	0	0.5%

NR：未报道；NA：不适用
a 研究中的息肉为单次手术切除
b 研究中需要完全切除的息肉数量未报道
c 研究中成功被定义为完全切除息肉，而不考虑切除所需的手术次数和没有残存的息肉，或随访期残留息肉完全经内镜得以治疗

胰腺炎的风险为 5%~15%。大多数为轻度或中度胰腺炎，可以通过保守治疗得到纠正[50]。出血风险从 2% 到 16% 不等。轻度出血可以通过内镜止血来控制，但是大出血可能需要血管造影和栓塞。穿孔通常为腹膜后穿孔，风险范围为 0~4%。小的穿孔可以通过保守治疗得到控制，对于大的穿孔或者血流动力学不稳定患者的穿孔或可能需要手术进行引流和修复[8,25]。胆管炎的风险为 0~2%，重复进行包含括约肌切开术和（或）支架植入术的 ERCP 可以解决此问题[8]。乳头狭窄相对不常见，通常不到壶腹切除术的 2%。可以通过括约肌切开术、预切开开口的延伸、球囊扩张及 fcSEMS 等常规方式得到解决[50]。壶腹切除术的死亡率很少，但据报道约为 0.4%（0~7%）[5,50]，详见表 32.3。

32.2.7　监　测

曾行壶腹切除术的患者需要持续监测，监测间隔时间取决于息肉是散发的还是家族性腺瘤性息肉病的临床表现等指标。ASGE 建议采用类似于结肠息肉切除患者的监测计划，应该考虑异型增生的程度、腔内生长的证据和遗传易感性[5]。一般来说，2 年内第 1 次监测应在手术后的 3~6 个月进行，进一步的内镜监测应在术后的 6~12 个月进行，此后的随访时间应该依据上述列出的危险因子而定[5]。监测的终点尚未确定[5]。最好应用十二指肠镜进行内镜监测，并对手术瘢痕部位进行活检。在随访的过程中，应该依据病理结果及腔内生长的倾向决定是否需要进行胆管造影和胰管造影[2]。

32.3　结　论

散发性壶腹部腺瘤并不常见。内镜和外科手术可用于治疗这些病变。应用 EUS 或胆管腔内超声、CT 或 MRI 对肿瘤进行准确的分期是非常重要的。对于良性病变，与外科手术局部切除术或惠普尔手术相比，壶腹切除术是一种安全有效的治疗选择，具有较低的死亡率和发病率。专业医生进行壶腹切除术的成功率 >80%。

32.4　非壶腹散发性十二指肠腺瘤性息肉

非壶腹十二指肠息肉可以作为家族性腺瘤性息肉病的一部分或者偶发出现。根据两项回顾性研究

数据，十二指肠息肉的患病率为 0.3%~1.5%[66-67]。然而，在一项对 584 例接受上消化道内镜检查的患者进行的前瞻性研究中，十二指肠息肉的患病率为 4.6%[68]。手术与显著的死亡率相关，即使进行局部切除，发病率和复发率仍可能很高[69]。由于十二指肠壁薄且血管供应丰富，内镜治疗具有挑战性[69]。较大的病变会增加操作的挑战性，因为可操作的空间被限定在了一个较小的区域内[70]。

32.4.1　非壶腹十二指肠息肉的类型

十二指肠息肉可以是肿瘤性的，也可以是非肿瘤性的。在对 50 114 例接受上消化道内镜检查的患者的回顾性研究中，510 例患者被诊断为患有十二指肠息肉，其中，研究者对 221 个病灶进行了活检。在 196 例患者中发现了非肿瘤性息肉，在 25 例患者中发现了肿瘤性息肉。在多变量分析中，>10mm 的息肉和十二指肠第二部分息肉是肿瘤的独立危险因素[71]。该研究还指出，肿瘤性息肉直径大于非肿瘤性息肉直径（$P<0.01$）。十二指肠肿瘤性息肉包括腺瘤、类癌、孤立的波伊茨 - 耶格综合征型息肉和转移癌[69,71]。非肿瘤性息肉包括布伦纳腺（Brunner gland）腺体增生、异位胃黏膜、炎性息肉和增生性息肉[69,71]（表 32.4）。

◆ 类　癌

十二指肠类癌非常罕见，在所有的类癌中所占的比例不足 5%[71]。最常见的位置是十二指肠球部，通常都位于黏膜下。EUS 有助于对十二指肠类癌的大小、浸润的深度及淋巴结转移情况进行评估。类癌处理颇具挑战性，因为病变位于黏膜下，使得垂直进行 R0 切除较为困难。无论切除技术如何，几乎总是难以实现切除的边缘均为阴性。实现 R0 切除的最佳方法是在深层黏膜下进行剥离的内镜下黏膜剥离术（ESD）。然而，由于固有肌层较薄，手术穿孔的风险较高，许多内镜医生都不愿意进行 ESD 操作。另一种方法是橡皮筋和

表 32.4　非壶腹部病变类型

非肿瘤性	肿瘤性
十二指肠腺增生	腺瘤
胃异位	类癌
增生性息肉	单发的波伊茨 - 耶格综合征型息肉
炎性息肉	转移癌

圈套器，但穿孔的风险仍然很高。注射、抬起和圈套切除的风险可能会小一些，但很难实现 R0 切除。使用全层缝合夹的新方法已在预防穿孔基础上被尝试应用于完整切除术中。类癌可被吸入辅助帽中，同时释放钳夹，可以将包埋的肿瘤限制在固有位置。在 2 周后进行随访，可以将病变从钳夹上圈除。钳夹随后脱落或者可以通过内镜取出。若目前使用的结肠镜装置的大小减少到足够可以通过上消化道且不造成损伤的时候，新的全层缝合夹系统应该是行之有效的。直径 ≤ 1cm 的病变最为合适。对于直径为 1~2cm 的病变，或多或少都具有挑战性。>2cm 的病变淋巴结转移的风险较高，通常需要手术切除。

◆ 错构瘤

错构瘤可见于没有波伊茨 – 耶格综合征的患者。Suzuki 等报道了 3 例此类型息肉[72]。这些病变呈分叶状或结节状。巨大的错构瘤更加难以切除。由于恶性转化的风险很小，因此可以进行内镜下切除术[69,72]。

◆ 腺　瘤

腺瘤是十二指肠中最常见的肿瘤性息肉。据估计，高达 30%~85% 的十二指肠腺瘤可能发生恶变[73]。人们在对散发性非壶腹十二指肠息肉的自然病史的研究中发现，HGD 和病变直径 ≥ 2cm 是发展为腺癌的危险因素[74-75]。Spigelman 分类通常用于对患有十二指肠息肉病的患者进行分层（即预测患腺癌的风险）。十二指肠息肉病可以依据息肉的数目（1~4 个、5~20 个、>20 个），息肉的大小（1~4mm、5~10mm、>10mm），组织学分型（管状、管状绒毛样、绒毛状）及异型增生的程度（轻度、中度、重度）分为 5 期（分期 0~4 期）。分期越高，腺癌的风险越大（4 期的风险最高）[76]。

32.4.2　诊　断

由于大多数小息肉不会引起症状，因此十二指肠息肉通常在上消化道内镜检查期间无意中被发现。对于粗大皱襞或凸起的病灶进行活检有助于明确息肉的性质[5]。确保这些息肉没有侵犯主乳头是非常必要的。除非前视镜可以获得清晰的视图，侧视镜检查对于位于十二指肠降段的息肉是非常重要的[5]。

◆ EUS

EUS 在非壶腹十二指肠息肉中的作用尚不明确[5]。EUS 有助于确定大病灶（ ≥ 2cm ）和恶性病变的浸润深度、淋巴结转移情况。它可能在小的和良性病变中没有用[5]。

32.4.3　非壶腹十二指肠息肉的治疗

非壶腹十二指肠息肉的治疗包括内镜或手术切除。对于内镜切除有风险的患者，通常只考虑对病变进行简单观察。在开始实施切除术之前，必须对患者承受并发症及手术恢复的能力进行评估。切除的方案取决于息肉的大小和组织学类型。手术选择包括十二指肠节段或广泛切除、十二指肠切开术后的黏膜下切除或胰十二指肠切除术。

◆ 适应证

对于哪些病变应该进行内镜切除或手术切除，指南中并没有明确提及。2015 年 ASGE 指南建议，对于超过管腔周长 1/3 的一般病变更具挑战性，应考虑手术治疗[5]。这是因为与大病灶内镜切除相关的不良事件的发生率较高[5]。在 Fanning 等的研究中，与 <3cm（3.2%）的病变相比，>3cm 的病灶不良事件的发生率更高（26.3%）。出血是最常见的不良事件[77]。对于横跨多个黏膜皱襞且周围受累、存在黏膜内癌或内镜切除术后复发的大型病变，应该考虑进行手术治疗[78]。

◆ 技　术

关于非壶腹十二指肠息肉的治疗，文献中描述最多的是内镜下黏膜切除术（EMR）。其他不太常见的技术是 ESD 和 APC 消融[73]。

◆ EMR

一般来说，十二指肠息肉的 EMR 与其他消化道部位的 EMR 类似。第一步是用侧视镜评估病变相对于主乳头的位置。对位于十二指肠前壁与内侧壁的病变，侧视镜是有优势的，而对于位于十二指肠后壁与侧壁的病变，应用活检孔道位于 5~6 点钟的胃镜或儿科结肠镜更易于到达病变位置[79]。使用 4mm 辅助帽通常有助于推移皱襞及出血时隔离出血的血管。如果蠕动较为剧烈，在 EMR 之前静脉内注射胰高血糖素或丁溴东莨菪碱可能有效。第一步是在黏膜下注射液体以产生流体垫。我们使用生理盐水、肾上腺素和亚甲蓝或靛洋红混合液（18.5mL 生理盐水、1.5mL 1：10 000 肾上腺素、少数染料）。亚甲蓝或靛洋红有助于确定切除平面，因为当液体在该平面散布时，注射被限制在黏膜下层。如果病变较大，可能需要在切除术时进行多次注射。一旦获得适当的液体垫，可以使用圈套技术切除病变。对于直径 <2cm 的病灶，可以尝试整块切除。对于较大的病灶，分块切除可以更好地控制，也更为安全。由于十二指肠黏膜下层的顺应性和弹性，圆形或类圆形的液体垫可能易于消散，使得可视化更加困难（视频 32.5）。

对于扁平或者平坦病变，我们更喜欢应用诸如 Captivator Ⅱ（Boston Scientific，Marlborough，Massachusetts，United States）和 Histalock（US Endoscopy，Mentor，Ohio，United States）等较硬的圈套器。而当使用十二指肠镜时，诸如 Accusnare（Cook Medical，Bloomington，Indiana）之类的较软的圈套器更利于操作其穿过抬钳器。EMR 应该从一边开始，随后向近端或者远端推进。在这方面没有绝对的规则，首先切除息肉的最简单部分有助于困难区域的隔离。我们使 Endocut Q 电切设置效果为 3，持续时间为 1 或 2，间隔为 4 或 5（ERBE USA Inc.，Marietta，Georgia，United States）。如果病变较大或者出血风险高，我们通常预设带强力电凝的切除模式，即 25W 的效果 1。当在切除部位的中心或边缘部位有小的残留时，我们使用撕脱技术。撕脱术是应用热活检钳钳取无法进行圈套的肿瘤性息肉组织的技术，并且通过机械张力和可以进行组织切割的短脉冲高能量来实现移除。使用的电切装置的设置是 Endocut I，效果为 3，持续时间为 1，间隔为 2 或 3（ERBE USA Inc.，Marietta，Georgia，United States）。由于难以评估消融的完整性，我们通常不会采用 APC 来消融残余的息肉组织。此外，位于中心部位的残留息肉可能含有肿瘤病变，我们更倾向对其进行组织学评估。大多数病变可以一次切除，但对于较大病变，可能需要多次切除（视频 32.6）。在结肠治疗中，与多次切除相关的瘢痕组织可能会牵拉残余的息肉，然而，在十二指肠治疗中并不存在这个问题。大范围切除具有较高的出血风险，应选择先部分切除再择期重复切除的方案，以达到全部切除。鉴于出血的风险较高，在可行的情况

下，我们经常用钳夹闭合息肉切除术的缺损。在不能行内镜下闭合的情况下（例如，大的息肉切除术缺损），闭合热活检钳的头端来凝固息肉切除术缺损底部的可见血管。我们在 ERBE 上使用柔和电凝模式，效果 6，60W（ERBE USA Inc.，Marietta，Georgia，United States）。由于十二指肠壁较薄，完成柔和电凝的同时，应该注意避免即刻或迟发穿孔的风险。

◆ EMR 的改良

已经有文献对透明帽 – 辅助 EMR（EMR-C）和水下 EMR 进行了描述[78,80]。Conio 等对 26 例非壶腹十二指肠腺瘤患者使用 EMR-C 的情况进行了报道。中型直帽（MH-594，13.9mm；Olympus）应预先装在前视内镜的顶端。透明帽的远端内侧部有一凹槽，是打开的息肉圈套器放置的部位。在生成黏膜下液体垫之后，将透明帽顶住病变，并通过控制吸引将其吸入透明帽中。为了使穿孔的风险最低，因避免使用连续吸引。快速收紧预先放置的圈套器以圈取组织，并使用 Endocut 息肉模式切除息肉[78]。Binmoeller 等对 12 例进行了水下 EMR 的患者手术过程进行了描述。十二指肠腔充满加热至体温（36℃）的无菌蒸馏水。使用 APC 对病变进行标记。使用具有混合电流的 15mm 鸭嘴圈（Accusnare，Cook Medical，Winston-Salem，North Carolina，UnitedStates）进行 EMR（干切效果 5，60W，ERBE）[80]。据作者所述，当十二指肠腔充满水时，带有腺瘤的组织"漂浮"在水中，并且外观类似于注射后看到的抬高的黏膜下层。这有助于在没有黏膜下注射的情况下切除病变[80]。

32.4.4　EMR 的疗效

在已发表的研究中，EMR 在十二指肠息肉完全切除术中的成功率为 55%~100%（表 32.5）。这些研究对于完全切除的定义并不一致。一些作者认为 EMR 的成功率取决于内镜医生的经验和专业知识[79]。据报告，EMR 术后非壶腹十二指肠息肉的复发率为 0~37%。在大多数研究中，复发性腺瘤可以重复使用内镜切除术或消融治疗[73]。我们发现 >2cm 的腺瘤及绒毛状腺瘤的复发率较高[85-86]。Kedia 等对十二指肠息肉的不同大小与十二指肠腔内的不同范围进行了对比。在他们的研究

中，占据管腔周长 <25% 的病变，内镜下完整切除率为 94.7%，而占据管腔周长 >25% 的病变，内镜下完整切除率为 45.5%。因此，他们得出结论，病变的管腔延伸是非壶腹十二指肠息肉 EMR 成功的最强预测因子（表 32.5）[87]。

32.4.5 不良事件

与十二指肠息肉 EMR 相关的不良事件包括出血、穿孔和腹膜炎。出血可以分为即刻出血和迟发性出血。据报道，即刻或术中出血率约为 9%[69]。可用于控制出血的技术包括钳夹、用于闭合的活检钳或其他热凝固装置，以及简单的肾上腺素注射[69]。文献报道的迟发性出血发病率为 0~12%。在一项纳入 50 例非壶腹十二指肠息肉患者的研究中，息肉的大小可预测迟发出血。与 <3cm 的病灶相比，>3cm 的病变与出血显著相关（26.3% vs 3.2%）。在这项研究中，所有迟发性出血都发生在最初的 48h 内[77]，可用单极或双极电凝、钳夹、肾上腺素或这些方式联合应用以控制出血[77]。对于出血率较高，伴有合并症，且切除范围较大而不适合夹闭创面的患者，应进行 24h 观察。据报道，非壶腹十二指肠息肉在 EMR 后的穿孔率为 0.6%[69]。较大的病变更容易发生穿孔。微小的穿孔可以通过口服或静脉注射抗生素得到控制。大型穿孔需要手术治疗。据报道，0.6% 的 EMR 会发生腹膜炎，可通过抗生素进行保守治疗[79]（表 32.5）。

32.4.6 EMR 术后护理

一个澳大利亚小组对较大的十二指肠病变在 EMR 之后的常规方案进行了描述。他们在出院前观察患者 4h，并建议患者在手术当天严格执行流质饮食。患者可以在第 2 天恢复常规饮食。患者需要口服 2 周质子泵抑制剂（PPI），每天 2 次[77]。我们应遵循上述原则。如果患者息肉较大或者手术过程中存在任何并发症，我们将对患者进行 24h 观察。其他患者可以在手术当天出院，特别是黏膜创面用夹子夹闭的情况下。建议患者流质饮食 24h，并在 1 周内进食软食，在 1 个月之内口服 PPI，每天 2 次。

32.4.7 ESD 的作用

ESD 已被广泛用于食管、胃和结肠病变的切除；由于发生不良事件的风险较高，限制了 ESD 在十二指肠病变中的应用[5,88]。管腔狭小、薄壁和腹膜后固定使得在十二指肠中进行 ESD 特别困难[88]。在使用 ESD 切除十二指肠腺瘤的研究中，出血率为 8%~22%，穿孔率为 23%~35%[5,88]。目前，不建议对十二指肠病变进行 ESD[5]。

32.4.8 监 测

对于非壶腹十二指肠息肉切除术后的监测方案没有标准化的指南。ASGE 建议根据切除的完整性程度、异型增生程度和潜在的并发症情况，个体化设置监测的间隔时间，另外，指南尚未明确监测终点指南[5]。根据已发表的文献，大多数专家建议应在完全切除病灶后 3~6 个月内进行内镜复查，其后 2 年内应每 6~12 个月进行 1 次内镜复查[69,88]。

32.5 结 论

肿瘤性非壶腹十二指肠息肉并不常见。十二指肠腺瘤是最常见的肿瘤病变，与结肠腺瘤类似，

表 32.5 非壶腹部十二指肠息肉预后、复发率、并发症的研究

研究年份	n（例）	息肉数（个）	成功率	复发率	出血率	穿孔率
Hirasawa 等，1997[81]	13	14	100%	0	0	0
Apel 等，2005[82]	18	20	55%	25%	10%	0
Lépilliez，2008[83]	36	37	97%	0	11.6%	2.7%
Alexander 等，2009[79]	23	21	100%	24%	5%	0
Honda 等，2009[84]	14	15	100%	NR	17%	22%
Abbass 等，2010[85]	59	59	98%	37%	3%	0
Conio 等，2012[78]	26	26	96%	11.5%	11.5%	0
Binmoeller 等，2013[80]	12	12	92%	0	25%	0
Navaneethan 等，2014[86]	54	54	73%	27%	4.6%	2.3%

发展为腺癌的可能性较大。这类患者经适应证筛选后可进行 EMR 治疗。

（万晓龙　王进海　译，李路　审）

参考文献

[1] Blechacz B, Gores GJ. Tumors of bile ducts, gallbladder, and ampulla//Feldman M, Friedman LS, Brandt LJ. Sleisenger and Fordtran's Gastrointestinal and Liver Disease. 9th ed. Philadelphia: Saunders Elsevier, 2010:1171–1184.

[2] Kim HK, Lo SK. Endoscopic approach to the patient with benign or malignant ampullary lesions. Gastrointest Endosc Clin N Am, 2013, 23(2):347–383.

[3] Rosenberg J, Welch JP, Pyrtek LJ, et al. Benign villous adenomas of the ampulla of Vater. Cancer, 1986, 58(7):1563–1568.

[4] Grobmyer SR, Stasik CN, Draganov P, et al. Contemporary results with ampullectomy for 29 "benign" neoplasms of the ampulla. J Am Coll Surg, 2008, 206(3):466–471.

[5] Chathadi KV, Khashab MA, Acosta RD, et al. ASGE Standards of Practice Committee. The role of endoscopy in ampullary and duodenal adenomas. Gastrointest Endosc, 2015, 82(5):773–781.

[6] Fischer HP, Zhou H. Pathogenesis of carcinoma of the papilla of Vater. J Hepatobiliary Pancreat Surg, 2004, 11(5):301–309.

[7] Patel R, Varadarajulu S, Wilcox CM. Endoscopic ampullectomy: techniques and outcomes. J Clin Gastroenterol, 2012, 46(1):8–15.

[8] Espinel J, Pinedo E, Ojeda V, et al. Endoscopic management of adenomatous ampullary lesions. World J Methodol, 2015, 5(3):127–135.

[9] Hornick JR, Johnston FM, Simon PO, et al. A single-institution review of 157 patients presenting with benign and malignant tumors of the ampulla of Vater: management and outcomes. Surgery, 2011, 150(2):169–176.

[10] Martin JA, Haber GB, Kortan PP, et al. Endoscopic snare ampullectomy for resection of benign ampullary neoplasms. Gastrointest Endosc,1997, 45(4):AB139.

[11] Kahaleh M, Shami VM, Brock A, et al. Factors predictive of malignancy and endoscopic resectability in ampullary neoplasia. Am J Gastroenterol, 2004, 99(12):2335–2339.

[12] Ogawa T, Ito K, Fujita N, et al. Endoscopic papillectomy as a method of total biopsy for possible early ampullary cancer. Dig Endosc, 2012, 24(4):291.

[13] Sakorafas GH, Friess H, Dervenis CG. Villous tumors of the duodenum: biologic characters and clinical implications. Scand J Gastroenterol, 2000, 35(4):337–344.

[14] Tran TC, Vitale GC. Ampullary tumors: endoscopic versus operative management. Surg Innov, 2004, 11(4):255–263.

[15] Ferrari Júnior AP, Lichtenstein DR, Slivka A, et al. Brush cytology during ERCP for the diagnosis of biliary and pancreatic malignancies. Gastrointest Endosc, 1994, 40(2 pt 1):140–145.

[16] Macken E, Drijkoningen M, Van Aken E, et al. Brush cytology of ductal strictures during ERCP. Acta Gastroenterol Belg, 2000, 63(3):254–259.

[17] Stewart CJ, Mills PR, Carter R, et al. Brush cytology in the assessment of pancreatico-biliary strictures: a review of 406 cases. J Clin Pathol, 2001, 54(6):449–455.

[18] Cannon ME, Carpenter SL, Elta GH, et al. EUS compared with CT, magnetic resonance imaging, and angiography and the influence of biliary stenting on staging accuracy of ampullary neoplasms. Gastrointest Endosc, 1999, 50(1):27–33.

[19] Itoh A, Goto H, Naitoh Y, et al. Intraductal ultrasonography in diagnosing tumor extension of cancer of the papilla of Vater. Gastrointest Endosc, 1997, 45(3):251–260.

[20] Ito K, Fujita N, Noda Y. Endoscopic diagnosis and treatment of ampullary neoplasm (with video). Dig Endosc, 2011, 23(2):113–117.

[21] Ito K, Fujita N, Noda Y, et al. Preoperative evaluation of ampullary neoplasm with EUS and transpapillary intraductal US: a prospective and histopathologically controlled study. Gastrointest Endosc, 2007, 66(4):740–747.

[22] Menzel J, Hoepffner N, Sulkowski U, et al. Polypoid tumors of the major duodenal papilla: preoperative staging with intraductal US, EUS, and CT—a prospective, histopathologically controlled study. Gastrointest Endosc, 1999, 49(3 pt 1):349–357.

[23] Menees SB, Schoenfeld P, Kim HM, et al. A survey of ampullectomy practices. World J Gastroenterol, 2009, 15(28):3486–3492.

[24] Lim GJ, Devereaux BM. EUS in the assessment of ampullary lesions prior to endoscopic resection. Tech Gastrointest Endosc, 2010, 12(1):49–52.

[25] Bassan M, Bourke M. Endoscopic ampullectomy: a practical guide. J Interv Gastroenterol, 2012, 2(1):23–30.

[26] Clary BM, Tyler DS, Dematos P, et al. Local ampullary resection with careful intraoperative frozen section evaluation for presumed benign ampullary neoplasms. Surgery, 2000, 127(6):628–633.

[27] Winter JM, Cameron JL, Olino K, et al. Clinicopathologic analysis of ampullary neoplasms in 450 patients: implications for surgical strategy and long-term prognosis. J Gastrointest Surg, 2010, 14(2):379–387.

[28] Ardengh JC, Kemp R, Lima-Filho ÉR, et al. Endoscopic papillectomy: the limits of the indication, technique and results. World J Gastrointest Endosc, 2015, 7(10):987–994.

[29] Ceppa EP, Burbridge RA, Rialon KL, et al. Endoscopic versus surgical ampullectomy: an algorithm to treat disease of the ampulla of Vater. Ann Surg, 2013, 257(2):315–322.

[30] Suzuki K, Kantou U, Murakami Y. Two cases with ampullary cancer who underwent endoscopic excision. Prog Dig Endosc, 1983, 23:236–239.

[31] Binmoeller KF, Boaventura S, Ramsperger K, et al. Endoscopic snare excision of benign adenomas of the papilla of Vater. Gastrointest Endosc, 1993, 39(2):127–131.

[32] Kim JH, Kim JH, Han JH, et al. Is endoscopic papillectomy safe for ampullary adenomas with high-grade dysplasia? Ann Surg Oncol, 2009, 16(9):2547–2554.

[33] Desilets DJ, Dy RM, Ku PM, et al. Endoscopic management of tumors of the major duodenal papilla: refined techniques to improve outcome and avoid complications. Gastrointest Endosc,2001, 54(2):202–208.

[34] Cheng CL, Sherman S, Fogel EL, et al. Endoscopic snare

papillectomy for tumors of the duodenal papillae. Gastrointest Endosc, 2004, 60(5):757–764.

[35] Seewald S, Omar S, Soehendra N. Endoscopic resection of tumors of the ampulla of Vater: how far up and how deep down can we go? Gastrointest Endosc, 2006, 63(6):789–791.

[36] Aiura K, Imaeda H, Kitajima M, et al. Balloon-catheter-assisted endoscopic snare papillectomy for benign tumors of the major duodenal papilla. Gastrointest Endosc, 2003, 57(6):743–747.

[37] Bohnacker S, Seitz U, Nguyen D, et al. Endoscopic resection of benign tumors of the duodenal papilla without and with intraductal growth. Gastrointest Endosc, 2005, 62(4):551–560.

[38] Yoon YS, Kim SW, Park SJ, et al. Clinicopathologic analysis of early ampullary cancers with a focus on the feasibility of ampullectomy. Ann Surg, 2005, 242(1):92–100.

[39] Kim MH, Lee SK, Seo DW, et al. Tumors of the major duodenal papilla. Gastrointest Endosc, 2001, 54(5):609–620.

[40] Uchiyama Y, Imazu H, Kakutani H, et al. New approach to diagnosing ampullary tumors by magnifying endoscopy combined with a narrow-band imaging system. J Gastroenterol, 2006, 41(5):483–490.

[41] Itoi T, Tsuji S, Sofuni A, et al. A novel approach emphasizing preoperative margin enhancement of tumor of the major duodenal papilla with narrow-band imaging in comparison to indigo carmine chromoendoscopy (with videos). Gastrointest Endosc, 2009, 69(1):136–141.

[42] Poincloux L, Scanzi J, Goutte M, et al. Pancreatic intubation facilitated by methylene blue injection decreases the risk for postpapillectomy acute pancreatitis. Eur J Gastroenterol Hepatol, 2014, 26(9):990–995.

[43] Martin JA, Haber GB. Ampullary adenoma: clinical manifestations, diagnosis, and treatment. Gastrointest Endosc Clin N Am, 2003, 13(4):649–669.

[44] Singh P, Das A, Isenberg G, et al. Does prophylactic pancreatic stent placement reduce the risk of post-ERCP acute pancreatitis? A meta-analysis of controlled trials. Gastrointest Endosc, 2004, 60(4):544–550.

[45] Hwang JC, Kim JH, Lim SG, et al. Endoscopic resection of ampullary adenoma after a new insulated plastic pancreatic stent placement: a pilot study. J Gastroenterol Hepatol, 2010, 25(8):1381–1385.

[46] Dzeletovic I, Topazian MD, Baron TH. Endoscopic balloon dilation to facilitate treatment of intraductal extension of ampullary adenomas (with video). Gastrointest Endosc, 2012, 76(6):1266–1269.

[47] Kim JH, Moon JH, Choi HJ, et al. Endoscopic snare papillectomy by using a balloon catheter for an unexposed ampullary adenoma with intraductal extension (with videos). Gastrointest Endosc,2009, 69(7):1404–1406.

[48] Catalano MF, Linder JD, Chak A, et al. Endoscopic management of adenoma of the major duodenal papilla. Gastrointest Endosc, 2004, 59(2):225–232.

[49] Irani S, Arai A, Ayub K, et al. Papillectomy for ampullary neoplasm: results of a single referral center over a 10-year period. Gastrointest Endosc, 2009, 70(5):923–932.

[50] De Palma GD. Endoscopic papillectomy: indications, techniques, and results. World J Gastroenterol, 2014, 20(6):1537–1543.

[51] Vogt M, Jakobs R, Benz C, et al. Endoscopic therapy of adenomas of the papilla of Vater. A retrospective analysis with long-term follow-up. Dig Liver Dis, 2000, 32(4):339–345.

[52] Zádorová Z, Dvofák M, Hajer J. Endoscopic therapy of benign tumors of the papilla of Vater. Endoscopy, 2001, 33(4):345–347.

[53] Norton ID, Gostout CJ, Baron TH, et al. Safety and outcome of endoscopic snare excision of the major duodenal papilla. Gastrointest Endosc, 2002, 56(2):239–243.

[54] Saurin JC, Chavaillon A, Napoléon B, et al. Long-term follow-up of patients with endoscopic treatment of sporadic adenomas of the papilla of Vater. Endoscopy, 2003, 35(5):402–406.

[55] Eswaran SL, Sanders M, Bernadino KP, et al. Success and complications of endoscopic removal of giant duodenal and ampullary polyps: a comparative series. Gastrointest Endosc, 2006, 64(6):925–932.

[56] Jung MK, Cho CM, Park SY, et al. Endoscopic resection of ampullary neoplasms: a single-center experience. Surg Endosc, 2009, 23(11):2568–2574.

[57] Hopper AD, Bourke MJ, Williams SJ, et al. Giant laterally spreading tumors of the papilla: endoscopic features, resection technique, and outcome (with videos). Gastrointest Endosc, 2010, 71(6):967–975.

[58] Yamao T, Isomoto H, Kohno S, et al. Endoscopic snare papillectomy with biliary and pancreatic stent placement for tumors of the major duodenal papilla. Surg Endosc, 2010, 24(1):119–124.

[59] Jeanniard-Malet O, Caillol F, Pesenti C, et al. Short-term results of 42 endoscopic ampullectomies: a single-center experience. Scand J Gastroenterol, 2011, 46(7–8):1014–1019.

[60] Patel R, Davitte J, Varadarajulu S, et al. Endoscopic resection of ampullary adenomas: complications and outcomes. Dig Dis Sci, 2011, 56(11):3235–3240.

[61] Ito K, Fujita N, Noda Y, et al. Impact of technical modification of endoscopic papillectomy for ampullary neoplasm on the occurrence of complications. Dig Endosc, 2012, 24(1):30–35.

[62] Salmi S, Ezzedine S, Vitton V, et al. Can papillary carcinomas be treated by endoscopic ampullectomy? Surg Endosc, 2012, 26(4):920–925.

[63] Napoleon B, Gincul R, Ponchon T, et al. Sociéte Française d'Endoscopie Digestive (SFED, French Society of Digestive Endoscopy). Endoscopic papillectomy for early ampullary tumors: long-term results from a large multicenter prospective study. Endoscopy, 2014, 46(2):127–134.

[64] Ismail S, Marianne U, Heikki J, et al. Endoscopic papillectomy, single-centre experience. Surg Endosc, 2014, 28(11):3234–3239.

[65] Ridtitid W, Tan D, Schmidt SE, et al. Endoscopic papillectomy: risk factors for incomplete resection and recurrence during long-term follow-up. Gastrointest Endosc, 2014, 79(2):289–296.

[66] Höchter W, Weingart J, Seib HJ, et al. [Duodenal polyps. Incidence, histologic substrate and significance] Dtsch Med Wochenschr, 1984,109(31–32):1183–1186.

[67] Reddy RR, Schuman BM, Priest RJ. Duodenal polyps:

diagnosis and management. J Clin Gastroenterol, 1981, 3(2):139–147.

[68] Jepsen JM, Persson M, Jakobsen NO, et al. Prospective study of prevalence and endoscopic and histopathologic characteristics of duodenal polyps in patients submitted to upper endoscopy. Scand J Gastroenterol, 1994, 29(6):483–487.

[69] Basford PJ, Bhandari P. Endoscopic management of nonampullary duodenal polyps. Therap Adv Gastroenterol, 2012, 5(2):127–138.

[70] Hoteya S, Yahagi N, Iizuka T, et al. Endoscopic submucosal dissection for nonampullary large superficial adenocarcinoma/adenoma of the duodenum: feasibility and long-term outcomes. Endosc Int Open, 2013, 1(1):2–7.

[71] Jung SH, Chung WC, Kim EJ, et al. Evaluation of non-ampullary duodenal polyps: comparison of non-neoplastic and neoplastic lesions. World J Gastroenterol, 2010, 16(43):5474–5480.

[72] Suzuki S, Hirasaki S, Ikeda F. Three cases of solitary Peutz-Jeghers-type hamartomatous polyp in the duodenum. World J Gastroenterol, 2008, 14(6):944–947.

[73] Lim CH, Cho YS. Nonampullary duodenal adenoma: current understanding of its diagnosis, pathogenesis, and clinical management. World J Gastroenterol, 2016, 22(2):853–861.

[74] Sellner F. Investigations on the significance of the adenoma-carcinoma sequence in the small bowel. Cancer, 1990, 66(4):702–715.

[75] Okada K, Fujisaki J, Kasuga A, et al. Sporadic nonampullary duodenal adenoma in the natural history of duodenal cancer: a study of follow-up surveillance. Am J Gastroenterol, 2011, 106(2):357–364.

[76] Spigelman AD, Williams CB, Talbot IC, et al. Upper gastrointestinal cancer in patients with familial adenomatous polyposis. Lancet, 1989, 2(8666):783–785.

[77] Fanning SB, Bourke MJ, Williams SJ, et al. Giant laterally spreading tumors of the duodenum: endoscopic resection outcomes, limitations, and caveats. Gastrointest Endosc, 2012, 75(4):805–812.

[78] Conio M, De Ceglie A, Filiberti R. Cap-assisted EMR of large, sporadic, nonampullary duodenal polyps. Gastrointest Endosc, 2012, 76(6):1160–1169.

[79] Alexander S, Bourke MJ, Williams SJ, et al. EMR of large, sessile, sporadic nonampullary duodenal adenomas: technical aspects and long-term outcome (with videos). Gastrointest Endosc, 2009, 69(1):66–73.

[80] Binmoeller KF, Shah JN, Bhat YM, et al. "Underwater" EMR of sporadic laterally spreading nonampullary duodenal adenomas (with video). Gastrointest Endosc, 2013, 78(3):496–502.

[81] Hirasawa R, Iishi H, Tatsuta M, et al. Clinicopathologic features and endoscopic resection of duodenal adenocarcinomas and adenomas with the submucosal saline injection technique. Gastrointest Endosc, 1997, 46(6):507–513.

[82] Apel D, Jakobs R, Spiethoff A, et al. Follow-up after endoscopic snare resection of duodenal adenomas. Endoscopy, 2005, 37(5):444–448.

[83] Lépilliez V, Chemaly M, Ponchon T, et al. Endoscopic resection of sporadic duodenal adenomas: an efficient technique with a substantial risk of delayed bleeding. Endoscopy, 2008, 40(10):806–810.

[84] Honda T, Yamamoto H, Osawa H, et al. Endoscopic submucosal dissection for superficial duodenal neoplasms. Dig Endosc, 2009, 21(4):270–274.

[85] Abbass R, Rigaux J, Al-Kawas FH. Nonampullary duodenal polyps: characteristics and endoscopic management. Gastrointest Endosc, 2010, 71(4):754–759.

[86] Navaneethan U, Lourdusamy D, Mehta D. Endoscopic resection of large sporadic non-ampullary duodenal polyps: efficacy and long-term recurrence. Surg Endosc, 2014, 28(9):2616–2622.

[87] Kedia P, Brensinger C, Ginsberg G. Endoscopic predictors of successful endoluminal eradication in sporadic duodenal adenomas and its acute complications. Gastrointest Endosc, 2010, 72(6):1297–1301.

[88] Marques J, Baldaque-Silva F, Pereira P. Endoscopic mucosal resection and endoscopic submucosal dissection in the treatment of sporadic nonampullary duodenal adenomatous polyps. World J Gastrointest Endosc, 2015, 7(7):720–727.

第33章 吸收不良与食物过敏或不耐受

Alberto Rubio-Tapia, Joseph A Murray

33.1 概 述

　　小肠疾病引起的吸收不良是一个临床难题。乳糜泻是最常见的导致吸收不良的小肠疾病。内镜检查联合十二指肠黏膜组织活检是小肠疾病诊断的标准方法。无黏膜活检的内镜检查对小肠病变的诊断能力有限，这是由于普通内镜放大倍数低，肠道病变呈斑片状分布，仅依赖肉眼观察判断肠道黏膜病变的严重程度。目前，小肠黏膜常规活检被推荐用于评估小肠疾病和吸收不良，如乳糜泻。在过去的10年中，医疗技术的发展不仅提高了医生对小肠疾病的诊断能力，也增强了内镜在小肠疾病检查中的作用。

　　本章的目的是回顾在小肠疾病，尤其是乳糜泻（作为典型疾病）诊断中可用的新型内镜技术，包括注水技术、胶囊内镜、小肠镜、窄带成像、共聚焦激光显微内镜检查和色素内镜检查。

33.2 普通内镜检查

　　对于大多数引起吸收不良的小肠黏膜疾病（表33.1）而言，绒毛萎缩是常见的标志性组织学异常。绒毛萎缩的特征性内镜下表现包括十二指肠皱褶减少，皱褶呈扇贝样改变，黏膜呈裂隙样、马赛克样和结节样改变（图33.1）[1-2]。普通内镜对乳糜泻的诊断灵敏度低（50%~94%），但当内镜下出现特异度较高（95%~100%）的绒毛萎缩时，可进行乳糜泻诊断[3]。乳糜泻诊断的灵敏度较低是

因为肠道黏膜损伤程度较轻且缺乏内镜下特征性表现[4]。因此，虽然镜下肉眼观察小肠黏膜正常，但实际并不一定正常。因为内镜诊断灵敏度低，所以当怀疑有吸收不良时，均应进行十二指肠黏膜活检。然而，这些内镜下特征性表现也可见于其他小肠疾病，但其灵敏度和（或）特异度尚不清楚。因此，根据内镜下绒毛萎缩表现并不能确定病因。

　　与普通内镜检查相比，现已研发出几种内镜技术和方法来改善肠黏膜的显示效果（表33.2）[3,5-14]。

表33.1　内镜下呈绒毛萎缩的疾病（除乳糜泻外）

热带性口炎性腹泻
小肠细菌过生长
与药物相关的口炎性腹泻样肠病（如奥美沙坦）
贾第鞭毛虫病
嗜酸细胞性肠炎
克罗恩病
胶原性口炎性腹泻
惠普尔病
自身免疫性肠病
常见变异型免疫缺陷病
营养不良
移植物抗宿主病
淋巴瘤
肠结核

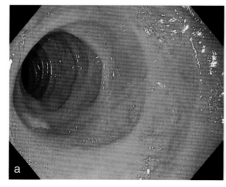
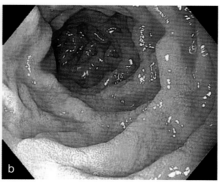

图33.1　热带口炎性腹泻患者内镜下绒毛萎缩的表现特征。a.十二指肠皱襞减少。b.黏膜呈裂隙样或扇贝样改变

表 33.2　不同内镜检查技术检测绒毛萎缩的
灵敏度和特异度

内镜技术	灵敏度	特异度
普通内镜	59%	92%
注水内镜	91%	99%
增强放大内镜	96%	—
色素放大内镜	94%	98%
变焦内镜	90%	62%
胶囊内镜	70%~89%	95%~100%
窄带内镜	83%	100%
共聚焦激光显内镜	100%	80%
光学相干断层成像	82%	100%

33.2.1　注水技术

注水技术的原理是当十二指肠注水时肠绒毛呈现放大效应。在上消化道内镜检查时，注水会适当延长检查时间，但该方法简便安全[5,15]。该方法是先抽吸出十二指肠腔中的空气，然后快速注入 90~150mL 水。注水技术有助于提高乳糜泻的上消化道内镜检出率、十二指肠定位活检的准确性和随访的依从性（图 33.2）[5]。

33.3　色素内镜和放大内镜

色素内镜使用靛洋红或亚甲蓝染色检查可增强黏膜表面的观察效果。然而，仅用色素内镜不能提高乳糜泻的检出率[16]。与普通内镜相比，增强放大内镜（如醋酸染色＋放大镜）具有更高的诊断准确率[6]。

33.4　内镜窄带成像技术

内镜窄带成像技术是利用滤光器过滤掉内镜光源所发出的红、蓝、绿光波中的宽带光谱，仅留下窄带光谱用于增强视觉效果，比普通白光具有更强的黏膜穿透力。窄带成像技术有助于检测绒毛萎缩（灵敏度 >93%）和程度分级（灵敏度 83%）[12]。

33.5　共聚焦激光显微内镜

这项新技术可以在 1 000 倍放大条件下对黏膜进行体内成像。研究显示该技术用于乳糜泻的镜下检查结果与组织学之间具有良好的相关性。一项针对儿童的小型研究表明，不同内镜医生使用该项技术，其检查结果一致性较好（kappa 值为 0.76）[13]。共聚焦激光显微内镜（CLE）检查有助于诊断乳糜泻，可更精确地定位异常小肠黏膜病变。

33.6　光学相干断层成像

光学相干断层成像（OCT）依赖于使用光波回波对十二指肠黏膜进行体内评估。在 18 例血清学阳性的乳糜泻患者组和 22 例消化不良的对照组中，乳糜泻组和对照组的绒毛形态 OCT 与组织学之间有很好的一致性[17]。在一项纳入 134 例儿童（包括 67 例血清学阳性的乳糜泻患者）的大型研究中，其灵敏度和特异度分别为 82% 和 100%[14]。

33.7　器械辅助小肠镜

器械辅助小肠镜是一种侵入性内镜操作方法，它可以检查整个小肠，并可行内镜下活检和治疗[18-19]。掌握这种技术需要一定的培训和操作经验。经验丰富的内镜检查医生可以在 50%~86% 的病例中完成整个小肠检查[19]。器械辅助小肠镜可用于检查普通内镜无法到达的区域（图 33.3）[20-21]。

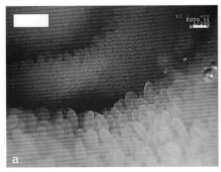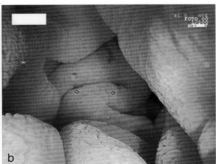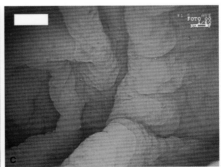

图 33.2　注水光学放大内镜显示乳糜泻患者十二指肠正常绒毛（a）、绒毛部分萎缩（b）和绒毛完全萎缩（c）。图片由意大利罗马 Giovanni Cammarota 博士提供

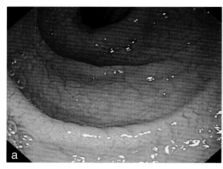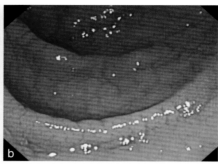

图 33.3 双气囊小肠镜显示难治性乳糜泻患者近端空肠绒毛萎缩的典型特征。a. 环状皱襞黏膜呈扇形。b. 马赛克样黏膜改变

在小肠疾病中器械辅助小肠镜检查的适应证没有标准化。然而，对于难治性乳糜泻患者，它有助于排除或明确有无乳糜泻的并发症，如恶性肿瘤或溃疡性空肠炎[22-24]。

33.7.1 胶囊内镜

胶囊内镜可用于检查整个小肠。结合光学放大可以很好地评价绒毛形态。与组织学相比，胶囊内镜对绒毛萎缩的检测具有良好的灵敏度和特异度（>85%）（图 33.4）[11,26]。胶囊内镜可用于评估难治性乳糜泻或怀疑有严重并发症的患者，如淋巴瘤或癌症的患者[27-28]。当患者无法接受上消化道内镜检查或存在禁忌证时，胶囊内镜可替代内镜进行诊断[29]。

33.8 小肠疾病

33.8.1 乳糜泻

乳糜泻是一种免疫介导的小肠疾病，由遗传易感个体摄入一组统称为麸质（小麦、大麦和黑麦的储存蛋白成分）的蛋白质引起[30]。小肠黏膜损伤的特征是绒毛萎缩、隐窝增生和慢性炎症，避免麸质饮食后这种疾病通常可恢复正常。

随着乳糜泻发病率逐渐增加，北美普通人群发病率高达 1%[31]。

乳糜泻的临床表现为伴有腹泻的吸收不良综合征、体重下降、小肠黏膜萎缩[32]。疾病特异性的自身抗体［组织转谷氨酰胺酶抗体（tTGA）和（或）肌内膜抗体（EMA）］阳性支持乳糜泻诊断，小肠黏膜活检异常和避免麸质饮食后临床症状缓解可确诊[33]。终生忌食含麸质食物可有效控制疾病症状和防止并发症的发生。

◆ 诊断方法

乳糜泻的特点是针对环境因子（麦胶、麦胶蛋白抗体）或结缔组织（tTGA 和 EMA）的成

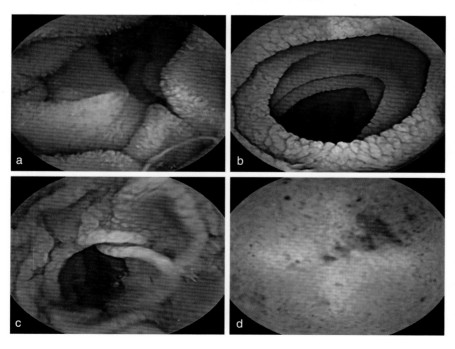

图 33.4 a. 胶囊内镜显示常见变异型免疫缺陷病和口炎性腹泻患者。a. 正常绒毛。b. 皱襞黏膜呈扇贝形。c. 结节和马赛克样黏膜改变。d. 脂肪泻

分产生多种抗体。减少麸质饮食会影响血清学的诊断阳性率。建议患者在未减少麸质饮食时进行血清学检查。IgA 检测通常用于排除 IgA 缺乏症（表 33.3）。

麦胶蛋白抗体

麦胶蛋白抗体诊断乳糜泻的敏感度及特异度较低，且有诊断性能更好的替代血清学试验，因此不推荐使用标准的抗麦胶蛋白抗体[33]。然而，新一代抗麦胶蛋白抗体检测对合成的去酰胺基麦胶蛋白多肽具有高度的灵敏度和特异度（类似于 tTGA）[34]。

EMA

EMA 可以通过免疫荧光技术对人空肠、人脐带进行检测，但将猴食管作为组织基质最常见。以猴食管为底物的 IgA EMA 的总灵敏度和特异度分别为 97% 和 99.6%[35]。以人脐带为底物的 IgA EMA 的总灵敏度和特异度均较低（90%）。EMA 特异度很高，但也存在一些不足：研究结果优于临床实践，EMA 滴度与黏膜损伤程度有关；费时、半定量且检测结果依赖操作者的技术水平[36]。

tTGA

tTGA 酶是 EMA 的自身抗原，因此，多种具有不同特性的试剂盒通过豚鼠、人红细胞源和人重组底物的酶联免疫吸附试验来测定 tTGA。与豚鼠相比，使用人或人重组基质（新一代试剂盒）的诊断性能更好。总体而言，tTGA 的灵敏度为 90%~96%，特异度 >95%[36]。tTGA 具有技术简单的优点。

基因检测

乳糜泻发生的风险与两种人类白细胞抗原（HLA）单倍型密切相关：DQ2（由基因 *DQA1**05 和 *DQB1**02 配对编码）和（或）DQ8（由不同的基因 *DQA1**03 和 *DQB1**0302 配对编码）。实际上，乳糜泻患者至少携带这 2 个配对基因中的 1 个（90%~95% 的患者携带 DQ2）[37]。使用特异性序列引物或等位基因特异性寡核苷酸探针可以很容易地从全血中对乳糜泻患者的 DNA 进行分型。尽管高加索地区的国家 35%~40% 的普通人群携带 HLA-DQ2 或 HLA-DQ8 单倍型，但这些人群中只有一小部分患有乳糜泻。因此，在临床应用中，在高危配对基因缺失的情况下，尤其是在诊断不确定的情况下，HLA 基因分型有助于排除乳糜泻的诊断[32-33]。高危配对基因缺失的乳糜泻这种临床情况非常罕见。

内镜和组织学检查

乳糜泻确诊依赖于小肠黏膜活检的特征性组织学改变。包括以下方面：上皮细胞内淋巴细胞数量增加、绒毛萎缩和隐窝增生。组织学分类中文献报道最常使用的是 Marsh/Oberhuber 分类（改良的 Marsh 分类）和最新的 Corazza 分类（图 33.5）[38-39]。因病变散在分布，故推荐十二指肠多点活检（十二指肠球腔 1 个或 2 个，十二指肠远端 4 个）以获得较好的活检标本[33]。单次活检（1 次活检钳取 1 块标本）可提高十二指肠样本活检阳性率（66%），而 1 次活检钳取 2 块标本的双次活检阳性率为 42%）[40]。除了十二指肠远端活检外，十二指肠球腔 9 点或 12 点方向的定位活检可提高乳糜泻的诊断阳性率[41]。遗憾的是，美国乳糜泻诊断率不高与不能很好地进行多点活检有关[42-43]。虽然各种内镜技术不断出现，如放大内镜、窄带内镜和共聚焦激光显微内镜（CLE），但仅凭这些技术仍不能确诊乳糜泻。

◆ 治疗方法

无麸质饮食是治疗乳糜泻的唯一有效方法，并且患者需终身随访[33]。强烈建议尽早咨询营养专家开始无麸质饮食。如有营养不良，应先进行纠正。治疗目标是控制症状（数天到数周）、血清转化（数月到一年）和小肠黏膜愈合（数年）。每年应进行随访。一小部分乳糜泻患者尽管坚持无麸质饮食，但仍有复发和（或）症状持续存在，被称为难治性乳糜泻[44]。难治性乳糜泻有 2 种类

表 33.3　乳糜泻患者的血清学检测及诊断准确度

试验	灵敏度	特异度
麦胶蛋白抗体	< 80%	~80%
抗 DGP 抗体 α	84%	> 90%
EMAª	90%~97%	99%~100%
tTGAᵇ	95%~98%	90%~98%

DGP：去酰胺基麦胶蛋白多肽抗体；EMA：肌内膜抗体；tTGA：组织转谷氨酰胺酶抗体

a 所用抗体或抗原底物的免疫球蛋白同种型，不同研究的灵敏度和特异度各不相同

b 在没有选择性 IgA 缺陷的情况下，IgG 同种型的灵敏度非常低（~40%）

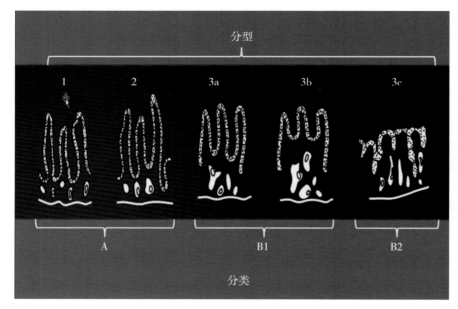

图 33.5 改良的 Marsh 分类和 Corazza 分类。改良的 Marsh 1 型（浸润性）以上皮内淋巴细胞数量增加为特征，2 型（增生性）以无绒毛萎缩的隐窝深度增加为特征，3 型（破坏性）以部分（3a）、显著次全（3b）和完全（3c）绒毛萎缩为特征。病理学家认为，Corazza 分类可能比改良的 Marsh 分类有更好的一致性。A 级包括 Marsh I 和 II，B1 级包括 Marsh3A 和 3B，B2 级包括 Marsh3C。引自 Mayo Clinic Foundation

型：1 型为免疫介导的难治性乳糜泻，2 型为异常上皮内淋巴细胞（T 细胞克隆性疾病）的难治性乳糜泻。2 型难治性乳糜泻进展为显性淋巴瘤的风险很高。类固醇，如布地奈德，通常对 1 型难治性乳糜泻有效[45]。2 型难治性乳糜泻的治疗选择包括类固醇、硫唑嘌呤、克拉屈滨及干细胞移植[46-47]。

◆ **不确定性**

对于高滴度 tTGA（>10 倍正常上限）、EMA 阳性，具有乳糜泻遗传风险的有症状儿童，推荐非活检诊断[48]。

◆ **小　结**

乳糜泻是引起小肠绒毛萎缩最常见的原因。乳糜泻的诊断依赖于血清学和十二指肠黏膜活检。治疗方法是终生无麸质饮食。在进行黏膜活检诊断后，血清学 [tTGA 和（或）EMA] 检查对乳糜泻确诊仍然很重要，血清学检查可为无麸质饮食患者提供随访基线。

33.8.2　热带口炎性腹泻

热带口炎性腹泻是一些热带国家吸收不良综合征的一个原因，特点是绒毛萎缩，对抗生素和叶酸治疗有效。其病因不清，但肠道菌群失调可能与其发病有关[49]。临床表现为慢性腹泻和严重吸收不良综合征的相关症状，患者一般有热带口炎性腹泻地区（如拉丁美洲、加勒比地区、印度和一些非洲、亚洲国家）的旅居史。

◆ **诊断方法**

热带口炎性腹泻的确诊不依赖病理诊断。最主要的诊断方法是追问旅游史。可采用诊断吸收不良的非特异性检测方法，如检测粪便脂肪、血清低水平的叶酸、血清胡萝卜素和 D- 木糖。诊断必须排除其他原因引起的吸收不良综合征，如乳糜泻。虽然应区分腹腔特异性血清学检测，但热带口炎性腹泻患者小肠黏膜活检结果与乳糜泻相似。对抗生素和叶酸治疗有效有助于诊断。

◆ **治疗方法**

治疗热带口炎性腹泻需要积极纠正营养不良。抗生素维持治疗（3~6 个月），如四环素、磺胺与叶酸治疗，已被证明是有效的[50]。在美国，该疾病治疗成本高和缺乏四环素药物一直是一个问题。

◆ **不确定性**

在发达国家，热带口炎性腹泻的流行病学研究较少，其病因仍有待阐明。由于缺乏随机对照研究和治疗后复发的相关报告，所以该疾病治疗疗程尚不清楚。

◆ **小　结**

患者临床表现为吸收不良综合征，并有热带国家旅居史，应考虑诊断为热带口炎性腹泻。

33.8.3　小肠细菌过度生长

小肠细菌过度生长（SBBO）的特征是小肠内细菌数量异常。SBBO 可表现为腹泻、腹胀、体重减轻、胃肠胀气和吸收不良。常见贫血和维生素缺乏。叶酸水平通常正常或升高。SBBO 的危险因素包括年龄较大、胃肠道解剖结构改变（如 Billroth 手术）、碱性胃液（胃酸缺乏）、小肠憩室和肠道蠕动减慢的肠运动功能障碍。

◆ 诊断方法

肠道内容物细菌培养是 SBBO 诊断金标准。微生物诊断要求为每微升菌落数 ≥ 105 个。可通过内镜抽取小肠液。先将消毒好的内镜插入到十二指肠远端，然后通过内镜的活检孔道插入一根长无菌导管，使用无菌注射器轻轻抽吸获得肠液（最多 2mL）。尽管在细菌培养证实的 SBBO 患者中，24% 的患者可看到绒毛 - 隐窝比率降低（与绒毛萎缩一致），但十二指肠活检在 SBBO 诊断中作用有限[51]。甲烷氢呼气试验是一种无创的替代方法。总体而言，由于呼气试验检测技术和（或）SBBO 诊断标准不同，呼气试验在诊断准确度上有很大的差异，但与肠道内容物培养相比，呼气试验的检测灵敏度较低（16%~62%），其中基于葡萄糖试验的灵敏度可能略高于基于乳糖试验的灵敏度[52]。

◆ 治疗方法

SBBO 的主要治疗方法是抗生素。可选择四环素、喹诺酮类如诺氟沙星、甲硝唑、利福昔明、新霉素和阿莫西林克拉维酸。治疗持续时间尚不确定。有短期疗程（如 10d）、周期性疗程（如每月 10d 交替使用抗生素）和连续疗程[53]。首先选择短期疗程法，对于经常复发或临床症状严重的和（或）潜在的无法治疗的患者使用周期性和连续治疗。一般治疗（如果可能）和营养支持治疗是治疗的关键。

◆ 不确定性

对于诊断 SBBO 应首选哪种检查方式，尚无一致意见。

◆ 小　结

SBBO 是由小肠菌群失调引起的。内镜检查在诊断 SBBO 中的作用有限。SBBO 的治疗包括纠正易感危险因素、营养支持和抗生素。

33.8.4　与奥美沙坦相关的口炎性腹泻样肠病

与奥美沙坦有关的口炎性腹泻样肠病的特征是服用奥美沙坦的患者出现严重腹泻、体重减轻、脱水、电解质失衡和急性肾损伤[54]。该疾病首先由 Rubio Tapia 等提出[54-55]，现世界各地已有多个病例报告和（或）病例系列报道[56]。实验室检查显示非特异性贫血和维生素缺乏。血清学检测阴性，避免麸质饮食临床无应答。组织病理学表现包括绒毛状萎缩伴或不伴上皮内淋巴细胞增多，可见上皮下胶原层增厚（胶原性口炎性腹泻）。免疫病理生理学检测，服用奥美沙坦的患者肠道黏膜活检中 CD8[+] 细胞、FoxP3+ 细胞和 IL15R 表达增加[57]。奥美沙坦可诱导 IL15 表达增加，并干扰 Caco-2 细胞内紧密连接蛋白（如 Zo-1）的表达。

◆ 诊断方法

与奥美沙坦相关的口炎性腹泻样肠病的诊断包括奥美沙坦服药史、绒毛萎缩和血清学检测阴性（血清阴性绒毛萎缩）。内镜下十二指肠黏膜活检发现绒毛萎缩。与奥美沙坦相关的口炎性腹泻样肠病的内镜下最佳活检方法尚不清楚，但推荐使用乳糜泻的活检方案。胶囊内镜可发现非特异性内镜下绒毛萎缩表现（图 33.6）。停用奥美沙坦后症状缓解可以确诊。在奥美沙坦停药后的 6~12 个月内，十二指肠黏膜活检有可能观察到黏膜自行修复。

◆ 治疗方法

停用奥美沙坦是治疗与奥美沙坦有关的口炎性腹泻样肠病的首选方法。临床表现严重、反复住院和部分或缓慢临床应答的患者可口服（布地奈德）或短疗程静脉注射类固醇治疗。停用奥美沙坦后，应在医生的指导下评估使用替代药物的需求。如果需要替代药物，应首选不同种类的药物。

◆ 不确定性

尽管与奥美沙坦有关的口炎性腹泻样肠病临床罕见，但其发病后有可能表现为重症。该疾病的发病机制仍有待充分阐明。

◆ 小　结

血清学检测阴性且绒毛萎缩应考虑可能为奥美沙坦有关的口炎性腹泻样肠病。奥美沙坦可引起小肠黏膜损伤，这种损伤类似于非甾体抗炎药和吗替麦考酚酯。

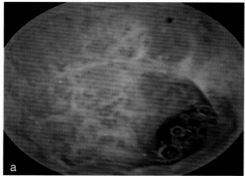

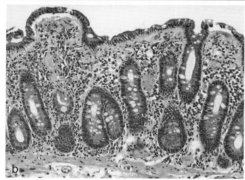

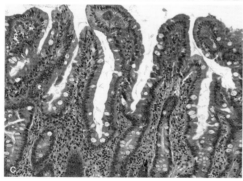

图 33.6　a. 与奥美沙坦相关的口炎性腹泻样肠病患者胶囊内镜下近端空肠绒毛完全萎缩。b. 服用奥美沙坦的患者十二指肠黏膜活检标本显示绒毛完全萎缩及上皮下胶原沉积（胶原性口炎性腹泻）。c. 停止服用奥美沙坦 10 个月后活检标本显示黏膜修复，绒毛与隐窝比率接近正常

33.9　结　论

　　内镜检查在吸收不良的诊断中起着重要作用。普通内镜下十二指肠黏膜病理活检仍然是诊断小肠疾病的首选方法。近年，先进的内镜技术可扩大肠道的检测范围，如近端小肠和（或）病变目标部位，并可实现整个肠道的检查。

（程妍　王进海　译，李路　审）

参考文献

[1] Jabbari M, Wild G, Goresky CA, et al. Scalloped valvulae conniventes: an endoscopic marker of celiac sprue. Gastroenterology, 1988, 95(6):1518–1522.

[2] Brocchi E, Corazza GR, Caletti G, et al. Endoscopic demonstration of loss of duodenal folds in the diagnosis of celiac disease. N Engl J Med, 1988, 319(12):741–744.

[3] Oxentenko AS, Grisolano SW, Murray JA, et al. The insensitivity of endoscopic markers in celiac disease. Am J Gastroenterol, 2002, 97(4):933–938.

[4] Dickey W, Hughes D. Disappointing sensitivity of endoscopic markers for villous atrophy in a high-risk population: implications for celiac disease diagnosis during routine endoscopy. Am J Gastroenterol, 2001, 96(7):2126–2128.

[5] Cammarota G, Pirozzi GA, Martino A, et al. Reliability of the "immersion technique" during routine upper endoscopy for detection of abnormalities of duodenal villi in patients with dyspepsia. Gastrointest Endosc, 2004, 60(2):223–228.

[6] Lo A, Guelrud M, Essenfeld H, et al. Classification of villous atrophy with enhanced magnification endoscopy in patients with celiac disease and tropical sprue. Gastrointest Endosc, 2007, 66(2):377–382.

[7] Siegel LM, Stevens PD, Lightdale CJ, et al. Combined magnification endoscopy with chromoendoscopy in the evaluation of patients with suspected malabsorption. Gastrointest Endosc, 1997, 46(3):226–230.

[8] Badreldin R, Barrett P, Wooff DA, et al. How good is zoom endoscopy for assessment of villous atrophy in coeliac disease? Endoscopy, 2005, 37(10):994–998.

[9] Petroniene R, Dubcenco E, Baker JP, et al. Given capsule endoscopy in celiac disease:evaluation of diagnostic accuracy and interobserver agreement. Am J Gastroenterol,2005, 100(3):685–694.

[10] Hopper AD, Sidhu R, Hurlstone DP, et al. Capsule endoscopy: an alternative to duodenal biopsy for the recognition of villous atrophy in coeliac disease? Dig Liver Dis, 2007, 39(2):140–145.

[11] Rokkas T, Niv Y. The role of video capsule endoscopy in the diagnosis of celiac disease: a meta-analysis. Eur J Gastroenterol Hepatol, 2012, 24(3):303–308.

[12] Singh R, Nind G, Tucker G, et al. Narrow-band imaging in the evaluation of villous morphology: a feasibility study assessing a simplified classification and observer agreement. Endoscopy, 2010, 42(11):889–894.

[13] Venkatesh K, Abou-Taleb A, Cohen M, et al. Role of confocal endomicroscopy in the diagnosis of celiac disease. J Pediatr Gastroenterol Nutr, 2010,51(3):274–279.

[14] Masci E, Mangiavillano B, Barera G, et al. Optical coherence tomography in pediatric patients: a feasible technique for diagnosing celiac disease in children with villous atrophy. Dig Liver Dis, 2009, 41(9):639–643.

[15] Cammarota G, Cuoco L, Cesaro P, et al. A highly accurate method for monitoring histological recovery in patients with celiac disease on a gluten-free diet using an endoscopic approach that avoids the need for biopsy: a double-center study. Endoscopy, 2007, 39(1):46–51.

[16] Kiesslich R, Mergener K, Naumann C, et al. Value of chromoendoscopy and magnification endoscopy in the evaluation of duodenal abnormalities: a prospective,

randomized comparison. Endoscopy, 2003, 35(7):559–563.

[17] Masci E, Mangiavillano B, Albarello L, et al. Pilot study on the correlation of optical coherence tomography with histology in celiac disease and normal subjects. J Gastroenterol Hepatol, 2007, 22(12):2256–2260.

[18] Yamamoto H, Sekine Y, Sato Y, et al. Total enteroscopy with a nonsurgical steerable double-balloon method. Gastrointest Endosc, 2001, 53(2):216–220.

[19] Yamamoto H, Kita H, Sunada K, et al. Clinical outcomes of double-balloon endoscopy for the diagnosis and treatment of small-intestinal diseases. Clin Gastroenterol Hepatol, 2004, 2(11):1010–1016.

[20] May A, Nachbar L, Pohl J, Ell C. Endoscopic interventions in the small bowel using double balloon enteroscopy: feasibility and limitations. Am J Gastroenterol, 2007, 102(3):527–535.

[21] Leighton JA. The role of endoscopic imaging of the small bowel in clinical practice. Am J Gastroenterol, 2011, 106(1):27–36, quiz 37.

[22] Heine GD, Hadithi M, Groenen MJ, et al. Double-balloon enteroscopy: indications, diagnostic yield, and complications in a series of 275 patients with suspected small-bowel disease. Endoscopy,2006, 38(1):42–48.

[23] Tomba C, Sidhu R, Sanders DS, et al. Celiac disease and double-balloon enteroscopy: what can we achieve? The experience of 2 European Tertiary Referral Centers. J Clin Gastroenterol, 2016, 50(4):313–317.

[24] Hadithi M, Al-toma a, Oudejans J, et al. The value of double-balloon enteroscopy in patients with refractory celiac disease. Am J Gastroenterol, 2007, 102(5):987–996.

[25] Iddan G, Meron G, Glukhovsky A, et al. Wireless capsule endoscopy. Nature, 2000, 405(6785):417.

[26] Murray JA, Rubio-Tapia A, Van Dyke CT, et al. Mucosal atrophy in celiac disease: extent of involvement, correlation with clinical presentation, and response to treatment. Clin Gastroenterol Hepatol, 2008, 6(2):186–193, quiz 125.

[27] Barret M, Malamut G, Rahmi G, et al. Diagnostic yield of capsule endoscopy in refractory celiac disease. Am J Gastroenterol, 2012, 107(10):1546–1553.

[28] Atlas DS, Rubio-Tapia A, Van Dyke CT, et al. Capsule endoscopy in nonresponsive celiac disease. Gastrointest Endosc, 2011, 74(6):1315–1322.

[29] Chang MS, Rubin M, Lewis SK, et al. Diagnosing celiac disease by video capsule endoscopy (VCE) when esophagogastroduodenoscopy (EGD) and biopsy is unable to provide a diagnosis: a case series. BMC Gastroenterol, 2012, 12:90.

[30] Green PH, Cellier C. Celiac disease. N Engl J Med, 2007, 357(17):1731–1743.

[31] Ludvigsson JF, Rubio-Tapia A, van Dyke CT, et al. Increasing incidence of celiac disease in a North American population. Am J Gastroenterol, 2013, 108(5):818–824.

[32] Rostom A, Murray JA, Kagnoff MF. American Gastroenterological Association (AGA) Institute technical review on the diagnosis and management of celiac disease. Gastroenterology, 2006, 131(6):1981–2002.

[33] Rubio-Tapia A, Hill ID, Kelly CP, et al. American College of Gastroenterology. ACG clinical guidelines: diagnosis and management of celiac disease. Am J Gastroenterol, 2013, 108(5):656–676, quiz 677.

[34] Rashtak S, Ettore MW, Homburger HA, et al. Comparative usefulness of deamidated gliadin antibodies in the diagnosis of celiac disease. Clin Gastroenterol Hepatol, 2008, 6(4):426–432, quiz 370.

[35] Lewis NR, Scott BB. Systematic review: the use of serology to exclude or diagnose coeliac disease (a comparison of the endomysial and tissue transglutaminase antibody tests). Aliment Pharmacol Ther, 2006, 24(1):47–54.

[36] Leffler DA, Schuppan D. Update on serologic testing in celiac disease. Am J Gastroenterol, 2010, 105(12):2520–2524.

[37] Jabri B, Sollid LM. Mechanisms of disease: immunopathogenesis of celiac disease. Nat Clin Pract Gastroenterol Hepatol, 2006, 3(9):516–525.

[38] Marsh MN. Gluten, major histocompatibility complex, and the small intestine. A molecular and immunobiologic approach to the spectrum of gluten sensitivity ('celiac sprue'). Gastroenterology, 1992, 102(1):330–354.

[39] Corazza GR, Villanacci V, Zambelli C, et al. Comparison of the interobserver reproducibility with different histologic criteria used in celiac disease. Clin Gastroenterol Hepatol, 2007, 5(7):838–843.

[40] Latorre M, Lagana SM, Freedberg DE, et al. Endoscopic biopsy technique in the diagnosis of celiac disease: one bite or two? Gastrointest Endosc, 2015, 81(5):1228–1233.

[41] Kurien M, Evans KE, Hopper AD, et al. Duodenal bulb biopsies for diagnosing adult celiac disease: is there an optimal biopsy site? Gastrointest Endosc, 2012, 75(6):1190–1196.

[42] Lebwohl B, Tennyson CA, Holub JL, et al. Sex and racial disparities in duodenal biopsy to evaluate for celiac disease. Gastrointest Endosc, 2012, 76(4):779–785.

[43] Lebwohl B, Kapel RC, Neugut AI, et al Adherence to biopsy guidelines increases celiac disease diagnosis. Gastrointest Endosc, 2011, 74(1):103–109

[44] Rubio-Tapia A, Murray JA. Classification and management of refractory coeliac disease. Gut, 2010, 59(4):547–557.

[45] Malamut G, Afchain P, Verkarre V, et al. Presentation and long-term follow-up of refractory celiac disease: comparison of type I with type II. Gastroenterology, 2009, 136(1):81–90.

[46] Rubio-Tapia A, Kelly DG, Lahr BD, et al. Clinical staging and survival in refractory celiac disease: a single center experience. Gastroenterology, 2009, 136(1):99–107, quiz 352–353.

[47] Al-Toma A, Verbeek WH, Hadithi M, et al. Survival in refractory coeliac disease and enteropathy-associated T-cell lymphoma: retrospective evaluation of single-centre experience. Gut, 2007, 56(10):1373–1378.

[48] Husby S, Koletzko S, Korponay-Szabó IR, et al. ESPGHAN Working Group on Coeliac Disease Diagnosis. ESPGHAN Gastroenterology Committee. European Society for Pediatric Gastroenterology, Hepatology, and Nutrition. European Society for Pediatric Gastroenterology, Hepatology, and Nutrition guidelines for the diagnosis of coeliac disease. J Pediatr Gastroenterol Nutr, 2012, 54(1):136–160.

[49] Ghoshal UC, Srivastava D, Verma A, et al. Tropical sprue in

2014: the new face of an old disease. Curr Gastroenterol Rep, 2014, 16(6):391.

[50] Rickles FR, Klipstein FA, Tomasini J, et al. Long-term follow-up of antibiotic-treated tropical sprue. Ann Intern Med, 1972, 76(2):203–210.

[51] Lappinga PJ, Abraham SC, Murray JA, et al. Small intestinal bacterial overgrowth: histopathologic features and clinical correlates in an underrecognized entity. Arch Pathol Lab Med, 2010, 134(2):264–270.

[52] Gasbarrini A, Corazza GR, Gasbarrini G, et al. 1st Rome H2-Breath Testing Consensus Conference Working Group. Methodology and indications of H2-breath testing in gastrointestinal diseases: the Rome Consensus Conference. Aliment Pharmacol Ther, 2009, 29(suppl 1):1–49.

[53] Bures J, Cyrany J, Kohoutova D, et al. Small intestinal bacterial overgrowth syndrome. World J Gastroenterol, 2010, 16(24):2978–2990.

[54] Rubio-Tapia A, Herman ML, Ludvigsson JF, et al. Severe spruelike enteropathy associated with olmesartan. Mayo Clin Proc, 2012, 87(8):732–738.

[55] Rubio-Tapia A, Talley NJ, Gurudu SR, et al. Gluten-free diet and steroid treatment are effective therapy for most patients with collagenous sprue. Clin Gastroenterol Hepatol, 2010, 8(4):344–349.e3.

[56] Burbure N, Lebwohl B, Arguelles-Grande C, et al. Olmesartan-associated spruelike enteropathy: a systematic review with emphasis on histopathology. Hum Pathol, 2016, 50:127–134.

[57] Marietta EV, Nadeau AM, Cartee AK, et al. Immunopathogenesis of olmesartan-associated enteropathy. Aliment Pharmacol Ther, 2015, 42(11–12):1303–1314.

第 *34* 章　门静脉高压、静脉曲张、胃病及胃窦血管扩张

Ibrahim Mostafa Ibrahim, Mostafa Ibrahim, Nancy N. Fanous

34.1　概　述

1902 年，Gilbert 和 Carnot 首次提出"门静脉高压"一词。之前的几十年里，人们在门静脉高压的病理生理机制的研究中已经取得了重大进展，这些进展促进了新治疗方法的发展，如药物治疗、内镜治疗，以及手术和射频分流术的发展。门静脉高压仍然是慢性肝病最严重的后果之一。在很多国家，门静脉高压的并发症如消化道出血、肝性脑病、肝肾综合征和腹水的患病率一直很高，由此导致的死亡率也很高。

34.2　关于门静脉高压，我们需要知道的有哪些？

34.2.1　门静脉高压的病理生理机制

门静脉高压是门静脉与下腔静脉之间的静脉压力梯度病理性升高 5mmHg 以上的临床综合征。肝静脉压力梯度（HVPG）能准确反映常见病因导致肝硬化时的门静脉压力[1]，并能概括两个因素之间的相互作用：肝脏抵抗门静脉血流和门静脉血流增加[2]。

34.2.2　非肝硬化性门静脉高压

导致非肝硬化性门静脉高压的主要原因是血管源性疾病。根据血流阻力解剖学部位可分为肝前性、肝性和肝后性。肝脏病因可进一步细分为窦前性、窦性、窦后性（表 34.1）[2-4]。

在非肝硬化性门静脉高压患者中，HVPG 正常或轻度升高，明显低于门静脉压[1-2]。血吸虫病是全球最常见的非肝硬化性门静脉高压的病因之一。非肝硬化性门静脉高压包括两类疾病，即非肝硬化性门脉纤维化 / 特发性门静脉高压和肝外门静脉阻塞，这是两类不同的疾病，都有门静脉高压的特征，但没有明确的肝脏损害[3-5]。多普勒超声是两种疾病的首选影像学检查，非肝硬化性门脉纤维化 / 特发性门静脉高压和肝外门静脉阻塞的治疗都侧重于急性静脉曲张出血的管理[3,6]。

34.2.3　肝硬化门静脉高压：自然史、风险分层和个性化管理

门静脉高压是肝硬化自然病史的主要驱动因素。HVPG 测量是评估具有临床显著性门静脉高压的金标准，临床显著性门静脉高压定义为 HVPG ≥ 10mmHg。没有临床显著性门静脉高压的患者没有胃食管静脉曲张，并且 5 年内发展成为胃食管静脉曲张的风险较低。腹水和胃食管静脉曲张是临床显著性门静脉高压最常见的表现[6-7]。

对于肝硬化代偿期患者，Baveno VI 提出了替代词"代偿性进展性慢性肝病（cACLD）"，以更好地反映从严重纤维化到肝硬化的进展。在已知慢性肝病（CLD）的无症状患者中，瞬时弹性成像表现为肝脏硬度足以怀疑 cACLD。在没有其他临床体征的情况下，瞬时弹性成像值 <10kPa 可以排除 cACLD，10~15kPa 提示 cACLD，>15 kPa 高度提示 cACLD。在患有病毒相关性 cACLD 的患者中，瞬时弹性成像值 ≥ 20~25kPa 的无创性检测（单独或与血小板和脾脏大小结合）足以诊断临床显著性门静脉高压。可以通过肝活检、上消化道内镜检查和 HVPG 来确诊 cACLD[7]。根据 1 年死亡率数据，学术界提出了 3 种不同的风险阶段：低、中和高风险肝硬化。每种风险类别均具有相应的临床特征、HVPG 值、要预防的主要结局及与该类别风险相关的主要病理生理因素。这 3 个阶段的 1 年死亡率分别为 ≤ 1%、1%~20% 和 >20%（表 34.2）[8]。

34.3　门静脉高压的诊断

34.3.1　HVPG

如果 HVPG ≥ 6mmHg，则存在门静脉高压。HVPG ≥ 10mmHg 时，通常具有临床意义，此时

表 34.1　非肝硬化性门静脉高压的病因

肝前性

FHVP 正常，RAP 正常，WHVP 正常，HVPG 正常，PVP 高，ISP 高

肝外门静脉阻塞

门静脉血栓形成

脾静脉血栓形成

内脏的动静脉瘘

弥漫脾肿大
- 浸润性疾病：淋巴瘤、骨髓增生性疾病
- 代谢性疾病：戈谢病

肝性

FHVP 正常，RAP 正常，WHVP 高，HVPG 正常或偏高，PVP 高，ISP 高*

肝窦前性	肝窦性	肝窦后性
发育异常 ・成人多囊病 ・遗传性出血性疾病 ・动静脉瘘管 ・先天性肝纤维化	肝纤维化 ・酒精性肝炎 ・药物（氨甲蝶呤、胺碘酮） ・毒素（氯乙烯、铜） ・代谢（NASH、戈谢病） ・炎症（病毒性肝炎、Q 热、巨细胞病毒感染后、继发性斑疹伤寒）	静脉阻塞 ・辐射性肝损害 ・有毒生物碱 ・药物原因：吉妥珠单抗奥唑米星、放线菌素 D、达卡巴嗪、阿糖胞苷、光神霉素、6- 硫鸟嘌呤、硫唑嘌呤、白消安 + 环磷酰胺
胆道疾病 ・原发性胆汁性肝硬化 ・硬化性胆管炎 ・自身免疫性胆管病 ・毒性乙烯基氯导致的胆道病	血管窦萎缩 ・急性坏死性炎症性疾病窦性重构 ・酒精性肝病（早期）	肝静脉硬化 ・酒精性肝病 ・慢性辐射损伤 ・维生素 A 过多症 ・E-ferol 损伤
门静脉阻塞 ・淋巴瘤 ・上皮样血管内皮瘤 ・上皮恶性肿瘤 ・慢性淋巴细胞白血病	肝窦通透性增加 ・肥大细胞增多症 ・不明原因骨髓化生 ・戈谢病 ・淀粉样变	主要血管的恶性肿瘤 ・上皮样血管内皮瘤 ・血管肉瘤
肉芽肿病变 ・血吸虫病 ・矿物油导致的肉芽肿 ・结节病	肝窦缩小 ・通过扩大的库普弗细胞（戈谢病、内脏利什曼病） ・通过增大的含脂肪的肝细胞（酒精性肝炎、AFLP）	肉芽肿性静脉炎 ・结节病 ・分枝杆菌菌种 ・脂肪肉芽肿 ・矿物油导致的肉芽肿
肝门静脉硬化		肝静脉流出道梗阻 （巴德 – 基亚里综合征）
紫癜性肝炎		
肝部分结节性转化		先天性高凝状态
非肝硬化门脉纤维化 / 特发性门静脉高压		

肝后性

FHVP 高，RAP 正常或高，WHVP 高，HVPG 正常或偏高，PVP 高，ISP 高**

下腔静脉阻塞网，血栓形成，肿瘤，尾状叶增大

缩窄性心包炎

三尖瓣反流

严重的右侧心力衰竭

限制性心肌病

* 当 3 条肝静脉全部闭塞或肝上、肝内下腔静脉阻塞时，HVPG 不适于测评肝静脉流出道梗阻

** 下腔静脉压力应在开放的肝静脉上下测量

AFLP：妊娠急性脂肪肝；FHVP：肝静脉游离压；WHVP：肝静脉楔入压；HVPG：肝静脉压力梯度（FHVP 与 WHVP 的差）；ISP：脾内压；RAP：右房舒张末压；NASH：非酒精肝病；PVP：门静脉压力。引自 Khanna R 和 Sarin SK[2]

表 34.2　肝硬化的自然病史和 HVPG 测量对预后的影响

	肝硬化的阶段 1 年死亡风险		
临床表现	低 1 年死亡率 ≤ 1% 无症状无静脉曲张	中 1 年死亡率为 1% ~20% 静脉曲张、腹水或两者兼有	·高 ·1 年死亡率 > 20% ·出血、再出血 SBP ·难治性腹水 ·HRS / AKI ·SBP 以外的感染
HVPG 风险	10mmHg		·12mmHg/16mmHg /20mmHg
预防的主要结果 主要病理生理因素	·失代偿和（或）肝细胞癌和（或）静脉曲张 ·肝内结构和血液动力学变化门脉压力	·代偿失调和（或）肝细胞癌死亡率 ·肝外血流动力学改变门静脉压力	·肝细胞癌和（或）死亡率 ·肝细胞功能障碍 ·门静脉压力 ·细胞因子释放 ·周围灌注 ·凝血功能障碍? ·其他?

每种风险类别均具有相应的临床特征、HVPG 值、预防的主要结局及与该类别风险相关的主要病理生理因素。AKI：急性肾损伤；HCC：肝细胞癌；HRS：肝肾综合征；HVPG：肝静脉压力梯度；SBP：自发性细菌性腹膜炎；HRS：肝肾综合征。引自 La Mura 等 [8]

可能会出现静脉曲张。一旦 HVPG ≥ 12mmHg，患者就有静脉曲张破裂出血和腹水形成的危险[9]。

34.3.2　无创检查

◆ 经腹多普勒超声检查

经腹多普勒超声检查可能支持门静脉高压的诊断，但灵敏度较低[10]。

◆ 瞬时弹性成像

一种评估肝纤维化阶段和门静脉高压程度的非侵入性技术。结果以千帕表示，范围为 2.5~75kPa[11-12]。

瞬时弹性成像值 >15kPa 可用于诊断 cACLD；瞬时弹性成像值 ≥ 20~25kPa 是诊断临床显著性门静脉高压的充分条件；瞬时弹性成像值 <20kPa 且血小板计数 >150 × 10^9/L，可以安全地避免通过内镜检查以筛查食管静脉曲张[7]。

丙型病毒性肝炎和肝硬化患者的临界值范围为 11~17kPa。对 F2~F4 纤维化的灵敏度和特异度为 70% ~80%[13-14]。晚期非酒精性脂肪性肝病（NAFLD）患者的诊断准确性相似，受试者操作特征曲线下面积（AUROC）为 0.94，敏感度为 94%，特异度为 95%[15]。在患有自身免疫性肝病的患者中，瞬时弹性成像对预测原发性胆汁性胆管炎和原发性硬化性胆管炎患者的晚期纤维化非常敏感并且具有特异性[16]，但是其可靠性不如自身免疫性肝炎，因为肝脏硬度在肝脏炎症活动

期会增加[17]。数项关于瞬时弹性成像的荟萃分析表明，用于诊断肝硬化的总 AUROC 曲线面积为 0.90~0.95[13-14,18]。对 40 项慢性肝病患者进行的荟萃分析发现，瞬时弹性成像诊断肝硬化的灵敏度为 83%，特异度为 89%。但是，诊断 2 期纤维化，灵敏度仅为 79%，特异度为 78%[19]。

潜在原因的评估：肝硬化和非肝硬化门静脉高压。

34.4　门静脉高压的治疗

治疗的目的是达到以下结果之一。

·治疗潜在病因。在新的抗病毒药物时代，肝硬化应该被认为是一种可以通过特定方法显著降低死亡风险的疾病[7]。

·预防和处理门静脉高压的其他并发症。门静脉高压的其他并发症包括自发性细菌性腹膜炎（SBP）、门静脉高压性胃病、肝性胸腔积液、肝肺综合征、门脉性肺动脉高压。

·降低门静脉高压和直接治疗静脉曲张。

◆ 静脉曲张的发展

50% 的肝硬化患者存在静脉曲张，以每年 5%~15% 的速度形成。静脉曲张的患者有时会发生曲张静脉破裂出血，70% 的肝硬化患者上消化道出血系静脉曲张破裂导致。过去 30 年，支持治疗的标准化和新的治疗方案将出血相关的死亡率从 50% 降低到 15%~20% [20-22]。

◆ 筛查和监测

血小板计数 $\geqslant 150 \times 10^9$/L 并且肝脏瞬时弹性成像值 < 20kpa 的肝硬化患者静脉曲张的风险很低，这些患者可以每年监测血小板计数和瞬时弹性成像。如果血小板计数低于 150×10^9/L 并且瞬时弹性成像值 > 20kpa，应在这几种情况下行静脉曲张的内镜检查：代偿性肝硬化无静脉曲张，每 2~3 年检查 1 次；上消化道小静脉曲张，每 1~2 年检查 1 次；每年或在失代偿期肝硬化首次失代偿时检查[20]。

食管静脉曲张是扩张的静脉，通常发生在食管的下 1/3 处，胃食管交界部上方。食管静脉曲张可根据大小进行内镜下分级（表 34.3；图 34.1）[23]；但是，美国肝病研究协会（AASLD）建议将食管静脉曲张以 5mm 为临界点分为小静脉曲张和大静脉曲张。在实践中，三分法中的中度静脉曲张处理意见类似于两分法中的大静脉曲张[24]。

胃静脉曲张是由胃短静脉供血，引流至食管下段深静脉。这些是根据 Sarin 分型按部位分类的（图 34.2；表 34.4）[25]。胃静脉曲张发生于 20% 的门静脉高压患者中，胃静脉曲张出血占所有静脉曲张性出血的 10%~30%[26]。根据我们的经验，根据 Sarin 分型，胃静脉曲张的位置对急性胃静脉曲张破裂出血的治疗无影响（视频 34.1）。

表 34.3　食管静脉曲张的分类

二分法		三分法
小	<5mm	食管黏膜表面轻度隆起的静脉
中	—	< 管腔 1/3 的弯曲静脉
大	>5mm	> 管腔 1/3

引自 LaBrecqu D 等[24]

静脉曲张破裂出血的预测因素包括失代偿性肝硬化 [肝功能分级（CTP）B 级或 C 级]、静脉曲张的大小及内镜检查（红色条纹或樱桃红色斑点）[27]。静脉曲张出血的 1 年复发率接近 60%[28]。静脉曲张破裂出血的 6 周死亡率为 15%~20%[29]。

◆ 前期预防

针对病因的治疗有望改善肝脏结构和功能，这可以体现在门静脉高压的减轻与静脉曲张的发生发展中。这些患者不推荐使用非选择性 β 受体阻滞剂[20]。

34.4.1　初级预防

初级预防是指预防静脉曲张患者第一次静脉曲张出血。指南推荐使用以下两种方法之一：运用非选择性 β 受体阻滞剂进行药理学预防，或者运用内镜下静脉曲张套扎术进行内镜下预防。非选择性 β 受体阻滞剂和内镜下静脉曲张套扎术在预防中、大静脉曲张患者首次静脉曲张出血，以及预防红色征或肝功能评分（CTP 评分）为 B 级或 C 级的小静脉曲张患者首次静脉曲张出血方面均优于没有接受以上治疗的患者（视频 34.2）[7]。

◆ 药物治疗

根据 Baveno Ⅵ 共识，传统的非选择性 β 受体阻滞剂（普萘洛尔、纳多洛尔）和卡维地洛是静脉曲张出血初级预防的有效的一线治疗方法。卡维地洛被证明在降低 HVPG 方面比传统的非选择性 β 受体阻滞剂更加有效，但还没有在临床试验中充分地与传统非选择性 β 受体阻滞剂直接进行比较[7]。

纳多洛尔和普萘洛尔主要用于患者耐受性良好、对 β 受体阻滞剂没有禁忌的患者。起始剂量

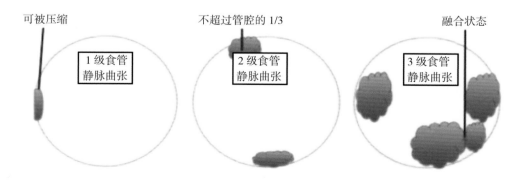

图 34.1　内镜下食管静脉曲张分级。引自意大利肝硬化项目[23]

为每天 20~40mg。一项包含 7 项试验（797 例患者）的荟萃分析发现与对照组相比，β 受体阻滞剂能够改善结局[30]。卡维地洛的推荐剂量为肝功能 A 级肝硬化患者：12.5mg，每天 2 次；肝功能 B 级或 C 级肝硬化患者：6.25mg，每天 2 次[31]。其他药物如辛伐他汀、可乐定、吗多明、甲氧氯普胺、己酮可可碱、维拉帕米和氯沙坦等的作用正在评估之中[32]。

非选择性 β 受体阻滞剂的效果可以通过以下两种方法来监测：一种是从低剂量开始，然后根据需要增加到最大耐受剂量，以达到 55~60 次 / 分的静息心率[33]；另一种是长期非选择性 β 受体阻滞剂治疗后 HVPG 较基线至少下降 10%，或者 ≤ 12mmHg，这些反应与临床相关并且与静脉曲张出血和失代偿风险显著降低有关[7]。类似地，静脉应用普萘洛尔后，HVPG 的急性反应可用于识别 β 受体阻滞剂反应者。HVPG 测量可能在临床试验中有用，然而这在日常实践中是不可行的。

◆ 内镜治疗

内镜下静脉曲张套扎术推荐用于中、大静脉曲张患者且不能耐受 β 受体阻滞剂或对 β 受体阻滞剂有禁忌证，或者药物无法降低 HVPG 的患者。内镜下静脉曲张套扎术与非选择性 β 受体阻滞剂对初级预防的有效性对比已被研究，并且研究者发表了一些荟萃分析。整体研究结果提示内镜下静脉曲张套扎术与非选择性 β 受体阻滞剂疗效相当，出血较少，但总体死亡率无变化[34-38]。

非选择性 β 受体阻滞剂不能阻止静脉曲张从小到大的发展或进展，并且有显著的副作用。另外，内镜下静脉曲张套扎术应由内镜专家进行，

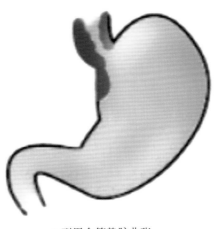

1 型胃食管静脉曲张

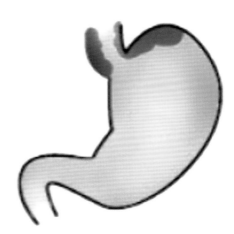

2 型胃食管静脉曲张

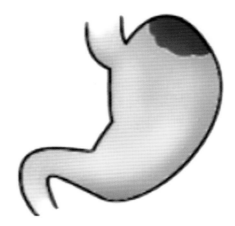

1 型孤立性胃静脉曲张

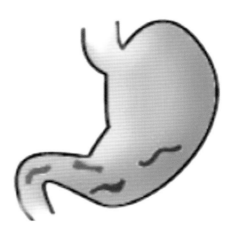

2 型孤立性胃静脉曲张

图 34.2 胃底静脉曲张的内镜分级。引自 Sarin SK 等[25]

表 34.4　胃静脉曲张的 Sarin 分型

胃静脉曲张 Sarin 分型	描述 / 位置
1 型胃食管静脉曲张（GEV-1）	从食管静脉曲张开始，在 GEJ 下方 2~5cm 的胃小弯上延伸（75% 的胃静脉曲张）
2 型胃食管静脉曲张（GEV-2）	延伸到胃底的 GEJ，持续有食管静脉曲张（占所有胃黏膜的 21%），比 GEV-1 更曲折
1 型孤立性胃静脉曲张（IGV-1）	在没有食管静脉曲张的情况下发生在胃底，是曲折复杂的
2 型孤立性胃静脉曲张（IGV-2）	在没有食管静脉曲张的情况下发生在胃体、胃窦或幽门

GEJ：胃食管交界部。引自 Sarin SK 等 [25]

以避免套扎创面引起的溃疡和出血等并发症（视频 34.3）。此外，由于静脉曲张复发的可能性，患者需要在内镜下静脉曲张套扎术后常规行内镜

检查 [39]。内镜评估的频率取决于多个因素，比如患者是否有静脉曲张，静脉曲张程度和风险，患者是否有代偿或失代偿性肝病（图 34.3）。一般来说，患者需要 3~4 个疗程来消除静脉曲张。联合治疗在预防出血或死亡方面并没有比单纯内镜下静脉曲张套扎术更有效 [40]。因此，应根据当地的资源和经验水平来决定是否采用其中一种治疗方法。

不建议对食管静脉曲张采用预防性内镜下硬化剂治疗，因为这种治疗方法并发症发生率高，而且没有明显的疗效 [41-42]。虽然已经研究过这种方法在严重胃底静脉曲张患者中的应用，但 Baveno 共识不建议将氰基丙烯酸酯黏合剂注射用于胃底静脉曲张的初级预防。目前，胃底静脉曲张的患者应继续接受非选择性 β 受体阻滞剂来进行初步预防。外科分流术和经颈静脉肝内门体分

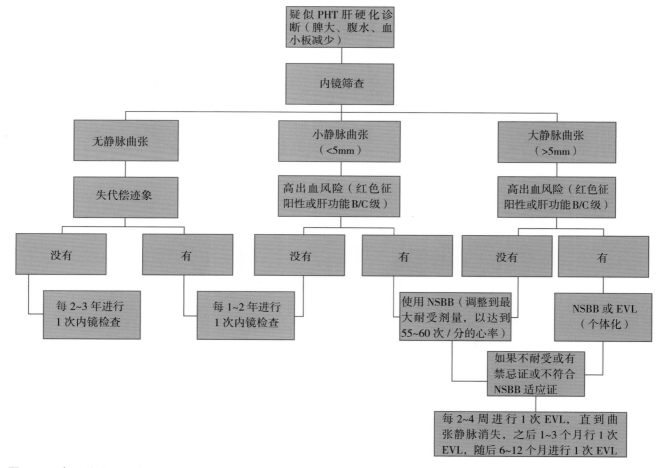

图 34.3　急性静脉曲张出血的主要预防策略。PHT：门静脉高压；EGD：食管胃十二指肠镜；NSBB：非选择性 β 受体阻滞剂；EVL：内镜下食管静脉曲张套扎术

流术（TIPS）已被提出用于初级预防，但是现有的数据还不支持使用这两种方法。

根据我们的经验，只在以下两种情况下使用组织胶预防胃底静脉曲张：①急性食管静脉曲张出血合并胃底静脉曲张的处理；②食管静脉曲张患者合并胃底静脉曲张预防性内镜下静脉曲张套扎术期间。从理论上讲，食管静脉曲张闭塞可能导致胃底静脉曲张压力升高，从而增加胃出血的可能性。

34.4.2　急性静脉曲张出血的处理

急性静脉曲张出血的管理需要多学科的工作团队，同时在 4 个方面展开工作：初始复苏，治疗急性出血，二级预防和治疗失败的处理。

◆ 风险分层与复苏

通过仔细记录病史、测量立位血流动力学变化的生命体征，并初步进行实验室检测（全血细胞计数、凝血参数、血型和 2~4 个单位的交叉配血、肝肾功能）对评估血流动力学状态和血管内容积监测至关重要。

应根据已证实的预后评分将入院时的风险分层为低风险和高风险患者。对确定的高风险患者进行早期干预，从而降低发病率和死亡率。低风险患者可以安全出院。Glasgow-Blatchford 评分应在每个患者初次就诊时使用[43]。Rockall 评分也可以应用，但需要全面了解内镜检查结果[44]。

大出血和（或）肝性脑病患者可考虑气管内插管以进行气道保护。鼻胃管在急性静脉曲张出血患者中是否常规应用是有争议的[45]。目前尚不清楚鼻胃管是否会加重静脉曲张或食管 – 贲门黏膜撕裂综合征引发的出血。尽管研究未能证明鼻胃管对临床结局是有益的[46]，但是根据我们的经验，鼻胃管的放置和在开始药物治疗的同时用冷生理盐水冲洗，可以帮助降低胃内压，防止误吸，并有助于在内镜检查前清理视野。

循环支持是通过两条较粗的外周静脉或 1 条中心静脉完成的。根据限制性输血策略（血红蛋白水平为 7~8g/L），用浓缩红细胞进行输注置换[6]。在对 921 例严重急性上消化道出血患者进行的研究中，Villanueva 等比较了限制性输血策略（血红蛋白水平低于 7g/L 时输血）和自由输血策略（血红蛋白水平低于 9g/L 时输血）的有

效性和安全性。限制性输血组 6 周存活的概率高于自由输血组（95% vs 91%）。限制性输血组有 10% 的患者出现进一步出血，而自由输血组有 16% 的患者出现进一步出血（P=0.01）；限制性输血组不良事件发生率为 40%，而自由输血组为 48%（P=0.02）。肝硬化和 CTP 分级为 A 级或 B 级的患者的生存率明显高于肝硬化和 CTP 分级为 C 级的患者。在最初的 5d 内，自由输血组的患者门静脉压力梯度显著增加，而限制性输血组的患者则没有[47]。

凝血异常应根据需要采用新鲜冷冻血浆和血小板输注法加以纠正。尚不推荐重组Ⅶa因子作为静脉曲张出血患者的常规临床治疗[48]。

我们推荐急性静脉曲张出血时预防性使用抗生素（表 34.5）。在对 864 例患者进行的包括 8 项安慰剂对照试验在内的系统回顾研究中，我们发现抗生素能显著降低的死亡率和细菌感染发生率，如菌血症、肺炎、SBP、尿路感染[49]。一项随机对照试验表明，静脉注射头孢曲松（1g/d，7d）优于诺氟沙星[替代方案为甲氧苄啶 – 磺胺甲噁唑（1 片 / 次，2 次 / 天），或环丙沙星（500mg/12h，口服）][50]。抗生素也可以降低因食管静脉曲张出血而住院患者的复发风险[51]。指南推荐在任何肝硬化和消化道出血的患者中都应短期预防性应用抗生素（最多 7d）。在晚期肝硬化患者中，静脉注射头孢曲松可能更好，尤其是在喹诺酮类耐药菌高发的中心[52]。

可用乳果糖或利福昔明对肝硬化和上消化道出血患者的肝性脑病进行预防[7]。

用来监测戒断症状的酒精性受试者应给予盐酸硫胺素治疗[53]。

表 34.5　急性静脉曲张出血的抗生素预防

抗生素	剂量	持续时间
诺氟沙星（美国不再供应）	每 12h 400mg，口服	最多 7d
环丙沙星	每 12h 500mg，口服，静脉注射	最多 7d
磺胺甲噁唑 – 甲氧苄啶	每 12h 160/800mg，口服	最多 7d
头孢曲松	1g/d，静脉注射	最多 7d

◆ **急性静脉曲张出血的治疗**

所有存在静脉曲张或有静脉曲张风险的进展期肝硬化和上消化道出血患者都应给予药物治疗。上消化道内镜检查应在12h内完成。早期再出血一般可能发生在最初止血后120h至6周。CTP分级C级、终末期肝病模型（MELD）评分模型，以及未能实现初步止血是预测6周死亡率的最佳变量（视频34.4）[7]。

抑酸疗法

血栓溶解和血小板聚集是依赖于pH的过程。与安慰剂或H_2受体拮抗剂相比，质子泵抑制剂（PPI）治疗（静脉注射后持续输注）可减少非静脉性上消化道出血患者的再出血和手术风险[54-55]。然而，PPI在急性静脉曲张出血中的作用是有争议的。一项关于PPI治疗胃食管静脉曲张的有效性和安全性的系统综述表明，一级证据认为PPI可以减小食管套扎术后食管溃疡的大小。然而鉴于食管溃疡的自限性，这些发现的临床意义尚无定论。现有证据不支持PPI用于长期门静脉高压相关出血的预防，也不支持大剂量静脉输注PPI治疗胃底食管静脉出血。关于PPI的应用，最有证据的就是：如果溃疡愈合不良，在内镜下静脉曲张套扎术后短期使用（10d）PPI，可以减小溃疡面积。因此，在尚未获取足够证据之前，应禁止长期、大剂量输注PPI[56]。

血管收缩剂治疗

血管活性药物可选择性收缩肠系膜小动脉，从而减少门静脉血流量，可以用于内镜检查前急性静脉曲张出血的初步治疗。随机对照试验表明，早期使用血管活性药物可以降低活动性出血的发生率，因而更易于进行诊断和治疗[57]，包括血管升压素、生长抑素及其类似物（分别是特利加压素和奥曲肽）。3 111例急性静脉曲张出血患者的30项随机试验的荟萃分析显示，与安慰剂相比，使用血管活性药物可改善止血效果并降低7d死亡率、输血量和住院时间[58]。特利加压素初期每4h静脉注射2mg，奥曲肽先以50μg静脉注射给药，然后以50μg/h的速度持续输注。也可以使用静脉注射血管升压素治疗（先给予0.4U，然后0.4~1U/min静脉输注）。生长抑素可先静脉注射250mg，后以250~500mg/h的速度静脉输注。伐

普肽先静脉注射50mg，之后以50mg/h的速度输注。疑似静脉曲张破裂出血的患者应即刻开始应用血管收缩剂并持续应用3~5d[7]。

一项系统综述发现，生长抑素或奥曲肽联合内镜下静脉曲张套扎术与单纯内镜下静脉曲张套扎术相比，可缩短5d的治疗时间[59-60]。特利加压素是除美国以外许多国家的首选药物，也是唯一能够单独降低死亡率的药物[61]。一项荟萃分析发现，与安慰剂相比，使用特利加压素可显著降低死亡率。使用特利加压素的患者，特别是保留肝功能的患者，目前尚存在出现低钠血症的可能。因此，使用特利加压素必须监测钠水平（视频34.5）[7]。

内镜治疗

在进行诊断性内镜检查前，镇静剂在北美地区和澳大利亚可以常规使用，但在欧洲、亚洲和非洲国家的使用存在很大差异[62]。咪达唑仑和丙泊酚都可用于内镜治疗。然而，与咪达唑仑相比，丙泊酚在内镜检查中、患者满意度和术后快速恢复方面则更具优势[63]。一项关于210例患者使用镇静剂的前瞻性随机对照试验比较了丙泊酚联合芬太尼与咪达唑仑联合芬太尼，对于进行上消化道内镜检查的肝硬化门诊患者的镇静效果。结果表明，两种镇静方案都是安全的。与咪达唑仑联合芬太尼相比，丙泊酚联合芬太尼镇静更有效，且恢复时间更短[64]。一项基于汇总数据的荟萃分析评估了非麻醉医生（NAAP）和麻醉医生（AAP）在高级内镜手术中应用丙泊酚镇静的安全性。研究数据分析了缺氧率、气道干预率、内镜医生和患者满意度评分及丙泊酚总剂量。结果显示，在高级内镜手术中，NAAP镇静的安全性优于AAP镇静。然而，这是以降低内镜医生和患者满意度为代价的[65-66]。

急性静脉曲张出血的两种内镜治疗方法分别是内镜下硬化剂治疗和内镜下静脉曲张套扎术。内镜下硬化剂治疗主要是在曲张静脉内或曲张静脉旁注射硬化剂。目前有多种硬化剂可供选择，最常见的是乙醇胺油酸酯（5%）、聚多卡醇（1%~2%）和氰基丙烯酸酯，它们对食管静脉曲张出血的止血效果相当[67]。急诊内镜下硬化剂治疗对于食管静脉曲张出血是一种安全有效的治疗方法[68]。一

项研究通过在静脉内或静脉旁单独或联合注射乙醇胺油酸酯与聚多卡醇，将两种硬化剂进行比较。结果表明：不论是否使用聚多卡醇，乙醇胺油酸酯都是安全有效的；但与聚多卡醇相比，乙醇胺油酸酯需要更多的注射次数。然而，由于聚多卡醇容易导致溃疡，其应用也因此受到限制[69]。内镜下硬化剂使用方便，能够迅速形成血栓，从而止血。其缺点是可能引起各种局部和全身性并发症，如胸骨后胸痛、发热、吞咽困难和胸腔积液，其中，食管溃疡也是常见并发症，20%的患者可能会因食管溃疡发生出血[70]。据报道，菌血症发病率高达35%，可导致SBP或远端脓肿[71-72]。

内镜下静脉曲张套扎术的治疗原理是将静脉曲张的静脉全部或部分结扎起来，引起血栓形成和血管闭塞，并在数天到数周内导致组织坏死和脱落，留下表浅的黏膜溃疡，最后迅速愈合[73]。对于曲张静脉来说，活动性出血或有近期出血指征（如纤维蛋白栓或红色征）应该是首选治疗适应证，即使它们不位于胃食管交界部。

最初的套扎装置（Stiegmann-Goff套扎器）需要使用外套管[74]。由Conmed（Stiegmann-Goff内镜下套扎器）、Boston-Scientific（SpeedBand）和Cook Medical（Saeed多环套扎器）生产的多环套扎系统能够提供4~10条套扎圈，可以在一次手术中应用，而无须摘除内镜[75]。对于严重出血患者，套扎装置的使用可能受限，因为套扎装置头端的积血限制了内镜视野。我们推荐使用窄带成像（NBI）技术、i-Scan和柔性光谱成像色彩增强（FICE）技术来检测急性出血患者的胃食管交界部。这有助于在Z线上精确地应用套扎圈，并改善手术效果（视频34.6）。

套扎开始于食管最远端，靠近胃食管交界部。套扎范围包括从切牙到食管28cm处呈螺旋状排列的部分，套扎时需将该范围内所有主要的曲张静脉柱套扎起来。根据我们的经验，在超过28cm范围处套扎会引起更多的疼痛和吞咽困难；此外，套扎还应位于穿支供血血管的上方。一项随机前瞻性研究表明，每次手术放置超过6个套扎圈并不能改善患者的预后，反而延长了手术时间，并增加了无效套扎环的数量[76]。我们认为，最多可以在一次手术中放置12个套扎环，这样会

减少手术的总次数。1周的套扎间隔时间比2周的间隔时间更能快速根除静脉曲张且不会增加并发症和内镜检查的次数，也不会缓解再出血或其他临床结局，如吞咽困难、咽痛、胸痛、狭窄和死亡。关于套扎的时间间隔可以根据医生和患者的个人习惯及医院的后勤和资源决定[77]。根据我们的经验，在套扎环脱落前1周套扎，可降低套扎后溃疡引起的再出血的发生率。内镜下静脉曲张套扎术常见的并发症包括胸痛和暂时性吞咽困难，这些并发症对镇痛药反应良好。

一项荟萃分析和前瞻性随机研究对内镜下硬化剂治疗与内镜下静脉曲张套扎术进行了全面的比较，结果显示，内镜下静脉曲张套扎术在主要预后指标方面都优于内镜下硬化剂治疗，包括出血的初始控制、复发性出血、副作用、静脉曲张闭塞时间和生存率[78-79]。与内镜下硬化剂治疗相比，内镜下静脉曲张套扎术后菌血症的发生率较低，这使其成为一种更安全的治疗方法，特别是对感染风险较高的患者[8,81]。内镜下静脉曲张套扎术和内镜下硬化剂治疗均可引起程度不一的门静脉高压性胃病，然而内镜下硬化剂治疗因其可诱发纤维化作用，从而能够进一步降低出血复发率[82]。

◆ 联合治疗有作用吗？

研究显示，内镜下静脉曲张套扎术和内镜下硬化剂治疗联合应用可加速静脉曲张的消除，降低再出血的可能性[83]。但荟萃分析得出的结论是，内镜下静脉曲张套扎术和内镜下硬化剂治疗联合应用对静脉曲张出血的治疗并不优于单一治疗[84]。氩等离子体凝固（APC）或微波烧灼联合内镜下静脉曲张套扎术可改善食管静脉曲张的治疗效果[85]。内镜下夹闭治疗食管静脉曲张已被证明无效，并有很高的再出血风险，因此不推荐[86]。

内镜下静脉曲张套扎术联合血管活性药物被认为是急性静脉曲张出血的标准治疗，目前被指南推荐使用[7]。

34.5　二级预防

静脉曲张需要多次治疗。根据经验，我们建议在7~10d内重复内镜下静脉曲张套扎术，并辅以PPI和半固态饮食。但是，支持这个时间间隔的研究数据有限。在第二次治疗中，任何持续性

存在的静脉曲张都可使用套扎环。无须担心套扎位点接近既往套扎环脱落所致的溃疡处。静脉曲张根除后，我们建议在 1 个月内进行内镜随访，然后在 6~9 个月内每 3 个月进行 1 次检查；间隔时间可根据需要延长至 6~12 个月。平均根除次数约为应用内镜下静脉曲张套扎术 3.7 次，应用内镜下硬化剂治疗 4.9 次。择期进行内镜下静脉曲张套扎术后再出血的发生率明显低于急诊内镜下静脉曲张套扎术后发生率（0.5% vs 7.1%）[88]。

34.6 治疗失败的处理

治疗失败可发生在 15%~20% 的急性静脉曲张出血的患者中，治疗失败被定义为在急性出血期（前 5d）发生下列情况之一：接受药物或内镜治疗超过 2h 后呕吐鲜血或鼻胃管抽出物内血液量超过 100mL，发生低血容量性休克或血红蛋白水平在 24h 内下降 3g 或 3g 以上[59]。

◆ 气囊压迫止血

3 种气囊可供使用：三腔双囊管（胃、食管的气囊和 1 个胃部进气口），Minnesota 管（在三腔双囊管的基础上进行了改进，食管气囊上有 1 个入气口），以及 Linton-Nachlas 管（有 1 个 600mL 胃气囊）。气囊可以放置 24~48h 以稳定病情。6%~20% 的气囊压迫止血患者可能出现食管破裂等严重并发症[89]。

在考虑使用气囊压迫止血的患者中，全覆膜自膨胀式金属支架（fcSEMS；Ella-Danis，Hradec Kralove，CzechRepublic）也可能有用[90]。一项纳入难治性食管静脉曲张出血患者的荟萃分析显示，95% 的患者成功植入了自膨胀式金属支架（SEMS），但有 18% 的患者未能控制出血[91]。建议在 7d 内取出支架，以避免压力性食管壁溃疡的发生[92-93]。我们认为在食管静脉曲张出血的部位注射组织黏合剂（根据我们的经验），并且使用止血喷雾将显著减少 SEMS 的使用。

这些方法是暂时的，用来在最佳治疗（手术或 TIPS）之前稳定患者病情。

◆ TIPS

作为一种急救治疗的手段，TIPS 在最近的研究中受到了挑战，这些研究建议将 TIPS 作为高危患者的首选治疗，以改善其预后[94]。如果药物和内镜联合治疗失败，可选用聚四氟乙烯覆膜支架进行急救治疗。前 5d 的再出血可以通过第 2 次内镜治疗来处理；如果病情严重，植入聚四氟乙烯覆膜支架的 TIPS 可能是最好的选择[7]。在九项关于肝硬化患者的随机对照试验中，急性静脉曲张出血术后 5d 内行 TIPS 在减少再出血发生率方面优于内镜治疗，其 1 年死亡率显著降低，并且肝性脑病发生率未显著增加[95]。

虽然 TIPS 止血成功率 >90%[21]，但由于患者严重的肝硬化及无法控制的出血，尤其是合并肾衰的患者，TIPS 死亡率很高[96]。TIPS 的绝对禁忌证包括严重的肺动脉高压（平均肺动脉压 > 45mmHg）、严重的三尖瓣反流、充血性心力衰竭、严重的肝功能衰竭、多囊性肝病和活动性脓毒症患者。相对禁忌证包括严重的阻塞性动脉病变、肝动脉及腹腔干狭窄（可能导致肝动脉灌注不足）、肝细胞癌、其他肝肿瘤及胆管扩张[97]。

◆ 手 术

肝功能良好，但急诊内镜治疗失败的患者应行手术治疗。有两种基本类型的手术：分流手术（非选择性和选择性）和非分流手术（食管离断术或胃底静脉曲张断流术）。这两种方法都是非常有效的止血方法[98]。分流手术显著增加了慢性或复发性门静脉系统脑病的发生率，并使未来的肝移植手术复杂化[89]。

在埃及，我们很少使用 TIPS 和外科手术，主要依靠内镜下静脉曲张套扎术和内镜下硬化剂治疗。这可能是由于大量的静脉曲张出血患者和我们运用多种高成功率的内镜技术的经验日趋成熟的缘故[89]。

34.7 急性静脉曲张出血治疗的新方法：止血喷剂

止血喷剂（Cook Medical）是一种新型的纳米止血剂，用于内镜下非静脉曲张性上消化道出血的止血，在治疗消化性溃疡出血的初步研究中被证明是有效的[99]。一项初步研究报告显示，在能够提供更明确的治疗之前，止血喷剂可能在静脉曲张再出血的急诊处理中有效[100]。

最近，研究者在比利时和埃及的两家医院进行了一项前瞻性研究，其中，包括 30 例确诊为急性静脉曲张出血的肝硬化患者。该研究在肝硬化患者急性静脉曲张出血的紧急处理中应用止血喷剂，短期随访显示止血喷剂安全有效[101]。

根据我们的经验，止血喷剂提供了一种新的治疗选择，缩小了日常诊疗中胃食管出血住院患者与标准治疗之间的差距。

34.8　胃静脉曲张的处理

胃窦内静脉曲张出血应使用奥曲肽（或生长抑素或特利加压素）和球囊填塞，然后注射氰基丙烯酸酯黏合剂，难治性病例应选择 TIPS 或手术治疗。氰基丙烯酸酯注射在控制胃底静脉曲张出血方面效果显著，是首选的方法[102]。在这部分患者中，它似乎比曲张静脉套扎更有效、更安全[103]。在急性胃底静脉曲张出血时，可在右侧进行注射，视野更清晰，操作更简便[104]。有时可将氰基丙烯酸酯注射与超声内镜引导下弹簧圈置入相结合以防止异位栓塞[105]。

其他治疗方法包括静脉曲张套扎、静脉内注射其他硬化剂、无水酒精、凝血酶、纤维蛋白胶、血凝素和球囊阻塞逆行曲张静脉栓塞术（BRTO）[106-112]。BRTO 是一种介入放射学技术，步骤为通过引流血管内充气球囊导管来阻塞血流，然后在球囊闭塞部位附近注射硬化剂。BRTO 需要存在一个自发的分流，且球囊导管可逆行引入。观察性研究表明，应用 BRTO 治疗的胃静脉曲张患者长期出血得到良好控制（90%）[112]。大约 10% 的患者可出现技术障碍[112-113]。BRTO 的并发症包括门静脉压力增加，食管静脉曲张、腹水恶化体循环静脉栓塞[114]。

34.9　异位静脉曲张的处理

AASLD 发布的指南建议将 TIPS 作为预防异位静脉曲张（十二指肠、直肠、小肠和造口周围）患者再出血的首选方法[115]。我们用氰基丙烯酸酯注射治疗十二指肠和直肠静脉曲张，效果良好。

34.10　门静脉高压性胃病和胃窦血管扩张

门静脉高压性胃病和胃窦血管扩张是两种不同的疾病，是消化道出血的重要原因[116]。根据定义，门静脉高压性胃病要求存在门静脉高压，无论是肝硬化还是非肝硬化。胃窦血管扩张既可以不合并肝硬化，也可以不合并门静脉高压，但两者都可能发生。大约 30% 的胃窦血管扩张患

者系肝硬化所致，并且在晚期肝病患者中更为常见[117-118]。可根据其位置、内镜下表现和组织病理学进行区分（表 34.6）[119]。

门静脉高压性胃病的患者在急性出血期间应用生长抑素、奥曲肽、特利加压素[120]、APC[121]和止血剂治疗可能是有用的[122]。现行指南建议使用非选择性 β 受体阻滞剂预防门静脉高压性胃病和慢性消化道出血。难治性病例可能需要 TIPS 或外科分流作为抢救治疗[123-124]。

APC 治疗在 90%~100% 的胃窦血管扩张病例中有效[125]。患者每 2~6 周需要进行多次 APC。复发最常见的原因是胃窦血管扩张，涉及更深的黏膜层及黏膜下层，不能充分凝固。套扎可破坏黏膜及黏膜下血管结构，能够减少进一步治疗的需要，以及再住院、复发出血的可能性。且与 APC 相比，套扎治疗的次数少[126]。

根据我们的经验，内镜下静脉曲张套扎术在治疗胃窦血管扩张方面优于 APC[127]。我们将胃窦最远端接近幽门扩张的血管进行分级，然后移动到近端，直到整个受影响的区域得到处理（最多 16 个套扎环放置在同一部位）。胃窦血管扩张患者需要 2~4 次分段套扎。

难治性胃窦血管扩张的其他疗法包括射频消融、冷冻疗法、氰基丙烯酸酯、内镜黏膜分部切除术和手术切除[129-132]。

34.11　未来发展方向、实验技术和研究

- 病因治疗对门静脉高压预后的作用。
- 急性静脉曲张出血患者内镜检查前静脉使用 PPI 的临床疗效。
- 胶囊内镜筛查食管静脉曲张的成本 - 效果

表 34.6　门静脉高压性胃病及胃窦血管扩张的特征

项目	门静脉高压性胃病	胃窦血管扩张
部位	胃底和胃体	胃窦
内镜	马赛克 / 蛇皮样，黏膜（轻微）有红色或褐色斑点（严重）	"西瓜"或弥漫性增生的血管，红斑（轻度）或出血（重度）
活检	非特异性扩张的黏膜和黏膜下静脉和增生的毛细血管	黏膜毛细血管扩张伴纤维蛋白血栓、固有层纤维肌增生、梭形细胞增生

改编自 Patwardhan VR 和 Cardenas A[119]

评价。

• 超声内镜（EUS）在曲张静脉注射治疗中的作用。

• Hemospray（内镜下止血喷剂）可作为明确治疗方案前的过渡，新型内镜下止血技术在急性食管、胃底静脉曲张出血中的有效性。

• Hemospray 治疗套扎环脱落后形成的溃疡和门静脉高压性胃病的有效性。

• 食管静脉曲张出血时组织胶注射的优化利用。

34.12 结　论

• 门静脉高压是指由于肝硬化或非肝硬化原因所引起的门静脉压力梯度增加超过 5mmHg。门静脉高压的诊断方法包括 HVPG、腹部多普勒超声，以及足够诊断临床显著性门静脉高压的近期瞬时弹性成像值 ≥ 20~25kPa。门静脉高压的治疗旨在降低门静脉高压和治疗静脉曲张，治疗门静脉高压的原发病及其他并发症。

• 50% 的肝硬化患者存在静脉曲张，并以每年 5%~15% 的速度形成，其中 1/3 的静脉曲张患者会发生急性静脉曲张出血。如果血小板计数 $<150 \times 10^9/L$ 并且瞬时弹性成像值 >20kPa，应进行静脉曲张内镜筛查。对于急性静脉曲张出血的一级预防，内镜下静脉曲张套扎术与非选择性 β 受体阻滞剂同样有效；然而，由于并发症发生率较高而无实质获益，不推荐预防性内镜下硬化剂治疗。

• 急性静脉曲张出血的处理需要多学科团队同时在 4 个方面进行工作：初步复苏、急性出血的治疗、二级预防和治疗失败的处理。血流动力学的评估和血容量监测至关重要，通过使用评分系统进行危险分层对进行早期干预以降低发病率和死亡率具有重要意义。在限制性输血策略后，必须进行气道保护、纠正凝血障碍和使用浓缩红细胞补充血容量。预防性使用抗生素推荐静脉使用头孢曲松或口服诺氟沙星、环丙沙星、复方新诺明。可用乳果糖或利福昔明预防肝性脑病。对于所有伴静脉曲张或存在静脉曲张风险的晚期肝硬化和急性静脉曲张出血患者，应使用 PPI 和血管收缩剂进行药物治疗，血管收缩剂可改善止血效果并降低 7d 死亡率、输血需求，缩短住院时间。

应在就诊后 12h 内进行上消化道内镜检查。

• 可用于治疗急性静脉曲张出血的两种内镜方法是内镜下硬化剂治疗和内镜下静脉曲张套扎术，均使用丙泊酚镇静。早期使用硬化剂注射曲张静脉或副静脉来治疗急性静脉曲张出血是安全有效的；但研究证实，内镜下静脉曲张套扎术在所有主要临床结局方面（包括初次止血、再出血、副作用、静脉曲张闭塞时间和存活率）均优于内镜下硬化剂治疗，并且内镜下静脉曲张套扎术后菌血症的发生率低于内镜下硬化剂治疗。套扎器可在 1 次治疗中提供 4~10 个套扎环以供使用。急性静脉曲张出血患者进行 NBI、i-Scan 和 FICE 检查便于检测胃食管交界部，可改善手术结局。与单独内镜下静脉曲张套扎术相比，内镜下静脉曲张套扎术与生长抑素或奥曲肽联合使用提高了 5d 成功率。而内镜下静脉曲张套扎术联合内镜下硬化剂治疗急性静脉曲张出血无优势。

• 对于二级预防，需要多阶段治疗来消除静脉曲张。如果治疗失败，可暂时行球囊压迫和 fcSEMS，而后进行更明确的治疗（手术或 TIPS）。在高风险患者中，TIPS 可能是首选治疗。在肝功能良好的患者中，外科手术可作为抢救治疗措施。

• 胃静脉曲张可通过氰基丙烯酸酯注射、TIPS 或外科手术进行治疗。氰基丙烯酸酯注射在控制胃静脉曲张出血中疗效满意，对急性胃静脉曲张出血患者进行病变右侧注射，可提供更清晰的术野和更简单的手术操作。通过 TIPS 和氰基丙烯酸酯注射可进行异位静脉曲张治疗。门静脉高压性胃病和胃窦血管扩张是两种不同的疾病，是消化道出血的重要原因。门静脉高压性胃病的治疗主要是内科治疗，而胃窦血管扩张可通过 APC 或套扎术治疗。

• 根据我们的经验，内镜下止血喷剂提供了一种新的治疗选择，缩小了日常诊疗中胃食管出血患者住院与接受更明确的治疗之间的差距。

（全晓静　戴社教　译，李路　审）

参考文献

[1] Perelló A, Escorsell A, Bru C, et al. Wedged hepatic venous pressure adequately reflects portal pressure in hepatitis C virus-related cirrhosis. Hepatology, 1999, 30(6):1393–1397.

[2] Khanna R, Sarin SK. Non-cirrhotic portal hypertension–diagnosis and management. J Hepatol, 2014, 60(2):421–441.

[3] Sarin SK, Kumar A. Noncirrhotic portal hypertension. Clin Liver Dis,2006,10(3):627–651, x.

[4] Schouten JNL, Garcia-Pagan JC, Valla DC, et al. Idiopathic noncirrhotic portal hypertension. Hepatology, 2011, 54(3):1071–1081.

[5] Garcia-Pagán JC, Hernández-Guerra M, Bosch J. Extrahepatic portal vein thrombosis. Semin Liver Dis, 2008, 28(3):282–292.

[6] de Franchis R, Baveno V Faculty. Revising consensus in portal hypertension: report of the Baveno V consensus workshop on methodology of diagnosis and therapy in portal hypertension. J Hepatol, 2010, 53(4):762–768.

[7] de Franchis R, Baveno VI Faculty. Expanding consensus in portal hypertension: report of the Baveno VI Consensus Workshop: stratifying risk and individualizing care for portal hypertension. J Hepatol, 2015, 63(3):743–752.

[8] La Mura V, Nicolini A, Tosetti G, et al. Cirrhosis and portal hypertension: the importance of risk stratification, the role of hepatic venous pressure gradient measurement. World J Hepatol, 2015, 7(4):688–695.

[9] Berzigotti A, Seijo S, Reverter E, et al. Assessing portal hypertension in liver diseases. Expert Rev Gastroenterol Hepatol, 2013, 7(2):141–155.

[10] Berzigotti A, Piscaglia F, EFSUMB Education and Professional Standards Committee. Ultrasound in portal hypertension—part 2—and EFSUMB recommendations for the performance and reporting of ultrasound examinations in portal hypertension. Ultraschall Med, 2012, 33(1):8–32, quiz 30–31.

[11] Castera L, Forns X, Alberti A. Non-invasive evaluation of liver fibrosis using transient elastography. J Hepatol,2008, 48(5):835–847.

[12] Zarski JP, Sturm N, Guechot J, et al. ANRS HCEP 23 Fibrostar Group. Comparison of nine blood tests and transient elastography for liver fibrosis in chronic hepatitis C: the ANRS HCEP-23 study. J Hepatol, 2012, 56(1):55–62.

[13] Talwalkar JA, Kurtz DM, Schoenleber SJ, et al. Ultrasound-based transient elastography for the detection of hepatic fibrosis: systematic review and meta-analysis. Clin Gastroenterol Hepatol,2007, 5(10):1214–1220.

[14] Friedrich-Rust M, Ong M-F, Martens S, et al. Performance of transient elastography for the staging of liver fibrosis: a meta-analysis. Gastroenterology,2008, 134(4):960–974.

[15] Musso G, Gambino R, Cassader M, et al. Meta-analysis: natural history of non-alcoholic fatty liver disease (NAFLD) and diagnostic accuracy of non-invasive tests for liver disease severity. Ann Med, 2011, 43(8):617–649.

[16] Corpechot C, El Naggar A, Poujol-Robert A, et al. Assessment of biliary fibrosis by transient elastography in patients with PBC and PSC. Hepatology, 2006, 43(5):1118–1124.

[17] Grunwald D, Kothari D, Malik R. Noninvasive markers in the assessment and management of autoimmune liver diseases. Eur J Gastroenterol Hepatol, 2014, 26(10):1065–1072.

[18] Shaheen AAM, Wan AF, Myers RP. FibroTest and FibroScan for the prediction of hepatitis C-related fibrosis: a systematic review of diagnostic test accuracy. Am J Gastroenterol, 2007, 102(11):2589–2600.

[19] Tsochatzis EA, Gurusamy KS, Ntaoula S, et al. Elastography for the diagnosis of severity of fibrosis in chronic liver disease: a meta-analysis of diagnostic accuracy. J Hepatol, 2011, 54(4):650–659.

[20] Garcia-Tsao G, Sanyal AJ, Grace ND, et al. Practice Guidelines Committee of the American Association for the Study of Liver Diseases. Practice Parameters Committee of the American College of Gastroenterology. Prevention and management of gastroesophageal varices and variceal hemorrhage in cirrhosis. Hepatology, 2007, 46(3):922–938.

[21] Habib A, Sanyal AJ. Acute variceal hemorrhage. Gastrointest Endosc Clin N Am, 2007, 17(2):223–252, v.

[22] D'Amico G, De Franchis R, Cooperative Study Group. Upper digestive bleeding in cirrhosis. Post-therapeutic outcome and prognostic indicators. Hepatology, 2003, 38(3):599–612.

[23] Reliability of endoscopy in the assessment of variceal features. Italian Liver Cirrhosis Project. J Hepatol, 1987, 4:93–98.

[24] LaBrecqu D, Khan AG, Sarin SK, et al. Esophageal Varices. WGO Practice Guideline, 2013:5.

[25] Sarin SK, Lahoti D, Saxena SP, et al. Prevalence, classification and natural history of gastric varices: a long-term follow-up study in 568 portal hypertension patients. Hepatology, 1992, 16(6):1343–1349.

[26] Feu F, García-Pagán JC, Bosch J, et al. Relation between portal pressure response to pharmacotherapy and risk of recurrent variceal haemorrhage in patients with cirrhosis. Lancet,1995, 346(8982):1056–1059.

[27] North Italian Endoscopic Club for the Study and Treatment of Esophageal Varices. Prediction of the first variceal hemorrhage in patients with cirrhosis of the liver and esophageal varices. A prospective multicenter study. N Engl J Med, 1988, 319(15):983–989.

[28] Bosch J, García-Pagán JC. Prevention of variceal rebleeding. Lancet. 2003, 361(9361):952–954.

[29] Abraldes JG, Villanueva C, Bañares R, et al. Spanish Cooperative Group for Portal Hypertension and Variceal Bleeding. Hepatic venous pressure gradient and prognosis in patients with acute variceal bleeding treated with pharmacologic and endoscopic therapy. J Hepatol, 2008, 48(2):229–236.

[30] Hayes PC, Davis JM, Lewis JA, et al. Meta-analysis of value of propranolol in prevention of variceal haemorrhage. Lancet, 1990, 336(8708):153–156.

[31] Bañares R, Moitinho E, Matilla A, et al. Randomized comparison of long-term carvedilol and propranolol administration in the treatment of portal hypertension in cirrhosis. Hepatology, 2002, 36(6):1367–1373.

[32] Schneider AW, Kalk JF, Klein CP. Effect of losartan, an angiotensin II receptor antagonist, on portal pressure in cirrhosis. Hepatology, 1999, 29(2):334–339.

[33] D'Amico G, Garcia-Pagan JC, Luca A, et al. Hepatic vein pressure gradient reduction and prevention of variceal bleeding in cirrhosis: a systematic review. Gastroenterology, 2006, 131(5):1611–1624.

[34] Gluud LL, Krag A. Banding ligation versus beta-blockers for primary prevention in oesophageal varices in adults. Cochrane Database Syst Rev, 2012, 8(8):CD004544.

[35] Li L, Yu C, Li Y. Endoscopic band ligation versus pharma-cological therapy for variceal bleeding in cirrhosis: a meta-analysis. Can J Gastroenterol, 2011, 25(3):147–155.

[36] Imperiale TF, Chalasani N. A meta-analysis of endoscopic variceal ligation for primary prophylaxis of esophageal variceal bleeding. Hepatology,2001, 33(4):802–807.

[37] Khuroo MS, Khuroo NS, Farahat KL, et al. Meta-analysis: endoscopic variceal ligation for primary prophylaxis of oesophageal variceal bleeding. Aliment Pharmacol Ther,2005, 21(4):347–361.

[38] Gluud LL, Klingenberg S, Nikolova D, et al. Banding ligation versus beta-blockers as primary prophylaxis in esophageal varices: systematic review of randomized trials. Am J Gastroenterol, 2007, 102(12):2842–2848, quiz 2841, 2849.

[39] Sarin SK, Lamba GS, Kumar M, et al. Comparison of endoscopic ligation and propranolol for the primary prevention of variceal bleeding. N Engl J Med, 1999,340(13):988–993.

[40] Sarin SK, Wadhawan M, Agarwal SR, et al. Endoscopic variceal ligation plus propranolol versus endoscopic variceal ligation alone in primary prophylaxis of variceal bleeding. Am J Gastroenterol, 2005, 100(4):797–804.

[41] Hunter MS, Omar MM, Mostafa I, et al. Prophylactic sclero-therapy: a prospective controlled trial in non alcoholic liver cirrhosis and/or schistosomal hepatic fibrosis. J Trop Med (Cairo),1992, 2(1).

[42] Stiegmann GV, Goff JS, Michaletz-Onody PA, et al. Endo-scopic sclerotherapy as compared with endoscopic ligation for bleeding esophageal varices. N Engl J Med, 1992, 326(23): 1527–1532.

[43] Blatchford O, Murray WR, Blatchford M. A risk score to predict need for treatment for upper-gastrointestinal haemorrhage. Lancet, 2000, 356(9238):1318–1321.

[44] Rockall TA, Logan RF, Devlin HB, et al. Risk assessment after acute upper gastrointestinal haemorrhage. Gut, 1996, 38(3):316–321.

[45] Rudolph SJ, Landsverk BK, Freeman ML. Endotracheal intubation for airway protection during endoscopy for severe upper GI hemorrhage. Gastrointest Endosc, 2003, 57(1):58–61.

[46] Pallin DJ, Saltzman JR. Is nasogastric tube lavage in patients with acute upper GI bleeding indicated or antiquated? Gastrointest Endosc, 2011, 74(5):981–984.

[47] Villanueva C, Colomo A, Bosch A, et al. Transfusion strategies for acute upper gastrointestinal bleeding. N Engl J Med, 2013, 368(1):11–21.

[48] Martí-Carvajal AJ, Karakitsiou DE, Salanti G. Human recombinant activated factor VII for upper gastrointestinal bleeding in patients with liver diseases. Cochrane Database Syst Rev, 2012, 3(3):CD004887.

[49] Soares-Weiser K, Brezis M, Tur-Kaspa R, et al. Antibiotic prophylaxis for cirrhotic patients with gastrointestinal bleeding. Cochrane Database Syst Rev, 2002(2):CD002907.

[50] Fernández J, Ruiz del Arbol L, Gómez C, et al. Norfloxacin vs ceftriaxone in the prophylaxis of infections in patients with advanced cirrhosis and hemorrhage. Gastroenterology. 2006, 131(4):1049–1056, quiz 1285.

[51] Hou MC, Lin HC, Liu TT, et al. Antibiotic prophylaxis after endoscopic therapy prevents rebleeding in acute variceal hemorrhage: a randomized trial. Hepatology, 2004, 39(3):746–753.

[52] Hwang JH, Shergill AK, Acosta RD, et al. American Society for Gastrointestinal Endoscopy. The role of endoscopy in the management of variceal hemorrhage. Gastrointest Endosc, 2014, 80(2):221–227.

[53] Knochel JP. Hypophosphatemia in the alcoholic. Arch Intern Med, 1980, 140(5):613–615.

[54] Leontiadis GI, Sharma VK, Howden CW. Proton pump inhibitor treatment for acute peptic ulcer bleeding. Cochrane Database Syst Rev,2006(1):CD002094.

[55] Leontiadis GI, Sharma VK, Howden CW. Proton pump inhibitor therapy for peptic ulcer bleeding: Cochrane collaboration meta-analysis of randomized controlled trials. Mayo Clin Proc, 2007, 82(3):286–296.

[56] Lo EA, Wilby KJ, Ensom MH. Use of proton pump inhibitors in the management of gastroesophageal varices: a systematic review. Ann Pharmacother, 2015, 49(2):207–219.

[57] Escorsell A, Ruiz del Arbol L, Planas R, et al. Multicenter randomized controlled trial of terlipressin versus sclerotherapy in the treatment of acute variceal bleeding: the TEST study. Hepatology, 2000, 32(3):471–476.

[58] Wells M, Chande N, Adams P, et al. Meta-analysis: vasoactive medications for the management of acute variceal bleeds. Aliment Pharmacol Ther, 2012, 35(11):1267–1278.

[59] Bañares R, Albillos A, Rincón D, et al. Endoscopic treatment versus endoscopic plus pharmacologic treatment for acute variceal bleeding: a meta-analysis. Hepatology, 2002, 35(3): 609–615.

[60] D'amico G, Criscuoli V, Fili D, et al. Meta-analysis of trials for variceal bleeding. Hepatology, 2002, 36(4 pt 1):1023–1024, author reply 1024–1025.

[61] Ioannou G, Doust J, Rockey DC. Terlipressin for acute esophageal variceal hemorrhage. Cochrane Database Syst Rev, 2003(1):CD002147.

[62] Ladas SD, Satake Y, Mostafa I, et al. Sedation practices for gastrointestinal endoscopy in Europe, North America, Asia, Africa and Australia. Digestion, 2010, 82(2):74–76.

[63] Kamel H, Kamal N, Helmy H, et al. Midazolam versus propofol sedation for therapeutic upper gastrointestinal endoscopy. Egyptian Journal of Anaesthesia, 1995, 11(2).

[64] Correia LM, Bonilha DQ, Gomes GF, et al. Sedation during upper GI endoscopy in cirrhotic outpatients: a randomized, controlled trial comparing propofol and fentanyl with midazolam and fentanyl. Gastrointest Endosc, 2011, 73(1):45–51, 51.e1.

[65] Goudra BG, Singh PM, Gouda G, et al. Safety of non-anesthesia provideradministered propofol (NAAP) sedation in advanced gastrointestinal endoscopic procedures: comparative meta-analysis of pooled results. Dig Dis Sci, 2015, 60(9): 2612–2627.

[66] Lera dos Santos ME, Maluf-Filho F, Chaves DM, et al. Deep sedation during gastrointestinal endoscopy: propofol-fentanyl and midazolam-fentanyl regimens. World J Gastroenterol,

2013, 19(22):3439–3446.

[67] Omar MM, Fakhry SM, Mostafa I. Immediate endoscopic injection therapy of bleeding oesophageal varices: a prospective comparative evaluation of injecting materials in Egyptian patients with portal hypertension. J Egypt Soc Parasitol, 1998, 28(1):159–168.

[68] Hunter MS, Omar MM, Mostafa I, et al. Emergency sclerotherapy for bleeding oeophageal varices in patients with hepatic schistosomiasis and/or non-alcoholic cirrhosis. J Trop Med (Cairo), 1992, 2(2).

[69] Omar MM, Hunter MS, Mostafa I, et al. Endoscopic variceal sclerotherapy: ethanolamine (ETH), polidocanole (POL) alone or in combination? Journal of Hepatology, Gastroenterology &Infectious Diseases (JHGID), 1996, 4(2).

[70] Lee JG, Lieberman DA. Complications related to endoscopic hemostasis techniques. Gastrointest Endosc Clin N Am, 1996, 6(2):305–321.

[71] Rolando N, Gimson A, Philpott-Howard J, et al. Infectious sequelae after endoscopic sclerotherapy of oesophageal varices: role of antibiotic prophylaxis. J Hepatol, 1993, 18(3):290–294.

[72] Selby WS, Norton ID, Pokorny CS, et al. Bacteremia and bacterascites after endoscopic sclerotherapy for bleeding esophageal varices and prevention by intravenous cefotaxime: a randomized trial. Gastrointest Endosc, 1994, 40(6):680–684.

[73] Wiechowska-Kozłowska A, Białek A, Raszeja-Wyszomirska J, et al. Ligation of oesophageal varices may increase formation of "deep" gastric collaterals. Hepatogastroenterology, 2010, 57(98):262–267.

[74] Stiegmann GV, Goff JS, Sun JH, et al. Technique and early clinical results of endoscopic variceal ligation (EVL). Surg Endosc, 1989, 3(2):73–78.

[75] Saeed ZA. The Saeed Six-Shooter: a prospective study of a new endoscopic multiple rubber-band ligator for the treatment of varices. Endoscopy, 1996, 28(7):559–564.

[76] Ramirez FC, Colon VJ, Landan D, et al. The effects of the number of rubber bands placed at each endoscopic session upon variceal outcomes: a prospective, randomized study. Am J Gastroenterol, 2007, 102(7):1372–1376.

[77] Sheibani S, Khemichian S, Kim JJ, et al. Randomized trial of 1-week vs. 2-week intervals for endoscopic ligation in the treatment of patients with esophageal variceal bleeding. Hepatology, 2016, 64(2):549–555.

[78] Laine L, el-Newihi HM, Migikovsky B, et al. Endoscopic ligation compared with sclerotherapy for the treatment of bleeding esophageal varices. Ann Intern Med, 1993, 119(1):1–7.

[79] Fakhry S, Omar M, Al Ghannam M, et al. Endoscopic sclerotherapy versus endoscopic variceal ligation in the management of bleeding esophageal varices: a prospective randomized study in schistosomal hepatic fibrosis. Endoscopy, 2000, 1:39–44- (Arab edition).

[80] Mostafa I, Omar MM, Hassan M, et al. Bacteremia after injection sclerotherapy and band ligation for esophageal varices: a comparative study. Egypt J Med Microbiol, 1996, 5(2).

[81] Mostafa I, Omar M. Incidence of spontaneous bacterial peritonitis (SBP) after injection sclerotherapy and band ligation for esophageal varices. Egypt J Schistosomiasis Infect Endem Dis. 2000:101–114.

[82] Mostafa I, Omar MM, Akl M, et al. Changes in gastric and oesophageal mucosa after endoscopic variceal injection sclerotherapy or band ligation: a comparative study. Journal of Hepatology, Gastroenterology & Infectious diseases (JHGID), 1996, 4(2).

[83] Cotton P. Combination therapies may speed healing, reduce rebleeding of esophageal varices. JAMA. 1991, 266(2):187–188.

[84] Karsan HA, Morton SC, Shekelle PG, et al. Combination endoscopic band ligation and sclerotherapy compared with endoscopic band ligation alone for the secondary prophylaxis of esophageal variceal hemorrhage: a meta-analysis. Dig Dis Sci, 2005, 50(2):399–406.

[85] Meirelles-Santos JO, Montes CG, Guerrazzi F, et al. Treatment of esophageal varices using band ligation followed by microwave coagulation (abstract). Gastrointest Endosc, 2001, 53:AB120.

[86] Mostafa I. Endoscopic clipping in management of acute gastroesophageal variceal bleeding—a preliminary report. Gastroenterology, 1994, 106(4):A946–A946.

[87] Gimson AE, Ramage JK, Panos MZ, et al. Randomised trial of variceal banding ligation versus injection sclerotherapy for bleeding oesophageal varices. Lancet, 1993, 342(8868):391–394.

[88] Petrasch F, Grothaus J, Mössner J, et al. Differences in bleeding behavior after endoscopic band ligation: a retrospective analysis. BMC Gastroenterol, 2010, 10:5.

[89] D'Amico G, Pagliaro L, Bosch J. The treatment of portal hypertension: a meta-analytic review. Hepatology, 1995, 22(1):332–354.

[90] Hubmann R, Bodlaj G, Czompo M, et al. The use of self-expanding metal stents to treat acute esophageal variceal bleeding. Endoscopy,2006, 38(9):896–901.

[91] Marot A, Trépo E, Doerig C, et al. Systematic review with meta-analysis: self-expanding metal stents in patients with cirrhosis and severe or refractory oesophageal variceal bleeding. Aliment Pharmacol Ther, 2015, 42(11-12):1250–1260.

[92] Hubmann R, Bodlaj G, Czompo M, et al. The use of self-expanding metal stents to treat acute esophageal variceal bleeding. Endoscopy, 2006, 38(9):896–901.

[93] McCarty TR, Njei B. Self-expanding metal stents for acute refractory esophageal variceal bleeding: a systematic review and meta-analysis. Dig Endosc, 2016, 28(5):539–547.

[94] Monescillo A, Martínez-Lagares F, Ruiz-del-Arbol L, et al. Influence of portal hypertension and its early decompression by TIPS placement on the outcome of variceal bleeding. Hepatology,2004, 40(4):793–801.

[95] Halabi SA, Sawas T, Sadat B, et al. Early TIPS versus endoscopic therapy for secondary prophylaxis after management of acute esophageal variceal bleeding in cirrhotic patients: a meta-analysis of randomized controlled trials. J

Gastroenterol Hepatol, 2016, 31(9):1519–1526.

[96] Chau TN, Patch D, Chan YW, et al. "Salvage" transjugular intrahepatic portosystemic shunts: gastric fundal compared with esophageal variceal bleeding. Gastroenterology, 1998, 114(5):981–987.

[97] Copelan A, Kapoor B, Sands M. Transjugular intrahepatic portosystemic shunt: indications, contraindications, and patient work-up. Semin Intervent Radiol,2014, 31(3):235–242.

[98] Henderson JM. Salvage therapies for refractory variceal hemorrhage. Clin Liver Dis, 2001, 5(3):709–725.

[99] Sung JJ, Luo D, Wu JC, et al. Early clinical experience of the safety and effectiveness of Hemospray in achieving hemostasis in patients with acute peptic ulcer bleeding. Endoscopy, 2011, 43(4):291–295.

[100] Ibrahim M, El-Mikkawy A, Mostafa I, et al. Endoscopic treatment of acute variceal hemorrhage by using hemostatic powder TC-325: a prospective pilot study. Gastrointest Endosc, 2013, 78(5):769–773.

[101] Ibrahim M, El-Mikkawy A, Abdalla H, et al. Management of acute variceal bleeding using hemostatic powder. United European Gastroenterol J, 2015, 3(3):277–283.

[102] Mostafa I, Omar MM, Nouh A. Endoscopic control of gastric variceal bleeding with butyl cyanoacrylate in patients with schistosomiasis. J Egypt Soc Parasitol, 1997, 27(2):405–410.

[103] Sarin SK, Jain AK, Jain M, et al. A randomized controlled trial of cyanoacrylate versus alcohol injection in patients with isolated fundic varices. Am J Gastroenterol, 2002, 97(4):1010–1015.

[104] Mostafa I. How I do it. Glue treatment of gastric varices. World organization of digestive endoscopy OMED, 2008. http://www.worldendo.org/resource-libraries.html.

[105] Binmoeller KF, Weilert F, Shah JN, et al. EUS-guided transesophageal treatment of gastric fundal varices with combined coiling and cyanoacrylate glue injection (with videos). Gastrointest Endosc,2011, 74(5):1019–1025.

[106] Lo GH, Lai KH, Cheng JS, et al. A prospective, randomized trial of butyl cyanoacrylate injection versus band ligation in the management of bleeding gastric varices. Hepatology,2001, 33(5):1060–1064.

[107] Kind R, Guglielmi A, Rodella L, et al. Bucrylate treatment of bleeding gastric varices: 12 years' experience. Endoscopy, 2000, 32(7):512–519.

[108] Seewald S, Ang TL, Imazu H, et al. A standardized injection technique and regimen ensures success and safety of N-butyl-2-cyanoacrylate injection for the treatment of gastric fundal varices (with videos). Gastrointest Endosc, 2008, 68(3):447–454.

[109] Datta D, Vlavianos P, Alisa A, et al. Use of fibrin glue (beriplast) in the management of bleeding gastric varices. Endoscopy, 2003, 35(8):675–678.

[110] Holster IL, Poley JW, Kuipers EJ, et al. Controlling gastric variceal bleeding with endoscopically applied hemostatic powder (Hemospray™). J Hepatol, 2012, 57(6):1397–1398.

[111] Przemioslo RT, McNair A, Williams R. Thrombin is effective in arresting bleeding from gastric variceal hemorrhage. Dig Dis Sci, 1999, 44(4):778–781.

[112] Akahoshi T, Hashizume M, Tomikawa M, et al. Long-term results of balloon-occluded retrograde transvenous obliteration for gastric variceal bleeding and risky gastric varices: a 10-year experience. J Gastroenterol Hepatol,2008, 23(11):1702–1709.

[113] Cho SK, Shin SW, Lee IH, et al. Balloon-occluded retrograde transvenous obliteration of gastric varices: outcomes and complications in 49 patients. AJR Am J Roentgenol, 2007, 189(6):W365–W372.

[114] Yoshimatsu R, Yamagami T, Tanaka O, et al. Development of thrombus in a systemic vein after balloon-occluded retrograde transvenous obliteration of gastric varices. Korean J Radiol, 2012, 13(3):324–331.

[115] Boyer TD, Haskal ZJ. American Association for the Study of Liver Diseases. The role of transjugular intrahepatic portosystemic shunt (TIPS) in the management of portal hypertension: update 2009. Hepatology, 2010, 51(1):306.

[116] Merli M, Nicolini G, Angeloni S, et al. The natural history of portal hypertensive gastropathy in patients with liver cirrhosis and mild portal hypertension. Am J Gastroenterol, 2004, 99(10):1959–1965.

[117] Sarin SK, Misra SP, Singal A, et al. Evaluation of the incidence and significance of the "mosaic pattern" in patients with cirrhosis, noncirrhotic portal fibrosis, and extrahepatic obstruction. Am J Gastroenterol, 1988, 83(11):1235–1239.

[118] Spahr L, Villeneuve JP, Dufresne MP, et al. Gastric antral vascular ectasia in cirrhotic patients: absence of relation with portal hypertension. Gut, 1999, 44(5):739–742.

[119] Patwardhan VR, Cardenas A. Review article: the management of portal hypertensive gastropathy and gastric antral vascular ectasia in cirrhosis. Aliment Pharmacol Ther, 2014, 40(4):354–362.

[120] Bruha R, Marecek Z, Spicak J, et al. Double-blind randomized, comparative multicenter study of the effect of terlipressin in the treatment of acute esophageal variceal and/or hypertensive gastropathy bleeding. Hepatogastroenterology, 2002, 49(46):1161–1166.

[121] Herrera S, Bordas JM, Llach J, et al. The beneficial effects of argon plasma coagulation in the management of different types of gastric vascular ectasia lesions in patients admitted for GI hemorrhage. Gastrointest Endosc, 2008, 68(3):440–446.

[122] Smith LA, Morris AJ, Stanley AJ. The use of Hemospray in portal hypertensive bleeding, a case series. J Hepatol, 2014, 60:457–460.

[123] Kamath PS, Lacerda M, Ahlquist DA, et al. Gastric mucosal responses to intrahepatic portosystemic shunting in patients with cirrhosis. Gastroenterology, 2000, 118(5):905–911.

[124] Helton WS, Maves R, Wicks K, et al. Transjugular intrahepatic portasystemic shunt vs surgical shunt in good-risk cirrhotic patients: a case-control comparison. Arch Surg, 2001, 136(1):17–20.

[125] Sebastian S, McLoughlin R, Qasim A, et al. Endoscopic argon plasma coagulation for the treatment of gastric antral vascular ectasia (watermelon stomach): longterm results. Dig Liver Dis, 2004, 36(3):212–217.

[126] Sato T, Yamazaki K, Akaike J. Endoscopic band ligation versus argon plasma coagulation for gastric antral vascular ectasia associated with liver diseases. Dig Endosc, 2012, 24(4):237–242.

[127] Abdelhalim H, Mostafa I, Abdelbary MS, et al. Endoscopic band ligation versus argon plasma coagulation for the treatment of gastric antral vascular ectasia in egyptian patients with liver cirrhosis. World J Med Sci, 2014, 10(3): 357–361.

[128] McGorisk T, Krishnan K, Keefer L, et al. Radiofrequency ablation for refractory gastric antral vascular ectasia (with video). Gastrointest Endosc,2013,78(4):584–588.

[129] Cho S, Zanati S, Yong E, et al. Endoscopic cryotherapy for the management of gastric antral vascular ectasia. Gastrointest Endosc, 2008, 68(5):895–902.

[130] Walia SS, Sachdeva A, Kim JJ, et al. Cyanoacrylate spray for treatment of difficult-to-control GI bleeding. Gastrointest Endosc, 2013, 78(3):536–539.

[131] Katsinelos P, Chatzimavroudis G, Katsinelos T, et al. Endoscopic mucosal resection for recurrent gastric antral vascular ectasia. Vasa, 2008, 37(3):289–292.

[132] Mann NS, Rachut E. Gastric antral vascular ectasia causing severe hypoalbuminemia and anemia cured by antrectomy. J Clin Gastroenterol, 2002, 34(3):284–286.

第 V 部分

下消化道疾病

第**35**章　结直肠息肉及肿瘤的筛查与预防

Douglas K. Rex

35.1　概　述

结直肠癌癌前病变的两大分类是传统腺瘤和锯齿状病变，需要进行有效的结肠镜检查详细了解这些癌前结直肠病变的表现。在结肠镜检查中，必须有效识别癌前病变组织，彻底切除癌前病变。本章回顾了进行有效结肠镜检查所需的基本知识，并回顾了结直肠癌筛查和监测的基础知识。

35.2　息肉分类和息肉—癌序列

几乎所有的结直肠癌都被认为是通过内镜检查发现的良性前体病变引起的。巴黎分型（图35.1）将前体分为巴黎Ⅰ型病变（息肉）和巴黎Ⅱ型病变（扁平凹陷性病变）。前者为病变凸出结肠腔，高度＞2.5mm标准活检钳的直径；后者为病变伸出结肠腔，高度＜2.5mm标准活检钳的

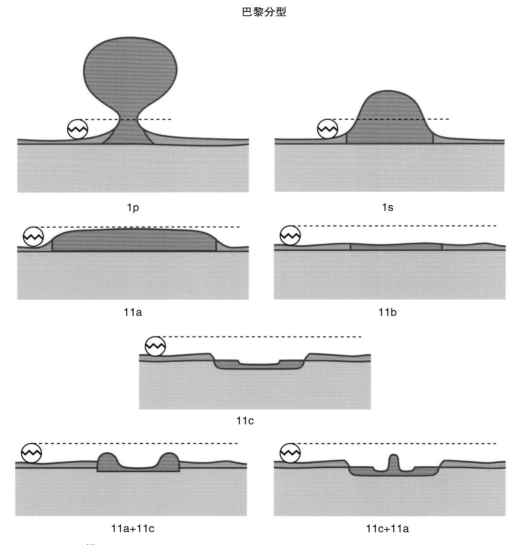

巴黎分型

1p　　　1s

11a　　　11b

11c

11a+11c　　　11c+11a

图35.1　巴黎分型 [1]。Ⅰ型病变为息肉。Ⅱa和Ⅱb型病变为扁平病变。Ⅱc型及其变异是凹陷性病变

直径（2.5mm）[1]。对巴黎分型的详细了解有助于提高医生对寻找微小癌前病变和恶性病变的必要性的认识（表 35.1）。

息肉和扁平性病变进展为癌症通常被称为"息肉—癌序列"。前体病变的两个主要组织学分类是传统腺瘤和锯齿状病变。这两类病变占结直肠息肉和扁平性病变的 90% 以上（表 35.2）。

70%~85% 的散发性结直肠癌的前体病变为传统腺瘤，传统腺瘤也可来源于遗传基础明确的主要遗传综合征（包括家族性腺瘤性息肉病和林奇综合征，详见第 37 章）。人们认为来源于传统腺瘤的肿瘤通过腺瘤—癌序列形成，这是息肉—癌序列的一个亚型。表 35.2 显示了结直肠息肉癌前病变和扁平病变这两大类病变的组织学分类。

由锯齿状病变引起的结直肠癌占所有癌症的

表 35.1　高效和经济的结肠镜检查的 4 个关键要素

- 内镜检查医生应了解结肠癌癌前病变的全部内镜表现，当结肠镜检查发现癌前病变时，能够识别并描述其特征
- 内镜检查医生接受过详细的结肠黏膜暴露训练，包括开具有效的肠道准备处方药，观察皱褶、弯曲和瓣膜的后方，检查时按要求彻底清洁黏膜表面，以及进行适当的结肠扩张
- 内镜检查医生可以有效地切除癌前病变
- 结肠镜检查后，内镜检查医生可根据检查结果指定适当的筛查或监测间隔

表 35.2　两大类结直肠癌癌前病变的组织学分类

传统腺瘤（均为异型增生）
· 异型增生级别
- 高
- 低
· 绒毛成分
- 管状结构（绒毛成分 < 25%）
- 管状绒毛结构（绒毛成分为 25% ~ 75%）
- 绒毛状结构（绒毛成分 > 75%）
锯齿状病变
· 增生性息肉
· 无蒂锯齿状息肉
- 不伴细胞异型增生
- 伴细胞异型增生
· 锯齿状腺瘤

15%~30%。锯齿状病变的内镜学、组织学和分子学特征有别于传统腺瘤。与传统腺瘤相比，锯齿状病变在结肠镜检查中更容易漏诊 [2-3]，并可诠释在结肠镜检查后患者发生癌症的比例不均衡的情况 [4-5]。由于人们对锯齿状病变发展的认识和理解较 "腺瘤—癌" 序列更新，高效的现代结肠镜检查者在很大程度上以其检测和有效切除锯齿状病变的能力为特点。

其他类型的结直肠息肉并不常见，包括类癌肿瘤（通常位于直肠黏膜下）、炎性息肉、错构瘤，类似息肉的正常结构，如黏膜息肉（正常黏膜的一种赘肉）、淋巴滤泡，以及罕见的生长物，如平滑肌瘤、神经节神经瘤、囊性结构（如肠内气囊样增生）和结肠转移瘤。虽然专业的结肠镜医生应该了解这些罕见的病变，但专家也经常对其中一些病变的病理报告感到惊讶。这些病变在这里没有详细讨论，因为只要内镜医生掌握了传统腺瘤和锯齿状病变，患者就能够获得最大利益。

35.3　传统腺瘤

35.3.1　低风险与进展期传统腺瘤的比较

根据定义，所有的传统腺瘤都为异型增生。异型增生分为低度异型增生和高度异型增生。异型增生的程度取决于病理医生之间明显的观察差异 [6]。轻度、中度或重度异型增生的分类方案是不可取的，因为与低度异型增生和高度异型增生两种分类的方案相比，这些方案的观察者间差异更大。根据低倍放大的形态学特征可以很好地进行低度异型增生和高度异型增生腺瘤的鉴别。与仅使用形态学标准来诊断腺瘤相比，使用细胞学标准来诊断可能会导致高度异型增生的腺瘤比例增高 [6]。

传统腺瘤也可分为管状腺瘤、管状绒毛状腺瘤（相当于绒毛管状腺瘤）和绒毛状腺瘤。大多数传统腺瘤是管状的，是有规则的腺体结构，只有很小的一部分是绒毛状的（腺体为叶状生长模式）。含有超过 25% 绒毛成分的息肉被称为管状绒毛状腺瘤，息肉绒毛成分超过 75% 则被称为绒毛状腺瘤。与管状组织相比，绒毛组织是高度异型增生的高危因素。与异型增生分级一样，即使使用相同的定义，病理医生在定义管状腺瘤与管状绒毛状腺瘤时仍存在明显的观察者间的差异 [6]。

不同的病理医生对异型增生的分级、管状及绒毛状腺瘤的巨大理解差异使得一些息肉切除术后随访监测指南，特别是英国指南[7]，不承认异型增生分级和绒毛成分。然而，在整个患者群体中，绒毛成分和高度异型增生与随后在结肠镜检查随访中出现的晚期病变有一定的联系[8]。

不足1cm的低度异型增生管状腺瘤被认为是低风险腺瘤。10mm及以上或有高度异型增生，以及有绒毛成分（包括管状绒毛组织或绒毛组织）的腺瘤被认为是晚期腺瘤。在基线清理检查后对结肠镜检查结果的观察研究中，晚期腺瘤通常被当作癌症的代表，因为在息肉切除术后的观察研究中，结直肠癌的发病率显著降低[8]。最近的一项息肉切除术术后研究显示，在随访中发现晚期腺瘤的风险增加之前，至少应有5个低风险腺瘤[9]，其中，发生3个及以上的基线期腺瘤，即使都是低风险腺瘤，也可能与随后发生的晚期腺瘤有关[8]。3个及以上腺瘤的发生通常被称为多发性腺瘤，即使完全由低风险腺瘤构成，也被认为是"高风险发现"。

35.3.2 传统腺瘤的形态及在结肠中的分布

如上所述，包括传统腺瘤在内的前驱病变可分为息肉、扁平病变和凹陷病变。息肉也可分为有蒂息肉或无蒂息肉。有蒂腺瘤可以发生在结肠的任何部分，但主要发生在乙状结肠。有蒂病变占所有传统腺瘤的5%~10%。无蒂病变（巴黎分型为 I s 型）占传统腺瘤的40%~50%，大约40%~50%的传统腺瘤为扁平病变（ II a 型）。尽管扁平病变与组织学分化程度较低有关，但大量证据表明，与无蒂传统腺瘤（ I s 型）相比，扁平（ II a 型）病变中高度异型增生和浸润性肿瘤的风险并不高，或者更低[10]。与无蒂病变相比，扁平病变的分布偏向右半结肠，这可能有助于医生观察，与第一次结肠镜检查期间诊断的肿瘤相比，近端肿瘤在筛检期间更常见。到目前为止，传统腺瘤最危险的形状是凹陷病变，在50岁及50岁以上的人群中，每800~1 000次结肠镜检查中可能会出现1次凹陷病变[11]。凹陷病变直径至少为1~1.5cm，与病变边缘或周边组织相比，病变表面明显凹陷。此外，从周边到凹陷部分的过渡通常是突然的，而不是逐渐过渡。凹陷病变发生高度异型增生或浸润性肿瘤的风险高达50%，比同等大小的扁平或无蒂病变至少高出50倍。

现代的专业结肠镜检查者非常熟悉结直肠癌癌前病变的形态分类，并不断了解黏膜颜色、表面结构和正常黏膜血管系统的破坏等细微变化，这些变化可能提示扁平病变或凹陷病变等前驱病变的存在。

35.3.3 传统腺瘤的特征

约80%~85%的传统腺瘤具有特征性的表面形态，包括围绕白色结构的管壁较厚的血管，这些白色结构的形状各不相同，但大多数是管状的（图35.2；视频35.1）。根据这些特征采用窄带成像国际结直肠内镜（NICE）分型可将病变分为传统腺瘤和锯齿状病变[12]（表35.3）。如果病变位于相对凹陷区域，表现为血管紊乱或无定形，发生深层黏膜下浸润性癌的风险则很高，应进行活检，直接转诊至外科进行手术切除。这种病变属于 NICE III 型[13]（表35.3；视频35.2）。

35.3.4 传统腺瘤切除术

切除扁平或无蒂的巨大传统腺瘤在技术上具有挑战性，这是第36章的主要内容。大约80%的传统腺瘤直径 <1cm，其中许多病变适合采用冷技术切除，这可以有效地切除病变，几乎可消除迟发性出血和罕见的热损伤穿孔的风险。小圈套或专门为冷圈套制作的专用圈套，在切除术中显示了巨大优势。对于直径为4~10mm的大多数病变，冷套扎切除是最有效的切除方法，因为病变可以在单口咬合中切除，包括正常组织的边缘，这确保了切除的有效性[14]。对于较大的病变，采用不使用电刀的机械切除更为困难，可能会留下一条被圈套缠住并拉长的黏膜下组织（视频35.3）。然而，在机械地将圈套穿过黏膜下层后，残留的黏膜下层在活检时并未显示息肉组织（图35.3）。≤ 3mm 的息肉通常可通过高分辨率的内镜检查来识别，如果确定为传统腺瘤，这些息肉在大多数西方国家都会被切除。冷套扎切除仍然是一种非常有效的方法，但是对于非常扁平的病变，特别是位于内镜左上角视野的病变，通过旋转结肠镜实现5点钟定位是困难的，这样的微小息肉可以用冷钳钳住并取出。使用大型或大容量活检钳，有助于确保单口咬合切除[15]。用冷钳逐段切除息肉是不可取的，因为残余息肉的风险比

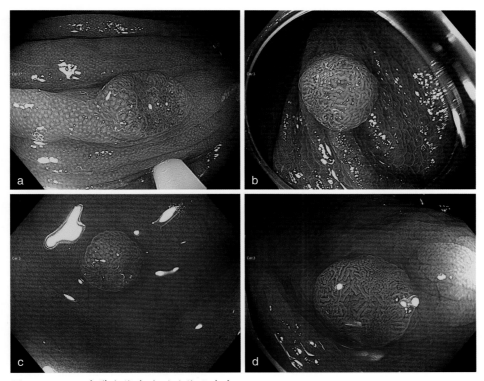

图 35.2　a~d. 窄带成像中典型的传统腺瘤

表 35.3　锯齿状病变（Ⅰ型）与传统腺瘤（Ⅱ型）及黏膜下深部浸润癌（Ⅲ型）在 NICE 分型下的鉴别

	Ⅰ型	Ⅱ型	Ⅲ型
颜色	与背景相同或较浅	为棕色（相对于背景而言）（验证颜色是否来自血管）	为棕色到深棕色（相对于背景），有时是斑点状的白色区域
血管	无血管，或为孤立的"花边状"血管，可能穿过病变	白色结构周围有棕色管壁较厚的血管	有明显血管扭曲或血管缺失的区域
表面特征	大小均匀或相对均匀的黑色或白色斑点	椭圆形、管状或分枝白色结构，周围有棕色血管	图案变形或者缺失
最可能的病理学诊断	增生或无蒂锯齿状息肉（腺瘤）	传统腺瘤	深层黏膜下浸润性癌

NICE：窄带成像国际结直肠内镜

冷圈套大得多[14]。对于有蒂或体积较大的息肉，例如直径为 5~10mm 的息肉通常首选电灼术，电灼术也用于大多数直径 >10mm 的息肉，无论其形状如何。

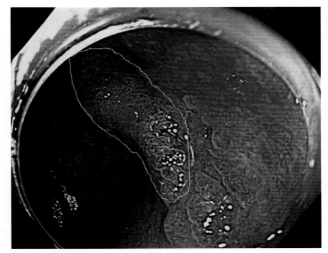

图 35.3　一种无蒂锯齿状息肉，在窄带成像中伴有细胞增生。异型增生部分（黄线勾勒）具有 NICE Ⅱ型特征。右侧病变的其余部分为 NICE Ⅰ型，即无蒂不规则息肉区

35.4　锯齿状病变

35.4.1　相关术语和组织学特征

世界卫生组织（WHO）将锯齿状病变分为增生性息肉、无蒂锯齿状息肉（无蒂锯齿状腺瘤）和传统锯齿状腺瘤[15]。术语"无蒂锯齿状息肉"和"无蒂锯齿状腺瘤"是同义词，但本章中使用

术语"无蒂锯齿状息肉",因为作者认为无蒂锯齿状息肉不容易使临床医生混淆。95%以上的无蒂锯齿状息肉没有异型增生,而临床医生认为"腺瘤"通常与异型增生有关,因为所有的传统腺瘤都伴异型增生。WHO建议病理医生将无蒂锯齿状息肉的特征描述为伴有异型增生或不伴异型增生。

增生性息肉根据特征可以分为:杯状细胞型、微泡型、黏蛋白缺乏型。在临床实践中,病理医生很少通过这些特征进行鉴别。微泡型增生性息肉在组织学表现上与无蒂锯齿状息肉相似。在解释这两种病变时,不同的病理医生在观察时产生了很大的差异[16]。主要的区别因素是微泡型增生性息肉的隐窝是整齐的,而在无蒂锯齿状息肉有隐窝变形,包括扩张或横向生长(图35.4)。当息肉的很大一部分被变形的隐窝占据时,对无蒂锯齿状息肉的解释就很明确了。当隐窝变形较轻,仅局限于1个或2个隐窝时,会产生明显的观察者间差异。此外,在WHO、欧洲病理学家和日本病理学家中,关于证实无蒂锯齿状息肉所需隐窝数量的精确定义各不相同。增生性息肉和无蒂锯齿状息肉具有一些共同的分子特征,包括倾向于高甲基化和BRAF癌基因突变。微泡型增生性息肉是否是无蒂锯齿状息肉的前驱病变尚不清楚。

如果无蒂锯齿状息肉不伴异型增生,病理学家则将该无蒂锯齿状息肉命名为"不伴异型增生的无蒂锯齿状息肉"。如果无蒂锯齿状息肉伴异型增生,则被命名为"伴异型增生的无蒂锯齿状息肉"。典型的异型增生组织通常具有传统腺瘤的组织学外观(图35.3;视频35.4)。病理学家曾经将这种病变称为"混合增生性腺瘤性息肉"。显微解剖研究表明,异型增生部分通常具有微卫星不稳定性[17]。目前尚不清楚伴异型增生的无蒂锯齿状息肉的异型增生程度(低度与高度)与传统腺瘤异型增生程度的临床重要性是否相同。因此,任何伴异型增生的无蒂锯齿状息肉,无论其异型增生程度如何,都应被认为相当于无异型增生的无蒂锯齿状息肉的晚期病变。

传统锯齿状腺瘤是一种罕见的常位于左侧结肠的病变,往往体积很大。尽管与传统腺瘤相比,传统锯齿状腺瘤具有明显的特征,但它在所有病例中

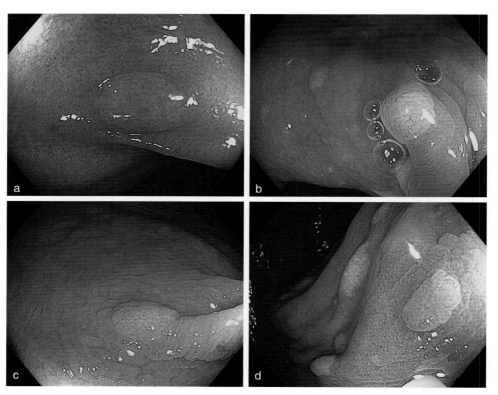

图35.4   a~d.增生性息肉。d.图片显示了一小簇增生性息肉。b.在隐窝周围可以看到细小的血管,但隐窝的大小是一致的(提示NICE Ⅰ型病变)

都被认为是异型增生。由于传统锯齿状腺瘤异型增生，在许多情况下有一个叶状的生长模式，病理学家通常按照惯例将其定义为"管状绒毛状腺瘤"。

从定量的角度来看，无蒂锯齿状息肉是锯齿状肿瘤的主要癌前病变，是一种必须高度敏感地识别并有效切除的病变。

35.4.2　内镜表现

增生性息肉可在整个结肠内被发现，但主要位于直肠和乙状结肠。绝大多数直径 ≤ 5mm，它们通常具有光滑的表面（图 35.4），并可能在充分充气的情况下消失。窄带成像（NBI）和通过对图像变化进行后处理，增强了对增生性息肉的检测能力。

与增生性息肉相比，无蒂锯齿状息肉主要分布在右结肠，而且往往更大。无蒂锯齿状息肉几乎总是扁平或无蒂的，有蒂的无蒂锯齿状息肉非常罕见。如上所述，传统锯齿状腺瘤最常见于左侧结肠，体积往往比其他锯齿状病变更大。

NICE 分型（表 35.3）能够区分传统腺瘤与锯齿状病变（此处指增生性息肉和无蒂锯齿状息肉）。与传统腺瘤相比，锯齿状病变表面无可见血管，或表面可见少量的"花边状"血管，看起来像表面经过多个凹陷（图 35.5）。在 NBI 中，锯齿状病变的凹陷通常是深色的，但在某些情况下是白色的，大小均匀或相对均匀。通过放大观察，锯齿状病变的凹陷周围通常可见非常薄的血管（图 35.4b）。NICE 分型没有规定或试图区分

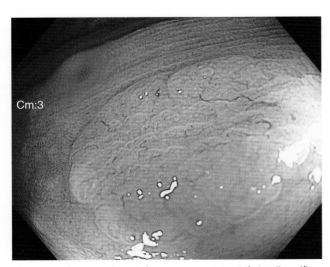

图 35.5　在增生性息肉的多个凹陷处可见长"花边状"血管

增生性息肉和无蒂锯齿状息肉。WASP 分类（表35.4）最近被引入，以帮助内镜医生鉴别增生性息肉与无蒂锯齿状息肉[17]。与增生性息肉相比，内镜下有利于诊断无蒂锯齿状息肉的特征包括边缘不清晰、大的开放性凹陷、不规则的表面和"云状"外观（图 35.6；视频 35.5）。具有所有这些特征的息肉，尤其是位于右侧结肠的大息肉，几乎都是无蒂锯齿状息肉。不可否认，由于病理医生观察这两种病变的差异较大，所有旨在区分增生性息肉和无蒂锯齿状息肉的内镜特征的研究都受到了阻碍。

增生性息肉和无蒂锯齿状息肉常见的其他内镜特征包括苍白、扁平或无蒂，以及黏液帽（图35.7），其中，黏液帽通常在无蒂锯齿状息肉中更为常见[18]。

35.4.3　锯齿状病变切除术

CARE 研究评估了直径为 5~20mm 的息肉的不完全切除率[19]。息肉较大、内镜检查医生及锯齿状病变的组织学因素均与息肉的不完全切除率有关。锯齿状病变的不完全切除率为 31%，而传统腺瘤的不完全切除率为 7%。研究中所采用的息肉切除术的确切方法并没有说明，但几乎可以肯定锯齿状病变切除不完全的原因与边界不清有关，这会导致内镜检查医生在治疗时留下残余腺体，尤其是在分段切除时。

最近的研究表明，当使用高分辨率结肠镜并在黏膜下注射对比剂时，直径为 10~20mm 及以上的锯齿状病变[20-22]可以像传统腺瘤一样有效地切除。对比剂和高分辨率图像的结合使内镜检查医生能够在整个切除过程中有效地跟踪病变边缘。因此，与传统腺瘤切除术相比，内镜医生采用黏膜下注射对比剂进行内镜下黏膜切除术时应具有较低的阈值（病变直径约 10mm）。

35.5　结直肠癌筛查

结直肠癌筛查是在无症状患者中寻找早期可治愈的结直肠癌和癌前病变。筛查可预防癌症的发生，降低死亡率。息肉切除术是预防癌症发病的方法。

结直肠癌筛查项目可以由政府医疗部门发起，也可以由医疗保险公司发起。当进行结直肠癌筛查的决定权留给个别医生和患者时，筛查就

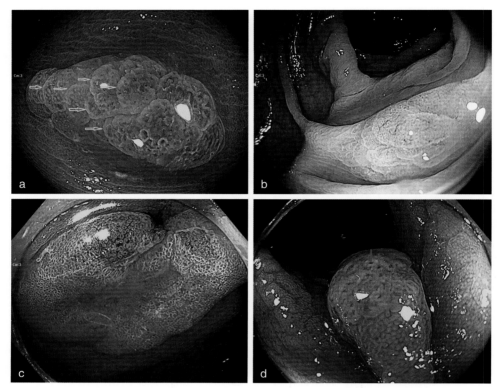

图 35.6　a.黄色箭头表示凹凸不平的表面，白色团块无蒂锯齿息肉的"云状"外观。红色箭头表示有一个大的开放凹陷。b."云状"特征有模糊的边缘左侧显著。c.形状不规则的无蒂锯齿状息肉。d.1 个带有大凹陷（红色箭头）的小无蒂锯齿状息肉

表 35.4　无蒂锯齿状息肉（与增生性息肉鉴别）内镜下诊断的 WASP 分类标准[17]

大的开放凹陷
不清晰的边缘
不规则的表面
"云状"外观

变成了机会性筛查。总之，就依从性来说，程序性筛查优于机会性筛查。尽管如此，美国的癌症筛查依从率最高，筛查对结直肠癌发病率和死亡率的影响最大，而美国的筛查几乎完全是"机会主义"的。

35.5.1　筛查的方法

程序性筛查通常采用一项最佳检测方法，即粪便隐血试验，特别是粪便免疫化学试验。机会性筛查指南通常会提供一个"选项菜单"，向患者提供几个试验以供选择。然后，患者和医生根据敏感性、成本、风险与获益选择最适合患者的试验。尽管有许多人支持多个方案，但随机对照

试验通常并不能证实提供多个方案可提高总体依从率。另一种测试方法是序贯试验，在这种测试中，患者首先要接受一项试验（通常是最有效的试验），之后，如果他们拒绝更有效的试验，就要接受另一项试验。在一些随机对照试验中，序贯试验最大限度地提高了总依从率，以及对最有效试验的依从性[23]。序贯试验是美国最常用的策略。在美国，首先提供的试验是结肠镜检查。如果患者拒绝，他们之后最有可能会被推荐进行粪便免疫化学试验。风险分层是一种很少使用的筛查方法，使用诸如年龄、性别、体重指数（BMI）和吸烟史等特征来构建风险评分[24]。高风险患者接受结肠镜检查，低风险患者进行乙状结肠镜检查或非侵入性检查。

35.5.2　影响结直肠癌风险的因素

与结直肠癌发病风险密切相关的因素是年龄和男性（表 35.5）。美国结直肠癌的发病年龄中位数是 70 岁。经年龄调整后，男性的发病风险持续高于女性，但由于女性寿命更长，男性和女性

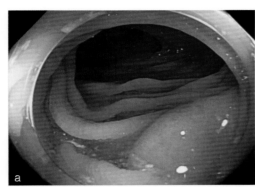 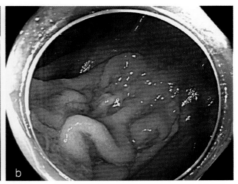

图 35.7 a，b. 巨大无蒂锯齿状息肉，覆有黄色黏液

结直肠癌的终生发病率是相同的。根据从 50 岁开始进行结直肠癌筛查的建议来看，筛查指南考虑了年龄因素。约 7% 的结直肠癌发生于 50 岁以下人群，美国的结直肠癌发病率在 50 岁以下人群中升高[25]，在 50 岁以上人群中下降，后者的主要原因是在 50 岁以上人群中开展了筛查。应积极评估 50 岁以下人群的出血症状，尤其是便池有血、缺铁性贫血和上消化道内镜检查是阴性的黑便。非出血症状，如便秘、腹泻、腹痛和体重减轻，在接受结肠评估的所有年龄段人群中很常见，但在没有出血症状（包括贫血和粪便潜血试验阳性）的情况下，与结直肠癌风险增加无关[26-27]。吸烟、肥胖和糖尿病与结直肠癌有关，因此，尽管目前的指南并没有推荐，也有理由在个别情况下对 50 岁以下人群进行结直肠癌筛查。非洲裔美国人结直肠癌的发病率更高，与白色人种相比，会更早患结直肠癌，而且不太可能接受筛查。美国胃肠病学会（ACG）、美国消化内镜学会（ASGE）和美国妇产科医师学会都建议非洲裔美国人从 45 岁开始筛查，而不是 50 岁[26]（表 35.6）。这一建议的成本效益受到了广泛的争论，但其教育意义是相当大的，因为它向医生和接受筛查者强调了在非洲裔美国人中实施强有力的筛查政策的必要性。

结直肠癌患者的一级亲属患结直肠癌的风险增加。现行指南建议，有 2 名或 2 名以上结直肠癌一级亲属或 1 名在 60 岁以下被诊断为结直肠癌的一级亲属的人，应该从 40 岁开始，每隔 5 年进行 1 次结肠镜检查。有 1 名 60 岁后被诊断为结直肠癌的一级亲属的人通常可以接受平均风险筛查，指南建议筛查间隔为 10 年，尽管从 40 岁[28]还是

表 35.5 增加结直肠癌风险的因素（除遗传综合征和慢性结肠炎症性肠病外）

高龄
男性
吸烟
肥胖
糖尿病
非洲裔美国人
结直肠癌一级亲属的家族史

50 岁[29]开始筛查还存在争议。

最近的研究表明，仅在晚期肿瘤患者中，结直肠癌患者一级亲属的筛查率升高（表 35.6）。ACG 指南建议，当患者有明确的文件（病理报告或良性息肉手术切除报告）证明一级亲属患有晚期肿瘤时，患者应进行更严格的筛查。

35.5.3 个人筛查试验的选择

综合考虑结直肠癌筛查试验的评价指标（包括敏感性、患者接受度、成本、成本效益和风险），没有一种筛查试验是完美的。表 35.7 列出了个别筛查试验的一些优点和缺点。

在美国，结肠镜检查在结直肠癌筛查中占主导地位，德国和波兰已经建立了全国性的结肠镜检查项目。在澳大利亚和一些欧洲国家，通过结肠镜检查进行的结直肠癌平均风险筛查通常被拥有私人保险的患者使用。

大多数国家主要采用粪便隐血试验进行筛查，在英国采用以愈创木酯为试剂的粪便潜血试验（粪便隐血试验），其他国家则通常采用粪便免疫化学试验。几项随机对照试验正在进行，以

表 35.6 美国人群综合筛查指南

高危人群	开始筛查的年龄	筛查选项
非洲裔美国人平均风险	45 岁 [a]	·每 10 年进行 1 次结肠镜检查 ·或每年进行 1 次粪便免疫化学试验 ·或每 5~10 年进行 1 次软式乙状结肠镜检查 ·或选项 2 + 3 ·或每 5 年进行 1 次CT 结肠造影 ·或每 3 年进行 1 次粪便 DNA 检查
所有其他种族的平均风险	50 岁	与上述选项相同
年龄 <60 岁的结直肠癌或晚期癌症的一级亲属（FDR），或 2 名相同情况的 FDR	40 岁或在第 1 位亲属确诊 10 年前	考虑有林奇综合征，每 5 年进行 1 次结肠镜检查

a 由美国胃肠病学会和美国结直肠癌多学会工作组推荐

表 35.7 当前主要的结肠癌筛查试验的优缺点

筛查项目	优点	缺点
结肠镜检查	·对息肉和扁平病变的灵敏度最高 ·唯一一个可以去除息肉的检查 ·唯一一个推荐间隔 10 年的检查	·高度依赖于操作者 ·风险最高（穿孔、脾脏损伤、吸入风险） ·需要肠道准备，成本高
软式乙状结肠镜	·经随机试验证实有效 ·价格便宜	·接受度差 ·对近端癌症和晚期病变灵敏度差
CT 结肠成像	·对癌症和大息肉有很好的灵敏度不需要镇静 ·可检测结肠以外的癌症 ·可检测大腹主动脉瘤 ·操作风险低	·费用高 ·需要做肠道准备以提高灵敏度 ·可发现伴发的结肠外病变 ·推荐每 5 年进行 1 次检查
粪便免疫化学试验	·无创 ·价格便宜	·对晚期癌症灵敏度低 ·不能检测锯齿状病变 ·推荐每 1~2 年进行 1 次检查
粪便 DNA 联合粪便免疫化学试验	·无创的 ·对癌症灵敏度非常高 ·对锯齿状病变的检测优于粪便免疫化学试验	·费用高 ·检查的灵敏度尚不清楚 ·假阳性率（12%）比粪便免疫化学试验高（4%） ·推荐每 3 年进行 1 次检查

直接比较结肠镜检查和粪便免疫化学试验的疗效和患者，但目前已进行的试验中没有一项将结肠镜检查作为首次序贯筛查。

软式乙状结肠镜检查在降低左侧结肠癌发病率和死亡率的随机对照研究中被证实是有效的，如果用研究中的低发病率和低死亡率数据"激励"人们进行结肠镜检查，则对右侧结肠癌有一定的影响 [30]。但软式乙状结肠镜检查在许多国家已经"失宠"，因为在结肠镜检查中"只筛查一部分"的观念本身就缺乏依据，并且在进行该检查时不使用镇静剂，导致患者不愿意重复检查，而且医生的报酬通常很少。

双重对比剂钡灌肠造影不再包括在大多数筛查指南中，因为 CT 结肠成像更有效，耐受性更好 [31-32]。然而，CT 结肠成像对全世界结肠癌筛查的影响微乎其微。当进行彻底的肠道清洁后，CT 结肠成像作为一项仅能用于诊断的检查，既昂贵又烦琐。尽管在某些情况下，CT 结肠成像能早期检测到结肠以外的肿瘤（特别是肾和卵巢）和大型腹主动脉瘤 [33]，但辐射暴露是一个值得关注的问题 [33]，如果检测到结肠以外的病变可能会产生成本和心理负担。

一种新型粪便隐血试验和异常粪便 DNA 联合检测法对癌症的检测具有较高的灵敏度，尤其是对巨大癌前息肉的灵敏度更高，并且对锯齿状病变的灵敏度优于粪便免疫化学试验 [34]。然而，粪便免疫化学试验在癌症灵敏度测试中占主导地位，而结合 DNA 测试使假阳性率增加了 3 倍，同时与单独粪便免疫化学试验相比，将成本提高了 20 倍。权衡利弊，大多数程序测试将继续依赖于粪便免疫化学试验，而不是将粪便免疫化学试验和粪便 DNA 检测结合。

35.5.4 肿瘤切除术后的监测

结肠镜检查预防结直肠癌最后一步经济有效的方法是选择安全和适当的时间间隔，直到下一次检查。对于一般风险筛查，结肠镜检查应每隔 10 年进行 1 次。如上所述，对于家族史阳性且不符合遗传性癌症综合征标准的患者，应每隔 5 年检查 1 次（表 35.8）。Ⅱ期或Ⅲ期结直肠癌切除后，应进行结肠镜检查，以确定同时性和异时性肿瘤。对于非梗阻患者，应在手术前用结肠镜对盲

表 35.8　癌前病变切除后结肠镜监测的综合建议

结肠镜检查结果	推荐间隔
1 个或 2 个管状腺瘤，直径 <10mm，仅有低度异型增生	5~10 年
1 个或 2 个无柄锯齿状息肉，直径 <10mm，无异型增生细胞	5 年
·直径为 10mm 的传统腺瘤 ·或有高度异型增生或绒毛成分 ·或 3~10 个任意大小的传统腺瘤 ·或无蒂锯齿状息肉直径 ≥ 10mm ·或无蒂锯齿状息肉有细胞异型增生	3 年
无蒂锯齿状息肉腺瘤数目 >10 个	<3 年
任何传统腺瘤或分段切除的无蒂锯齿状息肉，直径 >20mm	3~6 个月

肠和结肠进行探查。对于梗阻患者，应在手术前静脉给予对比剂进行 CT 结肠成像。手术切除后 3~6 个月，应进行结肠镜检查，以检测 CT 结肠成像可能遗漏的所有扁平病变。根据梗阻患者术前或术后的结肠镜检查可以推断出寻找同时性病灶的初始阶段。作为对错过的同时性病灶的补充检查，结肠镜检查应在 1 年后进行。如果为阴性，3 年后每隔 5 年检查 1 次，除非早期检查发现息肉或遗传综合征的迹象。

直肠癌患者应接受相同的异时性病灶监测，但在某些情况下，手术后前 2 年内每隔 3~6 个月应通过软式乙状结肠镜或超声内镜（EUS）来检查直肠[35]。对晚期直肠癌患者进行适当的新辅助放化疗治疗，随后采用全直肠系膜切除术，可以减少内镜检查次数。作者认为，EUS 是更好的选择，因为在用乙状结肠镜检测到复发之前，EUS 可以在直肠外检测到复发病灶。

35.6 结　论

预防结直肠癌的关键步骤是鼓励结直肠癌患者积极筛查，并通过结肠镜检查进行评估。结肠镜检查必须在筛选、监测和诊断时，由了解癌前病变（包括传统腺瘤和锯齿状病变）所有内镜表现的医生进行；在做好充分的肠道准备后进行细致检查，尽可能完全地、安全地切除癌前病变；以经济有效的间隔时间指导后续筛查或结肠镜监测，并符合目前的指南。

（王燕　王进海　译，李路　审）

参考文献

[1] The Paris endoscopic classification of superficial neoplastic lesions: esophagus, stomach, and colon: November 30 to December 1, 2002. Gastrointest Endosc, 2003, 58(suppl 6):S3–S43.

[2] Hetzel JT, Huang CS, Coukos JA, et al. Variation in the detection of serrated polyps in an average risk colorectal cancer screening cohort. Am J Gastroenterol, 2010, 105(12):2656–2664.

[3] Kahi CJ, Hewett DG, Norton DL, et al. Prevalence and variable detection of proximal colon serrated polyps during screening colonoscopy. Clin Gastroenterol Hepatol, 2011, 9(1):42–46.

[4] Sawhney MS, Farrar WD, Gudiseva S, et al. Microsatellite instability in interval colon cancers. Gastroenterology, 2006, 131(6): 1700–1705.

[5] Arain MA, Sawhney M, Sheikh S, et al. CIMP status of interval colon cancers: another piece to the puzzle. Am J Gastroenterol, 2010, 105(5):1189–1195.

[6] Lasisi F, Mouchli A, Riddell R, et al. Agreement in interpreting villous elements and dysplasia in adenomas less than one centimetre in size. Dig Liver Dis, 2013, 45(12):1049–1055.

[7] Cairns SR, Scholefield JH, Steele RJ, et al. British Society of Gastroenterology. Association of Coloproctology for Great Britain and Ireland. Guidelines for colorectal cancer screening and surveillance in moderate and high risk groups (update from 2002). Gut, 2010, 59(5):666–689.

[8] Lieberman DA, Rex DK, Winawer SJ, et al. Guidelines for colonoscopy surveillance after screening and polypectomy: a consensus update by the US Multi-Society Task Force on Colorectal Cancer. Gastroenterology, 2012, 143(3):844–857.

[9] Vemulapalli KC, Rex DK. Risk of advanced lesions at first follow-up colonoscopy in high-risk groups as defined by the United Kingdom post-polypectomy surveillance guideline: data from a single U.S. center. Gastrointest Endosc, 2014, 80(2):299–306.

[10] Rex DK. Preventing colorectal cancer and cancer mortality with colonoscopy: what we know and what we don't know. Endoscopy, 2010, 42(4):320–323.

[11] Soetikno RM, Kaltenbach T, Rouse RV, et al. Prevalence of nonpolypoid (flat and depressed) colorectal neoplasms in asymptomatic and symptomatic adults. JAMA, 2008, 299(9):1027–1035.

[12] Hewett DG, Kaltenbach T, Sano Y, et al. Validation of a simple classification system for endoscopic diagnosis of small colorectal polyps using narrow-band imaging. Gastroenterology, 2012, 143(3):599–607.e1.

[13] Hayashi N, Tanaka S, Hewett DG, et al. Endoscopic prediction of deep submucosal invasive carcinoma: validation of the narrow-band imaging international colorectal endoscopic (NICE) classification. Gastrointest Endosc, 2013, 78(4):625–632.

[14] Kim JS, Lee BI, Choi H, et al. Cold snare polypectomy versus cold forceps polypectomy for diminutive and small colorectal polyps: a randomized controlled trial. Gastrointest Endosc, 2015, 81(3):741–747.

[15] Rex DK, Ahnen DJ, Baron JA, et al. Serrated lesions of the colorectum: review and recommendations from an expert

panel. Am J Gastroenterol, 2012, 107(9):1315–1329, quiz 1314, 1330.

[16] Khalid O, Radaideh S, Cummings OW, et al. Reinterpretation of histology of proximal colon polyps called hyperplastic in 2001. World J Gastroenterol, 2009, 15(30):3767–3770.

[17] Jspeert JE, Bastiaansen BA, van Leerdam ME, et al. Development and validation of the WASP classification system for optical diagnosis of adenomas, hyperplastic polyps and sessile serrated adenomas/polyps. Gut, 2016.

[18] Tadepalli US, Feihel D, Miller KM, et al. A morphologic analysis of sessile serrated polyps observed during routine colonoscopy (with video). Gastrointest Endosc, 2011, 74(6): 1360–1368.

[19] Pohl H, Srivastava A, Bensen SP, et al. Incomplete polyp resection during colonoscopy-results of the complete adenoma resection (CARE) study. Gastroenterology, 2013, 144(1):74–80.e1.

[20] Rex KD, Vemulapalli KC, Rex DK. Recurrence rates after EMR of large sessile serrated polyps. Gastrointest Endosc, 2015, 82(3):538–541.

[21] Pellise M, Burgess NG, Tutticci N, et al. Endoscopic mucosal resection for large serrated lesions in comparison with adenomas: a prospective multicentre study of 2000 lesions. Gut, 2017, 66(4):644–653.

[22] Rao AK, Soetikno R, Raju GS, et al. Large sessile serrated polyps can be safely and effectively removed by endoscopic mucosal resection. Clin Gastroenterol Hepatol, 2016, 14(4):568–574.

[23] Senore C, Ederle A, Benazzato L, et al. Offering people a choice for colorectal cancer screening. Gut, 2013, 62(5):735–740.

[24] Imperiale TF, Monahan PO, Stump TE, et al. Derivation and validation of a scoring system to stratify risk for advanced colorectal neoplasia in asymptomatic adults: a cross-sectional study. Ann Intern Med, 2015, 163(5):339–346.

[25] Siegel R, Desantis C, Jemal A. Colorectal cancer statistics, 2014. CA Cancer J Clin, 2014, 64(2):104–117.

[26] Rex DK, Mark D, Clarke B, et al. Flexible sigmoidoscopy plus air-contrast barium enema versus colonoscopy for evaluation of symptomatic patients without evidence of bleeding. Gastrointest Endosc, 1995, 42(2):132–138.

[27] Lieberman DA, de Garmo PL, Fleischer DE, et al. Colonic neoplasia in patients with nonspecific GI symptoms. Gastrointest Endosc, 2000, 51(6):647–651.

[28] Rex DK, Boland CR, Dominitz JA, et al. Colorectal cancer screening: recommendations for physicians and patients from the US Multi-Society Task Force on Colorectal Cancer. Gastrointest Endosc, 2017, 86:18–33.

[29] Rex DK, Johnson DA, Anderson JC, et al. American College of Gastroenterology. American College of Gastroenterology guidelines for colorectal cancer screening 2009 [corrected]. Am J Gastroenterol, 2009, 104(3):739–750.

[30] Schoen RE, Pinsky PF, Weissfeld JL, et al. PLCO Project Team. Colorectal-cancer incidence and mortality with screening flexible sigmoidoscopy. N Engl J Med, 2012, 366(25): 2345–2357.

[31] Halligan S, Wooldrage K, Dadswell E, et al. SIGGAR investigators. Computed tomographic colonography versus barium enema for diagnosis of colorectal cancer or large polyps in symptomatic patients (SIGGAR): a multicentre randomised trial. Lancet, 2013, 381(9873):1185–1193.

[32] von Wagner C, Smith S, Halligan S, et al. SIGGAR Investigators. Patient acceptability of CT colonography compared with double contrast barium enema: results from a multicentre randomised controlled trial of symptomatic patients. Eur Radiol, 2011, 21(10):2046–2055.

[33] U.S. Preventive Services Task Force. Screening for colorectal cancer: U.S. Preventive Services Task Force recommendation statement. Ann Intern Med, 2008, 149(9):627–637.

[34] Imperiale TF, Ransohoff DF, Itzkowitz SH, et al. Multitarget stool DNA testing for colorectal-cancer screening. N Engl J Med, 2014, 370(14):1287–1297.

[35] Rex DK, Kahi CJ, Levin B, et al. American Cancer Society. US Multi-Society Task Force on Colorectal Cancer. Guidelines for colonoscopy surveillance after cancer resection: a consensus update by the American Cancer Society and the US Multi-Society Task Force on Colorectal Cancer. Gastroenterology, 2006, 130(6):1865–1871.

第36章 进展性结直肠息肉和早期肿瘤切除术

David James Tate, Michael John Bourke

36.1 概 述

结直肠癌的发病率和死亡率[1]通过结肠镜检查和息肉切除术可以显著降低[2]。大多数结直肠息肉比较小（<10mm），可以通过内科医生使用冷圈套息肉切除术[3-4]或必要时采用传统电切除术进行治疗。进展性结直肠息肉（ACP）通常 ≥ 20mm，并且具有较高的组织恶变和发展为浸润癌的概率，内镜下完全切除更具挑战性和风险，需要特殊的技术来实现安全操作。一些较小的病变由于形态学特征提示组织学进展（例如存在凹陷），也属于 ACP。大约 2% 的结直肠病变是扁平的、20mm 或更大，被称为侧向发育型病变（LSL）[5]。即使是非常大的 LSL，只要局限于黏膜，也可以通过内镜切除，因为该区域缺乏淋巴引流。LSL 传统上可通过外科手术进行处理，但越来越多的证据支持内镜下切除与手术具有相似的疗效[6]和耐受性[7]。最近一些证据表明内镜下切除具有优越的成本效益[8]和安全性，尤其是在专门的高级医疗中心。即使发展为黏膜下浸润肿瘤，只要满足某些标准内镜下切除治疗也是有可能的，尽管这更具争议性。框表 36.1 列出 ACP 内镜下治疗的适应证。在过去 10 年中，高质量的前瞻性研究为内镜下切除治疗 ACP 的技术和安全性提供了基础证据。目前有两种技术：内镜下黏膜切除术（EMR）和内镜下黏膜剥离术（ESD）。ESD 的主要优点是整体切除能够为黏膜下浸润癌（SMIC）提供准确的组织病理学评估，但这是以显著增加并发症为代价的。EMR 是西方国家医疗中心用于切除结肠中大型 LSL 的主要技术。EMR 很少发生并发症，并且绝大多数情况在内镜下是可以控制的。这些并发症包括术中出血（11.3%）、有临床意义的内镜治疗后出血（6%）和穿孔（1.3%）。据报道，大型内镜中心结直肠腺瘤的复发率为 10%~20%，但这在随访过程中很容易通过内镜切除。新技术有望降低复发性腺瘤的发生率，并进一步预测有复发倾向的病变。内镜下切除的新技术很有前景，但需要在前瞻性多中心随机试验中进行验证。

36.2 技术和准备工作

应对实施 ACP 内镜下切除的医生进行培训。培训需要足够的病例数量使医生得到充分的实践机会，并且需要高级放射学和外科医生及对结直肠肿瘤有兴趣的组织病理学家的支持。

36.2.1 患者准备

当患者在病变切除技术水平较高的医疗机构中进行治疗时，治疗结果会更好。研究的基础设施也是非常重要的，因为许多重要的临床问题仍未得到解决。根据公认的标准对治疗操作和临床结果进行前瞻性监测是最低要求[9]。相关人员应定期召开临床会议，讨论有趣和具有挑战性的病例，使患者得到最佳的治疗。

能够快速准确传输数据的无缝转诊路径是首选。它包括详细的影像学资料、对患者病变和合并症的描述、抗凝药物及其适应证[10]。除非强烈怀疑浸润性癌，否则在结肠 LSL 转诊前不需要活检；大量图片、文件提供了更多有用的信息。活

框表 36.1 内镜下治疗复杂结直肠息肉的适应证

进展性结直肠息肉的内镜治疗适应证
·未提示黏膜下层浸润特征的 LSL（如 Kudo Ⅱ –O 型、Ⅲ型、Ⅳ型，Sano Ⅱ型，NICE Ⅱ型）
·来源于黏膜层的较大带蒂病变
·曾经治疗过的 LSL 或在困难部位的 LSL（如阑尾周围、回盲部瓣膜、肛门直肠连接处）

复杂结直肠息肉手术指征
·具有深部 SMIC 特征的 LSL（Kudo Ⅵ/N，Sano Ⅲ b 血管模式，NICE 分型为Ⅲ型[19]，抬举征阴性，巴黎分型 0 – Ⅱ a + c 或巴黎分型 0– Ⅲ型）
·既往在专门的三级医疗中心内镜下切除失败的潜在 LSL

LSL：侧向发育型病变；SMIC：黏膜下浸润癌；NICE：窄带成像国际结直肠内镜

检通常会导致黏膜下纤维化，增加内镜下切除的复杂性。建议通过内镜在对侧壁标记那些后期很难定位的病变。

知情同意至关重要。EMR 的并发症包括结肠壁深部损伤、出血、术后疼痛、浆膜炎和复发或残留腺瘤。对较大结肠病变行 EMR，结肠穿孔率为 1.3%[6]，术后出血率高达 7%。EMR 术后疼痛不常见，通常是自限性的，但必须告知医生。应给患者提供详细的联系方式，以便在他们离开内镜检查室后发生并发症时，也可以及时给出建议。

36.2.2 内镜下切除术

对于较大的 LSL 病变，目前有 2 种已被认可的技术：EMR 和 ESD。EMR 自 1977 年开展以来已经得到了很大的改进[11]。该技术是通过注射染色剂扩张黏膜下层空间，并对靶病变进行圈套。在附加微处理器控制的分级电流下收紧圈套器横面切除组织，并且黏膜下液体垫提供的散热和安全屏障可以防止圈套和损伤更深的结构。直径为 20mm 以内的病变可以整块切除，较大的病变通常需要分片切除。

ESD 最初是在日本为早期胃癌的整块切除而开发的，可以避免手术相关的并发症。该技术包括注射含有显色剂的液体以扩张黏膜下空间，内镜下使用电刀切开病变边缘（切开阶段），然后使用各种类型的电刀和内镜手术刀分离病变与黏膜下层（分离阶段）的深层结构。

与 EMR 相比，ESD 的主要优点是对病变进行整体切除。这使得短期和中期随访的复发率降低，使低风险黏膜下浸润癌的治愈成为可能，可以得到优良的标本进行组织学评估。然而，直径 >20mm 的 LSL 在 EMR 术后的长期随访研究表明，如果初期 EMR 在技术上取得成功，在术后第 4 个月和第 12 个月分别进行随访，98% 以上的患者没有复发而是被认为达到了治愈。

ESD 可用于治疗潜在的浅表 SMIC 的 LSL，并且能够实现治愈。然而，在日本大样本研究中[12]，此类患者的数量约为 10%，因此常规的 ESD 并没有为大多数患者提供真正的获益。而且，只有患者和医生都同意并认为黏膜下浸润癌不需要外科手术时，这种获益才能体现出来。

实现 ESD 的获益也是有代价的。与 EMR 相比，ESD 在技术上更具挑战性，花费的时间明显更长，并发症的发生率也更高；即使在非常专业的医疗中心，穿孔率也更高（5.7% vs 1.4%），平均手术持续时间也明显更长（65.9~108min vs 29~30min）[13]。此外，所有经过 ESD 治疗的患者都必须住院治疗，而接受 EMR 治疗的患者只有不到 5%[6] 的人需要住院治疗。然而，反对对所有 LSL 都进行 ESD 治疗的最有力的证据是，ESD 并不会降低内镜下切除后的额外手术率。在日本的医疗中心，仅进行 ESD 治疗比 EMR 的手术率高出很多（9.9% vs 5.8%）[13]。

36.2.3 所需设备

◆ 黏膜下注射

通常，EMR 黏膜下注射的是生理盐水，但它主要是形成非持续性黏膜隆起，不能体现病变边缘。最佳黏膜下注射物包含 3 种成分。

• 在一项双盲随机试验中，一种胶体溶液，例如琥珀酰明胶（如 Gelofusine，B.Braun，Sempach，Switzerland）被证明优于生理盐水[14]，可明显减少注射和切除时间，同时使手术时间减半。其他溶液包括透明质酸、葡萄糖溶液、羟乙基淀粉。

• 在注射液中添加惰性染料（铬注射液）可准确体现病变边缘，这对锯齿状或非圆形的病变尤其有用，能够确保病变完全被切除，并且还显示了黏膜下液体垫的范围和 EMR 的安全区域。常用的惰性染料有亚甲蓝和靛洋红（例如，将 80mg 靛洋红或 20mg 亚甲蓝置于 500mL 的溶液中）。当切除的病变位于黏膜下平面时，可清晰显示黏膜下间隙组织并形成均匀的"蓝色液体垫"（图 36.1）。

• 向注射液中加入稀释的肾上腺素（1∶100 000 溶液）可减少术中出血，保持 EMR 区域的清洁并延缓黏膜下注射液的弥散。这也可能降低有临床意义的内镜治疗后出血的发生率[15]。

◆ 电切设备

使用微处理器控制的高频手术电刀能够在短切割脉冲中传递分流电流，并且传输更长的凝固脉冲，这对于内镜下切除的安全是必不可少的。这种电刀目前在在高级内镜检查医疗中心很常见，例如 ERBE VIO 300（ERBE，Tübingen，Germany）或 Olympus ESG 100（Olympus，Tokyo，

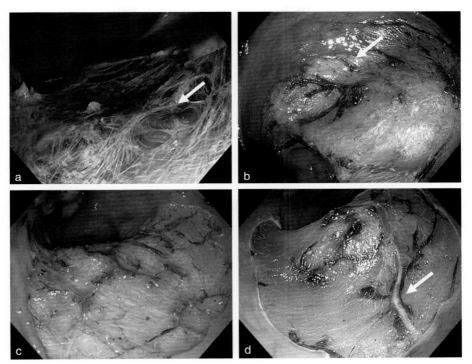

图 36.1　单纯 EMR 术后创面。a. 粗大的隆起的静脉（箭头）。b. 大静脉和未染色的黏膜下层。c. 粗大的分支静脉。d. 动脉（箭头）。EMR 术后粗大的隆起静脉不需要内镜下治疗

Japan）。这种电刀可以返回电极感应组织阻抗并修改电流的传递以获得所需要的结果。

◆ CO_2 注气

　　在消化道内镜检查中注入 CO_2 比注入空气更好，这一观点也被证实，特别是在减少术后疼痛、胀气和肠管扩张方面[16]。一项大的前瞻性队列研究发现，对较大的 LSL 实施 EMR 期间，CO_2 注气可使因术后疼痛的患者入院率显著降低[17]。

◆ 内镜下切除的圈套器

　　一整套不同尺寸、形状、刚度和直径的钢丝线圈是非常有必要的。具有较细直径的线圈可以提供更大的电流密度，再加上其口径较窄，能够更快地对目标组织进行横切。对于 LSL 病变的 EMR 常用的是 20mm "螺旋" 式线圈（直径为 0.48mm）。这个圈套有一系列的锯齿覆盖在金属丝上，有助于在病变边缘捕获正常组织。

　　随着可供选择方案的增加，人们对于特定适应证的各种圈套的性能特征重新产生了兴趣。通常在右侧结肠，我们使用 15mm 圈套，较小的尺寸可能更安全。不同的线圈刚度，形状（椭圆形、六边形）和性能特征可以帮助去除各种潜在的难治性病变。

硬质的细线圈（0.3mm）可以在切除边缘捕获残余的腺瘤组织，或以前尝试切除过的具有黏膜下层明显纤维化的腺瘤（图 36.2）。对于有蒂或体积较大外生性病变，可能需要较大的圈套。

36.3　病变的评估

　　近年来，在内镜下切除术之前实时评估 LSL 并确定 SMIC 的存在和浸润程度的技术已得到很大发展进步。

　　可使用高清白光内镜对病变进行评估。病变形态应使用巴黎分型来描述[18]。高出周围黏膜的平坦病变（高度 ≤ 2.5mm）为 0-Ⅱa 型，中央凹陷病变为 0-Ⅱc 型，完全平坦的病变为 0-Ⅱb 型。0-Ⅰs 型病变广泛高出周围黏膜并超过 2.5mm。这些术语参见图 36.3。0-Ⅰp 型和 0-Ⅰsp 型病变分别为息肉样和亚蒂息肉样病变，并可分别分类。无蒂病变也根据其表面形态标记为颗粒状或非颗粒状（图 36.4）。

　　用高清白光内镜和图像增强技术，如窄带成像[19]（Olympus）或 FICE（Fujifilm Medical, Saitama, Japan）对病变进行观察。目的是评估病变的凹陷和血管模式。对 SMIC 可疑的区域（通

常是有边界的）依次进行识别和观察，必要时需要增加放大倍数（图 36.5）。

有 3 种可用于评估的分型方法（表 36.1）。Kudo[20] 描述了 5 种小凹形态，其中 Ⅲ 型和 IV 型表示非侵袭性病变，适用于内镜下切除。专家建议，可以联合染色内镜和放大内镜来评估 Kudo 凹陷形态。Sano 分型[21] 是基于在 NBI 下观察到的毛细血管形态，可以分为 3 种类型。Sano Ⅱ 型表示适用于内镜下切除的非侵袭性病变。最近，窄带成像国际结直肠内镜（NICE）分型标准已经公布，这个标准包括病灶的颜色、血管和表面形

态。据报道，当 3 项指标中的任何 1 项显示有黏膜下层浸润的证据，且观察者一致时（Kappa 值为 0.70），该评分的灵敏度为 94.9%，阴性预测值为 95.9%。

结合巴黎分类、表面形态和病变位置对 SMIC 的风险分层评估非常有用。远端结肠病变一般具有较高的 SMIC 风险。在日本和西方国家的[6,22] 大型研究中，内镜下切除的 90% 的 ≥ 20mm 病变表面是颗粒状的，75% 以上病变巴黎分型为 0–Ⅱa 型。在缺乏 Kudo V 型 pit 或者凹陷形 "c" 型结构（二者都是侵袭性疾病的强预测因子）的

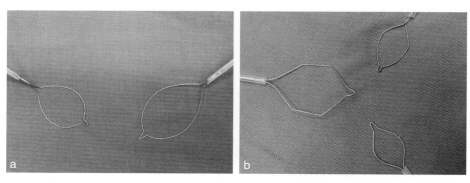

图 36.2 适合 EMR 的圈套器类型。a.20mm 锯齿状（右）和 15mm 编织的圈套器（左），直径较粗（0.48mm），在 EMR 中最常用。b. 较细（0~30mm）的单丝多形圈套器，适用于特殊的情况

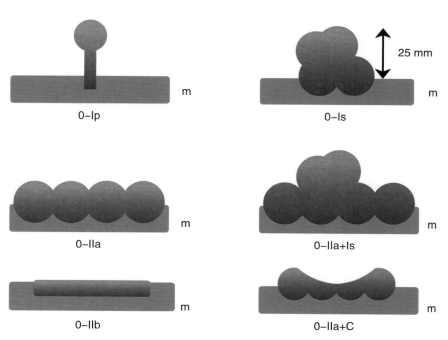

图 36.3 内镜可切除的侧向发育型病变（LSL），常用巴黎分型进行大体形态诊断[19]

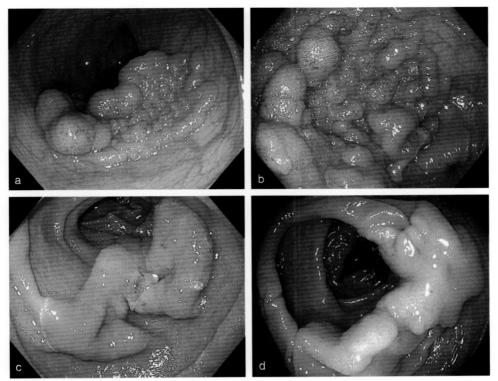

图 36.4 直肠 LSL 病变形态。a. 巴黎分型Ⅱa 型 /Ⅰs 型病变伴明显的结节。b. 巴黎分型Ⅱa 病变。c，d. 横结肠非颗粒状 LSL。这些病变均没有黏膜下浸润癌的可疑表现，可以根据图 36.6 分型方案进行分类

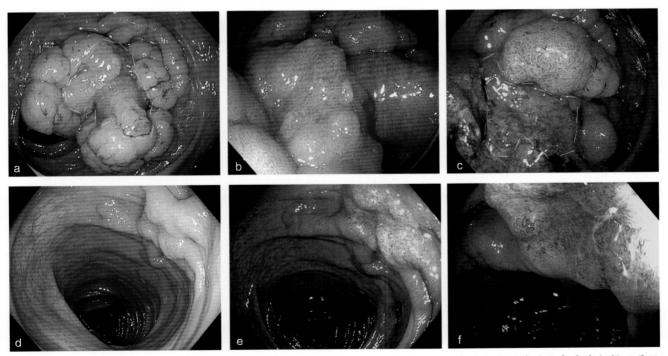

图 36.5 预测黏膜下浸润癌的高分辨率图像。a. 乙状结肠的 50mm 颗粒状 LSL，中央标定区域（白色虚线）提示局灶性黏膜下浸润癌。b. 白光放大内镜下中间区域。c. 窄带成像（NBI）显示了窄带成像国际结直肠内镜（NICE）Ⅲ型和 Sano Ⅲ b 型血管形态。d. 横结肠中部的非颗粒状 LSL。e. NBI 影像提示黏膜下浸润癌区域。f. 放大内镜显示 Sano Ⅲ b 血管、NICE Ⅲ型和 Kudo Vn 形态。两个病例的组织病理学均证实为黏膜下浸润癌

表 36.1 结直肠病变 Kudo、Sano、NICE 分型的显著特征及与内镜下可切除性的关系

图像增强	高清白光内镜 / 窄带成像 / 色素内镜检查	NBI	NBI	例证
分型	Kudo	Sano	NICE	
正常	I			
·无须内镜下切除（增生性） ·锯齿状腺瘤符合该分型标准，但需要内镜下切除，见第 35 章	II型：星状或腺管开口 pit 型	I 型：血管形态不可见	I 型：对比背景色淡，血管不可见	
建议内镜下切除	III s 型 / III L 型：管状长或短的 pits IV——脑回样 pits	II 型：有结构的血管形态	II 型：对比背景呈褐色，血管颜色显现，血管围绕规则的白色结构	
疑似 SMIC，考虑外科手术或整块内镜下切除以评估分期	·V i：混乱的表面形态中保留着一些结构 ·V n：完全混乱的结构	III 型：血管结构混乱或缺失	III 型：对比背景呈深褐色，无血管或无表面结构	

NICE：窄带成像国际结直肠内镜；NBI：窄带成像；SMIC：黏膜下浸润癌

情况下，SMIC 的风险随 LSL 形态而变化[23]（图 36.6）。在颗粒状病变中，0-IIa、0-Is 和 0-IIa/Is 型病变的风险分别为 0.9%、2.9% 和 7.1%，远端结肠的风险更大。非颗粒状病变的 SMIC 风险较高，0-IIa 型中非颗粒状病变的风险为 4%，0-IIa+Is 型中非颗粒状病变的风险为 12.8%，0-Is 型中非颗粒状病变的风险为 16.7%。同样，远端结肠通常存在更大的风险。这一信息可以为内镜下切除提供有针对性的治疗方法，对于预计具有 SMIC 高风险的病变应采用整块切除法。

36.4 切除术

36.4.1 内镜下黏膜切除术

◆ 注射技术

足够的黏膜下缓冲垫可以保证 EMR 的安全，

并可以增加获取病灶的机会。缓冲垫不足会对结肠壁造成严重损伤；过度缓冲会产生张力，并可能在切除过程中阻碍圈套捕获和可见性（图 36.7）。注射技术如下。

·将病灶定位在结肠镜视野的 6 点位置。
·使导管尖端与病变切线成 30° ~45°角。
·让助手伸出针头。
·让助手开始注射，同时用针尖刺穿黏膜。

如果病灶立即迅速升高，则可以确认已进入黏膜下层。

·注射过程中，将针头固定在黏膜下垫中，通过动态移动导管可以将病变提升至所需方向。通过这种方式可以暴露病变中最难以接近的部分。

如果病变没有抬起，请考虑以下事项。

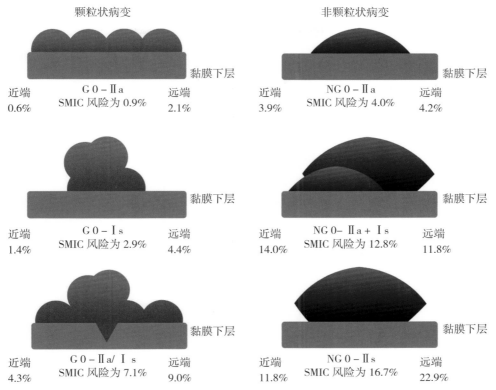

图 36.6 联合病变形态和结节可预测黏膜下浸润癌的风险。SMIC 颗粒状（G，红色）病变比非颗粒状（NG，绿色）病变 SMIC 的风险更低（来自 ACE 队列研究数据）*。在有显性结节的病变中，三角状黏膜下层浸润是 SMIC 最可能发生的部位[24]。SMIC：黏膜下浸润癌

* 所提供的数据基于靶病灶内没有凹陷或有 Kudo V 型凹陷

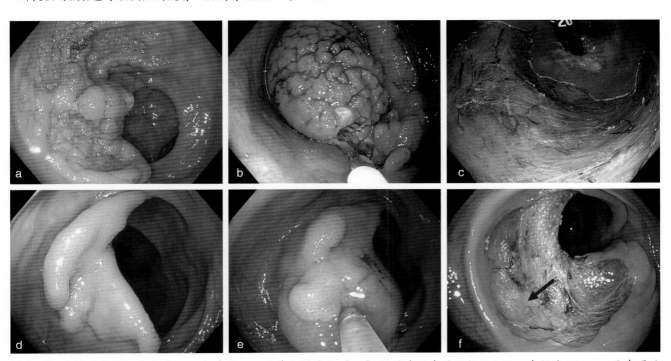

图 36.7 内镜下黏膜切除术（EMR）步骤。a. 巴黎分型为 0–Ⅰa/Ⅰs 近端直肠中的颗粒状 LSL，直径为 50mm，具有明显的结节。b. 染色液黏膜下注射后放置圈套器（20mm，锯齿状）。c. 完成 EMR 后，无并发症时可见淡蓝色缺损。d. 横结肠中段 40mm 巴黎分型为 Ⅱa 型的非颗粒状 LSL。e. 注射染色剂。f. 半周无并发症的黏膜缺损，伴有金黄色脂肪组织（箭头）

• 外壁针头放置：轻轻拉回注射导管，这样通常会定位黏膜下层平面。

• 针尖保留在结肠腔内：通过观察流入管腔内的染色剂来识别。

• 非抬举病变：这可能是由于先前的切除手术、既往活检或病变生物学（SMIC）导致黏膜下层纤维化所致。出现"峡谷征"（周围正常黏膜的隆起而病变没有隆起）和"喷射征"（染色剂从病变中快速排出）是与非隆起病灶相关的确定性征象。

黏膜内注射是另一种注射失败的类型。这可以通过黏膜立即呈泡状隆起而病变没有同时隆起来识别。可以用针尖刺破气泡，重复注射。

◆ 切除技术

建议每切除 1~3 次就注射 1 次。圈套放置和切除的原则如下（图 36.7）。

• 病变定位于镜下 6 点钟方向。圈套在病变上方完全打开，然后与病变边缘对齐，除了腺瘤之外注意套取边缘 2~3mm 的正常黏膜。

• 通过上下控制将圈套置于病变上并施加稳固的压力，并且吸入腔内的气体以将病变包入圈套中。

• 助手轻轻关闭圈套，直到看到目标组织位于圈套内。只要目视确认，就收紧圈套直到感觉到阻力。

• 助手将圈套传递给内镜医生，内镜医生使用触觉反馈来感知捕获的组织量。如果需要，可以在直视下轻微打开圈套以释放一部分捕获的组织。

• 将圈套紧密封闭至 1cm 以内，以确保在圈套切除时快速切除组织，从而有利于病变区域和切除边缘之间的内镜观察。通过这种方法，可以容易地识别结肠壁的分层解剖结构。

• 通过在工作管道内快速来回移动圈套导丝来检查捕获组织相对于结肠壁的移动性。

• 内镜医生使用 1~3 个具有交替切割和凝固循环的分离电流脉冲（例如，内切割模式 Q，效果 3，切割持续时间 1，切割间隔 6；ERBE，Tübingen，Germany）对组织进行横切。这个阶段应该是快速的，并且应该有即时的证据表明圈套已经与每个脉冲嵌入。有时可能需要使用较长时间的分流电流，包括严重黏膜下纤维化的病变和

涉及脂肪组织的切除术，如回盲瓣周围。

• 用圈套导管将切除的标本推向一边。

• 水泵冲洗能够扩展黏膜缺损，减少出血，并有利于评估切除平面。

• 对于随后的切除，圈套器的游离边缘与病变切口的边缘精确对齐，以最大限度地减少残留腺瘤的可能性。

36.4.2　内镜下黏膜剥离术

ESD 技术包括建立黏膜下缓冲垫，用电镜刀切开病变边缘，并在黏膜下层病变的下方分离，从而进行整体切除。注射液类似于 EMR 中使用的胶体溶液和惰性染色剂。大多数日本中心使用 0.4% 透明质酸（Mucoup，Johnson and Johnson，Tokyo，Japan）作为注射剂的基础[24]，因为其在黏膜下层空间，尤其是在结肠内具有良好的滞留性。但在西方国家其使用因可用性和成本受到限制。

不同种类和特性的内镜手术刀都可用于 ESD。Dual 刀（Olympus，Tokyo，Japan）用于精确解剖，但需要更换刀和注射导管；而海博刀（ERBE，Tübingen，Germany）不需要这样的更换，并可加速 ESD 过程[25-26]，使得进一步黏膜下注射变得容易，增加了安全性[27]，但可能由于切割尖端尺寸较大而难以达到精确解剖。也可选择其他刀具[28]。未来，更加精细且无须更换就可以进行注射的锥形刀有可能促进 ESD 技术的迅速发展。ESD 技术如下。

• 在内镜操作中应用透明帽分离黏膜层和黏膜下层，并在病变部位施加牵引力。

• 用刀尖标记病变在结肠病变中通常是不必要的，但在胃和食管病变中是最重要的，因为这样病变可以被精确地分辨。

• 注射染色溶液以抬起病变。

• 使用切割电流，如 ERBE 干切（30W，效果 2），用电刀将病变与周围黏膜分离。最终需要环形切开黏膜，而完全完成切口的时间取决于解剖和损伤因素。

• 使用切割电流在黏膜下层切开病变，例如 ERBE Dry Cut（30W，效果 2）。可以调整透热功率以达到所需的效果。必须精确控制黏膜下平面中组织的分离，以免意外损伤肌层。

• 使用刀尖快速凝固（例如，ERBE 效应 3，

30W）或软凝固（例如，ERBE 效应 4，最大80W）控制创面的出血。使用软凝止血钳可以控制严重出血。

• 在 ESD 创面中预防性凝固大血管是一种常见的做法[29]。

• 解剖过程中应考虑重力方向，使病变朝着有助于手术的方向下降，并根据需要通过改变患者位置以达到此目的（图 36.8）。

36.5 特殊情况

36.5.1 肛门直肠交界处 LSL 的 EMR

延伸至或涉及肛门直肠交界处的 LSL 难以通过内镜移除，传统上都是通过外科手术进行治疗。肛门直肠交界处具有独特的解剖学和生理学特征，需要对标准 EMR 技术进行改良[30]。

• 内镜检查可能很困难，并且观察受限。这可以通过使用胃镜或儿科结肠镜和较短的（4mm）透明帽来改善。

• 该区域有丰富的躯体神经支配，因此内镜下切除会给患者带来疼痛感受。可以向黏膜下注射液中加入长效局部麻醉剂。通常使用 0.5% 的罗哌卡因，最大剂量为 40mg，并进行心电监测，

可以达到 4h 局部麻醉和长达 12h 的镇痛效果。

• 与近端的结直肠相比，肛门直肠交界处的淋巴和静脉引流及远端 5cm 的直肠可绕过网状内皮系统和门静脉循环的过滤功能，直接进入体循环，因此反复黏膜下注射和广泛切除有较高的全身性菌血症的风险。所有接受肛门直肠交界处内镜下切除的患者均应接受广谱抗生素治疗。

• 痔静脉丛的 EMR 被认为存在潜在危险。在实践中，这些厚壁血管能够抵抗圈套的捕获。在前视镜下，将染色剂注入黏膜下平面，使黏膜远离痔柱，并形成一个缓冲垫，以便在上面可以开始圈套切除。

术后，建议患者保持软便 1~2 周，并使用单纯镇痛，例如，每 6h 服用 1g 对乙酰氨基酚。

36.5.2 回盲瓣 LSL 的 EMR

回盲瓣的病变涉及已被确定为 EMR 失败的独立危险因素之一[6,31]。这通常是由于内镜检查困难和病变范围的可视性。在这种情况下，透明帽是非常有用的，可以通过反转镜身实现回肠 LSL 的可视化。小而硬的细线圈套可以在狭窄的空间和角度内优化组织捕获。位于回盲瓣的 LSL 复发

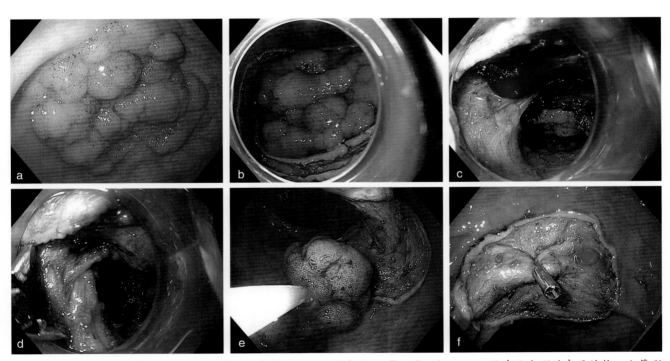

图 36.8 内镜下黏膜剥离术（ESD）切除 1 个直径为 35mm 的直肠 0-Ⅱa+Ⅰs 型 LSL。a. 具有无定形的表面结构，血管形态被破坏，内镜整块切除更为可取。b. 病变与周围正常黏膜分离。c. 在分离过程中遇到大出血，用止血钳止血。d、e. 取出整块标本进行组织病理学分析。f. 将钛夹放置在缺损内的固有肌层损伤区域

风险高于结肠其他部位的病灶（17.5% *vs* 11.5%)[32]，但是在一个前瞻性系列研究中，最终 53 例患者中的 43 例（81.1%）避免了手术。失败的风险因素主要是回盲瓣双唇的受累和浸润。

36.5.3　环周侧向发育型病变的 EMR

涉及环周结肠壁的 LSL 可以 通过 EMR 切除（图 36.9）。这些病变并不常见，并且以前是内镜下切除的相对禁忌证。最近的一个病例系列表明，这种病变的切除是安全的，特别是在直肠中，可以防止患者暴露于高发病风险和潜在的手术后长期功能缺陷的结局中[33]。

在切除这种广泛的病变后肠功能依然是正常的。可能出现短暂的管腔狭窄，并且可能需要在前 6 周每隔 1~2 周进行预防性的球囊扩张和类固醇药物灌肠。

36.5.4　管腔充盈病变的 EMR

大型 I s 型 LSL 可以延伸多个褶壁填充整个结肠腔。这些病变血管丰富，并且由于体积较大，以及病灶所在结肠壁发生腔内套叠，内镜通常很难到达病灶位置，很可能导致圈套切除术后深部壁层损伤。

· 从病变的肛门端开始切除，切除范围包括 2~3mm 的正常黏膜边缘，以进入黏膜下层。

· 继续注射和切除，扩大黏膜下层空间，仔细观察切除病变的边缘和结肠壁的表面，便于随后每次圈套器可妥善放置。"向上和结束"这一方法很重要，旨在避免损伤褶壁和深部组织。

· 每次圈套切除前的触觉反馈对于避免圈套内捕获过多的组织或较深的结构至关重要。

36.5.5　阑尾周围 LSL 的 EMR

涉及阑尾口（或在其 5mm 内）的 LSL 对医生而言是一个很大的挑战。已有学者经描述了一系列通过水下 EMR 切除病变的技术[34]。这些病变可以通过常规 EMR 安全切除，条件是它们未（超出内镜视野）延伸至阑尾口，并且通常不超过阑尾口周长的 50%。这些病变通常具有明显的黏膜下纤维粘连，最好使用小而硬的细线圈套（图 36.10）。相比之下，既往接受过阑尾切除术，包括既往经内镜谨慎切除过阑尾口，通常也可以安全地接受全周病变的切除。

36.5.6　多发和复发 LSL 的 EMR

以往尝试切除 LSL 具有挑战性，因为在病变

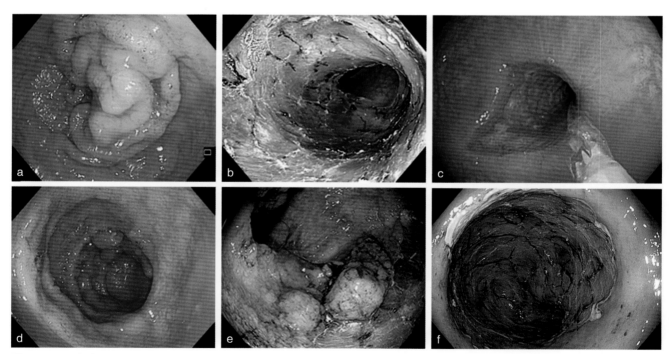

图 36.9　a. 内镜下黏膜切除术（EMR）切除 1 个直径为 100mm 的直肠环周 0-Ⅱa/Ⅰs 型 LSL。b. 黏膜缺损完整且无并发症。c. 2 个月时随访，可见瘢痕伴狭窄，球囊扩张后儿童内镜可通过。d. 近端直肠 90mm 0-Ⅱa/Ⅰs 型 LSL。e. EMR 操作过程。f. 黏膜缺损完整且无并发症

下通常存在明显的黏膜下纤维化。通常需要对标准 EMR 技术进行一些改良。

• 由于黏膜下纤维化，通常病变很难达到足够的隆起。在非纤维化区域开始注射或切除，必要时可以选择病变外侧。应先切除抬高的区域，以便隔离纤维化区域。这便释放了纤维化病变的侧向附着物，并在其附近产生"台阶"，有利于圈套捕获组织。小而硬的细圈套是首选。

• 不能进行圈套切除的区域可以通过热钳夹或冷钳夹治疗[35]。我们通常使用冷钳夹和辅助圈套器尖端柔和电凝技术。冷活检钳用于系统地钳夹当前深层残余组织。这种组织通常容易剥落。重复这一过程，直到没有其他腺瘤组织残留。

• 然后将冷钳夹的区域用圈套器尖端柔和电凝处理残留的微腺瘤（例如，ERBE 效应 4，最大 80W）。

36.5.7　无蒂锯齿状病变

锯齿状瘤形成途径占散发性结肠癌的 20% ～ 30%。无蒂锯齿状腺瘤或息肉很难通过内镜发现[36]并且通常切除不完全（图 36.11）[37]。大约 30% 直径 ≥ 20mm 的无蒂锯齿状腺瘤或息肉包含增生异常病灶（内镜检查和组织学检查类似于腺瘤）。

如果这种增生异常的病变很大或很明显，它可能会使内镜医生从较大的锯齿状病变中转移注意力[38]。如果不能识别病变的全部范围可能导致病变切除不完全[39]。染色剂的注射可用于更好地显示病变边缘。应注意识别符合锯齿状息肉病综合征标准的患者[40]。他们需要定期进行结肠镜监测和家族性筛查[41]。最近的大型研究表明，在高级医疗中心，可通过 EMR 治疗无蒂锯齿状腺瘤或息肉，其疗效与复发性腺瘤、传统腺瘤的发生率相同[42-43]。

36.5.8　较大带蒂病变的内镜下切除术

带蒂病变不到结肠息肉总数的 1/3。直径 <20mm，蒂直径 <5mm 的带蒂病变可以安全地用热圈套切除。具有宽蒂（蒂直径 ≥ 5mm）的较大带蒂腺瘤可以安全切除，但通常在其蒂部有大的供血血管，如果不进行预防性治疗，可能导致术后出血，因此建议使用夹子或尼龙环对蒂部进行机械性止血[44]。预防性放置尼龙环（Endoloop，Ethicon；PolyLoop，Olympus），可减少带蒂病变 [病变直径 ≥ 20mm，蒂直径 ≥ 5mm，从 15.1% 减少（对照组）至 2.7%] 的术后出血[45]。在同一研究中，肾上腺素注射至蒂中可使出血减少到

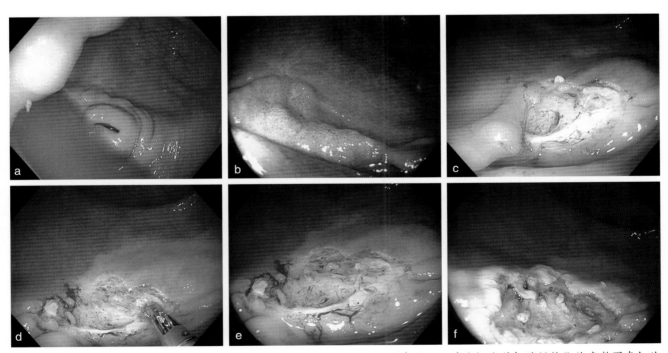

图 36.10　a. 曾经采用 EMR 尝试切除阑尾周围 LSL。b. 使用 10mm 细圈套器。c. 前次切除引起的纤维化使完整圈套切除难以完成。d，e. 活检钳钳除残余腺瘤，继以圈套器顶端柔和电凝。f. 完整切除创面

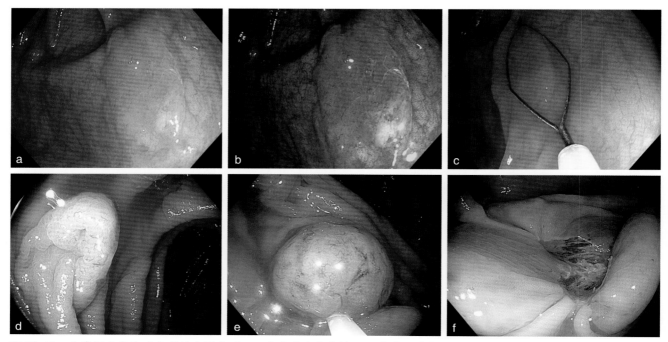

图 36.11　无蒂锯齿状腺瘤典型的内镜表现。a. 在高清白光内镜下几乎看不到病变。通过仔细检查，经常会发现黏液和粪便附着物、"花边状"毛细血管结构和云状外观。不能沿着结肠血管到达病变内部。b.NBI 内镜下看到的同一病变，显示出稍高的轮廓。c. 不超过 15mm 的病变可以通过冷圈套息肉切除术安全地切除，从而避免 EMR 风险。e，f. EMR 清除较大的病变，染色液清晰地显示了病灶边缘

2.9%。脂肪瘤和其他黏膜下病变也可以像带蒂息肉或腺瘤一样疝入腔内，其上覆盖的正常黏膜可以为判断病变性质提供线索。即使出现症状，仍可以安全地切除这种病变。但应特别警惕，固有肌层的内陷另外归因于电外科能量的传导不良，需要大量电流来横切脂肪组织。在固有肌层可能内陷的情况下，使用可拆卸的尼龙环套扎可以减少穿孔的风险[46]。这些病变的切除应采用圈套牵引技术，特别是在蒂的基部有环的情况下，将圈套器放置在病灶上，并将圈套导管拉回内镜以施加牵引力。这使得术者可以直接观察病变近端的圈套闭合点，通常应在正中位置，以确保不会捕捉到环或其周围组织。

36.6　内镜治疗与外科手术

在过去 10 年中，内镜下切除作为结肠 LSL 手术的安全替代方案，促进了关于二者死亡率、发病率和成本比较模型的建立。对于局限于黏膜的病变，毫无疑问，内镜下切除安全、有效且疗效持久[6-7]。并且大型前瞻性研究发现并发症发生率低[6-7]。一项大型前瞻性多中心研究对 1 050

例 LSL 直径 ≥ 20mm 的患者进行了研究，使用两个独立且经过充分验证的手术评分系统[47]，比较实际 EMR 结果与预测的手术结果，结果显示 EMR 的死亡率为 0，而预测的手术死亡率为 3.3%（$P<0.0\ 001$）。预防 1 人死亡所需的治疗数量（NNT）为 30。此外，内镜治疗最近被证明比外科手术更具成本效益，平均每位患者节约成本 7 602 美元（$P<0.001$），每位患者住院时间节省 2.81d[48]。一个美国中心最近报告了类似的成本节约数据[49]。考虑到复发或残留腺瘤（最近一项研究中为 94.5%）[7] 在内镜监测下的易于治疗性，对于仅限于黏膜层的结肠 LSL 而言，手术相对于 EMR 似乎没有什么好处。

侵入黏膜下层（SMIC，结直肠癌的标志）的病变有 6% ~12% 的淋巴结转移风险[50-51]。这种 T_1 期癌症分为低风险淋巴结转移和高风险淋巴结转移。低风险病变侵入黏膜下层 1mm 内，未表现出淋巴血管侵犯，分化良好，并且在组织学评估中未显示肿瘤出芽。这种病变可以考虑进行内镜下整块切除。而内镜成像表明 SMIC 存在高风险

时（参见 36.3"病变的评估"和框表 36.1），应考虑在内镜下行整块切除术并进行准确的组织学评估或进行手术治疗。当 LSL 直径 >20~25mm 时，通常只有在内镜下行 ESD 才能实现整体内镜下切除。目前没有比较 ESD 与手术成本或死亡率的研究；然而，至少在西方国家的医疗中心，这项技术并不容易获得。即使在实施常规 ESD 的日本医疗中心，大多数患者也没有 SMIC。在少数人（10%）中，只有 50% 表浅 SMIC（SM1）在理论上能够通过 ESD 治愈[12]。当切除标本中存在淋巴结转移的高风险组织学特征时，应考虑手术切除。

36.7　并发症

对于结肠 LSL，通过 EMR 和 ESD 切除的出血率分别为 7% 和 9%[12,52]，并且可分为术中出血或有临床意义的内镜治疗后出血。有临床意义的内镜治疗后出血的定义为内镜切除术完成后出血，需要急诊或再次介入治疗。

36.7.1　术中出血

在内镜下切除期间会出现术中出血，因为黏膜下血管暴露可能导致损伤、出血。在一项大型前瞻性研究中，EMR 期间术中出血的发生率为 11.3%[15]。出血的独立预测因素包括病变体积的增加，巴黎分型为 0-Ⅱa 型 + Ⅰs 型和管状或绒毛状组织学特征。此外，术中出血与结肠镜检测中残留腺瘤的风险增加有关。该队列研究中的所有术中出血均可在内镜下进行控制。

圈套器尖端柔和电凝使用具有短脉冲柔和电凝（例如，ERBE 效应 4，最大 80W）的圈套的尖端（延伸 1~2mm），可以容易地实现对术中出血的控制，这是一种轻触技术。由于不需要更换设备，因此是方便、廉价和有效的。在一项前瞻性研究中，对于 LSL 直径 ≥ 20mm 的 EMR，91% 的术中出血病例实现了止血[53]。随着组织的干燥，对电流的阻力也呈指数级增加，从而限制了深部损伤并确保了安全性。对于较快的出血，直径 >2mm 的血管，或者圈套器尖端柔和电凝治疗 3~4 次仍然无法控制的出血，应使用止血钳，通常设置相同。夹住出血血管并在出血停止后确认止血钳被正确放置，然后将组织轻微托起并施加柔和凝固。内镜夹也可用于治疗术中出血，但通常无效并且不利于进一步切除组织。

36.7.2　有临床意义的内镜治疗后出血

EMR 后 6% 的患者可能发生有临床意义的内镜治疗后出血，2/3 的病例发生在 48h 内[52]。图 36.12 展示了治疗有临床意义的内镜治疗后出血技术。有临床意义的内镜治疗后出血的危险因素是右侧结肠 EMR、术中出血和使用非微处理器控制的电流进行切除[15]。在多变量分析中，根据指南使用抗凝药物并非显著因素。来自同一组的研究显示，55% 的有临床意义的内镜治疗后出血病例是自发的[52]。与需要干预相关的因素是不断地便血或更频繁地便血，ASA 级别较高，出现休克的特征和需要输血。

在一项大型多中心随机对照试验中，对 EMR 创面内可见血管的预防性凝血并未降低有临床意义的内镜治疗后出血的发生率[54]。在一项回顾性研究中，EMR 创面的夹闭显示出具有显著意义的趋势[55]，然而，难以接近的部位病变横行夹闭；根据我们的经验，很难夹闭直径 >40mm 的创面，因此，这些结果可能不准确。改善夹子闭合的技术需要进一步研究。在任何情况下，有临床意义的内镜治疗后出血的理想解决方案都没有定论，患者应该知道在发生有临床意义的内镜治疗后出血时应该联系谁。

36.7.3　深部损伤

结肠内镜下切除的安全性取决于可以检测到比黏膜下层更深的损伤及应用内镜闭合技术的能力。检查 EMR 后缺陷是该程序的关键组成部分。一般来说，应该看到一个相对均匀的与黏膜下结缔组织纤维相交的蓝色垫。比黏膜下层更深的切除被称为深壁损伤，最近在悉尼分类中对此进行了分型（图 36.13）。

- 1 型：可见的固有肌层创面，但没有明显的机械损伤。
- 2 型：黏膜下层的局灶或全部缺损高度怀疑固有肌层损伤，或固有肌层是否损伤无法判断。
- 3 型：固有肌层损伤，标本特征[56]或创面特征明确。
- 4 型：白色烧灼环内出现孔状结构，未观察到污染。
- 5 型：白色烧灼环内出现孔状结构，观察到污染。

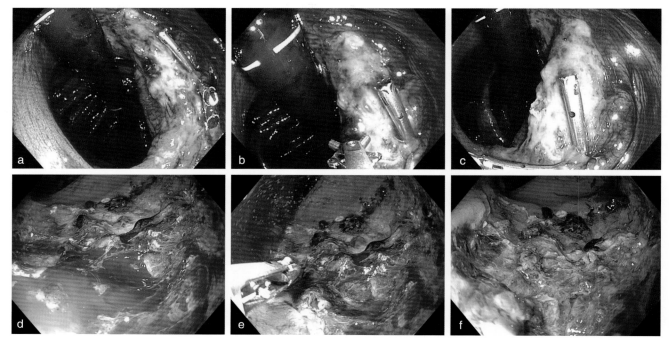

图 36.12 有临床意义的内镜治疗后出血的控制。a. 观察到部分 EMR 术后缺陷，有血凝块覆盖在出血的血管上。b，c. 应用止血钳封闭目标血管。d. EMR 创面内的血管有大量出血，出血的顶点指示血管的部位。e. 用止血钳夹闭血管，通过止血确认正确的目标血管。f. 完整的创面没有进一步出血

1 型损伤不需要夹闭，3~5 型损伤要求夹闭固有肌层的缺损。通常不需要夹闭整个黏膜缺损。在 2 型损伤中，只要夹闭重点区域，即黏膜下纤维化区域是比较明智的（图 36.14）。在大型多中心前瞻性研究中，对直径 >20mm 的 LSL 进行 EMR 的直接穿孔率为 1.3% [6]。内镜下夹闭后如果患者体征平稳，一般可以继续切除。在之后重复进行第二阶段的切除也是可能的。如果存在不确定的深层损伤，则可以在不使用针头的情况下

用注射导管将含铬染色剂注入黏膜下层（局部黏膜下染色内镜）[57]，从而识别无染色区域。与固有肌层不同，黏膜下层疏松的网状组织对染色剂很敏感，因此缺损内未染色的区域固有肌层可能受损。

36.7.4　术后疼痛

EMR 后疼痛并不常见。当它确实发生时，并不一定代表结肠壁深层的损伤。还可能是因为深度热损伤、过量染色剂的注射和浆膜炎。我

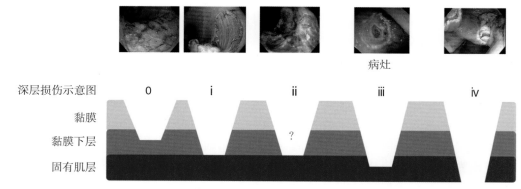

图 36.13 EMR 术后肠壁深层损伤悉尼分类 [1]。示意图显示了结肠壁损伤程度。相应的内镜图像显示在示意图上方。3~5 型明确需要内镜下夹闭。建议夹闭 2 型损伤，这提示黏膜下层缺失通常是由于先前内镜手术或病变生物学因素引起的纤维化所致

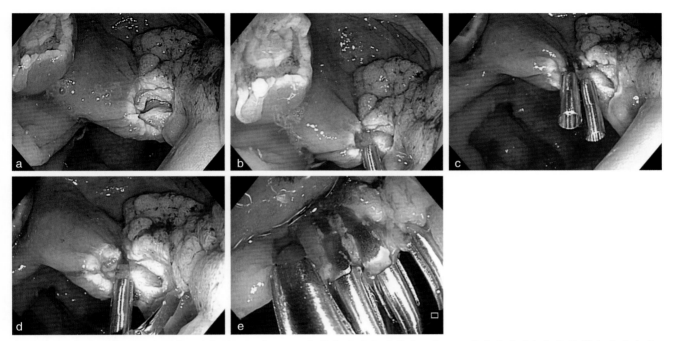

图 36.14　内镜下夹闭 4 型肠壁深层损伤。a. 在 EMR 部位发现了全层穿孔，这可以通过显示目标标记的样本反映出来。b. 闭合穿孔放置夹子的初始位置。c~e. 放置更多夹子以完全闭合穿孔。在随后的手术中，病变通过 EMR 成功被切除

们建议使用以下方法来管理 EMR 后的患者（图 36.15）。

我们中心实施了两个阶段的康复过程，患者在第一阶段康复 1~2h 后才可以出院。一旦进入第二阶段的恢复期，内镜医生应与患者讨论病例的结果，并告知患者至第 2 天早晨应进流食，观察患者是否需要医疗救助，以及后续的治疗计划。

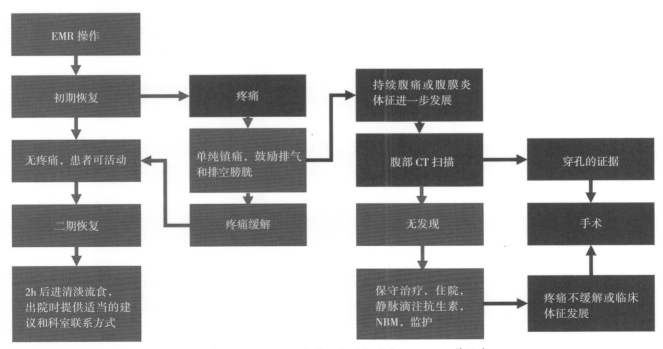

图 36.15　EMR 术后疼痛的处理和缓解路径。EMR：内镜下黏膜切除术；NBM：禁饮食

36.8　残留和复发性肿瘤

36.8.1　复发性肿瘤和 EMR

最近一项包含了 50 项研究（6 442 例患者）的荟萃分析显示，结肠 LSL 术后第一次内镜检查的内镜下复发率为 13.8%，95％ 置信区间（CI）（12.9%，14.7%）[58]。如果 EMR 瘢痕在 3~6 个月清晰可见，则晚期复发的可能性较低（4%）[7]。如此高的早期复发率导致国际指南建议结肠 LSL 内镜下切除术后 4~6 个月及 18 个月实施监测[59]。这对患者和医疗保健系统来说都是一个沉重的负担，因此有必要确定降低这一复发率的技术，改善内镜下对腺瘤复发的检测和治疗，并对不太可能发生腺瘤复发的患者进行分类，以便日后随访。

36.8.2　原发肿瘤 EMR 以防止复发

在接受 EMR 的 LSL 边缘切除正常黏膜边界（2~3mm）和检查 EMR 术后缺损部位的残余腺瘤对于预防腺瘤复发至关重要。在一项较早的小型研究中，系统性地将氩等离子体凝固（APC）消融应用于 15mm 以上的病变切除部位的边缘或底部，可减少腺瘤复发（APC 组 1/10 复发，非 APC 组 7/11 复发，P=0.02）[60]。一项澳大利亚随机对照研究将圈套器尖端柔和电凝系统地应用于 EMR 术后缺陷的边缘（病变直径 ≥ 20mm 病变）。该研究结果将于近期报告，中期结果提示这项技术是有前景的。

36.8.3　根据复发风险对患者进行分诊随访

LSL 直径 ≥ 40mm，需要内镜控制的术中出血，以及使用 APC 完成初始内镜下切除被认为是首次结肠镜检查中复发的预测因素[7]。EMR 未来可能涉及基于证据的阶段性监测，这取决于初始 EMR 时确定的个体危险因素。

36.8.4　EMR 术后瘢痕的准确评估

EMR 术后瘢痕可通过结肠黏膜的苍白区域识别，瘢痕破坏了正常的血管形态，有时在瘢痕边缘有黏膜皱襞（图 36.16）。我们建议采用标准瘢痕评估方案，以最大限度地提高 EMR 术后瘢痕内镜分析的灵敏度和特异度[1]。

• 使用高清白光内镜检查瘢痕边缘，之后是瘢痕中心。

• 使用 NBI 内镜进行相同的检查。

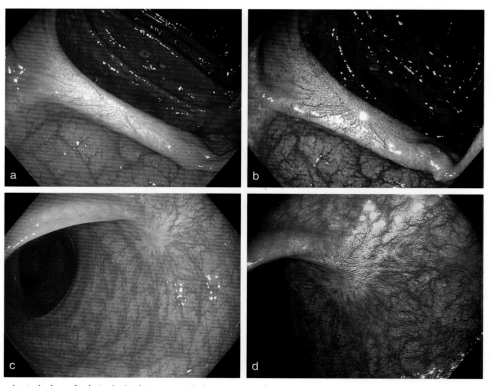

图 36.16　EMR 术后瘢痕。高清白光内镜和 NBI 技术显示了正常的 EMR 后瘢痕。标准的瘢痕评估方案可以准确地在内镜下预测复发性或残留性腺瘤的存在，参见 36.8.4 "EMR 术后瘢痕的准确评估"

· 仔细检查瘢痕包括寻找转变点，其中非肿瘤性小凹或血管形态（Kudo Ⅰ 或 Ⅱ 型）变为肿瘤性凹陷形态（Kudo Ⅲ 或 Ⅳ 型）。EMR 后瘢痕中的复发或残留腺瘤如图 36.17 所示。

即使没有可疑之处，我们也需要按照下面的方法进行内镜下治疗，以避免重复进行组织学活检。

36.8.5　EMR 术后复发的内镜治疗

在绝大多数病例中，EMR 术后复发很容易成功地进行内镜下治疗。最近的一项荟萃分析[58]的成功率为 90.3%，而一项大型的澳大利亚多中心研究显示成功率为 94.5%[7]。由于注射经常导致靶区周围正常的非纤维化黏膜明显增多，产生峡谷效应，因此无法对复发或残留腺瘤注射染色剂，这使其难以切除[61]。可使用小而硬的细线圈套器电凝来切除复发或残留腺瘤（例如，强力凝固 ERBE 效应 2，30 W），也可以用活检钳冷撕脱去除难以捕捉的复发或残留腺瘤。然后用圈套器尖端柔和电凝术（冷撕脱辅助圈套器尖端柔和电凝）对复发或残留腺瘤组织进行充分处理。图 36.18 显示了 EMR 术后瘢痕内的复发或残留腺瘤的内镜

治疗。取复发或残留腺瘤组织，并进行组织病理学评估。最近有文献描述了钛夹伪像[62-63]：在内镜下切除术后初期，钛夹周围会出现结节样黏膜（图 36.18）。这种黏膜可以通过内镜成像中正常的血管形态与复发病灶行区分，但如果怀疑复发，应该对瘢痕部位治疗。

36.9　内镜下切除术的未来发展方向

内镜成像和后处理技术正在迅速发展，现在能够对切除前的复发病灶或残留腺瘤及 EMR 瘢痕进行高质量评估。这种技术可能会使切除病变前的活检被淘汰。将这种成像的定义标准化将使 SMIC 的预测更加准确，观察者间的差异性更小。

学术界已经提出了对 EMR 技术的多种改良。水下 EMR[64] 使结肠腔完全浸入水中，并且不需要在黏膜下注射染色剂。通过超声内镜（EUS）观察，即在 EMR 期间通过水分膨胀使黏膜漂浮于黏膜下层之上。该技术存在的问题是缺乏一种铬染料染色剂，用于诠释黏膜下的缺损情况。据报道，该技术成功率很高，但这项技术需要在前瞻性多中心研究中进行规范化和验证。

目前已存在用于切除侵袭性疾病和黏膜下病

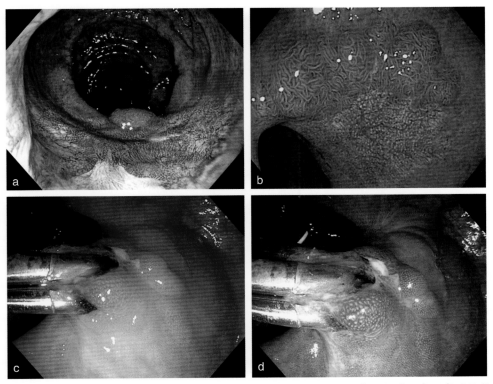

图 36.17　EMR 术后瘢痕复发。a，b. 既往 EMR 后瘢痕内腺瘤的复发。c，d. 结节状黏膜具有正常的结构类型（Kudo Ⅱ 型），提示可能被误认为复发的钛夹伪像

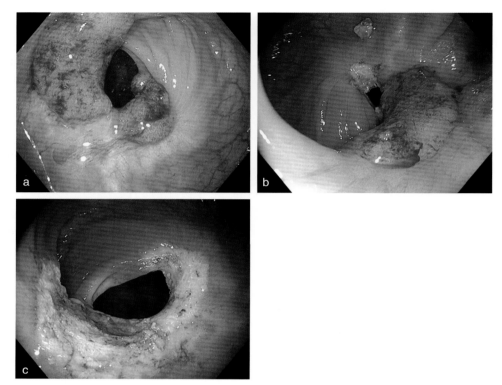

图36.18　一个近端直肠环周侧向发育型病变多灶复发腺瘤(100mm)的内镜下治疗。该患者在EMR后12个月才进行检查。a.高清白光内镜下EMR瘢痕中的多灶性复发性腺瘤。b.先用细钢丝圈套除术切除复发性腺瘤。c.圈套器尖端柔和电凝在治疗瘢痕的效果

变的全层切除技术,但这些技术尚处于起步阶段,并且主要受到不可靠的缺损夹闭技术的限制[65]。还需要进一步进行前瞻性随机研究,并将这些技术与手术和ESD在治疗T_1期癌症方面的疗效进行比较。

　　目前人们对结直肠癌的分子基础了解较多。AMN基因患者与正常对照组之间的关联研究可能有助于筛查有风险的患者,并且对切除病变的分子特征的了解利于制定个性化随访周期。

(秦斌　王进海　译,李路　审)

参考文献

[1] Zauber AG, Winawer SJ, O'Brien MJ, et al. Colonoscopic polypectomy and longterm prevention of colorectal-cancer deaths. N Engl J Med, 2012, 366(8):687–696.

[2] Winawer SJ, Zauber AG, Ho MN, et al. The National Polyp Study Workgroup. Prevention of colorectal cancer by colonoscopic polypectomy. N Engl J Med, 1993, 329(27):1977–1981.

[3] Gupta N, Bansal A, Rao D, et al. Prevalence of advanced histological features in diminutive and small colon polyps. Gastrointest Endosc. 2012, 75(5):1022–1030.

[4] Repici A, Hassan C, Vitetta E, et al. Safety of cold polypectomy for <10mm polyps at colonoscopy: a prospective multicenter study. Endoscopy, 2012, 44(1):27–31.

[5] Rotondano G, Bianco MA, Buffoli F, et al. The Cooperative Italian FLIN Study Group:prevalence and clinico-pathological features of colorectal laterally spreading tumors.Endoscopy, 2011, 43(10):856–861.

[6] Moss A, Bourke MJ, Williams SJ, et al. Endoscopic mucosal resection outcomes and prediction of submucosal cancer from advanced colonic mucosal neoplasia. Gastroenterology, 2011, 140(7):1909–1918.

[7] Moss A, Williams SJ, Hourigan LF, et al. Long-term adenoma recurrence following wide-field endoscopic mucosal resection (WF-EMR) for advanced colonic mucosal neoplasia is infrequent: results and risk factors in 1000 cases from the Australian Colonic EMR (ACE) study. Gut, 2015, 64(1):57–65.

[8] Ahlenstiel G, Hourigan LF, Brown G, et al. Australian Colonic Endoscopic Mucosal Resection (ACE) Study Group. Actual endoscopic versus predicted surgical mortality for treatment of advanced mucosal neoplasia of the colon. Gastrointest Endosc, 2014, 80(4):668–676.

[9] Holt BA, Bourke MJ. Wide field endoscopic resection for advanced colonic mucosal neoplasia: current status and future directions. Clin Gastroenterol Hepatol. 2012, 10(9):969–979.

[10] Baron TH, Kamath PS, McBane RD. New anticoagulant and antiplatelet agents: a primer for the gastroenterologist. Clin Gastroenterol Hepatol, 2014,12(2):187–195.

[11] Christie JP. Colonoscopic excision of large sessile polyps. Am

J Gastroenterol,1977, 67(5):430–438.

[12] Saito Y, Uraoka T, Yamaguchi Y, et al. A prospective, multicenter study of 1111 colorectal endoscopic submucosal dissections (with video). Gastrointest Endosc, 2010, 72(6): 1217–1225.

[13] Fujiya M, Tanaka K, Dokoshi T, et al. Efficacy and adverse events of EMR and endoscopic submucosal dissection for the treatment of colon neoplasms: a meta-analysis of studies comparing EMR and endoscopic submucosal dissection. Gastrointest Endosc, 2015, 81(3):583–595.

[14] Moss A, Bourke MJ, Metz AJ. A randomized, double-blind trial of succinylated gelatin submucosal injection for endoscopic resection of large sessile polyps of the colon. Am J Gastroenterol, 2010, 105(11):2375–2382.

[15] Burgess NG, Metz AJ, Williams SJ, et al. Risk factors for intraprocedural and clinically significant delayed bleeding after wide-field endoscopic mucosal resection of large colonic lesions. Clin Gastroenterol Hepatol, 2014, 12(4):651–661. e1–e3.

[16] Dellon ES, Hawk JS, Grimm IS, et al. The use of carbon dioxide for insufflation during GI endoscopy: a systematic review. Gastrointest Endosc, 2009, 69(4):843–849.

[17] Bassan MS, Holt B, Moss A, et al. Carbon dioxide insufflation reduces number of postprocedure admissions after endoscopic resection of large colonic lesions: a prospective cohort study. Gastrointest Endosc, 2013, 77(1):90–95.

[18] The Paris endoscopic classification of superficial neoplastic lesions: esophagus, stomach, and colon: November 30 to December 1, 2002. Gastrointest Endosc, 2003, 58(suppl 6):S3–S43.

[19] Hayashi N, Tanaka S, Hewett DG, et al. Endoscopic prediction of deep submucosal invasive carcinoma: validation of the narrow-band imaging international colorectal endoscopic (NICE) classification. Gastrointest Endosc, 2013, 78(4):625–632.

[20] Kudo S, Hirota S, Nakajima T, et al. Colorectal tumours and pit pattern. J Clin Pathol, 1994, 47(10):880–885.

[21] Katagiri A, Fu KI, Sano Y, et al. Narrow band imaging with magnifying colonoscopy as diagnostic tool for predicting histology of early colorectal neoplasia. Aliment Pharmacol Ther, 2008, 27(12):1269–1274.

[22] Uraoka T, Saito Y, Matsuda T, et al. Endoscopic indications for endoscopic mucosal resection of laterally spreading tumours in the colorectum. Gut, 2006, 55(11):1592–1597.

[23] Burgess NG, Hourigan LF, Zanati SA, et al. Gross morphology and lesion location stratify the risk of invasive disease in advanced mucosal neoplasia of the colon: results from a large multicenter cohort. Gastrointest Endosc, 2014, 79(5):AB556.

[24] Lingenfelder T, Fischer K, Sold MG, et al. Combination of water-jet dissection and needle-knife as a hybrid knife simplifies endoscopic submucosal dissection. Surg Endosc, 2009, 23(7):1531–1535.

[25] Yamamoto H, Yahagi N, Oyama T, et al. Usefulness and safety of 0.4% sodium hyaluronate solution as a submucosal fluid "cushion" in endoscopic resection for gastric neoplasms: a prospective multicenter trial. Gastrointest Endosc, 2008, 67(6):830–839.

[26] Ciocîrlan M, Pioche M, Lepilliez V, et al. The ENKI-2 water-jet system versus dual knife for endoscopic submucosal dissection of colorectal lesions: a randomized comparative animal study. Endoscopy,2014, 46(2):139–143.

[27] Fukami N, Ryu CB, Said S, et al. Prospective, randomized study of conventional versus HybridKnife endoscopic submucosal dissection methods for the esophagus: an animal study. Gastrointest Endosc, 2011, 73(6):1246–1253.

[28] Maple JT, Abu Dayyeh BK, Chauhan SS, et al. ASGE Technology Committee. Endoscopic submucosal dissection. Gastrointest Endosc, 2015, 81(6):1311–1325.

[29] Saito Y, Matsuda T, Fujii T. Endoscopic submucosal dissection of non-polypoid colorectal neoplasms. Gastrointest Endosc Clin N Am, 2010, 20(3):515–524.

[30] Holt BA, Bassan MS, Sexton A, et al. Advanced mucosal neoplasia of the anorectal junction: endoscopic resection technique and outcomes (with videos). Gastrointest Endosc, 2014, 79(1):119–126.

[31] Buchner AM, Guarner-Argente C, Ginsberg GG. Outcomes of EMR of defiant colorectal lesions directed to an endoscopy referral center. Gastrointest Endosc, 2012, 76(2):255–263.

[32] Nanda KS, Tutticci N, Burgess NG, et al. Endoscopic mucosal resection of laterally spreading lesions involving the ileocecal valve: technique, risk factors for failure, and outcomes. Endoscopy, 2015, 47(8):710–718.

[33] Tutticci N, Klein A, Sonson R, et al. Endoscopic resection of subtotal or completely circumferential laterally spreading colonic adenomas: technique, caveats, and outcomes. Endoscopy, 2016, 48(5):465–471.

[34] Binmoeller KF, Hamerski CM, Shah JN, et al. Underwater EMR of adenomas of the appendiceal orifice (with video). Gastrointest Endosc, 2016, 83(3):638–242.

[35] Andrawes S, Haber G. Avulsion: a novel technique to achieve complete resection of difficult colon polyps. Gastrointest Endosc, 2014, 80(1):167–168.

[36] Hetzel JT, Huang CS, Coukos JA, et al. Variation in the detection of serrated polyps in an average risk colorectal cancer screening cohort. Am J Gastroenterol, 2010,105(12):2656–2664.

[37] Pohl H, Srivastava A, Bensen SP, et al. Incomplete polyp resection during colonoscopy-results of the complete adenoma resection (CARE) study. Gastroenterology, 2013, 144(1):74–80.e1.

[38] Burgess NG, Pellise M, Nanda KS, et al. Clinical and endoscopic predictors of cytological dysplasia or cancer in a prospective multicentre study of large sessile serrated adenomas/polyps. Gut,2016, 65(3):437–446.

[39] Burgess NG, Tutticci NJ, Pellise M, et al. Sessile serrated adenomas/polyps with cytologic dysplasia: a triple threat for interval cancer. Gastrointest Endosc, 2014, 80(2):307–310.

[40] Snover DC, Ahnen DJ, Burt RW. Serrated polyps of the colon and rectum and serrated polyposis. In: Bosman T, Carneiro F, Hruban R, eds. WHO Classification of Tumours of the Digestive System. Lyon, France: IARC Press, 2010:160–165.

[41] Vemulapalli KC, Rex DK. Failure to recognize serrated polyposis syndrome in a cohort with large sessile colorectal

polyps. Gastrointest Endosc, 2012, 75(6):1206–1210.

[42] Pellise M, Burgess NG, Tutticci N, et al. Endoscopic mucosal resection for large serrated lesions in comparison with adenomas: a prospective multicentre study of 2000 lesions. Gut, 2017, 66(4):644–653.

[43] Rex KD, Vemulapalli KC, Rex DK. Recurrence rates after EMR of large sessile serrated polyps. Gastrointest Endosc,2015, 82(3):538–541.

[44] Dobrowolski S, Dobosz M, Babicki A, et al. Blood supply of colorectal polyps correlates with risk of bleeding after colonoscopic polypectomy. Gastrointest Endosc, 2006, 63(7): 1004–1009.

[45] Kouklakis G, Mpoumponaris A, Gatopoulou A, et al. Lirantzopoulos N. Endoscopic resection of large pedunculated colonic polyps and risk of postpolypectomy bleeding with adrenaline injection versus endoloop and hemoclip: a prospective, randomized study. Surg Endosc, 2009, 23(12): 2732–2737.

[46] Murray MA, Kwan V, Williams SJ, et al. Detachable nylon loop assisted removal of large clinically significant colonic lipomas. Gastrointest Endosc, 2005,61(6):756–759.

[47] Tekkis PP, Poloniecki JD, Thompson MR, et al. Operative mortality in colorectal cancer: prospective national study. BMJ, 2003, 327(7425):1196–1201.

[48] Jayanna M, Burgess NG, Singh R, et al. Cost analysis of Endoscopic Mucosal Resection vs Surgery for Large Laterally Spreading Colorectal Lesions. Clin Gastroenterol Hepatol, 2016, 14(2):271–27–8.e1, 2.

[49] Law R, Das A, Gregory D, et al. Endoscopic resection is cost-effective compared with laparoscopic resection in the management of complex colon polyps: an economic analysis. Gastrointest Endosc, 2016, 83(6):1248–1257.

[50] Bosch SL, Teerenstra S, de Wilt JH, et al. Predicting lymph node metastasis in pT1 colorectal cancer: a systematic review of risk factors providing rationale for therapy decisions. Endoscopy, 2013, 45(10):827–834.

[51] Kitajima K, Fujimori T, Fujii S, et al. Correlations between lymph node metastasis and depth of submucosal invasion in submucosal invasive colorectal carcinoma: a Japanese collaborative study. J Gastroenterol, 2004, 39(6):534–543.

[52] Burgess NG, Williams SJ, Hourigan LF, et al. A management algorithm based on delayed bleeding after wide-field endoscopic mucosal resection of large colonic lesions. Clin Gastroenterol Hepatol, 2014, 12(9):1525–1533.

[53] Fahrtash-Bahin F, Holt BA, et al. Snare tip soft coagulation achieves effective and safe endoscopic hemostasis during wide-field endoscopic resection of large colonic lesions (with videos). Gastrointest Endosc, 2013, 78(1):158–163.e1.

[54] Bahin FF, Naidoo M, Williams SJ, et al. Prophylactic endoscopic coagulation to prevent bleeding after wide-field endoscopic mucosal resection of large sessile colon polyps. Clin Gastroenterol Hepatol, 2015, 13(4):724–7–30.e1, 2.

[55] Liaquat H, Rohn E, Rex DK. Prophylactic clip closure reduced the risk of delayed postpolypectomy hemorrhage: experience in 277 clipped large sessile or flat colorectal lesions and 247 control lesions. Gastrointest Endosc, 2013, 77(3):401–407.

[56] Swan MP, Bourke MJ, Moss A, et al. The target sign: an endoscopic marker for the resection of the muscularis propria and potential perforation during colonic endoscopic mucosal resection. Gastrointest Endosc, 2011, 73(1):79–85.

[57] Holt BA, Jayasekeran V, Sonson R, et al. Topical submucosal chromoendoscopy defines the level of resection in colonic EMR and may improve procedural safety (with video). Gastrointest Endosc, 2013, 77(6):949–953.

[58] Hassan C, Repici A, Sharma P, et al. Efficacy and safety of endoscopic resection of large colorectal polyps: a systematic review and meta-analysis. Gut,2016,65(5):806–820.

[59] Hassan C, Quintero E, Dumonceau J-M, et al. European Society of Gastrointestinal Endoscopy. Post-polypectomy colonoscopy surveillance: European Society of Gastrointestinal Endoscopy (ESGE) Guideline. Endoscopy, 2013, 45(10):842–851.

[60] Brooker JC, Saunders BP, Shah SG, et al. Treatment with argon plasma coagulation reduces recurrence after piecemeal resection of large sessile colonic polyps: a randomized trial and recommendations. Gastrointest Endosc, 2002, 55(3):371–375.

[61] Klein A, Bourke MJ. Advanced polypectomy and resection techniques. Gastrointest Endosc Clin N Am, 2015, 25(2):303–333.

[62] Pellise M, Desomer L, Burgess NG, et al. The influence of clips on scars after EMR: clip artifact. Gastrointest Endosc, 2016, 83(3):608–616.

[63] Sreepati G, Vemulapalli KC, Rex DK. Clip artifact after closure of large colorectal EMR sites: incidence and recognition. Gastrointest Endosc, 2015, 82(2):344–349.

[64] Curcio G, Granata A, Ligresti D, et al. Underwater colorectal EMR: remodeling endoscopic mucosal resection. Gastrointest Endosc, 2015, 81(5):1238–1242.

[65] Fujihara S, Mori H, Kobara H, et al. Current innovations in endoscopic therapy for the management of colorectal cancer: from endoscopic submucosal dissection to endoscopic full-thickness resection. BioMed Res Int, 2014, 2014(3):925058.

第 *37* 章　遗传性肿瘤综合征

Evelien Dekker, Frank G.J. Kallenberg, Joep E.G. IJspeert, Barbara A.J. Bastiaansen

37.1　概　述

结直肠癌是遗传因素、环境因素及二者共同作用的结果。大多数结直肠癌病例呈散发性，主要是由饮食、吸烟和生活方式等外界因素的相互作用造成的。在少数患者中，结直肠癌是由遗传因素引起的。

结直肠癌的家族史在普通人群中很常见。在西方世界，5%~10% 的成年人有直肠癌一级亲属，结直肠癌风险增加的因素取决于患病亲属的数量和年龄 [1]。多达 1/3 的结直肠癌患者家族风险增加，可能与遗传有关（家族性结直肠癌），但是只有大约 5% 的结直肠癌有明显的、明确的遗传易感性。

遗传性肿瘤综合征可分为息肉病综合征和非息肉病综合征（图 37.1）。林奇综合征是由种系突变引起 DNA 错配修复系统功能障碍的非息肉病综合征。多发腺瘤性息肉可能由家族性腺瘤性息肉病（FAP）引起，包括经典型 FAP、深度衰减型 FAP（又称衰减型 FAP）和 MUTYH- 相关性息肉病。锯齿状息肉病综合征是对有许多锯齿状息肉的患者的一种临床诊断，但遗传学机制尚不清楚。遗传性错构瘤性息肉综合征较罕见，包括波伊茨 – 耶格综合征（黑斑息肉综合征）、幼年性息肉综合征和多发性错构瘤综合征（考登综合征）。

诊断一种遗传性肿瘤综合征是非常重要的，原因有以下几点：可为预防结直肠癌提供最佳的监测策略，为结肠外的恶性肿瘤提供最佳监测方案，为结直肠癌提供最佳治疗并为有患结直肠癌危险的亲属提供适当的建议，以预防结直肠癌。

一般来说，息肉病综合征很容易诊断，因为息肉的数量可以提醒医生考虑遗传性综合征，使医生对息肉的类型直接作出诊断。然而，林奇综合征很容易漏诊，因为这些患者只有少量腺瘤，并且这些腺瘤在形态学上与散在病变类似。因此，除了结直肠癌的家族史和林奇综合征相关的癌症以外，癌症患者的年龄也是林奇综合征的特点。肿瘤组织的分子系统学分析目前被用来提高这种遗传综合征的诊断率。

一旦确诊，每种综合征都有其特定的风险，需要相应的监测策略，以最大限度地预防结直肠癌和结肠外的癌症，这会在本章讨论（表 37.1）。

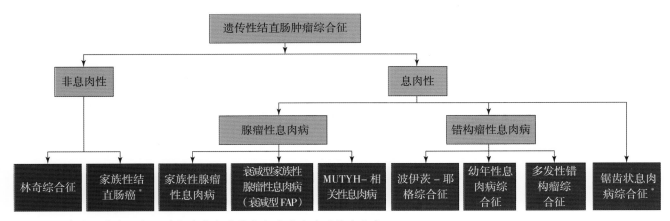

图 37.1　遗传性肿瘤综合征（分为息肉病综合征和非息肉病综合征）

* 学术界不认为这是遗传性结直肠癌综合征，因为没有发现基因突变

表 37.1　遗传性肿瘤综合征的基因突变、风险和监测建议

综合征	基因突变	终生癌症风险	发生率	监测策略
林奇综合征	MLH1 MSH2 MSH6 PMS2 EPCAM	结肠 子宫内膜 胃 卵巢 肝胆管 上尿路 胰腺 小肠 CNS（胶质母细胞瘤）	25%~70% 15%~55% 11%~19% 9%~12% 2%~7% 4%~5% 3%~4% 1%~4% 1%~3%	• 从 20~25 岁开始，每 1~2 年进行 1 次结肠镜检查 • 从 25~40 岁开始，每年进行妇科检查（CA12-5 查、阴道超声检查、子宫内膜活检） • 育龄期后可行预防 TAH/BSO[a] • 其他相关癌症的常规筛查无数据支持，但咨询其风险和获益后可以考虑
家族性腺瘤性息肉病（FAP）	腺瘤样结肠息肉病	结肠 十二指肠 壶腹部 胃 杂项（胰腺、甲状腺、中枢神经、肝脏）	100% 4%~36% <1% <2%	• 10~12 岁开始每年进行 1 次结肠镜检查；必要时行预防性结肠切除术；如果还有直肠或肛管病变，每 0.5~1 年检查 1 次 • 从 25~30 岁开始，每 0.5~5 年行 EGD（根据 Spigelman 分类） • 其他相关癌症的常规筛查无数据支持，但咨询其风险和获益后可以考虑
衰减型家族性腺瘤性息肉病	腺瘤样结肠息肉病	结肠 十二指肠、壶腹部	70% 4%~12%	• 18 岁开始每 1~2 年进行 1 次结肠镜检查；必要时行预防性结肠切除术；如果还有直肠或肛管病变，每 0.5~1 年检查 1 次 • 从 25~30 岁开始，每 0.5~5 年进行行 EGD • 其他相关癌症的常规筛查无数据支持，但咨询其风险和获益后可以考虑
MUTYH– 相关性息肉病	MUTYH	结肠 十二指肠	80% 4%	• 从 18 岁开始每 1~2 年进行 1 次结肠镜检查；必要时行预防性结肠切除术；如果还有直肠或肛管病变，每 0.5~1 年检查 1 次 • 从 25~30 岁开始，每 0.5~5 年行 EGD
锯齿状息肉病综合征	?	结肠	15%~30%[b]	确诊后每 1~2 年进行 1 次结肠镜检查
波伊茨 – 耶格综合征	STK11	结肠 胰腺 胃 小肠 乳腺	39% 11%~36% 29% 13% 50%	• 从儿童或青少年时期开始，每 2~3 年进行 1 次结肠镜检查 • 从儿童或青少年时期开始，每 2~3 年进行 1 次 EGD • 从儿童或青少年时期开始，每 2~3 年行 MRI 或 CT 内镜或双气囊内镜检查 • 从 25 岁开始，每年进行乳腺 X 线检查和乳腺 MRI 检查 • 从 18 岁开始每年进行盆腔检查、宫颈涂片检查和阴道超声检查 • 从 30 岁开始，每年行胰腺 MRCP 和（或）超声内镜检查（尽管很大程度上获益不明确）
幼年性息肉综合征	SMAD4 BMPR1A	结肠 胃	≤ 68% ≤ 21%	• 从 12 岁开始，每 1~3 年进行 1 次结肠镜检查 • 从 12 岁开始，每 1~3 年进行 1 次 EGD • 通常不推荐小肠检查；对于遗传性出血性毛细血管扩张症，应筛查 SMAD4 种细胞系突变携带者
多发性错构瘤综合征	PTEN	结肠 甲状腺 乳腺 子宫内膜 肾细胞	9% 35% 67%~85% 28% 34%	• 从 40 岁开始，每 5 年进行 1 次结肠镜检查 • 肿瘤医生可调整加强癌症监测的方案

CNS：中枢神经系统；EGD：食管胃十二指肠镜检查；MRCP：磁共振胆胰管成像。引自 Jasperson KW, Tuohy TM, Neklason DW, et al. Hereditary and familial colon cancer. Gastroenterology, 2010, 138:2044–2058.

a 全腹子宫切除术和双侧输卵管卵巢切除术

b 风险未知，但 15%~30% 的锯齿状息肉病综合征患者存在结直肠癌

37.2　非息肉病综合征

37.2.1　林奇综合征

◆ 遗传学

林奇综合征是最常见的遗传性结直肠癌综合征，约占结直肠癌新诊断病例的 3%，子宫内膜癌的 2%。它是常染色体显性遗传病，可由某种 DNA 错配修复（MMR）基因（*MLH*1、*MSH*2、*MSH*6、*PMS*2）种系突变引起，或由于 *EPCAM* 基因缺失导致 *MSH*2 失表达引起。遗传性非息肉病性结直肠癌（HNPCC）是指符合 Amsterdam 标准的林奇综合征患者和（或）家庭，基因造成这种情况的时代起源我们是无从知晓的。

DNA 错配修复系统的作用是通过纠正 DNA 复制过程中碱基配对的错误来维持基因组的完整性，其中 1 个错配修复基因的 2 个等位基因失活导致错配修复缺陷和微卫星不稳定性。患有林奇综合征和结直肠癌的患者在错配修复基因的 1 个等位基因中有 1 个种系突变；第 2 个等位基因被突变灭活，杂合性丧失，或启动子高甲基化导致表观遗传沉默。细胞中错配修复基因的双等位基因失活导致复制过程中 DNA 错配的修复缺陷，使基因组呈不稳定性。DNA 错配最常发生在重复核苷酸序列的区域，即为微卫星。因此，与正常组织相比，在癌症中无错配修复的特点是肿瘤组织中这些微卫星区域的扩张或收缩。这就是所谓的微卫星不稳定性，也是林奇综合征相关癌症的特征。

然而，微卫星不稳定性并不是林奇综合征特有的，大约 15% 的散发性结直肠癌患者也表现为微卫星不稳定性。散发性高度微卫星不稳定性肿瘤是通过 *MLH*1 的体细胞启动子甲基化而发生的，可导致 *MLH*1 功能丧失，也常引起 *BRAF* 基因突变。

◆ 特　征

林奇综合征患者患结直肠癌、子宫内膜癌和其他恶性肿瘤的风险更高。

林奇综合征患者结直肠癌的好发年龄为 25~70 岁，因基因型而异，也可能存在数据偏倚 [2-3]。与散发性癌症相比，这个诊断年龄要小得多，平均年龄为 44~61 岁，而散发性癌症平均诊断年龄为 69 岁 [4]。除此之外，林奇综合征患者发

生同时性结直肠癌和异时性结直肠癌的风险也会增加。

林奇综合征的大多数结直肠癌位于右结肠。它由腺瘤发展而来，没有特定的内镜特征可与散发性腺瘤鉴别。为采取充分的预防措施，要注意其最重要的特点就是它们的表现：在林奇综合征中，腺瘤发展为腺癌序列加快，时间约为 3 年，而散发性病变为 10~15 年 [5]。患林奇综合征的结直肠癌患者对以 5- 氟尿嘧啶为基础的化疗反应较弱，但有趣的是，他们的 5 年总生存率比散发性结直肠癌患者高。

林奇综合征中最常见的结肠外肿瘤是子宫内膜癌。子宫内膜癌的风险因错配修复基因突变而异，*MSH*2 突变携带者的风险最高 [3]。林奇综合征患者患小肠癌、胃癌、卵巢癌、肾盂输尿管移行细胞癌、肝胆系统肿瘤、脑部（神经胶质瘤）和皮脂腺恶性肿瘤的风险也是增加的。

◆ 诊　断

同时性结直肠癌和异时性结直肠癌患者应该考虑是否患林奇综合征，结直肠癌患者在 50 岁之前，许多林奇综合征相关癌症呈现家族聚集性。MMR 或 *EPCAM* 基因中 1 个致病的种系突变可确诊林奇综合征。

然而，林奇综合征在很大程度上诊断证据不足。传统上，结直肠癌的家族史和其他林奇综合征相关肿瘤是鉴别林奇综合征的主要工具（Amsterdam 标准和 Bethesda 标准，表 37.2）。如今，肿瘤微卫星不稳定性检测及免疫组织化学检测 MMR 蛋白缺失可作为另一种鉴别林奇综合征的方法。为优化林奇综合征的检测方法，提倡对新诊断的结直肠癌患者或所有 70 岁以下的结直肠癌患者进行预测模型（如 PREMM）或系统的肿瘤检测 [6]。

◆ 筛查、监测和治疗

建议林奇综合征患者从 20~25 岁开始，或从家庭成员中结直肠癌确诊的最早年龄的前 5 年开始，每 1~2 年接受结肠镜检查以筛查结直肠癌。内镜检查频繁的主要原因是腺瘤—癌通路加速，每年定期进行 1~2 次结肠镜检查比每 2~3 年进行 1 次结肠镜检查的患者结直肠癌发病风险低 [7]。结肠镜检查的质量至关重要，结肠镜检查是最佳

表 37.2　Amsterdam Ⅱ 和修订后的 Bethesda 标准

Amsterdam Ⅱ 标准（以下标准均满足）
·3 名或 3 名以上组织结构表现为直肠癌的亲属，其中 1 名是另外 2 名的一级亲属；排除家族性腺瘤性息肉病
·结直肠癌至少延续 2 代
·50 岁以前确诊 1 例或 1 例以上结直肠癌
修订后的 Bethesda 标准用于结直肠肿瘤的微卫星不稳定性检测（至少满足 1 项）
·被诊断为结直肠癌的患者年龄在 50 岁以下
·无论年龄如何，存在同时性或异时性结直肠癌或其他林奇综合征相关性肿瘤
·1 名或多名患林奇综合征相关癌症的一级亲属被诊断为结直肠癌，其中某种癌症的诊断年龄＜ 50 岁
·无论年龄如何，2 名或多名患林奇综合征相关癌症的一级或二级亲属被诊断为结直肠癌

的检测并可确保所有癌前病变被完整切除。林奇综合征患者一经检测到结直肠癌后，应考虑进行更彻底的手术切除（如右结肠癌的结肠次全切除术），以预防异时性结直肠癌。

患有林奇综合征的妇女还应由妇科医生定期监测子宫内膜癌和卵巢癌。最优监测策略是有争议的，证据也非常有限，但一般包括盆腔检查、CA12-5 检测、经阴道超声检查、子宫内膜活检。建议从 25~40 岁开始，每年检测 1 次。由于子宫内膜癌的监测策略不可靠，女性林奇综合征患者已过育龄期后应考虑进行预防性子宫切除术和（或）卵巢切除术。

其他林奇综合征相关癌症的监测项目有效性的数据依旧缺乏。监测计划一般包括上消化道内镜检查，幽门螺杆菌感染的治疗（1 次或定期），对有肿瘤细胞的患者进行尿检，以及对皮肤进行仔细检查。

37.2.2　家族性结直肠癌

1/4 的结直肠癌患者有家族史，然而只有约 4% 的患者被诊断为遗传性肿瘤综合征（图 37.2）。没有遗传性肿瘤综合征家族史者患结直肠癌的风险有所增加，但不如有家族史者的风险高。有 1 名受影响的一级亲属（即父母、子女、兄弟姐妹）患结直肠癌的风险较一般人群约增加 2 倍[8-10]。如果 2 名一级亲属患有结直肠癌或发病亲属在 50 岁前被诊断为结直肠癌，那么个体患结直肠癌的风险会远远升高，并且这些家庭有"家族性结直肠癌"的临床诊断。

腺瘤—癌的进展在这些患者中没有加速，因此建议患者每间隔 5 年进行 1 次结肠镜检查。对起始检查的年龄文献中仍有争议，但通常是从 45 岁开始。

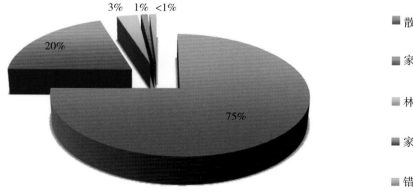

图 37.2　结直肠癌不同的家族性风险组成

37.3　息肉病综合征

37.3.1　FAP

◆ 遗传学

FAP 发生率为 1 : 6 850~1 : 23 700[11-13]。它是一种常染色体显性遗传疾病，由位于染色体 5q21~q22 的腺瘤样结肠息肉病易感基因突变引起[14]。在大多数情况下，FAP 遗传自双亲中的一个，但是 25% 的病例是由"新生"基因突变引起的[11]，其中 20% "新生"基因突变患者中腺瘤样结肠息肉病突变在所有的体细胞中只有部分被发现，这被称为"镶嵌现象"[15-16]。此外，在临床诊断为 FAP 的患者中，约有 20% 的患者没有检测到腺瘤样结肠息肉病突变[17-18]。

◆ 特　征

FAP 的特点是从青春期开始发展为成百上千个结直肠腺瘤，如果没有预防措施，平均年龄在 39 岁时，几乎 100% 会发展成结直肠癌（图 37.3 a、b）[19]。这种高风险并不是由于腺瘤—癌的变化加速引起的（如林奇综合征），而是由于结直肠腺瘤的数量较多。

在这类患者中也有许多结肠外表现，其中，十二指肠腺瘤最常见，其终身患病率高达 90%[20]。这些腺瘤可以在整个十二指肠甚至近端空肠找到，但通常出现在肝胰壶腹部或壶腹周围的区域（图 37.3 c）[21]。同样地，这会导致平均年龄在 44 岁时罹患十二指肠癌和壶腹癌的风险增加 3%~10%[22-24]。此外，上消化道常见表现为位于胃底或胃体的胃底腺息肉（图 37.3 d）[25]。这些是小的固着的扩张腺体，很少进展为癌症。胃腺瘤比胃底腺息肉少见，通常位于胃窦，进展为癌的风险低。最严重的肠外表现是硬纤维瘤，约占 FAP 患者的 15%。这些病变见于皮肤或腹部，可造成阻塞或使器官穿孔。目前，这些病变与十二指肠癌是 FAP 患者死亡的主要原因。其他与 FAP 相关的结肠外表现较少见，包括皮脂囊肿或表皮样囊肿、脂肪瘤、骨瘤、纤维瘤、多生牙、青少年鼻咽血管纤维瘤、肾上腺腺瘤和先天性视网膜色素上皮细胞肥大。

◆ 诊　断

多发结直肠腺瘤患者或一级亲属被诊断为 FAP 的患者应考虑 FAP。经典型 FAP、腺瘤性息肉的数量通常在 100 个以上。这样的情况下，需要进行基因检测。临床上对 FAP 进行诊断之前，如果没有发现腺瘤样结肠息肉病基因突变，

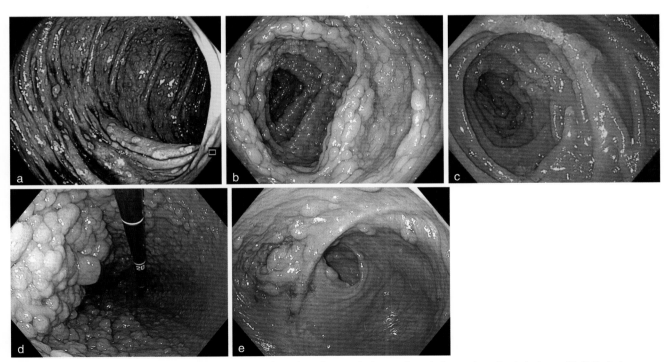

图 37.3　家族性腺瘤性息肉病的内镜表现。a. 染色内镜观察结肠腺瘤。b. 结肠腺瘤。c. 十二指肠腺瘤。d. 胃底腺息肉。e. 回肠腺瘤

可寻找引起息肉病变较不常见的基因突变（如 *POLE*、*POLD*1、*MUTYH*）[27-30]。如果发现结肠外表现，怀疑 FAP，可以进行结肠镜检查；如果检查到腺瘤，应进行基因检测。

◆ 筛查、监测和治疗

FAP 患者从 10~12 岁开始，最好每年都在 1 个专业医疗中心进行乙状结肠镜或结肠镜检查。当腺瘤的数量和大小妨碍了正常和安全的监测时，应进行预防性结肠切除术，此手术通常是在 20 岁之前进行。结肠次全切除术加回肠直肠吻合术或结直肠切除术加回肠肛管吻合术是首选手术，手术的类型取决于患者的年龄、妊娠意愿、直肠息肉病的严重程度、存在或发生硬纤维瘤的风险，以及腺瘤样结肠息肉病基因突变的确切位置。术后对肛管或者直肠进行监测仍然是必要的，因为腺瘤最终会再次出现的（图 37.3e）。建议每 6 个月到 1 年监测 1 次。大型或可疑的息肉可以由内镜医生酌情决定是否行息肉切除术[27-30]。

对十二指肠的监测应从 25~30 岁开始，并且终生监测[27-30]。通常通过标准胃镜与侧视内镜相结合来显示肝胰壶腹。监测的频率取决于 Spigelman 分期，即根据十二指肠息肉的大小、数量、组织学、异型增生程度评估此病的严重程度（表 37.3）[21,31]。Spigelman 分期说明了 10 年内发生十二指肠癌的风险，从 0 期到 Ⅳ 期为 0~36%。因此，监测时间间隔取决于患者的

Spigelman 分期，从 6 个月到 5 年不等。值得注意的是，十二指肠癌发展到 Ⅳ 期的风险很高；60 岁之前的风险是 43%，70 岁之前的风险会增加到 50%[31]。为了避免恶性进展的危险，大型或高度异型增生的腺瘤可行内镜下切除，这可能导致 Spigelman 分期的降低。如果是广泛和严重的息肉病，内镜监测可能不再可靠，应该考虑十二指肠切除术。一些研究已经评估了药物（如舒林酸或塞来昔布）治疗息肉的效果，表明药物对腺瘤的预防与消退有影响。然而，它对癌症预防的作用仍是未知的，并且塞来昔布明显有导致心血管疾病的风险。评估化疗预防效果的研究有望推迟手术和预防癌症。

对于筛检肠外表现，如硬纤维瘤、甲状腺疾病等，目前尚无共识，但可以考虑进行筛检[27-30]。

37.3.2 衰减型 FAP

衰减型 FAP 与 FAP 的不同之处在于衰减型 FAP 结肠腺瘤较少，结直肠癌发病风险较小，结直肠腺瘤发病年龄较晚（~44 岁）。如果发生结直肠癌，通常年龄约 55 岁。80 岁时结直肠癌的累积风险约为 70%[32-34]。结肠腺瘤常位于右侧结肠，直肠通常相对较好。在有衰减型 FAP 临床症状的患者中，1/3 的患者可检测到腺瘤样结肠息肉病基因近端发生了突变，1/3 可检测到 *MUTYH* 基因突变，其余患者没有检测到基因突变[35]。此外，衰减型 FAP 可以发生在有 FAP 患者的家庭中。与 FAP 相比，衰减型 FAP 患者中尽管十二指肠腺瘤、十二指肠腺瘤及肠外表现的发生率较低且发病年龄较高，但也会发生[33]。

◆ 筛查、监测和治疗

与 FAP 相比，衰减型 FAP 患者腺瘤和癌症的出现推迟了 10~20 年，因此，结肠镜筛查的起始年龄可延迟至 18 岁，每年或每半年进行 1 次。如果腺瘤的数目和大小影响了监测的效果，提示可进行预防性手术。与结直肠腺瘤和癌症相比（或与 FAP 患者相比），衰减型 FAP 患者十二指肠息肉病的患病数量、发病年龄，以及患癌的风险上似乎没有减弱。还应筛查肠外表现，如硬纤维瘤和甲状腺疾病[27-30]。

表 37.3 修订版 Spigelman 评分、分期及监测间隔时间的建议 [11-12]

要素	评分		
	1 分	2 分	3 分
息肉数量（个）	1~4	5~20	>20
息肉大小（mm）	1~4	5~10	>10
组织学	管状	管绒毛状	绒毛状
结构异常	低级别	—	高级别
分类及监测			
·无息肉，0 期：每隔 5 年监测			
·1~4 分，Ⅰ期：每隔 5 年监测			
·5~6 分，Ⅱ期：每隔 3 年监测			
·7~8 分，Ⅲ期：每年监测			
·9~12 分，Ⅳ期：每 6~12 个月监测			

37.3.3　MUTYH- 相关性息肉病

MUTYH- 相关性息肉病是一种常染色体隐性遗传病，由 *MUTYH* 基因的双等位基因突变引起[36]。因此，这种疾病通常在兄弟姐妹之这一代人中发现。它能够引起结直肠癌（发病率 <1%）和腺瘤数量多达 100 个的纯合子或复合杂合子 *MUTYH* 基因突变（5%~10%）[18,37]。MUTYH- 相关性息肉病在临床上与衰减型 FAP 具有可比性，通常在发现后第 5 年或第 6 年会有十到数百个结肠腺瘤[18,36]。然而，它的临床表现是多变的，并且双等位 *MUTYH* 基因突变的患者息肉也可能 <10 个甚至没有息肉，但仍可发展为结直肠癌[38-40]。通常这些患者也会被发现有多个增生性和（或）固着的锯齿状息肉[41]。MUTYH- 相关性息肉病诊断年龄通常在 48 岁左右，60% 的患者同时患有结直肠癌[36,42-43]。这是因为在多数病例中缺少可疑的家族史导致筛查开始较晚。此外，腺瘤—癌的进展加速，这与林奇综合征相似[44]。

与 FAP 相比，结肠外肿瘤的发生率较低，发病年龄高，但仍会发生。十二指肠腺瘤的患病率约为 17%，进展为十二指肠腺癌的累积风险为 4%。这些患者患卵巢癌、膀胱癌和皮肤癌等疾病的风险似乎也在增加[45]。

MUTYH- 相关性息肉病患者的筛查、监测和治疗与衰减型 FAP 患者相同[27-30,46]。

37.3.4　锯齿状息肉病综合征
◆诊断方法

锯齿状息肉病综合征是根据世界卫生组织（WHO）标准定义的一种临床诊断（表 37.4；图 37.4a、b）[47]。诊断标准为：①乙状结肠近端至少出现 5 个锯齿状息肉，其中 2 个直径 ≥ 10mm（标准 1）；②乙状结肠近端至少有 1 个锯齿状息肉且有一级亲属为锯齿状息肉病综合征患者（标准 2）；③和（或）至少有 20 个锯齿状息肉，无论大小，遍布且贯穿整个结肠（标准 3）[47]。锯齿状息肉病综合征尚未检测到种系突变[48]。最近的一项系统性综述显示，在平均风险筛查人群中，锯齿状息肉病综合征患病率低于 0.09%[49]。然而，一些研究表明只有少数的锯齿状息肉病综合征患者在初次结肠镜筛查中被诊断出来，真实患病率可能会更高[50-52]。在 2 个年龄最大的组中，锯齿状息肉病综合征诊断的平均年龄为 57~61 岁，无性别差异[53-54]。锯齿状息肉病综合征患者结直肠癌的风险增加，虽然终生风险在很大程度上是未知的[53-54]。15%~30% 的锯齿状息肉病综合征患者也被诊断出患有结直肠癌[53-54]。锯齿状息肉病综合征患者结肠外癌症的风险似乎没有增加[55]。

表 37.4　世界卫生组织诊断锯齿状息肉病综合征的标准

标准 1	直肠乙状结肠近端至少有 5 个锯齿状息肉，其中至少 2 个直径 ≥ 10mm
标准 2	直肠乙状结肠近端出现锯齿状息肉且有患锯齿状息肉病综合征的一级亲属
标准 3	至少 20 个大小不等的锯齿状息肉分布在结肠各处

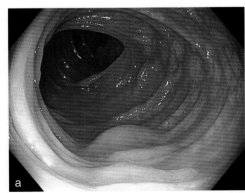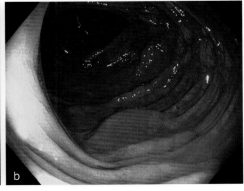

图 37.4　锯齿状息肉病综合征患者的内镜图像。a.锯齿状息肉病综合征患者的高分辨率白光图像。b.锯齿状息肉病综合征患者的窄带成像（NBI）

到目前为止，还没有研究表明先进的成像技术可以增加锯齿状息肉病综合征的诊断价值。窄带成像技术对锯齿状息肉病综合征患者息肉的检出率无明显影响[56]。染色内镜检查显示可在普通人群中增加锯齿状息肉的检出率，能够帮助经验不足的内镜医生鉴别锯齿状息肉病综合征[57]。诊断意识的提高似乎是提升锯齿状息肉病综合征诊断率最重要因素[51-52]。如果在结肠近端发现一个大的或几个小的锯齿状息肉，内镜医生应考虑锯齿状息肉病综合征[52]。

◆ 治疗方法

锯齿状息肉病综合征患者的治疗可分为初始清除阶段和监测阶段[58-59]。在初始清除阶段，所有直径 ≥ 5mm 的息肉，以及所有直径 <5mm 视觉上判定为腺瘤的息肉，或者固着的锯齿状腺瘤或息肉均应切除[58-59]。此外，内镜医生可能需要特别注意进行实时监测，完全切除结构异常的固着锯齿状腺瘤或息肉[53-54]。这些高危病变似乎很难被发现，因为它们形态和大小没有异常，通常建议行不完全切除术[60-61]。这可能是由于只有病变结构异常的部分才能被识别（酷似腺瘤异型增生），并且被内镜医生描述，然而此假设还缺乏证据[60]。足够的停药时间、适当的肠道准备，以及完整的结肠镜检查是发现所有病变所必需的[62-64]。如果无法行内镜下切除，和（或）如果确诊结直肠癌，行结肠次全切除术合并回肠乙状结肠或回肠直肠吻合术似乎是必要的[58-59,62]。

在监测过程中，所有直径 ≥ 5mm 的息肉，以及所有直径 <5mm 视觉上判定为腺瘤的息肉，或者固着的锯齿状腺瘤或息肉均应切除[58-59]。如果在一次手术中不能完成，应该另外再行结肠

镜检查[58-59]。同样，如果无法行内镜下切除，和（或）如果确诊结直肠癌，应行结肠次全切除术[58-59]。在迄今唯一进行的监测研究中，每年按照上述方法进行监测是安全可行的[58-59]。

37.3.5 错构瘤性息肉综合征

◆ 波伊茨 – 耶格综合征

波伊茨 – 耶格综合征是一种罕见的常染色体显性遗传性疾病，以典型的黏膜色素沉着为特征。儿童胃肠道多发错构瘤性息肉常发生于消化道（最常见的是小肠），这增加了消化道和肠外癌症的风险（图 37.5a~c）。这种情况的发生率约为 1/50 000~1/200 000[65-66]。它由肿瘤抑癌基因丝氨酸/苏氨酸激酶 11（即 STK11，也被称为 LKB1）基因突变引起，可在 70% 的波伊茨 – 耶格综合征患者中发现[66-67]。青春期的典型表现有小肠梗阻、肠套叠、消化道出血导致的贫血。在以后的生活中，波伊茨 – 耶格综合征患者罹患癌症的风险增加（终生风险为 81%~93%），胃癌的风险为 70%，乳腺癌的风险为 50%，胰腺癌的风险为 11%~36%[67-68]。

为了切除较大的小肠息肉（>1.5cm）以防止小肠内陷，推荐从小肠开始检查（如 MR 或 CT 肠造影或双气囊肠镜检查）。建议行上、下消化道内镜筛查和息肉切除术，起始筛查年龄从 8 岁到成年不等。建议女性从 25 岁开始定期对乳腺和妇科疾病进行筛查。胰腺监测效果目前尚不明确[67-70]。

◆ 幼年性息肉综合征

幼年性息肉综合征是一种常染色体显性疾病，以多发性幼年性息肉为特征，主要位于结肠、胃、十二指肠和小肠中（图 37.6a、b）。幼年性息肉综

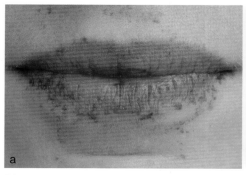
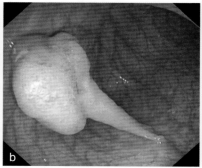
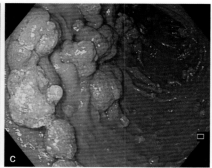

图 37.5　波伊茨 – 耶格综合征患者的内镜图像。a. 皮肤黏膜色素沉着。b. 结肠错构瘤。c. 胃错构瘤

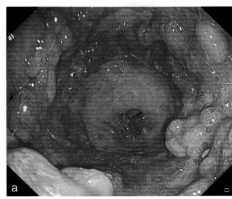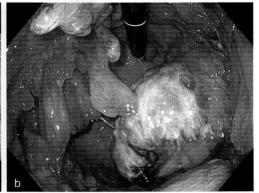

图 37.6　幼年性息肉综合征患者的内镜图像。a. 胃幼年性息肉。b. 胃幼年性息肉伴原位癌

合征是由 *SMAD4* 或 *BMPR1A* 基因突变引起的，可在 50%~60% 的幼年性息肉综合征患者中发现。大约 25% 的患者有新发生的突变。幼年性息肉综合征的发病率为 1/100 000：1/160 000[69-74]，公认的临床诊断标准包括：①结直肠中幼年性息肉≥5 个；②幼年性息肉弥漫整个消化道；③患者有息肉综合征家族史，无论息肉数量如何[29,71-72]。

幼年性息肉综合征息肉主要位于结肠和胃，该综合征与胃肠道恶性肿瘤的风险增加有关，这类患者终生患结直肠癌的风险高达 68%，如果伴有数个息肉，则患胃癌的风险为 21%[71-74]。发生 *SMAD4* 基因突变的患者胃部可能有大量息肉病病变。而且，最近的数据表明几乎所有 *SMAD4* 基因突变携带者均符合遗传性出血性毛细血管扩张症的诊断标准，即幼年性息肉综合征 - 遗传性出血性毛细血管扩张症重叠综合征。这些患者通常会出现皮肤黏膜毛细血管扩张，导致鼻出血、胃出血及肺动静脉畸形[75-76]。

为预防此综合征，建议每 1~3 年（取决于息肉病的严重程度）进行 1 次内镜监测，以及经胃镜和结肠镜息肉切除术，一般从 12 岁或更早开始。小肠检查不是幼年性息肉综合征的常规推荐。息肉数量较多，内镜下无法有效控制或监测，或存在高度异型增生的患者可行全部或部分结肠 / 胃切除术。所有 *SMAD4* 基因突变携带者都应筛查遗传性出血性毛细血管扩张症[29,77]。

◆ 多发性错构瘤综合征

多发性错构瘤综合征及其变异，如 Bannayan-Riley-Ruvalcaba 综合征和 PTEN 错构瘤综合征是罕见的高基因渗透性错构瘤性息肉综合征，表现为表型异质性，发病比例约为 1：20 万活产婴儿[78]。多发性错构瘤综合征的诊断可以通过检测 *PTEN* 基因的种系突变进行遗传学诊断，也可以基于一套临床标准进行诊断，如大头畸形（75%~97%）。多发性结肠息肉包括幼年性息肉和神经节瘤、小脑发育不良性神经节细胞瘤、乳腺癌（终生风险 85%）、非髓样（滤泡）甲状腺癌（终生风险 35%）、子宫内膜癌（终生风险 28%）、阴茎头斑点沉着和智力障碍（IQ<75）。

患者患乳腺癌、子宫内膜癌、甲状腺癌、肾癌和结直肠癌的风险增加。应该加强对癌症的监测，并且由肿瘤医生调整方案。消化道监测方法为从 40 岁开始每 5 年进行 1 次结肠镜检查[29,77,79]。

（王深皓　李路　译，王进海　审）

参考文献

[1] Wilschut JA, Steyerberg EW, van Leerdam ME, et al. How much colonoscopy screening should be recommended to individuals with various degrees of family history of colorectal cancer? Cancer, 2011, 117(18):4166–4174.

[2] Quehenberger F, Vasen HF, van Houwelingen HC. Risk of colorectal and endometrial cancer for carriers of mutations of the hMLH1 and hMSH2 gene: correction for ascertainment. J Med Genet, 2005, 42(6):491–496.

[3] Bonadona V, Bonaïti B, Olschwang S, et al. French Cancer Genetics Network. Cancer risks associated with germline mutations in MLH1, MSH2, and MSH6 genes in Lynch syndrome. JAMA, 2011, 305(22):2304–2310.

[4] Hampel H, Stephens JA, Pukkala E, et al. Cancer risk in hereditary nonpolyposis colorectal cancer syndrome: later age of onset. Gastroenterology, 2005, 129(2):415–421.

[5] Edelstein DL, Axilbund J, Baxter M, et al. Rapid development of colorectal neoplasia in patients with Lynch syndrome. Clin Gastroenterol Hepatol, 2011, 9(4):340–343.

[6] Giardiello FM, Allen JI, Axilbund JE, et al. US Multi-Society Task Force on Colorectal Cancer. Guidelines on genetic evaluation and management of Lynch syndrome: a consensus statement by the US Multi-Society Task Force on colorectal cancer. Gastroenterology, 2014, 147(2):502–526.

[7] Vasen HF, Abdirahman M, Brohet R, et al. One to 2-year surveillance intervals reduce risk of colorectal cancer in families with Lynch syndrome. Gastroenterology, 2010, 138(7):2300–2306.

[8] Johns LE, Houlston RS. A systematic review and meta-analysis of familial colorectal cancer risk. Am J Gastroenterol, 2001, 96(10):2992–3003.

[9] Baglietto L, Jenkins MA, Severi G, et al. Measures of familial aggregation depend on definition of family history: meta-analysis for colorectal cancer. J Clin Epidemiol, 2006, 59(2): 114–124.

[10] Butterworth AS, Higgins JP, Pharoah P. Relative and absolute risk of colorectal cancer for individuals with a family history: a meta-analysis. Eur J Cancer, 2006, 42(2):216–227.

[11] Bisgaard ML, Fenger K, Bülow S, et al. Familial adenomatous polyposis (FAP): frequency, penetrance, and mutation rate. Hum Mutat, 1994, 3(2):121–125.

[12] Björk J, Akerbrant H, Iselius L, et al. Epidemiology of familial adenomatous polyposis in Sweden: changes over time and differences in phenotype between males and females. Scand J Gastroenterol, 1999, 34(12):1230–1235.

[13] Bülow S, Faurschou Nielsen T, Bülow C, et al. The incidence rate of familial adenomatous polyposis. Results from the Danish Polyposis Register. Int J Colorectal Dis, 1996, 11(2):88–91.

[14] Burt RW, DiSario JA, Cannon-Albright L. Genetics of colon cancer: impact of inheritance on colon cancer risk. Annu Rev Med, 1995, 46:371–379.

[15] Hes FJ, Nielsen M, Bik EC, et al. Somatic APC mosaicism: an underestimated cause of polyposis coli. Gut, 2008, 57(1):71–76.

[16] Aretz S, Stienen D, Friedrichs N, et al. Somatic APC mosaicism: a frequent cause of familial adenomatous polyposis (FAP). Hum Mutat, 2007, 28(10):985–992.

[17] Galiatsatos P, Foulkes WD. Familial adenomatous polyposis. Am J Gastroenterol, 2006, 101(2):385–398.

[18] Grover S, Kastrinos F, Steyerberg EW, et al. Prevalence and phenotypes of APC and MUTYH mutations in patients with multiple colorectal adenomas. JAMA, 2012, 308(5):485–492.

[19] Jang YS, Steinhagen RM, Heimann TM. Colorectal cancer in familial adenomatous polyposis. Dis Colon Rectum, 1997, 40(3):312–316.

[20] Bülow S, Björk J, Christensen IJ, et al. DAF Study Group. Duodenal adenomatosis in familial adenomatous polyposis. Gut, 2004, 53(3):381–386.

[21] Spigelman AD, Williams CB, Talbot IC, et al. Upper gastrointestinal cancer in patients with familial adenomatous polyposis. Lancet, 1989, 2(8666):783–785.

[22] Brosens LA, Keller JJ, Offerhaus GJ, et al. Prevention and management of duodenal polyps in familial adenomatous polyposis. Gut, 2005, 54(7):1034–1043.

[23] Bülow S, Christensen IJ, Højen H, et al. Duodenal surveillance improves the prognosis after duodenal cancer in familial adenomatous polyposis. Colorectal Dis, 2012, 14(8):947–952.

[24] Groves CJ, Saunders BP, Spigelman AD, et al. Duodenal cancer in patients with familial adenomatous polyposis (FAP): results of a 10 year prospective study. Gut, 2002, 50(5):636–641.

[25] Cruz-Correa M, Giardiello FM. Familial adenomatous polyposis. Gastrointest Endosc, 2003, 58(6):885–894.

[26] Arvanitis ML, Jagelman DG, Fazio VW, et al. Mortality in patients with familial adenomatous polyposis. Dis Colon Rectum, 1990, 33(8):639–642.

[27] Balmaña J, Balaguer F, Cervantes A, et al. ESMO Guidelines Working Group. Familial risk-colorectal cancer: ESMO Clinical Practice Guidelines. Ann Oncol, 2013, 24(suppl 6): vi73–vi80.

[28] Stoffel EM, Mangu PB, Gruber SB, et al. American Society of Clinical Oncology. European. Society of Clinical Oncology. Hereditary colorectal cancer syndromes: American society of clinical oncology clinical practice guideline endorsement of the familial risk-colorectal cancer: European society for medical oncology clinical practice guidelines. J Clin Oncol, 2015, 33(2):209–217.

[29] Syngal S, Brand RE, Church JM, et al. American College of Gastroenterology. ACG clinical guideline: genetic testing and management of hereditary gastrointestinal cancer syndromes. Am J Gastroenterol, 2015, 110(2):223–262, quiz 263.

[30] Dutch Society For Clinical Genetics. CBO Guideline Hereditary Colorectal Cancer. [2017–08–23]. http://oncoline. nl/erfelijke-darmkanker.

[31] Saurin JC, Gutknecht C, Napoleon B, et al. Surveillance of duodenal adenomas in familial adenomatous polyposis reveals high cumulative risk of advanced disease. J Clin Oncol. 2004, 22(3):493–498.

[32] Sieber OM, Segditsas S, Knudsen AL, et al. Disease severity and genetic pathways in attenuated familial adenomatous polyposis vary greatly but depend on the site of the germline mutation. Gut, 2006, 55(10):1440–1448.

[33] Burt RW, Leppert MF, Slattery ML, et al. Genetic testing and phenotype in a large kindred with attenuated familial adenomatous polyposis. Gastroenterology, 2004, 127(2):444–451.

[34] Hernegger GS, Moore HG, Guillem JG. Attenuated familial adenomatous polyposis: an evolving and poorly understood entity. Dis Colon Rectum, 2002, 45(1):127–134, discussion 134–136.

[35] Nielsen M, Hes FJ, Nagengast FM, et al. Germline mutations in APC and MUTYH are responsible for the majority of families with attenuated familial adenomatous polyposis. Clin Genet, 2007, 71(5):427–433.

[36] Sieber OM, Lipton L, Crabtree M, et al. Multiple colorectal adenomas, classic adenomatous polyposis, and germ-line mutations in MYH. N Engl J Med, 2003, 348(9):791–799.

[37] Cleary SP, Cotterchio M, Jenkins MA, et al. Germline MutY human homologue mutations and colorectal cancer: a multisite case-control study. Gastroenterology, 2009, 136(4):1251–1260.

[38] Wang L, Baudhuin LM, Boardman LA, et al. MYH mutations in

patients with attenuated and classic polyposis and with young-onset colorectal cancer without polyps. Gastroenterology, 2004, 127(1):9–16.

[39] Balaguer F, Castellví-Bel S, Castells A, et al. Gastrointestinal Oncology Group of the Spanish Gastroenterological Association. Identification of MYH mutation carriers in colorectal cancer: a multicenter, case-control, population-based study. Clin Gastroenterol Hepatol, 2007, 5(3):379–387.

[40] Terdiman JP. MYH-associated disease: attenuated adenomatous polyposis of the colon is only part of the story. Gastroenterology, 2009, 137(6):1883–1886.

[41] Boparai KS, Dekker E, Van Eeden S, et al. Hyperplastic polyps and sessile serrated adenomas as a phenotypic expression of MYH-associated polyposis. Gastroenterology, 2008, 135(6): 2014–2018.

[42] Nielsen M, Weiss MM, Vasen HF, et al. [From gene to disease, MutYH-associated polyposis coli (MAP)] Ned Tijdschr Geneeskd, 2005, 149(53):2970–2972.

[43] Sampson JR, Dolwani S, Jones S, et al. Autosomal recessive colorectal adenomatous polyposis due to inherited mutations of MYH. Lancet, 2003, 362(9377):39–41.

[44] Nieuwenhuis MH, Vogt S, Jones N, et al. Evidence for accelerated colorectal adenoma—carcinoma progression in MUTYH-associated polyposis? Gut, 2012, 61(5):734–738.

[45] Vogt S, Jones N, Christian D, et al. Expanded extracolonic tumor spectrum in MUTYH-associated polyposis. Gastroenterology, 2009, 137(6):1976–1985.e1–e10.

[46] Vasen HF, Möslein G, Alonso A, et al. Guidelines for the clinical management of familial adenomatous polyposis (FAP). Gut, 2008, 57(5):704–713.

[47] Snover DC, Ahnen DJ, Burt RW, et al. Serrated polyps of the colon and rectum and serrated polyposis//Bosman T, Carneiro F, Hruban R, et al. WHO Classification of Tumours of the Digestive System 2010. World Health Organization, Lyon: 2010, 160–165.

[48] Clendenning M, Young JP, Walsh MD, et al. Germline mutations in the polyposis-associated genes, and are not common in individuals with serrated polyposissyndrome. PLoS One, 2013, 8(6):e66705.

[49] van Herwaarden YJ, Verstegen MH, Dura P, et al. Low prevalence of serrated polyposis syndrome in screening populations: a systematic review. Endoscopy, 2015, 47(11): 1043–1049.

[50] IJspeert JE, Bevan R, Senore C, et al. Detection rate of serrated polyps and serrated polyposis syndrome in colorectal cancer screening cohorts: a European overview. Gut, 2017, 66(7): 1225–1232.

[51] Edelstein DL, Axilbund JE, Hylind LM, et al. Serrated polyposis: rapid and relentless development of colorectal neoplasia. Gut, 2013, 62(3):404–408.

[52] Vemulapalli KC, Rex DK. Failure to recognize serrated polyposis syndrome in a cohort with large sessile colorectal polyps. Gastrointest Endosc, 2012, 75(6):1206–1210.

[53] IJspeert JE, Rana SA, Atkinson NS, et al. Clinical risk factors of colorectal cancer in patients with serrated polyposis syndrome: a multicentre cohort analysis. Gut, 2017, 66(2): 278–284.

[54] Carballal S, Rodriguez-Alcalde D, Moreira L, et al. Colorectal cancer risk factors in patients with serrated polyposis syndrome: a large multicentre study. Gut, 2016, 65(11):1829–1837.

[55] Hazewinkel Y, Reitsma JB, Nagengast FM, et al. Extracolonic cancer risk in patients with serrated polyposis syndrome and their first-degree relatives. Fam Cancer, 2013, 12(4):669–673.

[56] Hazewinkel Y, Tytgat KM, van Leerdam ME, et al. Narrow-band imaging for the detection of polyps in patients with serrated polyposis syndrome: a multicenter, randomized, back-to-back trial. Gastrointest Endosc, 2015, 81(3):531–538.

[57] East JE, Saunders BP, Jass JR. Sporadic and syndromic hyperplastic polyps and serrated adenomas of the colon: classification, molecular genetics, natural history, and clinical management. Gastroenterol Clin North Am, 2008, 37(1):25–46.

[58] La Nauze R, Suzuki N, Saunders B, et al. The endoscopist's guide to serrated polyposis. Colorectal Dis, 2014, 16(6):417–425.

[59] Hazewinkel Y, Tytgat KM, van Eeden S, et al. Incidence of colonic neoplasia in patients with serrated polyposis syndrome who undergo annual endoscopic surveillance. Gastroenterology, 2014, 147(1):88–95.

[60] Burgess NG, Tutticci NJ, Pellise M, et al. Sessile serrated adenomas/polyps with cytologic dysplasia: a triple threat for interval cancer. Gastrointest Endosc, 2014, 80(2):307–310.

[61] Bouwens MW, van Herwaarden YJ, Winkens B, et al. Endoscopic characterization of sessile serrated adenomas/polyps with and without dysplasia. Endoscopy, 2014, 46(3): 225–235.

[62] East JE, Vieth M, Rex DK. Serrated lesions in colorectal cancer screening: detection, resection, pathology and surveillance. Gut, 2015, 64(6):991–1000.

[63] Butterly L, Robinson CM, Anderson JC, et al. Serrated and adenomatous polyp detection increases with longer withdrawal time: results from the New Hampshire Colonoscopy Registry. Am J Gastroenterol, 2014, 109(3):417–426.

[64] de Wijkerslooth TR, Stoop EM, Bossuyt PM, et al. Differences in proximal serrated polyp detection among endoscopists are associated with variability in withdrawal time. Gastrointest Endosc, 2013, 77(4):617–623.

[65] Utsunomiya J, Gocho H, Miyanaga T, et al. Peutz-Jeghers syndrome: its natural course and management. Johns Hopkins Med J, 1975, 136(2):71–82.

[66] Giardiello FM, Trimbath JD. Peutz-Jeghers syndrome and management recommendations. Clin Gastroenterol Hepatol, 2006, 4(4):408–415.

[67] Latchford AR, Phillips RKS. Gastrointestinal polyps and cancer in Peutz-Jeghers syndrome: clinical aspects. Fam Cancer, 2011, 10(3):455–461.

[68] Jasperson KW, Tuohy TM, Neklason DW, et al. Hereditary and familial colon cancer. Gastroenterology, 2010, 138(6):2044–2058.

[69] Beggs AD, Latchford AR, Vasen HFA, et al. Peutz-Jeghers syndrome: a systematic review and recommendations for management. Gut, 2010, 59(7):975–986.

[70] van Lier MG, Wagner A, Mathus-Vliegen EM, et al. High cancer risk in Peutz-Jeghers syndrome: a systematic review and surveillance recommendations. Am J Gastroenterol, 2010, 105(6):1258–1264, author reply 1265.

[71] Brosens LA, Langeveld D, van Hattem WA, et al. Juvenile polyposis syndrome. World J Gastroenterol, 2011, 17(44): 4839–4844.

[72] Dahdaleh FS, Carr JC, Calva D, et al. Juvenile polyposis and other intestinal polyposis syndromes with microdeletions of chromosome 10q22–23. Clin Genet, 2012, 81(2):110–116.

[73] Samadder NJ, Jasperson K, Burt RW. Hereditary and common familial colorectal cancer: evidence for colorectal screening. Dig Dis Sci, 2015, 60(3):734–747.

[74] Latchford AR, Neale K, Phillips RK, et al. Juvenile polyposis syndrome: a study of genotype, phenotype, and long-term outcome. Dis Colon Rectum, 2012, 55(10):1038–1043.

[75] Gallione CJ, Repetto GM, Legius E, et al. A combined syndrome of juvenile polyposis and hereditary haemorrhagic telangiectasia associated with mutations in MADH4 (SMAD4). Lancet, 2004, 363(9412):852–859.

[76] O'Malley M, LaGuardia L, Kalady MF, et al. The prevalence of hereditary hemorrhagic telangiectasia in juvenile polyposis syndrome. Dis Colon Rectum, 2012, 55(8):886–892.

[77] National Comprehensive Cancer Network (NCCN). Clinical practice guidelines in oncology: colorectal cancer screening. [2016-03-23]. http://www.nccn.org.

[78] Ngeow J, Eng C. PTEN hamartoma tumor syndrome: clinical risk assessment and management protocol. Methods, 2015, 77–78:11–19.

[79] Eng C. Will the real Cowden syndrome please stand up: revised diagnostic criteria. J Med Genet. 2000, 37(11):828–830.

第38章　炎症性肠病和显微镜下结肠炎

Marjolijn Duijvestein, Geert R. D'Haens

38.1　概　述

炎症性肠病是一种非特异性的消化道慢性炎症性疾病,包括克罗恩病和溃疡性结肠炎。内镜检查可以对病变部位进行活检取材,不仅在疾病的诊断和鉴别诊断中发挥重要作用,还可以对疾病进展情况进行评估、监测及管理。除此之外,通过内镜检查对病变部位长期监测还能够及时发现病变是否发生了异型增生。

内镜检查可以直接对病变部位进行视觉观察,与影像学检查相比更为准确。此外,活检取材使得内镜检查成为不明原因慢性腹泻和疑似炎症性肠病患者进行初步评估的第一道程序。但是,由于需要进行令人不快的肠道准备,并且需要高额的检查费用和忍受内镜检查过程带来的不适感,临床医生需要尽可能地严格把控内镜检查的适应证。

本章节内容包括:克罗恩病和溃疡性结肠炎的内镜下特征性表现;采用内镜严重程度指数评估疾病的严重程度的临床作用;内镜监测;炎症性肠病患者术前和术后内镜检查指征,回肠储袋和储袋炎的内镜检查及炎症性肠病患者的内镜下治疗。此外,本章还将探讨显微镜下结肠炎的临床特点。

38.2　炎症性肠病的内镜下特征

38.2.1　下消化道内镜检查

◆ 克罗恩病

克罗恩病内镜下特征性表现为炎症区域被正常出现的黏膜分隔开,被称为"跳跃性病变"。从口腔至肛门的整个消化道均可累及,最常见的好发部位在回肠(图38.1)。早期病变表现为小型(<5mm)阿弗他溃疡(图38.2),当疾病进一步发展可以出现深层不规则纵行溃疡(图38.3,图38.4),黏膜可表现出鹅卵石样外观(图38.5)。由于炎症是透壁性的,所以经常会导致

肠管狭窄和瘘管形成。活检取材应为溃疡和糜烂的边缘(表38.1),但目前尚缺乏取材数量要求的相关指南。

◆ 溃疡性结肠炎

溃疡性结肠炎内镜下特征是病变起始于肛门,炎症呈连续性分布、相互融合,炎症区和正常黏膜之间的界限清晰,一般没有跳跃性病变。溃疡性结肠炎最初的内镜下表现为黏膜下的血管网消失和黏膜的充血水肿(图38.6,图38.7)。中度溃疡性结肠炎内镜下表现常为不连续的溃疡,溃疡间黏膜充血发红,随着病变进一步加重,发展为更大的连续性溃疡(图38.8)。据报道,超过20%的全结肠炎患者出现了"倒灌性回肠炎",即肉眼或组织学炎症从盲肠扩展至回肠末端[2-3],往往提示为难治性疾病[4]。

38.2.2　上消化道内镜检查

◆ 克罗恩病

至少一半的儿童克罗恩病患者存在上消化道病变,提示疾病更加严重,需要更加积极地治疗[5]。因此在儿童和青少年人群中,通常需要进行上消

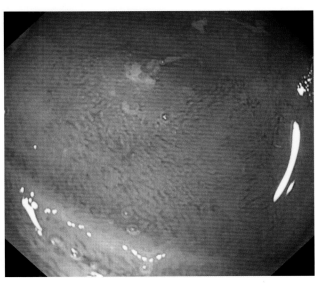

图38.1　克罗恩病回肠末端阿弗他溃疡

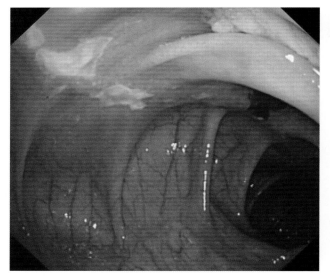

图 38.2　克罗恩病患者结肠溃疡周边黏膜正常

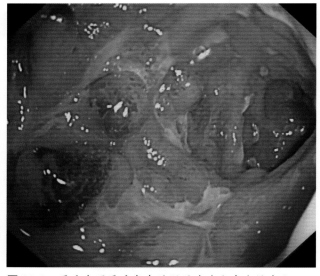

图 38.3　严重克罗恩病患者的深层溃疡和自发性出血

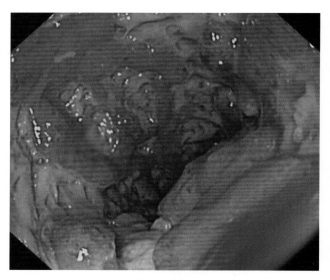

图 38.4　严重克罗恩病患者的深层溃疡，伴有颗粒状增生及黏膜脆性增加

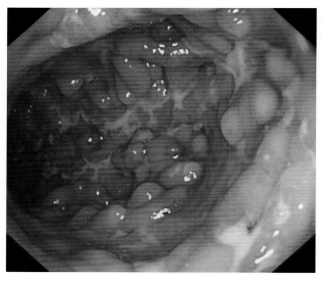

图 38.5　严重克罗恩病患者结节状黏膜增生，即鹅卵石状外观

化道内镜检查来评估病情[6]。在成人克罗恩病患者中，上消化道受累的病患率为 16%，其中只有 1/3 的患者有症状[7]。上消化道内镜检查是否应该作为克罗恩病患者常规的检查手段目前尚存在争议，但当克罗恩病患者出现消化不良、腹痛和呕吐等症状时，应当进行上消化道内镜检查以排除其他病因，并正确进行疾病的分布和程度的分类。

克罗恩病在食管的病变可以表现为阿弗他溃疡、深凿样溃疡或更大穿透性病变。在胃部常表现为局灶性红斑，伴有或不伴有溃疡，而十二指肠常可见到明显溃疡，更易发生幽门口或十二指肠中段狭窄。

◆ 溃疡性结肠炎

溃疡性结肠炎患者不推荐常规进行上消化道内镜检查，也有一些溃疡性结肠炎患者在直肠切除术后偶尔会出现糜烂性十二指肠炎。

38.2.3　小肠成像

克罗恩病也可发生于小肠，怀疑克罗恩病并且结肠镜观察回肠末端阴性的患者应当进行小肠胶囊内镜检查[8]。Lewis 评分[9]可以用于评估小

表 38.1　炎症性肠病内镜下表现（引自 ECCO 指南[1]）

黏膜损伤	内镜改变	分级
血管形态消失	黏膜外观不正常，边界不清，树枝状毛细血管网紊乱	从斑驳或模糊到完全消失
红斑	异常发红的黏膜	从散在点状到弥漫性发红
颗粒感	在强光反射下，由直径 0.5~1mm 的辐射透光灶形成的网状黏膜	从细到粗或结节状
脆性或出血	内镜通过前后出血或黏膜内出血	从接触出血（轻微接触出血）到自发性出血
糜烂	黏膜中断 <3mm，也被称为针尖溃疡	孤立、分散
阿弗他溃疡	中央呈白色凹陷，周边伴有红晕（有些人认为这与"糜烂"同义）	孤立、多发
溃疡	任何黏膜损伤达到一定深度，伴或不伴有红晕	孤立或形态多样：表现为圆形、线形、星状、丝状、不规则形状，表浅或深层
溃疡大小（没有强调）	以毫米为单位，分为 ≤ 5mm；5~20mm；>20mm	弥漫性黏膜缺损，残留黏膜形成息肉样外观
溃疡深度（没有强调）	浅（局限于黏膜下层）：无边界；深（超出固有肌）：边缘升高 >1mm	
狭窄	管腔变窄	单发，多个，成人内镜可通过，不可通过，扩张后内镜可通过溃疡性及非溃疡性
炎症后息肉形成（以前被称为"假性息肉"）	息肉样病变，通常较小，呈孤立或多发，全结肠分布，有时也可呈圆柱状或巨大息肉（>2cm）	孤立、弥漫、阻塞肠腔（巨大病变）
鹅卵石样外观	黏膜呈有突起的结节状，类似于铺了一条"罗马"路	伴或不伴溃疡

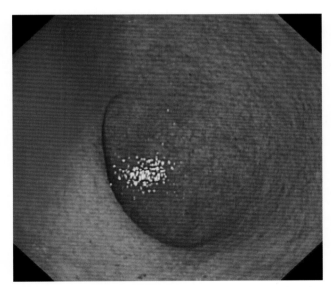

图 38.6　溃疡性结肠炎（溃疡性结肠炎）黏膜颗粒样增生，血管网模糊、轻度脆化和红斑（Mayo 1 级）

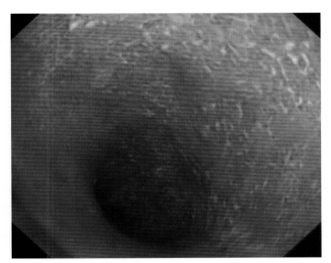

图 38.7　溃疡性结肠炎患者，中度炎症，正常血管结构消失，黏膜脆性及糜烂明显（Mayo 2 级）

肠黏膜炎症性疾病，该评分指标基于 3 个胶囊内镜变量：绒毛外观、溃疡和狭窄。每个变量都由大小和程度 2 个参数共同组成。根据这些参数，分值范围为 8~4 800 分。Lewis 评分 <135 分提示正常黏膜；Lewis 评分为 135~790 分，提示轻度的黏膜炎症改变；Lewis 评分 ≥ 790 分，提示中重度黏膜炎症改变。

对于梗阻性疾病或已知狭窄的患者，应选择横断面成像方式，如磁共振小肠造影（MRE）或小肠 CT 造影[10]，此外，MRE 可以客观评估病变的透壁性，解剖分布情况及是否存在管腔外疾病。

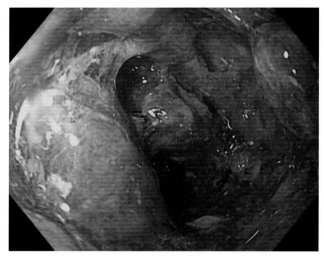

图 38.8 溃疡性结肠炎患者，重度炎症、巨大溃疡及自发性出血（Mayo 3 级）

38.2.4 超声内镜检查

克罗恩病患者肛瘘的累计发生率为 23%~38%[4,11]。肛瘘的诊断和分类通常需要结合临床和影像学表现。超声内镜（EUS）、MRI 和麻醉状态下检查（EUA）是确定肛周克罗恩病患者瘘管解剖结构的精确方法[12]。将这 3 种检查方式中的 2 种组合在一起可获得 100% 的准确度。一位经验丰富的外科医生在麻醉下进行检查被认为是评估肛周克罗恩病的黄金标准，其优点是可以根据需要进行脓肿的引流和非切割挂线术[13]。目前建议先进行非侵入性的检查手段，如 MRI 来显示肛瘘，除非需要立即进行脓毒症引流术[14]。EUS 常使用肛门探头经直肠进行检查，在与周围炎症一致的大的低回声区内，瘘管呈现出高回声轨迹或微珠[15]。3 项小型临床试验的数据表明，EUS 下瘘管成像可以指导医疗决策，取得更好的临床效果[16-18]。

38.2.5 经内镜逆行胆胰管成像

原发性硬化性胆管炎（PSC）是一种慢性胆汁淤积性肝病，其特征是肝内外胆管的慢性炎症和纤维化导致胆道狭窄的形成。绝大多数 PSC 患者伴有炎症性肠病。PSC 的存在使结直肠癌的发病风险增加了近 10 倍[19]，而 PSC 患者患胆管癌的风险也增加了 20%[20]。经内镜逆行胆胰管成像（ERCP）是诊断 PSC 的金标准。ERCP 既可用于诊断（刷片细胞学检查）也可用于治疗（球囊扩张或支架植入）。

38.3 已确诊炎症性肠病患者的内镜检查

38.3.1 急性结肠炎

在慢性出血性腹泻患者中，内镜下黏膜活检是评估疾病严重程度[21]并排除其他（感染性）原因导致的急性结肠炎的重要手段[22]，如巨细胞病毒性结肠炎、直肠黏膜脱垂、恶性肿瘤和痔出血[23]。对于大多数的患者而言不需要进行肠道准备，肠镜检查过程可保证最小充气量，只进行直肠乙状结肠镜检就足够了，活检对于长期使用类固醇和（或）硫唑嘌呤的患者排除巨细胞病毒性结肠炎特别有用[24]。此外，内镜下表现可以预测病程进展，并且可以指导临床治疗。例如，在溃疡性结肠炎中，内镜检查发现广而深的溃疡常常提示结肠切除术概率增加[25-26]。

38.3.2 常规内镜检查

炎症性肠病临床缓解期的患者，除了监测病变是否发生了异型增生或已进行外科切除术后的随访，内镜检查都不应作为常规检查手段。对于这类患者，无创检测和疾病活动度标志物[27]，如粪钙蛋白[28]或乳铁蛋白水平[29-30]，均可用于评估疾病活动。尽管没有症状，是否需要进行强化治疗以达到"黏膜愈合"仍有待研究。在疑似难治复发的病例中，出现新发或无法解释的临床症状，更改药物治疗方案或评估手术切除的适应证都应先进行内镜检查评估病情。

38.4 内镜检查评估炎症性肠病疾病活动度

黏膜愈合通常被定义为内镜下无可见的溃疡性病变，是评价治疗效果的一个重要指标。黏膜愈合已成为炎症性肠病治疗中的一个重要目标，因为它与疾病结局有关[31]。

内镜评分指数可以对内镜下疾病活动程度进行可靠地评分。在克罗恩病中，经常使用内镜下克罗恩病严重指数（CDEIS）[32]或克罗恩病简化内镜评分（SES-CD）[33]，这两种评分标准都经过了前瞻性验证，证明是可重复的，并且在观察者间具有良好的一致性[1,33-34]。回肠切除术后，使用 Rutgeerts 评分[35]来确定疾病的术后复发及严重程度。

溃疡性结肠炎内镜下疾病活动程度通常使用 Mayo 内镜评分系统，内镜下愈合通常被认为是 Mayo0 级或 1 级（尽管黏膜脆性被认为是黏膜没有愈合）[37]。最近，新的内镜下溃疡性结肠炎严重指数（UCEIS）已被确认为评估溃疡性结肠炎疾病严重程度的替代工具 [38-39]。

38.4.1　克罗恩病

对于克罗恩病，学界已经制定了两种内镜活动评分系统（CDEIS[32] 和 SES-CD[33]），这两种评分标准都经过了前瞻性研究的验证，证明其是可重复的，并且在观察者间具有良好的一致性[1,33-34]，这两种评分系统均将结肠分为 5 个部分：直肠、左半结肠（包括乙状结肠）、横结肠、右半结肠、回肠。CDEIS 要求对每肠段均进行以下内镜指标的评分：①有无溃疡，表浅或深度溃疡；②溃疡面积和（或）炎症病变侵犯肠段面积百分比；③肠腔是否狭窄，分为溃疡性或非溃疡性狭窄。所有评分之和作为 CDEIS 最终得分，总分值范围为 0~44 分。另一种内镜评分被称为 SES-CD 评分。此评分方法规定各项指标评分范围为 0~3 分，对 5 个肠段分别进行各项评分（溃疡大小、溃疡面积和炎症病变侵犯肠段面积百分比、肠管狭窄程度），总分值范围为 0~60 分。但是，上述两种评分系统均有些复杂，因此仅限于大多数临床试验使用。在常规临床护理中，内镜下活动程度应当包括对每个肠段出现的所有异常改变进行准确描述。

38.4.2　溃疡性结肠炎

目前已经有几种评估溃疡性结肠炎疾病活动的内镜评分系统，1995 年 Truelove 和 Witts[40] 在一项临床研究中第一次评估了溃疡性结肠炎内镜下炎症活动程度。1964 年引入的 Baron 指数[41] 采用 4 点量表评估直肠乙状结肠区黏膜的炎症活动程度（表 38.2）。UCEIS[39] 及结肠镜下溃疡性结肠炎严重指数（UCCIS）[42] 目前已经正式（初步）用于对溃疡性结肠炎严重程度的评估，除此之外还有一些评估疾病严重程度的评分标准也通过了验证[43]，但是并没有正式批准使用。Mayo 内镜下评分系统[36] 已被广泛应用于临床试验中，根据内镜下缓解程度评估临床治疗效果，分值越

高病情越严重，最高总分为 3 分（图 38.8）。内镜下缓解被定义为 Mayo 评分 ≤ 1，完全缓解被定义为 Mayo 评分 =0 分，但该评分系统并没有通过正式验证。

表 38.2　溃疡性结肠炎临床研究常用的内镜评分系统

分值	内镜下改变
Mayo 内镜评分[36] 分值范围： 0~3 分	0. 正常：黏膜正常或黏膜愈合
	1. 轻度：红斑，血管正常形态减少
	2. 中度：明显红斑、血管网消失、脆性增加、糜烂
	3. 严重：自发性出血，大溃疡
改良 Baron 评分[41] 分值范围： 0~4 分	0. 正常黏膜
	1. 血管形态异常，颗粒样黏膜
	2. 黏膜脆性增加
	3. 微小溃疡伴自发性出血
	4. 黏膜剥脱（深大溃疡）
UCEIS[39] 分值范围： 0~8 分	**血管模式**
	0. 正常：血管形态清晰
	1. 斑片状闭塞：部分可见血管形态
	2. 完全闭塞：完全失去血管形态
	出血
	0. 无：无可见出血
	1. 黏膜：黏膜表面有凝固点状血迹或条纹，可被清水冲去
	2. 管腔轻度：管腔内有一些游离血液
	3. 管腔中度或重度改变：内镜检查前管腔内可见明显血迹或冲洗血液后黏膜可见渗出，或出血性黏膜明显渗出糜烂和溃疡
	侵蚀和溃疡
	0. 正常黏膜：未见糜烂或溃疡
	1. 糜烂：微小的（< 5mm）黏膜缺陷，呈白色或黄色，边缘平坦
	2. 浅表溃疡：较大（> 5mm）的黏膜缺损，当与糜烂相比，表面附着不连续的纤维，但仍然是表浅的
	3. 深部溃疡：较深的挖掘状的黏膜缺陷，边缘略微凸起

UCEIS：结肠镜下溃疡性结肠炎严重指数

38.5 术后内镜检查

38.5.1 下消化道内镜检查

◆ 克罗恩病术后

对于克罗恩病患者而言，回结肠镜检查是诊断回盲部切除术后是否复发的金标准。常规的回结肠镜检查应在手术后 6~12 个月进行[1]。研究表明，在早期内镜评估复发后开始使用选择性免疫抑制剂，可以更好地控制疾病进展[44]。

Rutgeerts 评分系统可以用来评估克罗恩病患者回结肠吻合术后疾病的活动程度及术后复发情况[45]，该评分系统在预测术后疾病进展方面得到了验证[35]。复发级别为 i2 级或更高级别的患者在临床中和手术后复发方面表现出更严重的疾病进程，而内镜下疾病活动度为无（i0 级）或最小（i1 级，如阿弗他溃疡 <5 个）的患者，复发的风险较小（表 38.3）。

◆ 溃疡性结肠炎术后

对于溃疡性结肠炎患者而言，进行整个结直肠切除是有效的，复原性全结直肠切除合并回肠储袋肛管吻合术（ileal pouch-anal anastomosis, IPAA）不仅可以移除病灶，避免造瘘，又能保留正常的排便功能，目前已成为溃疡性结肠炎患者手术的另一种选择。虽然 IPAA 可以提高溃疡性结肠炎术后患者的生活质量[46]，但高达 8.5% 的病例出现了储袋失败[47]。在这些患者中内镜检查在获得病理诊断中起到了非常重要的作用，此外，内镜检查还可以监测异型增生的发生。

储袋炎

储袋炎是指储袋的非特异性炎证（图 38.9），是接受 IPAA 患者常见的并发症。在无相

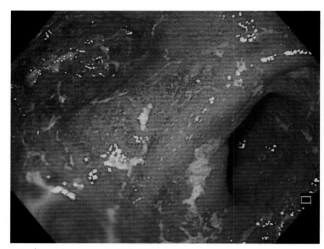

图 38.9 回肠储袋肛管吻合术（IPAA）术后储袋炎，黏膜脆性增加、发红

关 PSC 的溃疡性结肠炎患者中，据报道 1 年、5 年和 10 年的储袋炎累积患病率分别为 15.5%、36% 和 45.5%[48]。储袋炎的诊断基于是否存在相应临床症状（常见大便次数增加，腹部绞痛、紧迫感、里急后重和下腹部不适）及内镜下表现（红斑、颗粒度、脆性、出血、糜烂、溃疡），并结合组织学改变（非特异性急性炎症伴多形核白细胞浸润、隐窝脓肿、溃疡伴有慢性炎症浸润）。建议进行内镜检查之前进行影像学检查以评估吻合口情况，并排除狭窄可能。

异型增生

总体来说，溃疡性结肠炎和 IPAA 术后患者发生肿瘤的风险较低[49]。在回肠储袋黏膜和保留的肛门直肠黏膜都可以发生异型增生，在现行的炎症性肠病指南中并没有明确的储袋监测建议[50]。一般来讲，高危患者，即在储袋手术时就存在直肠异型增生或异型增生 / 癌变、PSC、C 型储袋黏膜持续萎缩和严重炎症或术后难治性储袋炎[1,51-53]的可能性，建议每年进行 1 次储袋的内镜检查。

38.6 炎症性肠病的内镜监测

与普通人群相比，炎症性肠病发展为结直肠癌的风险更高，因此需要接受定期的内镜监测。基于人群的队列研究的荟萃分析表明，溃疡性结肠炎进展为结直肠癌的风险是普通人群的 2.4 倍[54]，而克罗恩病为 2.2 倍[55]。特别是存在长期和广泛炎症的患者[56]、结肠炎患者[57]、炎症后假

表 38.3 Rutgeerts 评分评估回结肠吻合术后克罗恩病复发情况

分级	内镜下改变
i0 级	末端回肠无病变
i1 级	阿弗他溃疡 <5 个
i2 级	阿弗他溃疡 >5 个，病变间黏膜正常，或者病变面积较大，且跳跃性分布，或者病灶或溃疡（<1cm）局限于回结肠吻合口
i3 级	弥漫性阿弗他溃疡性回肠炎合并弥漫性黏膜炎
i4 级	弥漫性回肠炎合并大溃疡、结节样病变和（或）狭窄

性息肉形成（反映之前严重的炎症反应）的患者（表 38.1；图 38.10）[58] 及有结直肠癌家族史的患者[59]，其患结直肠癌的风险增加。

内镜检查应在最佳条件下使用高分辨率内镜进行[60]，并在疾病缓解期间进行，这样更容易区分炎症和肿瘤。色素内镜检查提高了慢性炎症性肠病患者肿瘤的发现率[61]。将亚甲蓝或靛洋红喷洒在黏膜上，可突出肿瘤病变的边界和表面结构，从而有助于区分肿瘤组织与非肿瘤组织。对可见的病变进行活检能够提高上皮内瘤变的检出率[62-63]。总体而言，炎症性肠病患者在发病后 8~10 年就应当积极进行内镜监测，间隔时间取决于患者的风险因素评估及当前的指南推荐[64]。还有一些炎症性肠病内镜监测技术，如窄带成像（NBI）技术、自发体荧光技术及显微内镜技术都已经进入研究阶段，但迄今为止并没有显示出比传统技术更显著的优势。

38.7　炎症性肠病的内镜治疗方法

长期炎症和术后形成的吻合口都可以导致炎症性肠病患者发生肠管狭窄。与溃疡性结肠炎患者相比，克罗恩病患者更容易发生肠管狭窄，肠管狭窄是克罗恩病患者常见的临床表现，也是手术的主要原因。肠管狭窄被分为炎性狭窄和纤维化性狭窄。通常炎性狭窄采用内科药物治疗，但随着时间的推移，大多数病例最终还是要接受手术治疗[66]。纤维化性狭窄主要通过手术治疗，这是因为纤维化性狭窄中高达 23% 的病例存在克罗恩病复发的情况[67]。一些小的队列研究及病例对照研究报道通过内镜下球囊扩张使梗阻性胃十二指肠狭窄得到了良好的疗效[68-70]。

尽管已经有关于"双气囊小肠镜（DBE）下小肠狭窄的球囊扩张术"的报道，但是很多可靠的数据表明内镜下球囊扩张术主要应用于回盲肠及吻合口狭窄的克罗恩病患者（图 38.11）。一项小规模的包括了一组异质性患者的研究发现：内镜下球囊扩张术的技术成功率（扩张后内镜能顺利通过狭窄段）为 86%~95%；临床成功率（解除梗阻症状）为 64%~70%；排除因技术原因导致的扩张术失败，术后患者临床成功率达到 78%[71-72]。当狭窄段 <4cm，并且狭窄段无溃疡时，往往会取得很好的扩张效果；当狭窄复发则需要再次扩

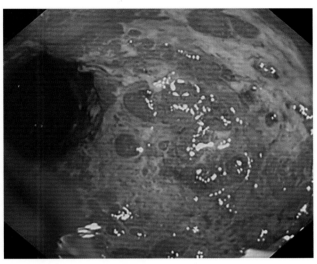

图 38.10　溃疡性结肠炎患者（Mayo 3 级）内镜下可见炎症后息肉形成（以前被称为"假性息肉"），伴巨大溃疡、黏膜红斑和明显的脆性增加

张。克罗恩病患者狭窄的球囊扩张术后复发率很高，目前已经开展了在狭窄段病灶内注射药物（类固醇或抗肿瘤坏死因子）的临床研究，但是并没有取得非常明确的临床效果。2010 年的一项文献综述通过对比内镜下球囊扩张术和狭窄成形术术后狭窄的复发率发现，平均随访 46 个月后，狭窄成形术组手术复发率为 24%，而内镜下扩张术组的复发率，即扩张术后需要进行手术的比率为 27.6%[73]。但是，一项纳入了 25 项研究（包括 1 089 例患者和 2 664 例初发及术后吻合口狭窄患者）的临床荟萃分析显示，5 年随诊累计手术率为 75%（341/455）[74]；并发症的发生率为 6.4%[95% 置信区间（CI）（5，8.2）]，略高于以往研究报道的 2%~3% 的病发率，其中使用较大的球囊（直径 =25mm）比使用较小的球囊（直径 <20mm）似乎显示出更高的并发症发生率[75]。

38.8　显微镜下结肠炎

显微镜下结肠炎临床多表现为慢性水样腹泻，本病以中年女性多见。病因是多因素的，并且与其他自身免疫疾病有关，如腹腔疾病、多发性关节炎和甲状腺疾病等。吸烟，服用某些药物，如非甾体抗炎药、质子泵抑制剂和选择性 5- 羟色胺重摄取抑制剂被证实均与显微镜下结肠炎的发病有关[76]。显微镜下结肠炎包括胶原性结肠炎和淋巴细胞性结肠炎 2 个亚型，这 2 个亚型分别具

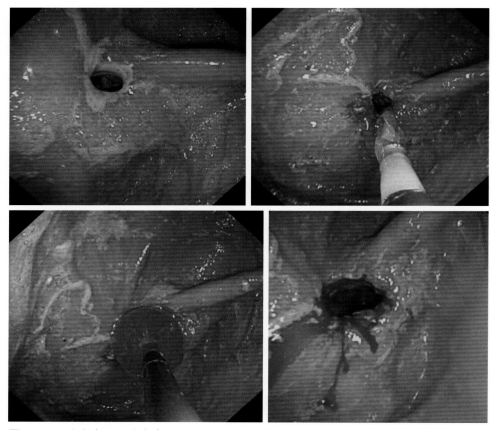

图 38.11　重度克罗恩病患者回肠腔吻合术后狭窄球囊扩张术

有特定的组织学特征。结肠镜下黏膜活检是诊断显微镜下结肠炎的必要条件，内镜下通常表现为正常的黏膜结构，也可以见到包括轻微水肿、红斑和黏膜脆性在内的一些非特异性表现。建议在右半结肠进行活检取材，因为右半结肠的病理检查结果阳性率更高，其中横结肠阳性率为83%，右半结肠阳性率为70%，而直肠乙状结肠病理检查阳性率较低（66%）[77]。淋巴细胞性结肠炎的组织学特征是上皮内淋巴细胞浸润（每高倍镜视野 >20 个），而胶原性结肠炎的组织学特征是结肠上皮下胶原带（厚度 >10μm）。

（姜灵　刘欣　译，王进海　审）

参考文献

[1] Annese V, Daperno M, Rutter MD, et al. European Crohn's and Colitis Organisation. European evidence based consensus for endoscopy in inflammatory bowel disease. J Crohns Colitis, 2013, 7(12):982–1018.

[2] Haskell H, Andrews CW Jr, Reddy SI, et al. Pathologic features and clinical significance of "backwash" ileitis in ulcerative colitis. Am J Surg Pathol, 2005, 29(11):1472–1481.

[3] Goldstein N, Dulai M. Contemporary morphologic definition of backwash ileitis in ulcerative colitis and features that distinguish it from Crohn disease. Am J Clin Pathol, 2006, 126(3):365–376.

[4] Abdelrazeq AS, Wilson TR, Leitch DL, et al. Ileitis in ulcerative colitis: is it a backwash? Dis Colon Rectum, 2005, 48(11):2038–2046.

[5] Crocco S, Martelossi S, Giurici N, et al. Upper gastrointestinal involvement in paediatric onset Crohn's disease: prevalence and clinical implications. J Crohns Colitis, 2012, 6(1):51–55.

[6] Hummel TZ, ten Kate FJ, Reitsma JB, et al. Additional value of upper GI tract endoscopy in the diagnostic assessment of childhood IBD. J Pediatr Gastroenterol Nutr, 2012, 54(6):753–757.

[7] Annunziata ML, Caviglia R, Papparella LG, et al. Upper gastrointestinal involvement of Crohn's disease: a prospective study on the role of upper endoscopy in the diagnostic work-up. Dig Dis Sci, 2012, 57(6):1618–1623.

[8] Dionisio PM, Gurudu SR, Leighton JA, et al. Capsule endoscopy has a significantly higher diagnostic yield in patients with suspected and established small-bowel Crohn's disease: a meta-analysis. Am J Gastroenterol, 2010, 105(6):1240–1248, quiz 1249.

[9] Gralnek IM, Defranchis R, Seidman E, et al. Development of a capsule endoscopy scoring index for small bowel mucosal inflammatory change. Aliment Pharmacol Ther, 2008, 27(2):146–154.

[10] Bourreille A, Ignjatovic A, Aabakken L, et al. World Organisation of Digestive Endoscopy (OMED) and the European Crohn's and Colitis Organisation (ECCO). Role of small-bowel endoscopy in the management of patients with inflammatory bowel disease: an international OMED-ECCO consensus. Endoscopy, 2009, 41(7):618–637.

[11] Schwartz DA, Loftus EV, Jr, Tremaine WJ, et al. The natural history of fistulizing Crohn's disease in Olmsted County, Minnesota. Gastroenterology, 2002, 122(4):875–880.

[12] Schwartz DA, Wiersema MJ, Dudiak KM, et al. A comparison of endoscopic ultrasound, magnetic resonance imaging, and exam under anesthesia for evaluation of Crohn's perianal fistulas. Gastroenterology, 2001, 121(5):1064–1072.

[13] Tozer PJ, Burling D, Gupta A, et al. Review article: medical, surgical and radiological management of perianal Crohn's fistulas. Aliment Pharmacol Ther, 2011, 33(1):5–22.

[14] Panes J, Bouhnik Y, Reinisch W, et al. Imaging techniques for assessment of inflammatory bowel disease: joint ECCO and ESGAR evidence-based consensus guidelines. J Crohns Colitis, 2013, 7(7):556–585.

[15] Schwartz DA, Harewood GC, Wiersema MJ. EUS for rectal disease. Gastrointest Endosc, 2002, 56(1):100–109.

[16] Schwartz DA, White CM, Wise PE, et al. Use of endoscopic ultrasound to guide combination medical and surgical therapy for patients with Crohn's perianal fistulas. Inflamm Bowel Dis, 2005, 11(8):727–732.

[17] Spradlin NM, Wise PE, Herline AJ, et al. A randomized prospective trial of endoscopic ultrasound to guide combination medical and surgical treatment for Crohn's perianal fistulas. Am J Gastroenterol, 2008, 103(10):2527–2535.

[18] Lahat A, Assulin Y, Beer-Gabel M, et al. Endoscopic ultrasound for perianal Crohn's disease: disease and fistula characteristics, and impact on therapy. J Crohn's Colitis, 2012, 6(3):311–316.

[19] Singh S, Talwalkar JA. Primary sclerosing cholangitis: diagnosis, prognosis, and management. Clin Gastroenterol Hepatol, 2013, 11(8):898–907.

[20] Claessen MM, Vleggaar FP, Tytgat KM, et al. High lifetime risk of cancer in primary sclerosing cholangitis. J Hepatol, 2009, 50(1):158–164.

[21] Nahon S, Bouhnik Y, Lavergne-Slove A, et al. Colonoscopy accurately predicts the anatomical severity of colonic Crohn's disease attacks: correlation with findings from colectomy specimens. Am J Gastroenterol, 2002, 97(12):3102–3107.

[22] Surawicz CM. What's the best way to differentiate infectious colitis (acute self-limited colitis) from IBD? Inflamm Bowel Dis, 2008, 14(suppl 2):S157–S158.

[23] Dignass A, Lindsay JO, Sturm A, et al. Second European evidence-based consensus on the diagnosis and management of ulcerative colitis part 2: current management. J Crohns Colitis, 2012, 6(10):991–1030.

[24] Van Assche G, Vermeire S, Rutgeerts P. Management of acute severe ulcerative colitis. Gut, 2011, 60(1):130–133.

[25] Buckell NA, Williams GT, Bartram CI, et al. Depth of ulceration in acute colitis: correlation with outcome and clinical and radiologic features. Gastroenterology, 1980, 79(1):19–25.

[26] Carbonnel F, Gargouri D, Lémann M, et al. Predictive factors of outcome of intensive intravenous treatment for attacks of ulcerative colitis. Aliment Pharmacol Ther, 2000, 14(3):273–279.

[27] Sands BE. Biomarkers of inflammation in inflammatory bowel disease. Gastroenterology, 2015, 149(5):1275–1285.e2.

[28] Kristensen V, Klepp P, Cvancarova M, et al. Prediction of endoscopic disease activity in ulcerative colitis by two different assays for fecal calprotectin. J Crohns Colitis, 2015, 9(2):164–169.

[29] Sipponen T, Savilahti E, Kolho KL, et al. Crohn's disease activity assessed by fecal calprotectin and lactoferrin: correlation with Crohn's disease activity index and endoscopic findings. Inflamm Bowel Dis, 2008, 14(1):40–46.

[30] Wang Y, Pei F, Wang X, et al. Diagnostic accuracy of fecal lactoferrin for inflammatory bowel disease: a meta-analysis. Int J Clin Exp Pathol, 2015, 8(10):12319–12332.

[31] Frøslie KF, Jahnsen J, Moum BA, et al. Mucosal healing in inflammatory bowel disease: results from a Norwegian population-based cohort.Gastroenterology, 2007, 133(2):412–422.

[32] Mary JY, Modigliani R. Development and validation of an endoscopic index of the severity for Crohn's disease: a prospective multicentre study. Groupe d'Etudes Thérapeutiques des Affections Inflammatoires du Tube Digestif (GETAID). Gut, 1989, 30(7):983–989.

[33] Daperno M, D'Haens G, Van Assche G, et al. Development and validation of a new, simplified endoscopic activity score for Crohn's disease: the SES-CD. Gastrointest Endosc, 2004, 60(4):505–512.

[34] Tontini GE, Bisschops R, Neumann H. Endoscopic scoring systems for inflammatory bowel disease: pros and cons. Expert Rev Gastroenterol Hepatol, 2014, 8(5):543–554.

[35] Rutgeerts P, Geboes K, Vantrappen G, et al. Predictability of the postoperative course of Crohn's disease. Gastroenterology, 1990, 99(4):956–963.

[36] Schroeder KW, Tremaine WJ, Ilstrup DM. Coated oral 5-aminosalicylic acid therapy for mildly to moderately active ulcerative colitis. A randomized study. N Engl J Med, 1987, 317(26):1625–1629.

[37] Daperno M, Castiglione F, de Ridder L, et al. Scientific Committee of the European Crohn's and Colitis Organization. Results of the 2nd part Scientific Workshop of the ECCO. II: Measures and markers of prediction to achieve, detect, and monitor intestinal healing in inflammatory bowel disease. J Crohn's Colitis, 2011, 5(5):484–498.

[38] Travis SP, Schnell D, Krzeski P, et al. Reliability and initial validation of the ulcerative colitis endoscopic index of severity. Gastroenterology, 2013, 145(5):987–995.

[39] Travis SP, Schnell D, Krzeski P, et al. Developing an instrument to assess the endoscopic severity of ulcerative colitis: the Ulcerative Colitis Endoscopic Index of Severity (UCEIS). Gut, 2012, 61(4):535–542.

[40] Truelove SC, Witts LJ. Cortisone in ulcerative colitis, final report on a therapeutic trial. BMJ, 1955, 2(4947):1041–1048.

[41] Baron JH, Connell AM, Lennard-Jones JE. Variation between

observers in describing mucosal appearances in proctocolitis. BMJ, 1964, 1(5375):89–92.

[42] Samuel S, Bruining DH, Loftus EV, Jr, et al. Validation of the ulcerative colitis colonoscopic index of severity and its correlation with disease activity measures. Clin Gastroenterol Hepatol, 2013, 11(1):49–54.e1.

[43] Walsh A, Palmer R, Travis S. Mucosal healing as a target of therapy for colonic inflammatory bowel disease and methods to score disease activity. Gastrointest Endosc Clin N Am, 2014, 24(3):367–378.

[44] De Cruz P, Kamm MA. Reply: To PMID 25542620. Gastroenterology, 2015, 148(7):1475–1476.

[45] Rutgeerts P, Geboes K, Vantrappen G, et al. Natural history of recurrent Crohn's disease at the ileocolonic anastomosis after curative surgery. Gut, 1984, 25(6):665–672.

[46] Berndtsson I, Oresland T. Quality of life before and after proctocolectomy and IPAA in patients with ulcerative proctocolitis—a prospective study. Colorectal Dis, 2003, 5(2):173–179.

[47] Hueting WE, Buskens E, van der Tweel I, et al. Results and complications after ileal pouch anal anastomosis: a meta-analysis of 43 observational studies comprising 9,317 patients. Dig Surg, 2005, 22(1-2):69–79.

[48] Penna C, Dozois R, Tremaine W, et al. Pouchitis after ileal pouch-anal anastomosis for ulcerative colitis occurs with increased frequency in patients with associated primary sclerosing cholangitis. Gut, 1996, 38(2):234–239.

[49] Derikx LA, Kievit W, Drenth JP, et al. Dutch Initiative on Crohn and Colitis. Prior colorectal neoplasia is associated with increased risk of ileoanal pouch neoplasia in patients with inflammatory bowel disease. Gastroenterology, 2014, 146(1):119–1–28.e1.

[50] Derikx LA, Nissen LH, Oldenburg B, et al. Controversies in pouch surveillance for patients with inflammatory bowel disease. J Crohns Colitis, 2016, 10(6):747–751.

[51] Shergill AK, Lightdale JR, Bruining DH, et al. American Society for Gastrointestinal Endoscopy Standards of Practice Committee. The role of endoscopy in inflammatory bowel disease. Gastrointest Endosc, 2015, 81(5):1101–1121.e1–13.

[52] Cairns SR, Scholefield JH, Steele RJ, et al. British Society of Gastroenterology. Association of Coloproctology for Great Britain and Ireland. Guidelines for colorectal cancer screening and surveillance in moderate and high risk groups (update from 2002). Gut, 2010, 59(5):666–689.

[53] Farraye FA, Odze RD, Eaden J, et al. AGA technical review on the diagnosis and management of colorectal neoplasia in inflammatory bowel disease. Gastroenterology, 2010, 138(2):746–774, 774.e1–774.e4, quiz e12–e13.

[54] Jess T, Gamborg M, Matzen P, et al. Increased risk of intestinal cancer in Crohn's disease: a meta-analysis of population-based cohort studies. Am J Gastroenterol, 2005, 100(12):2724–2729.

[55] Jess T, Rungoe C, Peyrin-Biroulet L. Risk of colorectal cancer in patients with ulcerative colitis: a meta-analysis of population-based cohort studies. Clin Gastroenterol Hepatol, 2012, 10(6):639–645.

[56] Rutter M, Saunders B, Wilkinson K, et al. Severity of inflam-mation is a risk factor for colorectal neoplasia in ulcerative colitis. Gastroenterology, 2004, 126(2):451–459.

[57] Jayaram H, Satsangi J, Chapman RW. Increased colorectal neoplasia in chronic ulcerative colitis complicated by primary sclerosing cholangitis: fact or fiction? Gut, 2001, 48(3):430–434.

[58] Velayos FS, Loftus EV Jr, Jess T, et al. Predictive and protective factors associated with colorectal cancer in ulcerative colitis: a case-control study. Gastroenterology, 2006, 130(7): 1941–1949.

[59] Askling J, Dickman PW, Karlén P, et al. Family history as a risk factor for colorectal cancer in inflammatory bowel disease. Gastroenterology, 2001, 120(6):1356–1362.

[60] Subramanian V, Ramappa V, Telakis E, et al. Comparison of high definition with standard white light endoscopy for detection of dysplastic lesions during surveillance colonoscopy in patients with colonic inflammatory bowel disease. Inflamm Bowel Dis, 2013, 19(2):350–355.

[61] Subramanian V, Mannath J, Ragunath K, et al. Meta-analysis: the diagnostic yield of chromoendoscopy for detecting dysplasia in patients with colonic inflammatory bowel disease. Aliment Pharmacol Ther, 2011, 33(3):304–312.

[62] Günther U, Kusch D, Heller F, et al. Surveillance colonoscopy in patients with inflammatory bowel disease: comparison of random biopsy vs. targeted biopsy protocols. Int J Colorectal Dis, 2011, 26(5):667–672.

[63] van den Broek FJ, Stokkers PC, Reitsma JB, et al. Random biopsies taken during colonoscopic surveillance of patients with longstanding ulcerative colitis: low yield and absence of clinical consequences. Am J Gastroenterol, 2014, 109(5):715–722.

[64] Mowat C, Cole A, Windsor A, et al. IBD Section of the British Society of Gastroenterology. Guidelines for the management of inflammatory bowel disease in adults. Gut, 2011, 60(5): 571–607.

[65] Lichtenstein GR, Olson A, Travers S, et al. Factors associated with the development of intestinal strictures or obstructions in patients with Crohn's disease. Am J Gastroenterol, 2006, 101(5):1030–1038.

[66] Samimi R, Flasar MH, Kavic S, et al. Outcome of medical treatment of structuring and penetrating Crohn's disease: a retrospective study. Inflamm Bowel Dis, 2010, 16(7):1187–1194.

[67] Yamamoto T, Fazio VW, Tekkis PP. Safety and efficacy of strictureplasty for Crohn's disease: a systematic review and meta-analysis. Dis Colon Rectum, 2007, 50(11):1968–1986.

[68] Kelly SM, Hunter JO. Endoscopic balloon dilatation of duodenal strictures in Crohn's disease. Postgrad Med J, 1995, 71(840):623–624.

[69] Matsui T, Hatakeyama S, Ikeda K, et al. Long-term outcome of endoscopic balloon dilation in obstructive gastroduodenal Crohn's disease. Endoscopy, 1997, 29(7):640–645.

[70] Rana SS, Bhasin DK, Chandail VS, et al. Endoscopic balloon dilatation without fluoroscopy for treating gastric outlet obstruction because of benign etiologies. Surg Endosc, 2011, 25(5):1579–1584.

[71] Hassan C, Zullo A, De Francesco V, et al. Systematic review: endoscopic dilatation in Crohn's disease. Aliment Pharmacol Ther, 2007, 26(11-12):1457–1464.

[72] Mueller T, Rieder B, Bechtner G, et al. The response of Crohn's strictures to endoscopic balloon dilation. Aliment Pharmacol Ther, 2010, 31(6):634–639.

[73] Wibmer AG, Kroesen AJ, Gröne J, et al. Comparison of strictureplasty and endoscopic balloon dilatation for stricturing Crohn's disease—review of the literature. Int J Colorectal Dis, 2010, 25(10):1149–1157.

[74] Morar PS, Faiz O, Warusavitarne J, et al. Crohn's Stricture Study (CroSS) Group. Systematic review with meta-analysis: endoscopic balloon dilatation for Crohn's disease strictures. Aliment Pharmacol Ther, 2015, 42(10):1137–1148.

[75] Gustavsson A, Magnuson A, Blomberg B, et al. Endoscopic dilation is an efficacious and safe treatment of intestinal strictures in Crohn's disease. Aliment Pharmacol Ther, 2012, 36(2):151–158.

[76] Masclee GM, Coloma PM, Kuipers EJ, et al. Increased risk of microscopic colitis with use of proton pump inhibitors and non-steroidal anti- inflammatory drugs. Am J Gastroenterol, 2015, 110(5):749–759.

[77] Surawicz CM. Collating collagenous colitis case.s. Am J Gastroenterol, 2000, 95(1):307–308.

第 39 章　下消化道出血性疾病

Alexander Meier, Helmut Messmann

39.1　概　述

消化道出血是住院的常见原因，内镜下止血是消化科医生必须掌握的常规技术。有许多不同的内镜技术（注射疗法、止血夹、热凝固术、局部止血药物）可用。应根据出血的来源，选择合适且最有效的方法。在本章中，我们将讨论结肠出血的诊断和最佳治疗方法。

以下定义有助于完成本章其余部分的阅读。

• 下消化道出血定义为来自结肠的急性或慢性异常失血。

• 急性下消化道出血定义为持续时间 <78h 的出血，导致生命体征不稳定、贫血和（或）需要输血。

• 慢性下消化道出血定义为数天或更长时间内的缓慢失血，临床表现为隐血、间歇性黑便或少量便血。

• 隐性消化道出血是指粪便中的血液量太少而无法被发现，但可通过实验室检查检测到。

• 不明原因消化道出血通常表现为下消化道出血，意味着出血来自不明部位，在初次内镜检查阴性后仍有出血或复发。

39.2　一般方面

39.2.1　流行病学

下消化道出血的发病率仅为上消化道出血的 1/5，估计每 10 万成人每年发生 21~27 例。下消化道出血通常是慢性和自限性的。每年 10 万成人中有 21 人因严重出血需要住院治疗，在这些患者中，男性和老年患者下消化道出血更严重。20 世纪 30~90 年代，由于憩室病和血管发育不良，下消化道出血性疾病发病率增加了 200 倍[1]。一项横断面研究显示，美国 15.5% 的人口患有直肠出血，但只有 13.9% 的人寻求医疗帮助[2]。

约 20% 的消化道出血是由结肠和肛肠引起的，小肠引起的较少。对下消化道出血的研究表明，在最初的非诊断性结肠镜检查后，复发性出血的比率为 0.5%~12%。一些学者猜测小肠是造成消化道复发性出血的原因，这种情况占病例总数的 5%[3]。

39.2.2　临床病程及预后

有证据表明，上消化道出血的急性程度和严重程度不同于下消化道出血。与上消化道出血患者相比，下消化道出血患者休克的频率显著降低（分别为 19% 和 35%），需要少量输血（36% 和 64%），血红蛋白水平显著提高（84% 和 61%）[4]。与小肠出血患者相比，结肠出血患者需要的输血量较少。与上消化道出血一样，大多数（80%~85%）下消化道出血是自发停止的。死亡率和发病率可随年龄的增长而增加。总死亡率为 2%~3.6%。与入院前出血的患者相比，入院后出血患者的死亡率（23.1%）显著升高[5]。

一些研究已经确定了预测急性下消化道出血患者并发症风险的临床特征。这些特征可用于帮助将风险分类为低风险或高风险[6-8]。高风险特征包括以下内容。

• 血流动力学不稳定（低血压、心动过速、立位、晕厥）。

• 持续出血。

• 严重的合并症。

• 高龄。

• 因其他原因住院的患者发生的出血。

• 既往有憩室出血或血管发育不良史。

• 目前使用抗凝剂或抗血小板药物。

• 凝血酶原时间延长。

• 腹部无压痛。

• 贫血。

• 血尿素氮水平升高。

• 白细胞计数异常。

预后不佳可能与高风险特征的数量相关[6]。Velayos 等[8]确定了严重下消化道出血的危险因素。

• 初始医学评估后 1h 血流动力学不稳定（血压 <100mmHg，心率 >100/min）。

• 直肠活动性大出血。

• 初始红细胞比容 ≤ 35%。

39.3　诊断方法

39.3.1　病　史

病史要点采集有助于鉴别下消化道出血的原因。要点包括出血持续时间，大便颜色（黑便，大量、间歇或少量出血，大便中少量出血）和频率。当有便血时，通常怀疑有下消化道出血，这意味着直肠内具有的红色血块或鲜红色血块通过。下消化道出血与上消化道出血不同，上消化道出血常伴吐血和黑便。然而，大量上消化道出血也可出现鲜红色大便，多达 11% 的便血患者可能有上消化道出血。Zuckerman 等报道，在急性情况下，黑便已被大部分临床医生正确描述并且诊断为上消化道出血。同样地，血便意味着下消化道出血的发生[9]。

临床症状如疼痛、体重减轻、排便习惯改变或发热有助于制定下一诊疗步骤。在询问患者的病史时，应注意以前的出血事件，腹部和血管手术，盆腔器官放射治疗，消化性溃疡或炎症性肠病，药物治疗情况（尤其是阿司匹林、非甾体抗炎药和抗凝治疗），以及家族史中的恶性疾病和合并症。

39.3.2　体格检查

体格检查有助于区分急性和慢性出血，包括评价循环稳定性。250mL 以下的失血对心率和血压没有影响。失血超过 800mL 会导致血压下降约 10mmHg，心率增加 10/min。苍白、虚弱和头晕是常见症状。超过 1 500mL 的大量失血通常表现为休克症状、呼吸急促和精神状态不佳。直肠指检结合粪便隐血试验有助于确认患者先前描述的粪便颜色。直肠指检还可以检测到 40% 的直肠癌；在 2% 的直肠大出血患者中，直肠指检可以检测到直肠癌[10]。

39.3.3　实验室检查

初期实验室检查应包括以下内容。

• 全血细胞计数（包括血红蛋白、红细胞比容和血小板）。

• 凝血相关检查。

• 血清生化学（电解质和肌酐）检查。

• 血型及交叉配血。

39.3.4　内镜检查

◆ 可曲式内镜检查

可曲式内镜检查被认为是评价下消化道出血的主要方法，其严重并发症的发病率约为 1‰。老年患者和心血管或肺疾病患者有发生心肺并发症的特殊风险。主要问题是吸入（胃镜检查）、过度镇静、通气不足和血管迷走神经事件。穿孔很少发生，即使是在紧急结肠镜检查中也很少发生。在紧急结肠镜检查中，应使用心电图和无创血氧饱和度测量对患者进行连续监测。如果生命体征不稳定，患者必须在内镜检查前接受心肺复苏。内镜检查中关于镇静的指南目前已发布[11]。

对于便血和血流动力学不稳定的患者，应首先进行食管胃十二指肠镜检查，以排除上消化道来源的出血（图 39.1）。尤其是有消化性溃疡和门静脉高压病史的患者，在任何情况下都应考虑这一点。

在经验丰富的医生看来，结肠镜检查在急性下消化道出血中的作用与食管胃十二指肠镜检查在急性上消化道出血中的作用相同。与其他消化道出血检查相比，结肠镜检查的优点包括：无论出血的病因或发生率如何，它都有预先定位出血部位、收集病理标本，以及干预治疗的可能性。与上消化道出血一样，早期或紧急结肠镜检查有 3 个主要原则。

• 确定出血源的位置和类型。

• 识别持续出血患者和有再出血风险的患者。

• 评估内镜介入的可能性。

所有急性下消化道出血患者的病情必须是平稳的。结肠镜检查的禁忌证是严重的活动性炎症和不充分的视野条件。如果患者病情变得不稳定，出血严重到无法确定出血源，或穿孔的风险太高，应中止结肠镜检查。紧急结肠镜检查（入院后 12h 内）在急性下消化道出血中的诊断率为 48%~90%[10]。其他文献报道的诊断率为 89%~97%[12]，这说明紧急结肠镜检查的使用更加普遍。

研究表明，早期结肠镜检查（入院后 24h 内）与住院时间缩短显著相关[5,13]。Navanethan 等报告，接受早期和延迟结肠镜检查的下消化道出血患者

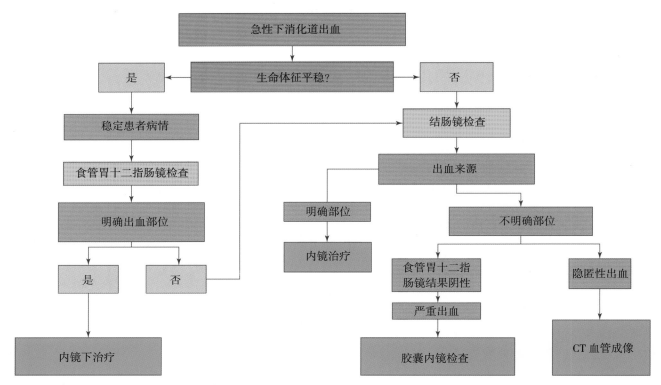

图 39.1 急性下消化道出血伴便血的诊断和治疗。引自 Gölder S.Untere gastrointestinale Blutung//Messmann H. Lehratlas der Koloskopie. Stuttgart: Thieme, 2015:194−218[19]

死亡率没有显著差异（0.3% *vs* 0.4%，*P*=0.24），但是，接受早期结肠镜检查的患者住院时间较短（2.9d *vs* 4.6d，*P*<0.001），输血需求减少（44.6 *vs* 53.8%，*P*<0.001），住院费用较低（22 142 美元 *vs* 28 749 美元，*P*<0.001）[5]。一些研究表明，与保守治疗的患者相比，通过早期肠镜检查及内镜下治疗，严重憩室出血患者的再出血及需要外科手术的风险降低[14]。在早期检查时，内镜下治疗也更有可能实施[5,15]。

　　紧急结肠镜检查定义为住院后 12h 内的结肠镜检查。一项随机临床研究发现，与单独进行预期或择期结肠镜检查，以及 X 线介入治疗相比，紧急结肠镜检查可提高出血来源的检出率。但是死亡率、住院时间、输血需求或手术需求没有显著降低[16]。紧急结肠镜检查的一个问题是肠道准备。Chaudhry 等[17]发现，急性下消化道出血患者即使没有进行肠道准备，也能获得很高的诊断率（97%）和有效的止血。一项研究显示，通过内镜介入治疗，27 例患者中有 17 例（63%）能够控制活动性出血。然而，其他指南建议在急性

下消化道出血时尽可能彻底地清洗结肠，这样可以提高对黏膜的评估，进而提高对较小病变的检出率，并降低因视野不佳而导致并发症的风险。紧急结肠镜检查在下消化道出血中的作用仍有争议[18]。在我们的机构中，通常用聚乙二醇电解质溶液进行肠道清洁。为了获得最佳结肠准备，患者必须使用 4~6L 的溶液[19]。在某些情况下，如果患者吞咽液体有困难，肠促动力药（如甲氧氯普胺）或通过鼻胃管给药可能是有帮助的。

　　在内镜检查中，应由内镜医生仔细记录新鲜出血的节段位置，以及没有血液存在的位置。在可能的情况下，应尽量达到盲肠。这一点很重要，因为大量出血部位位于右半结肠。此外，内镜医生应尝试进行末端回肠插管。从上方流出血液表明出血部位更靠近近端。Ohyama 等[12]报道，即使在紧急结肠镜检查时，仍有 56% 的患者可以检查盲肠，并且在 27% 的患者中实现了回肠末端的检查。

　　未经肠道准备的结肠镜检查病例显示 39% 的患者可发现出血部位，盲肠达到率为 69%[20]。无

需口服肠道准备，自来水灌肠后，辅以注射泵和机械抽吸装置，便可立即进行结肠镜检查。

◆ **重复内镜检查**

对于非诊断性上消化道内镜检查和结肠镜检查的患者，重复内镜检查有助于识别最初内镜评估时遗漏的病变。研究表明，在 6%~20% 的病例中，常规内镜检查范围内的病变是通过小肠内镜或二次结肠镜检查发现的[21-23]。重复胶囊内镜检查可用于不明原因消化道出血和胶囊内镜检查结果阴性的患者。Jones 等[24] 报道了首次检查呈阴性时隐匿性消化道出血患者重复胶囊内镜检查的高获益率（75%）。此外，这些发现使 62.5% 重复内镜检查的患者治疗措施发生了变化。由于最初胶囊内镜检查中的血液和碎片导致的视野受限似乎是重复内镜检查的常见原因，反复出血是另一个原因。

39.3.5　非内镜方法

◆ **CT 血管成像**

有几篇报道描述了采用 CT 血管成像（CTA）进行活动性出血定位[25-26]。由于 CTA 具有广泛、快速、微创的特点，是一种有吸引力的诊断方式。此外，这些报道还提供了有助于后续干预措施（如血管造影）的解剖细节。

CTA 能够以 0.3~0.5mL/min 的速率检测活动性出血，通常使用多层螺旋 CT。与单排螺旋 CT 相比，多层螺旋 CT 能显著提高分辨率，缩短扫描时间。

几项研究评估了使用 CTA 检测消化道出血的效果。

• 对 672 例患者进行的 22 项研究的荟萃分析发现，CTA 对活动性消化道出血的灵敏度为 85%，特异度为 92%[27]。

• 一项 161 例患者的研究显示，在之后的血管造影中检测出血情况，CTA 类似于放射性核素显像（灵敏度 90%，特异度 20%），但在确定出血部位时更精确[28]。

CTA 的潜在缺点包括，如果在 CT 后进行血管造影，则会给患者注射高对比度的对比剂。

◆ **内脏血管造影**

据估计，内脏血管造影至少能以 0.5~1mL/min 的速率检测活动性出血。这一过程的特异度为 100%，但灵敏度随出血类型的不同而变化，一项研究显示其灵敏度从 47%（急性出血）到 30%（反复出血）不等[29]。在隐匿性消化道出血中，血管造影的临床应用数据非常有限。血管造影的优点包括：不需要肠道准备，能够准确定位出血源（如果确定），并且具有治疗潜力。大量出血的患者仍应进行血管造影，这些出血可能会妨碍结肠镜检查，或者内镜检查不能确定出血来源。来自香港的一个研究组比较了急性肠套叠出血患者的即刻胶囊内镜检查和肠系膜血管造影。即刻胶囊内镜检查的诊断率显著高于血管造影（53.3% *vs* 20.0%，*P*=0.016）。血管造影组和胶囊内镜组的再出血累积风险分别为 33.3% 和 16.7%（*P*=0.10，对数秩检验），两组的长期预后无显著差异，包括进一步的输血、再出血住院和死亡率[30]。

经导管栓塞是控制出血的一种更明确的方法，已在很大程度上取代了升压素灌注。使用同轴导管超选择性栓塞远端血管可降低肠梗塞的风险。在有活动性出血的患者中，超选择性栓塞在 80% 的患者中是可行的，出血成功控制率为 97%[31]。然而，栓塞术的风险高达 20%，其他严重并发症包括动脉损伤、血栓形成和肾衰竭。

一项回顾性研究分析了 53 例下消化道出血患者（结肠镜检查 20 例，内脏血管造影和核素显像 20 例）结肠镜检查在紧急情况下诊断率较高，连续住院时间较短，输血率较低；手术干预的必要性没有显著差异[32]。

◆ **核素显像**

核素显像是一种检测消化道出血的敏感方法，其检测活动性出血的速率为 0.1mL/min，但大部分已被更实用的 CT 扫描和诊断方法所代替。核素显像的作用，尤其是锝 –99m（^{99m}Tc）标记的红细胞，在不明原因的消化道出血患者中是有限的，随着完整的小肠内镜成像的出现，其作用已实质性下降。核素显像的一个主要缺点是它只局限于腹部的出血区域。例如，冗长乙状结肠的出血可能出现在右下象限，提示右结肠出血。另一个缺点在于结肠的运动，它可以使血液在一个特定的或反特定的方向流动。2h 内扫描呈阳性时，95%~100% 的病例定位准确，2h 后扫描呈阳性时，准确率降至 57%~67%[10]，X 线检查可作为内镜检查失败时间歇性消化道出血的有效检查工具。强烈建议每一次放射性核素显像检查结果呈阳性时，都应通过内镜或血管造影进行确认，然后再考虑确定的治疗，例如手术。有两种类型的核素显像技术可以使用：^{99m}Tc 硫胶体和 ^{99m}Tc 高锝酸盐标记的自体红细胞。这两种技术都是无创的，对消化道出血很敏感。

◆ 剖腹探查术

目前，剖腹探查术很少在没有术中内镜检查的配合直接进行。病变必须通过简单的触诊和透照来识别。在两份报告中，分别有 64% 和 65% 的病例可在手术中诊断[33]。

39.4　鉴别诊断

结肠出血占消化道出血病例的 1/3。不同文献报道的结肠出血率各不相同。其中一个原因可能是研究往往无法区分可能的出血源和确定的出血源。此外，急性下消化道出血的定义也很不统一。在高达 25% 的患者中，不能确定下消化道出血的来源[34]。年龄可能为急性下消化道出血的原因提供了线索，因为年轻的患者往往会因痔疮、血管畸形和直肠溃疡出血，而老年患者则可能会因憩室、血管畸形和肿瘤而出血。

研究者对 1 159 例下消化道出血患者的分析确定了以下出血来源[32]。表 39.1 列出了文献报道的便血患者出血源分布情况。

- 憩室（5%~42%）。
- 结肠缺血（6%~18%）。
- 肛肠疾病（6%~16%）。

表 39.1　文献报道中便血患者的出血源分布

出血源	发生率
憩室	5%~42%
结肠缺血	6%~18%
肛肠疾病	6%~16%
肿瘤	3%~11%
血管发育不良	0~3%
息肉切除术后	0~13%
炎症	2%~4%

引自 Strate LL, Saltzman JR, Ookubo R, et al. Validation of a clinical prediction rule for severe acute lower intestinal bleeding. Am J Gastroenterol, 2005,100(8):1821–1827

- 肿瘤（3%~11%）。
- 血管发育不良（0~3%）。
- 息肉切除术后（0~13%）。
- 炎症（2%~4%）。

39.4.1　憩　室

憩室（图 39.2）是 5%~42% 的下消化道出血患者的消化道出血源。尽管大多数憩室位于左半结肠，特别是乙状结肠，但右半结肠的憩室似乎有更大的出血倾向。然而，这种相关性并不总是因果关系，因为由于缺乏其他来源的证据，憩室常被认为是结肠出血的来源。

在憩室病患者中，出血的风险约为 0.5/（1 000人·年）[35]。在一项对 1 514 例无症状憩室病患者的研究中，12 个月时出血的累积发生率为 0.2%，60 个月时出血的累积发生率为 2.2%，120 个月时出血的累积发生率为 9.5%。出血的危险因素包括年龄 ≥ 70 岁 [校正风险比（aHR）3.7] 和双侧憩室（aHR 2.4）。值得注意的是，肥胖也会增加憩室炎和结肠憩室出血的风险[36]。

39.4.2　血管疾病

在 3%~12% 的患者中，血管发育不良被认为是下消化道出血的原因。大多数先天性血管发育不良位于右半结肠，通常一次发生数处，频率随年龄增长而增加。在结肠镜检查中，0.83%~1.4% 接受检查的患者可发现先天性血管发育不良[1]。血管发育不良在内镜下表现为红色的局限性黏膜病变（图 39.3），直径为一毫米至数厘米。绝大多数受影响的患者不出血[37]，而且结肠镜检查发现的每一个发育不良的血管并不总是需要治疗。因此，在紧急结肠镜检查中发现的血管发育不良不会自动成为出血源，除非是正在出血或出现预兆（可见血管、黏附性凝块或黏膜下出血）。在结肠镜检查中避免使用阿片类药物[38]和冷水冲洗[39]是很重要的，因为这会减少黏膜内的血流，降低诊断率。

结肠血管发育不良与多种综合征有关，其中最著名的是遗传性出血性毛细血管扩张症（HHT），也被称为奥斯勒 – 韦伯 – 朗迪病。HHT 是一种常染色体显性遗传病，以血管异常形成为特征。临床资料显示，其可涉及各种器官，主要是大脑、肺、皮肤、鼻、肝脏和消化道。两

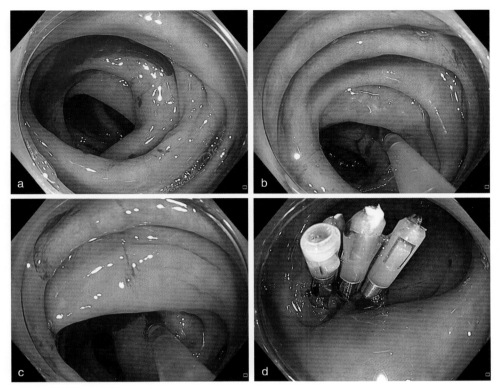

图 39.2　乙状结肠憩室出血。a. 可以看到憩室的血迹。b. 向憩室壁注射肾上腺素。c. 注射肾上腺素后黏膜水肿苍白。d. 用金属夹止血

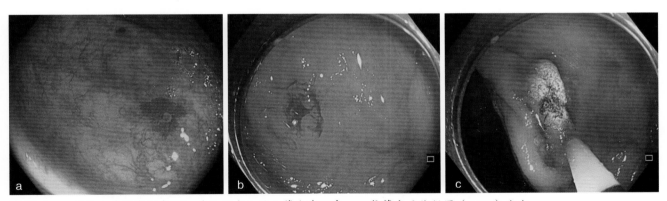

图 39.3　a. 盲肠血管发育不良。b. 升结肠出血性血管发育不良。c. 氩等离子体凝固（APC）止血

种与遗传性出血性毛细血管扩张症相关的明确的遗传性缺陷已被确认。与通常的血管扩张不同，HHT 也会影响年轻人，包括整个消化道，应根据 Curaçao 标准（表 39.2）进行诊断。1/3 的 HHT[40] 患者可能出现消化道出血，60 岁以上的患者尤其危险。HHT 最常见的病变部位是胃和近端小肠，结肠受影响较小[41]。

门静脉高压引起的出血，尤其是直肠静脉曲张出血并不罕见。直肠静脉曲张呈灰蓝色，可能与黏膜皱襞混淆。

盆腔肿瘤放射治疗损伤引起的放射性直肠炎可导致出血，但出血一般不会出现严重问题。一个更严重的问题是由放射诱导的闭塞性动脉内膜炎导致组织缺血引起的新生血管化。它会由于反复出血导致新生血管化发病率升高。前列腺癌放射治疗后，13% 的患者在 4~41 个月内会明显出现或多或少的直肠出血[42]。慢性放射性直肠炎患者的症状与急性放射性直肠炎患者相似。如果出血，通常更严重。此外，患者可能会出现因狭窄而导致的排便阻塞症状，并伴有便秘、直肠疼痛、

表 39.2　HHT 临床诊断标准

疾病表现
鼻出血（自发性或复发性）
皮肤和黏膜毛细血管扩张：多发性，局部特征化（面部、嘴唇、口腔和手指）
内脏动静脉畸形（肺、脑、肝、脊柱）或消化道毛细血管扩张（有或无出血）
家族史：家庭直系亲属（根据以上标准）
诊断概率
最终诊断：3 个或更多标准
可能诊断：2 个标准
无法诊断：少于 2 个标准

HHT：遗传性出血性毛细血管扩张症

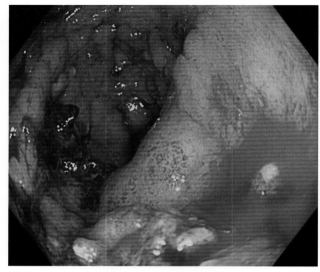

图 39.4　严重溃疡性结肠炎，右半结肠有活动性出血迹象

急症和因溢液而引起的大便失禁（较罕见）。慢性放射损伤通常表现为内镜下多发性毛细血管扩张，常延伸至肛管，以及黏膜苍白、无血管、易受损伤。在严重的情况下，也可出现溃疡和大出血。

Dieulafoy 病引起的消化道出血并不罕见，但它是结肠出血的意外原因。小的黏膜损伤，伴随着潜在血管的腐蚀，可导致急性出血。

结肠缺血引起的便血并不罕见。由于潜在的危险因素，如心律失常、相对低血压和心力衰竭，老年患者最容易患缺血性结肠炎。通常没有明显的诱因，年轻患者可出现缺血性结肠炎，尤其是高凝状态的结肠炎[43]。在大多数情况下，患者可伴有腹痛，但不伴腹痛并不能排除结肠缺血。缺血性结肠炎通常表现为持续性左腹疼痛。鉴别特征为病变区与正常黏膜间有明显界限，直肠很少受累和孤立纵向溃疡[44]。在大多数情况下，出血具有自限性（85%~90%），可通过纠正潜在原因和补充血容量进行治疗[45]。

39.4.3　炎　症

0.1% 的溃疡性结肠炎患者和 1.2% 的克罗恩病患者可因大出血住院[46]。一份报告描述了克罗恩病患者出血部位在小肠和结肠之间均匀分布。在所有与慢性炎症性肠病相关的出血患者中，一半患者的出血是自发停止的。然而，其再出血率为 35%[46]（图 39.4）。

虽然感染性结肠炎和假膜性结肠炎可伴有血性腹泻，但致死性出血是罕见的。非甾体抗炎药可能会引起消化道任意病变的出血。非甾体抗炎药也会引起结肠炎，这可能与感染性结肠炎或慢性炎症性肠病难以鉴别。结肠镜下表现也包括扁平的、通常不规则边界的糜烂和溃疡，这些病变被看起来正常的黏膜包围。

39.4.4　肿瘤形成

癌症占出血来源的 3%~11%。出血是肿瘤表面糜烂的结果。据报道，5%~11% 的患者结肠息肉是下消化道出血的来源。直径超过 1cm 的较大息肉出血率更高。迄今为止，良性息肉引起下消化道出血的最常见原因是息肉切除术（见本章"结肠息肉切除术后出血"）。

39.4.5　肛肠疾病

痔疮是 2%~9% 的急性下消化道出血患者的病因[47]。尽管肛裂常引起血便，但急性出血是罕见的。肛裂通过肛门检查相对容易诊断。患者在肛门扩张时通常会感到剧烈疼痛，但注射数毫升局部麻醉剂后，可以仔细、无痛地检查病变部位。裂隙性出血通常会自动停止。

局部缺血似乎是便秘性直肠溃疡的发病机制之一。直肠内脱垂或耻骨直肠肌收缩时缺乏抑制被认为是可恢复的。大出血比较罕见。

39.5　治　疗

39.5.1　初步复苏

对于哪些患者应该被收治到重症监护病房，

目前没有明确的建议。然而，根据上述因素，密切监测患者是否有持续出血，以及他们是否处于高风险期似乎是合理的。此外，输血要求红细胞 >2U 的患者和严重合并症患者应考虑入住重症监护室。充血性心力衰竭或瓣膜疾病的患者可能从密切监测（中心静脉压力、脉搏轮廓分析连续心排血量）中获益，以降低液体过载的风险。应放置 2 个大直径外周导管或 1 个中心静脉导管，以便进行静脉注射。任何凝血障碍（凝血酶原时间国际标准化比值 >1.5）都应使用新鲜冷冻血浆或凝血酶原复合物浓缩剂及维生素 K 进行纠正。对于严重血小板计数减少（<50 × 10⁹/L）的患者，可考虑血小板输注。严重低血容量症或已经休克的患者需要快速补液。理想的血红蛋白浓度 / 红细胞比容取决于患者的年龄、出血率和合并症。美国胃肠病学会（ACG）临床指南建议应输注红细胞悬液，以维持血红蛋白水平 >70g/L。对于大量出血、严重合并疾病（特别是心血管缺血）或可能延迟接受治疗干预的患者，应考虑使血红蛋白水平维持在 90g/L[37]。Villanueva 等报告，与自由输血策略相比，限制性策略显著改善了上消化道出血患者的结局[48]。

39.5.2 内镜检查

内镜介入治疗上消化道出血的疗效是毋庸置疑的。这些益处也已经在下消化道出血中得到证实[14]。

39.6 注射疗法

注射疗法是一种廉价易学的止血方法（图 39.2）。注射针由一个特氟纶护套和一个尖端可伸长的针头组成。在结肠内治疗时，应使用 4mm 的针身长度，以限制穿透深度。通常使用肾上腺素，这会导致血管收缩和血管的物理压缩。单个部位注射剂量应尽可能低（例如，1~2mL，1∶10 000~ 1∶100 000 稀释）。替代药物（无水乙醇十四烷基硫酸钠、乙醇胺油酸盐和聚多卡醇）并不优于肾上腺素，也可能导致黏膜损伤。这种简单的方法可以应用于无最佳视野或内镜和仪器的位置与出血病变方向相切的情况。止血是通过压迫和血管收缩来实现的。注射剂常被用于初级止血治疗，以达到阻断血流，从而更好地达到止血目的。如果确定了连续的、局限性出血源（如

可见血管），则可再使用机械方法进行止血（见本章"机械止血"）。如果不是这样的情况，或病灶不能被夹闭治疗，则可以注射纤维蛋白原。

39.7 热凝固术

加热会引起水肿和组织蛋白凝固，组织中血管收缩，导致止血。在双极环形探头（BICAP）和单极电凝中，电流通过组织并加热。在双极模式中，电流在探头尖端的两个电极之间流动；在单极模式中，需要在患者身体上放置一个中性电极。单极电凝比双极电凝的深度更深。一些单极探头有用于加液的孔，例如，电液 – 热（EHT）探头。接触电凝的一个主要问题是探头可能会粘在组织上，移除探头会有撕裂组织和继发性出血的风险。在使用双极电凝治疗右半结肠出血的患者中，穿孔发生率高达 2.5%。

氩等离子体凝固（APC）将电离氩气体的能量传输到组织，而探头与组织之间没有接触（图 39.3）。将柔性探头插入内镜工作通道。穿透深度 0.8~3mm，它会自动受到组织干燥的限制。虽然没有有效的穿孔率数据，但这些数据可能远低于 1%。

很少有研究能直接将 APC 与其他止血方法进行比较。2005 年发表的一项系统性综述仅讨论了两项非静脉曲张性上消化道出血的随机对照试验（仅 121 例）[49]。然而，由于其易用性和安全性优势，APC 被广泛使用[50]。

39.8 外用制剂

39.8.1 止血喷雾剂 TC–325

止血喷雾剂（Cook Medical）是一种非有机物质，通过非接触方法用 7~10F 导管喷射在出血部位。应用系统包含一个产生物质应用压力的 CO_2 罐（图 39.5）。止血喷雾剂具有以下特点：粉末在出血性病变上形成机械屏障，吸收液体；导致凝血因子集聚性的血清分离，并激活内源性凝血反应机制[51]。

39.8.2 Endoclot

Endoclot（EndoClot Plus Inc.）是一种多糖，通过与伤口处组织结合来加速凝血。没有足够的数据证明 Endoclot 用于下消化道出血的有效性，由于应用装置（手动加药的压缩机）的原因，很

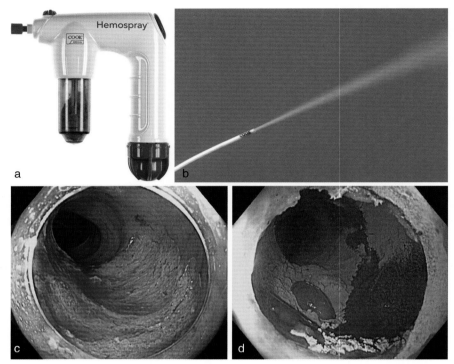

图 39.5 a. 止血喷雾剂（Cook Medical）TC-325 喷雾。b. 将粉末喷向出血部位。c. 内镜下黏膜切除术后出血。d. 用止血喷雾剂治疗后

难使用足够剂量 Endoclot 处理出血。Huang 等报告了一种预防消化道内镜下黏膜切除术（EMR）后出血的有效方法[52]。

39.8.3 Ankaferd Blood Stopper

Ankaferd Blood Stopper（Ankaferd Health Products）是传统土耳其草药成分的混合物，目前仅在土耳其提供[53]。该粉末可启动凝血级联反应，并导致血液凝血系统被激活。

39.9 机械止血

金属夹可以可靠地封闭出血的血管。内镜医生能立即识别是否血管闭塞。各种各样的夹子有不同的钳口角度（9~12mm）和长度。通过内镜的工作通道将夹持器的护套推进。如果能看到明显的出血源，将夹子直接夹在血管上以止血。如果血管开口变长，必须用夹子夹住血管的每一个流入口和流出口，以保证止血效果。套扎治疗用于痔疮出血。这是一种简单而廉价治疗方法，但这种方法可能会因疼痛和橡皮筋脱落后再出血的风险而变得复杂。

39.9.1 全层缝合夹

全层缝合夹（OTSC，Ovesco，Tübingen，Germany）主要用于闭合穿孔和瘘管。镍钛合金夹放在内镜远端的透明帽上。抽吸或张开后，病变被拉入透明帽内并释放 OTSC。在一项病例研究中，Kirschniak 等使用 OTSC 成功治疗了 27 例上消化道和下消化道出血的患者[54]。Manta 等使用 OTSC 成功治疗了 30 例患者，进一步证实了上述结果[55]。然而，由于该方法的手术具有挑战性并且需要改用特殊的内镜，与替代疗法相比，该方法并不是首选的内镜治疗方法。

39.10 鉴别性内镜治疗

39.10.1 憩室

Jensen 等[14]发现，在结肠憩室引起的急性下消化道出血、表现为活动性出血（图 39.2）或近期出血征象（如可见血管或黏附的凝块）的患者中，接受内镜治疗（肾上腺素注射和双极电凝）的患者与没有接受内镜介入治疗的患者（53%）相比，再出血发生率较低。然而，这项乐观的研究结果与另一项研究[56]（对憩室出血患者进行的回顾性分析）的结果相悖。该项研究采用相同的内镜介入技术，观察到 38% 的患者早期再出血，23% 的患者晚期再出血。初步看来，这两项研

究的结果似乎矛盾。然而，经过更仔细地观察发现，Jensen 等[14]一直建议患者停止使用非甾体抗炎药或水杨酸类药物，并遵循高纤维饮食。因此，这些外部因素可能有助于解释两项相悖的研究结果，而非内镜因素在治疗结果中起着重要作用。80% 以上的患者结肠憩室出血可自动停止，但再出血并不罕见。目前，介入内镜和血管造影已成为主要治疗方式，手术只能在前一种治疗方法失败的情况下进行[57]，或可用于那些情况良好的患者和复发性出血的患者。Shibata 等报告了他们进行透明帽辅助结肠镜检查的经验。在憩室出血的情况下，作者可以在 49% 的患者中确定相关的憩室[58]。关于哪种内镜治疗最佳还没有形成共识。除了肾上腺素注射和凝血方法外，金属夹机械止血法也被广泛应用[14]。日本研究也证明了内镜下套扎术治疗结肠憩室出血的有效性[59]。在过去 3 年多的时间里，研究者对 53 例憩室出血患者采用透明帽辅助内镜检查，以诊断憩室出血；对 27 例确诊憩室出血的患者行内镜下套扎止血，止血率为 96.3%。12 例患者中有 9 例接受内镜下套扎，随访期行结肠镜检查，结果显示憩室消退。但内镜下套扎术在右结肠中使用时要小心，因为可能会造成固有肌层损伤[60]。

Nagata 等报告了使用内镜下可分离套扎术（EDSL）治疗憩室出血。明确的出血性憩室用一个可拆卸的圈套而不是橡皮筋套扎。由于操作技术的原因，不需要拆除连接装置，也不需要重新插入治疗。7 例患者（88%）实现持续止血；1 例患者出现早期再出血，这名患者似乎抽吸应用不足。所有患者均未发生并发症[61]。

最近有研究者发表了一份使用 OTSC 系统治疗复发性憩室出血的病例报道[62]。

39.10.2 血管疾病

内镜下热凝固术治疗结肠和直肠血管发育不良已被证明是有效的。文献报道使用加热器探头、单极和双极电刀、掺钕钇铝石榴石激光器和 APC（图 39.3）可成功治疗。May 等[63] 在双气囊小肠镜检查中最常使用 APC 治疗小肠血管发育不良，无论是否注射稀释的肾上腺素盐（1∶100 000）。其他研究组[64-66]也使用 APC（最大能量输出为 20W）[65]治疗小肠血管发育不良。纤维蛋白原注

射也被报道可成功治疗血管发育不良出血[64]。

关于热凝固术的实际应用，应注意以下 3 点。

• 应低功率和短时间应用，尤其是在盲肠、升结肠和小肠的治疗中，以限制凝血深度。激光凝固在右半结肠和小肠中并非没有风险。

• 对于较大的血管畸形应首先在其周围凝固，然后在中心凝固。

• 接触热凝固术有出血的风险，因为当拔出探头时，黏附组织可能被撕掉。非接触治疗如 APC 具有明显的优势。

慢性直肠放射损伤患者血管扩张症的治疗是一个特殊的问题。接触过程中，双极探头和加热器探头同样成功[67]。一项小型病例研究系列报道了 3 例慢性辐射性直肠炎出血患者使用 Barrx Halo（90）系统进行射频消融的疗效。在所有病例中，手术耐受性良好，1 次或 2 次射频消融后可止血。在先前出血区域观察到鳞状黏膜的再上皮化，在射频消融治疗后 19 个月的随访中未发现狭窄或溃疡[68]。

39.10.3 炎 症

对于炎症性肠病患者，结肠局部出血可以通过内镜治疗。肾上腺素注射、双极电凝和金属夹[46]已成功用于止血。

Schäfer 等[64] 报道了内镜下治疗回肠近端克罗恩病患者大面积糜烂和溃疡的成功经验。对于由非甾体抗炎药引起的糜烂或溃疡引起的结肠出血，不建议内镜治疗。在临床中，注射（肾上腺素）治疗或夹闭在结肠病变中是有效的。然而，在大多数情况下，炎症性肠病患者的出血往往是弥漫性的，使得内镜治疗有时非常困难。止血喷剂的应用可能是另一种选择，但是目前还没有关于这一治疗方法的研究数据。

39.10.4 肿 瘤

激光器和 APC 都可以用于治疗肿瘤出血。但接触热凝固术不太合适，因为凝血完成后撕开组织会导致出血性渗出。将无水乙醇注入肿瘤也取得了成功[69]。金属夹可用于限制性出血源。内镜下应用的 TC-325（止血喷雾剂）是一种很有前景的治疗弥漫性、易出血结肠癌的药物[70]。在我们科室，我们局部使用药物（Hemospray、Endoclot）来控制弥漫性肿瘤相关出血（图 39.5）。

39.10.5 结肠息肉切除术后出血

息肉切除术后出血是结肠息肉切除术最常见的并发症，在不同的报告中发生率为 0.3%~6.1%[71-72]。

结肠息肉切除术后可能立即发生出血，息肉切除术和出血并不是同时发生，有时术后 2 周才出现出血。在息肉切除术后出血的情况下，各种内镜技术已被证明是安全和有效的。这些技术包括环或橡皮圈套扎剩余的息肉、热凝固术（伴或不伴肾上腺素注射），以及应用金属夹。大多数患者的出血可以通过内镜控制。因此，行息肉切除术的医生还应具有止血的能力，并应具有可用的工具（图 39.6）。

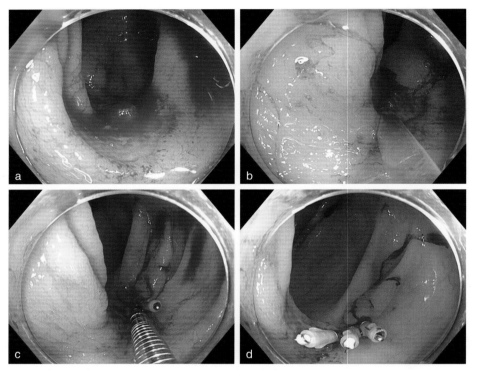

图 39.6 a. 息肉切除术后中心血管可见的活动性出血。b. 注射肾上腺素至壁内。c. 金属夹的放置（Olympus QuickClip2）。d. 止血成功

息肉切除术后立即出血的独立危险因素包括年龄 ≥ 65 岁、心血管或慢性肾脏疾病、使用抗凝剂、息肉 >1cm、息肉形态、肠道准备不良、电切术电流的切割方式及因疏忽造成的息肉切除[73]。目前美国消化内镜学会（ASGE）建议可继续使用低剂量的阿司匹林。在进行息肉切除术等高风险内镜手术时，应在治疗前至少 5~7d 将噻吩并吡啶类药物调整为阿司匹林单药治疗[74]。

（刘娜 王进海 译，李路 审）

参考文献

[1] Qayed E, Dagar G, Nanchal RS. Lower gastrointestinal hemorrhage. Crit Care Clin, 2016, 32(2):241–254.

[2] Talley NJ, Jones M. Self-reported rectal bleeding in a United States community: prevalence, risk factors, and health care seeking. Am J Gastroenterol,1998, 93(11):2179–2183.

[3] Lewis BS. Small intestinal bleeding. Gastroenterol Clin North Am, 1994, 23(1):67–91.

[4] Pasha SF, Shergill A, Acosta RD, et al. ASGE Standards of Practice Committee. The role of endoscopy in the patient with lower GI bleeding. Gastrointest Endosc, 2014, 79(6):875–885.

[5] Navaneethan U, Njei B, Venkatesh PG, et al. Timing of colonoscopy and outcomes in patients with lower GI bleeding: a nationwide population-based study. Gastrointest Endosc, 2014, 79(2):297–306.e12.

[6] Strate LL, Orav EJ, Syngal S. Early predictors of severity in acute lower intestinal tract bleeding. Arch Intern Med, 2003, 163(7):838–843.

[7] Das A, Ben-Menachem T, Cooper GS, et al. Prediction of outcome in acute lower-gastrointestinal haemorrhage based on an artificial neural network: internal and external validation of a predictive model. Lancet, 2003, 362(9392):1261–1266.

[8] Velayos FS, Williamson A, Sousa KH, et al. Early predictors of

severe lower gastrointestinal bleeding and adverse outcomes: a prospective study. Clin Gastroenterol Hepatol, 2004, 2(6):485–490.

[9] Zuckerman GR, Trellis DR, Sherman TM, et al. An objective measure of stool color for differentiating upper from lower gastrointestinal bleeding. Dig Dis Sci, 1995, 40(8):1614–1621.

[10] Zuckerman GR, Prakash C. Acute lower intestinal bleeding: part I: clinical presentation and diagnosis. Gastrointest Endosc, 1998, 48(6):606–617.

[11] Obara K, Haruma K, Irisawa A, et al. Guidelines for sedation in gastroenterological endoscopy. Dig Endosc, 2015, 27(4):435–449.

[12] Ohyama T, Sakurai Y, Ito M, et al. Analysis of urgent colonoscopy for lower gastrointestinal tract bleeding. Digestion, 2000, 61(3):189–192.

[13] Nagata N, Niikura R, Sakurai T, et al. Safety and effectiveness of early colonoscopy in management of acute lower gastrointestinal bleeding on the basis of propensity score matching analysis. Clin Gastroenterol Hepatol, 2016, 14(4): 558–564.

[14] Jensen DM, Machicado GA, Jutabha R, et al. Urgent colonoscopy for the diagnosis and treatment of severe diverticular hemorrhage. N Engl J Med, 2000, 342(2):78–82.

[15] Strate LL, Syngal S. Timing of colonoscopy: impact on length of hospital stay in patients with acute lower intestinal bleeding. Am J Gastroenterol, 2003, 98(2):317–322.

[16] Green BT, Rockey DC, Portwood G, et al. Urgent colonoscopy for evaluation and management of acute lower gastrointestinal hemorrhage: a randomized controlled trial. Am J Gastroenterol, 2005, 100(11):2395–2402.

[17] Chaudhry V, Hyser MJ, Gracias VH, et al. Colonoscopy: the initial test for acute lower gastrointestinal bleeding. Am Surg, 1998, 64(8):723–728.

[18] Strate LL. Editorial: urgent colonoscopy in lower GI bleeding: not so fast. Am J Gastroenterol, 2010, 105(12):2643–2645.

[19] Gölder S. Untere gastrointestinale Blutung//Messmann H, ed. Lehratlas der Koloskopie. Stuttgart: Thieme, 2015:194–218.

[20] Repaka A, Atkinson MR, Faulx AL, et al. Immediate unprepared hydroflush colonoscopy for severe lower GI bleeding: a feasibility study. Gastrointest Endosc, 2012, 76(2): 367–373.

[21] Delvaux M, Fassler I, Gay G. Clinical usefulness of the endoscopic video capsule as the initial intestinal investigation in patients with obscure digestive bleeding: validation of a diagnostic strategy based on the patient outcome after 12 months. Endoscopy, 2004, 36(12):1067–1073.

[22] Kitiyakara T, Selby W. Non-small-bowel lesions detected by capsule endoscopy in patients with obscure GI bleeding. Gastrointest Endosc, 2005, 62(2):234–238.

[23] Tang SJ, Christodoulou D, Zanati S, et al. Wireless capsule endoscopy for obscure gastrointestinal bleeding: a single-centre, one-year experience. Can J Gastroenterol, 2004, 18(9): 559–565.

[24] Jones BH, Fleischer DE, Sharma VK, et al. Yield of repeat wireless video capsule endoscopy in patients with obscure gastrointestinal bleeding. Am J Gastroenterol, 2005, 100(5): 1058–1064.

[25] Scheffel H, Pfammatter T, Wildi S, et al. Acute gastrointestinal

bleeding: detection of source and etiology with multi-detector-row CT. Eur Radiol, 2007, 17(6):1555–1565.

[26] Yoon W, Jeong YY, Shin SS, et al. Acute massive gastrointestinal bleeding: detection and localization with arterial phase multi-detector row helical CT. Radiology, 2006, 239(1):160–167.

[27] García-Blázquez V, Vicente-Bártulos A, Olavarria-Delgado A, et al. EBMConnect Collaboration. Accuracy of CT angiography in the diagnosis of acute gastrointestinal bleeding: systematic review and meta-analysis. Eur Radiol, 2013, 23(5): 1181–1190.

[28] Jacovides CL, Nadolski G, Allen SR, et al. Arteriography for lower gastrointestinal hemorrhage: role of preceding abdominal computed tomographic angiogram in diagnosis and localization. JAMA Surg, 2015, 150(7):650–656.

[29] Walker TG, Salazar GM, Waltman AC. Angiographic evaluation and management of acute gastrointestinal hemorrhage. World J Gastroenterol, 2012, 18(11):1191–1201.

[30] Leung WK, Ho SS, Suen BY, et al. Capsule endoscopy or angiography in patients with acute overt obscure gastrointestinal bleeding: a prospective randomized study with long-term follow-up. Am J Gastroenterol, 2012, 107(9):1370–1376.

[31] Strate LL, Naumann CR. The role of colonoscopy and radiological procedures in the management of acute lower intestinal bleeding. Clin Gastroenterol Hepatol, 2010, 8(4): 333–343, quiz e44.

[32] Strate LL, Saltzman JR, Ookubo R, et al. Validation of a clinical prediction rule for severe acute lower intestinal bleeding. Am J Gastroenterol, 2005, 100(8):1821–1827.

[33] Lau WY, Fan ST, Wong SH, et al. Preoperative and intraoperative localisation of gastrointestinal bleeding of obscure origin. Gut, 1987, 28(7):869–877.

[34] Rockey DC. Lower gastrointestinal bleeding. Gastroenterology, 2006, 130(1):165–171.

[35] Niikura R, Nagata N, Shimbo T, et al. Natural history of bleeding risk in colonic diverticulosis patients: a long-term colonoscopy-based cohort study. Aliment Pharmacol Ther, 2015, 41(9):888–894.

[36] Strate LL, Liu YL, Aldoori WH, et al. Obesity increases the risks of diverticulitis and diverticular bleeding. Gastroenterology, 2009, 136(1):115–122.e1.

[37] Strate LL, Gralnek IM. ACG Clinical Guideline: Management of Patients With Acute Lower Gastrointestinal Bleeding. Am J Gastroenterol, 2016, 111(4):459–474.

[38] Brandt LJ, Spinnell MK. Ability of naloxone to enhance the colonoscopic appearance of normal colon vasculature and colon vascular ectasias. Gastrointest Endosc, 1999, 49(1):79–83.

[39] Brandt LJ, Mukhopadhyay D. Masking of colon vascular ectasias by cold water lavage. Gastrointest Endosc, 1999, 49(1):141–142.

[40] Kjeldsen AD, Kjeldsen J. Gastrointestinal bleeding in patients with hereditary hemorrhagic telangiectasia. Am J Gastroenterol, 2000, 95(2):415–418.

[41] Longacre AV, Gross CP, Gallitelli M, et al. Diagnosis and management of gastrointestinal bleeding in patients with hereditary hemorrhagic telangiectasia. Am J Gastroenterol,

2003, 98(1):59–65.

[42] Teshima T, Hanks GE, Hanlon AL, et al. Rectal bleeding after conformal 3D treatment of prostate cancer: time to occurrence, response to treatment and duration of morbidity. Int J Radiat Oncol Biol Phys, 1997, 39(1):77–83.

[43] Theodoropoulou A, Sfiridaki A, Oustamanolakis P, et al. Genetic risk factors in young patients with ischemic colitis. Clin Gastroenterol Hepatol, 2008, 6(8):907–911.

[44] Zuckerman GR, Prakash C, Merriman RB, et al. The colon single-stripe sign and its relationship to ischemic colitis. Am J Gastroenterol, 2003, 98(9):2018–2022.

[45] Chavalitdhamrong D, Jensen DM, Kovacs TO, et al. Ischemic colitis as a cause of severe hematochezia: risk factors and outcomes compared with other colon diagnoses. Gastrointest Endosc, 2011, 74(4):852–857.

[46] Pardi DS, Loftus EV Jr, Tremaine WJ, et al. Acute major gastrointestinal hemorrhage in inflammatory bowel disease. Gastrointest Endosc, 1999, 49(2):153–157.

[47] Zuckerman GR, Prakash C. Acute lower intestinal bleeding. Part II: etiology, therapy, and outcomes. Gastrointest Endosc, 1999, 49(2):228–238.

[48] Villanueva C, Colomo A, Bosch A, et al. Transfusion strategies for acute upper gastrointestinal bleeding. N Engl J Med, 2013, 368(1):11–21.

[49] Havanond C, Havanond P. Argon plasma coagulation therapy for acute non-variceal upper gastrointestinal bleeding. Cochrane Database Syst Rev, 2005(2):CD003791.

[50] Rey JF, Beilenhoff U, Neumann CS, et al. European Society of Gastrointestinal Endoscopy (ESGE) guideline: the use of electrosurgical units. Endoscopy, 2010, 42(9):764–772.

[51] Wong Kee Song LM, Banerjee S, Barth BA, et al. ASGE Technology Committee. Emerging technologies for endoscopic hemostasis. Gastrointest Endosc, 2012, 75(5):933–937.

[52] Huang R, Pan Y, Hui N, et al. Polysaccharide hemostatic system for hemostasis management in colorectal endoscopic mucosal resection. Dig Endosc, 2014, 26(1):63–68.

[53] Holster IL, Brullet E, Kuipers EJ, et al. Hemospray treatment is effective for lower gastrointestinal bleeding. Endoscopy, 2014, 46(1):75–78.

[54] Kirschniak A, Subotova N, Zieker D, et al. The Over-the-scope clip (OTSC) for the treatment of gastrointestinal bleeding, perforations, and fistulas. Surg Endosc, 2011, 25(9):2901–2905.

[55] Manta R, Galloro G, Mangiavillano B, et al. Over-the-scope clip (OTSC) represents an effective endoscopic treatment for acute GI bleeding after failure of conventional techniques. Surg Endosc, 2013, 27(9):3162–3164.

[56] Bloomfeld RS, Rockey DC, Shetzline MA. Endoscopic therapy of acute diverticular hemorrhage. Am J Gastroenterol, 2001, 96(8):2367–2372.

[57] Cirocchi R, Grassi V, Cavaliere D, et al. New Trends in Acute Management of Colonic Diverticular Bleeding: A Systematic Review. Medicine (Baltimore), 2015, 94(44):e1710.

[58] Shibata S, Shigeno T, Fujimori K, et al. Colonic diverticular hemorrhage: the hood method for detecting responsible diverticula and endoscopic band ligation for hemostasis.

[59] Ishii N, Setoyama T, Deshpande GA, et al. Endoscopic band ligation for colonic diverticular hemorrhage. Gastrointest Endosc, 2012, 75(2):382–387.

Endoscopy, 2014, 46(1):66–69.

[60] Barker KB, Arnold HL, Fillman EP, et al. Safety of band ligator use in the small bowel and the colon. Gastrointest Endosc, 2005, 62(2):224–227.

[61] Akutsu D, Narasaka T, Wakayama M, et al. Endoscopic detachable snare ligation: a new treatment method for colonic diverticular hemorrhage. Endoscopy, 2015, 47(11):1039–1042.

[62] Kassab I, Dressner R, Gorcey S. Over-the-scope clip for control of a recurrent diverticular bleed. ACG Case Rep J, 2015, 3(1):5–6.

[63] May A, Nachbar L, Pohl J, Ell C. Endoscopic interventions in the small bowel using double balloon enteroscopy: feasibility and limitations. Am J Gastroenterol, 2007,102(3):527–535.

[64] Schäfer C, Rothfuss K, Kreichgauer HP, Stange EF. Efficacy of double-balloon enteroscopy in the evaluation and treatment of bleeding and non-bleeding small bowel disease. Z Gastroenterol, 2007, 45(3):237–243.

[65] Heine GD, Hadithi M, Groenen MJ, et al. Double-balloon enteroscopy: indications, diagnostic yield, and complications in a series of 275 patients with suspected small-bowel disease. Endoscopy, 2006, 38(1):42–48.

[66] Suzuki T, Matsushima M, Okita I, et al. Clinical utility of double-balloon enteroscopy for small intestinal bleeding. Dig Dis Sci, 2007, 52(8):1914–1918.

[67] Kwan V, Bourke MJ, Williams SJ, et al. Argon plasma coagulation in the management of symptomatic gastrointestinal vascular lesions: experience in 100 consecutive patients with long-term follow-up. Am J Gastroenterol, 2006, 101(1):58–63.

[68] Zhou C, Adler DC, Becker L, et al. Effective treatment of chronic radiation proctitis using radiofrequency ablation. Therap Adv Gastroenterol, 2009, 2(3):149–156.

[69] Beejay U, Marcon NE. Endoscopic treatment of lower gastrointestinal bleeding. Curr Opin Gastroenterol, 2002, 18(1):87–93.

[70] Soulellis CA, Carpentier S, Chen YI, et al. Lower GI hemorrhage controlled with endoscopically applied TC-325 (with videos). Gastrointest Endosc, 2013, 77(3):504–507.

[71] Levin TR, Zhao W, Conell C, et al. Complications of colonoscopy in an integrated health care delivery system. Ann Intern Med, 2006, 145(12):880–886.

[72] Sorbi D, Norton I, Conio M, et al. Postpolypectomy lower GI bleeding: descriptive analysis. Gastrointest Endosc, 2000, 51(6): 690–696.

[73] Kim HS, Kim TI, Kim WH, et al. Risk factors for immediate postpolypectomy bleeding of the colon: a multicenter study. Am J Gastroenterol, 2006, 101(6):1333–1341.

[74] Acosta RD, Abraham NS, Chandrasekhara V, et al. ASGE Standards of Practice Committee. The management of antithrombotic agents for patients undergoing GI endoscopy. Gastrointest Endosc, 2016, 83(1):3–16.

第40章 肛肠疾病

Disaya Chavalitdhamrong, Rome Jutabha

40.1 概　述

　　肛肠疾病是指肛门和直肠的疾病，例如，痔疮、肛裂、肛门直肠脓肿、肛瘘和肛门癌。通过视诊、肛周触诊、直肠指诊、腹部体格检查和直肠阴道触诊可初步评估病情。对于疼痛明显的肛门病变，检查时需要表面麻醉、局部麻醉甚至全身麻醉。为进一步评估病情，常需要行肛门镜和乙状结肠镜检查。对于特殊的疾病，直肠超声内镜检查尤为重要。患者常因为觉得尴尬而耽误治疗。掌握病理生理学和解剖学是治疗肛肠疾病的关键。本章将对肛肠疾病，包括其病理生理学机制和病因，如炎症、感染、血管因素、肿瘤和机械性损伤等进行综述。

40.2 炎　症

40.2.1 克罗恩病

　　35%~45% 克罗恩病患者会出现肛周疾病相关的症状和体征。主要的肛周并发症包括肛裂、肛门直肠瘘和脓肿。由于克罗恩病发生并发症的风险高，而且有证据表明克罗恩病患者肛周疾病有自愈倾向，当克罗恩病患者出现肛周病变时，建议保守治疗[1]。

◆ 肛　裂

诊　断

　　高达 19% 的克罗恩病患者会发生肛裂[2]。克罗恩病患者肛裂可无症状，也可表现为便血、深溃疡或肛周疼痛，且在排便的过程中可能会加重。不能愈合的肛裂或深溃疡可能会导致肛瘘或者肛周脓肿形成。慢性肛裂会导致肛管狭窄。

治　疗

　　治疗包括保持病变区域清洁和干燥。一线治疗为药物治疗，包括硝酸甘油软膏、局部钙通道阻滞剂和肉毒杆菌毒素[3]。治疗成功率达 80%[3]。对于不愈合的有症状的肛裂，需排除直肠炎[3]。局部应用 0.2% 硝酸甘油软膏治疗克罗恩病肛裂的作用目前尚无研究评价。对于保守治疗无效的

患者，可考虑行外科手术治疗，如肛门内括约肌切开术，但要选择适合的患者[4]。有研究报道约 40% 的患者可出现术后并发症，即使没有活动性直肠疾病。

◆ 肛　瘘

　　20%~30% 的克罗恩病患者会出现肛门直肠瘘[2]。瘘管通常是肛门直肠周围的脓肿破溃后形成。瘘管开口最常见于肛周皮肤，也可见于腹股沟、外阴和阴囊。肛瘘分为单纯性肛瘘和复杂性肛瘘。单纯性肛瘘位置表浅，管道穿过肛门括约肌或在括约肌深层，位于齿状线以下，只有一个开口，没有直肠狭窄或脓肿；而复杂性肛瘘的瘘管位于齿状线以上，穿过肛门外括约肌或有多个外口和肛周脓肿，或有肛门直肠狭窄和直肠阴道瘘[2]。

诊　断

　　肛瘘可表现为肛门疼痛、排便疼痛及肛周脓性分泌物。体格检查时可发现脓肿开口，如果膀胱或阴道受累，可出现气尿、直肠阴道瘘管。对于瘘管的解剖学评估包括全身麻醉下探针探查、瘘管造影、钡餐透视、超声检查、CT 和 MRI[6]。综合多种影像学方法有助于提高诊断的准确性[6]。

治　疗

　　治疗肛瘘需要首先治疗克罗恩病。药物治疗联合手术为成功治疗克罗恩病提供了最好的选择。药物治疗包括抗生素（如甲硝唑和环丙沙星），免疫抑制剂（6- 巯基嘌呤、硫唑嘌呤、环孢菌素和他克莫司），以及免疫调节剂（英夫利昔单抗和阿达木单抗）[3]。如果合并直肠炎，药物治疗需持续到炎症完全好转。对于单纯低位肛门内括约肌瘘管或药物治疗后无效的难治性瘘管及症状严重的患者，可考虑手术治疗。

◆ 肛门直肠脓肿

诊　断

　　50% 的肛周克罗恩病患者会出现肛门直肠脓肿，尤其伴有肛瘘的患者。脓肿可通过体格检查

发现，也可以通过肛门直肠指诊或 CT 扫描发现。

治　疗

及时切开引流和应用广谱抗生素是治疗肛周脓肿的首选方法。如果合并肛瘘，可置入非切割挂线，以防止脓肿复发并加快脓液引流[3]。

40.2.2　肛周脓肿

肛周脓肿是由肛门和直肠腺体隐窝的脓性分泌物聚集而成。

◆ 诊　断

肛周脓肿的患者常伴有肛门或直肠部位明显疼痛，直肠可见脓性分泌物流出。查体可触及直肠肿块。区分肛门直肠脓肿和其他肛周化脓性疾病对诊断很重要[7]。

◆ 治　疗

肛周脓肿应尽早引流。如果脓肿内口明确，应放置挂线。对于无并发症的肛周脓肿不需要应用抗生素[7]。成功治疗的关键是根除引起肛周脓肿的源头。由于外科手术会导致患者排便功能紊乱，目前已开展多种保留肛门括约肌的手术[7]。

40.2.3　肛门直肠瘘

肛门直肠瘘最常见的病因是肛门直肠脓肿。其他引起肛门直肠瘘的病因包括克罗恩病、性病淋巴肉芽肿、放射性直肠炎、直肠异物、放线菌病等。

◆ 诊　断

临床上可应用探针探查瘘管。如果瘘管内口在肛门，可通过肛门镜观察；如果在直肠，则通过乙状结肠镜观察。

◆ 治　疗

手术治疗是肛瘘患者的主要治疗方法，特别是有症状的患者。手术治疗的目标是根除瘘管，但同时保留肛门括约肌对排便的控制力。瘘管切开术是主要的外科治疗方法。对于复杂的肛瘘，可选择瘘管切开和肛门括约肌成形术。研究报道两者联合治疗复杂性肛瘘成功率高，术后肛门排便失禁风险比单纯瘘管切开的风险低[8]。Permacol 胶原蛋白凝胶和纤维蛋白胶是治疗肛门直肠瘘的新方法[9-10]。Permacol 通过用无细胞交联的猪真皮胶原基质悬浮液填充瘘管而发挥功能。研究表明 Permacol 治疗原发性和复发性肛门直肠瘘有效[9]。纤维蛋白胶是一种治疗肛瘘的新方法[10]。

有研究显示与瘘管切开术相比，纤维蛋白胶更能促进复杂瘘管愈合[10]。

40.3　感　染

感染性直肠炎是由感染性病原体引起的直肠炎症，可通过性行为获得。对于男性同性恋合并直肠炎的患者，衣原体和淋球菌是最常见的致病菌[11]。约 85% 的淋球菌和衣原体感染所导致的直肠炎是无症状的，而且许多直肠感染的患者不会同时合并其他部位的感染[12]。疾病预防控制中心建议，男性同性恋患者每年应至少针对尿路、咽喉部及近期有暴露的直肠中衣原体和淋球菌感染的情况进行 1 次筛查[13]。

40.3.1　衣原体感染

◆ 诊　断

衣原体是最常见的可通过性行为传播的致病菌。衣原体直肠炎主要发生于有肛交行为的男同性恋患者，人群筛查的阳性率为 3%~10.5%[14]，亦可累及女性患者，主要通过肛交、宫颈和阴道播散。临床表现包括直肠疼痛，可能出现分泌物或出血。衣原体的潜伏期为 5~14d，致病菌种为 D-K 型和 L 型。直肠衣原体感染的临床诊断具有挑战性。衣原体的培养仅限于研究和实验室检查。血清学有助于诊断，但不是标准诊断，而且需要高水平的专业人士进行解读。拭子检测抗原对泌尿生殖器衣原体感染的诊断具有较高的灵敏度和特异度；然而，对于直肠拭子，研究报道其灵敏度低于 50%[15]。很多研究报道在直肠衣原体感染的检测中，核酸扩增试验（NAAT）比衣原体培养的灵敏度和特异度高。尤其是采用转录介导的扩增方法得出的结果，灵敏度和特异度更高[16]。

◆ 治　疗

经验性治疗可用于衣原体和淋球菌所致的急性直肠炎。多西环素（每次 100mg，每天 2 次，持续 7d）或阿奇霉素（每次 1g，每天 1 次，口服）联合单次肌内注射头孢曲松（250mg）治疗方案对两种病原体感染均有效。治疗开始 1 周内禁止性生活可减少传播，而且对性伴侣治疗可减少再次感染的可能性[17]。

40.3.2　淋菌性直肠炎

◆ 诊　断

淋病奈瑟菌可通过口腔 - 肛门或肛交等性行

为传播，也可通过宫颈及尿道蔓延至直肠。大部分女性和超过半数的男性淋菌性直肠炎患者无临床症状[18]。典型的淋病会分泌大量脓性分泌物。NAAT 是首选检查方法。转录介导的扩增与细菌培养相比，特异度相似，灵敏度更高[19]。NAAT 与细菌培养不同，它不仅不需要仔细处理标本，而且可以检测衣原体和淋球菌[17]。NAAT 比细菌培养费用高，而且不能提供抗生素敏感性的相关信息[17]。

◆ 治　疗

头孢曲松和多西环素可用于治疗淋球菌和衣原体引起的急性直肠炎。

40.3.3　单纯疱疹病毒

◆ 诊　断

单纯疱疹病毒（herpes simplex virus，HSV）1 型（HSV1）和 2 型（HSV2）均可引起生殖器疱疹（图 40.1）[17]。传播途径包括肛门、阴道和口腔性行为[17]。大部分 HSV 感染的患者无症状。临床表现包括肛门、生殖器、口腔表面或附近的囊泡和溃疡，也可以表现为直肠炎。首次发作可能与发热、淋巴结肿大或身体疼痛有关。复发症状比较典型，持续时间短且症状不严重。标准诊断方法是病毒培养[17]。聚合酶链反应（PCR）结果更准确且更快速[17]。血清学检测更适用于复发的患者[17]。

◆ 治　疗

HSV 感染没有治愈的方法。抗病毒药物能够预防或缩短病情，降低传播率，减少病毒清除时间[17]。阿昔洛韦 400mg，每天 5 次，疗程 10d，

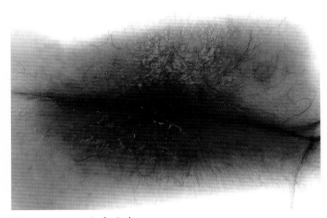

图 40.1　肛门疱疹病毒

可用于治疗疱疹性直肠炎。阿昔洛韦 400mg，每天 3 次，疗程 7~10d，可用于治疗肛周病变（复发 5d 的疱疹性直肠炎）。阿昔洛韦 400mg，每天 2 次，可用于抑制 HSV。抗病毒替代药物包括伐昔洛韦和泛昔洛韦[20]。

40.3.4　梅　毒

◆ 诊　断

肛门硬下疳疼痛明显，不管治疗与否，3~6 周会自行缓解。二期梅毒包括肛门和直肠黏膜病变。尖锐湿疣可在腹股沟等部位出现。筛查试验包括性病研究实验室试验（VDRL）和快速血浆反应素试验（RPR）[17]。确诊试验是螺旋体测试，如荧光密螺旋体抗体吸收试验（FTA-ABS）[17]。

◆ 治　疗

对于梅毒病史不足 1 年的患者可单次肌肉内注射苄星青霉素 G 240 万 U[17]；对于病史超过 1 年的患者，需增加剂量[17]。所有患者都应接受人体免疫缺陷病毒（HIV）检测。治疗后 6 个月和 12 个月需随访[17]。

40.3.5　性病淋巴肉芽肿

◆ 诊　断

性病淋巴肉芽肿由沙眼衣原体引起。血清型最常见的是 L1、L2 或 L3。性病淋巴肉芽肿（LGV）可导致结直肠炎并出现肛门疼痛。若不早期治疗，它可以进展为结直肠瘘和狭窄。诊断通常基于临床经验，并且可通过 NAAT 验证[17]。

◆ 治　疗

多西环素 100mg，口服，每天 2 次，疗程 21d。替代治疗方案是红霉素 500mg，口服，每天 4 次，疗程 21d[17]。

40.4　血管因素

40.4.1　缺血性结肠炎

◆ 诊　断

缺血性结肠炎通常发生在结肠左曲、降结肠和乙状结肠（图 40.2）[21]。由于直肠血供丰富，仅 2%~5% 的病例发生在直肠[21]。缺血性结肠炎的危险因素包括大血管闭塞性疾病，侧支循环中段和低血流量[21]。尽管 CT 扫描有助于诊断和明确其他原因引起的肠道病变，但结肠镜检查仍然是诊断和明确病变范围的关键方法[21]。

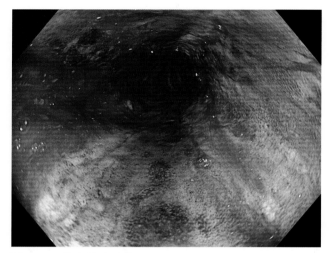

图 40.2 缺血性直肠炎

◆ 治　疗

　　对非坏疽性缺血性结直肠炎可采用内科保守治疗，而对于坏疽性、透壁性直肠缺血需外科手术治疗。手术切除的范围可通过术中观察肠壁的外观而决定[21]。

40.4.2　放射性直肠炎

◆ 诊　断

　　急性放射性直肠炎常发生在放射治疗过程中或治疗后 6 个月内[22]。慢性放射性直肠炎常发生在辐射暴露后的 9~14 个月内，但放射暴露后 30 年内都可随时发生[23]。内镜下表现包括黏膜苍白、质脆、毛细血管扩张、缺乏特异性。慢性放射性直肠炎内镜下可表现为肠腔狭窄、溃疡、瘘管形成、黏膜出血等。在放射性直肠炎的急性期，组织活检可观察到黏膜广泛的炎症、黏膜下嗜酸性粒细胞浸润、隐窝萎缩和隐窝脓肿[22]。慢性损伤以肠道闭塞性动脉内膜炎伴溃疡和纤维硬结形成为特征[24]。区别慢性放射性直肠炎和急性放射性直肠炎的关键在于是否存在小血管病变[25]。

◆ 治　疗

　　急性放射性直肠炎需要对症治疗，包括水化、止泻、丁酸盐灌肠以促进黏膜愈合。慢性放射性直肠炎需要硫糖铝或糖皮质激素灌肠剂治疗（例如，氢化可的松灌肠液，100mg，每天 2 次）。大部分直肠炎具有自限性，且对药物治疗反应良好。对于药物治疗无效的患者需内镜治疗。目前可行的内镜治疗方法包括福尔马林灌肠、磷酸氧

钛钾激光、钇铝石榴石激光、氩激光、双极电凝、加热探头、氩等离子体凝固（APC）和冷冻疗法和射频消融等新方法[26]。可通过随机对照双盲研究评估和比较不同内镜治疗方法与药物治疗对慢性放射性直肠炎的疗效[25]。氩等离子体凝固是内镜下治疗放射性直肠炎出血最有效和最主要的方法[25-26]。

　　已有研究报道内镜治疗放射性直肠炎的并发症。放射性直肠炎引起的肠腔狭窄通过球囊扩张治疗会增加穿孔风险，特别是对狭窄段长且成角的患者，因而球囊扩张适合狭窄段短的患者[22]。研究报道激光治疗放射性直肠炎会引起肠壁坏死、纤维化、狭窄形成和直肠阴道瘘[27]。与钇铝石榴石激光相比，磷酸氧钛钾激光治疗肠壁坏死或狭窄形成的风险较低[22]。APC 凝固深度有限（0.5~3mm），因而发生穿孔、狭窄和瘘管的风险低。射频消融和冷冻疗覆盖范围大，是治疗放射性直肠炎的新方法。射频消融局限于黏膜表层（0.5~1mm），可避免损失黏膜深层[28]。有研究报道冷冻疗法因过度充气会导致盲肠穿孔[29]。对于有顽固性肠腔狭窄、出血、疼痛、穿孔或瘘管形成的患者应考虑外科手术治疗。

40.5　恶性肿瘤

40.5.1　肛门癌

◆ 诊　断

　　肛门癌最常见的首发症状是直肠出血、肛门直肠疼痛、直肠肿块感（图 40.3）。肛门癌发病率增加的主要因素包括肛交性行为、人乳头状瘤病毒（HPV）感染及人类免疫缺陷病毒（HIV）阳性的患者接受治疗后寿命延长[30]。高危人群包括 HIV 阳性的男性同性恋、HIV 阴性的男性同性恋、HIV 阳性的个体及有宫颈癌病史的女性患者[31]。超过 90% 的肛门癌患者 HPV 检测阳性。肛门癌的 TNM 分期基于肿瘤大小、是否侵犯邻近器官、有无淋巴结转移和远处转移。

◆ 治　疗

　　放化疗是治疗肛门癌的首选方法，因为很多患者不仅可以得到治愈还可以保留肛门括约肌。对于放化疗后复发或不能治愈的患者可考虑外科手术治疗。HPV 疫苗有助于预防肛门癌的发生而且可作为肛门癌的辅助治疗方法[30-31]。

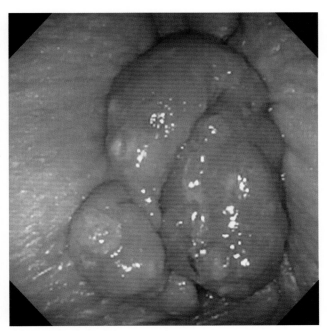

图 40.3　肛门癌

40.5.2　肛门上皮内瘤变

◆ 诊　断

　　肛门上皮内瘤变的发生率逐渐增加，特别是在高危人群中，包括男同性恋、HIV 阳性和免疫抑制的患者[32]。合并 HPV 感染时肛门上皮内瘤变的组织病理学表现在肛门直肠移行区最明显。低级别进展到高级别肛门上皮内瘤变的因素包括 HIV 相关的免疫抑制合并 CD4 细胞计数减少、HPV 感染和包括高危 HPV 类型在内的多种 HPV 感染。高级别上皮内瘤变进展为浸润性肛门癌的发生率为 5%[32]。肛门上皮内瘤变通常无症状，但也可出现局部症状，其确诊依赖细胞和组织病理学检查。

◆ 治　疗

　　三氯乙酸、红外线凝结或电凝术均可用于肛门上皮内瘤变。局部应用咪喹莫特或 5- 氟尿嘧啶可治疗肛周病变或者作为术前用药[32]。此外，局部病变广泛切除和靶向电凝消融、红外线凝结或冷冻疗法均可用于治疗肛周病变[32]。尽管如此，肛门上皮内瘤变复发率仍很高，而且病变监测尤为重要[32]。HPV 疫苗可用于预防 HPV 感染，而且可预防 HPV 相关的肛门癌的发生[30]。

40.6　机械性损伤

40.6.1　痔　疮

◆ 内　痔

　　内痔的主要表现是排便时无痛性出血和间歇性、可还纳的肿块。

诊　断

　　内痔需通过病史和体格检查诊断。出血的来源可通过内镜检查明确。体格检查应包括对肛门紧张时和放松时的视诊，还需完成直肠指诊以排除肛门其他疾病[33]。内痔根据病史可分为四度：Ⅰ度痔疮不脱出肛门，Ⅱ度痔疮脱垂但可自行还纳，Ⅲ度痔疮脱垂后需手动还纳，Ⅳ度痔疮脱垂后不能还纳[33]。

治　疗

　　内痔患者排便时应避免久坐或持续用力，避免久站或抬重物，补充膳食纤维素、粪便软化剂，多饮水以减少便秘，温水坐浴清洁肛门区域，使用栓剂或涂抹乳霜以缩小痔疮，避免食用刺激性食物或调味品（如咖啡、辣椒、胡椒）以防止肛门瘙痒。内痔药物治疗见表 40.1。

　　对药物治疗无效的 Ⅰ～Ⅲ度内痔，可通过内镜治疗。内痔的分级是选择最佳治疗方案的关键因素。每次治疗需分 3 段进行，应避免相邻节段连续治疗，因为这样会导致大面积溃疡、严重直肠出血、疼痛或痉挛。治疗需 3~5 个疗程，85%~90% 的患者症状可得到改善。严格应用药物治疗可减少内痔复发。内镜治疗内痔的并发症包括疼痛、痉挛、出血、溃疡（图 40.4）、尿潴留及肠腔狭窄。对于难治性内痔、不能使用内镜常

表 40.1　痔疮的药物治疗

停止阿司匹林和非甾体抗炎药
避免排便时过度用力、站立时间过久、举重物
补充纤维素、增加非酒精性液体的摄入
痔疮严重发作时每天口服润肠通便剂
使用氢化可的松栓剂或药膏
经常坐浴（不含肥皂或刺激物）
排便或运动可减轻痔疮脱垂程度
避免刺激性食物，如胡椒、香料、咖啡或含咖啡因的食物

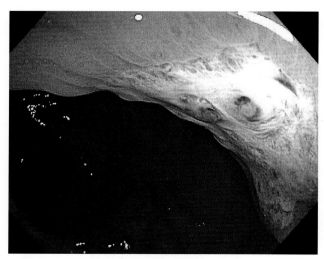

图40.4　内痔套扎治疗后直肠溃疡形成

规治疗和Ⅳ度内痔患者需转诊外科[33-34]。

对于Ⅰ～Ⅲ度经药物治疗后仍有症状的内痔，可进行内镜治疗，包括双极电凝、直流电凝、红外线凝结、热探头凝固、硬化剂注射治疗及套扎治疗[35-42]。

双极电凝操作迅速简单且患者痛苦小[35,38]。热探头价格便宜，通过开槽式肛门镜治疗时需将发生器设置为12~16W，脉冲持续1s。齿状线以上的内痔热探头凝固治疗时每段需4~7个脉冲波。治疗以4~6周为间隔，以Ⅰ度内痔和内痔出血停止为治疗终点，治疗的反应率超过90%。反复双极电凝治疗每年复发率为10%~20%。

使用红外线凝结器IRC2100探头进行红外线凝结是另一种广泛使用的内痔治疗方法[39-40]。将IRC探头的尖端轻轻接触组织，然后对齿状线上方的每个内痔施加1.5s脉冲。建议4~6周内重复治疗。红外线凝结治疗的主要优点是易于使用，成本低，并发症发生率低。

硬化剂注射治疗适用于Ⅰ～Ⅲ度的内痔[43-44]。黏膜下可注射不同的硬化剂，如杏仁油中的苯酚、硫酸铝钾和单宁酸、奎宁、乙醇胺或无水乙醇，该治疗方法简单、快速、费用便宜。但有研究报道该疗法可能会出现严重的并发症，包括直肠出血或血肿形成、直肠周围脓肿和败血症等。

套扎治疗是一种安全、有效且可广泛应用于Ⅱ度和Ⅲ度内痔的治疗方法[35-37,40]。由于其费用低、操作方便、不良事件发生率低、疗效好，因

而套扎已成为目前采用最广泛的治疗技术[41]。可应用单镜头或多镜头设备顺行性或翻转方向进行治疗。最好使用诊断性内镜翻转后进行套扎。在齿状线上方沿内痔周围释放套扎线。每次治疗平均需要3~4根套扎线。每4~6周重复治疗1次，直到症状得到控制且内痔减小至0~Ⅰ度。套扎治疗后可能出现3~5d的自限性出血，患者也会感到隐痛或饱胀感。

双极电凝与直流电凝治疗内痔出血的对照研究表明，两种疗法均能有效地控制Ⅰ～Ⅲ度内痔的慢性出血[45]，但双极电凝明显比直流电凝起效快[45]。热探头和双极电凝的对照研究表明，二者的技术和并发症相似[38]。治疗失败或交叉反应的发生率较低，而且热探头治疗后症状缓解时间短于双极探头[38]。新的双极组织套扎器结合恒定的组织压缩和温度引导，能够在远低于红外线凝结器的温度下达到理想的组织学变化，而且对肌肉损伤较小[46]。与红外线凝结相比，套扎治疗效果更好，但会增加患者的疼痛或不适感[40]。而红外线凝结可作为早期内痔的替代治疗方案[40]。

建议

双极探头电凝和红外线凝结是内镜治疗Ⅰ度和Ⅱ度出血性内痔的首选方法，因为它们具有良好的安全性、有效性和易用性。Ⅲ度内痔出血最好通过内镜行套扎治疗[35]。Ⅳ度内痔需要手术治疗。对于内镜治疗失败的患者或不能进行连续治疗的患者，以及禁止内镜治疗的患者，应考虑手术干预。

◆ 外　痔

诊　断

外痔可通过体格检查发现。症状性外痔常引起血栓形成和疼痛[42]。有血栓形成的外痔肛门边缘可见浅蓝色肿块。

治　疗

外痔不适合肛门镜或内镜治疗，症状严重或持续存在外痔的患者需手术治疗。手术治疗优于内科保守治疗，但保守治疗的最佳疗程尚无研究报道[47]，目前主要根据外痔血栓形成的时间决定。在剧烈疼痛发生后3d内行手术切除可使大部分患者受益[33]。

40.6.2 直肠脱垂的诊断

◆ 诊 断

直肠脱垂是一种盆底疾病，常发生于老年妇女，但也可发生在所有年龄段的男性和女性患者中（图 40.5）。直肠脱垂可引起局部症状和肠功能紊乱。完全性直肠脱垂是指直肠全层经肛门脱出，而部分脱垂是指直肠黏膜脱出。可通过临床评估作出诊断。直肠脱垂可能是间歇性的。

◆ 治 疗

经腹部或会阴行手术修补术是主要的治疗方法[48]。对于存在潜在盆底缺陷的直肠全层脱垂，外科手术的范围及最佳手术方式目前尚未达成共识[49]。脱垂切除会阴缝合是目前较新的一种治疗方法，操作简单、迅速且安全性好[50]。手术指征包括直肠脱垂、大便失禁和（或）直肠脱垂引起的便秘。

40.6.3 孤立性直肠溃疡综合征

◆ 诊 断

孤立性直肠溃疡综合征（SRUS）与黏膜血流灌注减少相关，会导致局部黏膜缺血和溃疡形成[51]。SRUS 常与盆底疾病有关，可表现为直肠出血、黏液排出、排便时过度紧张、会阴和腹部疼痛、盆腔疼痛、饱腹感排便不尽感及便秘[52]。内镜下表现无特异性，可表现为单纯性溃疡（20%）、多发性溃疡（40%）、息肉样增生和红斑[52-53]（图 40.6）。其组织病理学特征为黏膜固有层闭塞性肌纤维化和隐窝间黏膜肌层向上扩展、黏膜增厚、腺体变形[51]。固有层弥漫性胶原沉积和平滑肌纤维异常伸展是区别 SRUS 与其他疾病的敏感标志物[52]。直肠超声内镜（EUS）检查可用于评估 SRUS 并排除相关恶性肿瘤[54]。EUS 下特征性表现为黏膜下层高回声、固有肌层低回声，而黏膜下层与固有肌层之间为强回声[54]。

◆ 治 疗

保守治疗包括使用大量泻药、对排便不协调的患者采用生物反馈法培养良好的排便习惯[55]。还可采用局部糖皮质激素、水杨酸、硫糖铝灌肠剂、肉毒杆菌毒素和 APC 进行治疗[56]。外科手术主要针对不能愈合的 SRUS，包括局部切除、直肠切除、粪便改道或联合腹腔镜行直肠切除和经肛门内镜显微手术[57]。

40.6.4 肛 裂

◆ 诊 断

急性或慢性肛裂由肛门高压、局部创伤或继内科治疗及手术操作引起。诊断依据为有排便疼痛病史且体格检查发现肛门表面撕裂。急性肛裂的特征为肛门表面撕裂，而慢性肛裂则表现为肛门皮肤肥厚和（或）乳头状突起。

◆ 治 疗

大多数急性肛裂对保守治疗有反应，包括高纤维饮食、坐浴、局部使用止痛药和血管扩张剂（硝苯地平或硝酸甘油）1~2 个月。对于症状持续 2 个月以上的患者需要做结肠镜检查以排除克罗恩病。缓解便秘亦有助于治疗。高达 70% 的肛

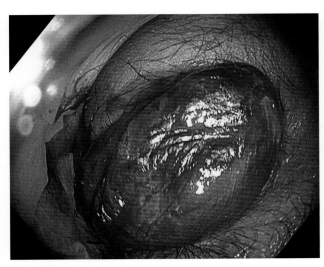

图 40.5 直肠脱垂

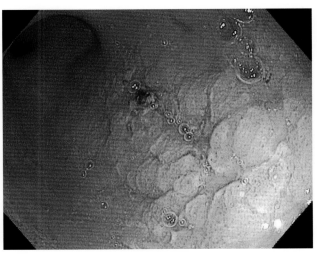

图 40.6 孤立性直肠溃疡综合征（SRUS）像息肉样增生的内镜下表现

裂可通过保守治疗愈合[58]。对于药物治疗无效的患者可采用肉毒杆菌毒素注射或外侧内括约肌切开术或二者联合[58-59]。对于克罗恩病或 HIV 感染的患者，药物是主要的治疗手段。对于慢性肛裂的患者主要采用手术治疗，如肛门裂切除[60]。

40.6.5 粪性溃疡

◆ 诊 断

粪性溃疡起源于严重的慢性溃疡[61]。临床表现缺乏特异性，可出现小腹疼痛和直肠出血。病变主要位于结肠，其中以乙状结肠最常见，受累后可出现缺血、溃疡、坏死和穿孔（图 40.7）[51]。粪性溃疡穿孔最常发生在乙状结肠和直肠乙状结肠交界处的肠系膜处。这些部位血流相对较少，这是由于肠腔狭窄，腔内压力增加，而且也是大便脱水的主要部位[62]。穿孔还常发生在直肠和降结肠[62]。

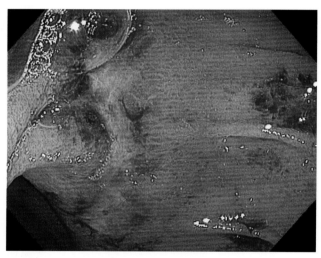

图 40.7　乙状结肠粪性溃疡

◆ 治 疗

治疗便秘可预防粪性溃疡的发生。如果溃疡穿孔，需外科急诊手术，可采用 Hartmann 术式切除受累的结直肠段并应用不经肠道吸收的广谱抗生素抗感染。

（全晓静　刘欣　译，李路　审）

参考文献

[1] D'Ugo S, Franceschilli L, Cadeddu F, et al. Medical and surgical treatment of haemorrhoids and anal fissure in Crohn's disease: a critical appraisal. BMC Gastroenterol,2013, 13:47.

[2] Keighley MR, Allan RN. Current status and influence of operation on perianal Crohn's disease. Int J Colorectal Dis, 1986, 1(2):104–107.

[3] Lewis RT, Maron DJ. Anorectal Crohn's disease. Surg Clin North Am,2010, 90(1):83–97.

[4] Cracco N, Zinicola R. Sphincterotomy for anal fissure in Crohn's disease: is it dangerous? Int J Colorectal Dis, 2016, 31(3):761.

[5] Sandborn WJ, Fazio VW, Feagan BG, et al. American Gastroenterological Association Clinical Practice Committee. AGA technical review on perianal Crohn's disease. Gastroenterology, 2003, 125(5):1508–1530.

[6] Schwartz DA, Wiersema MJ, Dudiak KM, et al. A comparison of endoscopic ultrasound, magnetic resonance imaging, and exam under anesthesia for evaluation of Crohn's perianal fistulas. Gastroenterology, 2001, 121(5):1064–1072.

[7] Amato A, Bottini C, De Nardi P, et al. Italian society of colorectal surgery. Evaluation and management of perianal abscess and anal fistula: a consensus statement developed by the Italian Society of Colorectal Surgery (SICCR). Tech Coloproctol, 2015, 19(10):595–606.

[8] Ratto C, Litta F, Donisi L, et al. Fistulotomy or fistulectomy and primary sphincteroplasty for anal fistula (FIPS): a systematic review. Tech Coloproctol, 2015, 19(7):391–400.

[9] Giordano P, Sileri P, Buntzen S, et al. A prospective multicentre observational study of Permacol collagen paste for anorectal fistula: preliminary results. Colorectal Dis, 2016, 18(3): 286–294.

[10] Lindsey I, Smilgin-Humphreys MM, Cunningham C, et al. A randomized, controlled trial of fibrin glue vs. conventional treatment for anal fistula. Dis Colon Rectum, 2002, 45(12): 1608–1615.

[11] Klausner JD, Kohn R, Kent C. Etiology of clinical proctitis among men who have sex with men. Clin Infect Dis, 2004, 38(2):300–302.

[12] Kent CK, Chaw JK, Wong W, et al. Prevalence of rectal, urethral, and pharyngeal chlamydia and gonorrhea detected in 2 clinical settings among men who have sex with men: San Francisco, California, 2003. Clin Infect Dis, 2005, 41(1):67–74.

[13] Workowski KA, Berman SM, Centers for Disease Control and Prevention. Sexually transmitted diseases treatment guidelines, 2006. MMWR Recomm Rep, 2006, 55(RR-11):1–94.

[14] Marcus JL, Bernstein KT, Stephens SC, et al. Sentinel surveillance of rectal chlamydia and gonorrhea among males–San Francisco, 2005-2008. Sex Transm Dis, 2010, 37(1):59–61.

[15] Tay YK, Goh CL, Chan R, et al. Evaluation of enzyme immunoassay for the detection of anogenital infections caused by Chlamydia trachomatis. Singapore Med J, 1995, 36(2):173–175.

[16] Cosentino LA, Campbell T, Jett A, et al. Use of nucleic acid amplification testing for diagnosis of anorectal sexually transmitted infections. J Clin Microbiol, 2012, 50(6):2005–2008.

[17] Cone MM, Whitlow CB. Sexually transmitted and anorectal infectious diseases. Gastroenterol Clin North Am, 2013, 42(4):877–892.

[18] Klein EJ, Fisher LS, Chow AW, et al. Anorectal gonococcal

infection. Ann Intern Med, 1977, 86(3):340–346.

[19] Bachmann LH, Johnson RE, Cheng H, et al. Nucleic acid amplification tests for diagnosis of Neisseria gonorrhoeae and Chlamydia trachomatis rectal infections. J Clin Microbiol, 2010, 48(5):1827–1832.

[20] Workowski KA, Berman S. Centers for Disease Control and Prevention (CDC). Sexually transmitted diseases treatment guidelines, 2010. MMWR Recomm Rep, 2010, 59(RR-12):1–110.

[21] Sharif S, Hyser M. Ischemic proctitis: case series and literature review. Am Surg, 2006, 72(12):1241–1247.

[22] Sarin A, Safar B. Management of radiation proctitis. Gastroenterol Clin North Am, 2013, 42(4):913–925.

[23] Gilinsky NH, Burns DG, Barbezat GO, et al. The natural history of radiation-induced proctosigmoiditis: an analysis of 88 patients. Q J Med, 1983, 52(205):40–53.

[24] Haboubi NY, Schofield PF, Rowland PL. The light and electron microscopic features of early and late phase radiation-induced proctitis. Am J Gastroenterol, 1988, 83(10):1140–1144.

[25] Hasleton PS, Carr N, Schofield PF. Vascular changes in radiation bowel disease. Histopathology, 1985, 9(5):517–534.

[26] Lenz L, Rohr R, Nakao F, et al. Chronic radiation proctopathy: a practical review of endoscopic treatment. World J Gastrointest Surg, 2016, 8(2):151–160.

[27] Rustagi T, Mashimo H. Endoscopic management of chronic radiation proctitis. World J Gastroenterol, 2011, 17(41):4554–4562.

[28] Patel A, Pathak R, Deshpande V, et al. Radiofrequency ablation using BarRx for theendoscopic treatment of radiation proctopathy: a series of three cases. Clin Exp Gastroenterol, 2014, 7:453–460.

[29] Hou JK, Abudayyeh S, Shaib Y. Treatment of chronic radiation proctitis with cryoablation. Gastrointest Endosc, 2011, 73(2):383–389.

[30] Mensah FA, Mehta MR, Lewis JS Jr, et al. The human papillomavirus vaccine: current perspective and future role in prevention and treatment of anal intraepithelial neoplasia and anal cancer. Oncologist, 2016, 21(4):453–460.

[31] Stier EA, Chigurupati NL, Fung L. Prophylactic HPV vaccination and anal cancer. Hum Vaccin Immunother, 2016, 12(6):1348–1351.

[32] Long KC, Menon R, Bastawrous A, et al. Screening, surveillance, and treatment of anal intraepithelial neoplasia. Clin Colon Rectal Surg, 2016, 29(1):57–64.

[33] Wald A, Bharucha AE, Cosman BC, et al. ACG clinical guideline: management of benign anorectal disorders. Am J Gastroenterol, 2014, 109(8):1141–1157, (Quiz) 1058.

[34] Lohsiriwat V. Treatment of hemorrhoids: a coloproctologist's view. World J Gastroenterol, 2015, 21(31):9245–9252.

[35] Jutabha R, Jensen DM, Chavalitdhamrong D. Randomized prospective study of endoscopic rubber band ligation compared with bipolar coagulation for chronically bleeding internal hemorrhoids. Am J Gastroenterol, 2009, 104(8):2057–2064.

[36] Paikos D, Gatopoulou A, Moschos J, et al. Banding hemorrhoids using the O'Regan Disposable Bander. Single center experience. J Gastrointestin Liver Dis, 2007, 16(2):163–165.

[37] Iyer VS, Shrier I, Gordon PH. Long-term outcome of rubber band ligation for symptomatic primary and recurrent internal hemorrhoids. Dis Colon Rectum, 2004, 47(8):1364–1370.

[38] Jensen DM, Jutabha R, Machicado GA, et al. Prospective randomized comparative study of bipolar electrocoagulation versus heater probe for treatment of chronically bleeding internal hemorrhoids. Gastrointest Endosc, 1997, 46(5):435–443.

[39] Gupta PJ. Infra red photocoagulation of early grades of hemorrhoids-5-year follow-up study. Bratisl Lek Listy, 2007, 108(4-5):223–226.

[40] Gupta PJ. Infrared coagulation versus rubber band ligation in early stage hemorrhoids. Braz J Med Biol Res,2003, 36(10):1433–1439.

[41] Siddiqui UD, Barth BA, Banerjee S, et al. ASGE Technology Committee. Devices for the endoscopic treatment of hemorrhoids. Gastrointest Endosc, 2014, 79(1):8–14.

[42] Hall JF. Modern management of hemorrhoidal disease. Gastroenterol Clin North Am,2013, 42(4):759–772.

[43] Yano T, Yano K. Comparison of injection sclerotherapy between 5% phenol in almond oil and aluminum potassium sulfate and tannic acid for grade 3 hemorrhoids. Ann Coloproctol, 2015, 31(3):103–105.

[44] Tomiki Y, Ono S, Aoki J, et al. Treatment of internal hemorrhoids by endoscopic sclerotherapy with aluminum potassium sulfate and tannic acid. Diagn Ther Endosc, 2015, 517690.

[45] Randall GM, Jensen DM, Machicado GA, et al. Prospective randomized comparative study of bipolar versus direct current electrocoagulation for treatment of bleeding internal hemorrhoids. Gastrointest Endosc, 1994, 40(4):403–410.

[46] Piskun G, Tucker R. New bipolar tissue ligator combines constant tissue compression and temperature guidance: histologic study and implications for treatment of hemorrhoids. Med Devices (Auckl), 2012, 5:89–96.

[47] Chan KK, Arthur JD. External haemorrhoidal thrombosis: evidence for current management. Tech Coloproctol, 2013, 17(1):21–25.

[48] Murphy PB, Schlachta CM, Alkhamesi NA. Surgical management for rectal prolapse: an update. Minerva Chir, 2015, 70(4):273–282.

[49] Tou S, Brown SR, Nelson RL. Surgery for complete (full-thickness) rectal prolapse in adults. Cochrane Database Syst Rev, 2015, 11(11):CD001758.

[50] Mistrangelo M, Tonello P, Brachet Contul R, et al. Perineal stapled prolapse resection for full-thickness external rectal prolapse: a multicentre prospective study. Colorectal Dis, 2016, 18(11):1094–1100.

[51] Edden Y, Shih SS, Wexner SD. Solitary rectal ulcer syndrome and stercoral ulcers. Gastroenterol Clin North Am, 2009, 38(3):541–545.

[52] Zhu QC, Shen RR, Qin HL, et al. Solitary rectal ulcer syndrome: clinical features, pathophysiology, diagnosis and treatment strategies. World J Gastroenterol, 2014, 20(3):738–744.

[53] Abid S, Khawaja A, Bhimani SA, et al. The clinical, endoscopic and histological spectrum of the solitary rectal ulcer syndrome:

a single-center experience of 116 cases. BMC Gastroenterol, 2012, 12:72.

[54] Sharma M, Somani P, Patil A, et al. Endoscopic ultrasonography of solitary rectal ulcer syndrome. Endoscopy, 2016, 48(suppl 1 UCTN):E76–E77.

[55] Rao SS, Benninga MA, Bharucha AE, et al. ANMS-ESNM position paper and consensus guidelines on biofeedback therapy for anorectal disorders. Neurogastroenterol Motil, 2015, 27(5):594–609.

[56] Waniczek D, Rdes J, Rudzki MK, et al. Effective treatment of solitary rectal ulcer syndrome using argon plasma coagulation. Prz Gastroenterol, 2014, 9(4):249–253.

[57] Ihnat P, Martinek L, Vavra P, et al. Novel combined approach in the management of non-healing solitary rectal ulcer syndrome—laparoscopic resection rectopexy and transanal endoscopic microsurgery. Wideochir Inne Tech Malo Inwazyjne, 2015, 10(2):295–298.

[58] Beaty JS, Shashidharan M. Anal fissure. Clin Colon Rectal Surg, 2016, 29(1):30–37.

[59] Whatley JZ, Tang SJ, Glover PH, et al. Management of complicated chronic anal fissures with high-dose circumferential chemodenervation (HDCC) of the internal anal sphincter. Int J Surg, 2015, 24(pt A):24–26.

[60] Vershenya S, Klotz J, Joos A, et al. Combined approach in the treatment of chronic anal fissures. Updates Surg, 2015, 67(1): 83–89.

[61] Hussain ZH, Whitehead DA, Lacy BE. Fecal impaction. Curr Gastroenterol Rep, 2014, 16(9):404.

[62] Baltazar G, Sahinoglu S, Betler M, et al. Rectal stercoral ulcer perforation. Am Surg, 2012, 78(12):E515–E516.

VI

第VI部分

胆、胰、肝、腹膜疾病

第41章 良性胆道疾病

Guido Costamagna, Pietro Familiari, Cristiano Spada

41.1 概 述

良性胆道疾病可发生在各种创伤和非创伤性情况下。在临床中，良性胆道狭窄是最常见的良性胆道疾病。良性胆道狭窄的发病率和死亡率很高，很难治疗。其发病原因较多，最常见的是术后损伤（如胆囊切除术后）、原位肝移植、慢性胰腺炎和慢性胆管病变（如原发性硬化性胆管炎）。良性胆道疾病的准确诊断与治疗基于与流行病学、临床和实验室数据影像学相关结果。

41.2 术后胆道狭窄

良性胆道狭窄在一般人群中很少发生，需要内科、外科、病理和影像学医生会诊，以便进行适当的评估和管理。良性胆道狭窄可能是由多种非肿瘤性疾病引起。在西方国家，医源性狭窄是最常见的良性胆道狭窄，在所有良性狭窄中占80%。腹腔镜胆囊切除术后，医源性胆管损伤的发生率增加了2~3倍（0.3%~ 0.7%）[1-2]。这主要是由术者在腹腔镜手术中对解剖结构的错误识别，急性炎症或胆囊窝纤维粘连，过度使用电刀、金属夹、缝线和结扎位置不准确引起[1,3]。胆囊切除术后狭窄常累及肝胆管或胆总管。术后早期临床及生化表现明显,并且可能与黄疸和胆管炎有关，也可能与胆汁泄漏引起的腹膜炎有关。迟发性胆道狭窄通常与缺血性损伤或胆总管再吻合有关，出现时间取决于患者纤维化发生率[3]。

用于评价胆道狭窄的主要分型基于狭窄位置的 Bismuth 分型 [4]（图 41.1）。

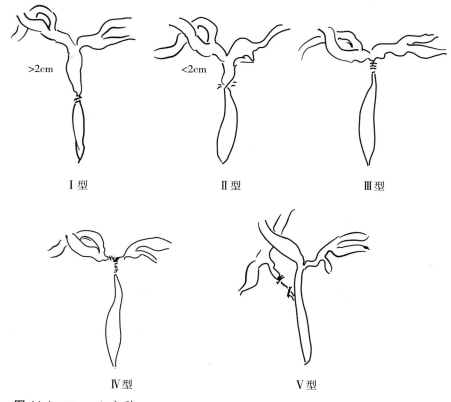

I 型　　　　　Ⅱ 型　　　　　Ⅲ 型

Ⅳ型　　　　　V型

图 41.1 Bismuth 分型

原位肝移植术后可能出现几种胆道并发症，包括狭窄、胆汁渗漏和胆道充盈缺损。良性胆道狭窄是肝移植最常见的并发症。接受肝移植的患者发生胆道狭窄的风险最高为 20%~30%。胆道狭窄可在术后早期（<30d）或术后晚期（>30d）发生，可能为吻合口狭窄，也可能为或非吻合口狭窄（图 41.2）。早期狭窄可能是供体与受体之间胆总管大小不匹配的结果。这也可能是由于手术

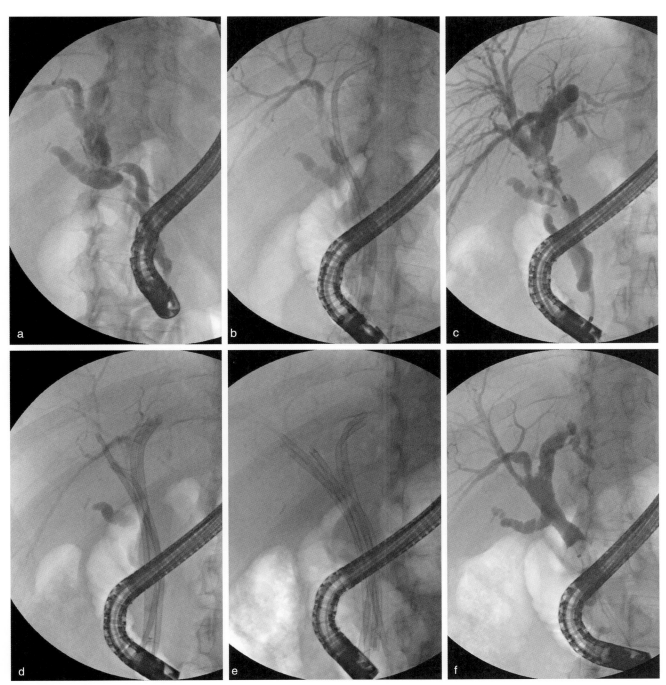

图 41.2　肝移植术后吻合口胆道狭窄。通过为患者放置多个胆管塑料支架使狭窄胆管逐渐扩张。a. 经内镜逆行胆胰管成像（ERCP）显示吻合口狭窄。供体胆总管在狭窄处上方扩张。在胆道造影中，应注意 2 个胆管残端，1 个为供体和 1 个为受体。b. 2 个塑料支架被并排插入以扩张狭窄的胆管。c. 术后 3 个月吻合口狭窄仍持续存在。d. 4 个塑料支架被并排植入。e. 3 个月后，共植入 6 个塑料支架，以持续扩张狭窄。f. 6 个支架持续扩张 3 个月后，即行第 1 次 ERCP 术后 9 个月，吻合口狭窄完全缓解，支架被取出

技术引起的，常常是由于吻合技术的原因。肝空肠吻合术比胆管吻合术更容易导致早期胆道狭窄的发生。晚期胆道狭窄通常与缺血性损伤有关，这会导致更高的再移植率或手术修正率[3]。吻合口狭窄继发于纤维化，由受体胆总管与供体肝胆管交界处的局灶性狭窄所致。约80%的肝移植术后胆道狭窄是吻合口狭窄。非吻合口狭窄是由于肝动脉血栓形成或狭窄所致胆道缺血及供体器官缺血时间延长所致。通常情况下，从肝门开始，并可能进展到肝内导管。与吻合口狭窄相比，肝移植术后非吻合口狭窄对内镜治疗的反应较差，高达25%~50%的患者即将或正在接受再次移植。

临床上良性胆道狭窄可表现为疼痛、黄疸、胆管炎、瘙痒，或仅伴有肝功能改变（胆红素、碱性磷酸酶和 γ-谷氨酰转肽酶）。在原位肝移植患者中，胆道狭窄的临床表现可能发生在术后早期或术后数年。

超声是诊断胆管扩张的首选影像学方法。超声在检测梗阻程度方面也是有用和准确的。CT扫描能够提示胆管扩张、胆道梗阻的根本原因及可能的并发症（即胆管脓肿）[5]。此外，CT扫描有助于鉴别良性和恶性胆道狭窄。磁共振胆胰管成像（MRCP）能准确地描述胆管解剖结构、狭窄部位和狭窄长度，其对经内镜逆行胆胰管成像（ERCP）前评估及制定手术非常有用。与ERCP不同，MRCP具有无创成像的优点，不存在任何与手术相关的并发症的风险，可以评估胆道系统的狭窄程度。对于肝移植术后发生非吻合口狭窄的患者，应考虑通过多普勒超声和（或）CT或磁共振血管成像（MRA）对肝动脉血栓形成或狭窄进行评估。肝动脉血流受限是导致非吻合口狭窄的一个已知原因，可能需要血管内支架植入术、溶栓或手术治疗[3]。超声内镜（EUS）可提高ERCP鉴别良性和恶性胆道狭窄的准确性，以及超声内镜引导细针穿刺抽吸术（EUS-FNA）的可行性。EUS与ERCP相结合的诊断准确率（高达85%）高于单独使用EUS-FNA或ERCP引导下的活检（诊断准确率分别为70%和67%）[6-7]。在过去的几年中，已经出现了几种用于评估胆道狭窄和腔内组织特征的诊断方法。这些诊断方法主要是在鉴别恶性和良性胆道狭窄时使用，包括

胆管腔内超声检查、经口胆管镜检查、共聚焦激光显微内镜（pCLE）检查和光学相干断层成像（OCT）。这些技术中的大多数仍在临床试验评估中[1,3]。

微创手术如内镜或经皮经肝胆道扩张和支架植入术被认为是治疗医源性狭窄的首选方法[8]。然而，考虑到进入途径，内镜检查比经皮入路更受欢迎，因为内镜检查发病率降低，疗效更好，并且能够提高患者的舒适度。ERCP已成为治疗胆道狭窄的首选干预手段。术后胆道狭窄得益于"侵入性"的内镜入路，可每3个月更换1次支架，植入越来越多的塑料支架，直到狭窄完全消失为止，这与治疗持续时间无关[1,9,10]。与单独放置1个或2个支架相比，放置多个并排的大口径塑料支架可以改善良性胆道狭窄的长期预后（为期1年，每3个月更换1次）。肝移植后的吻合口狭窄也可以通过这种积极的方法受益。这种方法对术后狭窄有很好的疗效（80%~90%）[3,11-12]。患者如有可能接受内镜治疗，为了支架能够顺利植入，括约肌切开术是必要的。尽管植入多个塑料支架的成功率很高，但仍需要多次治疗。由于放置单个全覆膜的自膨胀式金属支架（fcSEMS）至少相当于3个并排塑料支架的径向扩张，一些小型临床试验的初步研究结果支持该假设，即fcSEMS的应用对良性狭窄患者有益。这些研究的结果通常是矛盾的，长期发病率很高。此外，回顾性研究和非随机设计、小样本量及部分经过狭窄治疗的患者的纳入也限制了这些研究[13-15]。最近在一项精心设计的试验中，有16例患者被随机分配多个塑料支架或单个fcSEMS，按狭窄病因分层，每3个月（塑料支架）或每6个月（fcSEMS）进行内镜再评估。患者在狭窄解除后随访12个月，以评估复发情况。在良性胆道狭窄且胆管直径≥6mm，覆膜金属支架与胆囊管不重叠的情况下，fcSEMS在12个月后达到狭窄消退的效果并不亚于多个塑料支架。因此，在特定的情况下，金属支架应该被认为是良性胆道狭窄患者合适的选择。在内镜和经皮治疗失败的情况下，手术是一种有效的治疗方法。

41.3 慢性胰腺炎与胆总管狭窄

慢性胰腺炎可导致胆总管胰腺段梗阻，胆总

管胰腺段梗阻占良性胆道狭窄的 10%。3%～46% 的慢性胰腺炎患者可出现胰腺内胆道狭窄[17-21] 并会严重影响病程。胆道狭窄通常会使长期存在的疾病复杂化，这是由于胰头实质严重纤维化，发生挤压并使远端胆总管变窄导致的。慢性胰腺炎胰腺实质纤维化是一个缓慢、不可逆的过程，狭窄通常发生在本病自然病程的较晚阶段。然而，慢性胰腺炎相关的胆道狭窄也可在最近诊断出疾病的患者中发现，可能是急性胰腺炎时胰头水肿压迫胰腺内胆管的结果。这些狭窄可自发消退，或在更严重的情况下，持续存在并需要胆管引流。慢性胰腺炎患者的胆道狭窄也可能是外在压迫的结果，如胰腺假囊肿、潴留囊肿或有间隔的胰腺坏死。这些狭窄通常在胰液引流后消失。在内镜下治疗疑似慢性胰腺炎相关胆道狭窄之前，合理排除恶性肿瘤是至关重要的，因为这种内镜下治疗通常持续 1 年，且胰腺癌病程发展较快。与对照人群相比，慢性胰腺炎患者患胰腺癌的风险更高。慢性胰腺炎患者应定期进行 CT 扫描和（或）EUS 检查，以早期发现可疑结节和肿块。

胆道狭窄的临床表现形式多样，从肝功能检查的轻度升高到完全胆道梗阻时的严重黄疸都可能出现。与慢性胰腺炎有关的胆道狭窄的偶然发现占病例总数的 17%[17]。腹痛通常被认为是大多数患者的主要症状，但主要是由急性胰腺炎引起，而不是由胆道狭窄本身引起的。黄疸作为先兆表现占确诊患者的 30%～50%[5,17]。胆汁淤积症的肝功能测试结果和生化指标，包括碱性磷酸酶和 γ-谷氨酰转肽酶的改变，在胆红素水平正常后可能会持续数周。少数继发于慢性胰腺炎的胆道狭窄患者可发展为继发性胆汁性肝硬化。

腹部超声检查时，胆总管扩张与胆汁淤积的生化检查指标升高相结合，通常可以诊断为胆道狭窄。CT 扫描通常用于排除肿瘤，评估慢性胰腺炎的严重程度，鉴别结石和钙化，并指导治疗方案。MRCP 有助于鉴别良性和恶性胆道狭窄。然而，由于狭窄的影像学表现有很大的变异性，胆道造影的特征是不可靠的。细胞学和组织学的确诊通常用于排除恶性肿瘤的存在。ERCP 可进行细胞刷片检查和胆道活检，但取样的灵敏度较低。由于安全性和诊断准确性，EUS 引导下的 FNA 被选择用于从胆管增厚和（或）胰腺肿块获得细胞学和组织学样本[17,22]。

建议慢性胰腺炎相关的胆道狭窄的患者在出现症状（如胆管炎、黄疸）时，继发胆汁性肝硬化、胆管结石、胆道狭窄进展时，或当无黄疸性胆汁淤积（血清碱性磷酸酶水平超过上限的 2 倍）持续 1 个月以上时，及时接受治疗。慢性胰腺炎相关性胆道狭窄患者的治疗方案应根据患者的病情进行仔细评估和调整。与其他良性胆道狭窄相比，慢性胰腺炎相关性胆道狭窄更难以扩张。实质钙化和结石的存在增加了狭窄的纤维化和致密性，这些狭窄通常是永久性的，单纯扩张后只有部分获益，且不持续。此外，还应考虑到发生胰腺癌的风险。应认真考虑慢性胰腺炎相关胆道狭窄的外科治疗的可能性，尤其是在健康状况良好且预期寿命较长的年轻患者中。在这样的患者中，手术引流仍然被认为是金标准。然而，反复发作性胰腺炎导致的并发症和局部结果，或患者的选择权都可能是手术的禁忌。ERCP 和支架植入术可能是治疗慢性胰腺炎继发胆道狭窄的首选干预措施。如果狭窄在治疗 1 年后没有消失，患者应行肝空肠吻合术。使用内镜下植入单一的胆道塑料支架治疗慢性胰腺炎引起的胆总管狭窄时，长期疗效令人失望[23]。多个塑料支架的支架植入术在 60%～92% 的病例中取得了成功[24-25]。任何持续存在并与胆汁淤积的生化标志物改变相关的胆道狭窄都可通过外科手术或内镜进行引流治疗[17]。为了减少继发性胆汁性肝硬化和胆管炎发生的风险，当胆道阻塞频繁复发时，也需要进行胆管引流。无症状患者或胆汁淤积生化指标轻微升高的患者，应密切监测肝功能，保守治疗。内镜下胆道狭窄扩张支架植入术是治疗的选择之一。通常情况下，1/3 左右接受单一塑料支架植入 3～6 个月后的患者胆道狭窄消失。采用多个同时并排支架使胆道恢复的方法似乎优于单支架植入，从而长期获益。自膨胀式金属支架在慢性胰腺炎相关性胆道狭窄患者中期随访中显示出良好的疗效，与塑料支架植术入相比，对于不适合手术的患者可能是一种更有效的治疗方法[14,26-28]。对于不适合手术的慢性胰腺炎相关狭窄患者，全覆膜、可移动式、自膨胀式金属支架的作用尤其令人感兴趣。这些患者可能需要长期支架植入：与恶性肿瘤患者不同的是，这些患者的预期寿命较长，塑料支架在狭窄和纤维化狭窄的情况下通常不能提供持续的获益。fcSEMS 直径大，可使胆道狭窄得到扩张，促进胆汁长期引流顺畅，减少支架置换术和胆管炎引起的住院次数。fcSEMS 可以非常容易地移除和交换，它们的植入不需要非常特殊的技能[26]（图 41.3）。不利的方面是，fcSEMS 长期植入可引起一些并发症，包括 fcSEMS 迁移、嵌入胆总管及后续 fcSEMS 移除困难，以及 fcSEMS 近端增生过度，这些可能导致新的狭窄。

41.4　原发性硬化性胆管炎

原发性硬化性胆管炎是一种慢性胆汁淤积性肝病，其特点是肝内、肝外胆管进行性纤维化、炎性受累，导致胆汁淤积和肝硬化。纤维化炎症过程是导致肝内和肝外胆管纤维化狭窄和囊状扩

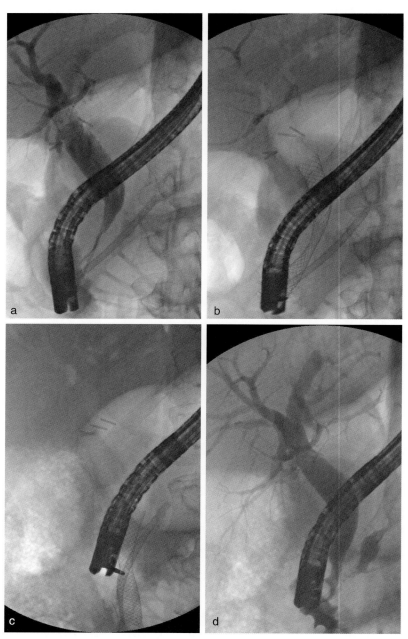

图 41.3　慢性胰腺炎相关性胆道狭窄。a. ERCP 显示胆总管远端有规则狭窄。1 个塑料支架已经被植入胰管内治疗狭窄。b. 一种全覆膜自膨胀式金属支架（fcSEMS）被植入胆总管中。c. 1 年后，fcSEMS 很容易用异物钳取出。d. 最后 1 次胆道造影显示胆道狭窄解除

张的主要原因，影像学诊断提示肝外胆管呈串珠状 [3,29-31]。大多数原发性硬化性胆管炎患者也受到炎症性肠病（即溃疡性结肠炎）的影响。目前尚未证实药物治疗可用于治疗能导致终末期肝病和需要肝移植的原发性硬化性胆管炎。约有 40% 的原发性硬化性胆管炎患者可能会出现显性狭窄，这种狭窄会导致胆道梗阻，需要内镜治疗 [3,32-34]。尽管临床表现各不相同，但当原发性硬化性胆管炎患者出现临床生化恶化和严重胆汁淤积时，内镜治疗起着重要作用。主要原因是胆道狭窄累及胆总管或左右肝内胆管。这些狭窄可通过 MRI 准确地诊断，并且可以采用充气扩张或支架植入术进行内镜治疗。目前可用的治疗方法中没有一种是长期有效的。内镜下支架植入术的确切效果是不确定的，因为相关证据主要是基于小型的回顾性研究，没有前瞻性的随机对照试验将球囊扩张术与内镜下支架植入术进行比较。支架植入术在某些患者中可能是有害的，因为包括支架阻塞和胆管炎在内的并发症可能比单纯接受球囊扩张的患者更常见 [3,35-37]。内镜扩张的目的是扩张狭窄，并将血清碱性磷酸酶水平降至正常值上限的 1.5 倍 [3,38-40]。如果单纯水压扩张不成功，原发性硬化性胆管炎患者建议短期（2 周）单纯使用塑料支架治疗；较长时间的支架植入会增加胆管炎的风险。在 ERCP 中，应常规对狭窄部位

进行细胞学检查，因为原发性硬化性胆管炎患者患胆管癌的风险为 20%~30%[41-42]。ERCP 应谨慎进行，只有在严格控制原发性硬化性胆管炎患者指征的情况下才可行 ERCP 检查。终末期肝病患者在 ERCP、球囊扩张或支架植入术后可观察到健康状况严重恶化（更有可能是由于狭窄上方的污染所致）[12,35,43]。

41.5　胆　漏

　　胆漏通常是手术或创伤的结果。胆漏的愈合是通过降低胆道树和十二指肠之间的压力梯度来实现的。除胆总管完全横断外，几乎所有术后胆漏都可接受内镜治疗。可以使用不同的技术：胆管括约肌切开术、鼻胆管引流术、胆道支架植入术或这些技术相结合。这些技术对数天内的胆漏同样有效 [12,44-46]。内镜下括约肌切开术伴随着即刻、短期和长期并发症，但当残留的胆总管结石出现时，这也是必要的 [46]。无支架植入的括约肌切开术不如单纯支架植入术 [47]。暂时放置鼻胆管引流也是一种选择。它的主要优点是能够维持再次胆道造影的通路，以确认胆漏闭合 [12]（图 41.4）。鼻胆管引流术的缺点包括在等待堵漏时住院时间延长、患者不舒适、引流管移位或无意中脱落 [12]。无论有无括约肌切开术，胆道支架植入术都是应用最广泛的技术。尽管支架植入至少需要 1 次去除支架的重复程序，但与鼻胆管导管

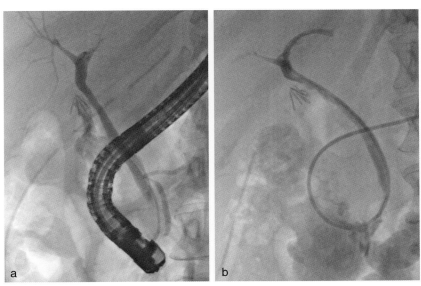

图 41.4　胆囊切除术后胆漏。a. ERCP 显示胆囊管残端有胆漏。进行内镜下括约肌切开术，并放置鼻胆管引流。b. 经鼻胆管引流 5d 后胆道造影显示胆漏完全愈合

相比，支架植入术对患者的不适要小得多。当胆道狭窄与胆漏有关时，植入支架是必需的。有学者对处理胆漏的不同支架（即进行或不进行括约肌切开术的支架、不同的支架尺寸和支架持续时间）进行了比较，均显示出相似的结果[12,48-50]。使用大直径支架（>10F）是避免早期堵塞和改善胆汁流量的首选方法。支架通常在植入后4~8周被移除[12,51]。

（李红　马师洋　译，李路　审）

参考文献

[1] Costamagna G, Boškoski I. Current treatment of benign biliary strictures. Ann Gastroenterol, 2013, 26(1):37–40.

[2] Tee HP, James MW, Kaffes AJ. Placement of removable metal biliary stent in post-orthotopic liver transplantation anastomotic stricture. World J Gastroenterol, 2010, 16(28):3597–3600.

[3] Baron TH, Sr, Davee T. Endoscopic management of benign bile duct strictures. Gastrointest Endosc Clin N Am, 2013, 23(2): 295–311.

[4] Bismuth H, Majno PE. Biliary strictures: classification based on the principles of surgical treatment. World J Surg, 2001, 25(10):1241–1244.

[5] Shanbhogue AK, Tirumani SH, Prasad SR, et al. Benign biliary strictures: a current comprehensive clinical and imaging review. AJR Am J Roentgenol, 2011, 197(2): W295–W306.

[6] Domagk D, Wessling J, Reimer P, et al. Endoscopic retrograde cholangiopancreatography, intraductal ultrasonography, and magnetic resonance cholangiopancreatography in bile duct strictures: a prospective comparison of imaging diagnostics with histopathological correlation. Am J Gastroenterol,2004, 99(9):1684–1689.

[7] Eloubeidi MA, Chen VK, Jhala NC, et al. Endoscopic ultrasound-guided fine needle aspiration biopsy of suspected cholangiocarcinoma. Clin Gastroenterol Hepatol, 2004, 2(3): 209–213.

[8] Memeo R, Piardi T, Sangiuolo F, et al. Management of biliary complications after liver transplantation. World J Hepatol, 2015, 7(29):2890–2895.

[9] Costamagna G, Pandolfi M, Mutignani M, et al. Long-term results of endoscopic management of postoperative bile duct strictures with increasing numbers of stents. Gastrointest Endosc, 2001, 54(2):162–168.

[10] Costamagna G, Tringali A, Mutignani M, et al. Endotherapy of postoperative biliary strictures with multiple stents: results after more than 10 years of follow-up. Gastrointest Endosc, 2010, 72(3):551–557.

[11] Tringali A, Barbaro F, Pizzicannella M, et al. Endoscopic management with multiple plastic stents of anastomotic biliary stricture following liver transplantation: long-term results. Endoscopy, 2016, 48(6):546–551.

[12] Perri V, Familiari P, Tringali A, et al. Plastic biliary stents for benign biliary diseases. Gastrointest Endosc Clin N Am, 2011, 21(3):405–433, viii.

[13] Park JS, Lee SS, Song TJ, et al. Long-term outcomes of covered self-expandable metal stents for treating benign biliary strictures. Endoscopy, 2016, 48(5):440–447.

[14] Oh D, Park DH, Cho MK, et al. Feasibility and safety of a fully covered self-expandable metal stent with antimigration properties for EUS-guided pancreatic duct drainage: early and midterm outcomes (with video). Gastrointest Endosc, 2016, 83(2):366–373.e2.

[15] Devière J, Nageshwar Reddy D, Püspök A, et al. Benign Biliary Stenoses Working Group. Successful management of benign biliary strictures with fully covered self-expanding metal stents. Gastroenterology,2014, 147(2):385–395, quiz e15.

[16] Coté GA, Slivka A, Tarnasky P, et al. Effect of covered metallic stents compared with plastic stents on benign biliary stricture resolution: a randomized clinical trial. JAMA, 2016, 315(12):1250–1257.

[17] Familiari P, Boškoski I, Bove V, et al. ERCP for biliary strictures associated with chronic pancreatitis. Gastrointest Endosc Clin N Am, 2013, 23(4):833–845.

[18] Afroudakis A, Kaplowitz N. Liver histopathology in chronic common bile duct stenosis due to chronic alcoholic pancreatitis. Hepatology, 1981, 1(1):65–72.

[19] Huizinga WK, Thomson SR, Spitaels JM, et al. Chronic pancreatitis with biliar obstruction. Ann R Coll Surg Engl. 1992, 74(2):119-123, discussion 123–125.

[20] Petrozza JA, Dutta SK. The variable appearance of distal common bile duct stenosis in chronic pancreatitis. J Clin Gastroenterol, 1985, 7(5):447–450.

[21] Sand JA, Nordback IH. Management of cholestasis in patients with chronic pancreatitis: evaluation of a treatment protocol. Eur J Surg, 1995, 161(8):587–592.

[22] Lewis JJ, Kowalski TE. Endoscopic ultrasound and fine needle aspiration in pancreatic cancer. Cancer J, 2012, 18(6): 523–529.

[23] Haapamäki C, Kylänpää L, Udd M, et al. Randomized multicenter study of multiple plastic stents vs. covered self-expandable metallic stent in the treatment of biliary stricture in chronic pancreatitis. Endoscopy, 2015, 47(7):605–610.

[24] Pozsár J, Sahin P, László F, et al. Medium-term results of endoscopic treatment of common bile duct strictures in chronic calcifying pancreatitis with increasing numbers of stents. J Clin Gastroenterol, 2004, 38(2):118–123.

[25] Catalano MF, Linder JD, George S, et al. Treatment of symptomatic distal common bile duct stenosis secondary to chronic pancreatitis: comparison of single vs. multiple simultaneous stents. Gastrointest Endosc, 2004, 60(6):945–952.

[26] Perri V, Boškoski I, Tringali A, et al. Fully covered selfexpandable metal stents in biliary strictures caused by chronic pancreatitis not responding to plastic stenting: a prospective study with 2 years of follow-up. Gastrointest Endosc, 2012, 75(6):1271–1277.

[27] Behm B, Brock A, Clarke BW, et al. Partially covered self-expandable metallic stents for benign biliary strictures due to chronic pancreatitis. Endoscopy, 2009, 41(6):547–551.

[28] Cahen DL, Rauws EA, Gouma DJ, et al. Removable fully covered self-expandable metal stents in the treatment of common bile duct strictures due to chronic pancreatitis: a case series. Endoscopy, 2008, 40(8):697–700.

[29] Pitt HA, Thompson HH, Tompkins RK, et al. Primary sclerosing cholangitis: results of an aggressive surgical approach. Ann Surg, 1982,196(3):259–268.

[30] Wiesner RH, LaRusso NF. Clinicopathologic features of the syndrome of primary sclerosing cholangitis. Gastroenterology. 1980, 79(2):200–206.

[31] Chandok N, Hirschfield GM. Management of primary sclerosing cholangitis: conventions and controversies. Can J Gastroenterol, 2012, 26(5):261–268.

[32] Stiehl A, Rudolph G, Klöters-Plachky P, et al. Development of dominant bile duct stenoses in patients with primary sclerosing cholangitis treated with ursodeoxycholic acid: outcome after endoscopic treatment. J Hepatol, 2002,36(2):151–156.

[33] Björnsson E, Lindqvist-Ottosson J, Asztely M, et al. Dominant strictures in patients with primary sclerosing cholangitis. Am J Gastroenterol, 2004,99(3):502–508.

[34] Boberg KM, Jebsen P, Clausen OP, et al. Diagnostic benefit of biliary brush cytology in cholangiocarcinoma in primary sclerosing cholangitis. J Hepatol, 2006,45(4):568–574.

[35] Kaya M, Petersen BT, Angulo P, et al. Balloon dilation compared to stenting of dominant strictures in primary sclerosing cholangitis. Am J Gastroenterol, 2001, 96(4):1059–1066.

[36] Ahrendt SA, Pitt HA, Kalloo AN, et al. Primary sclerosing cholangitis: resect, dilate, or transplant? Ann Surg, 1998, 227(3):412–423.

[37] Linder S, Söderlund C. Endoscopic therapy in primary sclerosing cholangitis: outcome of treatment and risk of cancer. Hepatogastroenterology, 2001,48(38):387–392.

[38] Al Mamari S, Djordjevic J, Halliday JS, et al. Improvement of serum alkaline phosphatase to <1.5 upper limit of normal predicts better outcome and reduced risk of cholangiocarcinoma in primary sclerosing cholangitis. J Hepatol, 2013, 58(2):329–334.

[39] Stanich PP, Björnsson E, Gossard AA, et al. Alkaline phosphatase normalization is associated with better prognosis in primary sclerosing cholangitis. Dig Liver Dis, 2011, 43(4): 309–313.

[40] Lindström L, Hultcrantz R, Boberg KM, et al. Association between reduced levels of alkaline phosphatase and survival times of patients with primary sclerosing cholangitis. Clin Gastroenterol Hepatol,2013, 11(7):841–846.

[41] Chapman MH, Webster GJ, Bannoo S, et al. Cholangiocarcinoma and dominant strictures in patients with primary sclerosing cholangitis: a 25-year single-centre experience. Eur J Gastroenterol Hepatol, 2012, 24(9):1051–1058.

[42] Novotný I, Dítě P, Trna J, et al. Immunoglobulin G4-related cholangitis: a variant of IgG4-related systemic disease. Dig Dis, 2012, 30(2):216–219.

[43] Al-Kawas FH. Endoscopic management of primary sclerosing cholangitis: less is better! Am J Gastroenterol, 1999, 94(9): 2235–2236.

[44] Bjorkman DJ, Carr-Locke DL, Lichtenstein DR, et al. Postsurgical bile leaks: endoscopic obliteration of the transpapillary pressure gradient is enough. Am J Gastroenterol, 1995, 90(12):2128–2133.

[45] Pinkas H, Brady PG. Biliary leaks after laparoscopic cholecystectomy: time to stent or time to drain. Hepatobiliary Pancreat Dis Int, 2008, 7(6):628–632.

[46] Agarwal N, Sharma BC, Garg S, et al. Endoscopic management of postoperative bile leaks. Hepatobiliary Pancreat Dis Int, 2006, 5(2):273–277.

[47] Kaffes AJ, Hourigan L, De Luca N, et al. Impact of endoscopic intervention in 100 patients with suspected postcholecystectomy bile leak. Gastrointest Endosc, 2005, 61(2):269–275.

[48] Mavrogiannis C, Liatsos C, Papanikolaou IS, et al. Biliary stenting alone versus biliary stenting plus sphincterotomy for the treatment of post- laparoscopic cholecystectomy biliary leaks: a prospective randomized study. Eur J Gastroenterol Hepatol, 2006, 18(4):405–409.

[49] Katsinelos P, Kountouras J, Paroutoglou G, et al. The role of endoscopic treatment in postoperative bile leaks. Hepatogastroenterology, 2006, 53(68):166–170.

[50] Katsinelos P, Kountouras J, Paroutoglou G, et al. A comparative study of 10-Fr vs. 7-Fr straight plastic stents in the treatment of postcholecystectomy bile leak. Surg Endosc, 2008, 22(1): 101–106.

[51] Shah JN. Endoscopic treatment of bile leaks: current standards and recent innovations. Gastrointest Endosc, 2007, 65(7): 1069–1072.

第42章 恶性胆道疾病

Ming-Ming Xu, Nikhil A. Kumta, Michel Kahaleh

42.1 概 述

胆管癌是一类出现在胆管内的异质型上皮性肿瘤。根据其沿胆道的纵向分布范围，这些肿瘤通常分为远端癌、肝门癌和肝内癌，并且在发病机制、分子特征和治疗方面也有差异。由于该疾病有侵袭性的自然病史，而且在诊断时通常属于晚期阶段，往往预后很差。对于早期胆管癌，手术切除和肝移植是唯一的治疗方法。本章将回顾影像学检查和内镜检查在诊断恶性胆道疾病方面的进展，以及外科手术、肝移植和内镜姑息治疗、局部和辅助治疗等治疗方法。

42.2 诊断方法

胆管癌的早期诊断是预后最重要的决定因素，因为只有少数可切除病灶的患者才有可能进行手术切除和肝移植。大多数患者出现在晚期，由于胆道梗阻、疼痛或体重减轻而出现临床症状。恶性胆道疾病诊断中的一个挑战是，这些症状也可以在良性胆道狭窄中看到，尽管恶性和良性胆道狭窄的临床结局有明显的差异，但它们之间的鉴别往往是具有挑战性的（表42.1）。实验室检查通常可显示肝脏化学反应在胆道梗阻时的变化模式，尽管肿瘤标记物如CA19-9和癌胚抗原经常被用来帮助诊断，但目前的数据不支持它们独立诊断胆管癌。血清CA19-9的正常值>37U/mL，对恶性狭窄的灵敏度和特异度分别为73%和63%，但在良性胆汁淤积症中也可以升高[1]。

42.2.1 放射成像

CT、MRI或磁共振胆胰管成像（MRCP）已成为评估可疑的恶性胆道梗阻的标准成像工具。多层螺旋CT在门静脉期可显示典型的肿块或低衰减性胆管增厚，伴或不伴近端胆管扩张[2]（图42.1）。CT在检测血管受累和远处转移方面有很高的准确性，但在评估肿瘤的纵向范围和局部淋巴结侵犯方面却不太准确[3]。据报道，MRI/

MRCP在评估肿瘤范围和可切除性方面的准确率为95%，CT在评估胆管癌的可切除性方面的总准确率为60%~88%[4,6]。MRCP具有避免静脉造影和放射的优点，同时具有与经内镜逆行胆胰管成像（ERCP）相似的敏感度和特异度，能够确定梗阻的水平或位置。在一项诊断恶性肿瘤的大型荟萃分析中，其灵敏度为88%，特异度为95%[7]。

表 42.1 疑似胆道狭窄的鉴别诊断

良性胆道狭窄的原因	恶性胆道狭窄的原因
胆总管结石	胆管癌
术后狭窄	肝细胞癌
肝移植后狭窄	胰腺腺癌
辐射致狭窄	壶腹部癌
原发性硬化性胆管炎	胆囊癌
IgG4胆管病变	转移性疾病或淋巴结病
良性纤维性狭窄	
HIV胆管疾病	

HIV：人类免疫缺陷病毒；IgG4：免疫球蛋白G4

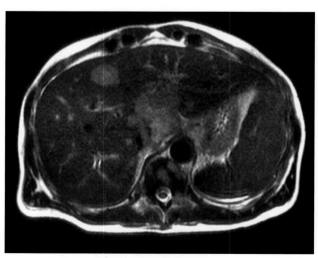

图 42.1 肝门部胆管细胞癌MRI成像

42.2.2　ERCP

尽管 MRCP 在描述胆道梗阻和胆道狭窄的可疑原因方面具有很高的准确性，但它最终不能提供明确的组织学诊断。刷片细胞学检查和胆道内活检的 ERCP 是可疑胆道恶性肿瘤组织初步取样的标准方法。ERCP 的局限性是已知的刷片细胞学检查对恶性肿瘤的灵敏度差，为 23%~56%，尽管其特异度高达近 100%[8-11]。这可能是多种因素的结果，包括肿瘤引起的结缔组织增生反应、狭窄的解剖位置和标本处理过程中的细胞损失。采用刷片细胞学检查前尝试将狭窄扩张 2 次，灵敏度仅从 27% 提高到 34%[12]。当胆道内活检结合刷片细胞学检查时，灵敏度可提高到 70%[13]。有研究者采用程序化方法进行重复组织取样，并仔细进行现场细胞病理学和标本处理，即"粉碎方案"，实现了胆道恶性肿瘤 72% 的现场病理诊断[14]。

42.2.3　荧光原位杂交

荧光原位杂交（FISH）技术是一种新的辅助技术，它使用荧光标记的 DNA 探针检测染色体的非整倍体或多倍体，这在胆管癌患者中高达 80%[15]（图 42.2）。商用探针以 3 号、7 号、17 号染色体和 9 号染色体的 9p21 位点为靶点。当 4 个探针都用于不确定的胆道狭窄时，FISH 对恶性肿瘤的灵敏度为 84%，特异度为 97%[16]，FISH 可显著提高 ERCP 常规细胞学的诊断率，无须额外的高特异性措施。然而，在原发性硬化性胆管炎患者中，FISH 的可靠性较差，对胆管癌的灵敏度仅为 47%，特异度为 100%，阳性预测值为 100%，阴性预测值为 88%[17]。

42.2.4　胆管镜检查

单操作员胆管镜系统通常被称为直接可视化系统（Boston Scientific，Natick，Massachusetts，United States）既可以实现胆道的直接可视化，也可以使用微型活检钳直接进行组织取样。该系统由一个 10-F 的接入和传输导管组成，通过该导管插入光纤探头，提供 6 000 像素的图像，具有四向尖端可操作性，每个方向都有 30°的视角。整个系统经传统的 ERCP 胆道接入后，通过导丝辅助引入胆道树，并通过十二指肠镜的工作通道进行匹配。1 个一次性的 3-F 微型活检钳可以插入 SpyScope 工作通道进行直观的活检。直接胆管镜既能直观地将不确定的狭窄定性为良性或恶性，又能对可疑病变进行视觉定位活检（图 42.3）。Chen 等发表了一项大规模的前瞻性、多中心单操作员胆管镜系统操作特性观察性的研究，该研究纳入 226 例患者，结果显示该操作系统灵敏度为 78%，特异度为 82%[18]，比 Spybit 活检具有更高的灵敏度，Spybit 活检对恶性肿瘤的灵敏度为 47%，特异度为 98%[18]。使用胆管镜检查诊断恶性胆道狭窄的主要局限性是观察者缺乏相同的使用标准。肿瘤血管征已被证明是恶性肿瘤的一个特征，但灵敏度较低，为 61%[19]。一项关于专业内镜医生评估胆管镜下无差别的胆道狭窄影像资料的多盲回顾性研究显示，良性胆道狭窄和恶

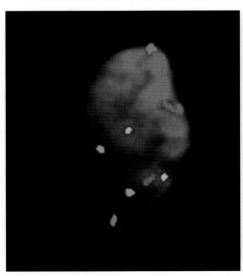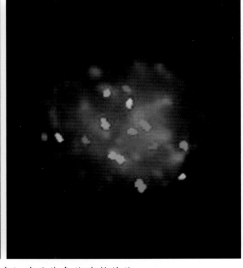

图 42.2　荧光原位杂交（FISH）显示恶性肿瘤细胞呈染色体非整倍体

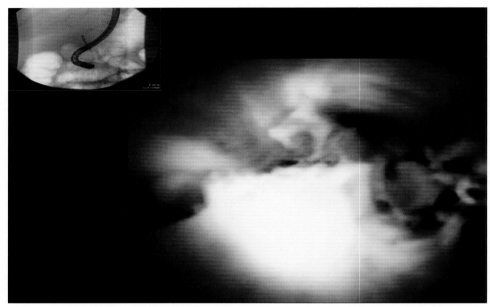

图 42.3 恶性胆道狭窄的单操作员胆管镜检查

性胆道狭窄的最终诊断是一致的[20]。单操作员胆管镜系统的明显并发症为胆管炎，其发生率高于 ERCP（7% *vs* 3%）[21]。一种新型数字系统最近被推向市场（Digital Spyglass，Boston Scientific），这种数字系统能够提供更好的导管内成像。然而，我们需要更多的数据来确认其早期诊断的准确性[22]。

42.2.5　超声内镜引导下细针吸取

　　超声内镜（EUS）对 ERCP 在胆管癌的评估和分期中具有重要的补充作用。在横截面成像上没有可见肿块的情况下，EUS 可以识别可疑的胆管增厚，并评估病灶的局部淋巴血管侵犯情况[23]（图 42.4）。据报道，与近端肿瘤相比，超声内

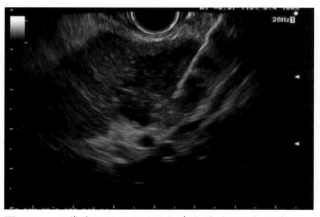

图 42.4　胆管癌细针吸取时的超声内镜（EUS）图像

镜引导细针穿刺抽吸术（EUS-FNA）对胆管癌的灵敏度为 53%~89%，远端胆管癌的表现更好[24-28]。EUS-FNA 灵敏度在先前放置胆道支架的患者中也较低，这可能导致声影[23]。最后，在近端胆管癌的 FNA 过程中，理论上存在通过针管腹腔植入恶性细胞的风险，这促使一些肝移植中心将此技术视为移植的禁忌证[29]。因此，在尝试对近端胆管癌进行 EUS-FNA 之前，必须考虑胆管癌的可切除性和移植潜力。

42.2.6　胆管腔内超声

　　随着超声内镜和胆管腔内超声技术的发展，为了在 ERCP 过程中进一步加强胆管内成像，使高频探头直接引导到胆管系统，学界已制定胆管腔内超声诊断标准以帮助区分良性和恶性胆道狭窄[30]（表 42.2）。在恶性胆道狭窄中，使用胆管腔内超声可将 ERCP 的诊断准确率从 58% 提高到 83%，诊断灵敏度提高到 80%~90%，特异度提高到 83%[31-32]。此外，由于探头靠近靶向肿瘤的可操作性，与标准超声心动图相比，胆管腔内超声可提高肝门部胆管癌局部分期的准确性[33-34]。

42.2.7　探头式共聚焦激光显微内镜

　　探头式共聚焦激光显微内镜（pCLE，Cellvizio，Mauna Kea Technologies，Paris，France）是另一种先进的成像技术，它利用激光在 ERCP 期间实时提供胆道上皮的体内显微图像。共焦微型探头

表 42.2　恶性胆道狭窄的胆管腔内超声诊断标准

正常三层型胆管壁破裂
边缘不规则的低回声肿块
异源回波图
侵入邻近结构
恶性淋巴结病（大、低回声、圆形）

经许可引自 Farrell RJ, Agarwal B, Brandwein SL, et al. Intraductal US is a useful adjunct to ERCP for distinguishing malignant from benign biliary strictures. Gastrointest Endosc, 2002, 56(5):681–687

进入十二指肠镜的工作通道，直接作用于胆道组织。最近，为了提高其对恶性肿瘤的特异度并更好地描述胆道狭窄中良性炎症的变化，对良性和恶性胆道狭窄的诊断标准进行了改进（巴黎分类）[35-36]（图 42.5）。关于巴黎分类的一项前瞻性、多中心研究表明 pCLE 与 ERCP 联合应用对恶性胆道狭窄的即刻诊断灵敏度为 89%，特异度为 71%，诊断准确率为 82%[36]。pCLE 的一个主要局限是，即使在 pCLE 的专家级别用户中，其应用标准也缺乏一致性[37]。

42.3　分类系统

胆管癌根据其解剖位置分为肝外癌和肝内癌。肝外胆管癌包括肝门部和远端胆总管肿瘤。根据 Bismuth 分型，肝门部肿瘤可进一步分为 Ⅰ~Ⅳ 型，这是根据肿瘤沿着胆道树的纵向延伸来描述肿瘤的[38-39]（图 42.6）。Ⅰ 型是指局限于胆总管汇合部前的肿瘤，Ⅱ 型肿瘤累及胆总管汇合部，Ⅲ 型肿瘤累及胆总管汇合部和肝右管（ⅢA）或肝左管（ⅢB），Ⅳ 型为多灶性病变，肿瘤累及肝管汇合部及肝左右管。值得注意的是，Bismuth 分型是一个描述肝门部胆管癌的解剖系统，而不是一个预后分期系统。胆管癌的临床分期以 TNM 分期为基础。在组织学上，腺癌是胆管癌最常见的病理类型，其他病理亚型不常见，包括乳头状腺癌、肠型腺癌、透明细胞腺癌、印戒细胞癌和鳞状细胞癌[40]。

42.4　指南和系统性评价

2013 年，美国消化内镜学会（ASGE）发布了评估胆道肿瘤的指南[41]。

以上讨论的所有方法都在指南中被重新审视和引用，作为疑似胆道狭窄诊断检查的补充工具。ASGE 指南中没有特别说明使用顺序或优先选用的流程。英国胃肠病学会还在 2012 年发布了最新的胆管癌指南（表 42.3）[42]。我们建议在疑似恶性胆道肿瘤患者中进行检查时使用这些方法（图 42.7）。

42.5　治疗方法

42.5.1　标准技术
◆ 手　术

手术切除阴性边缘或 R0 切除是早期胆管癌的唯一性治疗根治方法。肝内胆管癌仅采用节段性切除或肝叶切除术治疗，3 年生存率为 60%，5

巴黎分型标准

正常胆管
1. 细暗分支带的网状网络（<20μm）：细胶原束
2. 浅灰色背景：淋巴窦
3. 探头式共聚焦激光显微内镜图像

探头式共聚焦激光显微内镜图像

炎性狭窄
1. 多条白色带：血管
2. 病变区暗颗粒图像
3. 病变区的扩张区域
4. 增厚的网状结构

恶性狭窄
1. 厚白色带（>20μm）：血管
2. 厚暗色带（>40μm）：直径增大的胶原束
3. 上皮细胞
4. 暗色团块

荧光显微镜图像　　探头式共聚焦激光显微内镜图像

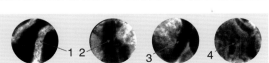

图 42.5　探头式共聚焦激光显微内镜（pCLE）在良性和恶性狭窄中的分类

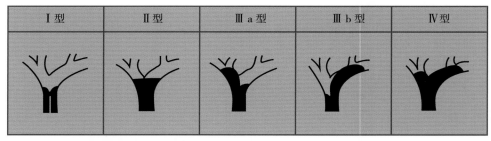

Ⅰ型	Ⅱ型	Ⅲa型	Ⅲb型	Ⅳ型

图 42.6 肝门部胆管癌的 Bismuth 分类

表 42.3 英国胃肠病学会胆管癌诊断指南（2012 年）

肿瘤标志物

· CA 19-9 和 CA 12-5 灵敏度和特异度较低，所以需要与其他诊断方式结合使用（B 级）

· CA 19-9 只能在梗阻缓解后进行检测（B 级）

在诊断胆管癌之前应排除 IgG4 胆管病

影像学检查

· 对比度增强的高分辨率 CT 和（或）MRI / MRCP 是胆管癌（B级）的首选成像方式

· 所有患者均应进行腹部、胸部和骨盆的 CT 对比，以排除转移性疾病（B 级）

内镜检查

· 诊断和胆道减压（B 级）

· FISH 可以提高常规细胞学或活检诊断率（B 级）

· 胆管镜检查可能对有助于诊断

· 由于肿瘤的播种风险，我们对其进行外科可切除性的评估后，才能进行 EUS-FNA

CA：癌抗原；EUS：超声内镜；FISH：荧光原位杂交；EUS-FNA：超声内镜引导细针穿刺抽吸术；IgG4：免疫球蛋白G4；MRCP：磁共振胆胰管成像；MRI：磁共振成像。经许可引自 Khan SA, Davidson BR, Goldin RD, et al. British Society of Gastroenterology. Guidelines for the diagnosis and treatment of cholangiocarcinoma: an update. Gut, 2012, 61(12):1657–1669

年生存率可达 22%~44%[43-45]。在没有原发性硬化性胆管炎的情况下，肝外胆管癌也可用根治性手术治疗。胰十二指肠切除术可切除远端肝外胆管癌和壶腹癌。Bismuth 分型为 Ⅰ 型和 Ⅱ 型的肿瘤采用 Roux-en-Y 肝脏空肠吻合术整块切除肝外胆管、胆囊和区域淋巴结[38,46]。Bismuth 分期为 Ⅲ 型的肿瘤可能需要额外进行肝叶切除术。局部淋巴结受累（N$_1$）不被认为是肝门胆管癌切除的绝对禁忌证，因为伴或不伴区域淋巴结转移的患者的

存活率几乎相同[47]。表 42.4[48]列出了手术切除的绝对禁忌证。肝门部胆管癌 R0 切除术后 5 年生存率为 30%~41%，肝外肿瘤[49-52]为 27%~37%。围手术期死亡率在 5%~10%，主要原因是感染[47]。

42.5.2 肝移植

肝移植作为肝外胆管癌的治疗方法已进行了深入研究，最初结果令人沮丧，直到 2000 年梅奥诊所制定了肝移植前放化疗的新辅助方案，这对于无法切除的、经选择肝门部胆管癌[53]患者而言，具有令人欣喜的预后（表 42.5）。新辅助方案现在已被其他专业移植中心作为肝门胆管癌的根治性治疗方案。该方案在新辅助治疗和外照射治疗的同时进行 5- 氟尿嘧啶（5-FU）化疗，随后进行近距离放射治疗和卡培他滨化疗，直至移植日期为止。在照射后 2~6 周进行剖腹探查术以评估腹膜和肝外转移，若有以上情况则不能进行肝脏移植。在他们严格的患者筛选标准下（表 42.4），梅奥诊所依照此方案进行的单中心的研究提示 1 年和 5 年无病生存率分别为 91% 和 76%[54-55]。后来，其他有经验的移植中心使用该方案进行多中心临床研究显示结果可重复，5 年无复发生存率为 65%[56]。然而，肝移植不建议用于肝内胆管癌，因为疗效不佳，5 年生存率不超过 30%[57]。

◆ 全身化疗

胆管癌的全身化疗在总体存活率方面表现出一定的作用。人们已经研究了许多不同的药物，最常用的化疗药物是 5-FU 和吉西他滨。5-FU 单纯化疗和与其他化疗药物联合使用均未体现出其能够显著抑制肿瘤生长或延长患者的生存期[58-60]。目前用于胆管癌的标准化疗方案是吉西他滨联合顺铂，该方案基于一项大型随机对照试验。该试

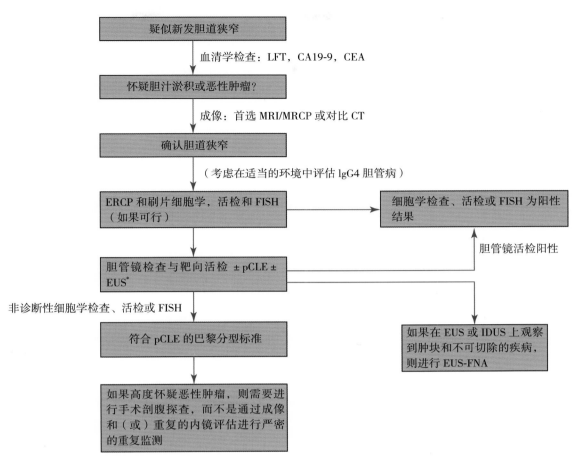

图 42.7　恶性胆道狭窄的诊断方法。CA：癌抗原；CEA：癌胚抗原；CT：计算机体层成像；ERCP：经内镜逆行胆胰管成像；EUS：超声内镜；FISH：荧光原位杂交；IgG4：免疫球蛋白 G4；LFT：肝功能检查；MRCP：磁共振胆胰管成像；MRI：磁共振成像；pCLE：探头式共聚焦激光显微内镜；IDUS：胆管腔内超声；EUS-FNA：超声内镜引导细针穿刺抽吸术

* 基于内镜专家和可操作性的模式序列

表 42.4　胆管癌肝外切除术的禁忌证

双侧肺叶受累
单叶及对侧门静脉或肝动脉受累
双侧门静脉或门静脉主干受累
肝动脉包裹
远处淋巴结转移
肝内转移（肝外胆管癌）
远处转移
原发性硬化性胆管炎

经许可引自参考文献 [48]

验将 410 例局部晚期或转移性胆道癌、壶腹部癌或胆囊癌患者随机分配至吉西他滨单药治疗组或顺铂联合治疗组[61]。联合治疗组的中位总生存期为 11.7 个月，单药治疗组的中位总生存期为 8.1 个月[61]。该方案中最严重的不良事件包括中性粒细胞减少症、贫血、血小板减少症、消化道不适等非血液学毒性及皮疹、肝功异常和低钠血症的血液学毒性[61-62]。

◆ 局部治疗

经皮放射治疗

放射治疗是一种局部消融治疗，已分别在胆管癌的新辅助、辅助和姑息治疗中进行了研究[63-65]。放射治疗可以分为两种，一种是外部

表 42.5　梅奥诊所肝外胆管癌肝移植研究的入排标准

纳入标准
·细胞学检查或活检阳性
·或 CA19-9>100U/mL 且出现恶性胆道狭窄，但不伴胆管炎
·或阳性 FISH 多体性
·原位肝移植的候选人
·肝门管上方的肝门肿瘤，经验丰富的外科医生认为无法切除

排除标准
·肝外疾病（包括区域淋巴结受累）
·横截面成像时直径 > 3cm 的肿块
·常规可切除的肿瘤
·曾行手术活检或尝试切除肿瘤
·既往化疗或放射治疗
·5 年前的恶性肿瘤
·不受控的感染
·合并症，排除化疗、放射治疗或肝脏转移

CA：癌抗原；FISH：荧光原位杂交。引自 Heimbach JK, Gores GJ, Haddock MG, et al. Predictors of disease recurrence following neoadjuvant chemoradiotherapy and liver transplantation for unresectable perihilar cholangiocarcinoma. Transplantation, 2006, 82(12):1703-1707

束放射治疗，另一种是经胆管近距离放射治疗，并且可以与诸如 5-FU 的全身化疗组合使用。与手术和姑息性支架植入术相比，一些报告称放射治疗后可最多延长 6 个月的生存期，但是另一些随机研究表明这种疗法在生存期方面未能显示任何优势[65-68]。放射治疗有明显的不良反应，包括十二指肠溃疡出血、胃或十二指肠梗阻、胆道狭窄的形成和与导管放置有关的胆管炎[64]。

光动力疗法

对于不可切除的胆管癌，光动力疗法（PDT）是一种缓解方法，具有生存获益的支持数据。PDT 需要静脉内输注光敏剂，最常见的是血卟啉衍生物，之后通过激光照射而光活化，从而产生一种特定波长的光，在这种光下光敏剂会被激活。在 ERCP[69] 期间通过腔内导管在内镜下施加激光（视频 42.1）。癌细胞死亡的机制是通过在光动力学反应期间产生活性氧物质，导致肿瘤细胞凋亡和肿瘤供应血管的血管缺血[70-71]。包括一项随机对照试验在内的多项研究表明，当光动力疗法与姑息性支架术相结合时，存在显著的生存获益，生活质量也得到改善[69,72-77]。2012 年的一项荟萃分析表明，与单独使用支架植入术相比，接受光动力疗法支架植入术的患者 265d 的加权生存优势具有统计学意义。光动力疗法的优点是在 ERCP 期间应用相对容易，以及副作用发生率相对较低，与全身化学放射的不利影响相比，光敏性是最常见的。然而，与光动力疗法相关的其他重大不良事件包括肝脓肿、胆管炎、面部烧伤和皮疹[79]。

胆道支架植入术

在治疗过程中通常需要姑息性胆道减压以缓解胆道梗阻症状，例如瘙痒、黄疸和胆管炎。内镜下胆管引流优于外科肝空肠吻合术或胆总管空肠吻合术，因为其侵入性较小，并发症较少，并且在多项高质量随机对照试验中已证实具有相似甚至更高的成功率[80-81]。用于姑息治疗的第一种胆管支架是塑料支架，但这种支架容易阻塞、移位，每 2~3 个月就需要更换 1 次，具有明显的局限性。在 20 世纪 90 年代，未覆膜的自膨胀式金属支架（SEMS）的出现提供了一种引人注目的胆道减压替代方法，其具有较低的支架闭塞率、胆管炎复发率、较长的无并发症生存期，以及为无法完全切除的患者降低治疗费用的优势[82-86]。在恶性肝门肿瘤中，单侧与双侧支架植入的需求存在争议，一项随机试验显示单侧引流成功率较高（87% vs 77%，P=0.041），并发症发生率较低，例如，胆管炎发生率（9% vs 17%，P=0.013）[87]。其他回顾性研究显示，双侧支架植入肝门肿瘤可获得较高的长期通畅率和中位生存期[88-89]。在 Bismuth Ⅰ型肿瘤中，未覆膜金属支架与覆膜金属支架相比，移位发生率较低，但肿瘤向内生长率较高，二者之间的选择是另一个有争议的领域[90]。

42.5.3 标准技术的发展

◆ 门静脉栓塞

门静脉栓塞（PVE）是一种在手术切除胆管癌之前增加肝脏残存体积的技术。这些患者由于原始肝脏体积较小和术后肝脏失代偿的担忧而成为肝脏扩大切除术的边缘候选者[91]。手术前非栓塞肝叶的补偿性肥大为术后维持足够的肝功能提供了"缓冲"。肝脏体积小于初始肝脏总体积的

25％已被证明并发症更多，手术效果更差[92]。当术前 PVE 用于在扩大肝切除术（≥5 个节段）之前增加小体积肝脏时，那些被排除在根治性切除手术之外的患者就可以成为切除手术候选者，并且能够实现与具有较大肝脏体积的患者相似的存活率[92-93]。据报告，PVE 后的 3 年和 5 年生存率分别为 41% 和 26%，类似于切除前不需要 PVE 的患者的 5 年生存率[93]。

◆ 射频消融

在 Habib EndoHPB（EMcision Ltd，London）得到发展后，内镜下射频消融治疗于 2009 年开始实施，方法是将射频消融导管直接送入胆管，这样可以使局部不能切除的胆管癌得到治疗。射频消融导管由 8F 导管组成，在导丝插管后插入胆道系统。射频消融导管通过双极探头传递热能，可引起局部凝固性坏死（图 42.8）。内镜下射频消融治疗的初步研究证明了其安全性，并证实对于接受姑息性支架植入术的患者，可延长支架的通畅性并阻止肿瘤向内生长[94]。2014 年，一项关于内镜下射频消融治疗和光动力疗法治疗的回顾性研究显示，两组患者的总体生存率相似，但该研究受到其非随机设计、肝脏体积小和两个治疗组肝门胆管癌分布不均的限制[95]。与光动力疗法相比，内镜下射频消融治疗能够避免光敏反应，但仍然需要通过光动力疗法和内镜下射频消融治疗的长期、多中心、随机对照研究来确定这些新型内镜疗法的生存获益和成本效益。内镜下射频消融治疗的并发症包括胆管炎、胆道出血和肝梗死[96]。

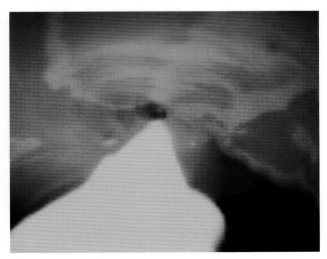

图 42.8　胆管癌的光动力疗法

42.6　指南和综述

胆管癌是一组异质性肿瘤，它的治疗指南因不同学会而异，但是无论哪一种治疗方法都应该是多学科的，并且要根据肿瘤的亚型和患者的临床表现进行个体化治疗。英国胃肠病学会于 2012 年发布了关于胆管癌诊断和治疗的综合性指南，欧洲肝脏研究协会（EASL）于 2014 年发布了肝内胆管细胞癌指南，现将两指南总结如下[42,97]。

肝门和远端胆管癌诊疗指南（2012 年英国胃肠病学会）：

• 在可手术切除的患者中，建议进行根治性切除（R0 切除或切缘阴性），可采用或不采用门静脉栓塞 PVE 以增加余肝体积。

• 胆道支架植入是缓解胆道梗阻的首选方法，因此不推荐常规应用胆道旁路术。

• 对于肝门部胆管癌患者，可考虑采用新辅助化放射治疗联合肝移植，但不应考虑用于肝内胆管细胞癌患者。

• 对于可手术切除的患者，术前胆道支架植入仍然存在争议，目前多项临床研究结果相互矛盾。

• 在确定可以手术切除前，应首先采用塑料支架插入以减轻胆道梗阻。在无法手术切除肿瘤的患者中，预期寿命超过 4 个月的患者可优先选择金属支架以减轻胆道梗阻，但选择覆膜金属支架还是无覆膜金属支架目前仍存在争议。

• 在 2012 年英国胃肠病学会指南发布时，局部消融的新内镜治疗仍在研究之中，目前尚不推荐常规应用这种方法。对于局部晚期或不可切除的胆管癌，推荐使用吉西他滨联合顺铂化疗。

• 包括内镜下射频消融治疗、光动力疗法和经导管血管栓塞术在内的局部治疗需要先通过前瞻性随机临床试验进行研究，然后才能推荐常规应用。

肝内胆管细胞癌诊疗指南（2014 年 EASL 指南，图 42.9）：

• 对于肝内胆管细胞癌患者，可以选择 R0 切除（镜下切缘阴性）。

• 有明显淋巴结转移、肝内转移和血管侵犯的患者不应采用手术切除。在大多数临床研究中，切除术后 5 年生存率为 15% ~40%，其中 N_1 期患者的术后生存期较短[98-102]。

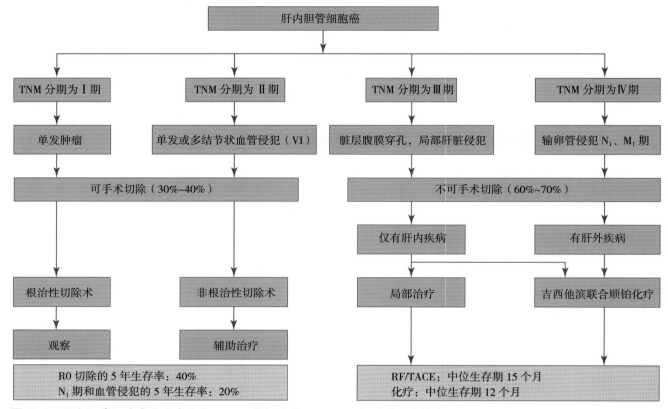

图 42.9 肝内胆管细胞癌的治疗方法。RF：射频消融；TACE：经动脉化疗栓塞

- 切除术后辅助治疗无明确作用。
- 肝内胆管细胞癌患者不推荐进行肝移植。
- 吉西他滨联合顺铂化疗是不可手术切除的胆管癌的标准方案，其中包括肝内胆管细胞癌。
- 肝内胆管细胞癌没有明确的一线局部治疗方案，因为其中大多数治疗方案尚未在肝内胆管细胞癌中进行过专门研究，不过所有数据都可以从应用到其他类型肿瘤的方案中推断出来。

42.7 尚不明确的方面

在胆道恶性肿瘤的疾病评价和管理中有许多不确定的地方值得研究。从诊断的角度来看，对于可疑胆道狭窄的评价尚无标准化的方法，根据现有技术和当地专家专业知识水平的差异，每个地方所采用的方法也不相同。单用或联合应用各种诊断方法的成本效益还未进行很好的研究。尽管胆管癌漏诊有严重的临床后果，但对于伴有肿瘤的不确定性胆道狭窄，我们仍需要兼顾重复性检查、结果阴性和非诊断性检测的成本。从治疗的角度来看，应用 RFA 和光动力疗法等局部治疗

需要通过大型前瞻性研究更好地验证，并进行一对一比较，以阐明其疗效和在胆管癌治疗中的地位。选择覆膜还是无覆膜自膨胀式金属支架，以及肝门部胆道梗阻是否需要双侧胆管引流目前仍存在争议。由于我们有更多关于内镜治疗胆管癌疗效的新结论性数据，我们将能够更好地设计多学科方法来改进胆管癌这种异质性肿瘤的治疗方案。

（戴社教　译，王进海　审）

参考文献

[1] Kim H-J, Kim M-H, Myung S-J, et al. A new strategy for the application of CA19-9 in the differentiation of pancreaticobiliary cancer: analysis using a receiver operating characteristic curve. Am J Gastroenterol, 1999, 94(7):1941–1946.

[2] Zech CJ, Schoenberg SO, Reiser M, et al. Cross-sectional imaging of biliary tumors: current clinical status and future developments. Eur Radiol, 2004,14(7):1174–1187.

[3] Seo H, Lee JM, Kim IH, et al. Evaluation of the gross type and longitudinal extent of extrahepatic cholangiocarcinomas on contrast-enhanced multidetector row computed tomography. J Comput Assist Tomogr, 2009, 33(3):376–382.

[4] Rösch T, Meining A, Frühmorgen S, et al. A prospective comparison of the diagnostic accuracy of ERCP, MRCP, CT,

and EUS in biliary strictures. Gastrointest Endosc, 2002, 55(7): 870–876.

[5] Tillich M, Mischinger HJ, Preisegger KH, et al. Multiphasic helical CT in diagnosis and staging of hilar cholangiocarcinoma. AJR Am J Roentgenol, 1998, 171(3):651–658.

[6] Aloia TA, Charnsangavej C, Faria S, et al. High-resolution computed tomography accurately predicts resectability in hilar cholangiocarcinoma. Am J Surg, 2007, 193(6):702–706.

[7] Romagnuolo J, Bardou M, Rahme E, et al. Magnetic resonance cholangiopancreatography: a meta-analysis of test performance in suspected biliary disease. Ann Intern Med, 2003, 139(7):547–557.

[8] Burnett AS, Calvert TJ, Chokshi RJ. Sensitivity of endoscopic retrograde cholangiopancreatography standard cytology: 10-y review of the literature. J Surg Res, 2013, 184(1):304–311.

[9] Ponchon T, Gagnon P, Berger F, et al. Value of endobiliary brush cytology and biopsies for the diagnosis of malignant bile duct stenosis: results of a prospective study. Gastrointest Endosc, 1995, 42(6):565–572.

[10] Glasbrenner B, Ardan M, Boeck W, et al. Prospective evaluation of brush cytology of biliary strictures during endoscopic retrograde cholangiopancreatography. Endoscopy, 1999, 31(9):712–717.

[11] Jailwala J, Fogel EL, Sherman S, et al. Triple-tissue sampling at ERCP in malignant biliary obstruction. Gastrointest Endosc, 2000, 51(4 pt 1):383–390.

[12] de Bellis M, Fogel EL, Sherman S, et al. Influence of stricture dilation and repeat brushing on the cancer detection rate of brush cytology in the evaluation of malignant biliary obstruction. Gastrointest Endosc, 2003, 58(2):176–182.

[13] Schoefl R, Haefner M, Wrba F, et al. Forceps biopsy and brush cytology during endoscopic retrograde cholangiopancreatography for the diagnosis of biliary stenoses. Scand J Gastroenterol, 1997, 32(4):363–368.

[14] Wright ER, Bakis G, Srinivasan R, et al. Intraprocedural tissue diagnosis during ERCP employing a new cytology preparation of forceps biopsy (Smash protocol). Am J Gastroenterol, 2011, 106(2):294–299.

[15] Levy MJ, Baron TH, Clayton AC, et al. Prospective evaluation of advanced molecular markers and imaging techniques in patients with indeterminate bile duct strictures. Am J Gastroenterol, 2008, 103(5):1263–1273.

[16] Gonda TA, Glick MP, Sethi A, et al. Polysomy and p16 deletion by fluorescence in situ hybridization in the diagnosis of indeterminate biliary strictures. Gastrointest Endosc, 2012, 75(1):74–79.

[17] Moreno Luna LE, Kipp B, Halling KC, et al. Advanced cytologic techniques for the detection of malignant pancreatobiliary strictures. Gastroenterology, 2006, 131(4): 1064–1072.

[18] Chen YK, Parsi MA, Binmoeller KF, et al. Single-operator cholangioscopy in patients requiring evaluation of bile duct disease or therapy of biliary stones (with videos). Gastrointest Endosc, 2011, 74(4):805–814.

[19] Kim HJ, Kim MH, Lee SK, et al. Tumor vessel: a valuable cholangioscopic clue of malignant biliary stricture. Gastrointest Endosc, 2000, 52(5):635–638.

[20] Sethi A, Widmer J, Shah NL, et al. Interobserver agreement for evaluation of imaging with single operator choledochoscopy: what are we looking at? Dig Liver Dis,2014, 46(6):518–522.

[21] Sethi A, Chen YK, Austin GL, et al. ERCP with cholangiopancreatoscopy may be associated with higher rates of complications than ERCP alone: a single-center experience. Gastrointest Endosc, 2011, 73(2):251–256.

[22] Amrita Sethi, Amy Tyberg, Adam Slivka, et al. Digital Single-Operator Cholangioscopy (Dsoc) Improves Interobserver Agreement (IOA) and Accuracy for Evaluation of Indeterminate Biliary Strictures Gastrointestinal Endoscopy. Vol. 83, Issue 5, AB600.

[23] Mohamadnejad M, DeWitt JM, Sherman S, et al. Role of EUS for preoperative evaluation of cholangiocarcinoma: a large single-center experience. Gastrointest Endosc, 2011, 73(1): 71–78.

[24] Fritscher-Ravens A, Broering DC, Knoefel WT, et al. EUS-guided fine-needle Aspiration of suspected hilar cholangiocarcinoma in potentially operable patients with negative brush cytology. Am J Gastroenterol, 2004, 99(1): 45–51.

[25] Lee JH, Salem R, Aslanian H, et al. Endoscopic ultrasound and fine-needle aspiration of unexplained bile duct strictures. Am J Gastroenterol, 2004,99(6):1069–1073.

[26] Rösch T, Hofrichter K, Frimberger E, et al. ERCP or EUS for tissue diagnosis of biliary strictures? A prospective comparative study. Gastrointest Endosc, 2004,60(3):390–396.

[27] Fritscher-Ravens A, Broering DC, Sriram PV, et al. EUS-guided fine-needle aspiration cytodiagnosis of hilar cholangiocarcinoma: a case series. Gastrointest Endosc, 2000, 52(4): 534–540.

[28] Eloubeidi MA, Chen VK, Jhala NC, et al. Endoscopic ultrasound-guided fine needle aspiration biopsy of suspected cholangiocarcinoma. Clin Gastroenterol Hepatol, 2004, 2(3):209–213.

[29] Heimbach JK, Sanchez W, Rosen CB, et al. Trans-peritoneal fine needle aspiration biopsy of hilar cholangiocarcinoma is associated with disease dissemination. HPB (Oxford), 2011, 13(5):356–360.

[30] Farrell RJ, Agarwal B, Brandwein SL, et al. Intraductal US is a useful adjunct to ERCP for distinguishing malignant from benign biliary strictures. Gastrointest Endosc, 2002, 56(5): 681–687.

[31] Stavropoulos S, Larghi A, Verna E, et al. Intraductal ultrasound for the evaluation of patients with biliary strictures and no abdominal mass on computed tomography. Endoscopy, 2005, 37(8):715–721.

[32] Vazquez-Sequeiros E, Baron TH, Clain JE, et al. Evaluation of indeterminate bile duct strictures by intraductal US. Gastrointest Endosc, 2002, 56(3):372–379.

[33] Menzel J, Poremba C, Dietl KH, et al. Preoperative diagnosis of bile duct strictures—comparison of intraductal ultrasonography with conventional endosonography. Scand J Gastroenterol, 2000, 35(1):77–82.

[34] Kim HM, Park JY, Kim KS, et al. Intraductal ultrasonography combined with percutaneous transhepatic cholangioscopy

for the preoperative evaluation of longitudinal tumor extent in hilar cholangiocarcinoma. J Gastroenterol Hepatol, 2010, 25(2):286–292.

[35] Caillol F, Filoche B, Gaidhane M, et al. Refined probe-based confocal laser endomicroscopy classification for biliary strictures: the Paris classification. Dig Dis Sci, 2013, 58(6):1784–1789.

[36] Slivka A, Gan I, Jamidar P, et al. Validation of the diagnostic accuracy of probebased confocal laser endomicroscopy for the characterization of indeterminate biliary strictures: results of a prospective multicenter international study. Gastrointest Endosc, 2015, 81(2):282–290.

[37] Talreja JP, Sethi A, Jamidar PA, et al. Interpretation of probe-based confocal laser endomicroscopy of indeterminate biliary strictures: is there any interobserver agreement? Dig Dis Sci, 2012, 57(12):3299–3302.

[38] de Groen PC, Gores GJ, LaRusso NF, et al. Biliary tract cancers. N Engl J Med, 1999, 341(18):1368–1378.

[39] Cheng JL, Bruno MJ, Bergman JJ, et al. Endoscopic palliation of patients with biliary obstruction caused by nonresectable hilar cholangiocarcinoma: efficacy of self-expandable metallic Wallstents. Gastrointest Endosc, 2002, 56(1):33–39.

[40] Olnes MJ, Erlich R. A review and update on cholangiocarcinoma. Oncology, 2004, 66(3):167–179.

[41] Anderson MA, Appalaneni V, Ben-Menachem T, et al. American Society for Gastrointestinal Endoscopy (ASGE) Standards of Practice Committee. The role of endoscopy in the evaluation and treatment of patients with biliary neoplasia. Gastrointest Endosc, 2013, 77(2):167–174.

[42] Khan SA, Davidson BR, Goldin RD, et al. British Society of Gastroenterology. Guidelines for the diagnosis and treatment of cholangiocarcinoma: an update. Gut, 2012, 61(12):1657–1669.

[43] Lieser MJ, Barry MK, Rowland C, et al. Surgical management of intrahepatic cholangiocarcinoma: a 31-year experience. J Hepatobiliary Pancreat Surg, 1998, 5(1):41–47.

[44] Casavilla FA, Marsh JW, Iwatsuki S, et al. Hepatic resection and transplantation for peripheral cholangiocarcinoma. J Am Coll Surg, 1997, 185(5):429–436.

[45] Ohtsuka M, Ito H, Kimura F, et al. Results of surgical treatment for intrahepatic cholangiocarcinoma and clinicopathological factors influencing survival. Br J Surg, 2002, 89(12):1525–1531.

[46] Washburn WK, Lewis WD, Jenkins RL. Aggressive surgical resection for cholangiocarcinoma. Arch Surg, 1995, 130(3):270–276.

[47] Jarnagin WR, Fong Y, DeMatteo RP, et al. Staging, resectability, and outcome in 225 patients with hilar cholangiocarcinoma. Ann Surg, 2001, 234(4):507–517, discussion 517–519.

[48] Blechacz B, Gores GJ. Cholangiocarcinoma: advances in pathogenesis, diagnosis, and treatment. Hepatology, 2008, 48(1):308–321.

[49] DeOliveira ML, Cunningham SC, Cameron JL, et al. Cholangiocarcinoma: thirtyone-year experience with 564 patients at a single institution. Ann Surg, 2007,245(5):755–762.

[50] Neuhaus P, Jonas S, Bechstein WO, et al. Extended resections for hilar cholangiocarcinoma. Ann Surg, 1999, 230(6):808–818, discussion 819.

[51] Silva MA, Tekin K, Aytekin F, et al. Surgery for hilar cholangiocarcinoma, a 10 year experience of a tertiary referral centre in the UK. Eur J Surg Oncol, 2005, 31(5):533–539.

[52] Pichlmayr R, Weimann A, Klempnauer J, et al. Surgical treatment in proximal bile duct cancer. A single-center experience. Ann Surg, 1996, 224(5):628–638.

[53] De Vreede I, Steers JL, Burch PA, et al. Prolonged disease-free survival after orthotopic liver transplantation plus adjuvant chemoirradiation for cholangiocarcinoma. Liver Transpl, 2000, 6(3):309–316.

[54] Heimbach JK, Gores GJ, Haddock MG, et al. Predictors of disease recurrence following neoadjuvant chemoradiotherapy and liver transplantation for unresectable perihilar cholangiocarcinoma. Transplantation, 2006, 82(12):1703–1707.

[55] Gores GJ, Nagorney DM, Rosen CB. Cholangiocarcinoma: is transplantation an option?For whom? J Hepatol, 2007, 47(4):455–459.

[56] Darwish Murad S, Kim WR, Harnois DM, et al. Efficacy of neoadjuvant chemoradiation, followed by liver transplantation, for perihilar cholangiocarcinoma at 12 US centers. Gastroenterology, 2012, 143(1):88-98.e3, quiz e14.

[57] Pascher A, Jonas S, Neuhaus P. Intrahepatic cholangiocarcinoma: indication for transplantation. J Hepatobiliary Pancreat Surg, 2003, 10(4):282–287.

[58] Takada T, Kato H, Matsushiro T, et al. Comparison of 5-fluorouracil, doxorubicin and mitomycin C with 5-fluorouracil alone in the treatment of pancreatic-biliary carcinomas. Oncology, 1994, 51(5):396–400.

[59] Choi CW, Choi IK, Seo JH, et al. Effects of 5-fluorouracil and leucovorin in the treatment of pancreatic-biliary tract adenocarcinomas. Am J Clin Oncol, 2000, 23(4):425–428.

[60] Patt YZ, Jones DV Jr, Hoque A, et al. Phase II trial of intravenous flourouracil and subcutaneous interferon alfa-2b for biliary tract cancer. J Clin Oncol, 1996, 14(8):2311–2315.

[61] Valle J, Wasan H, Palmer DH, et al. ABC-02 Trial Investigators. Cisplatin plus gemcitabine versus gemcitabine for biliary tract cancer. N Engl J Med, 2010, 362(14):1273–1281.

[62] Suzuki E, Furuse J, Ikeda M, et al. Treatment efficacy/safety and prognostic factors in patients with advanced biliary tract cancer receiving gemcitabine monotherapy: an analysis of 100 cases. Oncology, 2010, 79(1-2):39–45.

[63] Czito BG, Anscher MS, Willett CG. Radiation therapy in the treatment of cholangiocarcinoma. Oncology (Williston Park), 2006, 20(8):873-884, discussion 886-888, 893–895.

[64] Foo ML, Gunderson LL, Bender CE, et al. External radiation therapy and transcatheter iridium in the treatment of extrahepatic bile duct carcinoma. Int J Radiat Oncol Biol Phys, 1997, 39(4):929–935.

[65] Pitt HA, Nakeeb A, Abrams RA, et al. Perihilar cholangiocarcinoma. Postoperative radiotherapy does not improve survival. Ann Surg, 1995, 221(6):788-797, discussion 797–798.

[66] Alden ME, Mohiuddin M. The impact of radiation dose in combined external beam and intraluminal Ir-192 brachytherapy for bile duct cancer. Int J Radiat Oncol Biol Phys, 1994, 28(4):

945–951.

[67] Kuvshinoff BW, Armstrong JG, Fong Y, et al. Palliation of irresectable hilar cholangiocarcinoma with biliary drainage and radiotherapy. Br J Surg, 1995, 82(11):1522–1525.

[68] González González D, Gerard JP, Maners AW, et al. Results of radiation therapy in carcinoma of the proximal bile duct (Klatskin tumor). Semin Liver Dis, 1990, 10(2):131–141.

[69] Ortner ME, Caca K, Berr F, et al. Successful photodynamic therapy for nonresectable cholangiocarcinoma: a randomized prospective study. Gastroenterology,2003, 125(5):1355–1363.

[70] Abels C. Targeting of the vascular system of solid tumours by photodynamic therapy (PDT). Photochem Photobiol Sci, 2004, 3(8):765–771.

[71] Krammer B. Vascular effects of photodynamic therapy. Anticancer Res, 2001, 21(6B):4271–4277.

[72] Berr F, Wiedmann M, Tannapfel A, et al. Photodynamic therapy for advanced bile duct cancer: evidence for improved palliation and extended survival. Hepatology, 2000, 31(2):291–298.

[73] Shim CS, Cheon YK, Cha SW, et al. Prospective study of the effectiveness of percutaneous transhepatic photodynamic therapy for advanced bile duct cancer and the role of intra-ductal ultrasonography in response assessment. Endoscopy, 2005, 37(5):425–433.

[74] Harewood GC, Baron TH, Rumalla A, et al. Pilot study to assess patient outcomes following endoscopic application of photodynamic therapy for advanced cholangiocarcinoma. J Gastroenterol Hepatol, 2005, 20(3):415–420.

[75] Dumoulin FL, Gerhardt T, Fuchs S, et al. Phase II study of photodynamic therapy and metal stent as palliative treatment for nonresectable hilar cholangiocarcinoma. Gastrointest Endosc, 2003, 57(7):860–867.

[76] Zoepf T, Jakobs R, Arnold JC, et al. Palliation of nonresectable bile duct cancer: improved survival after photodynamic therapy. Am J Gastroenterol, 2005, 100(11):2426–2430.

[77] Kahaleh M, Mishra R, Shami VM, et al. Unresectable cholangiocarcinoma: comparison of survival in biliary stenting alone versus stenting with photodynamic therapy. Clin Gastroenterol Hepatol, 2008, 6(3):290–297.

[78] Leggett CL, Gorospe EC, Murad MH, et al. Photodynamic therapy for unresectable cholangiocarcinoma: a comparative effectiveness systematic review and meta-analyses. Photodiagn Photodyn Ther, 2012, 9(3):189–195.

[79] Talreja JP, Degaetani M, Ellen K, et al. Photodynamic therapy in unresectable cholangiocarcinoma: not for the uncommitted. Clin Endosc, 2013, 46(4):390–394.

[80] Andersen JR, Sørensen SM, Kruse A, et al. Randomised trial of endoscopic endoprosthesis versus operative bypass in malignant obstructive jaundice. Gut, 1989, 30(8):1132–1135.

[81] Smith AC, Dowsett JF, Russell RC, et al. Randomised trial of endoscopic stenting versus surgical bypass in malignant low bileduct obstruction. Lancet, 1994, 344(8938):1655–1660.

[82] Moss AC, Morris E, Leyden J, et al. Do the benefits of metal stents justify the costs? A systematic review and meta-analysis of trials comparing endoscopic stents for malignant biliary obstruction. Eur J Gastroenterol Hepatol, 2007, 19(12):1119–1124.

[83] Knyrim K, Wagner HJ, Pausch J, et al. A prospective, randomized, controlled trial of metal stents for malignant obstruction of the common bile duct. Endoscopy, 1993, 25(3):207–212.

[84] Prat F, Chapat O, Ducot B, et al. A randomized trial of endo-scopic drainage methods for inoperable malignant strictures of the common bile duct. Gastrointest Endosc, 1998, 47(1):1–7.

[85] Kaassis M, Boyer J, Dumas R, et al. Plastic or metal stents for malignant stricture of the common bile duct? Results of a randomized prospective study. Gastrointest Endosc, 2003, 57(2):178–182.

[86] Katsinelos P, Paikos D, Kountouras J, et al. Tannenbaum and metal stents in the palliative treatment of malignant distal bile duct obstruction: a comparative study of patency and cost effectiveness. Surg Endosc, 2006, 20(10):1587–1593.

[87] De Palma GD, Galloro G, Siciliano S, et al. Unilateral versus bilateral endoscopic hepatic duct drainage in patients with malignant hilar biliary obstruction: results of a prospective, randomized, and controlled study. Gastrointest Endosc, 2001, 53(6):547–553.

[88] Liberato MJA, Canena JMT. Endoscopic stenting for hilar cholangiocarcinoma: efficacy of unilateral and bilateral placement of plastic and metal stents in a retrospective review of 480 patients. BMC Gastroenterol, 2012, 12:103.

[89] Vienne A, Hobeika E, Gouya H, et al. Prediction of drainage effectiveness during endoscopic stenting of malignant hilar strictures: the role of liver volume assessment. Gastrointest Endosc, 2010, 72(4):728–735.

[90] Kullman E, Frozanpor F, Söderlund C, et al. Covered versus uncovered selfexpandable nitinol stents in the palliative treatment of malignant distal biliary obstruction: results from a randomized, multicenter study. Gastrointest Endosc, 2010, 72(5):915–923.

[91] Abdalla EK, Barnett CC, Doherty D, et al. Extended hepate-ctomy in patients with hepatobiliary malignancies with and without preoperative portal vein embolization. Arch Surg, 2002, 137(6):675–680, discussion 680–681.

[92] Vauthey JN, Chaoui A, Do KA, et al. Standardized measurement of the future liver remnant prior to extended liver resection: methodology and clinical associations. Surgery, 2000, 127(5):512–519.

[93] Nagino M, Kamiya J, Nishio H, et al. Two hundred forty consecutive portal vein embolizations before extended hepatectomy for biliary cancer: surgical outcome and long-term follow-up. Ann Surg. 2006, 243(3):364–372.

[94] Steel AW, Postgate AJ, Khorsandi S, et al. Endoscopically applied radiofrequency ablation appears to be safe in the treatment of malignant biliary obstruction. Gastrointest Endosc, 2011, 73(1):149–153.

[95] Strand DS, Cosgrove ND, Patrie JT, et al. ERCP-directed radiofrequency ablation and photodynamic therapy are associated with comparable survival in the treatment of unresectable cholangiocarcinoma. Gastrointest Endosc, 2014, 80(5):794–804.

[96] Dolak W, Schreiber F, Schwaighofer H, et al. Austrian Biliary RFA Study Group. Endoscopic radiofrequency ablation for

malignant biliary obstruction: a nationwide retrospective study of 84 consecutive applications. Surg Endosc, 2014,28(3):854–860.

[97] Bridgewater J, Galle PR, Khan SA, et al. Guidelines for the diagnosis and management of intrahepatic cholangio-carcinoma. J Hepatol, 2014, 60(6):1268–1289.

[98] Tamandl D, Herberger B, Gruenberger B, et al. Influence of hepatic resection margin on recurrence and survival in intrahepatic cholangiocarcinoma. Ann Surg Oncol, 2008, 15(10):2787–2794.

[99] Nakagohri T, Kinoshita T, Konishi M, et al. Surgical outcome and prognostic factors in intrahepatic cholangiocarcinoma. World J Surg, 2008,32(12):2675–2680.

[100] Shimada K, Sano T, Nara S, et al. Therapeutic value of lymph node dissection during hepatectomy in patients with intrahepatic cholangiocellular carcinoma with negative lymph node involvement. Surgery, 2009, 145(4):411–416.

[101] Nakagawa T, Kamiyama T, Kurauchi N, et al. Number of lymph node metastases is a significant prognostic factor in intrahepatic cholangiocarcinoma. World J Surg, 2005, 29(6): 728–733.

[102] Choi SB, Kim KS, Choi JY, et al. The prognosis and survival outcome of intrahepatic cholangiocarcinoma following surgical resection: association of lymph node metastasis and lymph node dissection with survival. Ann Surg Oncol. 2009,16(11):3048–3056.

第**43**章　急慢性胰腺炎

Marianna Arvanitakis

43.1　概　述

急性胰腺炎是指胰腺的急性炎症，可累及不同的相邻组织和器官系统，可能由胆结石、酒精或其他原因引起[1]。慢性胰腺炎是一种不可逆的炎症过程，其特征是胰腺实质和导管结构的破坏，并伴有纤维化[2]。慢性胰腺炎的特征是主胰管狭窄和（或）结石，可能导致疼痛、胰腺外分泌不足和内分泌不足。内镜在急慢性胰腺炎的诊断和治疗中起着重要作用，超声内镜（EUS）和经内镜逆行胆胰管成像（ERCP）是最常用的两种诊疗方法。EUS是基本诊断方法，从确定急性胰腺炎的病因到确认慢性胰腺炎的诊断都要用到。ERCP仅应被视为一种治疗手段，已与体外冲击波碎石术（ESWL）一起被证实是内镜治疗慢性胰腺炎的基础方法。到目前为止，超声引导下的引流术已广泛应用于以液体为主的假性囊肿，最近兴起的内镜下坏死组织切除术已将内镜下的治疗扩展到含有固体碎片的包裹性坏死。然而，我们仍然需要进一步的研究来规范某些技术标准并研究其他替代方法。本章重点介绍急性胰腺炎或慢性胰腺炎的内镜下诊断和治疗方法，并讨论其适应证和并发症。

43.2　诊断方法

43.2.1　综　述

由于侵入性相对更小，并且并发症发生率更低，EUS在胰腺的内镜诊断方面大大优于ERCP（表43.1）[3-4]。EUS最常应用于确定急性胰腺炎的病因和诊断慢性胰腺炎。

43.2.2　设备和技术

◆ EUS

EUS结合了内镜的可视化和二维超声技术，可以对胰腺实质和导管结构进行高分辨率成像。线阵型超声内镜和环扫型超声内镜都可用于诊断过程，但成像特征不同。然而，只有线阵型

超声内镜可以用于治疗，包括细针吸取（FNA）和引流。

43.2.3　指南和系统综述

◆ EUS与急性胰腺炎的诊断

EUS可能有助于确定不明原因急性胰腺炎患者的病因。在一项对201例单发性不明原因的急性胰腺炎患者的前瞻性研究中，EUS明确了31%的病因，包括胆总管结石、胆泥沉积和慢性胰腺炎[5]。另一项前瞻性对照研究表明，不明原因的

表43.1　急慢性胰腺炎内镜手术的常见并发症（根据已发表的研究报道）

内镜手术	并发症类型	并发症发生率
EUS-FNA	感染	0.4%~1%
	胰腺炎	0~2%
	出血	0.13%
	穿孔	0.06%
ERCP	胰腺炎 a	1.6%~15%
	出血	1.3%
	感染	1%
	穿孔	0.1%~0.6%
ESWL	胰腺炎	4.4%
	感染	1.4%
	石街 b	0.4%
	出血	0.3%
	穿孔	0.3%
超声内镜引导下穿刺引流	出血	0~9%
	感染	0~8%
	腹膜后穿孔	0~5%

EUS-FNA：超声内镜引导细针穿刺抽吸术；ERCP：经内镜逆行胆胰管成像；ESWL：体外冲击波碎石术。引自参考文献[3]、[4]和[62]
a 风险因素者和手术相关因素而异
b 急性结石嵌入乳头导致胰液引流不畅和疼痛，需要紧急行ERCP或ESWL

急性胰腺炎患者进行 EUS 检查的诊断率高于磁共振胆胰管成像（MRCP，51% *vs* 20%，*P* = 0.001）[6]。事实上，MRCP 可能无法检测到小结石（<4mm）或位于 Vater 乳头附近的结石[7]。对于疑似胆源性急性胰腺炎和胆总管结石的患者，考虑到 ERCP 检查的发病率高于 EUS，可序贯行 EUS 和 ERCP 两个系列的评估，以更好地对需要治疗的患者进行分诊。EUS 对胆总管结石检测的准确率较高（97%~98%），与 ERCP 相似或更好[8-9]。基于 EUS 策略的 7 项研究的系统综述表明：71.2% 的病例避免了 ERCP，且无 EUS 相关的并发症；而接受 ERCP 检查的患者括约肌切开术术后出血的发生率高达 22%[10]。关于成本效益，一项蒙特卡罗分析发现，EUS 优先的策略对严重胆源性急性胰腺炎更为可取，成本更低，进行治疗性 ERCP 的概率更小，并发症更少[11]。而对于 40 岁以上不明原因急性胰腺炎患者，应排除胰腺癌。美国消化内镜学会（ASGE）指南建议，对于 40 岁以上特发性急性胰腺炎患者，如果病史、体检、实验室检查及 MRCP 或 CT 腹部成像均无法明确，则可使用 EUS 评估[2]。

◆ EUS 与慢性胰腺炎的诊断

在 EUS 检查慢性胰腺炎的实质和导管特征见表 43.2。这些特征中的每一项初始评分为 1 分（范围 0~9 分），分值越高则患病的可能性越大。出现 5 个及以上特征即可诊断为慢性胰腺炎；如果未发现以上特征，则可排除慢性胰腺炎[12]。但这种诊断方法仍存在不确定性，基于专家意见的新共识为每个特征分配了不同的权重，以提高诊断准确率[13]（表 43.2）。然而，与最初的评分系统相比，这种改良后的评分系统未能提高不同医生对慢性胰腺炎诊断标准的一致性[14]。这强调了将 EUS 结果与临床、胰腺结构和功能分析相结合的必要性，并提醒医生在急性胰腺炎、老年患者及男性、吸烟、饮酒和肥胖患者中可能出现慢性胰腺炎的过度诊断[15]。

43.3 治疗方法

43.3.1 标准技术

◆ ERCP

ERCP 可对胰管进行治疗性干预，是胰腺疾病内镜治疗的基础。该过程需要透视和一个固定

表 43.2　EUS 诊断慢性胰腺炎的标准（Rosemont 标准）

标准	实质改变	导管改变	组织学相关性
主要 A 特征	· 伴声影的点状高回声	· 主胰管结石	· 局灶性纤维化 · 钙化结石
主要 B 特征	· 蜂窝状小叶		· 叶间纤维化
次要特征	· 无蜂窝状的小叶 · 不伴声影的点状高回声 · 条索状高回声 · 囊肿	· 主胰管不规则/扩张 · 导管不规则 · 高回声 · 主胰管边缘可见侧支	· 小叶间纤维化 · 局灶性纤维化 · 桥接纤维化 · 囊肿或假性囊肿 · 胰头 >3mm · 胰体 >2mm · 胰尾 >1mm · 局灶性扩张、狭窄 · 导管周围纤维化 · 侧支扩张

符合慢性胰腺炎的诊断：1 个主要 A 特征及 ≥3 个次要特征，1 个主要 A 和主要 B 特征，2 个主要 A 特征。提示慢性胰腺炎：1 个主要 A 特征及 ≤3 个次要特征，1 个主要 B 特征及 ≥3 个次要特征，≥5 个次要特征。不确定是否为慢性胰腺炎：3 或 4 个次要特征，仅主要 B 特征或 <3 个次要特征。正常：≤2 个次要特征，无主要特征。EUS：超声内镜；蜂窝状：≥3 个连续小叶，长度至少为 5mm。引自参考文献 [13] 和 [15]

的系统来限制工作人员的辐射暴露[16]。治疗小组至少需要 1 名内镜医生、1 名麻醉师、1 名放射技师和 1 名护士。患者应处于仰卧或俯卧位，以便更好地观察导管的解剖结构。ERCP 采用带有大手术通道（4.2mm）的侧视内镜（十二指肠镜）观察，在乳头对面的稳定位置进入十二指肠降段，并在胆管或胰管中引入附件。必备的器械包括标准插管导管，括约肌切开刀（短鼻刀，导丝长度为 20mm），弯头亲水导丝（0.025 或 0.035 英寸），扩张球囊（4~6mm），扩张探条（7~10F），用于狭窄扩张的 Soehendra 支架取出器（8.5F 和 10F），取石球囊，取石网篮，塑料支架（长为 3~12cm，直径为 5~10F）[17]。根据 ERCP 的指征，尝试胆道或胰管插管。

主乳头的胰腺括约肌切开术

胰管插管是通过将内镜置于乳头前，将插管导管或括约肌切开器朝向 1 点钟方向垂直进行的。可使用导丝技术或对比剂注射。这两种技术都需要非常小心，尤其是在没有轻度或中度慢性胰腺炎的患者中，因为 ERCP 术后胰腺炎的风险很高，在导丝多次插管或注射剂量大的情况下这一风险

会增加[18]。通过括约肌切开术，使用纯切割电流在1点钟方向建立1个5~10mm切口，以限制将来可能的纤维化和乳头狭窄[19]。胰腺括约肌切开术后通常植入胰管支架，以降低ERCP术后急性胰腺炎的发生率[18]。

胰腺括约肌切开术的另一种方法是使用内镜下针状刀括约肌切开术替代标准的牵引式括约肌切开术。在这种情况下，预先植入胰管支架。针状刀的尖端位于覆盖支架的胰腺括约肌组织的最近端。当使用支架作为引导沿着胰管平面进行切割时，针状刀刀尖从支架顶部向下拉其纵轴，从而"解开"主乳头的十二指肠内部分[20]。

胰腺副乳头括约肌切开术

对于胰腺分裂患者，当需要胰管引流时，可能需要行副乳头括约肌切开术。与主乳头括约肌切开术类似，副乳头括约肌切开术也可以使用标准或超锥形牵引式括约肌切开术，或者用针状刀切开塑料支架。一项回顾性比较研究表明，针状刀和牵引式副乳头括约肌切开术治疗乳头狭窄的总并发症和再干预率相似[21]。括约肌切开器或针状刀的切割线指向11点钟方向，使用纯切割电刀电流[20]。

主胰管狭窄的处理

进入主胰管行括约肌切开术后，可进行支架植入以防出现胰腺狭窄。这是通过将导丝尽可能迅速地穿过狭窄处来实现的，最好在近端有1个环。然后使用球囊、探条或Soehendra支架取出器来进行扩张，以治疗纤维化狭窄[22-23]。根据胰管形状和狭窄程度定制的8.5~10F的聚乙烯胰管支架最常用[23]（图43.1）。使用更细的支架（≤8.5F）可能会使患者因支架阻塞引起疼痛而更频繁地住院[24]。

◆ ESWL

ESWL可使放射线不能穿透的胰腺结石在ERCP前破碎，以便于取出。ESWL需要4个部件，即冲击波发生器、聚焦系统、耦合器和定位装置，所有部件都装在同一装置中[25]。第三代碎石机配备了二维荧光和超声波定位系统，取得了最佳效果。患者应在全身麻醉下，轻微侧卧位进行ESWL，以90/min的速度增加强度，每个部位最多进行5 000次冲击[26]。ESWL成功碎石的定义为碎块≤2mm（或≤3mm），或在X线下显示结石密度降低、结石表面积增加及结石呈不均匀性，这些结石可能会填充在主胰管和相邻的侧支中[23]。可同时进行ERCP（视频43.1）。

◆ EUS引导下透壁引流

胰腺液体积聚引流最好在EUS和X线引导下进行，除非引流物隆起才能仅在X线引导下进行。尽管如此，EUS引导下的引流术成功率也更高[23,27-36]。EUS应使用治疗性线阵型超声内镜。该手术是在全身麻醉和气管内插管的状态下进行的，尤其是存在大量胰液的情况下。建议对无菌胰液采取抗生素预防措施，可通过胃（囊肿胃吻合引流术）或球部（囊肿十二指肠吻合引流术）进入。使用10F囊肿切开刀刺穿囊壁建立切口，然后将0.035英寸导丝送入积液内并用囊肿切开刀对切口进行扩张，最后植入双猪尾塑料支架或囊肿引流管。对于多个支架的植入，可通过球囊导管进一步扩张跨壁路径。至少应插入2个塑料双猪尾支架[29]（视频43.2）。

◆ 内镜下坏死切除术

内镜下处理含有固体碎片的坏死性胰腺积液（包裹性坏死）需要更积极的方法。坏死切除术第一步是透壁引流以获得通路，然后对坏死的腔内进行清创。在建立初始通道后，通道被扩张至15~20mm，然后放置多个大口径的双猪尾支架或1个大直径的全覆膜金属支架[36-37]。清创是通过直视内镜和各种装置（网圈套、网篮）实现的，最好至少有1个双猪尾支架或导管留在原位，以保持通道畅通。清创需要结合冲洗，必要时重复。

43.3.2 指南和系统综述
◆ 胆源性急性胰腺炎

在过去20年中，ERCP在胆源性急性胰腺炎中的作用和治疗时机一直是众多试验、荟萃分析和推荐意见的主题。关于早期ERCP，Cochrane Collaboration的一项最新研究包括了7项随机对照试验，结论是在胆源性急性胰腺炎患者中，没有证据表明早期常规ERCP会显著影响死亡率和局部或系统并发症，无论预测的严重程度如何。相反，早期ERCP联合胆管括约肌切开术可能对合并胆管炎或胆道梗阻的患者有益[38]。此外，最近的一项随机对照试验表明，同样的胆囊切除术

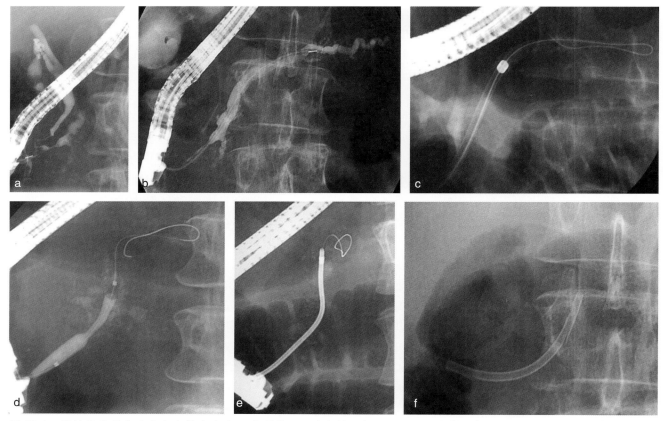

图 43.1　慢性胰腺炎疼痛患者内镜治疗的 X 线图像。a. 对比剂注射显示远端主胰管狭窄伴上游扩张。b. 深插管是通过括约肌切开术实现的。c. 括约肌切开术后，用塑料探条扩张狭窄。d. 用于扩张的其他替代装置，如扩张气囊。e. Soehendra 支架取出器可用于非常窄的狭窄或结石。f. 扩张后插入直形塑料支架

可降低轻度胆源性急性胰腺炎患者胆石相关并发症的复发率，胆囊切除术相关并发症的风险非常低。这项研究强调了轻度急性胰腺炎患者接受胆囊切除术而不是 ERCP 联合胆管括约肌切开术的指征，因为 ERCP 加括约肌切开术可以降低复发性胆源性急性胰腺炎的风险，但对胆囊炎等其他胆道事件没有影响[39]。然而，对于严重胆源性急性胰腺炎和有局部并发症的患者，需要间期行胆囊切除术，术前 ERCP 联合胆管括约肌切开术的应用可能为复发性胆道相关并发症提供一些保护[40]（图 43.2）。

◆ 奥迪括约肌功能障碍

　　胰腺奥迪括约肌功能障碍可分为 3 型：1 型伴疼痛，胰酶 2 次升高 2 倍以上，主胰管扩张；2 型伴疼痛，胰酶升高或主胰管扩张；3 型仅疼痛[41]。1 型和 2 型患者可能出现复发性急性胰腺炎。内镜检查的方法因不同医疗中心而有差异：有些主张行胆管和（或）胰腺括约肌切开术，另一些则仅进行胆管括约肌切开术，如果症状持续，则随后进行胰腺括约肌切开术。最近一项针对复发性急性胰腺炎患者的随机试验表明对于预防复发性急性胰腺炎，胰腺（奥迪括约肌）单纯胆管括约肌切开术（51.5%）的疗效类似于胆管和胰腺括约肌切开术联合应用（52.8%，P=1）[42]。此外，一项多中心、随机、对照试验的结果显示内镜治疗对奥迪括约肌 3 型患者没有益处[43]。

◆ 慢性胰腺炎

　　狭　窄

　　根据已发表的系列报道，胰管支架治疗狭窄的成功率为 85%~98%，65%~95% 的患者可以立即缓解疼痛。在随访期间（14~58 个月），32%~68% 患者的持续性疼痛缓解[23]。由于短期支架植入的结果令人失望，主胰管支架至少要植入 12 个月[44]。移除支架的明确标准为狭窄的胰

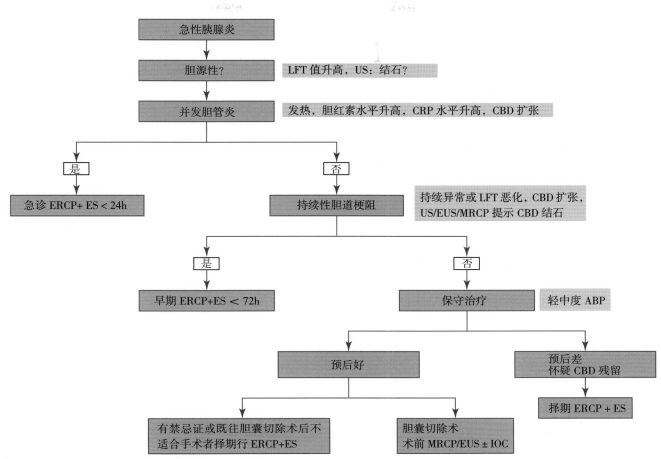

图 43.2 急性胆源性胰腺炎的建议治疗流程。ABP：急性胆源性胰腺炎；CBD：胆总管；CRP：C 反应蛋白；ES：内镜下胆管括约肌切开术；ERCP：经内镜逆行胆胰管成像；EUS：超声内镜；IOC：术中胆道造影；LFT：肝功能检查；MRCP：磁共振胆胰管成像；US：腹部超声

管上游充盈后，对比剂自胰十二指肠充分流出，6F 导管容易通过狭窄处[45]。植入主胰管支架后，36%~48% 的患者在确定支架移除后会出现复发性疼痛，20%~30% 的患者有再植入支架的指征[45-47]。

结 石

前期未行 ESWL 的患者内镜下胰腺取石成功率很低（9%），并发症发生率很高，因此应避免[23,48]。一项包括 11 个系列 1 149 例患者的系统综述显示 ESWL 对不能穿透放射线的胰腺结石的破碎非常有效，成功率高达 89%[49]，且胰腺炎发生率低，为 4.4%[50]。ESWL 可单独应用或与 ERCP 联合应用。一项随机对照试验比较了 55 例患者单用 ESWL 与 ESWL 联合 ERCP 的疗效[51]。唯一显著的差异是 ESWL 与 ERCP 联合治疗组的患者住院时间更长，治疗花费更高。

关于内镜下 ESWL 和（或）ERCP 治疗慢性胰腺炎，包括 1 890 名患者在内的许多独立研究显示了其疗效，高达 83% 的患者避免了手术[26,45-46,52-57]（表 43.3）。两项随机试验比较了内镜和手术治疗对慢性胰腺炎患者疼痛的影响[58-60]（表 43.4）。尽管两项试验在手术组中均显示出较好的结果，但两项研究的内镜治疗均不理想（在 Dit 等的研究中没有 ESWL，两项研究中的支架植入期都很短）。考虑到外科主胰管引流的严重发病率和高死亡率（高达 4%），欧洲消化内镜学会（ESGE）推荐将内镜治疗作为无并发症的疼痛性慢性胰腺炎患者的一线治疗方案[23]（图 43.3，图 43.4）。

◆ 胰腺液体积聚

急性胰腺炎中的胰腺液体积聚是根据其内容物和发病后的持续时间来分类的[61]。胰腺假性囊肿和包裹性坏死（WON）应与急性期胰周积液和急性坏死性积液相区别，后两者都发生在胰腺炎或坏死性胰腺炎的急性期（图 43.5）。胰腺液体积聚缺少一个封闭的、完好的外壁。这些都不是内镜下引流的指征，通常通过期待治疗来解决[62]。胰腺液体积聚引流的适应证包括疼痛、感染和压迫邻近器官，伴有胃出口梗阻综合征或黄疸[1,23]。

◆ 假性囊肿引流

假性囊肿的定义为胰腺周围组织中的液体聚集，由一个明确的壁包围，基本上不含固体物质[61]。它在急性胰腺炎和慢性胰腺炎中均可以发生。

假性囊肿的内镜治疗可通过乳头（乳头和主胰管）或透壁引流。总体而言，内镜引流是胰腺假性囊肿引流的很好的一线治疗方法，71%~95%

的患者假性囊肿完全消退，并发症发生率为 0~37%，手术相关死亡率为 0~1%[62]。小的假性囊肿（<50mm）若与主胰管相通，则可行经乳头引流。3 项非随机研究比较了经乳头引流与透壁引流，结果发现经乳头引流的并发症发生率更低 [1/56（1.8%）*vs* 18/117（15.4%）；*P*=0.008)]，长期成功率 [53/56（94.6%）*vs* 105/117（89.7%）；*P*=0.391）相似[63-65]。EUS 引导下的透壁引流适用于大的、非交通性假性囊肿，大部分假性囊肿属于这一类[27-36]（表 43.5）。在这些病例中，联合 EUS 引导下透壁和经乳头引流似乎不能改善预后[66]。在一项随机对照试验中，28 例患者经透壁引流假性囊肿消退后，与支架维持治疗相比，早

表 43.3　大型内镜治疗慢性胰腺炎患者术后疼痛的长期随访结果

第一作者，年，参考文献	n（例）	ESWL	随访（月）	手术	正在进行内镜下治疗	疼痛完全缓解或部分缓解
Binmoeller，1995[46]	93	36%	58	26%	13%	64%
Rösch，2002[52]	1 018	50%	58	24%	16%	85%
Delhaye，2004[26]	56	100%	173	21%	18%	65%
Eleftherladis，2005[45]	100	51%	69	4%	38%	62%
Tadenuma，2005[53]	70/117[a]	100%	75	1%	20%	70%
Inui，2005[55]	504/555[a]	100%	44	4%	ND	ND
Farnbacher，2006[54]	98	ND	46	23%	18%	64%
Seven，2012[56]	58/120[a]	100%	52	16%	8%	86%
Tandan，2013[57]	272/636[a]	100%	> 60	9%	ND	94%

ESWL：体外冲击波碎石术；ND：无数据
a 只有一部分受试者进行了长期随访

表 43.4　慢性胰腺炎患者内镜下治疗疼痛的随机对照研究（不包括腹腔神经丛阻滞试验）

	Dite 等 2003[58]		Cahen 等 2007[59]		Dumonceau 等 2007[51]	
	ERCP	手术	ESWL 和 ERCP	手术（LLPJ）	ESWL	ESWL 和 ERCP
n（例）	36%	36%	19%	20%	26%	29%
疼痛完全缓解率	15%	34%[a]	16%	40%	58%	55%
疼痛部分缓解率	46%	52%	16%	35%	ND%	ND
并发症发生率	8%	8%	58%	35%	0%	3%
需要手术的患者比率	0	3%	21%	5%	4%	10%
随访（年）	5		6		4	

ERCP：经内镜逆行胆胰管成像；ESWL：体外冲击波碎石术；LLPJ：腹外侧胰空肠吻合术；ND：无数据
a *P* < 0.05

期支架移除（<8 周）与复发有关 [29]。

◆ WON 的内镜下坏死切除术

　　WON 由包含在反应性组织壁内的坏死组织组成。它是胰腺和（或）胰周坏死的成熟、囊性包裹物，具有明确的炎性囊壁，通常这种成熟发生在坏死性急性胰腺炎发病后的 4 周或 4 周以上 [61]。对经内镜坏死切除术与常规透壁引流术治疗 WON 的初步回顾性比较结果显示，坏死切除术组的成功率较高（88% *vs* 45%，*P*=0.01），并发症发生率相似 [67]。纳入 197 例患者的大型内镜下坏死切除术系列研究显示总体成功率为 81%~91%，死亡率为 1.9%~7.5% [68-69]。

◆ EUS 引导下腹腔神经丛阻滞

　　腹腔神经丛阻滞包括向腹腔丛神经注射皮质激素和局部麻醉剂的混合物，以阻断通过胰腺传入神经发出的疼痛刺激信号 [23]。两项随机对照试验均显示 EUS 引导优于 CT 引导 [70-71]。两项荟萃分析提示尽管只是暂时的，但是在 51%~59% 的慢性胰腺炎患者中疼痛得到了缓解 [72-73]。因此，ESGE 指南仅推荐 EUS 引导下腹腔神经丛阻滞作为慢性胰腺炎疼痛的二线治疗方案 [23]。

43.4　未来发展方向、实验技术和研究

43.4.1　诊断方法

　　EUS 弹性成像是一种评估组织硬度的方法，这种方法已被证明对胰腺实性肿块的鉴别诊断具有较高的准确性 [74]。最近，EUS 弹性成像还被证明是一种通过测量应变比来评估纤维化程度并以此

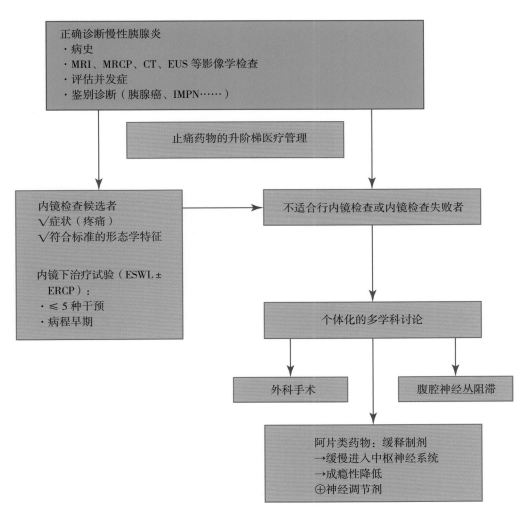

图 43.3　慢性胰腺炎患者升阶梯治疗的建议。内镜治疗的形态特征是位于胰头的结石和（或）狭窄、上游主胰管扩张。ERCP：经内镜逆行胆胰管成像；ESWL：体外冲击波碎石术；EUS：超声内镜；IPMN：导管内乳头状黏液性肿瘤；MRCP：磁共振胆胰管成像；MRI：磁共振成像

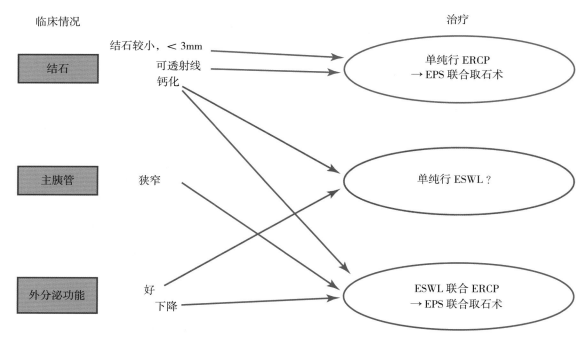

临床情况　　　　　　　　　　　　　　　　　　　　　　治疗

结石　　　结石较小，＜ 3mm　　　　　　　　单纯行 ERCP
　　　　　　可透射线　　　　　　　　　　　　→ EPS 联合取石术
　　　　　　钙化

主胰管　　　狭窄　　　　　　　　　　　　　　单纯行 ESWL？

外分泌功能　好　　　　　　　　　　　　　　　ESWL 联合 ERCP
　　　　　　下降　　　　　　　　　　　　　　→ EPS 联合取石术

图 43.4　慢性胰腺炎疼痛患者内镜治疗的建议：仅行 ESWL，之后进行 ERCP，ERCP 前不进行 ESWL。决定因素包括结石的类型和大小、是否存在主胰管狭窄及外分泌功能的状况。EPS：内镜下胰腺括约肌切开术；ERCP：经内镜逆行胆胰管成像；ESWL：体外冲击波碎石术；MPD：主胰管

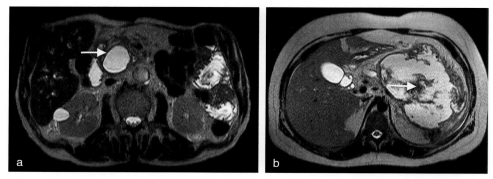

图 43.5　轴向 T_2 加权磁共振成像显示 2 种不同类型的胰腺液体积聚，通常发生在急性胰腺炎的晚期（＞ 4 周）。a. 假性囊肿被一个明确的壁包裹，基本不含固体物质（箭头）。b. 含有坏死组织的包裹性坏死（WON），有明确的囊壁，内含信号不等的固体内容物（箭头）

诊断慢性胰腺炎的有力工具。一项包括 191 例疑似或已知慢性胰腺炎患者的前瞻性研究发现，慢性胰腺炎的 EUS 标准数量与应变比之间存在高度显著的线性相关性[75]。该研究小组还证明了应变比与胰腺外分泌功能衰竭之间存在直接关系[76]。因此，这项技术将来在临床中可能会有进一步的发展。尽管有更先进的成像技术，但在某些情况下胰管狭窄仍很难判断。最近，已有针对这种情况的导管内成像设备正在开发和测试。这些检查包括经口胰管镜（如双人或单人子母镜）、导管内超声和探头式激光共聚焦显微内镜（pCLE）检查[77]。尽管这些设备可提供分辨率不断提高的图像，但其对不确定性胰腺狭窄的诊断准确率仍然不高。此外，还必须解决诸如学习曲线、重复性和成本效益等问题。

43.4.2　治疗方法

ESGE 建议通过插入单个 10F 塑料支架治疗慢性胰腺炎患者的主胰管狭窄，并计划在 12 个

表 43.5　EUS 引导下胰腺液体积聚透壁引流的大型研究（ n>45 ）

第一作者，年，参考文献	n（例）	支架	内镜下坏死切除术	技术成功率	临床成功率	并发症	复发率
Kahaleh，2006[30]	46	塑料	–	100%	93%	19%	ND
Arvanitakis，2007[29]	46	塑料	–	100%	94%	20%	11%
Lopes，2007[31]	51	塑料		94%	84%	25%	17%
Ardengh，2008[32]	77	塑料		94%	91%	6%	11%
Varadarajulu，2008[33]	60	塑料	–	95%	93%	2%	4%
Ahn，2010[34]	47	塑料		89%	87%	12%	11%
Will，2011[35]	132	塑料	26%	97%	96%	29%	15%
Seewald，2012[36]	80	塑料	61%	97%	83%	26%	11%
Lee，2014[82]	50	塑料 n=25[a] fcSEMS n=25	–	100%	80%	4%	2%
Walter，2015[83]	61	LAfcSEMS	24%	97%	79%	9%	ND

EUS：超声内镜；fcSEMS：全覆膜自膨胀式金属支架；LAfcSEMS：双蘑菇头自膨胀式覆膜金属支架
a 随机对照研究显示两组之间没有显著差异

月内移除支架[23]。同时植入多个并排塑料支架的方法已经通过测试，可以得到更广泛的应用[78]。此外，已有报道认为，暂时植入全覆膜金属支架对于支架移除后的短期疼痛缓解而言安全有效[79]（图 43.6）。最后，主胰管狭窄和上游主胰管扩张、常规经乳头引流失败的患者，手术风险往往较高，可考虑采用 EUS 引导下入路和主胰管引流[23,80-81]。在已发表的回顾性系列研究中，50%~75% 患者的疼痛缓解。症状复发率达 25%。此外，并发症发生率很高（高达 50%），因此这

些干预措施只应在筛选的患者中实施，并在转诊中心进行[82]。我们还需要进一步的研究来确定这些治疗方式在慢性胰腺炎治疗中的作用。

自膨胀式金属支架已经被用于胰腺液体积聚的透壁引流[83]。这些支架的管腔直径比塑料支架大得多，因此可能有助于引流。一种新型金属支架具有圆形的扩口端，可以防止支架移位和组织损伤[62,83]。这也被认为是 WON 内镜下坏死切除术的第一步[62]。然而，并发症的高发生率和高成本可能阻碍这种支架的广泛使用。

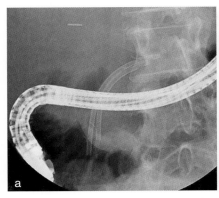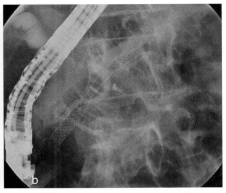

图 43.6　胰管支架的替代方法。a. 并排插入多个塑料支架。b. 全覆膜金属支架

43.5 结 论

内镜在急性和慢性胰腺炎的诊断和治疗中起着非常重要的作用。从确定急性胰腺炎的病因到确定慢性胰腺炎的诊断过程中，EUS 是基础。ERCP 仅应被视为一种治疗手段，并与 ESWL 一样，是内镜下治疗慢性胰腺炎的基本方法。到目前为止，EUS 引导下的胰腺液体积聚引流已被广泛应用于含液体内容物的假性囊肿中。坏死切除术到目前为止还是一种外科手术，WON 也可以通过内镜技术来解决。为了使某些技术达到标准化，并探索其他替代方法，我们还需要进一步的研究。然而，胰腺疾病的全球管理仍然具有挑战性，需要多方面的努力，涉及多个学科，如内镜学、放射学、外科学和病理学。

（沙素梅　郭晓燕　译，李路　审）

参考文献

[1] Working Group IAP/APA Acute Pancreatitis Guidelines. IAP/APA evidence-based guidelines for the management of acute pancreatitis. Pancreatology, 2013, 13(4, Suppl 2):e1–e15.

[2] Chandrasekhara V, Chathadi KV, Acosta RD, et al. ASGE Standards of Practice Committee.The role of endoscopy in benign pancreatic disease. Gastrointest Endosc, 2015, 82(2):203–214.

[3] Early DS, Acosta RD, Chandrasekhara V, et al. ASGE Standards of Practice Committee.Adverse events associated with EUS and EUS with FNA. Gastrointest Endosc,2013, 77(6):839–843.

[4] Anderson MA, Fisher L, Jain R, et al. ASGE Standards of Practice Committee. Complications of ERCP. Gastrointest Endosc, 2012, 75(3):467–473.

[5] Yusoff IF, Raymond G, Sahai AV. A prospective comparison of the yield of EUS in primary vs. recurrent idiopathic acute pancreatitis. Gastrointest Endosc, 2004, 60(5):673–678.

[6] Ortega AR, Gómez-Rodríguez R, Romero M, et al. Prospective comparison of endoscopic ultrasonography and magnetic resonance cholangiopancreatography in the etiological diagnosis of "idiopathic" acute pancreatitis. Pancreas, 2011, 40(2):289–294.

[7] Srinivasa S, Sammour T, McEntee B, et al. Selective use of magnetic resonance cholangiopancreatography in clinical practice may miss choledocholithiasis in gallstone pancreatitis. Can J Surg, 2010, 53(6):403–407.

[8] Chak A, Hawes RH, Cooper GS, et al. Prospective assessment of the utility of EUS in the evaluation of gallstone pancreatitis. Gastrointest Endosc, 1999, 49(5):599–604.

[9] Liu CL, Lo CM, Chan JK, et al. Detection of choledocholithiasis by EUS in acute pancreatitis: a prospective evaluation in 100 consecutive patients. Gastrointest Endosc, 2001, 54(3):325–330.

[10] De Lisi S, Leandro G, Buscarini E. Endoscopic ultrasonography versus endoscopic retrograde cholangiopancreatography in acute biliary pancreatitis: a systematic review. Eur J Gastroenterol Hepatol, 2011, 23(5):367–374.

[11] Romagnuolo J, Currie G. Calgary Advanced Therapeutic Endoscopy Center study group. Noninvasive vs. selective invasive biliary imaging for acute biliary pancreatitis: an economic evaluation by using decision tree analysis. Gastrointest Endosc,2005, 61(1):86–97.

[12] Conwell DL, Zuccaro G, Purich E, et al. Comparison of endoscopic ultrasound chronic pancreatitis criteria to the endoscopic secretin-stimulated pancreatic function test. Dig Dis Sci, 2007, 52(5):1206–1210.

[13] Catalano MF, Sahai A, Levy M, et al. EUS-based criteria for the diagnosis of chronic pancreatitis: the Rosemont classification. Gastrointest Endosc, 2009, 69(7):1251–1261

[14] Stevens T, Lopez R, Adler DG, et al. Multicenter comparison of the interobserver agreement of standard EUS scoring and Rosemont classification scoring for diagnosis of chronic pancreatitis. Gastrointest Endosc, 2010, 71(3):519–526.

[15] Gardner TB, Levy MJ. EUS diagnosis of chronic pancreatitis. Gastrointest Endosc, 2010, 71(7):1280–1289.

[16] Dumonceau JM, Garcia-Fernandez FJ, Verdun FR, et al. European Society of Digestive Endoscopy. Radiation protection in digestive endoscopy: European Society of Digestive Endoscopy (ESGE) guideline. Endoscopy, 2012, 44(4): 408–421.

[17] Albert J. Endoscopic Retrograde Cholangiopancreatography (ERCP): Current Practice and fFture Perspectives. Bremen: Uni-Med Verlag AG, 2015.

[18] Dumonceau JM, Andriulli A, Elmunzer BJ, et al. European Society of Gastrointestinal Endoscopy. Prophylaxis of post-ERCP pancreatitis: European Society of Gastrointestinal Endoscopy (ESGE) Guideline—updated June 2014. Endoscopy,2014, 46(9):799–815.

[19] Delhaye M, Matos C, Devière J. Endoscopic management of chronic pancreatitis. Gastrointest Endosc Clin N Am, 2003, 13(4):717–742.

[20] Buscaglia JM, Kalloo AN. Pancreatic sphincterotomy: technique, indications, and complications. World J Gastroenterol, 2007, 13(30):4064–4071.

[21] Attwell A, Borak G, Hawes R, et al. Endoscopic pancreatic sphincterotomy for pancreas divisum by using a needle-knife or standard pull-type technique: safety and reintervention rates. Gastrointest Endosc, 2006, 64(5):705–711.

[22] Ziebert JJ, DiSario JA. Dilation of refractory pancreatic duct strictures: the turn of the screw. Gastrointest Endosc,1999, 49(5):632–635.

[23] Dumonceau JM, Delhaye M, Tringali A, et al. Endoscopic treatment of chronic pancreatitis: European Society of Gastrointestinal Endoscopy (ESGE) Clinical Guideline. Endoscopy, 2012, 44(8):784–800.

[24] Sauer BG, Gurka MJ, Ellen K, et al. Effect of pancreatic duct stent diameter on hospitalization in chronic pancreatitis: does size matter? Pancreas,2009, 38(7):728–731.

[25] Talukdar R, Reddy DN. Pancreatic endotherapy for chronic pancreatitis. Gastrointest Endosc Clin N Am, 2015, 25(4):765–777.

[26] Delhaye M, Arvanitakis M, Verset G, et al. Long-term clinical outcome after endoscopic pancreatic ductal drainage for

patients with painful chronic pancreatitis. Clin Gastroenterol Hepatol, 2004, 2(12):1096–1106.

[27] Varadarajulu S, Christein JD, Tamhane A, et al. Prospective randomized trial comparing EUS and EGD for transmural drainage of pancreatic pseudocysts (with videos). Gastrointest Endosc, 2008, 68(6):1102–1111.

[28] Park DH, Lee SS, Moon SH, et al. Endoscopic ultrasound-guided versus conventional transmural drainage for pancreatic pseudocysts: a prospective randomized trial. Endoscopy, 2009, 41(10):842–848.

[29] Arvanitakis M, Delhaye M, Bali MA, et al. Pancreatic-fluid collections: a randomized controlled trial regarding stent removal after endoscopic transmural drainage. Gastrointest Endosc, 2007, 65(4):609–619.

[30] Kahaleh M, Shami VM, Conaway MR, et al. Endoscopic ultrasound drainage of pancreatic pseudocyst: a prospective comparison with conventional endoscopic drainage. Endoscopy, 2006, 38(4):355–359.

[31] Lopes CV, Pesenti C, Bories E, et al. Endoscopic-ultrasound-guided endoscopic transmural drainage of pancreatic pseudocysts and abscesses. Scand J Gastroenterol, 2007, 42(4): 524–529.

[32] Ardengh JC, Coelho DE, Coelho JF, et al. Single-step EUS-guided endoscopic treatment for sterile pancreatic collections: a single-center experience. Dig Dis, 2008, 26(4):370–376.

[33] Varadarajulu S, Tamhane A, Blakely J. Graded dilation technique for EUS-guided drainage of peripancreatic fluid collections: an assessment of outcomes and complications and technical proficiency (with video). Gastrointest Endosc,2008, 68(4):656–666.

[34] Ahn JY, Seo DW, Eum J, et al. Single-step EUS-guided transmural drainage of pancreatic pseudocysts: analysis of technical feasibility, efficacy, and safety. Gut Liver, 2010, 4(4): 524–529.

[35] Will U, Wanzar C, Gerlach R, et al. Interventional ultra-sound-guided procedures in pancreatic pseudocysts, abscesses and infected necroses—treatment algorithm in a large single-center study. Ultraschall Med, 2011, 32(2):176–183.

[36] Seewald S, Ang TL, Richter H, et al. Long-term results after endoscopic drainage and necrosectomy of symptomatic pancreatic fluid collections. Dig Endosc, 2012, 24(1):36–41.

[37] Trikudanathan G, Attam R, Arain MA, et al. Endoscopic interventions for necrotizing pancreatitis. Am J Gastroenterol, 2014, 109(7):969–981, quiz 982.

[38] Tse F, Yuan Y. Early routine endoscopic retrograde cholangio-pancreatography strategy versus early conservative management strategy in acute gallstone pancreatitis. Cochrane Database Syst Rev, 2012(5):CD009779.

[39] da Costa DW, Bouwense SA, Schepers NJ, et al. Dutch Pancreatitis Study Group. Same-admission versus interval cholecystectomy for mild gallstone pancreatitis (PONCHO): a multicentre randomised controlled trial. Lancet, 2015, 386(10000):1261–1268.

[40] Sanjay P, Yeeting S, Whigham C, et al. Endoscopic sphinc-terotomy and interval cholecystectomy are reasonable alternatives to index cholecystectomy in severe acute gallstone pancreatitis (GSP). Surg Endosc, 2008, 22(8):1832–1837.

[41] Petersen BT. Sphincter of Oddi dysfunction, part 2: evidence-based review of the presentations, with "objective" pancreatic findings (types I and II) and of presumptive type III. Gastrointest Endosc, 2004, 59(6):670–687.

[42] Coté GA, Imperiale TF, Schmidt SE, et al. Similar efficacies of biliary, with or without pancreatic, sphincterotomy in treatment of idiopathic recurrent acute pancreatitis. Gastroenterology, 2012, 143(6):1502–1509.e1.

[43] Cotton PB, Durkalski V, Romagnuolo J, et al. Effect of endoscopic sphincterotomy for suspected sphincter of Oddi dysfunction on pain-related disability following cholecy-stectomy: the EPISOD randomized clinical trial. JAMA, 2014, 311(20):2101–2109.

[44] Ponchon T, Bory RM, Hedelius F, et al. Endoscopic stenting for pain relief in chronic pancreatitis: results of a standardized protocol. Gastrointest Endosc, 1995, 42(5):452–456.

[45] Eleftherladis N, Dinu F, Delhaye M, et al. Long-term outcome after pancreatic stenting in severe chronic pancreatitis. Endoscopy, 2005, 37(3):223–230.

[46] Binmoeller KF, Jue P, Seifert H, et al. Endoscopic pancreatic stent drainage in chronic pancreatitis and a dominant stricture: long-term results. Endoscopy, 1995, 27(9):638–644.

[47] Smits ME, Badiga SM, Rauws EA, et al. Long-term results of pancreatic stents in chronic pancreatitis. Gastrointest Endosc, 1995, 42(5):461–467.

[48] Farnbacher MJ, Schoen C, Rabenstein T, et al. Pancreatic duct stones in chronic pancreatitis: criteria for treatment intensity and success. Gastrointest Endosc, 2002, 56(4):501–506.

[49] Nguyen-Tang T, Dumonceau JM. Endoscopic treatment in chronic pancreatitis, timing, duration and type of intervention. Best Pract Res Clin Gastroenterol, 2010, 24(3):281–298.

[50] Li BR, Liao Z, Du TT, et al. Risk factors for complications of pancreatic extracorporeal shock wave lithotripsy. Endoscopy, 2014, 46(12):1092–1100.

[51] Dumonceau JM, Costamagna G, Tringali A, et al. Treatment for painful calcified chronic pancreatitis: extracorporeal shock wave lithotripsy versus endoscopic treatment: a randomised controlled trial. Gut, 2007, 56(4):545–552.

[52] Rösch T, Daniel S, Scholz M, et al. European Society of Gastrointestinal Endoscopy Research Group. Endoscopic treatment of chronic pancreatitis: a multicenter study of 1000 patients with long-term follow-up. Endoscopy, 2002, 34(10):765–771.

[53] Tadenuma H, Ishihara T, Yamaguchi T, et al. Long-term results of extracorporeal shockwave lithotripsy and endoscopic therapy for pancreatic stones. Clin Gastroenterol Hepatol, 2005, 3(11): 1128–1135.

[54] Farnbacher MJ, Mühldorfer S, Wehler M, et al. Interventional endoscopic therapy in chronic pancreatitis including temporary stenting: a definitive treatment? Scand J Gastroenterol, 2006, 41(1):111–117.

[55] Inui K, Tazuma S, Yamaguchi T, et al. Treatment of pancreatic stones with extracorporeal shock wave lithotripsy: results of a multicenter survey. Pancreas, 2005,30(1):26–30.

[56] Seven G, Schreiner MA, Ross AS, et al. Long-term outcomes

associated with pancreatic extracorporeal shock wave lithotripsy for chronic calcific pancreatitis. Gastrointest Endosc, 2012, 75(5):997–1004.e1.

[57] Tandan M, Reddy DN, Talukdar R, et al. Long-term clinical outcomes of extracorporeal shockwave lithotripsy in painful chronic calcific pancreatitis. Gastrointest Endosc, 2013, 78(5):726–733.

[58] Díte P, Ruzicka M, Zboril V, et al. A prospective, randomized trial comparing endoscopic and surgical therapy for chronic pancreatitis. Endoscopy, 2003, 35(7):553–558.

[59] Cahen DL, Gouma DJ, Nio Y, et al. Endoscopic versus surgical drainage of the pancreatic duct in chronic pancreatitis. N Engl J Med, 2007, 356(7):676–684.

[60] Cahen DL, Gouma DJ, Laramée P, et al. Long-term outcomes of endoscopic vs surgical drainage of the pancreatic duct in patients with chronic pancreatitis. Gastroenterology, 2011, 141(5):1690–1695.

[61] Banks PA, Bollen TL, Dervenis C, et al. Acute Pancreatitis Classification Working Group. Classification of acute pancreatitis—2012: revision of the Atlanta classification and definitions by international consensus. Gut, 2013, 62(1):102–111.

[62] Ge PS, Weizmann M, Watson RR. Pancreatic pseudocysts: advances in endoscopic management. Gastroenterol Clin North Am, 2016, 45(1):9–27.

[63] Binmoeller KF, Seifert H, Walter A, et al. Transpapillary and transmural drainage of pancreatic pseudocysts. Gastrointest Endosc, 1995, 42(3):219–224.

[64] Hookey LC, Debroux S, Delhaye M, et al. Endoscopic drainage of pancreatic-fluid collections in 116 patients: a comparison of etiologies, drainage techniques, and outcomes. Gastrointest Endosc, 2006, 63(4):635–643.

[65] Barthet M, Lamblin G, Gasmi M, et al. Clinical usefulness of a treatment algorithm for pancreatic pseudocysts. Gastrointest Endosc, 2008, 67(2):245–252.

[66] Muthusamy VR, Chandrasekhara V, Acosta RD, et al. ASGE Standards of Practice Committee. The role of endoscopy in the diagnosis and treatment of inflammatory pancreatic fluid collections. Gastrointest Endosc, 2016, 83(3):481–488.

[67] Gardner TB, Chahal P, Papachristou GI, et al. A comparison of direct Endoscopic necrosectomy with transmural endoscopic drainage for the treatment of walled-off pancreatic necrosis. Gastrointest Endosc, 2009, 69(6):1085–1094.

[68] Seifert H, Biermer M, Schmitt W, et al. Transluminal endoscopic necrosectomy after acute pancreatitis: a multicentre study with long-term follow-up (the GEPARD Study). Gut, 2009, 58(9):1260–1266.

[69] Gardner TB, Coelho-Prabhu N, Gordon SR, et al. Direct endoscopic necrosectomy for the treatment of walled-off pancreatic necrosis: results from a multicenter U.S. series. Gastrointest Endosc, 2011, 73(4):718–726.

[70] Gress F, Schmitt C, Sherman S, et al. A prospective randomized comparison of endoscopic ultrasound- and computed tomography-guided celiac plexus block for managing chronic pancreatitis pain. Am J Gastroenterol, 1999, 94(4):900–905.

[71] Santosh D, Lakhtakia S, Gupta R, et al. Clinical trial: a randomized trial comparing fluoroscopy guided percutaneous technique vs. endoscopic ultrasound guided technique of coeliac plexus block for treatment of pain in chronic pancreatitis. Aliment Pharmacol Ther, 2009, 29(9):979–984.

[72] Puli SR, Reddy JB, Bechtold ML, et al. EUS-guided celiac plexus neurolysis for pain due to chronic pancreatitis or pancreatic cancer pain: a meta-analysis and systematic review. Dig Dis Sci, 2009, 54(11):2330–2337.

[73] Kaufman M, Singh G, Das S, et al. Efficacy of endoscopic ultrasound-guided celiac plexus block and celiac plexus neurolysis for managing abdominal pain associated with chronic pancreatitis and pancreatic cancer. J Clin Gastroenterol, 2010, 44(2):127–134.

[74] Pei Q, Zou X, Zhang X, et al. Diagnostic value of EUS elastography in differentiation of benign and malignant solid pancreatic masses: a meta-analysis. Pancreatology, 2012, 12(5):402–408.

[75] Iglesias-Garcia J, Domínguez-Muñoz JE, Castiñeira-Alvariño M, et al. Quantitative elastography associated with endoscopic ultrasound for the diagnosis of chronic pancreatitis. Endoscopy, 2013, 45(10):781–788.

[76] Dominguez-Muñoz JE, Iglesias-Garcia J, Castiñeira Alvariño M, et al. EUS elastography to predict pancreatic exocrine insufficiency in patients with chronic pancreatitis. Gastrointest Endosc, 2015, 81(1):136–142.

[77] Tringali A, Lemmers A, Meves V, et al. Intraductal biliopancreatic imaging: European Society of Gastrointestinal Endoscopy (ESGE) technology review. Endoscopy, 2015, 47(8):739–753.

[78] Costamagna G, Bulajic M, Tringali A, et al. Multiple stenting of refractory pancreatic duct strictures in severe chronic pancreatitis: long-term results. Endoscopy, 2006, 38(3):254–259.

[79] Shen Y, Liu M, Chen M, et al. Covered metal stent or multiple plastic stents for refractory pancreatic ductal strictures in chronic pancreatitis: a systematic review. Pancreatology, 2014, 14(2):87–90.

[80] Tessier G, Bories E, Arvanitakis M, et al. EUS-guided pancreatogastrostomy and pancreatobulbostomy for the treatment of pain in patients with pancreatic ductal dilatation inaccessible for transpapillary endoscopic therapy. Gastrointest Endosc, 2007, 65(2):233–241.

[81] Widmer J, Sharaiha RZ, Kahaleh M. Endoscopic ultrasonography-guided drainage of the pancreatic duct. Gastrointest Endosc Clin N Am, 2013, 23(4):847–861.

[82] Lee BU, Song TJ, Lee SS, et al. Newly designed, fully covered metal stents for endoscopic ultrasound (EUS)-guided transmural drainage of peripancreatic fluid collections: a prospective randomized study. Endoscopy, 2014, 46(12):1078–1084.

[83] Walter D, Will U, Sanchez-Yague A, et al. A novel lumen-apposing metal stent for endoscopic ultrasound-guided drainage of pancreatic fluid collections: a prospective cohort study. Endoscopy, 2015, 47(1):63–67.

第44章 胰腺癌和胰腺囊性肿瘤

Omer Basar, William R. Brugge

44.1 概　述

大部分胰腺癌是起源于胰腺外分泌腺的导管腺癌。胰腺导管腺癌（PDAC）预后差，高危因素包括年龄、男性、吸烟、慢性胰腺炎，以及一些遗传综合征等。大多数癌症晚期患者可通过横断面成像技术诊断。目前超声内镜引导细针穿刺抽吸术（EUS-FNA）是胰腺肿块取样的标准方法。手术是PDAC唯一的治愈方法。相反，胰腺神经内分泌肿瘤（pNET）的发病率较低，预后较好。

胰腺囊性病变近年来逐渐被作为癌前病变，这为胰腺癌早期干预提供了机会。CT和MRI常用于早期评估，而EUS-FNA是组织取样和临床指导的首选成像工具。生化、细胞学、抽吸囊液的DNA分析有助于鉴别胰腺良性病变、癌前病变和恶性病变。其治疗包括手术和内镜消融术。一些病变也可以选择保守治疗并定期随访。

恶性肿瘤可能来自外分泌和内分泌胰腺，但大多数癌症起源于导管上皮，称为PDAC[1]（表44.1）。由于其侵袭行为，PDAC是美国最常见的癌症相关死亡原因之一。PDAC的筛查、早期诊断和治疗策略对医生而言具有挑战性。

pNET以前被称为胰岛细胞瘤，大部分不活跃，有一小部分表现为恶性[2]。pNET通常在横断面成像检查中偶然发现。

囊性病变多为偶发性，发病率为1.2%~19%[3-6]。目前胰腺"囊性肿瘤"这个术语比"囊性病变"更受欢迎。这些病变通常分为肿瘤性或非肿瘤性（表44.2）。大多数非肿瘤性囊性病变占胰腺囊肿的80%[3-4,7]。胰腺囊性肿瘤由黏液或浆膜上皮来源的囊肿组成。黏液性囊肿具有恶性潜能，而浆液性囊性肿瘤通常是良性的。本章对胰腺癌和胰腺囊性肿瘤的最新诊断和治疗进行综述。

44.2 胰腺癌

44.2.1 胰腺导管腺癌

PDAC风险随着年龄的增长而增加（平均诊断年龄为71岁）[8]，而且男性患病率略高[9]。

表44.1　2010年世卫组织（WHO）对原发性胰腺恶性肿瘤的分类

上皮源性肿瘤	
导管腺癌	腺鳞癌
黏液腺癌	肝样癌
髓系癌	印戒细胞癌
未分化癌	破骨细胞样未分化癌
腺泡细胞癌	腺泡细胞囊腺癌
与侵袭性癌相关的IPMN	混合性腺泡导管癌
混合腺泡神经内分泌癌	混合腺泡神经内分泌 – 导管癌
混合性导管神经内分泌癌	与侵袭性癌相关的黏液性囊性肿瘤
胰腺母细胞瘤	浆液性囊腺瘤
实性假乳头状瘤	
间充质肿瘤	
淋巴管瘤	脂肪瘤
孤立性纤维性肿瘤	尤文氏肉瘤
结缔组织增生性小圆形细胞瘤	血管周围上皮样细胞瘤
神经内分泌肿瘤	
胰腺神经内分泌微腺瘤	NET G1/类癌
NET G2	神经内分泌癌
大细胞神经内分泌癌	小细胞神经内分泌癌
肠嗜铬细胞，分泌血清素的NET	胃泌素瘤（恶性）
胰高血糖素瘤	分泌胰岛素的恶性肿瘤（胰岛素瘤）
恶性生长抑素瘤	恶性舒血管肠肽瘤
淋巴瘤	
弥漫性大B细胞淋巴瘤	

NET：神经内分泌肿瘤；IPMN：导管内乳头状黏液性肿瘤

表 44.2　胰腺囊性病变

特征	囊肿类型	相关囊肿
非肿瘤性囊肿	上皮源性	黏液性非肿瘤囊肿
		子宫内膜囊肿
		淋巴上皮囊肿
		肠源性囊肿
		鳞状囊肿
		壶腹旁十二指肠壁囊肿
	非上皮源性	假性囊肿
		单纯性囊肿
		潴留囊肿
		感染相关囊肿
肿瘤囊肿（胰腺囊性肿瘤）	黏液囊性病变	IPMN
		黏液性囊性肿瘤
	非黏液囊性病变	浆液性囊性肿瘤
		实性假乳头状瘤
		胰腺囊性内分泌肿瘤
		腺泡细胞囊性肿瘤
	其他囊性肿瘤病变	囊性导管腺癌
		退化

IPMN：导管内乳头状黏液性肿瘤

80% 左右的病例诊断为晚期疾病，5 年生存率仅为 4%[10]。PDAC 的危险因素包括晚期年龄、男性、非 O 型血型和肥胖。外部的危险因素包括高脂肪饮食，吸烟，职业接触镍、石油和木浆。医学相关的危险因素包括部分胃切除术史和慢性胰腺炎或糖尿病。PDAC 的基因遗传倾向包括家族性腺瘤性息肉病综合征、林奇综合征、Peutz-Jeghers 综合征、遗传性胰腺炎、遗传性乳腺 - 卵巢癌综合征、共济失调性毛细血管扩张、利 - 弗劳梅尼综合征、家族性非典型多痣黑色素瘤综合征[1,11-13]。

PDAC 具有渐进的癌症发展途径，与腺瘤 - 癌序列相似。胰腺导管上皮内肿瘤（PanIN）是癌前病变，并且分化程度从 PanIN1 到 PanIN13。这些病变中大多数含有 Kras 突变，此外在 PanIN 2 和 PanIN 3 病变中可发现 p53、SMAD4 和 CDKN2A 突变[14]。导管内乳头状黏液性肿瘤（IPMN）和黏液性囊性肿瘤也可能启动肿瘤的发生过程，几乎一半 IPMN 病例含有 Kras 突变（40%~65% 的病例）[13]。

2/3 的 PDAC 位于胰头部，比胰体、胰尾部恶性肿瘤出现得早。胆道梗阻引起的黄疸是最常见的症状，且 1/3 的患者出现有库瓦西耶征（可触及的胆囊）。胰体和胰尾部病变在晚期进展前常无临床症状。腹部（主要是上腹部）或背部疼痛、瘙痒、乏力、体重减轻和抑郁是最常见的临床表现[15]。大约一半的患者存在胰腺外分泌不足合并脂肪泻、吸收不良和新发糖尿病[16]。游走性血栓性静脉炎是另一种常见的表现[17]。

5% 的 PDAC 患者存在遗传易感性，其余 95% 是散发的。尽管对高危人群进行筛查在美国并不普遍，但表 44.3 中仍列出了国际胰腺癌筛查联盟推荐的需要筛查的高危人群[18-19]。

PDAC 的患者血常规常显示轻度贫血，胆道梗阻患者胆淤指示酶和胆红素水平升高。CA19-9 虽然对诊断的敏感性差，但其水平可预测术后恶性肿瘤的复发[20]。

黄疸患者可采用超声检查进行初步评估，但超声对胰腺的检查有限。胰腺内的低回声肿块是 PDAC 的典型表现，"双导管征"（胆总管和胰腺扩张管道）也是一个常见的特征。CT 和 MRI 常用于 PDAC 的诊断（图 44.1）。胰腺 CT

表 44.3　国际胰腺癌协会推荐的 PDAC 高危筛查人群

PDAC 高危筛查人群	PDAC 风险升高
2 名患 PDAC 的一级亲属，至少 1 名受影响的一级亲属	6 倍
3 名以上患 PDAC 的亲属，至少 1 名为一级亲属	14~32 倍
波伊茨 - 耶格综合征，不论有无 PDAC 家族史	132 倍
遗传性乳腺和卵巢癌综合征（BRCA2 突变携带者），其中 1 名患 PDAC 或至少 2 个家庭受影响的一级亲属	3.5~10 倍
PALB2 突变携带者至少有 1 名患 PDAC 的一级亲属	N/A
FAMMMS（p16 突变）携带者，至少有 1 名患 PDAC 的一级亲属	9~47 倍
林奇综合征（失配修复基因突变携带者）和 1 名患 PDAC 的一级亲属	N/A

FAMMMS：家族性非典型多痣黑色素瘤综合征；PDAC：胰腺导管腺癌

三期扫描是用于 PDAC 分期最好的检查方法，80% 的患者可避免通过腹腔镜检查和剖腹手术进行分期[21]。MRI 通常不会比 CT 提供更多的信息[22]。氟代脱氧葡萄糖 – 正电子发射体层成像（FDG-PET）具有与 CT 和 MRI 相似的准确性；另外，它能显示小的局部和远处转移病灶[23]。目前 EUS-FNA 是组织取样和分期的最好方法（视频 44.1），并发症发生率低[24]，且与 CT 和 MRI 相比，超声内镜（EUS）对检测小的病灶更有优势[25-26]（图 44.2）。除了在囊肿液取样中的应用外，它对晚期的 PDAC 还具有治疗作用，包括腹腔神经节阻滞缓解癌症疼痛及经内镜逆行胆胰管成像（ERCP）不可行时进行胆管引流。

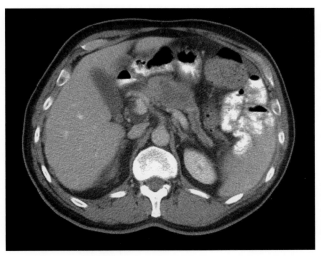

图 44.1　CT 显示胰体可见 45mm×27mm 的信号不均匀的恶性肿瘤

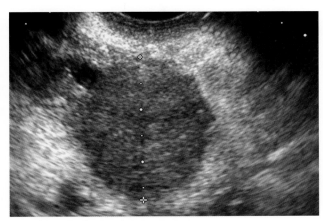

图 44.2　CT 显示胰体可见 45mm×27mm 的信号不均匀的恶性肿瘤

术前根据美国联合委员会关于肿瘤、淋巴结数目、转移（TNM）的评估体系进行 PDAC 分期[27]。T_1 和 T_2 期病变均局限于胰腺，T_1 期肿瘤直径 ≤ 2cm，而 T_2 期 >2cm。肿瘤侵犯肠系膜上静脉、门静脉和脾静脉被认为是 T_3 期。肠系膜上动脉和腹主动脉侵犯则为 T_4 期。N_1 期为淋巴结转移，M_1 期为远处转移。T_1、T_2、T_3 期肿瘤可手术切除，而 T_4 期不可手术切除。此外，国家综合癌症网络（NCCN）根据临床情况对 PDAC 进行了分类[28]（表 44.4）。

PDAC 患者的治疗需要综合多学科。根治性 R0 切除术是唯一的治疗方法，但这仅发生在不到 20% 的患者中。对于肿瘤不可切除或计划进行新辅助化疗的患者，组织学或细胞学诊断是有必要的。可手术切除的 PDAC（Ⅰ ~ Ⅱ 期）患者应根据 PDAC 的定位进行惠普尔（Whipple）手术或远端胰腺切除。目前腹腔镜远端胰腺切除术是胰腺远端肿瘤的首选治疗[13]。对于边缘性可切除 PDAC 的推荐治疗是新辅助化疗[13]。作为辅助治疗，吉西他滨和 5– 氟尿嘧啶可改善 R0/R1 切除术后的生存率[29-31]。不建议常规进行辅助性放射治疗[29-30]。新辅助化疗的疗效有限，而且尽管目前最佳治疗方案尚未明确，因此紫杉醇（吉西他滨 + 白蛋白结合型紫杉醇）和 5– 氟尿嘧啶、伊立替康、奥沙利铂和亚叶酸钙联合应用是常用的化疗方案。局部晚期不可切除 PDAC（Ⅲ 期）患者应接受 FOLFIRINOX 方案或吉西他滨联合白

表 44.4　国家综合癌症网络建议的 PDAC 临床分期

分期	受累
局部或可切除	无胰腺外疾病，无浸润；肠系膜上动脉和腹主动脉无浸润；SMA 和脾静脉未受累
边界可切除	无胰腺外疾病，侵犯 SMA 血管半周以下（≤ 180°，短段 SMV 闭塞，SMV/ 门静脉受累，肝动脉被包绕）
局部晚期或不可手术切除	无胰腺外疾病，SMA 包绕 >180°，任何腹腔支（头）或腹主动脉包绕 >180°（胰体或胰尾），不可恢复的 SMV 或门静脉阻塞，主动脉侵犯或包绕，可切除范围以外的淋巴结转移
转移性疾病	胰腺外转移性疾病

PDAC：胰腺导管腺癌；SMA：肠系膜上动脉；SMV：肠系膜上静脉

蛋白结合型紫杉醇治疗,因为有研究报告上述药物治疗Ⅲ期PDAC后反应率与转移性肿瘤相似[32]。转移性PDAC(Ⅳ期)患者也应接受与Ⅲ期患者相同的治疗方案,2年生存率为10%[33-34]。内镜下胆管引流、十二指肠梗阻植入可扩张金属支架、使用阿片类药物和超声引导的腹腔丛阻滞是晚期PDAC的姑息治疗方法(图44.3)。

44.2.2 胰腺神经内分泌肿瘤

胰腺神经内分泌肿瘤是由内分泌细胞和神经

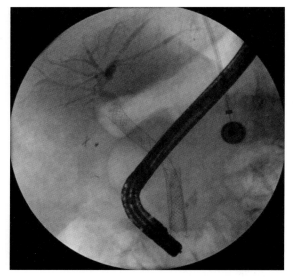

图44.3 一位82岁有胰腺病史的男性癌症患者金属支架植入术后出现胆道出血。经内镜逆行胆胰管成像(ERCP)穿过之前植入4cm金属支架,并植入一个10cm×8cm的全覆膜金属支架

系统引起的惰性肿瘤,具有恶性潜能。1%~2%的胰腺肿瘤是pNET[35],而且其发病率随年龄增长。2/3的pNET是没有功能的,但分泌嗜铬粒蛋白、神经元特异性烯醇化酶、神经降压素、生长激素释放肽和人绒毛膜促性腺激素亚单位。症状性pNET包括胰岛素瘤、胃泌素瘤、胰高血糖素瘤、VIP瘤和生长抑素瘤[36-38]。pNET常常是散发性的,可能是内分泌肿瘤的一部分,例如,多发性内分泌肿瘤1型、Hippel-Lindau综合征、1型神经纤维瘤病和结节性硬化。诊断需结合生物化学和内分泌检测、影像学检查、内镜检查和活检。横断面影像学检查若发现激素分泌不活跃、富含血管的胰腺肿块提示是无功能性的pNET,通常病变较大,且转移率高[39-40]。目前闪烁扫描和EUS-FNA可用来区分pNET和PDAC(图44.4)。

pNET唯一的治愈方法是手术,同时,推荐进行肝转移的局部治疗、残余病变的全身化疗,以及功能性pNET的生长抑素类似物治疗[41]。与PDAC相比,pNET的预后更好,这取决于手术结果[42]。

44.3 胰腺囊性病变

44.3.1 非肿瘤性囊肿

◆ 胰腺假性囊肿

最常见的胰腺囊性病变是胰腺假性囊肿,胰腺假性囊肿是在急性或慢性胰腺炎发病过程中炎性液体积聚而成[43]。10%~20%的急性胰腺炎患

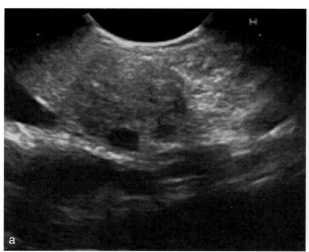

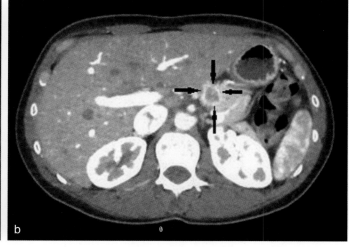

图44.4 a.超声内镜下20mm×22mm圆形低回声均匀肿块,与胰腺体部神经内分泌肿瘤(pNET)一致。b.CT显示相同病变

者可出现假性囊肿，以男性多见[44]。急性胰腺炎
4 周后可见强化的囊性病变形成，表现为局灶性液
体聚集或假性囊肿。假性囊肿无胰腺上皮层衬垫[45]。
胰腺假性囊肿内液体通常为深色、不透明和低黏
度，但可能含有坏死组织。胰腺假性囊肿通常是
单发的（90%），病变直径大小为 2~20cm 不等，
囊内的液体淀粉酶和脂肪酶活性较高[43,45-46]。

　　胰腺假性囊肿症状包括腹痛、早饱感和体重
减轻。通常体格检查无特异性[47]。胰腺炎病史、
持续性腹痛、胰腺炎临床缓解后淀粉酶水平持续
升高有助于胰腺假性囊肿的诊断。

　　胰腺假性囊肿的首选影像学检查是腹部超
声，表现为胰腺无回声囊性病变。腹部 CT 通常
优于超声检查，表现为边界清楚、壁厚、圆形或
椭圆形囊性病变[43]（图 44.5）。CT 还可显示胰
腺组织的其他信息，包括急性或慢性胰腺炎的迹
象。MRI、磁共振胆胰管成像（MRCP）和 ERCP
对诊断价值不大。EUS 兼具 FNA 能力，是检测胰
腺假性囊肿最佳的影像学方法之一（图 44.6），
表现为无回声囊性病变，周围有一个较厚的边缘。
囊液分析显示淀粉酶水平升高，癌胚抗原（CEA）
水平下降[48]。细胞学显示炎症细胞和组织细胞；
另外，若有上皮细胞，需高度怀疑胰腺囊性肿瘤，
粒细胞提示活动性感染[49]。

　　直径 <4cm 的胰腺假性囊肿常在没有任何治
疗的情况下消退[50-52]。对于囊肿体积较大和症状
性胰腺假性囊肿，可选择经皮或内镜引流。超声

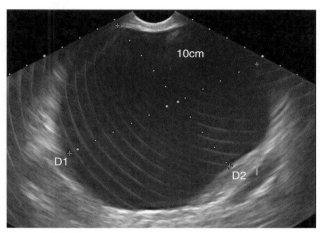

图 44.6　超声内镜下 10cm×10cm 厚壁假性囊肿

引导经十二指肠和胃引流的成功率达 90%，其并
发症发生率低，是目前首选的治疗方法[48]。在某
些情况下，还可通过囊肿胃吻合术或囊肿十二指
肠吻合引流术进行治疗（视频 44.2）。内镜引流
失败时可选择外科手术引流[53]。

44.3.2　胰腺囊性肿瘤

　　胰腺囊性肿瘤主要分为 IPMN、黏液性囊性
肿瘤、浆液性囊性肿瘤和实性假乳头状瘤（表
44.1）。尽管有文献中报道不同胰腺囊性肿瘤的
发病率有所不同，但韩国的一项研究显示，IPMN
为 41%，黏液性囊性肿瘤为 25.2%，实性假乳头
状瘤为 18.3%，浆液性囊性肿瘤为 15.2%[3]。表
44.5 概述了囊性病变的一般特征。

◆ IPMN

　　IPMN 是起源于胰腺导管上皮的呈乳头状生
长并分泌过多黏液的一种肿瘤。这种上皮的乳
头状突起可来自主胰管和（或）分支胰管。好
发于老年男性（60~80 岁），是胰头典型的孤
立性病变，但有时是多灶性的（高达 30%）。约
20%~50% 的胰腺囊性肿瘤被认为是 IPMN[3,54-55]。
当主胰管弥漫性或阶段性受累，称为主胰管 IPMN
（MD-IPMN），具有很高的恶变可能[56-59]。当病
变累及侧支胰管时，称为分支胰管 IPMN（BD-
IPMN），据报道恶性率仅为 2%~3%[60-62]。当主
胰管和分支胰管均受累时称为混合型 IPMN，其
恶变率介于两者之间。

　　组织学上，IPMN 的分化程度分为低度、中
度和高度[63-64]。可进一步进行组织学评估以确
定 IPMN 的亚型：胃小凹型（主要分布在 BD-

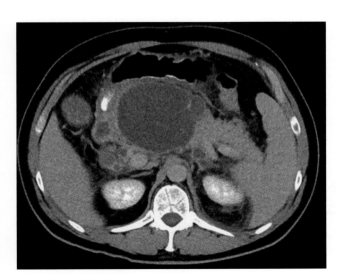

图 44.5　CT 显示 11.1cm×9.1cm×17.8cm 的双叶假性囊肿

表 44.5　某些胰腺囊性肿瘤的一般特征

参数	假性囊肿	IPMN	黏液性囊性肿瘤	浆液性囊性肿瘤
人群	成年男性，胰腺炎病史，饮酒	60~70 岁，老年男性患者	40~50 岁女性	60~80 岁女性
描述	主要见于胰腺疾病，局部、孤立、体积不定，纤维素样厚壁囊肿	主要在胰头，局限、偶发、孤立的，多病灶和多房病变少见	主要是胰腺体尾部，偶发的、孤立的，体积较大，囊壁厚	整个胰腺，单个或巨大囊肿，或许多小囊肿
影像学检查（CT 或 MRI）	多为单房囊肿、胰腺炎的炎性实质表现	MD：MPD 弥漫或部分受累。BD：胰管通畅；单个或成簇的囊肿，有时多灶性	厚间隔大囊肿，厚壁，外围"蛋壳钙化"	多发性微囊性，中央纤维瘢痕伴钙化，少囊性较少见
超声内镜	单房、无回声、厚囊肿、慢性胰腺炎实质特征	MD：MPD 扩张，导管壁高回声结节。BD：较小，"葡萄状簇"扩张 BD，壁结节	很少有间隔大囊肿，并非胰管扩张，周围钙化，有时不典型乳头状突起	多个无回声，小囊性区，"蜂巢"外观，偶见中心钙化或纤维化
细胞学检查	无上皮内衬、炎性细胞和组织细胞，退化碎屑	乳头状黏蛋白产生上皮，不同程度的异型性，黏蛋白染色阳性，胶状黏蛋白	黏蛋白产生高柱状上皮，不同程度的异型性，黏蛋白阳性，"卵巢样黏膜"，胶状黏蛋白	多为无细胞和非诊断性的，小细胞簇呈淡染立方形，糖原染色阳性，黏液蛋白染色阴性
EUS-FNA 穿刺液分析	黏度降低，非黏液性透明（有时为棕绿色），可能是出血性的，淀粉酶和脂肪酶水平升高，癌胚抗原大幅度下降	黏度升高，黏性黏液，淀粉酶水平升高（60%），CEA 水平常升高；KRAS 突变（+）（60%~80%）	黏度升高，黏性黏液，淀粉酶水平降低，CEA 水平常升高，KRAS 突变（+）（14%），GNAS 突变（-）	黏度降低，液体清亮，可能是出血性的，淀粉酶水平大幅度下降，癌胚抗原降低

BD：分支胰管；CEA：癌胚抗原；EUS-FNA：超声内镜引导细针穿刺抽吸术；IPMN：导管内乳头状黏液性肿瘤；MD：主导管；MPD：主胰管

IPMN）通常代表低度异型增生[65-67]。肠型（以 MD-IPMN 为主）代表中度到高度异型增生和胶质型腺癌[68]。侵袭性癌症通常是管状腺癌，与胶体型相比预后更差。导管内乳头状癌不常见，预后与导管腺癌相似[69-70]。胃型 IPMN 预后最好，而胰腺和肠型 IPMN 预后较差[71]。

尽管 IPMN 患者可表现为腹部疼痛、不适、恶心和呕吐等，但不能用于明确诊断[54]。血清学和肿瘤标志物检测对 IPMN 一般不具有诊断价值[3]。影像学检查不仅有助于诊断 IPMN，也有助于鉴别诊断和手术评估。目前上消化道内镜检查和 ERCP 不常用于诊断[72]。尽管大多数囊性病变可通过常规影像学检查（US、CT 和 MRI）偶然发现（图 44.7），但多层螺旋 CT 是目前评价的首选方法。此外，据报道多层螺旋 CT 与 MRI 的结合优于单纯影像学检查[73]。目前，EUS 是最受欢迎的影像学检查方法，尤其对于手术前的患者。EUS 可发现乳头状突起、囊肿壁增厚、内隔、壁结节和囊肿内的碎片[3,51,54,74]。EUS 可对良性囊肿与恶性 IPMN 进行鉴别，准确率为 40%~90%，优

于 US、ERCP、CT 和 MRI[75]。

高黏液性囊液伴 CEA 水平高，提示为黏液囊肿（IPMN 或黏液性囊性肿瘤），因为黏液囊肿含有黏液上皮。CEA（192ng/mL）是黏液囊肿最好的预测因子，而淀粉酶活性不能区别黏液囊肿和非黏液囊肿[76]。通过 FNA 穿刺到的恶性细胞可高度预测恶性 IPMN[77]。尽管 KRAS 突变对黏液性肿瘤具有高度特异性[78]，但对鉴别恶性囊肿和

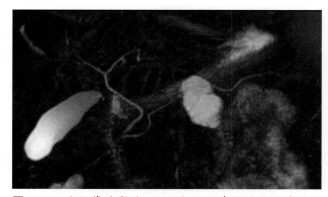

图 44.7　胰胆管造影（MRCP）显示靠近胰体的多叶、45mm×27mm 的高强度病变，与主胰管不同，提示侧支导管内乳头状黏液性肿瘤（IPMN）

良性囊肿是没有意义的。此外，GNAS 突变不能预测恶性肿瘤，但对于 IPMN 具有特异性[79]。

由于 MD-IPMN 患者的恶性程度很高，国际指南建议对这类患者进行手术切除[56-59]。对于低风险、无症状的 BD-IPMN 患者应进行 MRCP 监测。手术切除的潜在适应证包括有壁结节、肿瘤增大、肿瘤细胞高度分化。超声引导下乙醇消融或乙醇消融联合紫杉醇对囊肿进行消融也是治疗方法之一[80-81]（视频 44.3）。

◆ 黏液性囊性肿瘤

据报道，黏液性囊性肿瘤占切除后胰腺囊性肿瘤的 23%[82]。黏液性囊性肿瘤的常见特征包括胰体或胰尾孤立的囊肿，常见于 50 岁以下的女性。通常情况下，它不会与胰管相通。卵巢型基质在黏液性囊性肿瘤中位于产生黏蛋白的柱状导管上皮下，人绒毛膜促性腺激素、雌激素和孕酮受体染色呈阳性反应。黏液性囊性肿瘤分为 3 种类型：良性黏液性囊腺瘤、边缘型黏液性囊腺瘤、恶性黏液性囊腺癌[83-84]。

黏液性囊性肿瘤的症状包括腹痛、体重减轻，70% 的患者会出现疲劳。体格检查可发现黄疸和明显的肿块。实验室检查结果通常在正常值范围内[85]。

CT 的典型表现是一个薄间隔、大的孤立囊肿伴有周围钙化[86]。钙化呈片状，与浆液性囊性肿瘤的中心星状钙化形成对比。MRI 表现为周围钙化、壁增厚和间隔，研究发现能预测 95% 的患者的恶性肿瘤。与 EUS 的研究结果相似（图 44.8），但 FNA 取材为诊断提供了更可靠的依据。黏液性囊性肿瘤含有黏稠的黏液蛋白（视频 44.4），富含 CEA，但淀粉酶含量较低。然而，通常囊液 KRAS 呈阳性，GNAS 为阴性[87-89]。

由于黏液性囊性肿瘤有很高的恶变倾向，目前指南建议手术切除[60]。腹腔镜下保留脾的远端胰腺切除术是胰尾病变的首选手术。对于拒绝或不能接受手术的患者，超声引导下的囊肿消融术应是一种选择。

◆ 浆液性囊性肿瘤

浆液性囊性肿瘤是良性囊肿，多见于 60 岁以下的女性，它可以位于胰腺的任何地方。浆液性囊性肿瘤通常为良性，而浆液性囊腺癌是非常罕见的。浆液性囊性肿瘤含有一种稀薄的血性液体，被由柱状上皮细胞组成的薄壁包绕，高碘酸希夫反应阳性。它们生长缓慢，肿瘤增大需要较长时间[90]。约 90% 的希佩尔 – 林道病（Von Hippel-Lindau）综合征患者可出现浆液性囊性肿瘤[91]。

浆液性囊性肿瘤患者通常无症状，CT 或 MRI 常表现为微小囊性改变。在病变中心是一个星状中央型瘢痕，周围环绕多个微小的囊肿。由于形态相似，CT 或 MRI 有时无法区分单房（少囊性）浆液性囊性肿瘤和黏液性囊性肿瘤或 BD-IPMN。单房病变为分叶状薄壁囊肿，通常在胰腺内部（图 44.9）。EUS 检查表现为多个小、无回声、薄间隔囊肿。EUS-FNA 抽吸液分析显示淀粉酶和 CEA 水平低，而且 PAS 阳性柱状细胞很少[92]。

浆液性囊性肿瘤预后良好，对于有症状的大囊肿（>4cm）和诊断明确的患者建议手术治疗[90-93]。

◆ 实性假乳头状瘤

实性假乳头状瘤由两部分组成：单形上皮细胞形成的实体（实性假乳头状）和囊性组织（出血性 – 坏死性假囊性）。实性假乳头状瘤是大的、单个的、圆形且界限清楚的病变，通常为囊性病变，伴有出血性退行性变[94]。这些病变在胰腺囊性肿瘤中约占 5%。实性假乳头状瘤最常见

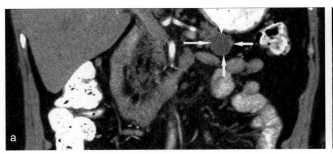 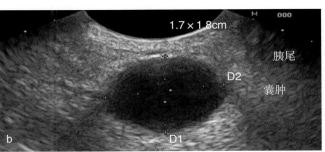

图 44.8 a. CT 显示胰尾直径为 18mm 囊性病变（白色箭头）。b. 同一病灶在 EUS 中的表现。术后病理的组织学检查显示良性黏液性囊性肿瘤

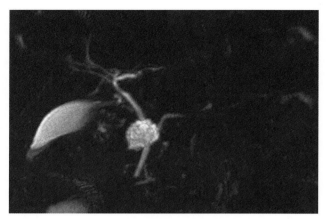

图 44.9　MRCP 显示胰头直径为 28mm，多膜，微囊性浆液性囊腺瘤

于 20~30 岁的女性。临床可出现腹痛、不适、呕吐和体重减轻等与肿块相关的症状。实性假乳头状瘤被认为是低级恶性肿瘤[95]。CT 表现为由不同区域的未被吸收的软组织和坏死病灶组成的肿块，周围有一个厚的、边界清楚的包膜。同样，在 MRI 检查中，实性假乳头状瘤也表现为界限清楚的病变[96]。在 EUS 检查中表现为界限清楚的低回声囊性肿块，内部有实性改变，囊液细胞计数高，而 CEA 水平低[97]。

手术治疗可治愈，手术后复发率非常低[3]。

（全晓静　王进海　译，李路　审）

参考文献

[1] Muniraj T, Jamidar PA, Aslanian HR. Pancreatic cancer: a comprehensive review and update. Dis Mon, 2013, 59(11): 368–402.

[2] Ro C, Chai W, Yu VE, et al. Pancreatic neuroendocrine tumors: biology, diagnosis, and treatment. Chin J Cancer, 2013, 32(6):312–324.

[3] Yoon WJ, Brugge WR. Pancreatic cystic neoplasms: diagnosis and management. Gastroenterol Clin North Am, 2012, 41(1): 103–118.

[4] Brugge WR. Diagnosis and management of cystic lesions of the pancreas. J Gastrointest Oncol, 2015, 6(4):375-388.

[5] Laffan TA, Horton KM, Klein AP, et al. Prevalence of unsuspected pancreatic cysts on MDCT. AJR Am J Roentgenol, 2008, 191(3):802–807.

[6] Moparty B, Brugge WR. Approach to pancreatic cystic lesions. Curr Gastroenterol Rep, 2007, 9(2):130–135.

[7] Spinelli KS, Fromwiller TE, Daniel RA, et al. Cystic pancreatic neoplasms: observe or operate. Ann Surg, 2004, 239(5):651-657, discussion 657–659.

[8] Partensky C. Toward a better understanding of pancreatic ductal adenocarcinoma: glimmers of hope? Pancreas, 2013, 42(5):729–739.

[9] Howlader N, Noone AM, Krapcho M, et al. SEER Cancer Statistics Review, 1975-2010, National Cancer Institute. http://seer.cancer.gov/csr/1975_2010.

[10] Vincent A, Herman J, Schulick R, et al. Pancreatic cancer. Lancet. 2011, 378(9791):607–620.

[11] Kloppel G, Hruban RH, Longnecker DS, et al. Tumours of the exocrine pancreas//Ham- ilton SR, Aaltonen LA, eds. World Health Organization Classification of Tumours. Pathology and Genetics of Tumours of the Digestive System. Lyon, France: IARC Press, 2000:219–251.

[12] Raimondi S, Maisonneuve P, Lowenfels AB. Epidemiology of pancreatic cancer: an overview. Nat Rev Gastroenterol Hepatol, 2009, 6(12):699–708.

[13] Ryan DP, Hong TS, Bardeesy N. Pancreatic adenocarcinoma. N Engl J Med, 2014, 371(11):1039–1049.

[14] McCleary-Wheeler AL, McWilliams R, Fernandez-Zapico ME. Aberrant signaling pathways in pancreatic cancer: a two compartment view. Mol Carcinog, 2012, 51(1):25–39.

[15] Porta M, Fabregat X, Malats N, et al. Exocrine pancreatic cancer: symptoms at presentation and their relation to tumour site and stage. Clin Transl Oncol, 2005, 7(5):189–197.

[16] Chari ST, Leibson CL, Rabe KG, et al.. Probability of pancreatic cancer following diabetes: a population-based study. Gastro-enterology, 2005, 129(2):504–511.

[17] Khorana AA, Fine RL. Pancreatic cancer and thromboembolic disease. Lancet Oncol, 2004, 5(11):655–663.

[18] Canto MI, Harinck F, Hruban RH, et al. International Cancer of Pancreas Screening (CAPS) Consortium. International Cancer of the Pancreas Screening (CAPS)Consortium summit on the management of patients with increased risk for familial pancreatic cancer. Gut, 2013, 62(3):339–347.

[19] Hruban RH, Canto MI, Goggins M, et al. Update on familial pancreatic cancer. Adv Surg, 2010, 44:293–311.

[20] Hernandez JM, Cowgill SM, Al-Saadi S, et al. CA 19-9 velocity predicts disease-free survival and overall survival after pancreatectomy of curative intent. J Gastrointest Surg, 2009, 13(2):349–353.

[21] Kaneko OF, Lee DM, Wong J, et al. Performance of multide-tector computed tomographic angiography in determining surgical resectability of pancreatic head adenocarcinoma. J Comput Assist Tomogr, 2010, 34(5):732–738.

[22] Takakura K, Sumiyama K, Munakata K, et al. Clinical usefulness of diffusion-weighted MR imaging for detection of pancreatic cancer: comparison with enhanced multidetector-row CT. Abdom Imaging, 2011, 36(4):457–462.

[23] Kauhanen SP, Komar G, Seppänen MP, et al. A prospective diagnostic accuracy study of 18F-fluorodeoxyglucose positron emission tomography/computed tomography, multidetector row computed tomography, and magnetic resonance imaging in primary diagnosis and staging of pancreatic cancer. Ann Surg, 2009, 250(6):957–963.

[24] Eloubeidi MA, Tamhane A. Prospective assessment of diagnostic utility and complications of endoscopic ultrasound-guided fine needle aspiration. Results from a newly developed academic endoscopic ultrasound program. Dig Dis, 2008,

26(4): 356–363.

[25] Gress F, Savides T, Cummings O, et al. Radial scanning and linear array endosonography for staging pancreatic cancer: a prospective randomized comparison. Gastrointest Endosc, 1997, 45(2):138–142.

[26] Owens DJ, Savides TJ. Endoscopic ultrasound staging and novel therapeutics for pancreatic cancer. Surg Oncol Clin N Am, 2010, 19(2):255–266.

[27] Katz MH, Hwang R, Fleming JB, et al. Tumor-node-metastasis staging of pancreatic adenocarcinoma. CA Cancer J Clin, 2008, 58(2):111–125.

[28] Tempero MA, Malafa MP, Behrman SW, et al. Pancreatic adenocarcinoma, 2th ed. 2014: featured updates to the NCCN guidelines. J Natl Compr Canc Netw, 2014,12(8):1083–1093.

[29] Neoptolemos JP, Stocken DD, Friess H, et al. European Study Group for Pancreatic Cancer. A randomized trial of chemoradiotherapy and chemotherapy after resection of pancreatic cancer. N Engl J Med, 2004, 350(12):1200–1210.

[30] Neoptolemos JP, Stocken DD, Bassi C, et al. European Study Group for Pancreatic Cancer. Adjuvant chemotherapy with fluorouracil plus folinic acid vs gemcitabine following pancreatic cancer resection: a randomized controlled trial. JAMA, 2010, 304(10):1073–1081.

[31] Oettle H, Post S, Neuhaus P, et al. Adjuvant chemotherapy with gemcitabine vs observation in patients undergoing curative-intent resection of pancreatic cancer: a randomized controlled trial. JAMA, 2007, 297(3):267–277.

[32] Faris JE, Blaszkowsky LS, McDermott S, et al. FOLFIRINOX in locally advanced pancreatic cancer: the Massachusetts General Hospital Cancer Center experience. Oncologist, 2013, 18(5):543–548.

[33] Conroy T, Desseigne F, Ychou M, et al. Groupe Tumeurs Digestives of Unicancer. PRODIGE Intergroup. FOLFIRINOX versus gemcitabine for metastatic pancreatic cancer. N Engl J Med, 2011, 364(19):1817–1825.

[34] Von Hoff DD, Ervin T, Arena FP, et al. Increased survival in pancreatic cancer with nab-paclitaxel plus gemcitabine. N Engl J Med, 2013, 369(18):1691–1703.

[35] Halfdanarson TR, Rabe KG, Rubin J, et al. Pancreatic neuroendocrine tumors(PNETs): incidence, prognosis and recent trend toward improved survival. Ann Oncol, 2008, 19(10):1727–1733.

[36] Metz DC, Jensen RT. Gastrointestinal neuroendocrine tumors: pancreatic endocrine tumors. Gastroenterology, 2008, 135(5):1469–1492.

[37] Klöppel G, Anlauf M. Epidemiology, tumour biology and histopathological classification of neuroendocrine tumours of the gastrointestinal tract. Best Pract Res Clin Gastroenterol, 2005, 19(4):507–517.

[38] Oberg K, Eriksson B. Endocrine tumours of the pancreas. Best Pract Res Clin Gastroenterol, 2005, 19(5):753–781.

[39] Falconi M, Plockinger U, Kwekkeboom DJ, et al. Frascati Consensus Conference. European . Neuroendocrine Tumor Society. Well-differentiated pancreatic nonfunctioning tumors/carcinoma. Neuroendocrinology, 2006, 84(3):196–211.

[40] Plöckinger U, Wiedenmann B. Diagnosis of non-functioning neuro-endocrine gastro-enteropancreatic tumours. Neuroendocrinology, 2004, 80(suppl 1):35–38.

[41] Dimou AT, Syrigos KN, Saif MW. Neuroendocrine tumors of the pancreas: what's new. Highlights from the "2010 ASCO Gastrointestinal Cancers Symposium". Journal of the Pancreas, 2010,11:135–138.

[42] Ehehalt F, Saeger HD, Schmidt CM, et al. Neuroendocrine tumors of the pancreas. Oncologist, 2009, 14(5):456–467.

[43] Habashi S, Draganov PV. Pancreatic pseudocyst. World J Gastroenterol, 2009,15(1):38–47.

[44] Memiş A, Parildar M. Interventional radiological treatment in complications of pancreatitis. Eur J Radiol, 2002, 43(3): 219–228.

[45] Brun A, Agarwal N, Pitchumoni CS. Fluid collections in and around the pancreas in acute pancreatitis. J Clin Gastroenterol, 2011, 45(7):614–625.

[46] Aghdassi A, Mayerle J, Kraft M, et al. Diagnosis and treatment of pancreatic pseudocysts in chronic pancreatitis. Pancreas, 2008, 36(2):105–112.

[47] Cannon JW, Callery MP, Vollmer CM Jr. Diagnosis and management of pancreatic pseudocysts: what is the evidence? J Am Coll Surg, 2009, 209(3):385–393.

[48] Brugge WR. Approaches to the drainage of pancreatic pseudocysts. Curr Opin Gastroenterol, 2004, 20(5):488–492.

[49] Pitman MB, Lewandrowski K, Shen J, et al. Pancreatic cysts: preoperative diagnosis and clinical management. Cancer Cytopathol, 2010, 118(1):1–13.

[50] Balthazar EJ, Freeny PC, vanSonnenberg E. Imaging and intervention in acute pancreatitis. Radiology,1994, 193(2): 297–306.

[51] Brugge WR. The use of EUS to diagnose cystic neoplasms of the pancreas. Gastrointest Endosc, 2009, 69(suppl 2):S203–S209.

[52] Johnson MD, Walsh RM, Henderson JM, et al. Surgical versus nonsurgical management of pancreatic pseudocysts. J Clin Gastroenterol, 2009, 43(6):586–590.

[53] Lerch MM, Stier A, Wahnschaffe U, et al. Pancreatic pseudocysts: observation, endoscopic drainage, or resection? Dtsch Arztebl Int, 2009, 106(38):614–621.

[54] Farrell JJ, Brugge WR. Intraductal papillary mucinous tumor of the pancreas. Gastrointest Endosc, 2002, 55(6):701–714.

[55] Sahani DV, Lin DJ, Venkatesan AM, et al. Multidisciplinary approach to diagnosis and management of intraductal papillary mucinous neoplasms of the pancreas. Clin Gastroenterol Hepatol, 2009, 7(3):259–269.

[56] Salvia R, Fernández-del Castillo C, Bassi C, et al. Main-duct intraductal papillary mucinous neoplasms of the pancreas: clinical predictors of malignancy and longterm survival following resection. Ann Surg, 2004, 239(5):678–685, discussion 685–687.

[57] Crippa S, Fernández-Del Castillo C, Salvia R, et al. Mucin-producing neoplasms of the pancreas: an analysis of distinguishing clinical and epidemiologic characteristics. Clin Gastroenterol Hepatol, 2010, 8(2):213–219.

[58] Lafemina J, Katabi N, Klimstra D, et al. Malignant progression in IPMN: a cohort analysis of patients initially selected for

resection or observation. Ann Surg Oncol, 2013, 20(2):440–447.

[59] Schmidt CM, White PB, Waters JA, et al. Intraductal papillary mucinous neoplasms: predictors of malignant and invasive pathology. Ann Surg, 2007, 246(4):644-651, discussion 651–654.

[60] Tanaka M, Fernández-del Castillo C, Adsay V, et al. International Association of Pancreatology. International consensus guidelines 2012 for the management of IPMN and MCN of the pancreas. Pancreatology, 2012, 12(3):183–197.

[61] Kang MJ, Jang JY, Kim SJ, et al. Cyst growth rate predicts malignancy in patients with branch duct intraductal papillary mucinous neoplasms. Clin Gastroenterol Hepatol, 2011, 9(1): 87–93.

[62] Lévy P, Jouannaud V, O'Toole D, et al. Natural history of intraductal papillary mucinous tumors of the pancreas: actuarial risk of malignancy. Clin Gastroenterol Hepatol, 2006, 4(4): 460–468.

[63] Kang MJ, Lee KB, Jang JY, et al. Disease spectrum of intraductal papillary mucinous neoplasm with an associated invasive carcinoma invasive IPMN versus pancreatic ductal adenocarcinoma-associated IPMN. Pancreas, 2013, 42(8):1267–1274.

[64] Sakorafas GH, Smyrniotis V, Reid-Lombardo KM, et al. Primary pancreatic cystic neoplasms revisited. Part III. Intraductal papillary mucinous neoplasms. Surg Oncol, 2011, 20(2):e109–e118.

[65] Sadakari Y, Ohuchida K, Nakata K, et al. Invasive carcinoma derived from the nonintestinal type intraductal papillary mucinous neoplasm of the pancreas has a poorer prognosis than that derived from the intestinal type. Surgery, 2010, 147(6):812–817.

[66] Adsay NV, Merati K, Andea A, et al. The dichotomy in the preinvasive neoplasia to invasive carcinoma sequence in the pancreas: differential expression of MUC1 and MUC2 supports the existence of two separate pathways of carcinogenesis. Mod Pathol, 2002, 15(10):1087–1095.

[67] Andrejevic-Blant S, Kosmahl M, Sipos B, et al. Pancreatic intraductal papillary-mucinous neoplasms: a new and evolving entity. Virchows Arch, 2007,451(5):863–869.

[68] Yopp AC, Katabi N, Janakos M, et al. Invasive carcinoma arising in intraductal papillary mucinous neoplasms of the pancreas: a matched control study with conventional pancreatic ductal adenocarcinoma. Ann Surg, 2011, 253(5):968–974.

[69] Furukawa T, Hatori T, Fujita I, et al. Prognostic relevance of morphological types of intraductal papillary mucinous neoplasms of the pancreas. Gut, 2011, 60(4):509–516.

[70] Liszka L, Pajak J, Zielińska-Pajak E, et al. Intraductal oncocytic papillary neoplasms of the pancreas and bile ducts: a description of five new cases and review based on a systematic survey of the literature. J Hepatobiliary Pancreat Sci, 2010, 17(3):246–261.

[71] Machado NO, Al Qadhi H, Al Wahibi K. Intraductal papillary mucinous neoplasm of pancreas. N Am J Med Sci, 2015, 7(5):160–175.

[72] Konstantinou F, Syrigos KN, Saif MW. Intraductal papillary mucinous neoplasms of the pancreas (IPMNs): epidemiology, diagnosis and future aspects. JOP, 2013, 14(2):141–144.

[73] Del Chiaro M, Verbeke C, Salvia R, et al. European Study Group on Cystic Tumours of the Pancreas. European experts consensus statement on cystic tumours of the pancreas. Dig Liver Dis, 2013, 45(9):703–711.

[74] Brugge WR. Endoscopic approach to the diagnosis and treatment of pancreaticdisease. Curr Opin Gastroenterol, 2013, 29(5):559–565.

[75] Grützmann R, Niedergethmann M, Pilarsky C, et al. Intraductal papillary mucinous tumors of the pancreas: biology, diagnosis, and treatment. Oncologist, 2010, 15(12):1294–1309.

[76] Brugge WR, Lewandrowski K, Lee-Lewandrowski E, et al. Diagnosis of pancreatic cystic neoplasms: a report of the cooperative pancreatic cyst study. Gastroenterology, 2004, 126(5):1330–1336.

[77] Michaels PJ, Brachtel EF, Bounds BC, et al. Intraductal papillary mucinous neoplasm of the pancreas: cytologic features predict histologic grade. Cancer. 2006, 108(3):163–173.

[78] Sawhney MS, Devarajan S, O'Farrel P, et al. Comparison of carcinoembryonic antigen and molecular analysis in pancreatic cyst fluid. Gastrointest Endosc, 2009, 69(6):1106–1110.

[79] Dal Molin M, Matthaei H, Wu J, et al. Clinicopathological correlates of activating GNAS mutations in intraductal papillary mucinous neoplasm (IPMN) of the pancreas. Ann Surg Oncol, 2013, 20(12):3802–3808.

[80] Brugge WR. Management and outcomes of pancreatic cystic lesions. Dig Liver Dis,2008, 40(11):854–859.

[81] Matthes K, Mino-Kenudson M, Sahani DV, et al. EUS-guided injection of paclitaxel(OncoGel) provides therapeutic drug concentrations in the porcine pancreas(with video). Gastrointest Endosc, 2007, 65(3):448–453.

[82] Valsangkar NP, Morales-Oyarvide V, Thayer SP, et al. 851 resected cystic tumors of the pancreas: a 33-year experience at the Massachusetts General Hospital. Surgery,2012, 152(3, suppl 1):S4–S12.

[83] Sakorafas GH, Smyrniotis V, Reid-Lombardo KM, et al. Primary pancreatic cystic neoplasms revisited: part II. Mucinous cystic neoplasms. Surg Oncol, 2011, 20(2): e93–e101.

[84] Bai XL, Zhang Q, Masood N, et al. Pancreatic cystic neoplasms: a review of preoperative diagnosis and management. J Zhejiang Univ Sci B, 2013, 14(3):185–194.

[85] Crippa S, Salvia R, Warshaw AL, et al. Mucinous cystic neoplasm of the pancreas is not an aggressive entity: lessons from 163 resected patients. Ann Surg, 2008, 247(4):571–579.

[86] Procacci C, Carbognin G, Accordini S, et al. CT features of malignant mucinous cystic tumors of the pancreas. Eur Radiol, 2001, 11(9):1626–1630.

[87] Kadayifci A, Brugge WR. Endoscopic ultrasound-guided fine-needle aspiration for the differential diagnosis of intraductal papillary mucinous neoplasms and size stratification for surveillance. Endoscopy, 2014, 46(4):357.

[88] Jimenez RE, Warshaw AL, Z'graggen K, et al. Sequential accumulation of K-ras mutations and p53 overexpression in the progression of pancreatic mucinous cystic neoplasms to malignancy. Ann Surg, 1999, 230(4):501–509, discussion

509–511.

[89] Iacobuzio-Donahue CA, Wilentz RE, Argani P, et al. Dpc4 protein in mucinous cystic neoplasms of the pancreas: frequent loss of expression in invasive carcinomas suggests a role in genetic progression. Am J Surg Pathol, 2000, 24(11):1544–1548.

[90] Sakorafas GH, Smyrniotis V, Reid-Lombardo KM, et al. Primary pancreatic cystic neoplasms revisited. Part I: serous cystic neoplasms. Surg Oncol, 2011,20(2):e84–e92.

[91] Moore PS, Zamboni G, Brighenti A, et al. Molecular characterization of pancreatic serous microcystic adenomas: evidence for a tumor suppressor gene on chromosome 10q. Am J Pathol, 2001, 158(1):317–321.

[92] Belsley NA, Pitman MB, Lauwers GY, et al. Serous cystadenoma of the pancreas:limitations and pitfalls of endoscopic ultrasound-guided fine-needle aspiration biopsy. Cancer, 2008, 114(2):102–110.

[93] Farrell JJ, Fernández-del Castillo C. Pancreatic cystic neoplasms: management and unanswered questions. Gastroenterology, 2013, 144(6):1303–1315.

[94] Papavramidis T, Papavramidis S. Solid pseudopapillary tumors of the pancreas:review of 718 patients reported in English literature. J Am Coll Surg, 2005, 200(6):965–972.

[95] Tipton SG, Smyrk TC, Sarr MG, et al. Malignant potential of solid pseudopapillary neoplasm of the pancreas. Br J Surg, 2006, 93(6):733–737.

[96] Choi JY, Kim MJ, Kim JH, et al. Solid pseudopapillary tumor of the pancreas:typical and atypical manifestations. AJR Am J Roentgenol, 2006, 187(2):W178–W186.

[97] Jani N, Dewitt J, Eloubeidi M, et al. Endoscopic ultrasound-guided fine-needle aspiration for diagnosis of solid pseudopapillary tumors of the pancreas: a multicenter experience. Endoscopy, 2008, 40(3):200–203.

第45章 胃肠道上皮下肿瘤

Jennifer Maranki, Stavros N. Stavropoulos

45.1 概 述

胃肠道上皮下肿瘤（SET）患者经常在病变被发现后行超声内镜（EUS）检查。该疾病的总体患病率尚不明确，通常在常规内镜检查或其他影像学检查中发现。在内镜检查中，该病常见于胃内，经常被错误地称为"黏膜下"肿瘤，而术语"上皮下"更准确，因为这些肿瘤可来自和（或）位于黏膜上皮层深处的任何层（包括黏膜肌层、黏膜下层和固有肌层）。

SET 通常向消化道腔内生长，表面覆有正常的黏膜。大多数肿瘤不会引起任何症状，但可能导致出血、梗阻、吞咽困难，如果病变接近壶腹部，可能出现黄疸和胰腺炎。这些病变可能是良性的，也可能是恶性的，超声内镜引导细针穿刺抽吸术（EUS-FNA）是诊断评估该病变的重要方式。EUS 有助于区分壁外肿瘤和壁外病变。通过EUS，在常规内镜检查中发现的疑似上皮下肿瘤的病变，高达 30% 是由壁外病灶或相邻器官血管结构的外在压迫引起的[1]。

胃肠道中存在多种上皮下病变，包括胃肠道间质瘤（GIST）、平滑肌瘤、类癌、脂肪瘤、异位胰腺、重复囊肿、神经鞘瘤或转移性疾病。此外，异常的脉管系统，如假性动脉瘤或静脉曲张，在内镜下也可能表现为上皮下病变。

本章将讨论 SET 的类型及其在内镜下及超声内镜下特征、组织学和免疫组化特征及高风险特征，还将讨论组织采集方法，包括 EUS-FNA 和空心针穿刺活检的对照与比较，并介绍了内镜下肿瘤切除的方法，以及各种技术的优缺点。

45.2 SET 的类型

理解胃肠壁的组织学分层对于理解 SET 是必不可少的。胃肠壁由 5 层组成，可由频率为 5~12MHz 的 EUS 检查识别。最内层（第 1 层）的特征是非常薄的高回声带，为黏膜层；其下的薄低回声带为黏膜肌层（第 2 层）； 黏膜下层（第

3 层）为高回声带；固有肌层（第 4 层）为厚低回声带；浆膜层（第 5 层）为薄且高的回声，并且通常不能与周围结构区分开。表 45.1 总结了最常见的 SET 类型及其对应的层次。

45.2.1 GIST

GIST 是上消化道中最常见的一种 SET[2]，起源于 Cajal 间质细胞，其中 10%~30% 是恶性病变[3]。每年超过 5 000 例患者被诊断为 GIST[4]，小型 GIST（<10mm）常见于成人，德国的数据显示，在 50.5 岁以上成人中有 22.5% 的人群可检测到 GIST[5]。这些数据表明，尽管存在 c-kit 和 *PDGFRA* 突变，但大多数小型 GIST 仍未发展为大的肿瘤[6]。

在内镜检查中，GIST 最常见于胃内，病变的形状和大小不同，表面还可能有溃疡。在 EUS下，GIST 表现为固有肌层（第 4 层）（图 45.1）或黏膜肌层（第 2 层和第 3 层之间）的低回声肿块，外观与平滑肌瘤相似，两者之间的鉴别需要借助免疫组化[7]。GIST 被描述为 c-kit（CD117）阳性的间充质梭形细胞或上皮样病变，超过 95%的 GIST 为 c-kit（CD117）阳性[8-9]。大多数 GIST的 CD34 呈阳性，而少数（20%~30%）平滑肌肌动蛋白呈阳性，这两者的表达可能是相互的。此外，少数 GIST 表达 S100 蛋白，不足 5% 的患者表达结蛋白[10-12]。GIST 的新标记 DOG1 灵敏度和特异度都很高，对于诊断 c-kit 阴性的 GIST 更有意义[6,13-17]。GIST 常见于老年人，最常见的发病部位是胃（60%~70%），其次是小肠（20%~25%）、结肠和直肠（5%）、食管（<5%）[12]。

45.2.2 平滑肌瘤

平滑肌瘤是良性平滑肌肿瘤，在内镜下与GIST 相似，但通常较小（通常 <2cm），但偶尔会变大。常见于食管，也可能发生在整个胃肠道（图 45.2）。其特征是表面覆盖正常的黏膜，可以很容易地用活检钳鉴别。与 GIST 类似，平滑

表 45.1　胃肠道上皮下肿瘤的 EUS 特征

疾病	回声	EUS 分层[a]：第2层	第3层	第4层	其他特征
间质瘤	低回声			×	很少起源于第2层和第3层，内部可能回声消失
平滑肌瘤	低回声	×	×	×	
类癌	低回声	×	×		
重复囊肿	无回声	×	×	×	
脂肪瘤	高回声		×		弥漫、强烈的高回声
淋巴瘤	低回声	×	×		
静脉曲张	无回声	×	×		多普勒血流环绕
神经鞘瘤	低回声		×	×	
异位胰腺	低回声	×	×	×	不均匀，可能有无回声导管结构
转移瘤	低回声	×	×	×	
颗粒细胞瘤	低回声	×	×		

EUS：超声内镜；GIST：胃肠道间质瘤
a 第1层是黏膜层，第2层是肌层黏膜，第3层是黏膜下层，第4层是固有肌层，第5层是浆膜层或外膜

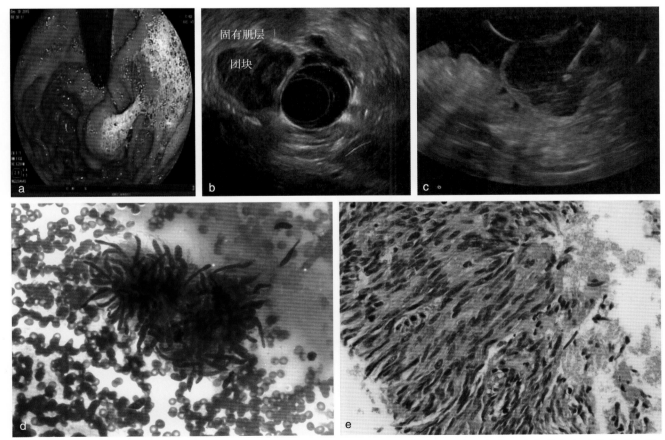

图 45.1　胃肠道间质瘤来源于胃壁第4层，免疫组化显示 CD 117 阳性。a. 内镜显示贲门部有一个中等大小的黏膜下结节，翻转时可看到。b. 固有肌层 25mm 低回声病灶的超声造影。c. 病灶内细针穿刺时显示针芯的线性 EUS 成像。d. 迪夫快速染色法显示大量纺锤形细胞（40 倍放大倍数）。e. 苏木精染色和伊红染色显示病变成分以纺锤形细胞为主，细胞核卵形，胞浆嗜酸性（40 倍放大倍数）。经许可引自 MD Kaveh Sharzehi，Temple University School of Medicine

肌瘤也可能存在于裸露或坏死的中央区域，特别容易出现在较大的病变中。EUS 检查表现为第 2 层（黏膜肌层）或第 4 层（固有肌层）的低回声病变。由于其无法与没有经免疫组化染色的 GIST 区分，因此通常需要进行活检以确定可能需要内镜或手术切除的病变。与 GIST 不同，平滑肌瘤 c-kit 或 DOG1 呈阴性。

45.2.3 类 癌

类癌（图 45.3，图 45.4）起源于神经细胞，常见于小肠其中，回肠是最常见的部位，其次是空肠和十二指肠[18]。类癌也可发生在胃部，占所有类癌的 10% 左右。一项针对 500 多种类癌的 50 年回顾性分析显示，类癌男女患病比例稳步下降至 0.54:1[19]。根据恶性程度，胃类癌被分为 3 型，I 型胃类癌与慢性萎缩性胃炎、高胃泌素血症和恶性贫血有关（图 45.3）。这类肿瘤恶性程度低，最常发生于老年女性患者[20]。II 型胃类癌恶性程度为中度，与佐林格–埃利森综合征和 1

型多发性内分泌肿瘤（MEN 1）引起的高胃泌素血症有关。III 型胃类癌是散发性的，恶性程度最高，与高胃泌素血症无关[20]。

在内镜下，类癌无蒂或有亚蒂，表面黏膜正常[21]。类癌可能起源于黏膜层并可穿透至黏膜下层，通过黏膜活检可以进行诊断[22]。在 EUS 检查中，类癌表现为椭圆形或圆形、低回声、均质的肿瘤，最常见于黏膜下层（图 45.3，图 45.4）[23]。

45.2.4 胃肠道其他上皮下病变

其他上皮下病变包括脂肪瘤、异位胰腺、重复囊肿、神经鞘瘤和异常脉管系统。静脉病变也可能表现为上皮下病变。

脂肪瘤通常是无症状的，可以发生在胃肠道内的任何部位。在极少数情况下，脂肪瘤可引起肠梗阻、出血或肠套叠[8]。脂肪瘤表面黏膜光滑，呈黄色。当用闭合的活检钳碰触时，显示"枕垫征"。EUS 检查可呈起源于黏膜下层的界限分明的椭圆形高回声病变（图 45.5）。

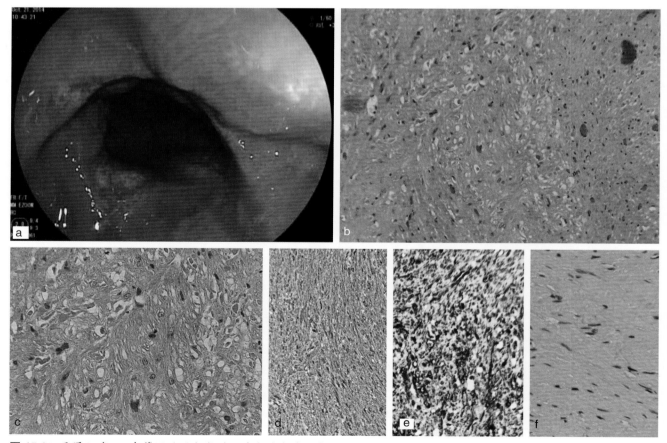

图 45.2 平滑肌瘤。a. 食管远端巨大黏膜下病变的内镜图像。b. 低倍镜 HE 染色显示梭形细胞瘤。c. 高倍镜 HE 染色。d. 平滑肌肌动蛋白（SMA）、结蛋白免疫组化染色阳性。e. 确诊为平滑肌瘤，c-kit（CD117）阴性。f. 排除胃肠道间质瘤（GIST）

异位胰腺或异位胰腺组织在胃中最常见，尤其是胃窦，也可在整个胃肠道中发生。通常不会引起症状，有时可导致溃疡和出血、食管或肠道梗阻和肠套叠，以及胆道梗阻[24]。在内镜检查中，异位胰腺顶端呈脐样，有时可呈现"火山状"[25]。EUS 检查显示黏膜下层中有明显界限的混合性回声，可能累及肌层，也可能含有无回声的螺旋状导管结构（图 45.6）。

重复囊肿是前肠的罕见先天性异常，通常无症状[26]。多在内镜检查或影像学检查中发现。在内镜下表现为圆形隆起，表面覆盖正常或半透明的黏膜。EUS 下显示病变光滑，呈球形或管状，无回声、壁清晰，可位于黏膜下层、固有肌层或浆膜层[27]。位于纵隔的囊肿，因感染的风险，不建议进行细针吸取（FNA）。

神经鞘瘤作为一种良性的神经鞘膜瘤，可以出现各种症状，包括胃肠道出血、腹痛、吞咽困难、梗阻和体重减轻[8]。组织学上，它由梭形细胞和上皮样细胞组成，具有外周淋巴细胞带、S100 和波形蛋白染色阳性[30-31]。在内镜下，神经鞘瘤可能呈现轻微的黄色，有可能被错认为脂肪瘤。然而，与脂肪瘤不同的是这类肿瘤是第 4 层（固有肌层）起源的低回声病变，通常内部无回声，但边缘可能有低回声晕[32]。

颗粒细胞肿瘤在胃肠道中很罕见，约有 1/3 发生在食管[33]。好发于 40~60 岁人群[34-35]。颗粒细胞瘤大多是单发的，也有多发的。通常在检查时偶然发现，但当病灶直径 >1cm 时也有可能引起吞咽困难、恶心和反流[33-34]，在 EUS 下，病变直径通常 <2cm，可表现为黏膜肌层或黏膜下层均匀的低回声病变。大多数食管颗粒细胞肿瘤都是良性的，但也有报道为恶性病变的。普遍认为，有症状和直径 >1cm 的肿瘤应当切除（如果可能，应选择内镜治疗）[33,37]。

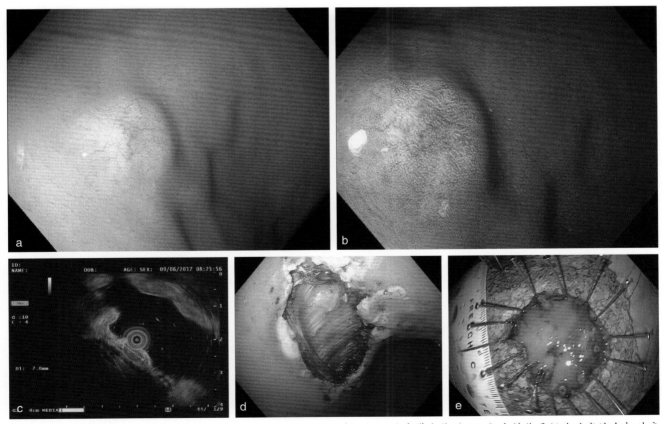

图 45.3　Ⅰ型胃类癌。a. 胃近端直径为 12mm 胃类癌的内镜观察。b. 通过窄带成像（NBI）内镜能更好地确定这个相对扁平病变的边界。c. 即使对于小型类癌也要使用高频 20MHz 微探头的 EUS 成像，结果显示病变深入胃黏膜下层。 d. 内镜下黏膜剥离术（ESD）后暴露的肌层固有层的深切除病灶，由于类癌向黏膜深层生长，ESD 优于圈套切除术或内镜下黏膜切除术（EMR），因为圈套切除术和 EMR 可能导致切缘阳性（即不完全切除）。e. 在送病理检查之前固定 ESD 标本

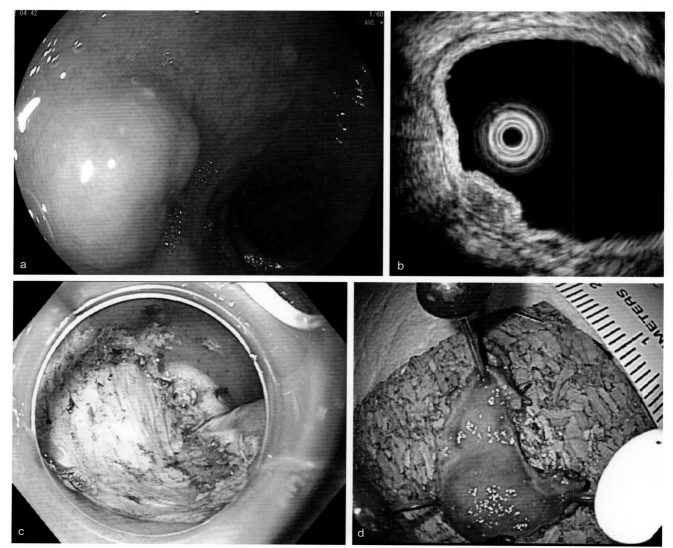

图 45.4　十二指肠类癌。a.近端十二指肠球部上皮下病变的内镜图像。b.EUS 进行微探头评估，显示黏膜下层的病变。c. ESD 后的部位。d.将切除标本钉在软木上

血管异常，如静脉曲张或假性动脉瘤，也可能表现为上皮下病变[38]。胃内血管异常通常表现为黏膜下隆起，常见于贲门和胃底或胃体的皱褶处。与食管静脉曲张不同，由于胃静脉曲张通常较深，胃内血管异常表面不呈现蓝色。除了晚期肝病、门静脉血栓形成和布－加综合征引起的门静脉高压症的患者存在胃静脉曲张，胰腺疾病合并脾静脉血栓形成的患者也会出现胃静脉曲张。在内镜检查中，可以看到门静脉高压症存在的其他线索，如门脉高压性胃病或食管静脉曲张。在 EUS 下，静脉曲张表现为黏膜下层无回声的管状结构，多普勒显示出血流。

虽然肿瘤转移到胃肠道很罕见，但也有一些恶性肿瘤会转移至胃壁，包括黑色素瘤、肺癌、乳腺癌、卵巢癌和肾癌[2,39-40]。这些病变可以表现为任意一层低回声病变，呈现脐状的"火山口"样外观，根据其浸润胃肠道壁深度的不同，可以选择 EUS-FNA 或深挖活检来确诊。

45.3　SET 的恶性程度风险分级

虽然大多数 SET 都是良性的，但也有一些是恶性或具有恶性潜能的，包括 GIST、类癌和淋巴瘤。

虽然所有 GIST 都被认为具有一定程度的恶性潜能，但小肠内 GIST 癌变风险高于胃或直肠[41]。

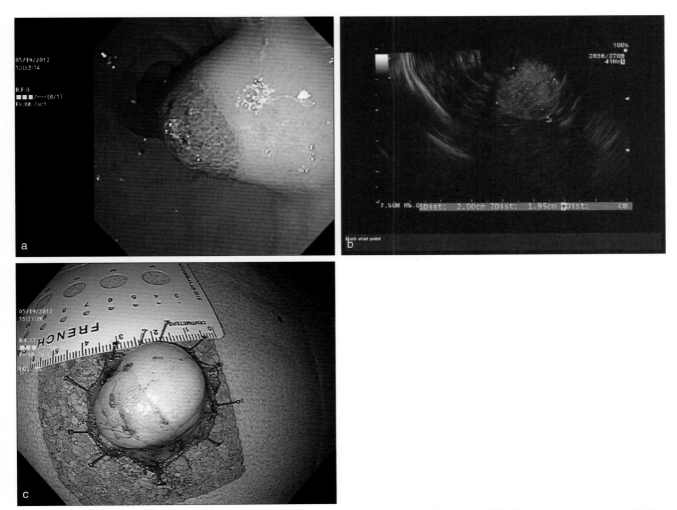

图 45.5 胃脂肪瘤。a. 内镜检查显示直径为 3.5cm 的上皮下黄色病变。病变表面的黏膜覆有红斑。b. 7.5MHz 的线性回声的 EUS 成像显示了黏膜下层起源的椭圆形、光滑、高回声病变组成的脂肪瘤的典型外观。c. 由于病变比较大，表面黏膜反复溃疡可能导致患者缺铁性贫血，因此通过 ESD 切除病变。该图像显示病变被完整切除，覆盖病灶的黏膜朝向软木面并以别针固定

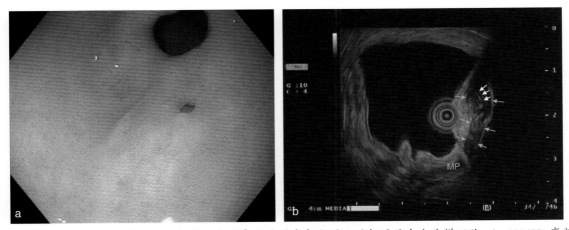

图 45.6 胃窦的异位胰腺。a. 异位胰腺经典的内镜表现为胃窦部黏膜下层起源的中央脐样凹陷。b. 20MHz 高频微探头 EUS 成像，显示胰腺实质由混杂回声结构（轻度低回声背景中的高回声灶）和无回声胰腺导管结构（白色箭头）组成。异位胰腺通常延伸至固有肌层，导致固有肌层增厚（蓝色箭头）

肿瘤大小和有丝分裂率可用于评估恶性风险（表45.2）[22]。据报道，与恶性风险增加相关的超声内镜特征包括内有囊性的病变（图45.7）、回声不均匀、边界不规则、淋巴结肿大[42-45]。风险分层对于制定适当的GIST管理策略非常重要[46]。

关于类癌，其转移风险似乎与原发病灶部位有关。小肠类癌患者的远处转移率高于神经内分泌肿瘤患者。空肠类癌与透壁侵袭性高和侵袭行为有关[47]。而肺和直肠类癌多为局部病变[48-49]。

45.4 病理组织标本的获取

SET的病理检查可能有助于临床诊断。目前已经有多种方法来获得组织标本，包括用活检钳钳取组织活检、黏膜切开活检、内镜下黏膜切除、EUS-FNA、超声内镜引导细针穿刺活检术（EUS-FNB）。目前，已经有几种大口径针头和活检针可以用于组织采集（图45.8）。

45.4.1 EUS-FNA

EUS-FNA是目前使用最广泛的组织取样方法，安全有效[2,6]。许多研究都证实了EUS-FNA用于诊断上皮下病变的优点，特别是用于区分GIST与平滑肌瘤[50-55]。当样本量足够时可以当场进行细胞病理分析[56]。Hoda及其同事对112例病变在固有肌层且接受了EUS-FNA的患者进行了一项回顾性研究，结果显示EUS-FNA诊断阳性率为61.6%，可疑病例占（梭形细胞）为22.3%，

表45.2 肿瘤大小、有丝分裂计数和位置对GIST恶性风险的分级

肿瘤直径	有丝分裂计数	疾病进展的风险 a			
		胃	空肠或回肠	十二指肠	直肠
≤ 2cm	≤ 5/ 50HPF	无（0）	无（0）	无（0）	无（0）
> 2cm，≤ 5cm	≤ 5/50HPF	很低（1.9%）	低（4.3%）	低（8.3%）	低（8.5%）
> 5cm，≤ 10cm	≤ 5/50HPF	低（3.6%）	中等（24%）	无充分数据	无充分数据
> 10cm	≤ 5/50HPF	中等（12%）	高（52%）	高（34%）	高（57%b）
≤ 2cm	≤ 5/50HPF	无（0b）	高（50%b）	无充分数据	高（54%）
> 2cm，≤ 5cm	≤ 5/50HPF	中等（16%）	高（73%）	高（50%）	高（52%）
> 5cm，≤ 10cm	≤ 5/50HPF	高（55%）	高（85%）	无充分数据	无充分数据
> 10cm	≤ 5/50HPF	高（86%）	高（90%）	高（86%）	高（71%）

HPF：组织切片中显微镜的高倍数；GIST：胃肠道间质瘤。引自Miettinen M, Lasota J. Semin Diagn Pathol, 2006, 23: 70–83
a 转移或肿瘤相关死亡
b 患者肿瘤种类极少

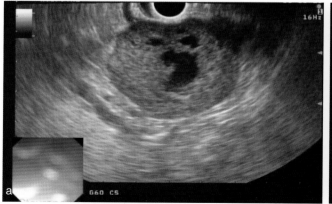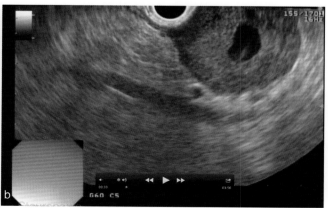

图45.7 a，b. 高风险胃肠道间质瘤（GIST）内镜图。这个3cm×4cm的GIST在EUS检查中表现为无回声的囊性结构，这是一种恶性程度较高的EUS特征。在内镜下完整切除肿瘤后，组织学分析显示8/50HPF有丝分裂像，尽管不大，但仍是一个高度恶性的GIST

诊断不明确者占 16.1%[57]。Mekky 等回顾性分析了 141 例接受 EUS-FNA 的胃 SET 患者[58]，结果显示超过 82% 的患者 FNA 结果具有诊断或提示诊断价值，83% 的病例获得了足够的标本。

总体而言，49% 的患者最终有明确的诊断，其中 60% 是 GIST。EUS-FNA 结果与 69 例病变中 66 例的最终诊断结果一致（准确率 95.6%）。此外，EUS-FNA 在区分良性和恶性病变方面表现出 92.4% 的灵敏度和 100% 的特异度。其他研究显示，EUS-FNA 的诊断符合率为 75%~100%，灵敏度超过了 80%[59-63]。Ando 及其同事报道了 49 例源自固有肌层的 SET 患者，发现 EUS-FNA 联合免疫组织化学染色对于恶性 GIST 诊断的准确性、灵敏度和特异度是 100%[51]。这些数据为使用 EUS-FNA 加免疫组织化学染色诊断 GIST 提供了支持[6]。

根据回顾的数据，使用 EUS-FNA 的最终组织学诊断阳性率适中，为 60%~80%，获得的组织量，即使足以明确的组织学诊断，但对于组织学风险分层可能仍有限。进一步优化获取组织的方法是使用更大口径的针，但这种方法的缺点是 19 号针可能难以通过内镜进入病灶，特别是在角度范围的设定上，会导致穿刺的技术性失败。另外，较大针头还会导致更多出血。有研究显示使用较小规格（25 号）的针头易于操作且造成的损伤较小。虽然 22 号针是最常用的，但也有很多研究评估了 19 或 25 号针的使用情况[64-69]。

还有一些其他取样方法的研究，如 EUS-FNA 借助于前视超声内镜有望提高诊断率。Larghi 等报道了 121 例 SET 患者借助前视超声内镜行 EUS-FNA[70]，经包括免疫组织化学技术在内的完整的组织学评估，成功率为 93.4%。在肿瘤性与非肿瘤性疾病方面，灵敏度和特异度分别为 92.8% 和 100%。Matsuzaki 等进行了一项随机交叉研究，比较了 41 例上皮下胃肠道病变患者的前视和侧视内镜检查[71]，两组的诊断率没有显著差异，但前视组的手术时间较短（21min vs 27min，$P=0.009$），且获得的组织样本面积更大（2.46mm^2 vs 1mm^2，$P=0.046$）。表 45.3 总结了 EUS 引导采样的诊断率。

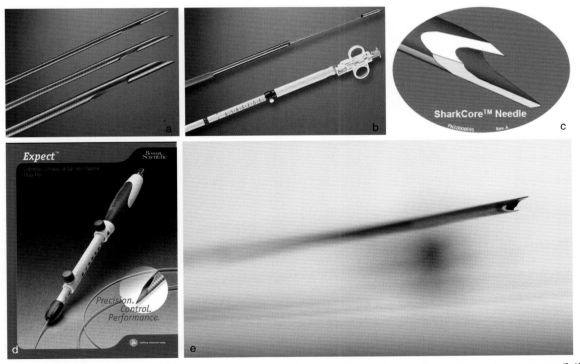

图 45.8 目前可用的芯和大口径针的样品。a. Cook ProCore 针。b. Cook Quick-Core 针。c. Boston Scientific 19 号伸缩针。d. Covidien SharkCore 针示意图。e. Covidien SharkCore 针。Cook 产品图片经许可引自 Cook Medical Incorporated, Bloo-mington, Indiana。Boston Scientific 产品图片经许可引自 Boston Scientific Corporation, Natick, Massachusetts。Covidien 产品图片经许可引自 Covidien Incorporated, Mansfield, Massachusetts

45.4.2 EUS-FNB 和 Trucut 活检

EUS-FNB 克服了 EUS-FNA 的一些局限性，即组织量太少和无法检测细胞学标本上的恶性潜能[7]（视频 45.1）。Levy 及其同事报告了 19 例他们使用 EUS 引导的 Trucut 穿刺活检（EUS-TCB）中的初步经验，表明与 EUS-FNA 相比，EUS-TCB 穿刺更加精确，其穿刺路径更短，安全性更高[72]。其他的研究结果表明 EUS-TCB 的诊断率为 55%~78%[73-76]。EUS-FNB 的诊断率为 74%~82%[69,77]。

在 2015 年的一项荟萃分析中，Zhang 和他的同事特别评估了上消化道 SET 样本的诊断效果，提出无论是 FNA、TCB 还是 FNB，或者穿刺针的尺寸，似乎都不会影响整体诊断率[78]。

45.4.3 其他组织采样技术

也有一些其他非基于 EUS 的内镜技术尝试增加从 SET 获得的组织量（表 45.4），其中一种方法是使用活检钳进行深挖"活组织检查"，也称为"bite-on-bite"技术。在一项发现 37 个上皮下病变的内镜检查相关研究中，该技术的诊断率仅为 38%[80]。在一项纳入 129 例上皮下病变患者的大型多中心研究中，深部钳夹活检的诊断率为 59%[81]。然而，35% 的患者在活检后有明显的出血，需要内镜下止血。在无法行 EUS-FNA 的区域，钳夹活检可能是首选方法，但其应用并不多，并且可能因出血而使情况更复杂。

另一种方法是通过圈套器切除病灶或用针刀切开 SET 的黏膜或黏膜下层，然后进行深挖活检或部分切除病变（视频 45.2）[82-87]。

这些技术可能会使残余病灶出血从而导致严重的迟发出血和慢性溃疡，将小的无症状 SET 变为需要切除的有症状的 SET。

45.5 SET 的治疗

SET 的治疗取决于肿瘤的病因和组织学检查结果。许多病变，如脂肪瘤、异位胰腺、重复囊肿和静脉曲张，无须额外评估。如果情况允许，

表 45.3 胃肠道 SET 患者通过 EUS 引导取样技术的阳性诊断率

作者	年代	取样技术	针型号（G）	病例数	诊断率	适合 IHC	诊断不明确
Akahoshi	2007	FNA	22	53	79%	100	21%
Yoshida	2009	FNA	22	49	82%	100	18%
Hoda	2009	FNA	22	112	62%	78	16%
Hoda	2009	TCB	19	15	47%	87	40%
Polkowski	2009	TCB	19	49	63%	86	22%
Sepe	2009	FNA	19，22，25	37	78%	35	22%
Fernández-Esparrach	2010	FNA	22	40	53%	82	30%
Fernández-Esparrach	2010	TCB	19	40	55%	95	40%
Fernández-Esparrach	2010	FNA+ TCB	22/19	40	78%	n.r.	n.r.
Mekky	2010	FNA	22	141	62%	79	17%
Philipper79	2010	FNA	19，22	47	34%	46	26%
Turhan	2010	FNA	19，22	50	90%	100	10%
Dewitt	2011	TCB	19	37	79%	97	21
Lee	2011	TCB	19	65	57%	89	43
Suzuki	2011	FNA	22	47	75%	n.r.	25
Watson	2011	FNA	19，22	65	68%	n.r.	32
Eckardt	2012	FNA	19	46	52%	91	48
Akahoshi	2014	FNA	22，25	90	62%	n.r.	38
Larghi	2014	FNA	19	121	93%	100	7
Matsuzaki	2015	FNA	19，22，25	41	85%	n.r.	15

FNA：细针吸取；G：规格；IHC：免疫组织化学染色；TCB：Trucut 活检；n.r.：没有报道；SET：上皮下肿瘤；EUS：超声内镜

表 45.4　内镜下切除 SET 的方法

方法	适应证	禁忌证	优点	缺点	并发症
EMR（C，L）	SET 直径 <1.5cm，局限于黏膜下层	SET 直径 >1.5cm，源自固有肌层	简单，快速，成功率高	小型浅表性腔内生长的病变	罕见出血
内镜下套扎	SET 直径为 2~3cm，起源于固有肌层，主要向腔内生长	SET 向腔外生长	简单易行，操作时间短	仅适用于小型腔内 SET；无法获得完整的病理评估，固有肌层可能会残留肿瘤组织	穿孔、迟发出血
ESD	SET 局限于黏膜下层（癌）	SET 位于固有肌层	可以整块切除，可获得更准确的组织学	需要经过特殊训练的内镜医生进行高难度操作，手术时间更长	穿孔、出血
ESE	SET 起源于固有肌层	SET 向腔外生长，不符合适应证	不受大小，形状或位置的限制，可整块切除	与 ESD 类似（技术难度大，手术时间长）；固有肌层可能残留少量肿瘤组织	穿孔、出血
EFTR	SET 直径为 4~5cm，位于固有肌层内，向腔外生长	SET 直径 >4~5cm，可能无法通过活检孔取出，破裂风险高	允许整块、全层、R0 切除，可以获得精确的组织学评估	需要经过特殊训练的内镜医生进行高难度操作，手术时间更长	穿孔、出血
STER	SET 起源于食管、胃食管交界部、贲门固有肌层浅层，直径 4~5cm，包括腔外生长的 SET	SET 直径 >4~5cm，可能无法通过隧道和（或）管腔取出，破裂风险高，SET 位于隧道不可行的地方（例如胃底、小弯侧等）	允许整块、全层、R0 切除，保持消化道黏膜完整性，促进安全关闭创面	需要经过特殊训练的内镜医生进行高难度操作，手术时间更长	穿孔、出血，以及食管 STER 后的胸部并发症，如气胸、感染性胸腔积液或脓胸

EFTR：内镜下全层切除术；EMR（C，L）：用透明帽（C）或套扎装置（L）进行内镜下黏膜肿瘤切除术；ESD：内镜下黏膜剥离术；ESE：内镜下黏膜挖除术；SET：上皮下肿瘤；STER：经黏膜下隧道内镜肿瘤切除术

恶性病变需要手术切除。GIST 和类癌有巨大的恶性潜能，治疗仍有争议 [2]。

Sepe 和 Brugge 提出了一种管理 GIST 的方法，该方法已被国家综合癌症网络（NCCN）特别工作组所采用 [7,46]。对于有症状，直径超过 2cm 或具有可疑的 EUS 特征（如边界不规则、囊性、溃疡型、强回声灶及异质性）的 GIST，建议手术切除。若无以上特征，在与患者讨论风险和获益后，应考虑进行 EUS 监测。值得注意的是，NCCN 指南最初建议每隔 6~12 个月进行 1 次 EUS 监测，但是这个间隔时间的建议已经从最新版本的 NCCN 指南中删除 [7,46]。

类癌的临床表现根据类型和位置而有很大差异。Ⅰ 型和 Ⅱ 型胃类癌往往预后良好 [19]。Ⅰ 型病变的 5 年生存率 >95% [83]，对于 Ⅰ 型和 Ⅱ 型病灶，小病灶（直径 <2cm）推荐内镜下切除，随后定期内镜监测（图 45.3）[2]。Ⅲ 型（散发性）类癌具有较高的恶性潜能，半数有局部侵袭性或转移性。因此，所有 Ⅲ 型胃类癌，无论大小，都应行胃部分切除或全胃切除并进行淋巴结清扫 [2,87]。

位于十二指肠球部的小类癌（直径 <2cm）可通过内镜切除术治疗（图 45.4）。无论大小如何，小肠类癌都有可能转移。因此，建议切除相关肠段和周围肠系膜 [84]。由于病灶可能是多发的，因此切除时还需要评估小肠的其余部分。

直肠类癌通常较小，局限于黏膜和黏膜下层，诊断时多位于局部。因此，这类病变通常可以使用内镜下黏膜切除术（EMR）或内镜下黏膜剥离术（ESD）。如果病变直径 <1cm，则行 EMR。对于直径 >2cm 的病灶或固有肌层病变，需要进行根治性切除术。对于中等大小的病灶（直径 1~2cm），需要进行经肛门切除术或先进的内镜下切除术（如 ESD）[88-90]。结肠未发生远处转移，应行部分结肠切除术和淋巴结清扫术 [91]。

45.6　SET 的内镜下切除术

大多数 SET 是 GIST，根据其大小和有丝分裂相进行恶性风险分层。然而，既往的回顾性研究显示，通常所使用的内镜采样技术，如 EUS、

FNA、针穿活检（FNB）在高达 30%~40% 的 SET 中无法取得明确的组织学诊断，也很少能够提供足够的组织用于准确的有丝分裂相评估。所以，建议有症状、具有高风险 EUS 特征或直径 ≥ 2cm 的所有确诊或疑似 GIST 患者均进行切除手术，直径 <2cm 的低风险 GIST 患者，每隔 1 年进行 1 次随访[46]。由于临床数据较少，没有循证医学证据，这种方法通常也应用于不确定的病变或其他罕见的间叶性肿瘤（如神经鞘瘤、血管瘤、颗粒细胞瘤等）。直径 <5cm 的小型 SET 为手术和内镜检查带来了很大的负担，其中大部分是低风险病变。对于其中的大多数病变，由于术前无法明确诊断和医生对于恶变的焦虑会导致过度治疗。此外，术式"楔形切除术"有时较为困难，特别是在胃食管交界部、食管和贲门中。

这种情况促使内镜专科医生尝试在内镜下切除直径 <5cm 的 SET。以下原因表明这些肿瘤内镜下切除优于手术切除：①肿瘤在胃肠道壁中的位置及常常向腔内生长的模式，更容易定位和从胃肠道腔内部去除，不需要切除任何未受影响的正常组织；②因为肿瘤不通过淋巴途径转移，淋巴结清扫不是必需的；③因为这些肿瘤不像癌症那样有局部复发的倾向，肿瘤周围不需要切除大面积的正常组织。事实上，一些研究显示外科手术 R0 切除和 R1 切除（宏观上完整切除，镜下边缘呈阳性）GIST 的结果相似[92-94]。内镜切除的初步尝试包括内镜和腹腔镜联合切除。从内镜医生提供小范围的帮助发展到内镜医生实施大部分切除术的过程中，已经出现了多种技术，而外科医生仅需要在切除和（或）关闭切口的最后阶段提供帮助。此类技术包括腹腔镜内镜联合手术（LECS）[95] 和腹腔镜辅助内镜全层切除术（LAEFR）[95]。最近的一篇综述显示这些技术的完全切除率为 100%，没有严重的不良事件，平均手术时间约为 3h，最长 5h[96]。由于采用腹腔镜，这些技术明显缺乏纯内镜操作的微创性。另一个最近报道的单纯内镜切除方法，我们称之为"设备辅助内镜全层切除术"，包括组织对位装置（例如，用于内镜抗反流治疗的装置或全层缝合夹系统），在内镜全层切除术之前先获得浆肌层的对位[98]。这种技术仅适用于小的、单纯腔内生长

的 SET，可以使胃肠道壁翻转（在抗反流装置技术中）或将肿瘤抽吸到内镜尖端的远端帽附件中（在全层缝合夹系统中）。这些设备体积庞大，限制了其在诸如胃底、食管等困难位置的使用。值得注意的是有一些作为 ESD 分支开发的技术，能够"徒手"在内镜下切除 SET。这些技术与 ESD 使用相同的设备治疗黏膜肿瘤，但能够切除更深的层次，包括黏膜下层、固有肌层甚至浆膜层。这些技术以 ESD 为基础，用于切除 SET，包括内镜下固有肌层剥离术（EMD）或内镜黏膜下挖除术（ESE），这是由进行 ESD 的亚洲内镜医生发明的。他们针对腔内直径为 2~3cm 的小型 SET，使用 ESD 技术从黏膜下层和固有肌层整体挖除病灶。起源于固有肌层的肿瘤（例如 GIST）被从黏膜肌层或固有肌层浅层剥离，其目的是避免穿孔（即全层切除）[99-108]（视频 45.3）。在这些 ESE 的病例中，黏膜下层或固有肌层起源的平均直径为 2~3cm 的 SET 完全切除率为 65%~100%（固有肌层起源的肿瘤完全切除率最低），且穿孔率相对较低，为 0~13%，不良事件发生率也非常低。然而由于 ESE 不是全层切除，因此固有肌层和（或）血液中可能会有少量肿瘤残留。此外，ESE 只能用于腔内生长的肿瘤（没有从肌层向腹膜胸腔或纵隔生长）。最近，已经报道了 2 例通过使用 SET 的全层切除来克服这些 ESE 的缺点。这些技术被称为内镜下全层切除术（EFTR）和经黏膜下隧道内镜肿瘤切除术（STER），这代表了真正的经自然腔道内镜手术（NOTES），旨在完整、全层 R0 切除 SET。EFTR 于 2011 年由中国内镜医生首次报道用于 GIST[109-110]。可全层直接切除 SET，从而产生直径为 1~3cm 的穿孔，然后通过钛夹和圈套器关闭创面[111]。我们中心在美国率先进行全层切除术（图 45.9）[112]，与亚洲国家不同，内镜缝合设备的使用（Overstitch, Apollo Endosurgery, Austin, Texas, United States）使得闭合全层切除的创面更容易和更安全[113]（视频 45.4）。STER 首次报道是在 2012 年[114-116]，这项技术是经口内镜下肌切开术（POEM）的直接分支，主要用于食管和胃食管交界部 SET 的全层切除，使用黏膜下隧道进入肿瘤并将其与胃肠壁所在的层一起切除，利用隧道概念，通过简单地

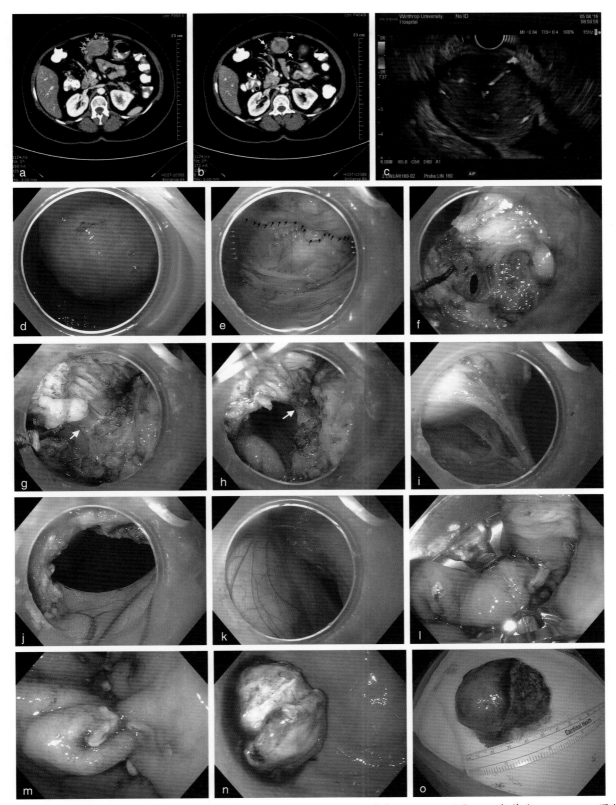

图 45.9　a. 胃肠道间质瘤（GIST）腔内部分的 CT 图像。b. GIST 腔外部分的 CT 图像。c. 多普勒 GIST EUS 图像。d. GIST 的内镜图像。e. EFTR 黏膜下剥离术。f. 通过浆膜切口开始全层切除。g. 开始切开固有肌层。h. 肿瘤周边固有肌层全层切除切口。i. 切除 GIST 腔内部分的包膜与浆膜层连接处。j. EFTR 完成时脂肪层从穿孔处暴露。k. 通过穿孔处进行腹腔内镜检查。l. Overstitch 关闭穿孔。m. 完成缝合。n. 在胃腔内切除 GIST。o. 取出的 GIST 大小为 5cm×6cm

用钛夹（或缝合）关闭小隧道孔来闭合穿孔（非常类似于 POEM，图 45.10）。我们在表 45.5 和表 45.6 中总结了亚洲（中国人占多数）报告的 EFTR 和 STER。我们中心报告了类似的结果，是迄今为止唯一的西方国家研究数据，目前在 2012 年 4 月至 2015 年 11 月[117]完成了 48 例 EFTR 和 14 例 STER（EFTR 见视频 45.4，STER 见视频 45.5）。在专业人员的手中，EFTR 和 STER 为直

径 2~4cm 的 SET 提供了较高的完全切除率，手术时间和不良事件发生率与手术相似或优于手术，并具有微创的优势，特别是对于那些手术困难的肿瘤（例如，肿瘤位置和腔内生长模式不利于手术）。EFTR 和 STER 可以切除具有腔内或腔外生长的病变，但肿瘤直径应限制为 3~4cm（因为直径太大无法从隧道中或口中移除完整的肿瘤）。

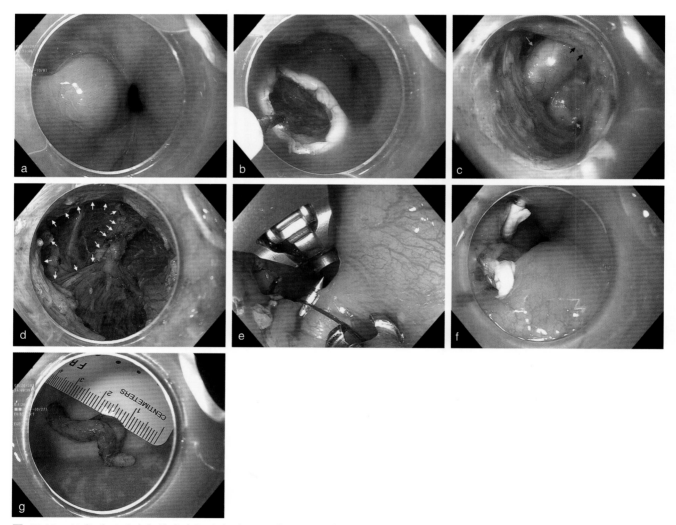

图 45.10　经黏膜下隧道内镜肿瘤切除术（STER）。a. 17 岁女性位于胃食管交界部食管侧的肿瘤，经 EUS-FNA 诊断为平滑肌瘤。由于患者年龄较小，患者及其父母选择了手术切除而不是随访。b. STER 隧道。在靠近肿瘤约 3cm 处黏膜下层注射生理盐水，然后做一个 10~15mm 的黏膜切口，形成隧道入口。c. 切开隧道和肿瘤周围的黏膜暴露出不规则形状的肿瘤（蓝色箭头）。可以清楚地看到隧道，黏膜形成隧道的顶部（黑色箭头）和固有肌层，其圆形肌纤维形成隧道的底部（红色箭头）。d. 完成切除。可看到全层缺损（白色箭头）。已经切除了固有肌层以保证肿瘤切缘阴性，暴露出的纵隔胸膜其在缺损的底部显示为薄透明膜。e. 使用内镜缝合线关闭隧道入口。f. 封闭隧道的入口，全层切除的缺损被黏膜覆盖。g. 切除肿瘤的离体标本及其完整的包膜（具有小血管的白色包膜）。肿瘤呈不规则的丝管状形状，大小为 1cm×3cm

表 45.5　内镜下全层切除术（EFTR）的研究数据（除 Xu 等外均涉及结肠上皮下肿瘤）

研究	年份	N（例）	肿瘤直径（mm）	完全切除	时间（min）	住院时间（d）	严重不良事件
Zhou，Surg Endosc	2011	26	28（12~45）	100%	105（60~145）	5.5（3~8）	无
Wang，Surg Endosc	2011	31/66 FTR	15（8~17）	97%	54	8	14% 的患者需腹膜炎引流
Feng，J LEASt	2014	48	16（5~48）	100%	60（30~270）	4~7	无
Ye，Surg Endosc	2014	51	24（12~35）	98%，1% 的患者转其他术式	52（30~125）	5.9（3~9）	无
Huang，WJG	2014	35	28（20~45）	100%	90（60~155）	60（4~10）	无
Guo，Surg Endosc	2015	23	12（6~20）	100%	40（16~104）	3（2~5）	2% 的患者发生腹膜炎，保守治疗
Yang，Surg Endosc	2015	41	16	100%	79	–	无
Xu，Endoscopy	2015	19（结肠数据）	18（12~30）	84%，2% 的患者腹腔镜辅助下缝合，1% 的患者转其他术式	67（45~130）		2% 的患者发生局部腹膜炎，1% 的患者发生出血

FTR：全层切除；SET：上皮下肿瘤

表 45.6　经黏膜下隧道内镜肿瘤切除术（STER）的研究数据

研究	年份	N（例）	肿瘤直径（mm）	完全切除	时间（min）	住院时间（d）	严重不良事件
食管 STER							
Inoue，Endoscopy	2012	11	12~30	82%（失败 2 例，>5cm）	84~365	4~16	无
Gong，Endoscopy	2012	12	19（10~40）	总例数的 83%	48	–	2 例气胸
Xu，GIE	2012	15（8 FTR）	19（12~30）	100%	79（25~130）	3.8（3~5）	1 例气胸（引流）
Lee，Surg Endosc	2013	5	21（16~24）	100%	35	2.8	无
Liu，Surg Endosc	2013	12（7FTR）	18（10~30）	100%	78（130~150）	–	4 例气胸，1 例引流，2 例胸腔积液
Wang，Surg Endosc	2013	18	33	–	67	2.3	3 例出血，1 例气胸或引流
Ye，Surg Endosc	2014	85（10FTR）	19（10~30）	100%	57（30~115）	5.9	6 例气胸
Lu，Surg Endosc	2014	45	12	98%	84	–	无
Zhou，WJG	2015	21（9FTR）	23（10~40）	总例数的 86% 100% 完成	63（45~90）	4.3（3~7）	1 例胸腔积液 / 引流
非食管 STER							
Wang，Surg Endosc	2014	57（17FTR）胃食管交界部病变	21.5（6~35）	100%	47（15~120）	–	2 例积液 / 引流；5 例气胸，2 例引流

表 45.6（续）

研究	年份	N（例）	肿瘤直径（mm）	完全切除	时间（min）	住院时间（d）	严重不良事件
Li，Surg Endosc	2015	32 胃部病变	23（10~50）	100	52（25~125）	3.9（2~9）	1 例出血 500mL，3 例气胸，1 例引流；4 例积液，1 例引流；1 例脓肿引流
Lu，PLOS one	2015	45 胃部病变	19（12~30）	93（2 转其他术式）	79（45~150）	—	7 例疼痛、发热，无引流
Hu，Cancer Res Ther	2014	12 直肠病变	14（10~30）	100	49（40~70）	3.1（2~8）	5 例发热，1 例下肢肿胀，肺气肿

FTR：全层切除

（陈芬荣　邹百仓　译，王进海　审）

参考文献

[1] Hwang JH, Rulyak SD, Kimmey MB. American Gastroenterological Association Institute. American Gastroenterological Association Institute technical review on the management of gastric subepithelial masses. Gastroenterology, 2006, 130(7): 2217–2228.

[2] Hwang JH, Kimmey MB. The incidental upper gastrointestinal subepithelial mass. Gastroenterology, 2004, 126(1):301–307.

[3] Miettinen M, El-Rifai W, H L Sobin L, et al. Evaluation of malignancy and prognosis of gastrointestinal stromal tumors: a review. Hum Pathol, 2002,33(5):478–483.

[4] Miettinen M, Sarlomo-Rikala M, Lasota J. Gastrointestinal stromal tumors: recent advances in understanding of their biology. Hum Pathol, 1999, 30(10):1213–1220.

[5] Agaimy A, Wünsch PH, Hofstaedter F, et al. Minute gastric sclerosing stromal tumors (GIST tumorlets) are common in adults and frequently show c-KIT mutations. Am J Surg Pathol, 2007, 31(1):113–120.

[6] Demetri GD, von Mehren M, Antonescu CR, et al. NCCN Task Force report: update on the management of patients with gastrointestinal stromal tumors. J Natl Compr Canc Netw, 2010, 8(Suppl 2):S1-S41, quiz S42–S44.

[7] Sepe PS, Brugge WR. A guide for the diagnosis and management of gastrointestinal stromal cell tumors. Nat Rev Gastroenterol Hepatol, 2009, 6(6):363–371.

[8] Salah W, Faigel DO. When to puncture, when not to puncture: submucosal tumors. Endosc Ultrasound, 2014, 3(2):98–108.

[9] Stamatakos M, Douzinas E, Stefanaki C, et al. Gastrointestinal stromal tumor. World J Surg Oncol, 2009, 7:61.

[10] Fletcher CD, Berman JJ, Corless C, et al. Diagnosis of gastrointestinal stromal tumors: a consensus approach. Hum Pathol,2002, 33(5):459–465.

[11] Miettinen M, Sobin LH, Lasota J. Gastrointestinal stromal tumors of the stomach: a clinicopathologic, immunohistochemical, and molecular genetic study of 1765 cases with long-term follow-up. Am J Surg Pathol, 2005, 29(1):52–68.

[12] Miettinen M, Lasota J. Gastrointestinal stromal tumors—definition, clinical, histological, immunohistochemical, and molecular genetic features and differential diagnosis. Virchows Arch, 2001, 438(1):1–12.

[13] West RB, Corless CL, Chen X, et al. The novel marker, DOG1, is expressed ubiquitously in gastrointestinal stromal tumors irrespective of KIT or PDGFRA mutation status. Am J Pathol, 2004, 165(1):107–113.

[14] Miettinen M, Wang ZF, Lasota J. DOG1 antibody in the differential diagnosis of gastrointestinal stromal tumors: a study of 1840 cases. Am J Surg Pathol, 2009, 33(9):1401–1408.

[15] Novelli M, Rossi S, Rodriguez-Justo M, et al. DOG1 and CD117 are the antibodies of choice in the diagnosis of gastrointestinal stromal tumours. Histopathology, 2010, 57(2):259–270.

[16] Kara T, Serinsoz E, Arpaci RB, et al. Contribution of DOG1 expression to the diagnosis of gastrointestinal stromal tumors. Pathol Res Pract, 2013, 209(7):413–417.

[17] Ho MY, Blanke CD. Gastrointestinal stromal tumors: disease and treatment update. Gastroenterology,2011, 140(5):1372–1376.e2.

[18] Hemminki K, Li X. Incidence trends and risk factors of carcinoid tumors: a nationwide epidemiologic study from Sweden. Cancer, 2001, 92(8):2204–2210.

[19] Modlin IM, Lye KD, Kidd M. A 50-year analysis of 562 gastric carcinoids: small tumor or larger problem? Am J Gastroenterol, 2004, 99(1):23–32.

[20] Rindi G, Bordi C, Rappel S, et al. Gastric carcinoids and neuroendocrine carcinomas: pathogenesis, pathology, and behavior. World J Surg, 1996,20(2):168–172.

[21] Hirakawa K, Iida M, Matsui T, et al. Endoscopic findings in carcinoid tumor of the duodenum. Am J Gastroenterol, 1991, 86(5):603–605.

[22] Menon L, Buscaglia JM. Endoscopic approach to subepithelial lesions. Therap Adv Gastroenterol, 2014, 7(3):123–130.

[23] Matsumoto T, Iida M, Suekane H, et al. Endoscopic ultrasonography in rectal carcinoid tumors: contribution to selection of therapy. Gastrointest Endosc, 1991,37(5):539–542.

[24] Lai EC, Tompkins RK. Heterotopic pancreas. Review of a 26 year experience. Am J Surg, 1986, 151(6):697–700.

[25] Eckardt AJ, Wassef W. Diagnosis of subepithelial tumors in the

GI tract. Endoscopy, EUS, and histology: bronze, silver, and gold standard? Gastrointest Endosc, 2005, 62(2):209–212.

[26] Faigel DO, Burke A, Ginsberg GG, et al. The role of endoscopic ultrasound in the evaluation and management of foregut duplications. Gastrointest Endosc,1997, 45(1):99–103.

[27] Geller A, Wang KK, DiMagno EP. Diagnosis of foregut duplication cysts by endoscopic ultrasonography. Gastroenterology, 1995, 109(3):838–842.

[28] Ryan AG, Zamvar V, Roberts SA. Iatrogenic candidal infection of a mediastinal foregutcyst following endoscopic ultrasound-guided fine-needle aspiration. Endoscopy, 2002, 34(10):838–839.

[29] Wildi SM, Hoda RS, Fickling W, et al. Diagnosis of benign cysts of the mediastinum: the role and risks of EUS and FNA. Gastrointest Endosc, 2003, 58(3):362–368.

[30] Hou YY, Tan YS, Xu JF, et al. Schwannoma of the gastrointestinal tract: a clinicopathological, immunohisto-chemical and ultrastructural study of 33 cases. Histopathology, 2006, 48(5):536–545.

[31] Daimaru Y, Kido H, Hashimoto H, et al. Benign schwan-noma of the gastrointestinal tract: a clinicopathologic and immuno-histochemical study. Hum Pathol,1988, 19(3): 257–264.

[32] Jung MK, Jeon SW, Cho CM, et al. Gastric schwannomas: endosonographic characteristics. Abdom Imaging. 2008, 33(4):388–390.

[33] Perçinel S, Savaş B, Yilmaz G, et al. Granular cell tumor of the esophagus: three case reports and review of the literature. Turk J Gastroenterol, 2008, 19(3):184–188.

[34] Orlowska J, Pachlewski J, Gugulski A, et al. A conservative approach to granular cell tumors of the esophagus: four case reports and literature review. Am J Gastroenterol, 1993, 88(2):311–315.

[35] Goldblum JR, Rice TW, Zuccaro G, et al. Granular cell tumors of the esophagus: a clinical and pathologic study of 13 cases. Ann Thorac Surg, 1996,62(3):860–865.

[36] Palazzo L, Landi B, Cellier C, et al. Endosonographic features of esophageal granular cell tumors. Endoscopy, 1997, 29(9): 850–853.

[37] Yasuda I, Tomita E, Nagura K, et al. Endoscopic removal of granular cell tumors. Gastrointest Endosc, 1995, 41(2):163–167.

[38] Seicean A. Endoscopic ultrasound in the diagnosis and treatment of upper digestive bleeding: a useful tool. J Gastrointestin Liver Dis, 2013, 22(4):465–469.

[39] Kadakia SC, Parker A, Canales L. Metastatic tumors to the upper gastrointestinal tract: endoscopic experience. Am J Gastroenterol, 1992, 87(10):1418–1423.

[40] Sangha S, Gergeos F, Freter R, et al. Diagnosis of ovarian cancer metastatic to the stomach by EUS-guided FNA. Gastrointest Endosc,2003, 58(6):933–935.

[41] Grotz TE, Donohue JH. Surveillance strategies for gastrointestinal stromal tumors. J Surg Oncol, 2011, 104(8): 921–927.

[42] Chak A, Canto MI, Rösch T, et al. Endosonographic differentiation of benign and malignant stromal cell tumors. Gastrointest Endosc,1997, 45(6):468–473.

[43] Rösch T, Kapfer B, Will U, et al. German EUS Club. Endoscopic ultrasonography. Accuracy of endoscopic ultraso-nography

in upper gastrointestinal submucosal lesions: a prospective multicenter study. Scand J Gastroenterol, 2002, 37(7): 856–862.

[44] Lamba G, Gupta R, Lee B, et al. Current management and prognostic features for gastrointestinal stromal tumor (GIST). Exp Hematol Oncol, 2012, 1(1):14.

[45] Palazzo L, Landi B, Cellier C, et al. Endosonographic features predictive of benign and malignant gastrointestinal stromal cell tumours. Gut, 2000, 46(1):88–92.

[46] von Mehren M, Randall RL, Benjamin RS, et al. Gastrointestinal stromal tumors, version 2.2014. J Natl Compr Canc Netw, 2014, 12(6):853–862.

[47] Burke AP, Thomas RM, Elsayed AM, et al. Carcinoids of the jejunum and ileum: an immunohistochemical and clinicopathologic study of 167 cases. Cancer, 1997, 79(6): 1086–1093.

[48] Hassan MM, Phan A, Li D, et al. Risk factors associated with neuroendocrine tumors: a U.S.-based case-control study. Int J Cancer, 2008, 123(4):867–873.

[49] Wang AY, Ahmad NA. Rectal carcinoids. Curr Opin Gastroenterol, 2006, 22(5):529–535.

[50] Sasaki Y, Niwa Y, Hirooka Y, et al. The use of endoscopic ultrasound-guided fine-needle aspiration for investigation of submucosal and extrinsic masses of the colon and rectum. Endoscopy, 2005, 37(2):154–160.

[51] Ando N, Goto H, Niwa Y, et al. The diagnosis of GI stromal tumors with EUS-guided fine needle aspiration with immuno-histochemical analysis. Gastrointest Endosc, 2002, 55(1):37–43.

[52] Wiersema MJ, Vilmann P, Giovannini M, et al. Endosono-graphy-guided fine-needle aspiration biopsy: diagnostic accuracy and complication assessment. Gastroenterology, 1997, 112(4):1087–1095.

[53] Giovannini M, Seitz JF, Monges G, et al. Fine-needle aspiration cytology guided by endoscopic ultrasonography: results in 141 patients. Endoscopy, 1995, 27(2):171–177.

[54] Shin HJ, Lahoti S, Sneige N. Endoscopic ultrasound-guided fine-needle aspiration in 179 cases: the M. D. Anderson Cancer Center experience. Cancer, 2002, 96(3):174–180.

[55] Wiersema MJ, Wiersema LM, Khusro Q, et al. Combined endosonography and fine-needle aspiration cytology in the evaluation of gastrointestinal lesions. Gastrointest Endosc, 1994, 40(2 pt 1):199–206.

[56] Klapman JB, Logrono R, Dye CE, et al. Clinical impact of on-site cytopathology interpretation on endoscopic ultrasound-guided fine needle aspiration. Am J Gastroenterol, 2003, 98(6):1289–1294.

[57] Hoda KM, Rodriguez SA, Faigel DO. EUS-guided sampling of suspected GI stromal tumors. Gastrointest Endosc, 2009, 69(7):1218–1223.

[58] Mekky MA, Yamao K, Sawaki A, et al. Diagnostic utility of EUS-guided FNA in patients with gastric submucosal tumors. Gastrointest Endosc, 2010, 71(6):913–919.

[59] Yoshida S, Yamashita K, Yokozawa M, et al. Diagnostic findings of ultrasound-guided fine-needle aspiration cytology for gastrointestinal stromal tumors: proposal of a combined cytology with newly defined features and histology diagnosis. Pathol Int, 2009, 59(10):712–719.

[60] Akahoshi K, Sumida Y, Matsui N, et al. Preoperative diagnosis of gastrointestinal stromal tumor by endoscopic ultrasound-guided fine needle aspiration. World J Gastroenterol, 2007, 13(14):2077–2082.

[61] Vander Noot MR III, Eloubeidi MA, Chen VK, et al. Diagnosis of gastrointestinal tract lesions by endoscopic ultrasound-guided fine-needle aspiration biopsy. Cancer, 2004, 102(3):157–163.

[62] Sepe PS, Moparty B, Pitman MB, et al. EUS-guided FNA for the diagnosis of GI stromal cell tumors: sensitivity and cytologic yield. Gastrointest Endosc, 2009, 70(2):254–261.

[63] Chatzipantelis P, Salla C, Karoumpalis I, et al. Endoscopic ultrasound-guided fine needle aspiration biopsy in the diagnosis of gastrointestinal stromal tumors of the stomach. A study of 17 cases. J Gastrointestin Liver Dis, 2008, 17(1):15–20.

[64] Larghi A, Verna EC, Ricci R, et al. EUS-guided fine-needle tissue acquisition by using a 19-gauge needle in a selected patient population: a prospective study. Gastrointest Endosc, 2011, 74(3):504–510.

[65] Camellini L, Carlinfante G, Azzolini F, et al. A randomized clinical trial comparing 22G and 25G needles in endoscopic ultrasound-guided fine-needle aspiration of solid lesions. Endoscopy, 2011, 43(8):709–715.

[66] Watson RR, Binmoeller KF, Hamerski CM, et al. Yield and performance characteristics of endoscopic ultrasound-guided fine needle aspiration for diagnosing upper GI tract stromal tumors. Dig Dis Sci, 2011, 56(6):1757–1762.

[67] Eckardt AJ, Adler A, Gomes EM, et al. Endosonographic large-bore biopsy of gastric subepithelial tumors: a prospective multicenter study. Eur J Gastroenterol Hepatol, 2012, 24(10): 1135–1144.

[68] Akahoshi K, Oya M, Koga T, et al. Clinical usefulness of endoscopic ultrasound-guided fine needle aspiration for gastric subepithelial lesions smaller than 2 cm. J Gastrointestin Liver Dis, 2014, 23(4):405–412.

[69] Kim GH, Cho YK, Kim EY, et al. Korean EUS Study Group. Comparison of 22-gauge aspiration needle with 22-gauge biopsy needle in endoscopic ultrasonography-guided subepithelial tumor sampling. Scand J Gastroenterol, 2014, 49(3): 347–354.

[70] Larghi A, Fuccio L, Chiarello G, et al. Fine-needle tissue acquisition from subepithelial lesions using a forward-viewing linear echoendoscope. Endoscopy, 2014,46(1):39–45.

[71] Matsuzaki I, Miyahara R, Hirooka Y, et al. Forward-viewing versus oblique-viewing echoendoscopes in the diagnosis of upper GI subepithelial lesions with EUS-guided FNA: a prospective, randomized, crossover study. Gastrointest Endosc, 2015, 82(2):287–295.

[72] Levy MJ, Jondal ML, Clain J, et al. Preliminary experience with an EUS-guided trucut biopsy needle compared with EUS-guided FNA. Gastrointest Endosc, 2003, 57(1):101–106.

[73] Fernández-Esparrach G, Sendino O, Solé M, et al. Endoscopic ultrasound-guided fine-needle aspiration and trucut biopsy in the diagnosis of gastric stromal tumors: a randomized crossover study. Endoscopy, 2010, 42(4):292–299.

[74] Lee JH, Choi KD, Kim MY, et al. Clinical impact of EUS-guided Trucut biopsy results on decision making for patients with gastric subepithelial tumors ⩾ 2 cm in diameter. Gastrointest Endosc, 2011, 74(5):1010–1018.

[75] Dewitt J, McGreevy K, Cummings O, et al. Initial experience with EUS-guided Trucut biopsy of benign liver disease. Gastrointest Endosc, 2009, 69(3 pt 1):535–542.

[76] Polkowski M, Gerke W, Jarosz D, et al. Diagnostic yield and safety of endoscopic ultrasound-guided trucut [corrected] biopsy in patients with gastric submucosal tumors: a prospective study. Endoscopy,2009, 41(4):329–334.

[77] Iglesias-Garcia J, Poley JW, Larghi A, et al. Feasibility and yield of a new EUS histology needle: results from a multicenter, pooled, cohort study. Gastrointest Endosc, 2011, 73(6): 1189–1196.

[78] Zhang XC, Li QL, Yu YF, et al. Diagnostic efficacy of endoscopic ultrasound-guided needle sampling for upper gastrointestinal subepithelial lesions: a meta-analysis. Surg Endosc, 2016, 30(6):2431–2441.

[79] Philipper M, Hollerbach S, Gabbert HE, et al. Prosepctive comparison of endoscopic ultrasound-guided fine-needle aspiration and surgical histology in upper gastrointestinal submucosal tumors. Endoscopy, 2010, 42(4):300–305.

[80] Ji JS, Lee BI, Choi KY, et al. Diagnostic yield of tissue sampling using a bite-onbite technique for incidental subepithelial lesions. Korean J Intern Med, 2009, 24(2):101–105.

[81] Buscaglia JM, Nagula S, Jayaraman V, et al. Diagnostic yield and safety of jumbo biopsy forceps in patients with subepithelial lesions of the upper and lower GI tract. Gastrointest Endosc, 2012, 75(6):1147–1152.

[82] de la Serna-Higuera C, Pérez-Miranda M, Díez-Redondo P, et al. EUS-guided single-incision needle-knife biopsy: description and results of a new method for tissue sampling of subepithelial GI tumors (with video). Gastrointest Endosc, 2011, 74(3):672–676.

[83] Modlin IM, Kidd M, Latich I, et al. Current status of gastrointestinal carcinoids. Gastroenterology, 2005, 128(6): 1717–1751.

[84] Pape UF, Perren A, Niederle B, et al. Barcelona Consensus Conference participants. ENETS Consensus Guidelines for the management of patients with neuroendocrine neoplasms from the jejuno-ileum and the appendix including goblet cell carcinomas. Neuroendocrinology, 2012, 95(2):135–156.

[85] Lee HL, Kwon OW, Lee KN, et al. Endoscopic histologic diagnosis of gastric GI submucosal tumors via the endoscopic submucosal dissection technique. Gastrointest Endosc, 2011, 74(3):693–695.

[86] Grubel P. Keyhole biopsy: an easy and better alternative to fine-needle aspiration or Tru-cut biopsy of submucosal gastrointestinal tumors. Endoscopy, 2010, 42(8):685, author reply 685.

[87] Thomas D, Tsolakis AV, Grozinsky-Glasberg S, et al. Long-term follow-up of a large series of patients with type 1 gastric carcinoid tumors: data from a multicenter study. Eur J Endocrinol, 2013, 168(2):185–193.

[88] de Mestier L, Brixi H, Gincul R, et al. Updating the management of patients with rectal neuroendocrine tumors. Endoscopy, 2013, 45(12):1039–1046.

[89] Smith JD, Reidy DL, Goodman KA, et al. A retrospective review of 126 high-grade neuroendocrine carcinomas of the colon and rectum. Ann Surg Oncol, 2014, 21(9):2956–2962.

[90] Fahy BN, Tang LH, Klimstra D, et al. Carcinoid of the rectum risk stratification(CaRRs): a strategy for preoperative outcome assessment. Ann Surg Oncol, 2007, 14(5):1735–1743.

[91] Caplin M, Sundin A, Nillson O, et al. Barcelona Consensus Conference participants. ENETS Consensus Guidelines for the management of patients with digestive neuroendocrine neoplasms: colorectal neuroendocrine neoplasms. Neuroendocrinology, 2012, 95(2):88–97.

[92] DeMatteo RP, Lewis JJ, Leung D, et al. Two hundred gastrointestinal stromal tumors: recurrence patterns and prognostic factors for survival. Ann Surg, 2000, 231(1):51–58.

[93] Pierie JP, Choudry U, Muzikansky A, et al. The effect of surgery and grade on outcome of gastrointestinal stromal tumors. Arch Surg, 2001, 136(4):383–389.

[94] McCarter MD, Antonescu CR, Ballman KV, et al. American College of Surgeons Oncology Group (ACOSOG) Intergroup Adjuvant Gist Study Team. Microscopically positive margins for primary gastrointestinal stromal tumors: analysis of risk factors and tumor recurrence. J Am Coll Surg, 2012, 215(1):53-59, discussion 59–60.

[95] Hiki N, Yamamoto Y, Fukunaga T, et al. Laparoscopic and endoscopic cooperative surgery for gastrointestinal stromal tumor dissection. Surg Endosc, 2008, 22(7):1729–1735.

[96] Abe N, Takeuchi H, Yanagida O, et al. Endoscopic full-thickness resection with laparoscopic assistance as hybrid NOTES for gastric submucosal tumor. Surg Endosc, 2009, 23(8):1908–1913.

[97] Kim HH. Endoscopic treatment for gastrointestinal stromal tumor: Advantages and hurdles. World J Gastrointest Endosc, 2015, 7(3):192–205.

[98] Bauder M, Schmidt A, Caca K. Non-exposure, device-assisted endoscopic full-thickness resection. Gastrointest Endosc Clin N Am, 2016, 26(2):297–312.

[99] Hyun JH, Jeen YT, Chun HJ, et al. Endoscopic resection of submucosal tumor of the esophagus: results in 62 patients. Endoscopy, 1997, 29(3):165–170.

[100] Park YS, Park SW, Kim TI, et al. Endoscopic enucleation of upper-GI submucosal tumors by using an insulated-tip electrosurgical knife. Gastrointest Endosc, 2004, 59(3):409–415.

[101] Rösch T, Sarbia M, Schumacher B, et al. Attempted endoscopic en bloc resection of mucosal and submucosal tumors using insulated-tip knives: a pilot series. Endoscopy, 2004, 36(9):788–801.

[102] Lee IL, Lin PY, Tung SY, et al. Endoscopic submucosal dissection for the treatment of intraluminal gastric subepithelial tumors originating from the muscularis propria layer. Endoscopy, 2006, 38(10):1024–1028.

[103] Probst A, Messmann H. Endoscopic therapy for early gastric cancers—from EMR to ESD, from guideline criteria to expanded criteria. Digestion, 2009, 80(3):170–172.

[104] Hwang JC, Kim JH, Kim JH, et al. Endoscopic resection for the treatment of gastric subepithelial tumors originated from the muscularis propria layer. Hepatogastroenterology, 2009, 56(94-95):1281–1286.

[105] Shi Q, Zhong YS, Yao LQ, et al. Endoscopic submucosal dissection for treatment of esophageal submucosal tumors originating from the muscularis propria layer. Gastrointest Endosc, 2011, 74(6):1194–1200.

[106] Jeong ID, Jung SW, Bang SJ, et al. Endoscopic enucleation for gastric subepithelial tumors originating in the muscularis propria layer. Surg Endosc, 2011, 25(2):468–474.

[107] Białek A, Wiechowska-Kozłowska A, Pertkiewicz J, et al. Endoscopic submucosal dissection for treatment of gastric subepithelial tumors (with video). Gastrointest Endosc, 2012, 75(2):276–286.

[108] Li QL, Yao LQ, Zhou PH, et al. Submucosal tumors of the esophagogastric junction originating from the muscularis propria layer: a large study of endoscopic submucosal dissection (with video). Gastrointest Endosc, 2012, 75(6):1153–1158.

[109] Wang L, Ren W, Fan CQ, et al. Full-thickness endoscopic resection of nonintracavitary gastric stromal tumors: a novel approach. Surg Endosc, 2011, 25(2):641–647.

[110] Zhou PH, Yao LQ, Qin XY, et al. Endoscopic full-thickness resection without laparoscopic assistance for gastric submucosal tumors originated from the muscularis propria. Surg Endosc, 2011, 25(9):2926—2931.

[111] Ye LP, Yu Z, Mao XL, et al. Endoscopic full-thickness resection with defect closure using clips and an endoloop for gastric subepithelial tumors arising from the muscularis propria. Surg Endosc, 2014, 28(6):1978–1983.

[112] Stavropoulos SN, Modayil R, Friedel D, et al. Endoscopic full-thickness resection for GI stromal tumors. Gastrointest Endosc, 2014, 80(2):334–335.

[113] Stavropoulos SN, Modayil R, Friedel D. Current applications of endoscopic suturing. World J Gastrointest Endosc, 2015, 7(8):777–789.

[114] Inoue H, Ikeda H, Hosoya T, et al. Submucosal endoscopic tumor resection for subepithelial tumors in the esophagus and cardia. Endoscopy, 2012, 44(3):225–230.

[115] Xu MD, Cai MY, Zhou PH, et al. Submucosal tunneling endoscopic resection: a new technique for treating upper GI submucosal tumors originating from the muscularis propria layer (with videos). Gastrointest Endosc, 2012, 75(1):195–199.

[116] Gong W, Xiong Y, Zhi F, et al. Preliminary experience of endoscopic submucosal tunnel dissection for upper gastrointestinal submucosal tumors. Endoscopy,2012, 44(3):231–235.

[117] Modayil R, Stavropoulos SN. A Western perspective on "new NOTES" from POEM to full-thickness resection and beyond. Gastrointest Endosc Clin N Am, 2016, 26(2):413–432.

第46章 消化道异物

James H. Tabibian, Gregory G. Ginsberg

46.1 概 述

消化道异物包括有意或无意吞入的异物及嵌入体内的非食品性物品、嵌顿的食物和结石。虽然消化道异物的确切发病率尚未得到很好的研究，但在临床中经常遇到这种情况[1-8]。考虑到消化道异物是常见情况，以及其潜在的发病率和死亡率，了解消化道异物正确的诊断和治疗方法很重要。

46.2 临床流行病学

食管食物嵌顿是最常见的消化道异物类型，估计成年人中年发病率为 16/10 万[9]。绝大多数食管异物嵌顿出现在原先存在食管病变的患者中，包括良性狭窄、食管环、嗜酸细胞性食管炎、外科吻合术后、动力障碍和罕见的食管恶性肿瘤（表 46.1）[10-12]。食物嵌顿的类型因地理区域而异。在美国，牛肉、鸡肉和猪肉嵌顿很常见，而鱼骨嵌顿则常出现在亚洲和沿海地区。

非食物性的异物摄入最常出现在 6 个月至 3 岁的儿科人群中，占所有真正异物摄入的 80%。这归咎于儿童天生的口腔好奇感和天真[13]。在这个群体中典型的异物包括硬币、碎石、别针和小玩具[3,7]。在成人患者中真正异物摄入风险最高的是戴假牙的患者，因为这类患者口腔触觉和吞咽控制减少，可能意外摄入自己的假牙（图 46.1）及其他异物；此外，还有些判断力改变的人，包括痴呆症患者和醉酒者。故意摄取异物通常发生在囚犯或有精神问题的人群中，他们可能会吞咽物品以获得额外的利益。这些患者通常是多发或复发的异物摄入者，会摄入多种和（或）危险的异物（图 46.2a、b）。另外，某些职业从事者如屋顶工人、木匠、裁缝和玻璃制品工人都有潜在的异物摄入风险，他们在使用钉子、针或者玻璃碎片等物体进行工作时，将这些物体暂时咬在牙齿上可能导致意外摄入（图 46.3a~d）。

通过肛门逆行插入异物通常与性活动和性侵犯有关（图 46.4）。直肠异物在精神疾病患者和非法毒品走私案件中也可以看到，精神疾病患者试图缓解便秘时可能会无意中放进去一个物体（例如，采用物理方法解除梗阻）。

结石可以在各种环境中形成并且更常见于病变的胃或排空障碍的患者，无论是先天性还是获得性（如术后）动力或结构异常都可能引起结石。最常见的结石类型是植物性结石（由植物性物质组成）、毛发结石（由毛发组成）和药物性结石（由药物组成），下面将进一步讨论。

表 46.1 食管异物和食物嵌顿的潜在异常

嗜酸细胞性食管炎
Schatzki 环
放射引起的狭窄
或其他憩室
术后（如胃底折叠术）
食管癌
贲门失弛缓症
其他功能障碍性疾病

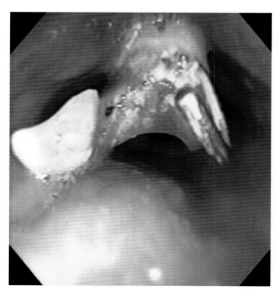

图 46.1 食管主动脉弓水平假牙片段的胃镜图片

46.2.1 病理生理学概述

大多数异物经过消化道并不引起症状或并发症[14]。但是，10%~20%异物会引起需要干预的症状，在某些情况下需要手术。穿孔和梗阻是异物引起的最严重的并发症，最常见于解剖学上的括约肌和成角区域（图 46.5）。异物也可能影响

并导致获得性狭窄部位的进一步狭窄，特别是吻合口的继发性狭窄，这是因为手术吻合口狭窄、水肿或残留吻合口缝线、吻合钉等原因容易出现异物梗阻（图 46.6 a、b）。

食管异物包括食管食物的嵌顿和真正的异物，通常可导致很高的发病率。食管异物会引起

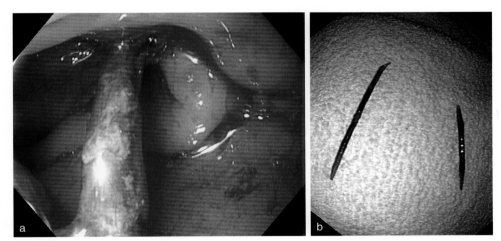

图 46.2　监狱犯人为了获得额外的受益，故意摄入牙签，患者从监狱转来进行干预治疗。a. 与嵌入式牙签有关的结肠息肉样炎症改变。b. 使用标准的活检钳通过内镜活检孔钳住牙签并取出 2 根牙签

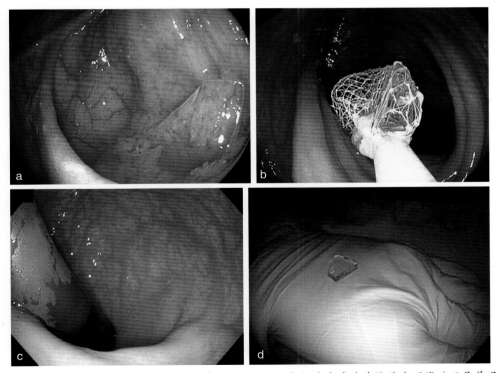

图 46.3　通过内镜取出在工作时意外摄入的玻璃碎片。a. CT 显示尖锐的玻璃碎片位于右下腹（不是普通的 X 线片），治疗性结肠镜显示位于盲肠。b. 采用罗氏取出网篮（US Endoscopy，Mentor，Ohio）固定玻璃碎片，注意在结肠腔内保持中心位置退出。c. 一旦进入直肠，由助理手动扩张肛门，玻璃碎片通过肛门小心地取出；重新插入结肠镜并确认结肠和直肠是否有创伤。d. 离体玻璃碎片

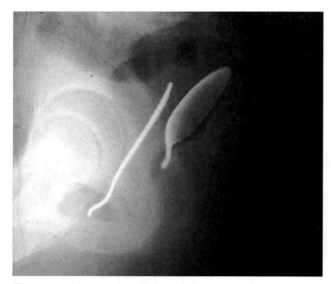

图 46.4 逆行插入直肠的异物（破碎的勺子）

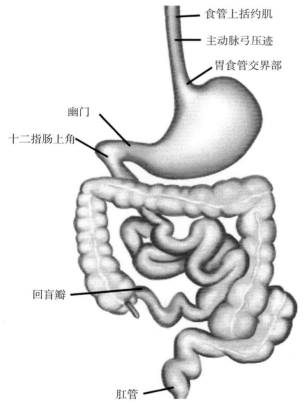

图 46.5 异物易嵌顿和梗阻的狭窄消化道和拐角

食管上括约肌
主动脉弓压迹
胃食管交界部
幽门
十二指肠上角
回盲瓣
肛管

胸痛、肺部误吸、食管穿孔、纵隔炎和（或）胸瘘。超过 24h 后其并发症发生率与异物保留在食管的时间成正比。食管有 4 个解剖狭窄区域：食管上括约肌、主动脉弓压迫处、左主支气管与食管相交处、食管下括约肌。异物在这些生理狭窄

区域及上述患有潜在食管病变[结构和（或）运动]的患者中首先发生嵌顿狭窄[15]。这些病变通常是在出现异物嵌顿前未被发现或未被诊断。

一旦到达胃部，大多数异物都会在 1~2 周内通过消化道。尖锐且大而长的物体是例外：锋利或带尖的物体约有 35% 的穿孔率，大物体（直径 > 2cm）难以通过幽门，长度超过 5cm 的物体难以达到幽门和十二指肠上角的前后壁[16-17]。十二指肠悬韧带和回盲瓣的固定角度是通过胃和十二指肠腔的异物在小肠的嵌顿部位。

关于结石，植物性结石因摄入富含纤维的食物和难消化的食物，如柿子、芹菜或马铃薯皮等而形成。毛发结石最常见于患有精神疾病的年轻女性，由于摄入大量毛发而形成。药物结石经常与服用多种药物或摄入大的富含纤维的胶囊或片剂有关。

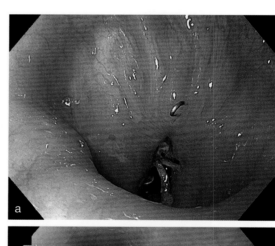

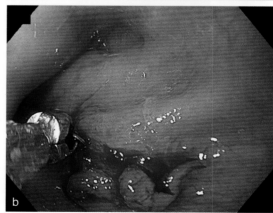

图 46.6 继发于吻合口狭窄和手术材料残留所致的食管胃切除术后吞咽困难。a. 在 Ivor Lewis 吻合部位可见吻合钉和缝合材料。b. 在吻合口位置进行球囊扩张术后，使用吻合钉取出钳（Olympus，Center Valley，Pennsylvania）取出吻合钉

结直肠异物可能来源于经口摄入的物体或直接逆行插入的物体。后者可能会引起与经口摄入相似的并发症。在异物强行插入直肠后，Houston瓣（即直肠横向皱襞）阻碍了异物自发排出。而且，在插入异物后，肛门内外括约肌痉挛和肛管黏膜水肿进一步形成了障碍。

46.3　患者的表现

儿童异物的临床表现可能很轻微。症状包括流涎、食欲不振、发育迟缓或哮喘、吸气声音。大约40%的患儿没有症状，也没有来自患儿或看护人员异物摄入的报告[18]。

在成人中，食管异物梗阻几乎总是有症状的，部分梗阻会导致胸骨后疼痛、吞咽困难、呕吐或窒息感。更严重的阻塞会导致其他症状，如无法控制的流涎。小的尖锐物体可能引起除了胸痛或咽喉疼痛之外持续"被困"的感觉。异物进入胃后通常没有症状。如上所述，如果出现症状，通常是穿孔、梗阻或者出血等引起的直接并发症。

胃结石可以无症状或出现腹部不适、恶心、呕吐、早饱或消瘦[19]，小肠结石通常有梗阻症状。

结直肠异物的患者可能无症状或出现消化道出血、梗阻、腹膜炎或穿孔。逆行插入的患者通常有明显的病史（如果能够提供病史）[16-17]。

46.4　诊　断

获得详细病史对诊断和治疗消化道异物至关重要，通过病史可以准确地判断出大多数成年人异物摄入的时间和类型。既往病史，例如存在吞咽困难、有食物嵌塞或异物摄入史、先天性或后天性解剖异常，对于鉴别消化道异物持续存在是非常重要的。体格检查通常对确定是否存在异物没有帮助，但医生可以通过体格检查判断与异物有关的并发症。例如，食管穿孔，颈部和胸部应该听到喘息或吸气声，应检查是否存在捻发音。同样地，还应检查腹部是否有穿孔或梗阻的体征。

对可疑的受累区域进行影像学评估可作为异物评估的一部分。X线可以帮助确定异物类型、异物位置和异物的数量，以及穿孔情况、皮下气肿、梗阻等并发症[3]。在食管食物嵌顿的患者和摄入不透射线的异物（特别是鱼骨头[20]）的患者中，X线有明显的诊断局限性，X线平片的假阴性和假阳性率分别高达47%和20%。如果怀疑摄入不透射线的异物，应该考虑同时拍摄胸部和颈部X线正侧位片（图46.7 a、b）。许多异物在普通X线片中观察不到，可以用CT代替普通的X线片，这样可能更具成本效益（图46.8）[21-25]。CT的灵敏度和准确度优于普通X线，而且可以通过三维重建进一步改进[21-23,25-26]。最近，放射学技术为临床指南提供了更多关于初始和后续成像模式的细节[27]。值得注意的是，应该避免钡餐透视，因为有食管阻塞引起误吸的风险，并可能对后续治疗性内镜检查造成干扰（图46.9）。

在儿童患者中，特别是在幼儿中，由于难以获得足够的病史，提倡进行从口到肛门的放射学评估。或者为避免辐射，可考虑手持式金属探测器。手持式金属探测器已被证明在识别金属性异物的存在和位置方面具有90%以上的灵敏度和特异度[28-30]。

内镜检查是诊断食物和异物梗阻、结石的最准确方法，准确率接近100%。内镜检查还可识别伴发的病理改变，如食管狭窄、食管炎（反流性食管炎或嗜酸细胞性食管炎），以及由此引起的黏膜损伤。值得注意的是，异物嵌顿于环咽肌或者以上的位置应该通过喉镜检查取出，而低于此水平的异物可以通过可弯曲式上消化道内镜检查取出[31-33]。

46.4.1　治　疗

消化道异物应该被理性对待，80%~90%的消化道异物将自发排出而不会出现并发症[2]。因此，干预的必要性取决于患者个体的症状、异物的大小、类型和异物在消化道的位置。虽然内镜检查通常是首选的干预方式，但确实还存在其他选择，如下文所述。

46.4.2　药物治疗

胰高血糖素是一种平滑肌松弛剂，可减少食管下段括约肌压力，长期以来一直用于治疗食管食物梗阻，是唯一一种已经在随机对照研究中被证实的药物[34]。但是，使用胰高血糖素（通常剂量为0.5~2mg，静脉注射）治疗食管食物梗阻的成功率为12%~58%[35]。在等待内镜治疗时，胰高血糖素是一个合理的治疗选择。但是，它可能导致恶心和呕吐，并且对于嵌顿的食管梗阻无效。

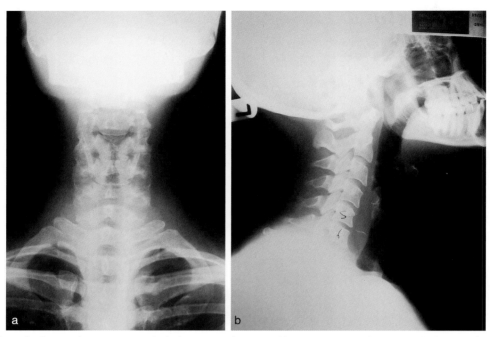

图46.7 意外摄入金属丝碎片。虽然正位片（a）显示该异物被颈椎遮挡，但是颈部侧位片（b）上可清晰显示，该异物已经穿透到第5~6椎间隙的软组织中

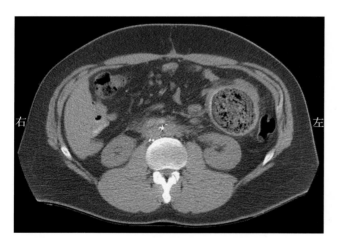

图46.8 CT扫描定位了在普通X线片中无法显示的近端空肠中存在的布料

而且，不应该拖延内镜检查计划。其他平滑肌松弛剂，如硝苯地平和硝酸甘油可能引起低血压和其他不良反应，不推荐使用[36]。

据报道，单独使用碳酸氢钠泡腾片或与其他药物（如胰高血糖素）联合使用是有效的药物治疗方法[37-40]。使用这些药物的证据包括一项前瞻性研究[41]、数例病例及其研究结果和其他医生的经验。没有充足的证据支持使用泡腾片治疗食管食物梗阻或异物梗阻[40]。

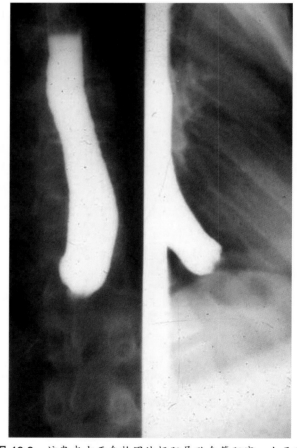

图46.9 该患者由于食物团块梗阻导致食管阻塞，由于疏忽进行了钡餐造影，导致误吸风险增加且内镜治疗复杂化

应该避免使用其他药物，如蛋白水解酶（包括木瓜蛋白酶），因为它缺乏安全性且具有较高的并发症发生率[2,16,34,42]。在没有急性梗阻症状的情况下，可以考虑使用促动力药物进行治疗，同时维持低渣或流质饮食，但大多数患者仍需要内镜治疗。

46.4.3 内镜配件和干预措施

Foley 气囊导管、网篮、吸引导管或磁性导管已在 X 线引导下用于取出食管异物。尽管文献报道这些方法具有令人满意的成功率，但这些研究数据最大的局限性是在取异物时缺少对照组。并发症主要出现在食管上括约肌和下咽部水平，包括鼻出血、喉痉挛，偶尔也有气道阻塞。当内镜检查不可用或无法在 24h 内进行时，应避免使用这些方法。

软式内镜已成为治疗食管食物梗阻和真正的食管异物的首选方法，该方法基于多个大型报告，治疗成功率为 95%~100%，可无并发症[36,43]。理想情况下建议对所有食管异物在 12~24h 内进行干预。一旦摄入非食物异物，且异物已通过食管远端，从胃和近端小肠中取出异物的方法仅适用于尖锐异物（因为穿孔的风险增加），物体长度超过 5cm 或直径 >2cm 异物不太可能通过十二指肠或幽门。虽然内镜检查在治疗异物方面成功率极高，但是如果患者配合不好，摄入多种复杂异物会降低内镜成功治疗的机会。除了高度选择和个体化的情况外（图 46.10a、b），用身体携带非

法毒品时应避免内镜干预，因为违禁品（通过摄入或逆行插入）通常隐藏在身体内部。尝试内镜移除可能会导致毒品包装破裂，引起毒品摄入过量，风险较高。因此，这种情况应该采用非侵入性的影像学检查，进行保守处理并进行毒理学监测。当必须取出时，可通过外科手术处理。

熟悉多种内镜设备（表 46.2）对于成功处理内镜下异物是有价值的。设备的选择在很大程度上取决于异物的类型和位置，以及内镜操作者的经验和喜好[44-46]。无论使用何种方案和设备，都需要对方案和设备进行一个类似于取出异物的体外演练，这有助于确定先前提出的治疗方案的适用性。

静脉清醒镇静适用于许多接受内镜异物治疗的成年患者。然而，使用丙泊酚镇静麻醉监测护理已变得越来越普遍。重要的是要认识到使用丙泊酚时，气道保护性反射丧失，应确保减少误吸的风险；食管外套管应作为麻醉的辅助手段。当认为有明显增加误吸风险时，应考虑进行气管插管。大多数儿科患者、配合度较差的成年患者，以及需要去除多个异物或复杂异物的手术时间较长的患者，也应考虑到气管插管。

46.4.4 食管食物嵌顿

当有明显的梗阻症状时，食管食物嵌顿应通过内镜检查紧急处理。用于治疗食物团块主要的内镜技术是"推动技术"，成功率高达 95%，并发症发生率低[47]。医生首先在食物团块周围进行

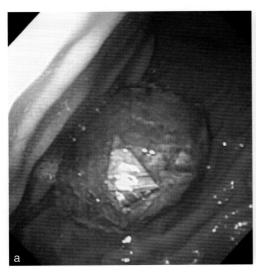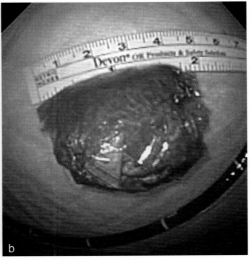

图 46.10 患者摄入一团大麻和现金。a. 内镜观察胃中的异物。b. 内镜下成功取出后的异物

表 46.2　治疗和清除消化道异物和食物梗阻的设备

通过内镜的取出附件	其他的附件设备
罗氏回收网篮	外套管（食管或者胃）
鼠齿钳和鳄鱼钳	乳胶保护罩
息肉切除圈套器	静脉曲张套扎帽
三爪或四爪抓钳	Kelly 或者 McGill 钳
Dormia 网篮	磁铁提取器

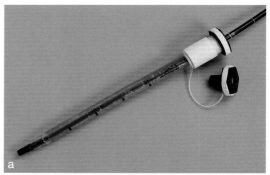
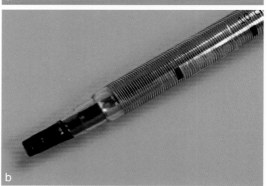

内镜操作并且进入胃部以评估远端梗阻病变。然后将内镜退回，将食物团缓慢推入胃中。即使内镜不能够通过梗阻的食物团块，也可以尝试轻轻推动食物团块。不应该强力推动，这可能会增加手术相关并发症的风险。

　　如果食管嵌顿的食物不能被成功推动进入胃部，可以进行整体逆行移除[48]或者用镊子、圈套器或者其他的配件将食物团块碾碎。推动食物碎片进入胃部或按片经内镜取出。对于易于分解的嵌顿食物和（或）需要多次内镜检查的患者，特别是没有进行气道保护时（如气管插管），应考虑使用外套管。选择何种外套管，食管（25cm）还是胃（50cm），取决于食管食物或外来异物的性质和梗阻的位置（图 46.11a、b）。取出异物（通过推动技术或逆行取出）后，如果发现食管狭窄，通常可以安全地进行内镜扩张，除非存在广泛的食管充血水肿或撕裂。在这种情况下，患者应该服用抑酸药物，对患者进行适当的饮食指导，并计划在 4~6 周内进行食管扩张，这个时间取决于食管损伤和狭窄的性质。

46.4.5　尖锐的异物

　　如果情况允许，内镜可及范围内的所有尖锐异物都应该取出。应该先从尖锐异物的远端（即钝端）尝试取出异物，以减少穿孔或黏膜撕裂的可能性。如果尖锐的物体指向食管的近端，它应该被推入胃部，旋转，并以钝端优先经口取出。网篮、鼠齿钳或鳄鱼钳可以最大限度地取出尖锐物体，应该使用外套管或者保护帽保护食管和口咽，特别是尖锐物体的尖端不能转向的时候（图 46.12 a~d）。尖锐物体超出内镜的范围或无法移除，可通过临床检查和 X 线观察。如果异物超过 3d 没有取出，或者有明显的穿孔、阻塞或出血，应考虑手术[49]。

图 46.11　a. 已上市的食管外套管，是治疗食物嵌顿和异物时现场干预的一部分。b. 内镜在外套管内，顶端凸出外套管末端

　　长的异物（如钢笔、牙刷或银器），如前所述，可能不会通过十二指肠上角，而且可能难以逆行通过食管下括约肌和食管上括约肌。这样的异物应该用异物网篮或圈套器抓住异物的尖端，将物体保持在垂直（即从头至尾）水平移动。靠近异物的中心抓住物体会导致物体移动到水平方向，从而影响内镜下的取出异物。长形异物应该和内镜一起被拉入食管或长形胃外套管，异物、外套管和内镜应作为一个整体一起取出（图 46.13）。

46.4.6　硬币和纽扣电池

　　嵌顿在食管中的硬币和纽扣电池可以导致食管压力坏死和穿孔，会增加液化坏死风险[2]。随着取出异物的内镜设备的发展，去除硬币和电池在技术上变得更容易，用圈套器套住异物并在移动时确保对其进行控制。一旦进入胃部，除了最大的硬币外（例如，美国 1 元银币或 50 美分硬币，大小分别约 38mm 和 30mm），其他的硬币都可顺利通过，没有并发症，电池也很少引起并发症，多数异物可在 72h 内通过消化道[50]。

46.4.7　结　石

　　约 90% 的结石可以成功使用各种内镜设备进

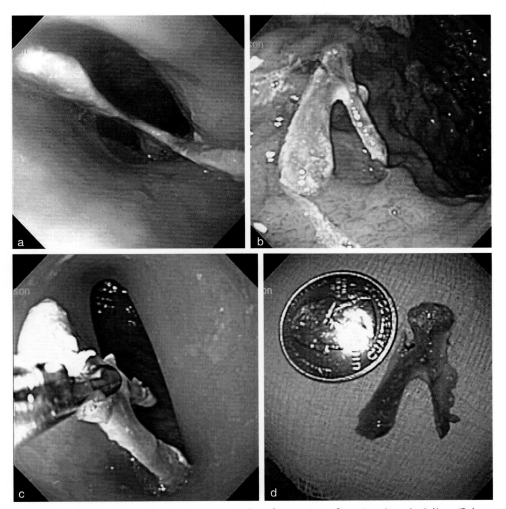

图 46.12　误食鸡胸骨。a. 在该患者的食管中可见"V"形鸡胸骨。b. 由于骨头的方向，它被推入胃内。c. 调整方向，采用内镜前端的乳胶保护罩取出异物，以防止黏膜撕裂。d. 内镜下成功取出的离体骨

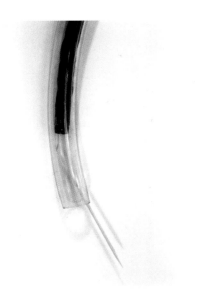

图 46.13　将物体拉入外套管并与胃镜作为一个整体同时取出，可以安全地移除长且锋利尖锐的物体

行机械破碎治疗。毛发结石是一个例外，通常需要手术切除。将结石分成小块后，可以通过口腔逆行取出（如果预期或需要多次通过，最好带有外套管）或可以通过消化道自行排出。更复杂的内镜技术，如机械、液电碎石术或激光结石碎石仪（如掺钕钇铝石榴石激光器）可以用于难治性结石的治疗。如果内镜治疗失败，需要手术治疗，但这种情况比较罕见。重要的是，去除结石后，建议患者避免摄入毛发和高残留食物，这对于预防复发是至关重要的。

46.4.8　直肠异物

　　大多数直肠异物可以手动或在镇静下使用内镜辅助取出。与上消化道异物一样，当移除尖锐物体时在内镜末端安装乳胶保护帽或外套管可以减少外伤。使用外套管的另一大优点是，在异物

移除期间能够克服肛门括约肌的收缩。较大或较复杂的异物可能需要在全身麻醉下采取肛门括约肌扩张术或外科手术取出[51]。

46.5　并发症

在大多数大型研究中，所有被纳入观察的消化道异物患者并发症的发生率为0~2%。并发症经常出现在异物持续嵌塞24h以上、锋利和尖锐的食管异物持续嵌塞的患者，以及先前有异物摄入史或摄入多个异物的患者。穿孔是取出异物时最明显的直接并发症。内镜治疗消化道异物的穿孔风险因素包括不合作（或镇静不足）的患者、精神病患者，以及取出锋利、尖锐及复杂异物的患者。心肺并发症和消化道出血也曾在内镜下异物取出术中被报告，其发生率与标准的上消化道内镜检查和下消化道内镜检查相似。

46.6　结论和展望

消化内镜医生经常会遇到食管食物嵌顿和异物摄入的患者。软式内镜检查已成为大多数消化道异物的主要诊断和治疗方法。大多数消化道异物病例可以通过内镜成功治疗且并发症发生率低。对内镜的熟练使用和对技术的熟练掌握能够提高成功操作的可能性。

（赵菊辉　李路　译，王进海　审）

参考文献

[1] Eisen GM, Baron TH, Dominitz JA, et al. American Society for Gastrointestinal Endoscopy.Guideline for the management of ingested foreign bodies. Gastrointest Endosc, 2002, 55(7):802–806.

[2] Webb WA. Management of foreign bodies of the upper gastrointestinal tract: update. Gastrointest Endosc, 1995, 41(1):39–51.

[3] Cheng W, Tam PK. Foreign-body ingestion in children: experience with 1 265 cases.J Pediatr Surg, 1999, 34(10):1472–1476.

[4] Chu KM, Choi HK, Tuen HH, et al. A prospective randomized trial comparing the use of the flexible gastroscope versus the bronchoscope in the management of foreign body ingestion. Gastrointest Endosc, 1998, 47(1):23–27.

[5] Velitchkov NG, Grigorov GI, Losanoff JE, et al. Ingested foreign bodies of the gastrointestinal tract: retrospective analysis of 542 cases. World J Surg, 1996, 20(8):1001–1005.

[6] Kim JK, Kim SS, Kim JI, et al. Management of foreign bodies in the gastrointestinal tract: an analysis of 104 cases in children. Endoscopy, 1999, 31(4):302–304.

[7] Hachimi-Idrissi S, Corne L, Vandenplas Y. Management of ingested foreign bodies in childhood: our experience and review of the literature. Eur J Emerg Med, 1998, 5(3):319–323.

[8] Panieri E, Bass DH. The management of ingested foreign bodies in children—a review of 663 cases. Eur J Emerg Med, 1995, 2(2):83–87.

[9] Longstreth GF, Longstreth KJ, Yao JF. Esophageal food impaction: epidemiology and therapy. A retrospective, observational study. Gastrointest Endosc, 2001, 53(2):193–198.

[10] Sperry SL, Crockett SD, Miller CB, et al. Esophageal foreign-body impactions: epidemiology, time trends, and the impact of the increasing prevalence of eosinophilic esophagitis. Gastrointest Endosc, 2011, 74(5):985–991.

[11] Desai TK, Stecevic V, Chang CH, et al. Association of eosinophilic inflammation with esophageal food impaction in adults. Gastrointest Endosc, 2005,61(7):795–801.

[12] Kerlin P, Jones D, Remedios M, et al. Prevalence of eosinophilic esophagitis in adults with food bolus obstruction of the esophagus. J Clin Gastroenterol, 2007,41(4):356–361.

[13] Webb WA. Management of foreign bodies of the upper gastrointestinal tract. Gastroenterology,1988, 94(1):204–216.

[14] Schwartz GF, Polsky HS. Ingested foreign bodies of the gastrointestinal tract. Am Surg, 1976, 42(4):236–238.

[15] Bloom RR, Nakano PH, Gray SW, et al. Foreign bodies of the gastrointestinal tract. Am Surg, 1986, 52(11): 618–621.

[16] Ginsberg GG. Management of ingested foreign objects and food bolus impactions. Gastrointest Endosc, 1995, 41(1):33–38.

[17] Chaves DM, Ishioka S, Félix VN, et al. Removal of a foreign body from the upper gastrointestinal tract with a flexible endoscope: a prospective study. Endoscopy, 2004, 36(10):887–892.

[18] Muñiz AE, Joffe MD. Foreign bodies, ingested and inhaled. JAAPA, 1999, 12(6):22–24, 27–28, 31–34 passim.

[19] Diettrich NA, Gau FC. Postgastrectomy phytobezoars—endoscopic diagnosis and treatment. Arch Surg, 1985, 120(4): 432–435.

[20] Shaffer HA, Jr, de Lange EE. Gastrointestinal foreign bodies and strictures: radiologic interventions. Curr Probl Diagn Radiol, 1994, 23(6):205–249.

[21] Zhu Z, Li W, Zhang L, et al. The predictive role of dual source CT for esophageal foreign bodies. Am J Otolaryngol, 2014, 35(2):215–218.

[22] Eliashar R, Dano I, Dangoor E, et al. Computed tomography diagnosis of esophageal bone impaction: a prospective study. Ann Otol Rhinol Laryngol, 1999, 108(7 pt1):708–710.

[23] Marco De Lucas E, Sádaba P, Lastra García-Barón P, et al. Value of helical computed tomography in the management of upper esophageal foreign bodies. Acta Radiol, 2004, 45(4): 369–374.

[24] Shrime MG, Johnson PE, Stewart MG. Cost-effective diagnosis of ingested foreign bodies. Laryngoscope, 2007, 117(5):785–793.

[25] Ma J, Kang DK, Bae JI, et al. Value of MDCT in diagnosis and management of esophageal sharp or pointed foreign bodies according to level of esophagus. AJR Am J Roentgenol,2013, 201(5):W707–11.

[26] Takada M, Kashiwagi R, Sakane M, et al. 3D-CT diagnosis for ingested foreign bodies. Am J Emerg Med, 2000, 18(2):192–193.

[27] Guelfguat M, Kaplinskiy V, Reddy SH, et al. Clinical guidelines for imaging and reporting ingested foreign bodies.

AJR Am J Roentgenol, 2014, 203(1):37–53.

[28] Bassett KE, Schunk JE, Logan L. Localizing ingested coins with a metal detector. Am J Emerg Med, 1999, 17(4):338–341.

[29] Doraiswamy NV, Baig H, Hallam L. Metal detector and swallowed metal foreign bodies in children. J Accid Emerg Med, 1999, 16(2):123–125.

[30] Seikel K, Primm PA, Elizondo BJ, et al. Handheld metal detector localization of ingested metallic foreign bodies: accurate in any hands? Arch Pediatr Adolesc Med, 1999, 153(8): 853–857.

[31] Russell R, Lucas A, Johnson J, et al. Extraction of esophageal foreign bodies in children:rigid versus flexible endoscopy. Pediatr Surg Int, 2014, 30(4):417–422.

[32] Hodge D III, Tecklenburg F, Fleisher G. Coin ingestion: does every child need a radiograph? Ann Emerg Med, 1985, 14(5):443–446.

[33] Yalçin S, Karnak I, Ciftci AO, et al. Foreign body ingestion in children: an analysis of pediatric surgical practice. Pediatr Surg Int, 2007, 23(8):755–761.

[34] Tibbling L, Bjorkhoel A, Jansson E, et al. Effect of spasmolytic drugs on esophageal foreign bodies. Dysphagia, 1995, 10(2): 126–127.

[35] Trenkner SW, Maglinte DD, Lehman GA, et al. Esophageal food impaction: treatment with glucagon. Radiology, 1983, 149(2):401–403.

[36] Ikenberry SO, Jue TL, Anderson MA, et al. ASGE Standards of Practice Committee. Management of ingested foreign bodies and food impactions. Gastrointest Endosc, 2011, 73(6):1085–1091.

[37] Rice BT, Spiegel PK, Dombrowski PJ. Acute esophageal food impaction treated by gas-forming agents. Radiology, 1983, 146(2):299–301.

[38] Karanjia ND, Rees M. The use of Coca-Cola in the management of bolus obstruction in benign oesophageal stricture. Ann R Coll Surg Engl, 1993, 75(2):94–95.

[39] Smith JC, Janower ML, Geiger AH. Use of glucagon and gas-forming agents in acute esophageal food impaction. Radiology, 1986, 159(2):567–568.

[40] Lee J, Anderson R. Best evidence topic report. Effervescent agents for oesophageal food bolus impaction. Emerg Med J, 2005, 22(2):123–124.

[41] Robbins MI, Shortsleeve MJ. Treatment of acute esophageal food impaction with glucagon, an effervescent agent, and water. AJR Am J Roentgenol, 1994, 162(2):325–328.

[42] Andersen HA, Bernatz PE, Grindlay JH. Perforation of the esophagus after use of a digestant agent: report of case and experimental study. Ann Otol Rhinol Laryngol, 1959, 68:890–896.

[43] Ciriza C, García L, Suárez P, et al. What predictive parameters best indicate the need for emergent gastrointestinal endoscopy after foreign body ingestion? J Clin Gastroenterol, 2000, 31(1):23–28.

[44] Faigel DO, Stotland BR, Kochman ML, et al. Device choice and experience level in endoscopic foreign object retrieval: an in vivo study. Gastrointest Endosc, 1997, 45(6):490–492.

[45] Nelson DB, Bosco JJ, Curtis WD, et al. American Society for Gastrointestinal Endoscopy. ASGE technology status evaluation report. Endoscopic retrieval devices. February 1999. Gastrointest Endosc, 1999, 50(6):932–934.

[46] Kirchner GI, Zuber-Jerger I, Endlicher E, et al. Causes of bolus impaction in the esophagus. Surg Endosc. 2011, 25(10):3170–3174.

[47] Vicari JJ, Johanson JF, Frakes JT. Outcomes of acute esophageal food impaction: success of the push technique. Gastrointest Endosc, 2001, 53(2):178–181.

[48] Saffouri GB, Gomez V, Tabibian JH, et al. Burn and anchor: a novel food impaction retrieval technique. Gastrointest Endosc, 2016,83(5):1029–1030.

[49] Devanesan J, Pisani A, Sharma P. et al. Metallic foreign bodies in the stomach. Arch Surg, 1977, 112(5):664–665.

[50] Litovitz TL. Battery ingestions: product accessibility and clinical course. Pediatrics,1985, 75(3):469–476.

[51] Kouraklis G, Misiakos E, Dovas N, et al. Management of foreign bodies of the rectum: report of 21 cases. J R Coll Surg Edinb, 1997, 42(4):246–247.

索 引

注：页码字体加粗表示词条位于标题中，斜体表示词条位于图、表中，正体不加粗表示词条位于正文中

（乔璐）